H.-M. Straßburg, W. Dacheneder, W. Kreß

Entwicklungsstörungen bei Kindern

Hans-Michael Straßburg, Winfried Dacheneder, Wolfram Kreß

Entwicklungsstörungen bei Kindern

Praxisleitfaden für die interdisziplinäre Betreuung

6. Auflage

Mit einem Geleitwort von: *Prof. Dr. Manfred Gahr, Dresden*

ELSEVIER

ELSEVIER
Hackerbrücke 6, 80335 München, Deutschland
Wir freuen uns über Ihr Feedback und Ihre Anregungen an books.cs.muc@elsevier.com

ISBN 978-3-437-22224-5

6. Auflage 2018

Wichtiger Hinweis für den Benutzer
Ärzte/Praktiker und Forscher müssen sich bei der Bewertung und Anwendung aller hier beschriebenen Informationen, Methoden, Wirkstoffe oder Experimente stets auf ihre eigenen Erfahrungen und Kenntnisse verlassen. Bedingt durch den schnellen Wissenszuwachs insbesondere in den medizinischen Wissenschaften sollte eine unabhängige Überprüfung von Diagnosen und Arzneimitteldosierungen erfolgen. Im größtmöglichen Umfang des Gesetzes wird von Elsevier, den Autoren, Redakteuren oder Beitragenden keinerlei Haftung in Bezug auf jegliche Verletzung und/oder Schäden an Personen oder Eigentum, im Rahmen von Produkthaftung, Fahrlässigkeit oder anderweitig, übernommen. Dies gilt gleichermaßen für jegliche Anwendung oder Bedienung der in diesem Werk aufgeführten Methoden, Produkte, Anweisungen oder Konzepte.

Für die Vollständigkeit und Auswahl der aufgeführten Medikamente übernimmt der Verlag keine Gewähr.
Geschützte Warennamen (Warenzeichen) werden in der Regel besonders kenntlich gemacht (®). Aus dem Fehlen eines solchen Hinweises kann jedoch nicht automatisch geschlossen werden, dass es sich um einen freien Warennamen handelt.

Bibliografische Information der Deutschen Nationalbibliothek
Die Deutsche Nationalbibliothek verzeichnet diese Publikation in der Deutschen Nationalbibliografie; detaillierte bibliografische Daten sind im Internet über http://www.d-nb.de/ abrufbar.

19 20 21 22 5 4 3 2

Um den Textfluss nicht zu stören, wurde bei Patienten und Berufsbezeichnungen die grammatikalisch maskuline Form gewählt. Selbstverständlich sind in diesen Fällen immer Frauen und Männer gemeint.

Planung: Andreas Dubitzky, München
Redaktion: Dr. Antje Kronenberg, Gronau (Westf.)
Projektmanagement: Marion Kraus, München
Herstellung: Ute Landwehr-Heldt, Bremen
Satz: abavo GmbH, Buchloe
Druck und Bindung: Drukarnia Dimograf Sp. z o. o., Bielsko-Biała/Polen
Umschlaggestaltung: SpieszDesign, Neu-Ulm unter Verwendung eines Bildes von Lisa Weygold 4 Jahre

Aktuelle Informationen finden Sie im Internet unter **www.elsevier.de**

Geleitwort

Bei den meisten chronischen Erkrankungen ist es leider nicht möglich, den Kindern ein normales Leben zu ermöglichen; vielmehr muss davon ausgegangen werden, dass der Erkrankungsprozess eine normale Entwicklung in somatischer und/oder psychischer Sicht verhindert.

Folgerichtig hat sich die Beschäftigung mit entwicklungsgestörten Kindern zu einem wichtigen Teil der Pädiatrie entwickelt. Das von Straßburg et al. jetzt in 6. Auflage vorgelegte Buch fasst alle wichtigen Aspekte der Arbeit mit entwicklungsgestörten Kindern zusammen. Die Beschäftigung mit den sozialen Problemen, die bei diesen Kindern besonders gravierend auftreten, spielt in diesem Buch eine große Rolle.

Auch die Notwendigkeit, im Team – also interdisziplinär – mit nichtärztlichen Berufsgruppen zusammenzuarbeiten, wird hier zu Recht deutlich hervorgehoben. Man würde sich wünschen, dass nicht nur in Sozialpädiatrischen Zentren oder Kinderrehabilitationseinrichtungen die vollwertige Mithilfe von Physiotherapeuten, Ergotherapeuten, Logopäden, Sozialpädagogen und Psychologen ermöglicht wird, was aber in vielen kinderärztlichen Einrichtungen aufgrund finanzieller Engpässe nicht möglich ist.

Vielleicht kann dieses Buch dafür werben, die Pädiatrie noch ganzheitlicher und interdisziplinärer aufzustellen. Es ist besonders angehenden Pädiatern, aber auch Fachleuten aus angrenzenden Gebieten wie Juristen, Psychologen oder Pädagogen zu empfehlen, da es die wichtigsten diagnostischen und therapeutischen Aspekte in konziser Form zusammenfasst; daher wünsche ich dieser Auflage eine weite Verbreitung.

Dresden, Herbst 2017
Prof. Dr. Manfred Gahr
Ehem. Direktor der Univ.-Kinderklinik Dresden
Generalsekretär der Deutschen Gesellschaft für Kinder- und Jugendmedizin 2012–2016

Vorwort zur 6. Auflage

Fünf Jahre nach dem Erscheinen der letzten Auflage hat sich der Elsevier-Verlag erfreulicherweise bereitgefunden, eine 6. Auflage unseres Buches „Entwicklungsstörungen bei Kindern – Praxisleitfaden für eine interdisziplinäre Betreuung“ herauszugeben. Vieles hat sich seither in diesem umfangreichen Feld gewandelt, ganz besonders in der Humangenetik, aber auch in der Psychologie, der Gesetzgebung und den sozialpolitischen Verhältnissen. Beispielhaft seien die Multigenanalysen, neue Testverfahren zur Intelligenzdiagnostik, aktuelle Regelungen bei den Vorsorgeuntersuchungen, die Betreuung von Flüchtlingskindern sowie Fragen der Inklusion und der Transition genannt.

In Deutschland sind weiterhin die soziale Herkunft bzw. die sozioökonomische Situation von Kindern und ihren Familien die bestimmenden Faktoren für Entwicklungsauffälligkeiten. Trotz vieler Bemühungen werden bis heute die wissenschaftlich gut evaluierten Konzepte der Frühen Hilfen und der Salutogenese in der primären, sekundären und tertiären Prävention nur unzureichend umgesetzt.

Das Buch ist für alle geschrieben, die sich intensiver mit den vielfältigen Aspekten von entwicklungsauffälligen Kindern beschäftigen – seien es Kinderärzte/innen in Klinik und Praxis, Heilmitteltherapeut/innen oder Psycholog/innen, aber auch Kinderkrankenschwestern und Hebammen, Sozial- und Heilpädagogen, andere Mitarbeiter/innen von Frühförderstellen und Sozialpädiatrischen Zentren, Mitarbeiter/innen von Krankenkassen, dem Medizinischen Dienst der Krankenkassen, den Gerichten und anderen öffentlichen Institutionen und Ausbildungsstätten.

Unter den heutigen Bedingungen ist die Erstellung eines solchen Buches nicht einfach: Die verschiedenen Bereiche, die sich mit den betroffenen Kindern und ihren Familien beschäftigen, haben sich zunehmend spezialisiert, Neuentwicklungen in Diagnostik und Therapie haben oft weitreichende Auswirkungen, die rechtlichen Bedingungen werden immer komplizierter und der Wissensstand bei der Niederschrift ist in manchen Bereichen beim Erscheinen des Buches bereits überholt. Heute kann sich jeder im Internet zu den ausgefallensten Themen in Zusammenhang mit Entwicklungsproblemen bei Kindern in kürzester Zeit Informationen einholen. Es fehlt aber an übersichtlichen und aktuellen Darstellungen der Gesamtzusammenhänge, um ein umfassendes Verständnis zu gewinnen und daraus die Konsequenzen für das weitere Vorgehen zu ziehen.

Die Mitarbeiter des Elsevier-Verlags, insbesondere Frau M. Kraus, Frau P. Sneed, Frau Dr. A. Kronenberg und Herr Dr. A. Dubitzky, haben uns nicht nur die Gelegenheit gegeben, den Inhalt des Buches gründlich zu überarbeiten, sondern auch die Abbildungen trotz aller rechtlichen Probleme im Wesentlichen zu belassen, wofür wir sehr dankbar sind.

Die Zukunft jeder Gesellschaft wird von der Entwicklung ihrer Kinder bestimmt; dabei dürfen die Schwächeren nicht chancenlos zurückbleiben. Basis einer Analyse und adäquaten Betreuung dieser kleinen Patienten sind fundierte Kenntnisse über die vielfältigen Ursachen und Zusammenhänge von Entwicklungsauffälligkeiten. Nur so lässt sich vor allem vorbeugend das Schicksal der Kinder und ihrer Familien verbessern. Noch wichtiger ist und bleibt aber eine empathische und realitätsbezogene Zuwendung. Wir würden uns freuen, wenn wir dazu beitragen können.

Würzburg, im Januar 2018
Hans-Michael Straßburg
Winfried Dacheneder
Wolfram Kreß

Adressen

Prof. i. R. Dr. med. Hans Michael Straßburg
ehemals Univ.-Kinderklinik und
SPZ „Frühdiagnosezentrum“ Würzburg
Emil-von-Behring-Weg 8
97218 Gerbrunn

Dipl.-Psych. Winfried Dacheneder
ehemals Zentrum für Körperbehinderte
Würzburg-Heuchelhof
Wacholderweg 1
97084 Würzburg

Dr. rer. nat. Wolfram Kreß,
Facharzt für Humangenetik
ehemals Institut für Humangenetik
der Univ. Würzburg
Am Lehnstein 8
97337 Dettelbach

Inhaltsverzeichnis

KAPITEL

1

H.-M. Straßburg

Einführung

1.1 Geschichtlicher Überblick

1.1.1 Das Schicksal behinderter Kinder bis zur Neuzeit

Seit Menschengedenken besteht bei allen Eltern der Wunsch, dass ihr Kind „normal" sei und keine wesentlichen äußeren Auffälligkeiten zeige. Von „Fachleuten" wollen sie frühzeitig wissen, ob und wann es „laufen" könne, wann es sprechen werde und ob es eine normale Schule besuchen kann. In der Antike und bei vielen Naturvölkern noch bis zur Neuzeit war es üblich, Kinder mit deutlichen äußeren Anomalien meist direkt nach der Geburt z. B. durch Aussetzen in der freien Natur zu töten. Plato, Aristoteles und Seneca haben sich für die Tötung schwer kranker und fehlgebildeter Kinder ausgesprochen (Infantizid). Im Gegensatz dazu wurden Menschen, die durch äußere Einwirkung, z. B. durch Kriegs- oder Arbeitsverletzungen, geschädigt wurden, in den meisten Kulturen mit mehr Respekt behandelt und unterstützt. Es gab aber auch immer Beispiele für Akzeptanz und Integration entwicklungsauffälliger und behinderter Menschen, denen man z. T. auch besondere Fähigkeiten nachsagte; so wurden Personen mit epileptischen Anfällen besonders verehrt und ihre Äußerungen oder Verhaltensweisen als Orakelspruch gedeutet. Schon Hippokrates stellte sich mit seinen ethischen Prinzipien, die in seinem Eid zusammengefasst wurden, grundsätzlich gegen die bewusste Tötung Ungeborener, Behinderter und chronisch Kranker.

Immer hat es viele vordergründige Erklärungen für Entwicklungsstörungen gegeben, die heute praktisch ausnahmslos nicht mehr akzeptiert werden können, z. B. der „böse Blick", widrige Lebensumstände, Zahnen u. v. m. Lange bestand die Vorstellung, dass Kinder mit Fehlbildungen „verhext" seien, dass sie eine Strafe Gottes für die Sünden der Eltern darstellten, was häufig durch die Kirche mit dem Exorzismus „behandelt" wurde. Selbst M. Luther behauptete in seinen Tischreden, dass der Teufel „Wechselbälge und Kielkröpfe" anstelle von gesunden Kindern unterschiebe oder dass dies durch Zauberei geschehe, und riet dazu, ein derartiges Kind zu ertränken. Noch bis vor wenigen Jahrzehnten wurden in vielen Regionen Kinder mit schwerwiegenden Entwicklungsstörungen vor der Öffentlichkeit versteckt; sie galten als nicht bildbar, Ausdruck der Erbsünde oder als vom bösen Geist befallen. Andererseits wurden z. B. im Mittelalter einige Kinder mit Fehlbildungen in Klöstern aufgenommen und haben dort große Kulturleistungen vollbracht, z. B. als Äbte des Klosters Reichenau. Erst mit Beginn der Aufklärung wurde zunehmend auf die Förderung von Menschen mit Entwicklungsstörungen hingewiesen [68, 89, 138, 151].

1.1.2 Betreuungskonzepte für behinderte Kinder seit dem 19. Jahrhundert

Schon der große Pädagoge A. Comenius (1592–1670) forderte, auch den „Schwachsinnigen Unterweisung zu geben". Die Begründung der Heilpädagogik wird in Frankreich mit dem Taubstummenarzt J.M. Itard (1775–1838) in Verbindung gebracht, der sich u.a. intensiv um die Erziehung des sog. Wolfskinds von Aveyron bemühte (➤ Kap. 12.1). Ein wichtiger Schüler von ihm war der Pädagoge E. Seguin (1812–1880), der Schwachsinn u.a. als Willensschwäche erklärte und mit unterschiedlichen Materialangeboten und körperlichen Ertüchtigungen die Trägheit der Kinder überwinden wollte.

1836 errichtete der Arzt J. Guggenbühl eine bald berühmte Anstalt zur Erziehung schwachsinniger Kinder bei Interlaken, die aber wegen zu großer Versprechungen einige Jahre später wieder schließen musste. Ab Mitte des 19. Jahrhunderts kam es zur Gründung von Anstalten durch Geistliche, Ärzte und Lehrer, so u.a. zur ersten „Nachhilfsschule“ 1859 durch den Pädagogen H. Haupt in Halle an der Saale. 1832 wurde in München eine Anstalt zur Erziehung und Bildung „krüppelhafter“ Kinder durch J.N. von Kurz gegründet. Erkenntnisse über die medizinischen Ursachen von Entwicklungsstörungen und Behinderungen bei Kindern sind u.a. mit den Namen L. Down und W.J. Little in England sowie S. Freud in Wien verbunden. 1906 wurden in Deutschland ca. 100 000 „Krüppelkinder“ unter 15 Jahren gezählt, 1910 gab es ca. 400 Hilfsschulen für 25 000 geistig unterentwickelte Kinder [62, 68, 89].

1.1.3 Sozialdarwinismus

J. Bentham und J.S. Mill entwickelten Anfang des 19. Jahrhunderts eine utilitaristische Ethik nach dem Grundsatz, dass alle Handlungen einzig nach dem Nützlichkeitsprinzip beurteilt werden sollen. Sie seien moralisch richtig, wenn sie Glück (Happiness) bewirken. Dies gelte für den Einzelnen ebenso wie für den Staat. Ziel sei, für möglichst viele Mitglieder der Gemeinschaft möglichst viel Glück entstehen zu lassen. Ungünstige Umstände, die die Empfindung von Glück herabsetzen, sind hiernach Krankheiten oder körperliche Unzulänglichkeiten.

Seit C. Darwins Buch über den „Ursprung der Arten durch natürliche Auslese“ kam es zur Ausbildung der Vorstellung des „Kampfes ums Dasein“ und des „Survival of the Fittest“. F. Galton, J.A. de Gobineau und E. Haeckel entwickelten und verbreiteten die Gedanken von „Rassenhygiene und Eugenik“, was zunehmend als Sozialdarwinismus bezeichnet wurde. Hiernach hat der Mensch in seiner Entwicklung verschiedene Tierstadien durchlaufen, um die höchste Stufe, den Homo sapiens, zu erreichen.

Seit Ende des 19. Jahrhunderts wurden die Vorstellungen des Utilitarismus und Sozialdarwinismus konkret auf die Situation entwicklungsgestörter und behinderter Menschen übertragen, indem immer mehr in Kategorien der ökonomischen Nützlichkeit gedacht wurde. So schrieb 1899 A. Ploetz: „Stellt es sich trotz aller Vorsorge heraus, dass das Neugeborene ein schwächliches oder fehlgestaltetes Kind ist, so wird ihm von dem Ärztekollegium, das über den Bürgerbrief der Gesellschaft entscheidet, ein sanfter Tod bereitet, sagen wir durch eine kleine Dosis Morphium … Dieses Ausmerzen der Neugeborenen würde bei Zwillingen so gut wie immer und prinzipiell bei allen Kindern vollzogen werden, die nach der sechsten Geburt und nach dem 45. Jahr der Mutter bzw. dem 50. Jahr des Vaters überhaupt noch – entgegen einem gesetzlichen Verbot – geboren werden“ [50, 62].

1.1.4 Vernichtung „lebensunwerten Lebens“

1920 wurde von dem Juristen K. Binding und dem Psychiater A. Hoche das „Memorandum zugunsten der Vernichtung des lebensunwerten Lebens – ihr Maß und ihre Form“ veröffentlicht. Zunehmend wurden Menschen mit Entwicklungsstörungen und Behinderungen als „Ballastexistenzen, Parasiten und Minderwertige, die nie gelebt haben und folglich auch nicht sterben können“ oder als „leere Menschenhülsen“ bezeichnet. „Wo kein Leiden ist, gibt es auch kein Mitleiden!“

Am 14.7.1933 traten in Deutschland die Erbgesundheitsgesetze in Kraft. Demnach bestand für erblich erklärte Krankheiten, z.B. psychiatrische Erkrankungen, Epilepsien und „Schwachsinn“, eine Meldepflicht. Dies führte in den darauffolgenden Jahren zur Sterilisation von ca. 400 000 Menschen, um „wertlosen Leben zu vermeiden“. Ab 1934 wurden sozialpädiatrische Einrichtungen, z.B. Mütterberatungsstellen an großen Kinderkliniken und Gesundheitsämtern, die oft von engagierten jüdischen

Ärzten gegründet worden waren, aufgelöst. Im Oktober 1939 wurde von Hitler der sog. „Gnadentoderlass als Euthanasieermächtigung" unterzeichnet und zynischerweise auf den 1. September 1939 rückdatiert; gleichzeitig mussten alle jungen Kinder mit Fehlbildungen oder Entwicklungsstörungen den Gesundheitsämtern gemeldet werden. Dies war der Beginn einer systematischen Ermordung von mindestens 70 000 behinderten Menschen durch Vergasen oder Giftinjektionen, z. B. in Grafeneck, Hadamar und Pirna, die als **T4-Aktion** bekannt ist.

Im August 1941 benannte Bischof Graf Galen aus Münster in Predigten und Flugblättern die Tötung von Kranken und Behinderten öffentlich als Mord. Dies führte zur Einstellung der Aktion in Deutschland. Die Gesamtzahl der betroffenen Menschen, die zusätzlich durch Nahrungsentzug oder unterlassene Behandlung bis 1945 zu Tode kamen, liegt nach heutigen Schätzungen bei 300 000, davon 10 000 Kinder und Jugendliche. T. Adorno sagte: „Pädagogik heute bedeutet, dass es Hadamar nie mehr geben darf."

Die Rolle der deutschen Pädiatrie bei der Tötung behinderter Kinder wurde erst in den letzten Jahren zunehmend aufgearbeitet. Als Beispiel für die aktive Tötung von Kindern mit Behinderungen kann der Direktor der Universitäts-Kinderklinik Leipzig, W. Catel, aufgeführt werden, der seine Thesen auch 20 Jahre nach Kriegsende noch öffentlich vertrat. Aber auch der angesehene Professor der Kinderheilkunde J. Ibrahim aus Jena hat nachweislich schwerbehinderte Kinder in eine Tötungsanstalt überwiesen.

Die Inhumanität einer unzureichenden Versorgung chronisch kranker, behinderter und alter Menschen hat sich auch nach dem Dritten Reich immer wieder gezeigt, z. B. in den totalitären Regimen des Ostblocks und in vielen Ländern, die unter Krieg, Armut und Gewalt leiden [6, 50, 89].

1.1.5 Aktuelle Entwicklungen

Die Vorstellung des Nützlichkeitsprinzips wurde gerade auch in den sog. zivilisierten Ländern des ausgehenden 20. Jahrhunderts wieder verstärkt propagiert, u. a. mit Konzepten zur konsequenten Prävention von chronischen Krankheiten und Behinderungen. Dies geschieht z. T. durch Aufstellen von Kosten-Nutzen-Analysen und unter relativ geringer Berücksichtigung der Interessen von Minderheiten. Der australische Philosoph P. Singer vertritt seit 40 Jahren einen konsequenten Utilitarismus in Verbindung mit weitreichendem Tierschutz. Seiner Ansicht nach besteht kein Unterschied zwischen der Abtreibung eines Ungeborenen und dem aktiven Töten eines Neugeborenen, da Letzteres noch kein „vollständiger Mensch" sei. Dies werde das Kind erst durch die Investition von Sorge und Liebe und durch seine aktive Rolle in der Gesellschaft. Weiterhin bestehe kein Unterschied zwischen passiver Sterbehilfe und aktivem Töten. So sollten Neugeborene mit schweren Fehlbildungen aktiv getötet werden, um Leiden zu ersparen – dies besonders dann, wenn es von den Eltern gewünscht würde. Beispiele hierfür sind seiner Ansicht nach Kinder mit Down-Syndrom und ausgeprägter Meningomyelozele.

Die Diskussion dieser Thesen führte nicht nur bei Betroffenen und karitativen Verbänden zu energischem Widerspruch. Manche Kreise, u. a. auch Politiker, stehen aber den utilitaristischen Vorstellungen grundsätzlich positiv gegenüber, während andere Gruppen alle diesbezüglichen Gedanken kategorisch ablehnen. Heftige Diskussionen haben u. a. auch die Euthanasie-Gesetze in mehreren europäischen Ländern, Forschungsprojekte, z. B. mit embryonalen Stammzellen, und das sog. Groninger Protokoll, das die aktive Tötung schwerstbehinderter Kinder ohne Heilungschancen in den Niederlanden ermöglicht, ausgelöst. Dem stehen allgemein anerkannte gesetzliche Regelungen, wie die auch von Deutschland ratifizierte Behinderten-Konvention der WHO, entgegen [212, 216, 217, 220].

1.2 Grundbegriffe der normalen Entwicklung

1.2.1 Definitionen von Entwicklung

Als **Entwicklung** bezeichnet man alle Veränderungen, die innerhalb eines bestimmten Zeitraums zu struktureller und funktioneller Differenzierung führen. Formen, Ordnungen oder Zustände gehen mit innerer Notwendigkeit auseinander hervor. Die Abfolge der kindlichen Entwicklung führt zur Vervollkommnung, d. h. zur stetigen

Annäherung an ein Endziel der Entwicklung. Entwicklung beinhaltet somit zielgerichtete Reifung, deren Richtung bestimmt ist, aber auch Entfaltung von Fähigkeiten, die durch genetische Anlagen vorgegeben sind und von Umwelteinflüssen modifiziert werden. Entwicklung vollzieht sich im Wachstum als quantitative Veränderung körperlicher und seelischer Merkmale. Die Entwicklung beginnt beim Menschen mit der Verschmelzung von Ei- und Samenzellkern, der ersten Zellteilung und der Einnistung in die Uterusschleimhaut, erstreckt sich über das gesamte Leben und endet für das Individuum mit dem Tod.

Zu keinem Zeitpunkt ist das Kind ein Teil der Mutter, sondern es hat immer ein Eigenleben. Aus der Zygote entwickeln sich alle späteren körperlichen und seelischen Eigenschaften des Menschen. Die Abfolge einzelner Entwicklungsschritte ist verschieden und ihre Geschwindigkeit ist uneinheitlich, auch die Richtung mitunter wechselnd, dennoch ist das Leben des Menschen von Beginn bis zu seinem Tod eine unteilbare Ganzheit.

Nach der Definition von M. von Pfaundler versteht man unter Entwicklung Wachstum mit morphologischer und funktioneller Differenzierung. Wachstum bedeutet Zunahme von Größe und Leistungsfähigkeit, z. B. durch Hyperplasie (Zellvermehrung) und Hypertrophie (Zellvergrößerung). Als morphologische Differenzierung bezeichnet man die sichtbare Spezialisierung von Zellen und Geweben mit dem Ziel eines funktionellen Zusammenwirkens zur Erfüllung spezieller Anforderungen. Reifung führt, bezogen auf bestimmte Fähigkeiten, zu funktioneller Verbesserung und optimaler Verfügbarkeit [22, 47, 81].

1.2.2 Grundbegriffe der körperlichen Entwicklung

Aufgrund des genetisch festgelegten Bauplans und in Abhängigkeit von exogenen Faktoren entwickeln sich die Strukturen und Funktionen des Menschen. Wichtige Grundlage für die Beurteilung des körperlichen Wachstums sind Arbeiten von J. M. Tanner und V. Hesse, in denen auf die Bedeutung der Wachstumsdiagramme hingewiesen und die Pubertätsstadien definiert werden.

Bei Kindern und Jugendlichen werden folgende postnatale Entwicklungs- und Altersstufen unterschieden:

Neugeborenenperiode: 1.–4. Lebenswoche
Säuglingsalter: 1. Lebensjahr (1. Trimenon = die ersten drei Lebensmonate)
Kleinkindalter: 2.–6. Lebensjahr
Schulalter: 7. Lebensjahr bis zum Eintritt der Pubertät
Pubertät: Zeitspanne vom Auftreten der ersten sekundären Geschlechtsmerkmale bis zum Eintritt der körperlichen Geschlechtsreife
Adoleszenz: Zeitspanne vom Eintritt der Geschlechtsreife bis zum Abschluss des Körperwachstums (beim Mädchen 16.–18. Lebensjahr, beim Jungen 18.–20. Lebensjahr)

Das Geburtsgewicht eines gesunden reifen Neugeborenen beträgt in Europa im Mittel 3400 g (3.–97. Perzentile = 2500–4600 g).
Das Geburtsgewicht wird
- bis zum 5. Lebensmonat etwa verdoppelt,
- bis zum Ende des 1. Lebensjahrs verdreifacht (etwa 10 kg),
- bis zum 6. Lebensjahr versechsfacht (etwa 20 kg),
- bis zum 12. Lebensjahr verzwölffacht (etwa 40 kg).

Im Säuglingsalter ist das **Körpergewicht,** jenseits des Säuglingsalters die **Körperlänge** einer der wichtigsten Parameter für normales Gedeihen und Gesundheit (➤ Abb. 1.1). Eine Verminderung weist auf chronische Erkrankungen hin.

Das **Schädelwachstum** wird vor allem durch das Gehirnwachstum bestimmt. Der maximale frontookzipitale (d. h. um Stirn und Hinterhaupt gemessene) Kopfumfang stellt für die Beurteilung von Störungen der Gehirnentwicklung, besonders in den ersten Lebensjahren, eine äußerst wichtige Messgröße dar.
Der Kopfumfang für europäische Kinder beträgt
- bei einem gesunden männlichen Neugeborenen im Durchschnitt 35 cm,
- bei einem 1-jährigen Knaben etwa 47 cm,
- bei einem 5-jährigen Knaben etwa 52 cm,
- bei einem 16-jährigen Adoleszenten etwa 56 cm.

Beim Mädchen liegen die Werte etwa 1–2 cm niedriger.

Für die Beurteilung der körperlichen Entwicklung des Kindes sind standardisierte *Diagramme für Körpergewicht, Körperlänge und Kopfumfang* in Abhängigkeit vom Lebensalter und der Nationalität unerlässlich (➤ Abb. 1.1, ➤ Abb. 1.2). Die 50. Perzentile bedeutet dabei den Scheitelpunkt der sog. Gauß-Verteilungskurve, die 3. und 97. Perzentile die Begrenzung von zwei Standardabweichungen nach oben und unten. Werte außerhalb dieses Bereichs sind primär nicht pathologisch; von besonderer Bedeutung bei der Erkennung von Krankheiten ist vor allem die Entwicklung in andere Perzentilenbereiche bzw. das Verlassen der „Perzentilenschneise“ (➤ Abb. 1.2). Zunehmend wichtiger für die Beurteilung des Körperwachstums, insbesondere zur Definition von Über- und Untergewicht, ist die Berechnung des sog. **Body-Mass-Index (BMI;** ➤ Abb. 1.3):

$$BMI = Körpergewicht\ (in\ kg) / Körpergröße^2\ (in\ m^2)$$

Während des Wachstums kommt es zu erheblichen Veränderungen der **Körperproportionen,** insbesondere im Verhältnis von Kopf und Beinen (➤ Abb. 1.4).

Das **biologische Alter** eines Kindes kann u. a. durch die Bestimmung der **Knochenreifung** und die Anlage der Zähne festgestellt werden. Ersteres kann am besten mithilfe einer Röntgenaufnahme der linken Hand und einer Auswertung nach dem Standardwerk von Greulich und Pyle stattfinden. Die Bestimmung des chronologischen Alters eines Kindes oder Jugendlichen mit unbekanntem Geburtsdatum ist nur mit einer großen Streubreite möglich [4, 13, 22, 81].

1.2.3 Geistig-seelische Entwicklung

Während für Körperparameter wie Länge, Gewicht, Kopfumfang usw. in Abhängigkeit von Alter, Geschlecht und ethnologischer Zugehörigkeit Normdaten bestehen, innerhalb derer sich 97 % aller Kinder entwickeln, ist die Frage nach der Normalität der psychomentalen, psychosozialen und emotionalen, der sprachlichen, aber auch der motorischen Entwicklung wesentlich komplexer. Demnach kann man Normalität nur in einem hierarchisch-deterministischen, überwiegend genetisch gesteuerten Entwicklungsmodell festlegen. Die Erfahrung zeigt, dass vor allem die Sequenzen der psychomentalen Entwicklung des Kindes ausgesprochen variabel sind;

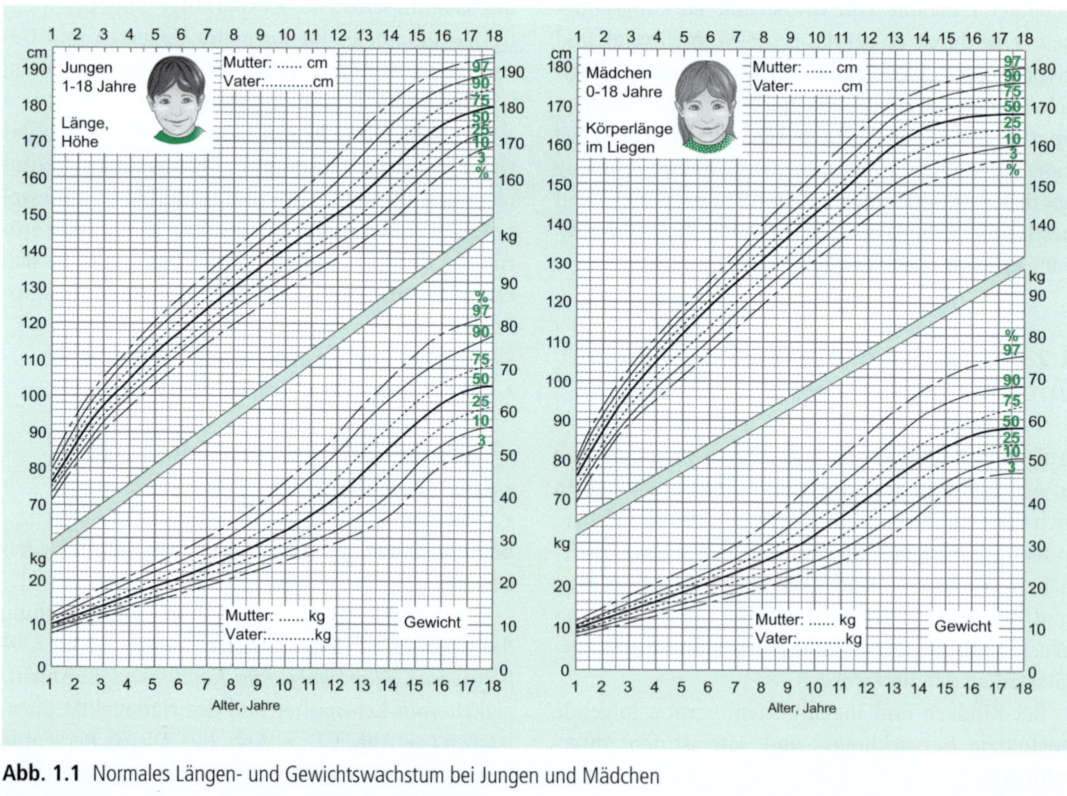

Abb. 1.1 Normales Längen- und Gewichtswachstum bei Jungen und Mädchen

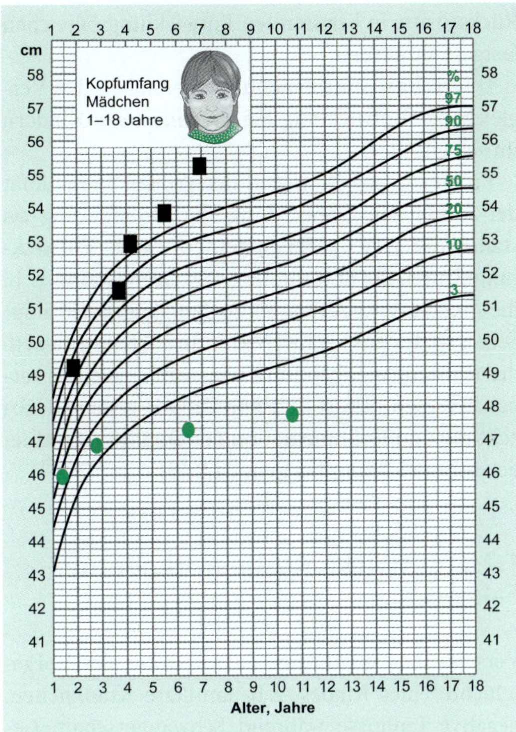

Abb. 1.2 Perzentilen für den Kopfumfang bei Mädchen zwischen dem 1. und dem 18. Lebensjahr. Die schwarzen Quadrate entsprechen einem Kind mit einem shuntpflichtigen Hydrozephalus und progredienter Makrozephalie, die blauen Kreise einer Patientin mit Rett-Syndrom und zunehmendem Mikrozephalus.

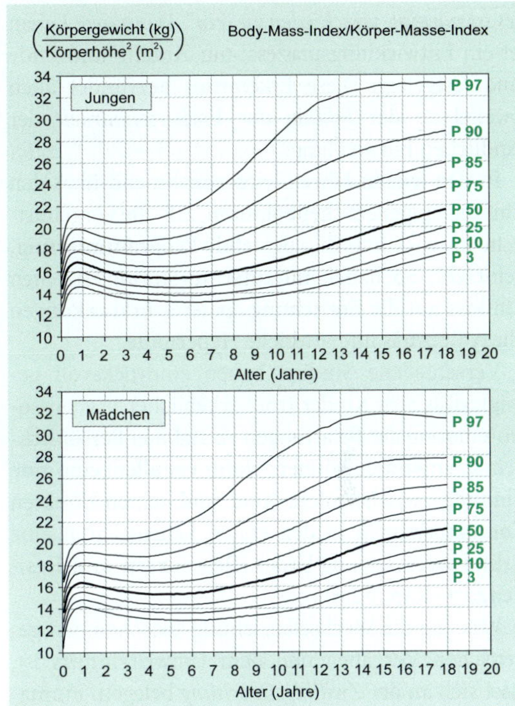

Abb. 1.3 Perzentilenkurven des Body-Mass-Index für Jungen und Mädchen zwischen 0 und 18 Jahren nach Kromeyer-Hauschild. Oberhalb P 97 spricht man von Adipositas, zwischen P 90 und P 97 von Übergewicht.

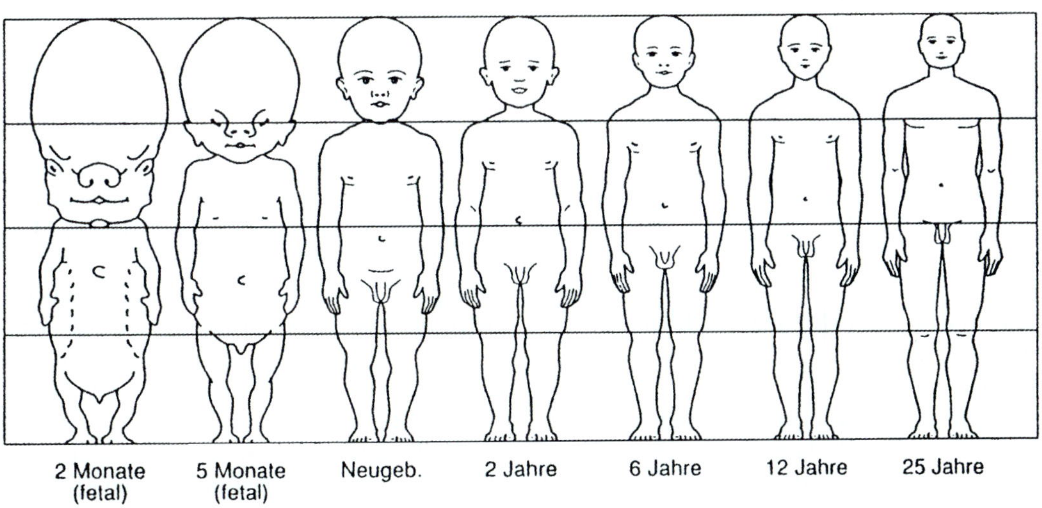

Abb. 1.4 Veränderung der menschlichen Körperproportionen in Abhängigkeit vom Lebensalter

„es ist normal, verschieden zu sein". Das ganze Leben ist ein Entwicklungsprozess, nur Anfang und Ende sind festgelegt. Diese Erkenntnis begründet auch Zweifel an der *Fiktion der Vorhersehbarkeit* der kindlichen Entwicklung.

In den letzten Jahren wird zunehmend über den Einfluss epigenetischer Faktoren, z. B. die vorgeburtliche Entwicklung, die sog. **fetale Programmierung,** geforscht. So haben intrauterine Störungen einen Einfluss auf die Entstehung späterer Erkrankungen wie Adipositas und arterielle Hypertonie.

Verschiedene Studien haben eindrucksvoll gezeigt, dass sich Kinder trotz erheblicher psycho-sozio-emotionaler Belastungen zu stabilen Persönlichkeiten entwickeln können, wofür vor allem eine gute Bindung zwischen dem Kind und seinen direkten Kontaktpersonen in den ersten Lebensjahren eine Grundvoraussetzung bildet (**Ressourcen und Resilienz;** ➤ Kap. 1.2.6).

Wie eng die Wechselbeziehung zwischen den genetischen Vorgaben und dem Umwelteinfluss ist, lässt sich an der *Zwillingsforschung* belegen. Einmalige psychosoziale und psychoemotionale Belastungen sind für die Entwicklung des Kindes offensichtlich weniger bedeutsam als das psychosoziale Grundklima, in dem es aufwächst und das im positiven Fall das „Urvertrauen" vermittelt.

Mit zunehmendem Alter erfolgt eine Ablösung des Kindes von seinen Eltern; es macht sich selbstständig und ist in wesentlich höherem Maße für seine eigene weitere Entwicklung verantwortlich. Offensichtlich besteht aber während des gesamten Lebens eine Tendenz, dass der Mensch versucht, sich wieder zu einer „Kindähnlichkeit" hin zu entwickeln **(Neotenie).** Kindsein bedeutet ja Hoffnung und Heiterkeit, aber auch neues Fühlen, Sorgen und Auseinandersetzen; es begründet den Optimismus als Lebensprinzip [47, 48, 50].

1.2.4 Prinzipien der Entwicklungsmessung

Im Rahmen von **Längsschnittuntersuchungen** können bei *einem* Individuum *(oder auch mehreren)* über einen längeren Zeitraum Fortschritte, aber auch ein Stillstand oder sogar evtl. vorübergehende Rückschritte in bestimmten Entwicklungsbereichen festgestellt werden.

Querschnittsuntersuchungen erlauben den Vergleich der Entwicklung bei *verschiedenen* Kindern im selben Alter.

Problematisch ist wegen der großen Variabilität der kindlichen Entwicklung die Orientierung an standardisierten **„Meilensteinen" der Entwicklung:** Durch die Bestimmung sog. **Grenzsteine,** d. h. die Angabe eines Alters, bis zu dem definierte Fähigkeiten spätestens nachweisbar sein sollten, wird evtl. die frühzeitige Erkennung von Auffälligkeiten verpasst. Wesentlich ist in jedem Fall die genaue Beobachtung und Dokumentation der **Qualität** verschiedener Entwicklungsbereiche [47, 48].

1.2.5 Entwicklungsbeeinflussende Faktoren

Verschiedene ungünstige Faktoren aus der Vorgeschichte eines Kindes, z. B. familiäre Krankheiten, negative Einflüsse während Schwangerschaft, Geburt und Neugeborenenperiode sowie bestimmte ärztliche Untersuchungsbefunde werden als **Risikofaktoren** bezeichnet.

Zu den Problemen bei der Feststellung von Risikofaktoren gehören die Fragen:

- Was ist Normalität?
- Was ist ein ursächlicher Faktor?
- Was liegt innerhalb des hinzunehmenden Grundrisikos?
- Erhöht die Summierung von Risiken die Sicherheit der Vorhersage?

Weder das Ausmaß eines solchen Faktors noch eine Summierung erlauben eine sichere Aussage über die weitere Entwicklung des Kindes. Hiermit wird lediglich festgestellt, dass vor allem im 1. Lebensjahr eine besonders genaue Entwicklungsbeurteilung notwendig ist. Nach epidemiologischen Erhebungen gelten bis 20 % (!) aller Kinder in Deutschland als „Risikokinder". Zu anamnestischen Risikofaktoren der Mutter sowie Risikobefunden beim Säugling ➤ Tab. 1.1.

H. F. Prechtl hat neben den Risikofaktoren den Begriff der reduzierten **Optimalität** von perinatalen Faktoren eingeführt (➤ Tab. 1.2). Die Feststellung optimaler Bedingungen ist einfacher als die Feststel-

Tab. 1.1 Risikofaktoren für die kindliche Entwicklung

a) Mütterliche Risikofaktoren

- Zustand nach länger dauernder Sterilität bzw. Sterilitätsbehandlung
- Frühere Fehlgeburten
- Frühere Frühgeburten
- Blutungen in der Frühschwangerschaft
- Behandlungsbedürftige Frühgeburtsbestrebungen
- Gestose
- Schwere Erkrankungen, Schock, Trauma und Narkose während der Schwangerschaft
- Infektionen in der Schwangerschaft
- Medikamente, Drogen und Toxine (vor allem Rauchen und Alkohol)
- Abnorme Ernährung (z. B. strikte Vegetarier wie Veganer)
- Schlechte sozioökonomische Situation (Arbeitslosigkeit, unzureichende Wohnung und/oder Ernährung)
- Schlechte psychosoziale Situation (alleinstehende Mutter, psychische Belastungen)

b) Kindliche Risikofaktoren

- Frühgeburt vor der 34. Schwangerschaftswoche (SSW)
- Geburtsgewicht unter 2 000 g
- Übertragung, Geburt nach der 42. SSW
- Mehrlingsgeburt
- Hinweise für pränatale Sauerstoffmangelzustände, z. B. grünes Fruchtwasser, abnorme CTG[1]-Befunde, abnorme fetale Doppler-Sonografie
- Apgar-Wert nach mehr als 5 Minuten < 7 (➤ Kap. 2.10)
- Nabelschnurarterien-pH-Wert < 7,1
- Postnatale Komplikationen, z. B. Atemnotsyndrom, maschinelle Beatmung, Pneumothorax, Sepsis, Operation, Austauschtransfusion
- Zerebrale Krampfanfälle in der Neugeborenenperiode

[1] CTG = Kardiotokogramm = Messung von kindlicher Herzaktion und Wehentätigkeit während der Geburt

Tab. 1.2 Kriterien für einen „normalen Säugling".

- Schwangerschaftsdauer > 38 Wochen, < 42 Wochen
- Unauffälliger Schwangerschaftsverlauf
- Normales CTG (➤ Tab. 1.1)
- Normale Geburt
- Normale Austreibungsphase (< 30 min)
- Nabelschnurarterien-pH > 7,20
- Apgar 5 Minuten ≥ 8
- Apgar 10 Minuten ≥ 9
- Gewicht > 2 600 g
- Bilirubin < 12 mg%
- Kopfumfang im 2 s-Bereich
- Fontanellengröße ca. 1,5 cm diagonal
- Alle Reifezeichen vorhanden
- Kein Hinweis für Aspiration
- Kein Kephalhämatom[1]
- U1 normal[2]
- U2 normal[2]
- Normaler Klinikaufenthalt
- Normales Trinken (Lebenstag × 25 ml/kg KG)
- Gewichtsverlust < 10 % in der ersten Woche

[1] Kephalhämatom = während der Geburt entstandener Bluterguss am Kopf zwischen Knochenhaut und Schädelknochen

[2] U1, U2 = erste Früherkennungsuntersuchungen des Neugeborenen.

lung von „Normalität", auch können so eher einzelne Faktoren addiert werden. Die Methode ist jedoch relativ umständlich und hat sich im Wesentlichen nur im Rahmen wissenschaftlicher Studien bewährt.

1.2.6 Die Sonderrolle des Säuglings

Aufgrund von pathologisch-anatomischen und tierexperimentellen Studien wurde seit der Mitte des 19. Jahrhunderts der Säugling als „Reflexwesen" und das Neugeborene als „Rückenmarkswesen" angesehen (R. Virchow, R. Magnus). Tatsächlich zeigt der Mensch im Vergleich mit anderen Lebewesen eine sehr langsame Ausreifung seiner Funktionen, die im Wesentlichen vom zentralen Nervensystem geprägt werden. Er wird deshalb auch als „physiologische Frühgeburt" und das 1. Lebensjahr als „sozialer Uterus" bezeichnet. Seit Ende des 19. Jahrhunderts konnten jedoch in einer Vielzahl von Studien beim jungen Säugling Verhaltensweisen beobachtet werden, die auf die frühe differenzierte Ausbildung der Großhirnfunktionen hinwiesen, was z. B. durch die Beobachtungen des intrauterinen Verhaltens des Fetus bestätigt wurde. Das gesunde Neugeborene ist für seine Bedürfnisse perfekt ausgestattet, fühlend, aufmerksam, mit wachen Sinnen und Erinnerungsvermögen begabt.

Seit dem Altertum gibt es Beispiele dafür, dass durch das Fehlen menschlicher Zuwendung vor allem im Säuglingsalter schwere Entwicklungsstörungen entstehen können (z. B. bei den Kindern von Kaiser Friedrich II. von Hohenstaufen oder den sog. Wolfskindern, die ohne sprachlichen Kontakt aufwuchsen). Sozialpädiater wie T. Hellbrügge und Psychotherapeuten wie J. Bowlby und R. Spitz haben mit ihren Arbeiten auf Störungen der kindlichen Entwicklung durch einen Entzug der mütterlichen Zuwendung in den ersten Lebensmonaten **(Deprivation)** hingewiesen und damit die Betreuungs- und Förderkonzepte beeinflusst. Besonders eindrucksvoll konnte dies auch an rumänischen Waisenkindern nach dem Sturz des Ceausescu-Regimes nachgewiesen werden: Je früher und je länger die Kinder ohne emotionale Bindung in einem Heim aufwuchsen, umso schlechter war ihre Gesamtentwicklung.

Auch in Tierversuchen konnte eindrucksvoll die Bedeutung der **frühen Bindung** bestätigt werden. Dafür werden u. a. das Hormon Oxytocin und die sozialen Spiegelzellen im Gehirn verantwortlich gemacht. Ein wesentliches Ziel vielfältiger Bemühungen ist, eine möglichst stabile **Feinfühligkeit** in der frühen Bindung zu erreichen.

In dem Wissen um die überragende Bedeutung einer (oder sehr weniger) konstanten Bezugsperson für das Kind im ersten Lebensjahr muss deshalb mit Nachdruck sowohl eine moralische und finanzielle Unterstützung der Mütter, die ihr Kind zu Hause betreuen wollen, als auch eine qualitativ hochwertige, ständig fachlich kontrollierte Betreuung in Krippen für das 2. und 3. Lebensjahr gefordert werden. Wenn irgend möglich, sollte das Kind im 1. Lebensjahr konstant von einer Bezugsperson, d. h. am besten der Mutter, betreut werden [47, 50, 66, 75, 82, 213].

1.3 Soziale Einflüsse auf die kindliche Entwicklung

1.3.1 Positive Entwicklung des deutschen Gesundheitssystems

Die derzeitige Gesundheitsversorgung in Deutschland ist auch im internationalen Vergleich auf einem sehr hohen Stand. Die **Säuglingssterblichkeit** gilt als einer der wichtigsten Anhaltspunkte für die Qualität des Gesundheitssystems in einer Gesellschaft. 1900 betrug die Säuglingssterblichkeit 25 % (!), d. h., jedes vierte lebend geborene Kind starb innerhalb des 1. Lebensjahrs. Ende der 1970er-Jahre lag die Säuglingssterblichkeit in Deutschland überwiegend noch über 10 ‰. Seit 1998 beträgt sie unter 5 ‰ und nimmt damit einen Spitzenplatz im internationalen Vergleich ein. Wesentliche Gründe hierfür sind die verbesserte Schwangerenvorsorge, die hohe Qualität der Geburtshilfe, die Früherkennungsuntersuchungen, die hohe Durchimpfungsrate sowie das umfassende Krankenversicherungssystem. Die wichtigsten Voraussetzungen für einen hohen Gesundheitsstandard der Kinder sind aber zweifellos:

- Die verbesserte Ernährung
- Das gesündere Wohnen
- Die verbesserte, vor allem sinnvollere Hygiene
- Ausreichende soziale und ökonomische Absicherungen

Auch in vielen Entwicklungs- und Schwellenländern konnten durch medizinische Maßnahmen, z. B. einer Verbesserung von Geburtshilfe und Neugeborenen-Betreuung, sowie konsequente Impfungen innerhalb der letzten Jahre Millionen von Kindern schwere Behinderungen und Tod erspart werden. Dennoch liegt die Säuglingssterblichkeit in vielen armen Ländern Afrikas, Asiens und Südamerikas noch über 10 %.

1.3.2 Negative Entwicklungen der Gesellschaft

Die Zahl der Kinder pro Familie ist weltweit, besonders in den hochzivilisierten Ländern, aber auch in vielen Ländern mit Sozialproblemen, deutlich zurückgegangen; 50 % aller Kinder in Deutschland sind Erstgeborene. Die Mütter sind bei der ersten Geburt mit knapp 30 Jahren deutlich älter als 20 Jahre zuvor. Wird bei einem Kind eine Störung der Entwicklung festgestellt, besteht meist kein weiterer Kinderwunsch mehr. Circa 50 % der akademisch ausgebildeten Frauen haben keine Kinder. Die Bindungen in den Familien sind wesentlich lockerer als früher, es kommt viel häufiger zu Scheidungen, ca. 25 % aller Kinder wachsen nur mit einem leiblichen Elternteil auf. Arbeitslosigkeit und Berufsstress, Zeitmangel u. Ä. sind Gründe für die „kühle Gesellschaft". Immer wieder wird von der „Ego- und Erlebnisgesellschaft" gesprochen, in der Leiden gleich welcher Art keinen Platz mehr haben.

Eltern haben, u. a. bedingt durch ihre familiäre Herkunft, die Ausbildung und die Medien, bereits vor der Zeugung ihres Kindes die Fantasie vom

„perfekten Kind". Schwangerschaft, Geburt und frühkindliche Entwicklung finden nicht mehr im Rahmen der Großfamilie statt, sondern in isolierten Kleinfamilien, denen Erfahrung und Sicherheit, oft auch religiöse Bindung fehlen. Außerdem wird zunehmend die mangelnde Kompetenz junger Menschen, Eltern zu sein, beklagt. Entwicklungsstörungen, Behinderungen und Unheilbarkeit sind nach den Kriterien der modernen Machbarkeitsideologie ein Ärgernis. Es mehren sich die Hinweise dafür, dass die digitalen Medien, insbesondere die Internet-Plattformen, das Kontaktverhalten junger Menschen negativ beeinflussen und auch für Entwicklungsstörungen mit verantwortlich gemacht werden müssen [50, 75, 213].

1.3.3 Soziale Faktoren als Erklärung für Entwicklungsstörungen

Neben organischen Ursachen von Störungen der Entwicklung spielen zweifelsohne soziale, sozioökonomische und psychosoziale Bedingungen eine wesentliche Rolle, die aber oft nicht ausreichend berücksichtigt werden.

Ungünstige psychosoziale Parameter bei Entwicklungsstörungen sind:

- Beziehungsstörungen der Eltern nach der Geburt
- Depressivität und Resignation der Mutter
- Eine „vernachlässigende Expansivität" des Vaters
- Eine relativ kurze Zeit des Zusammenlebens der Eltern vor der Geburt des Kindes
- Ein höheres Alter der Eltern (> 35 Jahre)
- Niedriger Bildungsstand besonders der Mutter
- Chronische Krankheit eines Elternteils
- Armut der Eltern

Günstig wird die kindliche Entwicklung durch folgende Faktoren beeinflusst:

- Eine stabile Partnerschaft
- Ausreichende soziale und ökonomische Ressourcen
- Eine Orientierung der Eltern an festgelegten Normen
- Eine konsequente Erziehungshaltung

Die Förderung der körperlichen Beziehungen (z. B. mit Streicheln, Schmusen etc.) ab dem Säuglingsalter gilt als wichtige Grundlage für die Entwicklung eines Geborgenheitsgefühls. Mangel an Zuwendung führt zu den vielfältigen Symptomen der **Deprivation.** Für die Erklärung von Entwicklungsstörungen als Folge einer unzureichenden Betreuung des Kindes sind aber auch viele andere biologische und psychosoziale Einflüsse, z. B. die primäre Vulnerabilität, die **Ressourcen** und die **Resilienz** von Bedeutung.

Die Problematik der geringen Vorhersagemöglichkeit aufgrund von Risikofaktoren kann an einem drastischen Beispiel erläutert werden:

Zwei Ärzte unterhalten sich. Der eine fragt: „Ich hätte gerne Ihre Meinung über eine Schwangerschaftsunterbrechung gehört. Der Vater ist Alkoholiker und hat Syphilis, die Mutter hat aktive Tuberkulose. Von den vier Geschwistern ist das erste blind, das zweite tot, das dritte taubstumm und das vierte hat ebenfalls Tuberkulose. Was würden Sie empfehlen?" „Ich würde nicht zögern, vorzuschlagen, die Schwangerschaft vorzeitig zu beenden." *„Dann wäre Beethoven nicht geboren worden"* [8, 11, 30, 31].

1.4 Grundlagen zur Beurteilung von Entwicklungsstörungen

1.4.1 Definition von Gesundheit und Krankheit

Nach der Definition der WHO ist Gesundheit ein Zustand völligen körperlichen, geistigen und sozialen Wohlbefindens und nicht nur das Freisein von Krankheit oder Gebrechen. Die Kernaussage lautet: **„Gesundheit bedeutet Wohlbefinden, und dieses ist kein medizinischer Begriff, sondern Ausdruck einer individuell-subjektiven Befindlichkeitsqualität."** Krankheit ist demnach das Nichtvorhandensein von Gesundheit.
Nach der Versicherungsordnung werden Krankheit und Behandlungsbedürftigkeit gleichgesetzt.

Zur Definition von Krankheit gehört auch die Feststellung ihrer Ursachen **(Ätiologie)** und ihrer Entstehung **(Pathogenese).** Gleiche Ursachen führen in der Regel zu gleichen Symptomen – aber nicht jede Lebenserschwernis, jede Normabweichung ist eine Krankheit.

1.4.2 Definition von Behinderung

Eine Behinderung ist eine besondere, eingeschränkte Art von Gesundheit. Das bedeutet, dass ein behinderter Mensch nicht fortwährend krank ist, sehr wohl aber einen unverzichtbaren Anspruch auf die Wiederherstellung eines normalen Zustands (Rehabilitation) hat. **Behinderung ist somit primär kein medizinischer Begriff, sondern die Beschreibung einer Normabweichung.**

Die WHO unterscheidet dabei zwischen
- **Impairment** = den primären organischen oder funktionellen Schädigungen,
- **Disability** = der sich daraus ergebenden funktionellen Beeinträchtigung der Person und
- **Handicap** = der sozialen Benachteiligung, wodurch die Ausübung eines für das Alter, das Geschlecht sowie die sozialen und kulturellen Bedingungen des Menschen normalen Lebens beeinträchtigt oder verhindert wird.

Die Herkunft des Worts „Handicap" weist deutlich auf das schicksalhafte Los der Betroffenen in Abhängigkeit von den gesellschaftlichen Strukturen hin: Im frühen 18. Jahrhundert war es Müttern aus sozial schwachen Kreisen möglich, ihr Kind anonym, z.B. durch eine Drehtür, in einem Waisenhaus abzugeben. Hier konnte das Kind eher eine ausreichende Ernährung und eine Ausbildung erlangen. Mit zunehmender Überfüllung der Waisenhäuser wurde ein Selektionsverfahren notwendig, nach dem die Kinder aufgenommen wurden. Hierzu mussten die Mütter in London z.B. mit ihrer Hand ein Los aus einer Kappe nehmen („Hand in the Cap", ➤ Abb. 1.5), das dann über die Aufnahme und damit über das weitere Schicksal des Kindes entschied.

Demnach kann man auch sagen, dass Impairment überwiegend die somatische Ebene, Disability mehr die funktionelle und Handicap vor allem die soziale Ebene der Behinderung bezeichnet.

In den letzten Jahren wurde neben der Beschreibung von Einschränkungen zunehmend Wert auf die

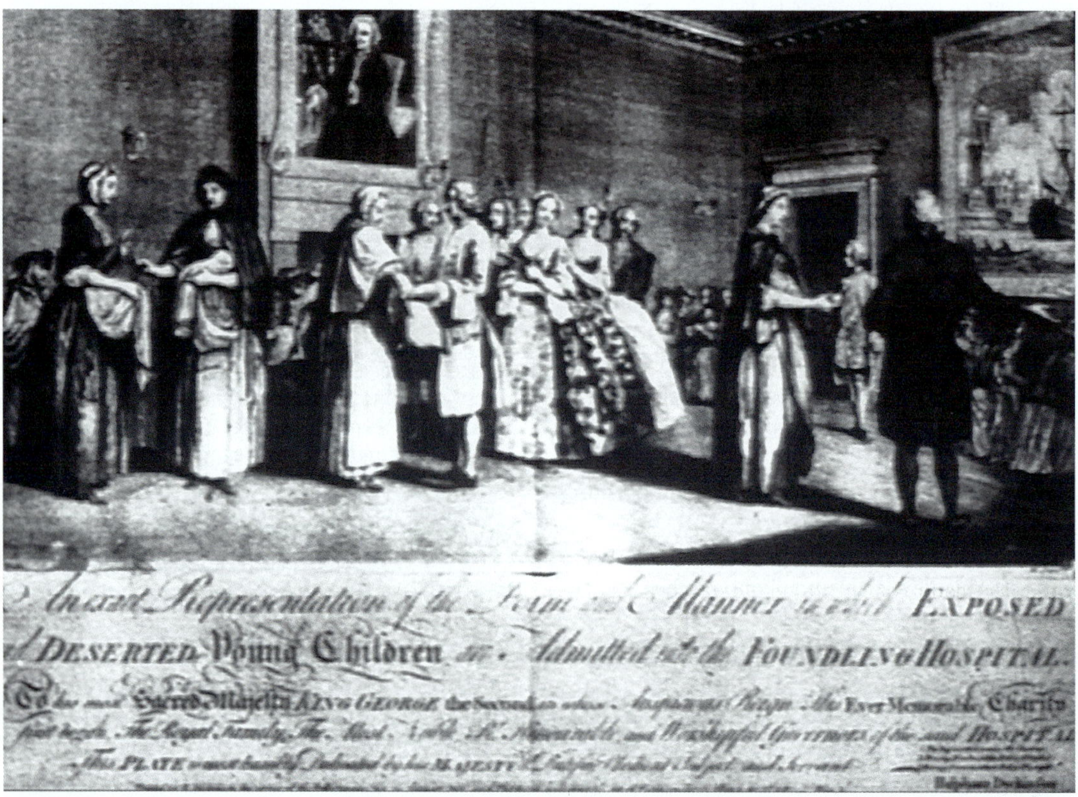

Abb. 1.5 Mütter beim Losverfahren zur Aufnahme ihres Kindes in das Waisenhaus Coram's Field in London. Kupferstich von ca. 1750 aus dem Wolfson-Center, London

Feststellung der individuellen Aktivitäten und der Teilhabe am täglichen Leben **(Partizipation)** sowie auf die vorhandenen **Ressourcen** (= Hilfsquellen) und die **Resilienz** (= Widerstandsfähigkeit) gelegt. Deshalb hat die WHO die bisherige Klassifikation von Entwicklungsstörungen ICIDH (= International Classification of Impairment, Disability and Handicap) in die **ICF (= International Classification of Functioning, Disability and Health)** bzw. die entsprechende Klassifikation für Kinder und Jugendliche, die **ICF-CY (ICF for Children and Youth),** umgewandelt.

Eine weitere wichtige Grundlage für die Stellung von Menschen mit Behinderungen in Deutschland ist die 2009 ratifizierte **UN-Behindertenrechtskonvention** mit der Definition der **Inklusion.**

Aufgrund der Besonderheiten der kindlichen Entwicklung ist die Definition einer Behinderung in den ersten drei Lebensjahren besonders schwierig, zumal eine endgültige Aussage über die Entwicklungsprognose in dieser Zeit nur sehr bedingt möglich ist [8, 37, 44].

1.4.3 Entwicklungsauffälligkeit, Entwicklungsstörung, Intelligenzminderung und Behinderung

Als übergeordneter Begriff, der keine Aussage zur späteren Prognose macht, wird die Bezeichnung **Entwicklungsauffälligkeit** verwendet, wobei zwischen einer vorübergehenden, z. B. durch eine Krise bedingten, Symptomatik (= Perturbation) und einer irreversiblen Störung (= Disturbance) unterschieden werden kann.

Von einer **Entwicklungsgefährdung** kann gesprochen werden, wenn deutliche Hinweise auf eine bleibende Abweichung bestehen.

Eine **Entwicklungsverzögerung** bzw. **Retardierung** liegt dann vor, wenn die Entwicklung von der einer Normalgruppe abweicht, potenziell aber wieder aufgeholt werden kann. Dennoch wird dieser Begriff vor allem in der angloamerikanischen Literatur auch bei bleibenden Einschränkungen verwendet.

Jede bleibende Beeinträchtigung der Entwicklung kann als Entwicklungsstörung (= Developmental Disorder) bezeichnet werden; dabei sollte jedoch der Bereich der Störung genauer festgelegt werden, z. B. motorisch, sprachlich, mental-kognitiv oder sozial. Sind mehrere Bereiche, wenn auch in unterschiedlicher Form, betroffen, spricht man von einer allgemeinen oder **globalen Entwicklungsstörung.**

In der Klassifikation der Krankheiten und Störungen des Kindes- und Jugendalters (ICD-10) der WHO werden **umschriebene Entwicklungsstörungen** von einer Beschreibung des **allgemeinen Intelligenzniveaus** unterschieden.

Unter dem ersten Begriff werden Störungen zusammengefasst,

- die ausnahmslos im Kleinkindalter beginnen,
- die Funktionen betreffen, die eng mit der biologischen Reifung des ZNS verknüpft sind, und
- die einen stetigen Verlauf ohne Remissionen oder Rezidive zeigen.

Im Einzelnen werden hierunter

- Entwicklungsstörungen des Sprechens und der Sprache,
- umschriebene Entwicklungsstörungen schulischer Fähigkeiten,
- umschriebene Entwicklungsstörungen der motorischen Funktionen und
- kombinierte umschriebene Entwicklungsstörungen verstanden.

Eine **Intelligenzminderung** (= mentale Beeinträchtigung, Intellectual Disability) wird als ein Zustand von insgesamt verzögerter oder unvollständiger Entwicklung der geistigen Fähigkeiten definiert. Besonders beeinträchtigt sind dabei Fertigkeiten, die sich in der frühen Kindheit manifestieren und die zum Intelligenzniveau beitragen, wie Auffassungsgabe, Sprache sowie motorische und/oder soziale Fähigkeiten. Eine Intelligenzminderung kann isoliert vorkommen, ist aber häufig mit anderen körperlichen oder psychischen Störungen z. B. der Kontaktfähigkeit, der Konzentration, der Aufmerksamkeit, des Gedächtnisses und der emotional-affektiven Reagibilität kombiniert. Der Begriff „mentale Retardierung" ist ungenau, aber besonders im angloamerikanischen Schrifttum weitverbreitet.

Eine Entwicklungsstörung führt dann zu einer **Behinderung,** wenn der/die Betroffene im täglichen Leben Beeinträchtigungen erfährt und/oder durch die Umwelt sozial benachteiligt wird. Es handelt sich also nicht um einen medizinisch definierten Begriff, sondern im Wesentlichen um eine sozialrechtliche Bezeichnung. Vor allem Pädagogen benutzen auch die Bezeichnung der **drohenden Behinderung.** Dieser nicht sehr glückliche Begriff kann z. B. in den ersten Lebensjahren bei einem Kind verwendet werden, dessen Entwicklung voraussichtlich permanent gestört bleiben wird, das aber aufgrund seines Entwicklungsstands noch nicht gegenüber anderen Kindern seines Alters deutlich benachteiligt ist.

Im Gegensatz dazu steht der Begriff der **manifesten Behinderung** (➤ Kap. 1.4.2), wobei hier auch aus sozialrechtlichen Gründen eine genauere Definition, z. B. **Körperbehinderung, geistige Behinderung, Sehbehinderung, Blindheit, Taubheit** usw. notwendig ist. Dennoch muss immer bewusst sein, dass praktisch jede Behinderung als **Mehrfachbehinderung** anzusehen ist, da sich Beeinträchtigungen in den Entwicklungsmöglichkeiten eines Bereichs fast immer auch in anderen Bereichen bemerkbar machen. Eine monokausale Erklärung für ein Behinderungsbild, d. h. die Zuordnung zu einer einzelnen Ursache, ist nur selten möglich. Art, Schwere und Dauer einer beeinträchtigten Entwicklung können im Säuglings- und Kleinkindalter in der Regel nicht festgelegt werden [27, 44].

1.4.4 Entwicklungs- und Verhaltensauffälligkeiten im sozialen Zusammenhang

R. Largo hat sich intensiv mit Modellen zur Erklärung von Entwicklungsauffälligkeiten auseinandergesetzt. Grundlage seiner Erfahrungen ist die kontrollierte Langzeitstudie über Wachstum und Entwicklung, die sog. Zürcher Längsschnittstudie. Demnach wird der Verdacht auf eine Entwicklungsauffälligkeit auch durch die Erwartungen der Eltern und anderer Bezugspersonen mitbestimmt.

- Was ist für die Eltern eine normale Entwicklung?
- Welche Erwartungen haben sie an ihr Kind?
- Was stört die Eltern am Verhalten ihres Kindes?

Nach den Vorstellungen von Largo orientieren sich die Normvorstellungen der Gesellschaft oft weniger an der biologischen Vielfalt, sondern sind Ausdruck existenzieller Ängste und sozialen Prestigedenkens, was besonders auch bei dem Streben nach akademischen Leistungen zum Ausdruck kommt. Seiner Ansicht nach sind die Erwartungen der Eltern, die durch eigene Kindheitserfahrungen, berufliche Stellung und soziales Milieu geprägt sind, ebenso vielfältig wie die Entwicklung eines Kindes. Angst vor zukünftig möglichen Auswirkungen von Entwicklungsstörungen und deren Wertung durch die Gesellschaft führt häufig zu Verhaltensauffälligkeiten. Die meisten Verhaltens- und viele Entwicklungsstörungen können auf eine unzureichende Übereinstimmung zwischen den Fähigkeiten und Bedürfnissen des Kindes und den Anforderungen und Erwartungen seiner Umwelt zurückgeführt werden. Jedes Kind hat seine ihm eigenen Schwachstellen, oftmals aber auch individuelle Fähigkeiten, die bei den üblichen Entwicklungsbeurteilungen nur unzureichend berücksichtigt werden. So ist es für das schulische Fortkommen ein großer Unterschied, ob das Kind unmusikalisch und ein schlechter Zeichner ist oder ob es Probleme bei der Rechtschreibung und beim Lesen oder beim Rechnen hat.

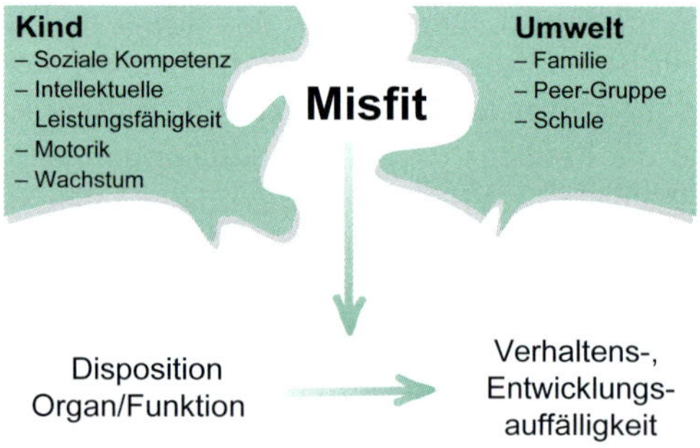

Abb. 1.6 Pathogenese von Verhaltens- bzw. Entwicklungsauffälligkeiten (nach R. Largo) (Peers = Gleichaltrige; Misfit = mangelnde Übereinstimmung)

Nicht nur Defizite des Kindes, auch überdurchschnittliche Begabungen können Ursache von Verhaltensstörungen sein (➤ Kap. 8.17, ➤ Kap. 9.13). Ebenso kann eine langsame Entwicklung mehr Sicherheit vermitteln und eine hastige, zu schnelle Entwicklung mit vielen anderen Problemen verbunden sein. ➤ Abb. 1.6 versucht die verschiedenen Aspekte zusammenzufassen [5, 47, 78, 213].

1.4.5 Die Erkennung von Entwicklungsstörungen

Bei jedem Verdacht auf eine Entwicklungsstörung sollte der Arzt weitere Diagnostik zur Erkennung von Ursache und Ausmaß veranlassen. Aufgrund der Komplexität und der unterschiedlichen Betrachtungsweise bei jeder Form von Entwicklungsauffälligkeit ist die Erstellung einer Diagnose in diesem Bereich jedoch praktisch nie abgeschlossen, sondern ein Kontinuum, das hauptsächlich dazu dienen soll, die bestmögliche Betreuung für das Kind und seine Familie zu finden. Nicht selten besteht nämlich die Gefahr, dass durch das Überstülpen einer Diagnose weitere Verhaltensweisen in ungerechtfertigter Form festgelegt werden. Auch verstehen verschiedene Berufsgruppen unter einer Diagnose etwas sehr Unterschiedliches: So gilt aus medizinischer Sicht der Begriff der „geistigen Behinderung" eher als Symptom, während er im pädagogisch-psychologischen Bereich als Diagnose benutzt wird. Demzufolge wird der Mediziner den Begriff eher als eine Aufforderung ansehen, nach erklärenden genetischen, organischen oder stoffwechselbedingten Ursachen zu suchen, während der Psychologe mehr den Entwicklungsstand im Vergleich mit gleichaltrigen Kindern sieht, der Pädagoge eine verstehende Beschreibung des Ist-Zustands vornimmt und der Therapeut Kriterien hervorhebt, die bestimmte Behandlungen erforderlich machen.

Die Erstellung einer medizinischen Diagnose ist notwendig, wenn hierdurch eine kausale Therapie ermöglicht wird, z. B. bei Stoffwechselerkrankungen und der Erkennung von Epilepsien, Tumoren usw. Bei genetischen Erkrankungen ist eine umfassende Diagnose und Beratung der gesamten Familie u. U. nur mit Untersuchungen bei verschiedenen Familienmitgliedern möglich. Schließlich ermöglichen Diagnosen bessere Vergleichbarkeit und sind wesentlich für eine Weiterentwicklung medizinisch-therapeutischer Erkenntnisse. Andererseits wird sowohl von Eltern als auch von mehr pädagogisch orientierten Betreuern die z. T. aufwendige Suche nach einer genauen Diagnose abgelehnt bzw. zurückhaltend betrachtet, da sich hieraus für das Kind oftmals keine wesentlichen Konsequenzen ergeben würden.

Neben der alleinigen Beurteilung der Entwicklung nach bestimmten Meilensteinen ist vor allem die **Qualität der einzelnen Entwicklungsschritte** von wesentlicher Bedeutung. Ein Kind mit einer spastischen Diparese kann z. B. zur gleichen Zeit wie ein gesundes Kind das freie Gehen erreichen; es bestehen jedoch eindeutige Unterschiede in der Bewegungsqualität.

Es gibt eine Vielzahl von Faktoren, die den Entwicklungsverlauf gerade auch beim mehrfach behinderten Kind beeinflussen können, z. B.:

- Der Verlauf der primären Grunderkrankung („Natural History")
- Die Reifung des zentralen Nervensystems
- Das frühzeitige Erreichen der maximalen Entwicklungsmöglichkeiten
- Komplizierende Krankheiten, z. B. eine Epilepsie
- Zunehmende Deformitäten, z. B. Kontrakturen oder eine Skoliose
- Ernährungsstörungen
- Die psychosozialen Umstände
- Erfahrung in der Auseinandersetzung mit der Umwelt (Lernen)
- Medikamentengabe
- Therapie- und Fördermaßnahmen
- Sekundäre psychische Veränderungen

M. Häußler hat eine ausführliche Analyse der Gründe für die Entstehung von Fehldiagnosen bei mehrfach behinderten Kindern vorgenommen. Er konnte dabei folgende Punkte feststellen:

- Überbewertung von Risikofaktoren
- Falsche Interpretation von Befunden
- Nichtbeachtung charakteristischer Befunde
- Unkenntnis oder unzureichende Beachtung von charakteristischen Befunden
- Aufkommen neu beschriebener Krankheiten
- Krankheiten, die spezifische diagnostische Methoden erfordern
- Zu frühzeitige Spezialuntersuchungen, z. B. Biopsien
- Fehlende Verlaufskontrollen

Die Analyse, warum eine falsche Diagnose gestellt wurde, kann auch nachträglich oft noch sehr lehrreich sein und sollte dazu dienen, immer wieder den eigenen Standpunkt zu überprüfen. Falsche oder nicht gestellte Diagnosen können gerade bei mehrfach behinderten Kindern eine Reihe von negativen Folgen haben:

- Versäumte genetische Beratung
- Falsche genetische Beratung
- Unnötige Untersuchungen
- Versäumte gezielte ärztliche Behandlung und Vorsorgemaßnahmen
- Forensische und versicherungsrechtliche Probleme
- Verunsicherung der Eltern
- Falsche Einschätzung der Prognose durch Ärzte, Therapeuten und Pädagogen [8, 27, 78]

1.4.6 Begriffsbestimmungen in der Diagnostik

Noch vor wenigen Jahren sprach man bei einer Verdreifachung des 21. Chromosoms von einer *„mongoloiden Idiotie"*. Im medizinischen Sprachgebrauch von Entwicklungsstörungen im Kindesalter wimmelt es nur so von oft unbewusst abschätzigen Beschreibungen und Benennungen. Andererseits ist es sehr wichtig, Auffälligkeiten objektiv nachvollziehbar zu beschreiben und Diagnosen zu benennen. Deshalb bieten sich bestimmte sprachliche Normierungen zum besseren gegenseitigen Verständnis an. So erscheint es angebracht, bei angeborenen Anomalien nicht mehr von Missbildungen, sondern von **Fehlbildungen** zu sprechen. Bei genauerer Differenzierung unterscheidet man

Norm – Variation – Extremvariante – Anomalie – Fehlbildung – Letalform.

Beispielsweise gibt es bestimmte Normangaben für den Kopfumfang eines Kindes – auch ein Kopfumfang auf der 97. oder 3. Perzentile ist noch im Bereich des Normalen. Anormal ist es hingegen, wenn der Kopfumfang vermindert oder übermäßig stark wächst, evtl. initial auch innerhalb der Normwert-Perzentilen (➤ Abb. 1.2). Eine Fehlbildung des Schädels kann z. B. durch vorzeitigen Nahtverschluss der Schädelknochen oder durch mangelndes Gehirnwachstum entstehen, ohne dass dies am Wert des Kopfumfangs festgestellt werden könnte. Von einer Letalform spricht man z. B. bei einem Anenzephalus (= Fehlen von Schädelknochen und Großhirn).

Fehlbildungen können in sehr unterschiedlicher Form vorliegen; man unterscheidet zwischen **isolierten** und **multiplen Fehlbildungen.**

Isolierte Fehlbildungen können z. B.

- **singulär** bei einer Dysmelie (= Extremitätenfehlbildung) oder Lippenspalte,
- **komplex** bei einem hypoplastischen (= unterentwickelten) Linksherz oder
- **polytop** bei einer Meningomyelozele mit Chiari-II-Malformation sein (➤ Kap. 7.2).

Multiple Fehlbildungen können entweder

- als **Assoziation** durch Störung eines Entwicklungsfelds (z. B. unterschiedliche Mittelliniendefektbildungen wie Holoprosenzephalie [➤ Kap. 8.7] und Lippen-Kiefer-Gaumenspalte [➤ Kap. 9.3]),
- als **Sequenz** oder **Anomalade,** z. B. Arthrogrypose („Krummgelenkigkeit", ➤ Kap. 7.3), bei intrauterinen Bewegungsstörungen,
- als **Syndrom,** d. h. typische Fehlbildungskombination aufgrund eines gemeinsamen Mechanismus, z. B. einer chromosomalen oder monogenetischen Abweichung, erklärt werden (➤ Kap. 10).

Über ein Drittel aller Fehlbildungen sind monokausal, also die Folge einer genetischen Anomalie, weniger als zwei Drittel sind nur durch das Zusammenwirken mehrerer Faktoren (z. B. genetisch plus exogen) zu erklären. Weiterhin unterscheidet man **primäre Fehlbildungen** durch abnorme Organanlage, die oft genetisch bedingt ist, von **sekundären Fehlentwicklungen (Disruptionen).** Diese Defekte sind exogen bedingt, wobei die primäre Organanlage normal war. Hierbei können Erkrankungen der Mutter oder toxische Substanzen Auslöser sein.

Dysplasien sind Gewebsdefekte, die durch abnorme zelluläre Organisation bedingt sind. Multiple Dysplasien sind häufig Ausdruck genetischer Anomalien.

1.4.7 Diagnoseklassifikationen in der Pädiatrie

In Deutschland ist seit 2000 für alle kassenärztlich versorgten Patienten die Verwendung der Diagnoseverschlüsselung nach der International Classification of Diseases (ICD) in ihrer 10. Fassung gesetzlich vorgeschrieben. Bei der Eingruppierung von Kindern mit Entwicklungs- und Verhaltensauffälligkeiten ergeben sich hiermit aber erhebliche Probleme.

Gerade in den ersten Lebensjahren ist eine abschließende Diagnose oft nicht zu stellen, auch müssen bei vielen Entwicklungsstörungen sehr unterschiedliche Einflussgrößen, z. B. organische, psychomentale und psychosoziale Faktoren, berücksichtigt werden.

Deshalb wurde zuerst in der Kinder- und Jugendpsychiatrie ein **multiaxiales Klassifikationsschema (MAS)** für psychische Störungen des Kindes- und Jugendalters mit der ICD-10 der WHO und der amerikanischen Klassifikation DSM eingeführt. Hiermit sollen nicht nur Krankheiten, sondern auch „verwandte Gesundheitsprobleme" klassifiziert werden.

Dabei werden verschiedene Beurteilungsebenen (Achsen) definiert:

1. Achse:	klinisch-psychiatrische Symptomatik
2. Achse:	umschriebene Entwicklungsstörungen
3. Achse:	Intelligenzniveau
4. Achse:	körperliche Symptomatik (ICD-10)
5. Achse:	assoziierte aktuelle abnorme psychosoziale Umstände
6. Achse:	Globalbeurteilung der psychosozialen Anpassung

Leider werden viele Entwicklungsauffälligkeiten auch mit diesem komplexen Schema nur unzureichend erfasst. Eine wesentliche Erklärung hierfür ist sicher das Problem der unterschiedlichen Zuständigkeiten und Betrachtungsweisen. Medizinische Aspekte sind nur ein Teilbereich und eine Behinderung kann nicht einfach als Krankheit eingestuft werden. Mittlerweile gibt es eine von der WHO erarbeitete Fassung der ICF, in der die heutige Betrachtungsweise von Einschränkungen im Alltag, Partizipation, Ressourcen und eigenen Aktivitäten berücksichtigt wird.

Von der Bundesarbeitsgemeinschaft der Sozialpädiatrischen Zentren (SPZ) in Deutschland wurde 2003 auf der Basis der ICD-10 im Altöttinger Papier eine Diagnoseverschlüsselung für Kinder mit Entwicklungsauffälligkeiten und Behinderungen in sechs Bereichen erarbeitet **(Mehrdimensionale Bereichsdiagnostik in der Sozialpädiatrie = MBS):**

E	Bereich Entwicklungsstand/Intelligenz
K	Bereich Körperliche und neurologische Befunde
P	Bereich Psychische Befunde
S	Bereich Psychosozialer Hintergrund
A	Bereich Abklärung der Ätiologie
zusätzlich	
T	Bereich Teilhabe (Partizipation)

Besonders schwierig ist die Verschlüsselung von Symptomen in den ersten drei Lebensjahren, da hier bei vielen Kindern keine definitiven Diagnosen gestellt werden können. Hier kann die Klassifikation **Zero-to-Three** verwendet werden. Es ist eine wichtige Aufgabe der Zukunft, eine praktikable und gut vergleichbare Diagnoseverschlüsselung auf der Basis standardisierter Entwicklungskriterien für alle Kinder mit entsprechenden Problemen zu erarbeiten [8, 20, 21, 38, 44, 73, 74, 78, 95].

1.5 Prävention und Betreuungsmöglichkeiten

1.5.1 Grundlagen der Prävention

Auf der Basis der Definition von Behinderung der WHO (➤ Kap. 1.4.2) kann man ein **Dreistufenkonzept** zur Prävention von Behinderungen ableiten.

1. Vermeidung bzw. Verhinderung von Krankheiten, die zu Funktionsstörungen führen
2. Vermeidung bzw. Verhinderung, dass eine Funktionsstörung zu einer Einschränkung der persönlichen Entfaltungsmöglichkeiten führt, z. B. durch Maßnahmen zur Funktionsverbesserung und durch soziale Hilfen
3. Vermeidung bzw. Verhinderung sozialer Benachteiligungen durch umfangreiche Betreuungsangebote und die Eingliederung der Behinderten in die Gemeinschaft der Nichtbehinderten

Es gibt verschiedene Zuständigkeitsbereiche zur Vermeidung von Entwicklungsstörungen:

- Die individuelle Verantwortung eines jeden Menschen in Form einer gesundheitsbewussten Lebensführung besonders in der Schwangerschaft
- Die Fremdverantwortung, die z. B. am Arbeitsplatz, in der Gemeinde und auf Landesebene besteht, um humane Lebensbedingungen zu schaffen, Gefahren aller Art (z. B. Belastungen durch Giftstoffe) zu vermindern und eine gesunde Umwelt zu erhalten
- Die krankheitszentrierte Prävention als Versuch der Reduktion bestimmter Erkrankungen, z. B. durch Screening-Untersuchungen (z. B. auf Phenylketonurie [PKU], Hypothyreose) oder durch bindende Impfvorschriften

In Familien mit vererbbaren Erkrankungen sowie Verwandtenehen sollte vor Eintritt einer Schwangerschaft eine genetische Beratung empfohlen werden (➤ Kap. 10.6); dabei sind die Betroffenen möglichst fachkundig, umfassend und ohne Zeitdruck zu informieren [52, 56].

1.5.2 Schwangerschaftsbetreuung und vorgeburtliche Diagnostik

Allen Schwangeren werden in festgelegten Phasen der Gravidität Vorsorgeuntersuchungen angeboten, die im Mutterpass dokumentiert werden.

Anerkannte Präventionsmaßnahmen bei Schwangeren sind:

- Vielseitige Ernährung und ausreichende Aufnahme von Vitaminen, Eisen und essenziellen Fettsäuren. Vor allem Folsäure sollte bereits vor Beginn einer Schwangerschaft regelmäßig zugeführt werden.
- Verminderung von Mutationen und teratogenen Schädigungen durch Vermeidung oder zumindest Reduktion der Exposition von ionisierenden Strahlen, Alkohol, Medikamenten und anderen Drogen einschließlich des Rauchens.
- Vorbeugung intrauteriner Infektionen, z. B. durch konsequente Impfungen, vor allem gegen Röteln, Toxoplasmose-Titerbestimmungen, Vermeidung von rohem Schweinefleisch und Kontakt mit Katzen sowie Ausscheidern von HIV, Zytomegalie- und Zikaviren.
- Konsequente psychosoziale Schwangerenvorsorge zur Verminderung von Frühgeburten, z. B. durch sozioökonomische Verbesserungen der Situation von Schwangeren und größeren Schutz am Arbeitsplatz.
- Im 3. Trimenon regelmäßige Untersuchungen zur Vermeidung fetaler Versorgungsstörungen und mütterlicher Erkrankungen (Gestose, Präeklampsie) bei Risikoschwangerschaften.
- Ggf. Transport in ein Perinatalzentrum und rechtzeitige Entbindung.

In zunehmendem Maße stehen von geburtshilflicher und humangenetischer Seite Möglichkeiten zur frühzeitigen Erkennung von Entwicklungsstörungen beim Kind zur Verfügung. Hierzu gehören:

- Die Bildgebung vor allem des Kopfes und der Wirbelsäule, überwiegend mit Ultraschall, aber zunehmend auch mit MRT, einschließlich Doppler-Sonografie fetaler Gefäße (zu jedem Zeitpunkt der Gravidität).
- Die Chorionzottenbiopsie der frühkindlichen Plazenta in der 9.–11. SSW zur Gewinnung von Chorionzellen (manchmal auch Kulturen). Diese Zellen werden auf Chromosomenanomalien und ggf. biochemisch und molekulargenetisch untersucht.
- Die Amniozentese, d. h. die Punktion von Fruchtwasser, in der 15.–20. SSW zur Gewinnung von Amnionzellkulturen (entsprechend den Chorionzellkulturen) und verschiedener klinisch-chemischer Parameter direkt aus dem Fruchtwasser.
- Die Gewinnung von fetalem Blut durch Nabelschnurpunktion.
- Die Untersuchung fetaler DNA-Bruchstücke im mütterlichen Blut ab der 6. SSW erlaubt (bisher) nur die nichtinvasive Erkennung von numerischen Chromosomenanomalien (13, 18, 21, aber auch XXY und XO).

Es können zunehmend viele Enzymdefekte, die zu Entwicklungsstörungen führen, bereits pränatal diagnostiziert werden. Zu weiteren Einzelheiten, insbesondere auch über die Möglichkeiten der pränatalen molekulargenetischen Diagnostik, ➤ Kap. 10.

Ist von einer schweren Behinderung des Kindes auszugehen, können sich Eltern nach ausführlicher Beratung zu einem Schwangerschaftsabbruch entscheiden, wobei die psychische Situation der werdenden Mutter von besonderer Bedeutung ist. 2011 wurde das Gesetz zur Präimplantationsdiagnostik (PID) verabschiedet, das in Einzelfällen im Rahmen einer In-vitro-Fertilisation nach Genehmigung durch eine Ethik-Kommission bereits eine Diagnostik im Blastozystenstadium erlaubt.

Trotz der zunehmenden diagnostischen Möglichkeiten wird eine große Zahl von Entwicklungsstörungen, vor allem der mentalen Fähigkeiten des Kindes, auch in absehbarer Zeit einer Früherkennung in der Schwangerschaft nicht zugänglich sein. Außerdem ist das Ausmaß einer Erkrankung bzw. Entwicklungsstörung vor der Geburt oft nicht vollständig zu erkennen: Menschen mit Trisomie 21 können z. B. sehr unterschiedlich ausgeprägte Störungen haben und das Ausmaß von Lähmungen und weiteren Problemen bei Kindern mit Meningomyelozelen kann sehr verschieden sein (➤ Kap. 8.9.2).

Die vermehrte Aufmerksamkeit und Akzeptanz bei der Erkennung vorgeburtlicher Probleme ist aber auch mit neuen Gefahren verbunden: So kam es z. B. nach der atomaren Katastrophe von Tschernobyl auch in den von der Radioaktivität kaum betroffenen Regionen zu einer erheblichen Verunsicherung der Bevölkerung. Allein in Mitteleuropa sind schätzungsweise 40 000 Abtreibungen zusätzlich aus Angst vor einer Schädigung des Kindes durchgeführt worden, obwohl auch Jahre nach dem Ereignis statistisch hier keine Häufung von Fehlbildungen oder eine höhere Säuglingssterblichkeit nachweisbar ist.

Ein wesentlicher Risikofaktor für Entwicklungsstörungen ist die **Frühgeburt.** Circa 8 % aller Geburten finden vor der vollendeten 36. SSW statt, ca. 1 % aller Geburten vor der 28. SSW.

Es gibt bei werdenden Eltern ein erhebliches Bedürfnis nach Sicherheit, aber auch die Suche nach Natürlichkeit. Hausgeburten werden wegen der zunehmend hohen Haftpflichtversicherungsprämien für Hebammen immer seltener. Unbestritten ist die empathische Rücksichtnahme auf die psychische Situation von Mutter, Vater und Kind bei der Geburt, was aufgrund von personellen und räumlichen Engpässen nicht in jedem Krankenhaus gewährleistet werden kann. Andererseits ist aber auch die Tendenz, Geburten in einem Perinatalzentrum mit moderner apparativer Ausstattung und ständiger Erreichbarkeit von qualifiziertem Personal (einschließlich einem Kinderarzt) stattfinden zu lassen, nicht mehr umkehrbar [7, 8, 22, 81].

1.5.3 Prävention in der Kinder- und Jugendmedizin

Unter dem Begriff prophylaktische oder **präventive Pädiatrie** können alle Maßnahmen verstanden werden, die das Ziel haben, dem Kind eine gesunde körperliche und seelische Entwicklung und eine möglichst optimale Entfaltung seiner Fähigkeiten zu ermöglichen. Hierzu zählt auch die **Psychohygiene,** die sich mit der Optimierung der psychoemotionalen und psychosozialen Lebensbedingungen beschäftigt.

Es werden drei Arten von Prävention unterschieden:

1. **Primäre Prävention** = Krankheitsverhütung durch Gesundheitsaufklärung und vorbeugende Maßnahmen, z. B. Impfungen
2. **Sekundäre Prävention** = Krankheitsfrüherkennung, z. B. durch Vorsorge- und Screening-Untersuchungen
3. **Tertiäre Prävention** = Beseitigung bzw. Linderung von Krankheitsfolgen, z. B. durch Rehabilitation

Maßnahmen der primären Prävention können vor allem in Kindergärten und Schulen, bei der Betreuung von Schwangeren und von Familien nach der Geburt, aber auch durch Erwachsenenbildung und in den Medien eingesetzt werden. Es ist eine ständige Herausforderung, die zunehmend effektiven, sicheren und umfassenden Möglichkeiten der modernen Medizin der Bevölkerung zu vermitteln. Besonders wichtig ist dabei die Ausbildung qualifizierter Multiplikatoren, z. B. von Hebammen, Krankenschwestern, Erzieherinnen und Lehrern.

Von herausragender Bedeutung bei der Prävention sind die nach § 26 SGB V von den Krankenkassen finanzierten **Früherkennungsuntersuchungen** (= U1–U9 und J1 und J2). 2016 wurde vom Gemeinsamen Bundesausschuss (GBA) eine Neudefinition der Untersuchungen veröffentlicht und ein neues Untersuchungsheft herausgegeben. Leider sinkt ab dem Ende des 1. Lebensjahrs die Bereitschaft vor allem bei sozial schlechter gestellten Eltern, ihr Kind an den vorgeschriebenen Terminen untersuchen zu lassen. In vielen Bundesländern wird die Teilnahme an den Untersuchungen im Säuglingsalter im Rahmen des Konzepts der Frühen Hilfen kontrolliert. Ob sich hierdurch eine zu späte Erkennung von Entwicklungsstörungen, Misshandlungen und Vernachlässigungen reduzieren lassen, kann noch nicht gesagt werden.

Eine weitere wichtige Aufgabe der präventiven Medizin ist der Versuch einer frühzeitigen Identifizierung von Krankheiten durch **Screening-Tests.** In der Regel wird hiermit keine spezifische Diagnose gestellt, sondern es ergibt sich zunächst der Hinweis auf eine **Normabweichung,** der durch weitere Untersuchungen ausgeschlossen oder bestätigt wird, um dann eine sinnvolle Therapie oder sonstige Beratungen einleiten zu können.

Man unterscheidet:

- Ein **Massen-Screening,** mit dem alle Kinder eines Jahrgangs erfasst werden sollen (z. B. die heute übliche Tandem-Massenspektrometrie, bei der im Blut des Neugeborenen mehr als 12 Stoffwechselerkrankungen plus Hypothyreose, adrenogenitales Syndrom und Mukoviszidose bereits in den ersten Lebenstagen ausgeschlossen werden, die Hörprüfung oder die Ultraschalluntersuchung der Hüftgelenke)

- Ein **selektives Screening,** bei dem nur eine Risikogruppe mit aufwendigeren Untersuchungsmethoden untersucht wird (z. B. Untersuchungen der organischen Säuren im Urin)
- Ein **multiples Screening,** z. B. mithilfe eines Entwicklungs-Screenings (➤ Kap. 12.4.2) im Rahmen von kinderärztlichen Früherkennungsuntersuchungen
- Ein **periodisches Screening,** z. B. wiederholte Urinuntersuchungen bei erhöhter Gefährdung für Harnwegsinfekte
- Seit 2016 ein **mehrstufiges Screening** beim Neugeborenen zur Mukoviszidose-Früherkennung

Eine Screening-Untersuchung ist nur sinnvoll, wenn

- die zu suchende Krankheit behandelbar ist (Therapierbarkeit),
- die verwendete Methode mit großer Sicherheit alle potenziell auffälligen Personen erfasst (hohe Sensitivität),
- die Untersuchung von allen beteiligten Personen akzeptiert wird (Akzeptanz) und
- sie wirtschaftlich ist (Effizienz).

Beispiele für problematische Screening-Untersuchungen sind solche auf das Vorliegen nicht behandlungsbedürftiger Veränderungen wie das Ultraschall-Screening der Niere bei Neugeborenen. Molekulargenetische Screening-Untersuchungen auf Krankheiten, die sich erst im späteren Leben manifestieren, z. B. onkologische oder neurologische Erkrankungen (Chorea Huntington, Morbus Alzheimer, familiärer Brustkrebs) sind in Deutschland bei symptomfreien Kindern nicht erlaubt. Hierbei stehen das Bestreben nach der frühestmöglichen Erkennung von Krankheiten und die Freiheit der Person zur eigenen unbelasteten Lebensgestaltung in einem Widerspruch. Die Respektierung der persönlichen Intimität und des Rechts auf Nichtwissen ist zunehmend mit erheblichen Problemen des Datenschutzes, z. B. gegenüber Versicherungen und Behörden, verbunden. Aus diesem Grund sollten genetische Untersuchungen primär nur zur differenzialdiagnostischen Zuordnung durchgeführt werden. Prädiktiv dürfen sie nur mit der schriftlichen Einwilligung des Betroffenen in Abhängigkeit von seiner geistigen Reife frühestens nach dem 14. Lebensjahr und nach genetischer Beratung vorgenommen werden.

Der Kinderarzt spielt also bei vielen Maßnahmen zur Prävention von chronischen Krankheiten und Behinderungen im Kindesalter eine wichtige Rolle, u. a.

- Bei der primären Behandlung des Neugeborenen
- Bei der Organisation und Beratung im Rahmen der Screening-Untersuchungen
- Bei der Ernährungsberatung, d. h. vor allem der Ermöglichung des Stillens
- Bei der sorgfältigen und qualifizierten Durchführung der Früherkennungsuntersuchungen
- Bei der Umsetzung der Impfungen nach den aktuell geltenden Empfehlungen der STIKO (Ständige Impfkommission)
- Bei der frühestmöglichen Erkennung und Behandlung schwerer Erkrankungen, z. B. bakterieller und viraler Meningoenzephalitiden (= Entzündungen der Hirnhaut und des Gehirns)
- Bei der konsequenten Unfallverhütung im Haushalt und Verkehr u. v. m. [4, 8, 58, 78, 90]

1.5.4 Betreuungskonzepte für Kinder mit Entwicklungsstörungen

Bis in die 60er-Jahre des vergangenen Jahrhunderts wurden die meisten Kinder mit unterschiedlichen Formen von Entwicklungsstörungen entweder nur zu Hause oder in speziellen Säuglings- und Kinderheimen unter oft unzureichenden Bedingungen betreut. Wesentliche Aktivitäten zur konsequenten Förderung dieser Kinder gingen vor allem von Eltern und Pädagogen aus, z. B. durch Gründung des Vereins „Lebenshilfe für Geistig Behinderte". Wichtig waren u. a. auch die Einführung der allgemeinen Schulpflicht für Kinder mit Entwicklungsstörungen, die zuvor als „nicht bildungsfähig" angesehen wurden, und der Aufbau von interdisziplinären, heilpädagogisch orientierten Frühförderstellen für Vorschulkinder. Die Entwicklung verschiedener Techniken z. B. bei der Diagnostik und Behandlung zerebraler Bewegungsstörungen haben dazu geführt, dass es zum Aufbau von kinderärztlich geleiteten Einrichtungen zur Behandlung entwicklungsgestörter Kinder in **sozialpädiatrischen und kinderneurologischen Abteilungen** kam, z. B. das 1968 gegründete Kinderzentrum in München. Leider waren die in den seit 1971 durchgeführten Früherkennungsuntersuchungen dokumentierten Befunde nicht sehr verlässlich – Ende des 1. Lebensjahrs wurden zu viele zentrale Bewegungsstörungen und zu wenig mentale Entwicklungsstörungen diagnostiziert. Aktuell werden erhebliche Anstrengungen unternommen, Qualität und Auswertbarkeit dieser auch volkswirtschaftlich wichtigen Daten im Rahmen der Vorsorgeforschung zu verbessern.

In Deutschland gibt es bedauerlicherweise bisher kaum differenzierte epidemiologische Daten über Häufigkeitsverteilung und Verlauf verschiedener Behinderungsformen. Regionale Studien über die Prävalenz z. B. von Zerebralparesen und Mehrfachbehinderungen haben aber für den internationalen Vergleich wichtige Ergebnisse erbracht. Die konsequente Auswertung der perinatalen Erhebungsbögen in Kombination mit definierten Nachuntersuchungen vor allem von Risikokindern ist in der Zukunft zur besseren Beurteilung von Diagnostik- und Behandlungsstrategien besonders wichtig.

Bei der Betreuung von Kindern mit Entwicklungsauffälligkeiten und bleibenden Störungen gibt es heutzutage trotz deutlicher regionaler Unterschiede eine Vielzahl qualifizierter Berufsgruppen und Institutionen, und es besteht sowohl ein großes Angebot als auch ein großer Bedarf an Fortbildung und Informationsaustausch. Die Aufgabenverteilung zwischen den verschiedenen Bereichen ist in der Regel gut begründet, dennoch gibt es immer wieder Überschneidungen, besonders bei den nichtärztlichen Therapien, und leider auch viele unseriöse Angebote. Der Anspruch auf „ganzheitliche Behandlung" durch möglichst eine Person ist oft nicht zu erfüllen – wichtiger ist dafür die Bereitschaft zur interdisziplinären Zusammenarbeit. Dabei spielen interdisziplinäre und spezialisierte Frühförderstellen, sonderpädagogische Einrichtungen, spezialisierte Therapiepraxen und Werkstätten für Behinderte usw. eine wichtige Rolle.

Sozialpädiatrie wird in Deutschland als der Teil der Kinder- und Jugendmedizin verstanden, der sich mit den Bereichen Public Health, den Sozialpädiatrischen Zentren und dem öffentlichen Gesundheitsdienst befasst, sodass die Aufgaben folgendermaßen zusammengefasst werden können:

- Epidemiologie der Erkrankungen bei Kindern und Jugendlichen
- Gesundheitserziehung
- Betreuung von Kindern in Kollektiveinrichtungen
- Schul- und Unterrichtshygiene
- Aufdeckung und Bekämpfung von Kindesmisshandlung und -vernachlässigung
- Differenzierte Beurteilung der kindlichen Entwicklung
- Diagnostik, Behandlung und Rehabilitation bei Entwicklungsauffälligkeiten, chronischen Krankheiten und Behinderungen

Fachlich und organisatorisch werden diese Bereiche vor allem von der **Deutschen Gesellschaft für Sozialpädiatrie und Jugendmedizin (DGSPJ)** vertreten (www.dgspj.de) [8, 30, 78].

1.5.5 Sozialpädiatrische Zentren

Ausgehend von Modellprojekten, z. B. in München, Mainz, Hamburg und Bonn, wurden ab 1968 Einrichtungen zur ambulanten und stationären **Behandlung, Förderung und Rehabilitation behinderter und von Behinderung bedrohter Kinder** geschaffen, in denen neben der medizinischen und therapeutischen Beurteilung auch eine psychosoziale Betreuung stattfindet. Grundlage dieses Konzepts ist die Forderung nach

- früher Diagnostik von Entwicklungsauffälligkeiten aller Art,
- früher Therapieeinleitung,
- früher sozialer Integration.

Hierfür wurde von T. Hellbrügge der Begriff der **pädiatrischen (Re-)Habilitation** geprägt.

In dem am 1.1.1989 in Kraft getretenen Gesundheits-Reformgesetz (jetzt das **Sozialgesetzbuch V**) werden in § 119 **Sozialpädiatrische Zentren (SPZ)** definiert:

„1. Sozialpädiatrische Zentren, die fachlich-medizinisch unter ständiger ärztlicher Leitung stehen und die Gewähr für eine leistungsfähige und wirtschaftliche sozialpädiatrische Behandlung bieten, können vom Zulassungsausschuss zur ambulanten sozialpädiatrischen Behandlung von Kindern ermächtigt werden. Die Ermächtigung ist zu erteilen, soweit und solange sie notwendig ist, um eine ausreichende sozialpädiatrische Behandlung sicherzustellen.

2. Die Behandlung durch sozialpädiatrische Zentren ist auf diejenigen Kinder auszurichten, die wegen der Art, Schwere oder Dauer ihrer Krankheit oder einer drohenden Krankheit nicht von geeigneten Ärzten oder in geeigneten Frühförderstellen behandelt werden können. Die Zentren sollen mit den Ärzten und den Frühförderstellen eng zusammenarbeiten."

Somit gibt es vom Gesetz her keine besondere Spezifizierung der Erkrankungen, weswegen die Patienten in einem SPZ vorgestellt und behandelt werden.

Zusätzlich wurde mit Wirkung vom 1.1.1992 § 43a eingeführt:

„Versicherte Kinder haben Anspruch auf nichtärztliche sozialpädiatrische Leistungen, insbesondere auf psychologische, heilpädagogische und psychosoziale Leistungen, wenn sie unter ärztlicher Verantwortung erbracht werden und erforderlich sind, um eine Krankheit zum frühestmöglichen Zeitpunkt zu erkennen und einen Behandlungsplan aufzustellen."

Sozialpädiatrische Zentren werden also als ärztlich geleitete, interdisziplinär arbeitende Einrichtungen zur ambulanten Versorgung von Kindern mit Entwicklungsstörungen und Behinderungen definiert. Sie stehen in der Regel unter der Leitung eines hauptamtlich tätigen Kinderarztes mit besonderer neuropädiatrischer und psychologisch-psychotherapeutischer Qualifikation; er hat die Zusammenarbeit medizinischer, psychologischer, pädagogischer und sozialer Dienste zu koordinieren und zu leiten.

Die Sozialpädiatrischen Zentren nehmen schwierige Aufgaben in Diagnostik und Therapie wahr, welche die in Praxen und Frühförderstellen gegebenen Möglichkeiten übersteigen. Für die Wahrnehmung dieser konsultativen Funktion ist ein hoher Standard von fachlicher Qualifikation und Differenzierung erforderlich. In einem Sozialpädiatrischen Zentrum muss daher die Verfügbarkeit qualifizierter neuropädiatrischer (insbesondere entwicklungsneurologischer), psychodiagnostischer und psychotherapeutischer sowie funktionstherapeutischer und heilpädagogischer Kompetenz gewährleistet sein.

Seit 1989 wurden flächendeckend in der gesamten Bundesrepublik Deutschland mittlerweile 146 Sozialpädiatrische Zentren gegründet, in denen mehr als 350 000 Kinder pro Jahr behandelt werden (Adressen siehe unter www.dgspj.de). Die Organisationsstrukturen dieser Einrichtungen sind recht unterschiedlich; z.T. sind sie eigenständig, z.T. an Kinderkliniken assoziiert, z.T. in sie integriert, wobei neben den Krankenhausträgern unterschiedliche karitative Organisationen, evtl. auch eigene Vereine Träger sein können. Die Finanzierung der Behandlung erfolgt in der Regel mit Pauschalvergütungen nach einer Überweisung durch den primär betreuenden Kinderarzt. Wegen der Finanzierung heilpädagogischer, sozialpädagogischer und psychosozialer Behandlungen in den Sozialpädiatrischen Zentren durch die gesetzlichen Krankenkassen wird seit Jahren eine intensive Diskussion geführt.

Im sog. Altöttinger Papier der DGSPJ von 2003 wird gefordert, dass zur Aufrechterhaltung einer kontinuierlichen Versorgung in einem Sozialpädiatrischen Zentrum in jedem Bereich, d.h. ärztlich, psychologisch und therapeutisch, mindestens je zwei Mitarbeiter vorhanden sind. Der Leiter eines Sozialpädiatrischen Zentrums sollte Facharzt für Kinder- und Jugendmedizin sein und eine neuropädiatrische sowie psychotherapeutische Kompetenz aufweisen. Die DGSPJ zertifiziert diejenigen Sozialpädiatrischen Zentren, bei denen diese Voraussetzungen erfüllt sind [8, 20, 21, 38, 78].

1.5.6 Beispiel: Erfahrungen im Sozialpädiatrischen Zentrum „Frühdiagnose-Zentrum" Würzburg

Das **Frühdiagnose-Zentrum Würzburg** (www.kinderklinik.uk-wuerzburg.de/fruehdiagnosezentrum.de) wurde im Januar 1992 als Sozialpädiatrisches Zentrum für eine Region von ca. 1 Mio. Einwohner eröffnet. Es ist ein mittelgroßes SPZ. Neben dem ärztlichen Leiter arbeiten hier Ärzte für Kinder- und Jugendmedizin, z.T. mit der zusätzlichen Weiterbildungsqualifikation Neuropädiatrie, Psychologen/innen, Physiotherapeutinnen, Logopädinnen, eine Ergotherapeutin und Sozialpädagoginnen, die im Rahmen der Krankenkassenverhandlungen als „Rehabilitationsfachkraft" bezeichnet werden.

Nach erster Kontaktaufnahme wird den Eltern ein Fragebogen zugeschickt, in dem wesentliche Daten zur Vorgeschichte, insbesondere aber auch die Fragestellung der Eltern bzw. des überweisenden Arztes, angegeben werden sollen. Dementsprechend wird bei der Erstvorstellung versucht, neben der obligatorischen kinderärztlichen Untersuchung gleichzeitig, je nach Fragestellung, Untersuchungen bei anderen Mitarbeitern (Psychologin, Logopädin, Physiotherapeutin) zu organisieren. Anschließend finden ggf. an weiteren Terminen zusätzliche spezifische Untersuchungen bei Vertretern anderer Berufsgruppen, Beratungen und apparative Untersuchungen statt. In einem gemeinsamen Abschlussgespräch mit den Eltern werden die Ergebnisse und das weitere Vorgehen besprochen.

Wichtige kinderärztliche Untersuchungen sind u. a.:

- Wiegen und Messen
- Foto- und Videodokumentationen
- Sehtests (Tafeln, Ophthalmoskopie)
- Tympanometrie (➤ Kap. 4.5.1)
- Ultraschall (➤ Kap. 4.1)
- EEG (➤ Kap. 4.2)
- Blutentnahmen, auch zur genetischen Untersuchung
- Mittels Überweisung auch Röntgenuntersuchungen, EKG usw.

Umfangreichere diagnostische Maßnahmen (z. B. Kernspintomografien, Schlaf-EEG, Liquoruntersuchungen, aufwendige Stoffwechsel- und Hormonuntersuchungen) werden in der Regel im Rahmen eines stationären Aufenthalts in einer Kinderklinik veranlasst.

Es werden Spezialsprechstunden für Kinder mit Zerebralparese, die mit Botulinustoxin behandelt werden, für Kinder mit neuromuskulären Erkrankungen und mit Meningomyelozele angeboten. Mit einem erfahrenen Kinderorthopäden und einem versierten Humangenetiker werden regelmäßig gemeinsame Sprechstunden durchgeführt.

Von besonderer Bedeutung ist die enge Zusammenarbeit mit verschiedenen Spezialeinrichtungen, vor allem

- Augenklinik – Sehschule und Abteilung für Neuroophthalmologie
- HNO-Klinik – pädaudiologische Ambulanz
- Neuroradiologie
- Kinder-Orthopädie
- Kinder-Kardiologie
- Zahn-Mund-Kieferklinik
- Humangenetik
- Neurophysiologie (evozierte Potenziale, NLG, EMG, ➤ Kap. 4.4)
- Urologie
- Kinder- und Jugendpsychiatrie

Zu jedem Kind wird ein ausführlicher Brief mit Zusammenstellung aller Befunde, abschließender Bewertung und konkreten Vorschlägen für das weitere Vorgehen verfasst, der nicht nur dem überweisenden Arzt, sondern in der Regel auch den Eltern zugeschickt wird. Nach schriftlicher Einverständniserklärung durch die Eltern wird der Brief außerdem an andere betreuende Einrichtungen, z. B. Frühförderstellen, Sonderkindergärten und -schulen, Therapiepraxen und Beratungsstellen, weitergeleitet. Bei Bedarf erfolgt eine enge Kooperation mit den zuständigen Jugendämtern. Komplizierte Fälle werden in regelmäßig stattfindenden Teamsitzungen interdisziplinär besprochen, es finden Treffen mit den Mitarbeitern verschiedener pädagogischer und therapeutischer Einrichtungen statt und es gibt ein

Tab. 1.3 Relative Häufigkeit verschiedener Diagnosen im SPZ Würzburg

Diagnose	Prozent
Multiple bzw. globale Entwicklungsstörung	21
Intelligenzminderung	17
Störungen der expressiven Sprachentwicklung	15
Störungen des Sozialverhaltens	15
Motorische Entwicklungsverzögerung	14
Angeborene ZNS-Erkrankungen	11
Epilepsien	6
Aufmerksamkeits- und Hyperaktivitätsstörung	5
Systemerkrankungen des ZNS	2
Chromosomenanomalien	2
Neuromuskuläre Erkrankungen	1
Häufigkeitsverteilung nach spezifischen Diagnosen	
Primäre Mikrozephalie	5
Spastische Tetraparese	4
Periventrikuläre Leukomalazie	3
Hirnfehlbildungen	3
Intranatale Hypoxie	3
Monogenetische Syndrome	3
Zentro-temporale Sharp-Wave-Epilepsie	2
Zentrale Sehstörung	2
Trisomie 21	1

Netz regionaler Arbeitskreise zur kinderärztlichen und psychosozialen Versorgung, in das die Mitarbeiter integriert sind. Nur bei relativ wenigen Kindern findet eine längere Zeit dauernde kontinuierliche therapeutische Betreuung durch die Mitarbeiter des SPZ statt, z. B. bei schweren Formen von Zerebralparese, Epilepsie, Meningomyelozele oder speziellen seltenen Krankheiten.

Zu den häufigsten Diagnosen von Kindern im Frühdiagnose-Zentrum Würzburg ➤ Tab. 1.3.

Bei ca. 40 % der Kinder bestanden umschriebene Entwicklungsstörungen, am häufigsten expressive Sprachstörungen und motorische Störungen, bei 35 % der Kinder Störungen des Intelligenzniveaus, am häufigsten eine leichte Intelligenzminderung im Sinne einer geistigen Behinderung, allgemeine Entwicklungsstörungen und Lernbehinderungen, bei 20 % der Kinder wurden relevante psychoemotionale Auffälligkeiten festgestellt, am häufigsten Störungen des Sozialverhaltens, und bei 4 % aktuell das Kindeswohl gefährdende psychosoziale Umstände.

Zwei typische Beispiele für Vorstellungen im Sozialpädiatrischen Zentrum:

1. Zwei Zwillingsfrühgeborene mit 27 Gestationswochen (Geburtsgewicht 720 g und 930 g), erste Vorstellung mit 12 Wochen, d. h. 3 Wochen nach der Entlassung aus der Kinderklinik. Die Anamneseerhebung erfolgt gemeinsam durch den Arzt, die Physiotherapeutin und die Sozialpädagogin. Besprechung über die Situation zu Hause, insbesondere die Ernährung und die Schlafenszeiten. Entwicklungsneurologische Untersuchung gemeinsam durch Arzt und Physiotherapeutin. Bei einem Kind Beratung im Sinne von Anleitungen der Eltern im Handling, beim anderen Kind Einleitung einer Physiotherapie mit sensomotorischen Übungsbehandlungen wegen fixierter Rumpfasymmetrie mit Strecktendenz der Beine. Vereinbarung kurzfristiger Wiedervorstellungstermine und Kontaktaufnahme mit einer Physiotherapie-Praxis in Heimatnähe, die das Therapiekonzept übernimmt und weiterführt. Seither Wiedervorstellung im Abstand von 4–6 Monaten. Während der erste Zwilling eine altersentsprechende Entwicklung hat, zeigen sich bei dem zweiten zunehmend die Zeichen einer beinbetonten Zerebralparese. Zur Verbesserung der häuslichen Versorgung wird über den Sozialen Dienst eine Familienhilfe organisiert.
2. Vorstellung eines Knaben von 4 Jahren und 10 Monaten wegen „Sprachentwicklungsverzögerung“ und „Wahrnehmungsstörungen“. Bisher ab dem 2. Lebensjahr in unregelmäßigen Abständen Behandlung durch Physiotherapeuten, Ergotherapeuten und Logopäden sowie vorübergehender Besuch eines Regelkindergartens, der wegen erheblicher Probleme mit Gleichaltrigen abgebrochen werden musste. Bei der kinderärztlichen Untersuchung fallen diskrete Dysmorphiezeichen an Gesicht und Händen auf, bei der psychologischen Entwicklungsuntersuchung wird eine Störung in allen Bereichen mit einem Entwicklungsalter zwischen 3,6 und 4 Jahren diagnostiziert. In der nach ausführlicher Vorinformation veranlassten molekulargenetischen Analyse im Blut wird ein FRA-X-Syndrom nachgewiesen (➤ Kap. 8.3, ➤ Kap. 10.5.2, ➤ Kap. 12.6.3). Im weiteren Verlauf erfolgen eine umfangreiche Betreuung der Familie einschließlich einer humangenetischen Beratung und familientherapeutischer Gespräche mit den Eltern, eine ausführliche Sozialberatung mit Beantragung eines Behindertenausweises, Kontaktaufnahmen mit anderen betroffenen Eltern, die Anmeldung in einer Sonderschule für individuelle Lernförderung und die Vermittlung einer Psychotherapie für die Mutter.

Die meisten der vorgestellten Kinder haben keine oder nur diskrete biologische Risikofaktoren; sehr häufig lassen sich aber vielfältige psychosoziale Risiken feststellen. Besonders groß ist die Zahl von Kindern mit Sprachentwicklungsauffälligkeiten und Verhaltensproblemen im Kleinkindesalter sowie mit allgemeinen Entwicklungsauffälligkeiten und Verhaltensproblemen in der Übergangszeit vom Kindergarten zum frühen Schulalter. Hier ist offensichtlich ein großer Bedarf an interdisziplinärer Diagnostik und Betreuung vorhanden. Schulkinder und Jugendliche mit Verhaltensstörungen und Lernproblemen ohne körperliche Erkrankungen und Behinderungen werden in der Regel in kinder- und jugendpsychiatrischen Einrichtungen behandelt.

Ein wesentliches organisatorisches Problem besteht darin, dass wie bei allen Einrichtungen, die sich mit entwicklungsauffälligen Kindern beschäftigen, in Sozialpädiatrischen Zentren, in Spezialambulanzen der Kliniken, qualifizierten Therapiepraxen, Beratungsstellen, Frühförderstellen usw. lange Wartezeiten bestehen bzw. die Betreuungskapazitäten erschöpft sind.

1.5.7 Probleme der Zuständigkeit bei Entwicklungsstörungen

Die ärztliche Versorgung von Kindern wird in Deutschland überwiegend von über 12 000 Ärztinnen und Ärzten für Kinder- und Jugendmedizin gewährleistet, die zu ca. 60 % in freier Praxis arbeiten. Circa 30 % von ihnen arbeiten im stationären Bereich, z. T. in Krankenhäusern der Grundversorgung, z. T. in spezialisierten Kliniken der Maximalversorgung und in relativ wenigen Spezialkliniken zur Rehabilitation. Der Anteil von Ärzten für Kinder- und Jugendmedizin im öffentlichen Gesundheitsdienst ist in den vergangenen Jahren leider stetig zurückgegangen.

Der Allgemeinarzt fühlt sich als Hausarzt für die medizinische Betreuung der gesamten Familie zuständig, obwohl er offiziell keinen Nachweis für eine kinderärztliche Qualifikation erbringen muss. Andererseits hat sich auch der Kinderarzt in seiner primären klinischen Weiterbildung kaum mit leichteren Entwicklungsauffälligkeiten und Verhaltensproblemen auseinandersetzen müssen. Der Neuropädiater betrachtet Kinder mit Entwicklungsanomalien vor allem vom Standpunkt der ätiologischen Abklärung und der kausalen Behandelbarkeit.

Trotz vielfältiger Bemühungen gibt es bisher noch keine offizielle Zusatzweiterbildung in Sozialpädiatrie; allerdings wird ein definiertes Ausbildungscurriculum von den Landesärztekammern anerkannt.

Die Kinder- und Jugendpsychiatrie beschäftigt sich in der Praxis überwiegend mit den psychischen Störungen ab dem Schulalter; allerdings spielen in der Forschung psychische Störungen ab dem Säuglingsalter eine zunehmende Rolle. Außerdem bieten Ärzte mit einer Zusatzbezeichnung in physikalischer Medizin und Rehabilitation auch bei Kindern ihre Leistungen an. Darüber hinaus gibt es in nichtmedizinischen Fachbereichen, die sich mit der kindlichen Entwicklung beschäftigen, z. B. der Psychologie, der Pädagogik und Sonderpädagogik sowie den verschiedenen Therapiebereichen, vielfältige und z. T. abweichende Auffassungen über Diagnostik- und Behandlungskonzepte.

In einzelnen Bundesländern ist die Abgrenzung der Leistungen in den Sozialpädiatrischen Zentren von denen der interdisziplinären Frühförderstellen schwierig, besonders nachdem der Begriff der **Komplexleistung** nach § 30 SGB IX eingeführt wurde; z. T. haben SPZs auch die Funktion einer interdisziplinären Frühförderstelle übernommen. Das führt dazu, dass die Krankenkassen nur bereit sind, Fördermaßnahmen an eine Institution zu bezahlen, sodass neben einer Betreuung in einer Frühförderstelle keine zusätzliche Therapie nach dem Heilmittelkatalog und z. T. auch keine Behandlung im SPZ übernommen werden.

Auch im Ausland bestehen diese Unterschiede bei den verschiedenen Bezeichnungen für den ärztlichen Personenkreis, der sich mit Entwicklungsstörungen beschäftigt (z. B. in den USA: Neuropediatrics – Child Neurology – Behavioural Neurology – Child Development – Developmental Pediatrics – Infant and Child Psychiatry – Rehabilitation Medicine – Osteopathy etc.) [74, 89].

1.5.8 Verschiedene Konzepte in der Frühtherapie

Bei Entwicklungsauffälligkeiten von Kindern in den ersten Lebensjahren stehen vor allem Physiotherapie und Heilpädagogik, später auch Ergotherapie und Logopädie als symptomatische Therapiemaßnahmen zur Verfügung. Der Stellenwert dieser Methoden ist von sehr vielen individuellen Einflüssen abhängig. Während z. B. nach allgemeinem Konsens bei manifesten Zerebralparesen eine kausale Heilung nicht möglich ist und zunehmend von einer therapeutischen Begleitung zur Verminderung der Behinderung gesprochen wird, sehen dennoch weiterhin einige Gruppen in einer frühzeitigen Therapie unter günstigen Umständen die Chance zur Heilung.

Meist lassen sich nur Störungsmuster behandeln, die mit einer Behinderung assoziiert sind (z. B. bei spastischen Bewegungsstörungen die Kontrakturen, die mangelnde Kraft- und Bewegungskoordination oder begleitende Schmerzen). Deshalb spricht man besser von einer **Kompensation der Behinderung.**

In der englischen Sprache unterscheidet man zwischen „Cure“ (Wiederherstellung der körperlichen Normalität) und „Healing“, was die Überwindung von psychischen und sozialen Konsequenzen von Gesundheitsstörungen beinhaltet und z. B. auch die Aussöhnung mit einem Lebensschicksal bedeuten kann. In diesem Sinne kann auch eine Behinderung „heilbar“ sein, und es gibt Berührungspunkte zum Prinzip der „Normalisierung“. Ebenso kann das Prinzip „From Cure to Care“, also vom Versuch der Heilung zu einer umfassenden Versorgung zu gelangen, verstanden werden.

Heute werden an die Verordnung von medizinischen Behandlungen nach dem **Heilmittelkatalog** (Physiotherapie, Ergotherapie und Logopädie) hohe Anforderungen gestellt; besonders die Langzeitbehandlungen werden nur noch in Ausnahmefällen genehmigt. Jede medizinische Behandlung vermittelt darüber hinaus dem Kind und seinen Eltern, dass es behandlungsbedürftig ist und somit nicht normal „funktioniert“. Deshalb ist es sowohl aus ökonomischen als auch psychologischen Gründen unerlässlich, sich immer die Frage der Indikation für eine Behandlung zu stellen. Dabei gibt es unterschiedliche Konzepte für den Umgang mit dem Patienten und mit seiner Familie:

Eltern als Kotherapeuten

Hierbei wird von Fachleuten den Eltern eine Methode vermittelt, die diese am Kind anwenden. Ein Beispiel für dieses Prinzip ist die Physiotherapie nach Vojta (➤ Kap. 13.5).
Vorteile dieses Konzepts sind:

- Eine strukturierte, wissenschaftlich (angeblich) begründbare Behandlung
- Eine Entlastung der Eltern durch klar festgelegte Anweisungen
- Der Aufbau von Hoffnung, dass sich die Entwicklung normalisieren wird
- Die Vermittlung von Vertrauen, dass die eingesetzte Methode die richtige sei

Es besteht dabei aber die Gefahr, dass

- die Eltern ihre primäre natürliche Rolle verlieren und für das Kind vor allem zu Therapeuten werden,
- eine Konzentration auf die Behinderung stattfindet,
- Spontanität verloren geht,
- Eltern und Kind unter einen Erfolgsdruck gesetzt werden und sich für den weiteren Verlauf verantwortlich fühlen und
- es zur Abnahme der Eigeninitiative und der Kompetenz des Kindes kommt.

Eltern als Partner

Hierbei werden Eltern, Kind und andere Familienmitglieder sowie die besondere Lebenssituation der Familie als Gesamtheit betrachtet, mit der sich der Therapeut als Persönlichkeit und mit seinem Fachwissen individuell und im gegenseitigen Respekt auseinanderzusetzen hat. Demnach sind die Fördermaßnahmen nicht von vornherein festgelegt und können immer wieder aufs Neue durch die individuelle Situation beeinflusst werden.

Dies entspricht dem Konzept des italienischen Rehabilitationsarztes A. Milani Comparetti (1919–1986), der sich die Interaktion zwischen Eltern, Betreuern, Therapeuten einerseits und dem Patienten andererseits als „kreativen Dialog“ im Sinne einer aufsteigenden Spirale vorgestellt hat (➤ Abb. 1.7).

Entscheidend sind die Erkennung des nächsten sinnvollen Entwicklungsschritts aus der spezifischen Situation des Kindes, die Formulierung realistischer Ziele und die Aufdeckung unsinniger Maßnahmen. Nur bedingt entspricht diesem Prinzip eine Anlei-

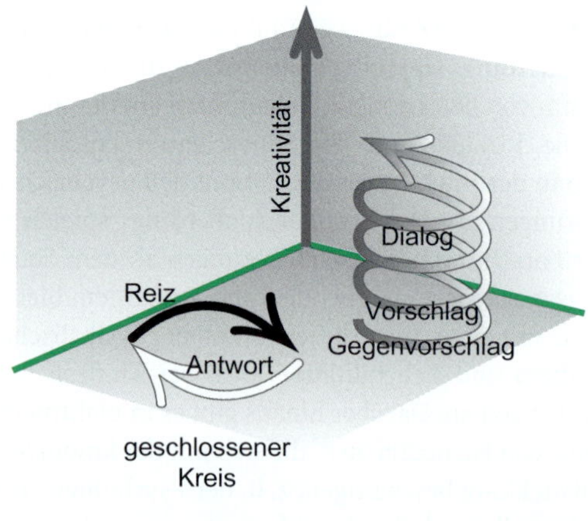

Abb. 1.7 Verschiedene Prinzipien des Umgangs mit einem Kind und seiner Familie in der Frühtherapie – das Konzept des „kreativen Dialogs“ nach A. Milani Comparetti

tung der Eltern für den Umgang mit dem Kind durch eine Physiotherapeutin (= Handling), da dogmatische Vorschriften wissenschaftlich oft nicht beweisbar sind (➢ Kap. 13.4).

Vorteile dieses Konzepts sind:

- Die Förderung von Eigeninitiative
- Die Unterstützung der Kompetenzen des Kindes
- Die Eigenverantwortlichkeit der Familie
- Die Trennung von Eltern und Therapeutenrolle

Nachteile sind:

- Enttäuschungen der Eltern bei unbefriedigender Entwicklung
- Enttäuschungen der Fachleute
- Die Gefahr eines falsch verstandenen Verzichts auf klare Strukturen und eines Alles-Gewähren-Lassens

In den letzten Jahren hat sich zunehmend auch in Deutschland bei allen Menschen mit Behinderungen die Konzeption der konsequenten Förderung von Eigenaktivität, Motivation und Partizipation nach den Kriterien der ICF durchgesetzt. Dabei spielt das Prinzip der vom Gesetz vorgeschriebenen Inklusion von Menschen mit Behinderungen eine wichtige Rolle [8, 31, 38, 49, 55, 78, 138, 139, 152, 153, 187].

1.6 Folgeprobleme und Bewältigung von Behinderungen

1.6.1 Bedeutung der Mehrfachbehinderung

Die meisten Entwicklungsstörungen eines Funktionssystems sind mit unterschiedlich ausgeprägten Störungen anderer Bereiche verbunden. Nur selten besteht z. B. eine umschriebene Körperbehinderung ohne wesentliche andere Beeinträchtigungen, was ganz wesentlich auch von der Persönlichkeit des Betroffenen abhängt, z. B. bei Fehlbildungen der Extremitäten (Dysmelien). Vor allem Intelligenzeinschränkungen, aber auch Hör- und Sehstörungen, sind mit zusätzlichen Problemen verbunden. In ➢ Tab. 1.4 finden sich einige Erkrankungen, die zusammen mit schweren und mäßigen intellektuellen Einschränkungen auftreten. Es zeigt sich deutlich, dass hierbei vor allem psychische Störungen, Epilepsien und Bewegungsstörungen von Bedeutung sind.

Tab. 1.4 Erkrankungen, die häufig in Kombination mit geistigen Entwicklungsstörungen auftreten

Assoziierte Erkrankung	Mentale Entwicklungsstörung	
	schwer	mäßig
Zerebralparese	21 %	9 %
Epilepsie	37 %	12 %
Schwere Hörstörung	8 %	7 %
Schwere Sehstörung	15 %	1 %
Hydrozephalus	5 %	2 %
Eine oder mehrere der o. g. Störungen	40 %	24 %
Frühkindlicher Autismus	8 %	4 %
Andere schwere psychische Anomalien	56 %	53 %

Beispielhafte Erläuterung der Prozentangaben: 9 % der Kinder mit einer mäßigen und 21 % der Kinder mit einer schweren mentalen Entwicklungsstörung zeigen gleichzeitig eine Zerebralparese.

Die wichtigsten Faktoren, die neben der Grunderkrankung eine Aussage über die langfristige Prognose eines Kindes im 1. Lebensjahr erlauben, sind:

- Die Unreife bei der Geburt (< 28 Schwangerschaftswochen)
- Abnorme Bewegungsmuster in der frühen Säuglingszeit
- Vermindertes Kopfwachstum in den ersten 6 Monaten
- Verzögerte bzw. fehlende Sprachentwicklung
- Keine erkennbaren gezielten Handlungsabläufe
- Eingeschränkte Interaktionsmöglichkeiten, z. B. Blickkontakt
- Niedrige soziale Schicht
- Psychische Erkrankungen der Mutter

In vielen Studien konnte gezeigt werden, dass es nicht nur eine, sondern meist viele mögliche Ursachen für Entwicklungsstörungen bzw. Behinderungen gibt. Dies bedeutet, dass präventive Maßnahmen nur begrenzt wirksam sein können und dass in vielen Fällen auch in absehbarer Zukunft das Vorliegen und die Schwere einer Behinderung bei einem Kind nicht vorhersehbar sind.

Zunehmend wird versucht, objektiv nachvollziehbare Beurteilungskriterien für Menschen mit Behinderungen zu finden, wobei Einschränkungen bei den Verrichtungen des täglichen Lebens (Barthel-Index, WeeFIM, PEDI) und subjektive Beurteilungen der Lebensqualität durch die Betroffenen (KINDL-Fragebogen) eine Rolle spielen. Diese Kriterien kommen auch in den Zuordnungen nach der ICF zum Ausdruck (➤ Kap. 15.5) [27, 44].

1.6.2 Probleme der Beurteilung intellektueller Beeinträchtigungen

Vor allem bei der Festlegung, ob bei einem Kind eine Intelligenzminderung im Sinne einer geistigen Behinderung besteht, müssen sehr unterschiedliche Aspekte berücksichtigt werden. Dies liegt u. a. auch an dem breiten Überlappungsbereich des Intelligenzniveaus zwischen „noch normal“, „Lernbehinderung“ und „geistiger Behinderung“ (➤ Kap. 12.6.1). Hierbei ist es unbedingt erforderlich, sich nicht nur sehr genau die verwendeten psychologischen Testmethoden, sondern auch die Ergebnisse einzelner Entwicklungs-Teilbereiche anzusehen. So werden einerseits Menschen mit numerischer Chromosomenanomalie, z. B. einer Trisomie 21, oft von vornherein als „geistig behindert“ eingestuft. Durch differenzierte psychologische Untersuchungen konnte aber festgestellt werden, dass ein Teil von ihnen in wesentlichen Bereichen lediglich leichte Einschränkungen bzw. Lernbehinderungen hat. Es besteht also die Gefahr, dass durch eine medizinische Diagnose eine Festlegung der zukünftigen Entwicklungsmöglichkeiten im Sinne einer **„Self-Fulfilling Prophecy“** entsteht. Andererseits zeigen viele Beteiligten eine Scheu, von einer geistigen Entwicklungsstörung zu sprechen. Man spricht dann verharmlosend von „Wahrnehmungsstörung“, „Seelenpflegebedürftigkeit“ oder „lebenspraktischer Bildbarkeit“ und vermeidet somit unter Umständen lange die Auseinandersetzung mit der Realität. Auch die pauschale Feststellung eines allgemeinen oder spezifischen **„Förderbedarfs“**, wie dies in der Sonderpädagogik immer wieder üblich ist, wird seitens der Sozialpädiater kritisch gesehen. Auf die Probleme der Definition einer Intelligenzminderung bzw. geistigen Entwicklungsstörung wird in ➤ Kap. 12 ausführlich eingegangen.

Es ist deshalb auch schwierig, genaue Häufigkeitsangaben über die Zahl von Menschen mit intellektueller Beeinträchtigung in Deutschland zu erhalten. Exakt feststellbar ist nur die Zahl von Menschen, die sich an einem definierten Stichtag in einer pädagogischen Sonderbetreuung befinden. Demnach gibt es derzeit ca. 400 000 Kinder und Jugendliche in Deutschland mit einer geistigen Behinderung (0,4–0,6 %). Diese Angabe liegt deutlich unter der Häufigkeit von Intelligenzminderung in bestimmten Stichproben; auch sprechen einige Befunde dafür, dass ihre Zahl ansteigt. Hierfür sind u. a. die bessere medizinische Versorgung und die höhere Erfassungsquote verantwortlich zu machen, aber auch die unterschiedlichen Betreuungsangebote in Kindergärten und Schulen. So steigt in Deutschland die Zahl der sozialrechtlich anerkannten Behinderungen zwischen dem 5. und 7. Lebensjahr stark an, da viele Eltern erst in diesem Alter akzeptieren können, dass ihr Kind den Entwicklungsrückstand nicht mehr aufholen wird und nicht in einer Regelschule eingeschult werden kann. Durch die in den letzten Jahren eingeführte Möglichkeit der Betreuung von Kindern mit erhöhtem Förderbedarf in Regeleinrichtungen ist neuerdings ab dem 3. Lebensjahr ein Anstieg der Zahl von Kindern mit einem Behindertenausweis festzustellen (➤ Kap. 12.6) [8, 61, 78, 203].

1.6.3 Vermittlung von Diagnose und Prognose

Ein wesentliches Problem gerade in der ersten Lebensphase eines entwicklungsauffälligen Kindes ist die Frage, wie die Eltern über die Situation aufgeklärt werden sollen und können: Die alleinige Nennung eines medizinischen Fachausdrucks, z. B. Down-Syndrom, Hydrozephalus oder Zerebralparese, kann auf keinen Fall befriedigen. Eltern beklagen oft noch viele Jahre später die abrupte und wenig einfühlsame Art, in der ihnen die Diagnose einer Entwicklungsstörung ihres Kindes von Ärzten mitgeteilt wurde. Andererseits leiden aber zahlreiche Eltern darunter, dass ihnen lange Zeit keine klaren Tatsachen mitgeteilt werden und sie das Gefühl haben, es werde ihnen etwas verheimlicht.

Wichtige Ursachen für solche Irritationen sind die zu geringe Zeit, die häufig für die Übermittlung weitreichender Aussagen zur Verfügung steht, sowie die mangelnde Ausbildung in der Gesprächsführung; manche Ärzte scheuen sich auch, ihre Kenntnisse zu bestimmten Erkrankungen auszusprechen, und können unter Umständen von den sehr speziellen Fragen der Eltern überfordert sein. Verheerend wirken sich meistens sehr pessimistische oder gar unterschwellig abfällige Äußerungen aus: Viele Eltern von entwicklungsauffälligen Kindern reagieren äußerst empfindlich auf Nuancen der Gesprächsführung und die dabei zum Ausdruck kommende Grundhaltung. Andererseits kann aber auch bei der einfühlsamsten Gesprächsführung eine Kränkung der Eltern unvermeidlich sein, wenn sie sich zum ersten Mal mit einer Diagnose, z. B. der bleibenden geistigen Entwicklungsstörung ihres Kindes, auseinandersetzen müssen (➤ Kap. 12.8).

Es ist heute selbstverständlich, den Eltern offene und verständliche Angaben über die Situation ihres Kindes zu machen und sie in den Prozess der Entscheidungsfindung über die weiteren Vorgehensweisen einzubeziehen. Viele Eltern möchten ihrem Kind umfangreichere, evtl. nur stationär durchführbare Untersuchungen ersparen, besonders dann, wenn sich nach ihrer Ansicht daraus keine direkten therapeutischen Konsequenzen ableiten lassen. Oftmals werden sie auch dadurch abgeschreckt, dass sie in medizinischen Veröffentlichungen oder im Internet nur „Monsterdarstellungen" über ein bei ihrem Kind vermutetes oder festgestelltes Krankheitsbild finden. Dann ist geduldige Überzeugungsarbeit zum Abbau von Ängsten wichtig.

Mittlerweile ist es üblich, Briefe und Berichte über den Entwicklungsstand und Überlegungen zur weiteren Diagnostik und Therapie nachrichtlich auch den Eltern zukommen zu lassen. Der behandelnde Arzt sollte dabei nicht allein zu allen offenen Fragen Stellung nehmen, sondern die anderen beteiligten Berufsgruppen, z. B. Psychologen, Heil- und Sonderpädagogen, Physiotherapeuten, Ergotherapeuten usw., mit einbeziehen. Die verschiedenen Befunde sollten an einer Stelle zusammengetragen und koordiniert werden; dies gelingt oft am besten im eingespielten Team eines SPZ (➤ Kap. 1.5.5).

Neben der Benennung von Grenzen und Problemen in der Entwicklung eines Kindes ist es von entscheidender Bedeutung, die positiven Fähigkeiten auch bei schwerster Behinderung zu betonen sowie ehrliche Angaben über Möglichkeiten und Grenzen der verschiedenen Therapien zu machen.

Einschätzungen zur Prognose können u. U. mehr Sicherheit geben und einen natürlichen Umgang mit dem Kind fördern; sie müssen aber immer mit großer Vorsicht formuliert werden: Langfristige Voraussagen über den Entwicklungsverlauf sind in der Regel nicht möglich, insbesondere während der ersten Lebensmonate von extrem Frühgeborenen oder Kindern mit Hydrozephalus (➤ Kap. 8.7.2). Dabei ist auch zu berücksichtigen, dass z. B. die Eltern von Frühgeborenen noch über viele Jahre an eine späte Normalisierung glauben (wollen). Besondere Zurückhaltung ist bei der Beantwortung von Fragen nach der voraussichtlichen Lebenserwartung einer bestimmten Erkrankung geboten.

Im Fall des **Todes eines Kindes** ist es gerade bei ursächlich ungeklärten Entwicklungsstörungen oft sinnvoll, eine paidopathologische Obduktion vornehmen zu lassen, auch wenn den Eltern die Entscheidung hierzu schwer fällt. In jedem Fall sollte den Eltern nach einigen Wochen nochmals ein abschließendes Gespräch angeboten werden [50, 61, 138].

1.6.4 Anmerkungen zur Nomenklatur

Eine Entwicklungsstörung kann nicht mit einer Krankheit, schon gar nicht mit „Leiden" gleichgesetzt werden. Deshalb sollte auch der Begriff „Erbkrankheit" z. B. bei einer Trisomie 21 möglichst nicht verwendet werden. Auch ist der Begriff „Störung" diskussionswürdig, da sich weder die betroffenen Menschen als störend empfinden noch von ihrer Umwelt als störend empfunden werden sollten.

In der medizinischen Fachsprache werden immer wieder Begriffe verwendet, die einerseits zwar der Anschaulichkeit dienen sollen, andererseits aber die Betroffenen despektierlich herabwürdigen. Hierzu gehören Bezeichnungen wie z. B. Boxergesicht, Steckkontaktnase, Fischmund, Spinnenfinger, Tatzenhände, Wasserspeiergesicht, Champagnerflaschenbeine, Gnomenwaden oder Dackelhaut. Es ist leicht möglich, auf solche unangebrachte Vergleiche zu verzichten. Darüber hinaus gibt es eine Vielzahl von Begriffen, die sich im deutschen und internationalen Schrifttum eingebürgert haben und die nicht korrekt

Tab. 1.5 Vermeidung einer herabsetzenden Nomenklatur bei Entwicklungsstörungen

Häufig verwendet	Besser
Missbildung	Fehlbildung
Primitivreflex	Frühkindliche Reaktion
Aufzucht	Gedeihen
Von Fehlentwicklung bedroht	Entwicklungsauffällig
Entwicklungsverzögerung/Retardierung	Entwicklungsstörung
Mongol(o)ismus, mongoloide Idiotie	Trisomie 21 (Down-Syndrom)
Legasthenie	Schreib-Lesestörung
Krampfanfall	Zerebraler Anfall
Grobmotorik	Großmotorik
Idiotie, Imbezillität, Oligophrenie, geistige Behinderung	Intellektuelle Beeinträchtigung, Intelligenzminderung, Intellectual Disability
Minimale Hirnschädigung, zerebrale Dysfunktion	Teilleistungsstörung in definierten Bereichen, Ungeschicklichkeit, leichte Zerebralparese u. v. m.

und/oder zumindest unterschwellig despektierlich für die Betroffenen sind (➤ Tab. 1.5).

Auch in verschiedenen Fachtexten, z. B. zur Prävention oder zur genetischen Diagnostik, wird oft eine potenziell aggressive Sprache verwendet, z. B. „Verdachtsfälle feststellen", „gefährdete Personen identifizieren", „Meldungen durchführen". Derartige Formulierungen lassen an Konzept des Aussortierens und nicht der Hilfestellung denken! Zunehmend werden heute überdies Eigennamen von Personen, nach denen ein Krankheitsbild benannt wurde, kritisch hinterfragt (z. B. „Hallervorden-Spatz-Syndrom"; ➤ Kap. 1.1.4).

Die Verwendung von nicht disqualifizierenden Ausdrücken ist nicht nur eine Frage der Semantik, sondern des gesamten Konzepts: Wie man spricht, so denkt man, und wie man denkt, so handelt man häufig auch.

1.6.5 Verarbeitungsmöglichkeiten

Von S. Robertson, M. Klaus und J. Kennell wurden typische Phasen in der Auseinandersetzung mit einer schweren Krankheit bzw. Behinderung beschrieben. Einzelne Faktoren davon können im Sinne einer Verarbeitungsspirale zusammengefasst werden. Hierzu gehören:

- Schock
- Ungewissheit
- Aggression
- Verleumdung
- Depression
- Annahme – Trauerarbeit
- Aktivität
- Solidarität

Letztlich stellt jeder einzelne Fall, jede Familie eine individuelle Situation dar, bei der das persönliche Lebensschicksal, das Gefühl von Kränkungen und unterschiedliche Möglichkeiten der Aufarbeitung berücksichtigt werden sollten.

So können grundsätzliche Einstellungen zur Behinderung unterschieden werden, die sowohl vom Einzelnen als auch von Gemeinschaften ausgehen können (➤ Tab. 1.6). Jeder Mensch hat Anspruch auf Leben, Bildung, Therapie und (Re-)Habilitation. Ein erschwerter Zugang zum Patienten (z. B. wegen Sprachverständnisproblemen, provozierenden Verhaltens, unästhetischen Aussehens usw.) ist kein Grund, sinnvolle Behandlungen zu unterlassen. Ein häufiges Problem jeder Therapie bei Entwicklungsstörungen ist die Tendenz, *zu viel machen* zu wollen. Ein Überangebot an Therapien ist ein sich selbst verstärkender Prozess, **Übertherapie** beschwört ein Krankheitsgefühl und das Gefühl der Inkompetenz herauf. Dies führt entweder zu übertriebener Therapiegläubigkeit oder früher oder später zur Therapiemüdigkeit, einem „Burn-out-Syndrom".

Ein eindrucksvolles, abschreckendes Beispiel stellen die vielen Methoden dar, mit denen die bei der Geburt erworbene Armlähmung des Kronprinzen Wilhelm von Preußen (des späteren Kaisers Wilhelm II.) behandelt wurde – u. a. erhielt der Junge regelmäßige Elektroreizungen, wurde in ein Streckgestell gespannt und musste zeitweise den Arm in ein frisch geschlachtetes Kaninchen legen, „um dessen animalische Wärme aufzunehmen". Auswirkungen auf die psychische Entwicklung des Kindes durch übertriebene Therapiemaßnahmen sind nicht zu vermeiden und können, wie auch in diesem Fall belegbar ist, weitreichende Folgen haben.

Es ist eine besondere Aufgabe im Umgang mit jedem entwicklungsgestörten Kind und seiner Familie, die primären, natürlichen Phasen der Trauerarbeit zu erkennen und zu akzeptieren und zu einer realitätsbewussten Annahme und konstruktiven Aktivität zu führen. Hierzu sind u. U. besondere Angebote für Eltern sinnvoll, neben verbaler Aufarbeitung z. B. Musik, Tanzen, Malen und Phasen des Sich-wohl-Fühlens und der Erholung. Trotz aller schweren Belastungen und Sorgen ist es ein wichtiges Ziel, auch das behinderte Kind als befriedigende Lebensaufgabe anzunehmen. Jede Krise kann ein neuer Anfang sein.

Möglichkeiten zur Verbesserung der **Lebensqualität** von Kind und Eltern werden zunehmend in den Mittelpunkt der therapeutischen Bemühungen gestellt **(Coping-Strategien),** wozu alle vorhandenen **Ressourcen** und die spezielle **Resilienz** (Flexibilität und Widerstandsfähigkeit) genutzt werden. Hierfür kann auch das Motto „Stärken stärken und Schwächen schwächen" gelten.

Zusammenfassend sind Gesundheit, Krankheit und Behinderung relative Begriffe, die eine Lebensaufgabe definieren, aber keine Festlegung sein dürfen. Die unterschiedlichen Verarbeitungsweisen führen zwar einerseits zu vielen Problemen, bieten andererseits aber auch immer wieder Chancen.

Dies kann vielleicht in der Selbstbeschreibung eines schwer körperbehinderten Mannes (Fredi Saal) verdeutlicht werden: *„Ich vermochte meinen Zustand nie so negativ … (zu) sehen, wie er mit den Attributen ‚schwer, schrecklich, grausam' charakterisiert werden soll. Mit meinem Verstand weiß ich zwar, dass ich im Sinne meiner körperlichen Einschränkung behindert bin. Aber was sagt das schon, wenn ich mir in meinem Lebensgefühl ganz und gar nicht behindert vorkomme? Schon gar nicht erlebe ich meine Behinderung als etwas, das mich als Menschen disqualifiziert … Zu meiner Existenz gehört notwendigerweise meine Behinderung … Es ist also normal, verschieden zu sein."*

1.6.6 Situation der Familie

Bedingt durch die gesellschaftlichen Veränderungen hat sich die Situation der einzelnen Familienmitglieder im Fall eines behinderten oder chronisch kranken Kindes gewandelt: Die heutigen Kleinfamilien bedeuten eine verstärkte unmittelbare Belastung der Eltern; durch die wesentlich größere Offenheit unserer Gesellschaft ergeben sich aber auch neue Möglichkeiten.

Am meisten belastet ist zweifelsohne die **Mutter** eines behinderten Kindes: Oft bestehen bei ihr Schuldgefühle, Versagensängste und Resignation – sie kann aber auch eine zunehmende Sicherheit und Stärke entwickeln. Allerdings kann es immer zu akuten Krisen im Sinne eines Burn-out-Syndroms bzw. einer Depression kommen. Bei ausgeprägten Entwicklungs- und Anlagestörungen ihres Kindes sind die Mütter erstaunlicherweise oft weniger resigniert als bei medizinisch leichter erscheinenden Formen.

Vätern wird oft eine ambivalente Haltung gegenüber dem behinderten Kind nachgesagt, in den letzten Jahren übernehmen sie aber zunehmend einen aktiven Part in der Mitbetreuung. Dennoch gibt es die Gefahr der „emotionalen Scheidung", der Flucht in Arbeit oder Alkohol. Ob eine Ehe mit einem behinderten Kind zerbricht, hängt nicht so sehr von der Schwere der Erkrankung des Kindes, sondern von den früheren Erfahrungen mit dem Partner, dem Gelingen eines konstruktiv-positiven Meinungs- und Informationsaustauschs und „leider" von den sozioökonomischen Verhältnissen ab.

Besondere Beachtung verdienen die **Geschwister** behinderter und chronisch kranker Kinder: Oft haben sie Verhaltens- und Schulprobleme, die pri-

Tab. 1.6 Verschiedene Einstellungen zur Tatsache einer Behinderung

Negativ-Einstellung	Ambivalenz	Realitätsbewusstsein
Schock	Schuldzuweisung	Akzeptanz des Andersartigen
Ablehnung	Reparaturvorstellung	Akzeptanz der Realität
Fatalismus	Therapie am Defekt	Trauerarbeit
Gleichmacherei	„Helfersyndrom"	Integration im sozialen Umfeld
Institutionalisierung	Anspruchsdenken, Schadensersatzforderung	Gemeinsame Verantwortung

mär nicht beachtet werden; andererseits können sich aber auch frühe Selbstständigkeit, Hilfsbereitschaft und Einsicht entwickeln. Wichtig ist, dass das behinderte Kind nicht ständig im Mittelpunkt steht, dass gesunde Geschwister ihre Gefühle nicht zu verstecken brauchen und dass sie eigenes Selbstbewusstsein aufbauen können. Besonders gefährdet sind ältere Schwestern und jüngere Brüder wegen vermehrter Aufgaben und erhöhter Erwartungen.

Auch heute ist es wichtig, im Rahmen der Betreuung die erweiterte Familie zu berücksichtigen: **Großeltern** können die Behinderung eines Enkels oft gut akzeptieren, eignen sich aber in der Regel nicht für konkrete Therapiemaßnahmen und neigen dazu, dem Kind Beschwerlichkeiten abzunehmen.

Komplex wird es, wenn bei einem bereits behinderten Kind in der Familie weiterer **Kinderwunsch** besteht. Dann sind eine frühzeitige humangenetische Beratung, aber auch der Abbau von zusätzlichen Ängsten und Schuldgefühlen wichtig. Dies gilt in besonderem Maße, wenn die Ursache der Behinderung nicht eindeutig festliegt oder wenn bekannte Ursachen nicht ausreichend mit den Eltern besprochen werden können, z. B. aufgrund von Sprachverständnisproblemen.

Familienhilfen, wie sie über den Sozialdienst vermittelt werden können, sind gerade bei Familien mit behinderten Kindern zur Vorbeugung bleibender Schäden der Familienstruktur und der Persönlichkeiten oft sehr hilfreich. Die Eltern brauchen nicht nur ein „allgemeines Verständnis“, medizinische Erklärungen und Therapien, sondern Zeit und Ruhe, Ferien, angemessene Wohnverhältnisse, einen sicheren Arbeitsplatz und einen finanziellen Ausgleich. Sie sollten sich auch nicht schämen müssen, wenn sie Phasen der Ablehnung, des Ekels und der Abgrenzung von ihrem behinderten Kind durchleben. Dann müssen evtl. unkonventionelle Maßnahmen, z. B. Modifikationen bis hin zu einem Absetzen von Therapien oder eine Psycho- bzw. Familientherapie, eingeleitet werden. Gegebenenfalls kann durch die akute Aufnahme in einer Kinderklinik oder durch den Aufenthalt in einer sozialpädiatrisch-kinderneurologischen Fachklinik eine Stabilisierung erreicht und eine Heimunterbringung vermieden werden.

Auch in den Einrichtungen, in denen das Kind bzw. der Jugendliche mit einer Behinderung betreut wird, können differenzierte Beziehungsprobleme in Form von Überprotektion und Aktionismus einerseits sowie u. U. nur unterschwelligen Aggressionen andererseits auftreten.

Mit zunehmendem Lebensalter der Betroffenen treten Sorgen um die Zukunft und Probleme der Erbregelung gegenüber medizinisch-therapeutischen Maßnahmen in den Vordergrund.

Das **betroffene Kind** erlebt vor allem mit Beginn der Pubertät die Beeinträchtigungen, z. B. eine Körperbehinderung, als Mangel an Fähigkeiten, die bei anderen vorhanden sind, sodass ein Gefühl der Minderwertigkeit durch die Interaktion mit der Umwelt entsteht. Betroffene verspüren sehr deutlich versteckte Ablehnung und reagieren empfindsam auf unnatürliche Verhaltensweisen. Äußere Fröhlichkeit kann Enttäuschung, Resignation, Depressivität und Isolierungstendenzen verdecken. Oft kleben die Kinder vor allem an der Mutter und entwickeln irreale Wunschfantasien bis hin zu psychotischen Verhaltensweisen. Möglichst früh ist deshalb eine realistische Auseinandersetzung anzustreben, am besten in der Familie mit Geschwistern, in Kindergarten und Schule unter Beibehaltung des natürlichen Umfelds.

Sexualität und **Partnerschaft** sollten für Menschen mit Behinderungen kein Tabuthema sein; allerdings muss dies sehr differenziert betrachtet werden, evtl. im Rahmen einer ausführlichen Beratung der Betroffenen. Infrage kommen u. a. betreutes Wohnen und Wohngemeinschaften [8, 49, 61, 78, 98].

1.7 Epidemiologie von chronischen Krankheiten und Behinderungen

Unter Epidemiologie versteht man die Lehre von der Verbreitung von Krankheiten in der Bevölkerung. Für die Gesundheitspolitik, aber auch zur Erforschung von Zusammenhängen bei der Entstehung von Krankheiten sind epidemiologische Daten von sehr großer Bedeutung. Infolge einer nicht konsequenten Erfassung, meist aufgrund von Datenschutzbestimmungen und Dezentralisierung, liegen in Deutschland vergleichsweise wenig exakte Angaben vor.

Wichtigstes Kriterium der Gesundheitssituation der Bevölkerung ist die Sterberate pro Einwohner **(Mortalität),** wobei man z. B. die Neugeborenen- und Säuglingsmortalität gesondert angeben kann. Unter **Letalität** versteht man die Sterberate an einer definierten Erkrankung (z. B. extreme Frühgeburtlichkeit, Neugeborenensepsis), unter **Morbidität** die Häufigkeit einer Krankheit in der Bevölkerung. Die Anzahl neu auftretender Erkrankungen innerhalb einer definierten Gruppe in einer festgelegten Zeit wird als **Inzidenz** bezeichnet, Häufigkeitsangaben einer Diagnose bezogen auf die Gesamtbevölkerung als **Prävalenz.**

Die Gesamtzahl von definierten Krankheiten wird auf ca. 40 000 geschätzt, mindestens 10 % davon sind primär genetisch bedingt. Bisher wurden ca. 2 000 Stoffwechselstörungen beschrieben, die das Nervensystem beeinflussen, aber nur bei ca. 25 % ist der direkte Zusammenhang zwischen der genetischen Veränderung und der Stoffwechselstörung bekannt. In ca. 15 % ist der zugrunde liegende Defekt charakterisiert, aber nur in einem geringen Prozentsatz gibt es erfolgreiche bzw. erfolgversprechende Therapiemöglichkeiten.

2016 wurden in Deutschland etwas mehr als 790 000 Kinder geboren; 7–8 % davon sind nach der Definition Frühgeborene mit einem Gestationsalter unter 36 SSW, 1 % mit einer Schwangerschaftsdauer unter 28 Wochen. Genaue Angaben über die Häufigkeit von Fehlgeburten sind schwer zu erhalten. In den ersten Wochen einer Schwangerschaft sind nahezu 50 % der Spontanaborte durch eine chromosomale Veränderung der Frucht bedingt. Die Zahl der induzierten Aborte in Deutschland liegt aktuell knapp unter 100 000 und ist in den vergangenen Jahren leicht rückläufig, wobei medizinische Gründe relativ selten sind (ca. 2,7 %).

Heute sind angeborene **Fehlbildungen** aufgrund einer primär genetischen Anlagestörung die häufigste Todesursache im Kleinkindesalter und die zweithäufigste im 1. Lebensjahr. 6,6 % aller Neugeborenen haben klinisch relevante angeborene Fehlbildungen, 7 von 1 000 Neugeborenen weisen mehr als nur eine Malformation auf. Häufigste Fehlbildungskomplexe sind angeborene Herzfehler mit ca. 1 %, gefolgt von Lippen-Kiefer-Gaumen-Spalten (0,5 %) und schweren Fußdeformitäten (0,1 %). Da bei der Erkennung von schweren Fehlbildungen oder Chromosomenanomalien des Feten die Schwangerschaft häufig vorzeitig beendet wird, kann über deren tatsächliche Häufigkeit keine genaue Aussage gemacht werden.

Durch die Einführung des **perinatalen Erhebungsbogens** auf Landesebene sollen in Zukunft verlässlichere Daten über anlagebedingte Störungen erhoben werden (Definition der Perinatalperiode ➤ Kap. 8.10). Ein flächendeckendes Fehlbildungsregister wurde in Deutschland, im Gegensatz zu Skandinavien und Ungarn, überwiegend aus datenschutzrechtlichen Bedenken bisher nicht eingeführt. Es gibt jedoch regionale Projekte, in denen anhand einer genauen Analyse von angeborenen Fehlbildungen Zusammenhänge mit verschiedenen Einflussgrößen untersucht werden können. Solche Angaben sind wichtig, um die Bedeutung exogener Faktoren, z. B. der erhöhten Radioaktivität im Anschluss an die Reaktorkatastrophe von Tschernobyl, auf die Gesundheit der Bevölkerung rasch und verlässlich erfassen zu können. Auch über den Einfluss anderer äußerer Faktoren (z. B. Nikotin und Alkohol) auf die kindliche Entwicklung liegen kaum allgemeingültige Daten vor.

1–2 % der angeborenen Fehlbildungen sind wahrscheinlich teratogen, also überwiegend durch äußere Einflüsse wie Medikamente oder Alkohol, bedingt, 5 % können durch Erkrankungen der Mutter erklärt werden, 6 % durch Chromosomenanomalien, 7,5 % durch monogene Erkrankungen und 20 % multifaktoriell.

Auf Bundesebene werden bisher im Kindesalter nur maligne Erkrankungen einschließlich aller Hirntumoren zentral registriert.

Mindestens 10 % aller Kinder haben eine **chronische Krankheit,** d. h., sie sind für 6 Monate und länger krank. Am häufigsten sind dabei chronische Erkrankungen der Luftwege, insbesondere Asthma bronchiale; es folgen Epilepsien, Herzfehler, chronische Hauterkrankungen wie atopische Dermatitis, endokrine Erkrankungen, insbesondere Diabetes mellitus, Knochen- und Gelenkerkrankungen. Circa 1 % aller Neugeborenen leidet an einer monogenen (d. h. durch Veränderung *eines* Gens verursachten) Erbkrankheit, z. B. einer Mukoviszidose.

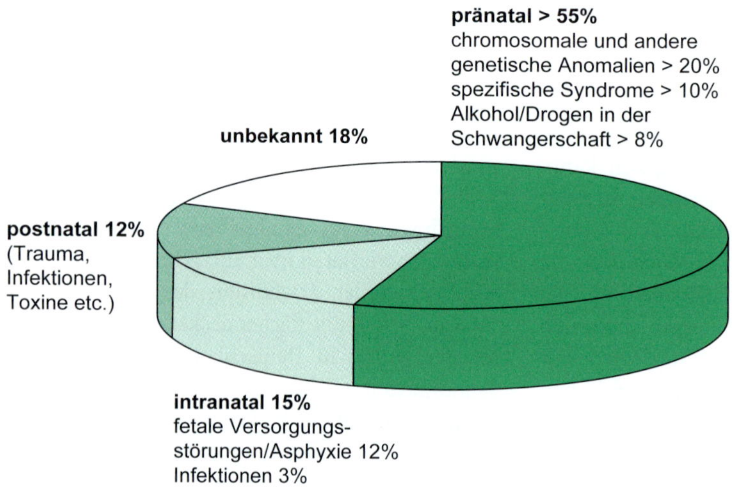

Abb. 1.8 Verteilung der Ursachen bei schweren Intelligenzminderungen, modifiziert nach B. Hagberg und J. Aicardi

Definitionsgemäß haben ca. 3 % aller Kinder eine Intelligenzminderung im Sinne einer **geistigen Behinderung,** d.h. mit einem IQ < 70. Diese ist beim männlichen Geschlecht die Diagnose mit den höchsten Krankheitskosten. 0,4 % aller Kinder haben einen IQ < 50 und 2,5 % einen IQ von 50–70. Das Verhältnis von männlichem zum weiblichen Geschlecht beträgt bei der IQ-Minderung 1,4 : 1.

Über 50 % der schweren mentalen Entwicklungsstörungen (IQ < 50) sind auf zahlenmäßige oder strukturelle Chromosomenanomalien zurückzuführen. Bei allen Formen der IQ-Minderung sind 15 % durch Chromosomenanomalien, 10 % durch monogene Erkrankungen, 5% durch Dysmorphie-Syndrome, 10 % durch teratogene Einflüsse, 8 % durch primäre ZNS-Fehlbildungen und 25 % durch bisher ursächlich noch nicht definierte angeborene Syndrome und Schwangerschaftsfaktoren zu erklären; 10–15 % entstehen perinatal, z. B. durch Sauerstoffmangel im Gehirn (hypoxisch-ischämische Enzephalopathien), und nur 12 % durch nach der Geburt (postnatal) erworbene Erkrankungen. Durch die modernen Untersuchungsmethoden können immer häufiger genetische Anomalien festgestellt werden (➤ Abb. 1.8).

Mittlerweile wird wegen der ausgeprägten Zunahme von Krankheiten wie ADHS, Sprachstörungen, Lese-Rechtschreibstörungen und Adipositas von einem Paradigmenwechsel bei der Epidemiologie von Erkrankungen im Kindesalter gesprochen (**„neue Morbiditäten“**). Aktuell haben 10 % aller Jugendlichen in Deutschland keinen Schulabschluss, bei Migranten beträgt der Anteil 30 %. 9–20 % aller Kinder und Jugendlichen ab dem 4. Lebensjahr sind psychisch auffällig, davon sind ca. 15 % akut behandlungsbedürftig. Aktuelle Untersuchungen an großen Populationen haben ergeben, dass nach Auskunft der Eltern 10 % aller Kinder eine Behinderung haben, am häufigsten in Familien mit einem niedrigen sozio-ökonomischen Status; die höchsten Zuwachsraten von schweren Verhaltensstörungen stammen aber aus oberen Sozialschichten.

Differenzierte Angaben zum Gesundheitszustand von Kindern und Jugendlichen wurden in dem groß angelegten Kinder- und Jugendlichen-Gesundheits-Survey (KiGGS) gewonnen, der 2007 erstmals publiziert wurde und auch in den kommenden Jahren durch das Robert Koch-Institut ausgewertet wird.

In Deutschland leben 6,4 Mio. Schwerbehinderte mit einem Grad der Behinderung über 50 %, das entspricht ca. 8 % der Bevölkerung. Bei nur 4 % besteht eine angeborene Ursache. Nach dem 6. Lebensjahr ist die relative Häufigkeit von Behinderungen fast doppelt so hoch wie in den ersten 5 Lebensjahren, was sich am ehesten durch eine Zurückhaltung bei der Festlegung der Diagnose in den ersten Lebensjahren erklären lässt. Ob dies in der Verantwortung der betreuenden Ärzte, der verschiedenen Institutionen oder der Eltern liegt, muss offen bleiben.

Derzeit besuchen ca. 400 000 Kinder und Jugendliche eine der ca. 4 000 Förder- bzw. Sonderschulen in Deutschland, d.h. ca. 4 % aller schulpflichtigen

Kinder – zwei von drei davon sind lernbehindert, d. h., sie haben „offiziell" einen IQ zwischen 70 und 85. Die Zahl der Kinder, die trotz einer Behinderung eine Regelschule besuchen, ist regional sehr unterschiedlich und hat sich durch bessere Betreuungsmöglichkeiten für die Betroffenen in den letzten Jahren deutlich erhöht. Seit 2009 werden zunehmend Modelle zur Inklusion von betroffenen Kindern in den Regelschulen umgesetzt [8, 11, 78].

1.8 Aktuelle Aufgaben und Konzepte

Trotz erheblicher Fortschritte bestehen noch große wissenschaftliche, strukturelle, personelle, vor allem aber auch finanzielle Probleme bei der Beschäftigung mit Entwicklungsstörungen im Kindesalter. Zunehmende Bedeutung haben daher die Prinzipien der **evidenzbasierten Medizin,** d. h. der Einsatz solcher diagnostischer und therapeutischer Maßnahmen, die in mehreren randomisierten, doppelblinden Studien ihre Wirksamkeit bewiesen haben und nicht nur auf Einzelfallbeschreibungen und Expertenmeinungen beruhen. Hierfür ist jedoch eine wesentlich größere Bereitschaft der gesamten Gesellschaft zur Teilnahme an wissenschaftlichen Studien notwendig, die zuvor von unabhängigen **Ethikkommissionen** überprüft werden müssen. Die wichtigsten ärztlichen Maßnahmen sollen in den von den verschiedenen wissenschaftlichen Fachgesellschaften herausgegebenen und regelmäßig überarbeiteten **Leitlinien** zusammengestellt werden. Diese können im Internet unter www.AWMF.org eingesehen werden.

Bei den Entwicklungsstörungen ist in den ersten Lebensjahren die objektive Evaluation von Therapiemaßnahmen besonders schwierig; diese beruhen bisher überwiegend auf Expertenmeinungen. Durch Beteiligung von Betroffenen an der Formulierung und durch Auswertung sog. Metaanalysen sollten die jetzt vorhandenen Leitlinien auf eine höhere Stufe angehoben werden. Durch intelligente Konzepte, z. B. Blockmodelle und klar definierte Zielkriterien, können evtl. auch bei schwer vergleichbaren Probanden, z. B. mit infantiler Zerebralparese und fehlender Kontrollgruppe, in Zukunft sinnvolle Aussagen zur Wirksamkeit von speziellen Therapiemaßnahmen gemacht werden.

Trotz erheblicher Bemühungen von den Ärzten und ihren Standesorganisationen, der Politik, den Krankenversicherungen und der Bevölkerung wird die medizinische Versorgung immer komplizierter, schwerer organisierbar und vor allem teurer werden. Menschen mit allen Formen von Entwicklungsstörungen spielen im Versorgungskonzept eine wichtige Rolle, was unter anderem aus ethischen und ökonomischen Gründen auch in Zukunft sicher ein Streitpunkt sein wird. Deshalb müssen noch konsequenter wissenschaftlich nicht nachprüfbare Methoden bei der Behandlung von Entwicklungsstörungen aller Art infrage gestellt werden, damit nachweislich sinnvolle Maßnahmen, auch bei der Verordnung von Hilfsmitteln und Medikamenten, von entsprechend qualifizierten Institutionen eingefordert werden können.

Neben dem unveränderten Bemühen, die Betroffenen mit ihren Familien adäquat zu behandeln und zu fördern, werden sinnvolle Konzepte zur Vorbeugung von Krankheiten und Behinderungen eine zunehmende Rolle spielen. In zukünftigen **Präventionsprogrammen** muss die Ausbildung z. B. von Hebammen, Erzieher/innen, Lehrer/innen, Arzthelferinnen usw. in allen Themen der Gesundheitsförderung einen hohen Stellenwert haben, um Kenntnisstand und Sicherheit der Eltern gegenüber ihren Kindern zu verbessern, z. B. mit der Förderung intuitiver Verhaltensweisen, von Sprachbewusstheit, sinnvollen Bewegungsangeboten und gemeinsamen Lernprogrammen. Beispiele hierfür sind die Unfall-, Sucht- und Missbrauchsprävention oder die gesunde Ernährung.

In der **sekundären Prävention** sollten die etablierten Früherkennungsprogramme, z. B. von Stoffwechselerkrankungen, um die zukünftig besser behandelbaren Krankheiten wie Mukoviszidose und Muskeldystrophie weiter ausgebaut werden. Vor allem aber muss die Qualität der klinischen Untersuchung bei den einzelnen Untersuchungsterminen auf Facharztniveau erhöht und standardisiert werden, damit verlässliche Daten über die Epidemiologie von Gesundheitsstörungen bei Säuglingen und Kleinkindern vorgelegt werden können.

Im Bereich der **tertiären Prävention** wird die interdisziplinäre ambulante Behandlung in Praxen, Frühförderstellen und Sozialpädiatrischen Zentren ihren Stellenwert behalten und durch stationäre Rehabilitationsmaßnahmen ergänzt werden. Neben den medizinischen und therapeutischen Aspekten spielt die Informationsvermittlung an die betroffenen Patienten und ihre Eltern, aber auch an die zuständigen Therapeuten, Erzieher und Betreuer eine wichtige Rolle. Alle Behandlungsmethoden müssen immer wieder neu auf ihre Effizienz überprüft, aktualisiert und mit den Selbsthilfegruppen abgesprochen werden.

Der Nobelpreisträger von 2000 für Ökonomie, J. Heckman, hat in mehreren Studien nachgewiesen, dass für die Gesellschaft insgesamt erhebliche Kosteneinsparungen durch die frühzeitige und konsequente Betreuung von Risikokindern mit psychosozialen Problemen möglich sind. Um dies auch in Deutschland nachzuweisen, bedarf es einer qualifizierten **Versorgungsforschung,** z. B. bei der Evaluation der seit 2012 im Rahmen des Bundeskinderschutzgesetzes bestehenden **Frühen Hilfen** [8, 20, 21, 78, 213].

KAPITEL

2

H.-M. Straßburg

Biologische Grundlagen der Entwicklung

2.1 Grundzüge der intrauterinen Gesamtentwicklung

Ein Grundwissen über die embryofetale Entwicklung ist zum Verständnis vieler Entwicklungsstörungen wichtig. Nachfolgend sollen einige wesentlich erscheinende Aspekte für die Beurteilung von Entwicklungsstörungen zusammengefasst werden. Mit verschiedenen Methoden, u. a. der anatomischen Embryologie, der Fetoskopie, vor allem aber der Ultraschalldiagnostik, konnten umfangreiche Kenntnisse gewonnen werden. Bezüglich einer schematischen Zusammenstellung der intrauterinen (in der Gebärmutter stattfindenden) Entwicklung mit den wichtigsten Phasen ➤ Abb. 2.1.

In der Regel treffen sich Eizelle und Spermie im Eileiter; es kommt zur Verschmelzung der beiden Zellkerne (Zygote) und zu den ersten Zellteilungen (Blastozyste). Diese wird in den ersten Tagen aber ausschließlich von der mütterlichen DNA gesteuert. Nicht nur die Befruchtung oder die Geburt, sondern auch eine regelrechte frühe Zellteilung (Gastrulation) und die Nidation in der Gebärmutterschleimhaut sind entscheidende Vorgänge bei der Entstehung eines lebendigen Organismus.

- Zwischen dem **6. und 12. Tag** nistet sich der Keim in der Gebärmutterschleimhaut ein und wird an eine mütterliche Nährstoffzufuhr angebunden. Bis zum Ende der 8. Woche nach der Empfängnis (Schwangerschaftsdauer oder **Gestationsalter**) spricht man vom **Embryo.** Zwischen dem **15. und 21. Tag** bilden sich die drei Keim-

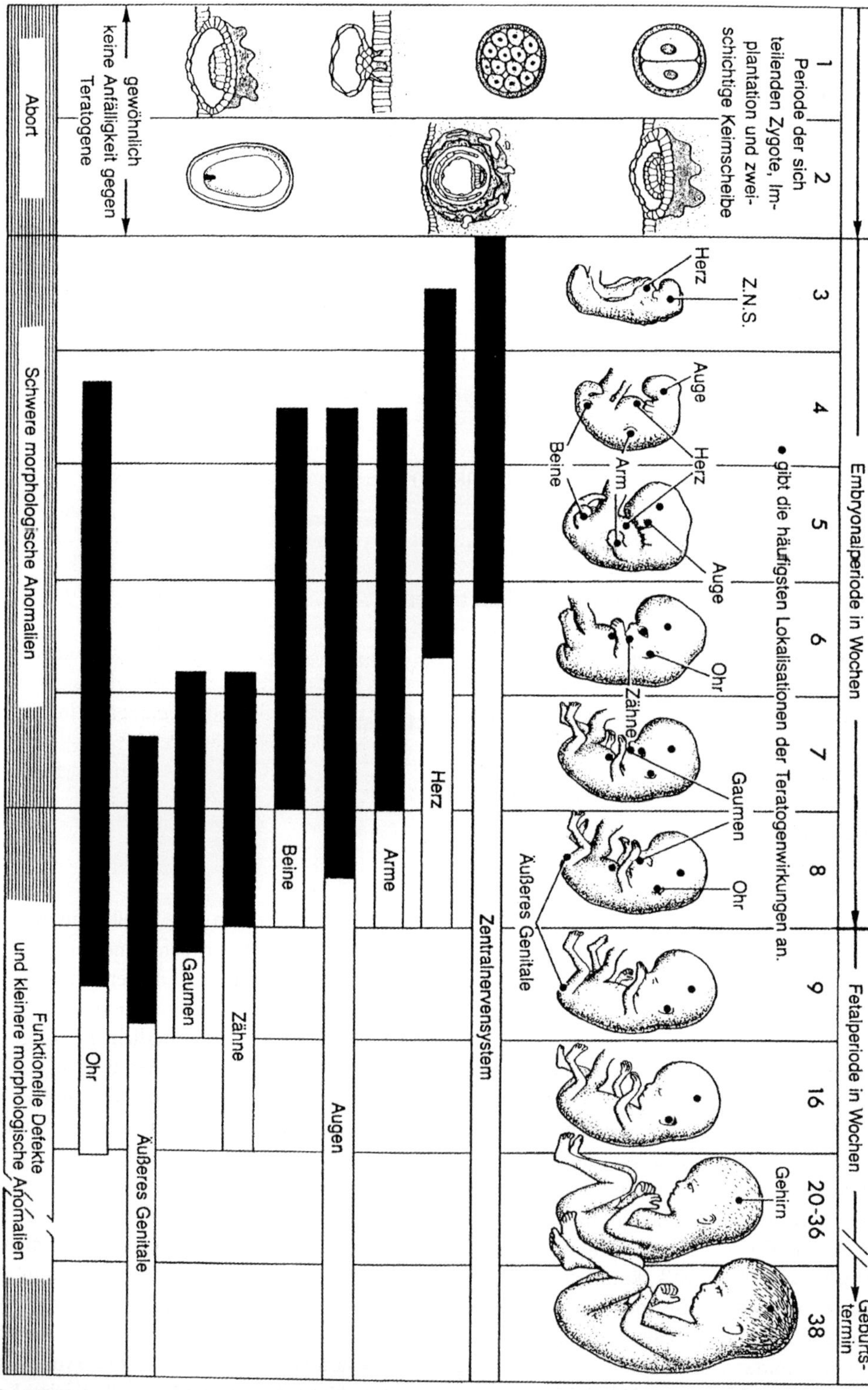

Abb. 2.1 Kritische Phasen der vorgeburtlichen menschlichen Entwicklung (schwarz: besonders empfindliche Perioden)

blätter, nämlich äußeres (Ektoderm), mittleres (Mesoderm) und inneres Keimblatt (Entoderm). Erste Muskelzellen bilden die Herzanlage. Die Neuralrinne stülpt sich ein und das Neuralrohr (Anlage des Zentralnervensystems) wird vom Ektoderm abgeschnürt. Der Keim ist 4–6 mm groß.

- Zwischen dem **22. und 28. Tag** bilden sich die vordere Hirnblase und die Augenbläschen. Das Herz treibt Blut durch einen geschlossenen Kreislauf vor allem zum Gehirn. Die Anlagen von Lunge, Darm und Leber entwickeln sich. Der Keim ist 7–10 mm groß.
- Zwischen dem **28. und 42. Tag** kommt es zur Aussprossung der Arme und Beine sowie der Hand- und Fußplatten mit Finger- und Zehenanlagen. Der Keim ist 10–14 mm groß.
- Zwischen dem **42. und 56. Tag** werden die Ohrwülste sichtbar; es lagert sich Pigment in der Sehhaut der Augen ab, Augenlider und Brustwarzen werden gebildet, Finger und Zehen getrennt. Im Gehirn sind erste Verknüpfungen von Nervenzellen (Synapsen) nachweisbar. Der Keim ist 14–32 mm groß.
- Zwischen der **8. und der 12. Woche** kommt es zur Ausbildung des Gesichts; der Kopf nimmt ca. ein Drittel der Gesamtlänge ein. Alle äußeren und inneren Organe sind vorhanden. Es können unterschiedliche Bewegungen, z. B. Massenbewegung des gesamten Körpers (Startles), Schluckauf, isolierte Arm- und Beinbewegungen, Greifbewegungen der Hände usw. beobachtet werden. Der Keim ist 4–8 cm groß und wiegt 8–45 g. Von der 9. Woche bis zur Geburt spricht man vom **Fetus** (➤ Abb. 2.2).
- Zwischen der **12. und 16. Woche** lässt sich das Geschlecht mittels Ultraschall bestimmen. Der Fetus kann saugen, schlucken, den Mund öffnen, gähnen, am Daumen lutschen, hat Atembewegungen und dreht den Kopf nach allen Seiten. Wichtig ist dabei die Beurteilung der Qualität der Bewegungen. Der Fetus ist 8–13 cm groß und wiegt 45–200 g.
- Zwischen der **16. und 24. Woche** entwickeln sich Kopfhaare, Augenbrauen und Fingernägel. Die Augen beginnen sich zu öffnen, das Gesicht zeigt erste mimische Bewegungen, das Kind hört; die Mutter spürt erste Kindsbewegungen. Die Größe des Fetus beträgt 11–23 cm, sein Gewicht 200–800 g. Ab dem Ende der 24. Gestationswoche ist das Kind außerhalb des Mutterleibs mit intensiver medizinischer Hilfe bedingt lebensfähig.

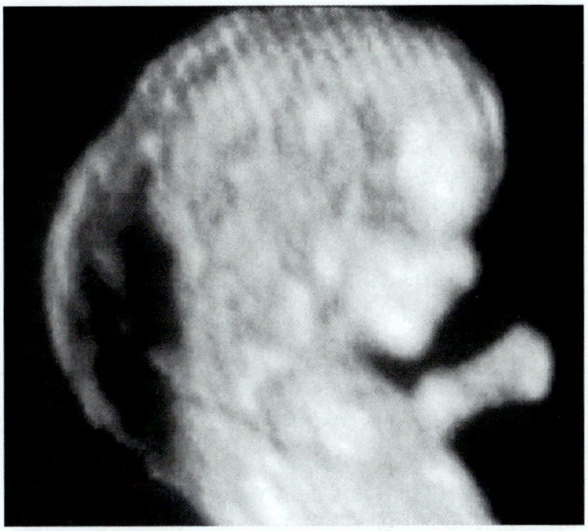

Abb. 2.2 Fetus mit einem Gestationsalter von 12 Wochen und ausgedehnter Nackenzyste – wahrscheinlich eine Trisomie 21 (dankenswerterweise von Prof. Rempen, Schwäbisch Hall, zur Verfügung gestellt)

- Zwischen der **24. und 32. Woche** bildet sich ein zunehmendes Fettpolster unter der Haut. Das Kind reagiert auf Vibrationen, registriert Temperaturänderungen, kann hören und riechen und reagiert differenziert auf Schmerzreize. Es hat eine Scheitel-Steiß-Länge von 23–30 cm und ein Gewicht zwischen 800 und 2 000 g.
- Zwischen der **32. und 38. Woche** werden Arme, Beine und Körper zunehmend rundlich, die Haut rosig und glatt. Das Kind reagiert auf Lichtreize mit Lidreaktionen und beginnenden Folgebewegungen.
- Die Körperlänge beträgt bei gestreckten Beinen am Ende der Schwangerschaft 50–52 cm, das Gewicht 3 000–4 000 g.

Insgesamt ist die Schwangerschaftsdauer des Menschen relativ kurz; bei einem reif geborenen Kind kann man von einem physiologischen Frühgeborenen sprechen, das mindestens 3 Monate zu früh geboren wird [5, 7, 34, 91, 94].

2.2 Entwicklung des Nervensystems

Das Nervensystem gliedert sich in einen **zentralen** und einen **peripheren Teil:** Zum zentralen Nervensystem **(ZNS)** gehören die übergeordneten Zentren Gehirn und Rückenmark; zum peripheren Nervensystem zählen alle außerhalb davon liegenden Nervenzellen und Nervenbahnen, die das ZNS mit dem übrigen Körper verbinden.

Das zentrale Nervensystem geht aus dem Neuralrohr hervor: Zwischen dem 22. und 28. Gestationstag entwickelt sich aus dem vorderen Teil des Neuralrohrs die Hirnblase, die sich rasch in End-, Zwischen- und Mittelhirn differenziert. Mit 3 Monaten ist die Form des ZNS weitgehend ausgebildet; jetzt finden die Differenzierung und innere Strukturierung statt. Aus dem um die inneren Hirnkammern (Ventrikel) gelegenen Keimlager wandern Vorläufer von Nervenzellen **(Neuroblasten)** in komplizierter Säulenformation zu den Zellschichten der Hirnrinde und der Stammganglien (Migration, ➤ Abb. 2.3a). Bis zur 40. Gestationswoche werden über 80 Milliarden Neuroblasten gebildet, die zu Nervenzellen ausreifen und sich spezialisieren. Aber bereits während der intrauterinen Entwicklung kommt es zum Zelluntergang vieler Neuronen, die offensichtlich nicht alle benötigt werden.

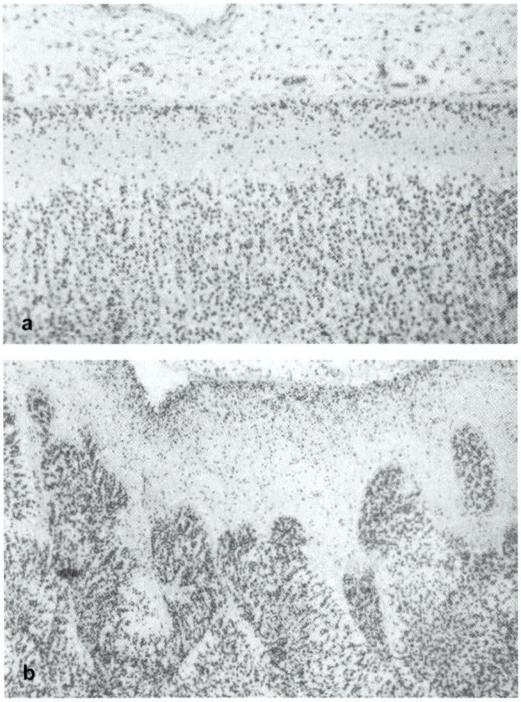

Abb. 2.3 Aufbau der Großhirnrindenstruktur bei einem Fetus von 16 SSW **(a)** und bei einem gleich alten Fetus **(b)** mit molekulargenetisch gesichertem Fra-X-Syndrom (➤ Abb. 8.2). Die Unregelmäßigkeiten im mikroskopischen Aufbau der Hirnrinde (kortikale Dysplasie; ➤ Kap. 8.7) sind deutlich zu erkennen. (Dankenswerterweise von Prof. W. Roggendorf †, Würzburg, zur Verfügung gestellt)

Am Ende der Schwangerschaft werden zur Vergrößerung der Großhirnoberfläche Hirnwindungen ausgebildet **(Gyrierung)** und die Dicke der Großhirnrinde nimmt zu. Die Nervenzellen werden zunehmend mittels ihrer Fortsätze, der **Axone** und **Dendriten,** über eine enorm große Zahl von **Synapsen** miteinander verbunden. Im weiteren Verlauf kommt es dann aber zu einer deutlichen Reduktion von nicht benötigten Dendriten und Synapsen. Störungen der gesetzmäßigen Hirnentwicklung zu bestimmten Zeiten können mit definierten Fehlbildungen verbunden sein (➤ Tab. 2.1).

Das Hirngewicht bei Geburt beträgt ca. 300 g. Nach der Geburt wächst das Gehirn im Vergleich zum Körper im 1. Lebensjahr noch überproportional; am Ende des 2. Lebensjahrs hat es ein Gewicht von 900 g. Das Hirngewicht eines Erwachsenen beträgt 1 300–1 500 g. In den vergangenen Jahren wurden zunehmend Entwicklungsgene nachgewiesen, die nur in der Embryofetalzeit und im späteren Leben evtl. in Tumoren exprimiert werden, z. B. die FGF- und Hox-Gene, die offensichtlich auch von besonderer Bedeutung für die Großhirnentwicklung sind. Das Paradigma, dass Nervenzellen nur in der Fetalzeit gebildet werden, kann heute nicht mehr aufrechterhalten werden. Lebenslang kommt es besonders im limbischen System (Hippocampus) zur Neubildung von neuronalen Stammzellen **(Neuroneogenese).** Im Tierversuch hängt deren Ausreifung zu funktionsfähigen Neuronen einerseits von einer anregenden Umgebung und andererseits von der ausdauernden Aktivierung des gesamten ZNS ab; andernfalls verkümmern sie zu Gliazellen. Zellgruppen, die durch Interaktionsprozesse gesteuert werden, sog. **Spiegelneurone,** sind dabei von besonderem Interesse. Zusammenfassend ist es bei der unvorstellbaren Komplexität der Hirnentwicklung erstaunlich, dass nicht viel mehr Abweichungen

Tab. 2.1 Zeitphasen der vorgeburtlichen Entwicklung verschiedener ZNS-Strukturen und der damit verbundenen Fehlanlagen

Anatomie	Zeit	Fehlbildung
Entstehung der Neuralplatte	17.–21. Tag	Araphie (nicht lebensfähig)
Bildung des Neuralrohrs	19.–26. Tag	Anenzephalie (nicht lebensfähig)
Schluss des oberen Neuroporus	26. Tag	Enzephalozele (➤ Kap. 8.7)
Schluss des unteren Neuroporus	27.–28. Tag	Myelozele (➤ Kap. 7.2)
Bildung des Großhirns	29.–30. Tag	Holoprosenzephalie (➤ Kap. 8.7)
Bildung des Kleinhirnbläschens	33.–34. Tag	Kleinhirnaplasie
Kleinhirnentwicklung	2.–5. Monat	Kleinhirndysplasien (z. B. Dandy-Walker-Syndrom, ➤ Kap. 8.7.2)
Bildung der Kommissurenplatte[1]	2.–6. Monat	Balkenmangel
Dreischichtenbildung der Hirnrinde (Kortex)	47. Tag	Agyrie, Pachygyrie (➤ Kap. 8.7)
1. Migrationswelle	2.–3. Monat	Mikropolygyrie (➤ Kap. 8.7)
2. Migrationswelle	3.–4. Monat	Mikropolygyrie (➤ Kap. 8.7)
Bildung der Sechsschichtenrinde	Ende 7. Monat	Heterotopien (➤ Kap. 8.7)

[1] Kommissuren = Querverbindungen zwischen rechter und linker Hirnhälfte.

bestehen – es muss also vielfältige und starke Kompensations- und Reparaturmechanismen geben [42, 91, 94].

2.3 Grundfunktionen der Nervenzelle

Jede Zelle besteht aus dem Kern, dem Plasma und der Zellmembran. Die **Zellmembran** grenzt die Zelle nach außen ab. Sie dient zugleich dem Stoffaustausch zwischen Zellinnerem und -äußerem mittels passiver Diffusion und aktivem Transport von Elektrolyten und komplexen Molekülen. Sie erkennt Fremdstoffe (z. B. immunologisch) und verschiedene Signalstoffe wie Hormone und Transmitter (➤ Kap. 2.4) mittels bestimmter Rezeptorstrukturen und dient so dem Informationsaustausch mit der Umgebung. Der **Zellkern** (Nukleus) enthält das Chromatin mit dem Erbmaterial, das aus Desoxyribonucleinsäure (DNA) besteht (➤ Kap. 10.2.2), und verschiedene Stützproteine. Im **Plasma** befinden sich die Zellorganellen: Hierzu gehören die **Mitochondrien,** die Energielieferanten für den Zellstoffwechsel. In ihren Atmungskettenenzymen wird Sauerstoff mit den Abbauprodukten der energiereichen Nahrung in für die Zelle verfügbare Energie umgewandelt. Die **Lysosomen** enthalten unterschiedliche Enzyme und bauen zellschädigende Stoffe ab. **Peroxisomen** sind „Stoffwechselfabriken" für langkettige Fette, Eiweiße und Kohlenhydrate; u. a. entgiften sie Wasserstoffperoxid. Das endoplasmatische Retikulum mit den **Ribosomen** dient der Eiweißbildung. Der **Golgi-Apparat** hat Ausscheidungs- und Synthesefunktionen.

Nervenzellen (Neurone) sind durch eine Reihe von Besonderheiten gekennzeichnet: Jede Nervenzelle besitzt einen u. U. sehr langen (> 1 m) Fortsatz zur Weitergabe von Impulsen **(Axon)** und meist viele kürzere und verzweigte Fortsätze **(Dendriten)** zur Weiterleitung von Informationen. Zwischen den Nervenzellen gibt es eine Vielzahl von Verbindungen (z. T. > 1 000 pro Zelle), die **Synapsen.** Angeblich gibt es im menschlichen Gehirn 100 Billionen (10^{14}) Synapsen – sie stellen somit eine der wesentlichen Voraussetzungen für die unvorstellbar komplizierte Funktionsweise des Gehirns dar.

Nervenfasern, die vom ZNS zur Peripherie ziehen, versorgen die Muskeln und Drüsen; man bezeichnet sie als **efferente Fasern.** Zum ZNS ziehende Nervenfasern **(afferente Fasern)** liefern Informationen von Sinneszellen oder -organen.

Damit eine Nervenzelle Informationen in elektrische Impulse übersetzen kann, sind mindestens zwei unterschiedliche Zustände erforderlich: ein Ruhezustand und ein Aktionszustand. Dem Ruhezustand entspricht bei der Nervenzelle das **Ruhepotenzial:** Hierbei besteht an der Plasmamembran des Neurons eine Spannung von etwa –70 mV, wobei das Zellinnere gegenüber dem Extrazellulärraum negativ geladen ist. Die Ursachen hierfür sind unterschiedliche Konzentrationen geladener Teilchen (Natrium-, Kalium- und Chloridionen) innerhalb und außerhalb der Zelle. Durch Aktivierung von Synapsen auf der Eingangsseite der Nervenzelle kommt es zu Änderungen des Membranpotenzials. Manche Synapsen können das Ruhepotenzial abschwächen *(Depolarisation),* andere können es verstärken, also weiter absenken *(Hyperpolarisation).* Ab einem bestimmten Depolarisationsgrad kommt es nach einem Alles-oder-Nichts-Gesetz zur Auslösung eines **Aktionspotenzials.** Durch eine explosionsartige Zunahme der Leitfähigkeit für Natriumionen entsteht ein starker Natriumeinstrom in die Zelle, wodurch sich die Ladungsverhältnisse an der Zellmembran auf +30 mV verändern. Das so entstandene Aktionspotenzial kann nun über das Axon an andere Zellen weitergeleitet werden; es dauert ungefähr eine Millisekunde, anschließend kommt es zu einer Umkehr des Ionenstroms mit einem Ausstrom von positiv geladenen Kaliumionen aus der Zelle. Dieser Vorgang wird als **Repolarisation** bezeichnet. Während und unmittelbar nach dem Ablauf eines Aktionspotenzials ist eine Nervenzelle nicht erneut erregbar. In dieser Zeit können einwirkende Reize kein weiteres Aktionspotenzial auslösen. Diese **Refraktärphase** stellt einen „Filtermechanismus" dar, der die Nervenzelle vor einer Dauererregung schützt und Erregungen nur in genau vorgegebenen Abständen zulässt. Die Membranfunktion wird ganz wesentlich von spezifischen Poren für die verschiedenen Ionen geprägt (sog. Ionenkanäle), deren Funktion genetisch festgelegt wird.

Die Nervenzellen verbrauchen sehr viel Energie, vor allem in Form von Glukose, und sind in besonders hohem Maße von einer ausreichenden Sauerstoffzufuhr abhängig. Eine stark verminderte Sauerstoffversorgung führt bereits nach wenigen Minuten zu primär reversiblen, dann rasch irreversiblen Nervenschäden [5, 42, 91, 94].

2.4 Rezeptoren und Neurotransmitter

Trifft an den Endaufzweigungen des Axons ein Erregungsimpuls ein, kommt es an der Synapse zur Freisetzung von **Neurotransmittern** (Überträgerstoffen für die Informationsübermittlung) in den synaptischen Spalt. Diese binden sich an Membranrezeptoren der nachgeschalteten Nerven-, Muskel- oder Drüsenzelle. Dadurch kommt es dort zu einer Änderung des Membranpotenzials. Je nach Art des Neurotransmitters und des Rezeptortyps können unterschiedliche Effekte an der postsynaptischen Membran auftreten: Bei erregenden Synapsen ist der Neurotransmitter in der Lage, eine Depolarisation und damit ein Aktionspotenzial an der postsynaptischen Membran auszulösen. An hemmenden Synapsen bewirkt der Transmitter hingegen eine Hyperpolarisation. Nach der Reaktion mit dem Rezeptor wird der Neurotransmitter rasch wieder inaktiviert, indem er von Enzymen abgebaut und/oder in die präsynaptische Endplatte zurücktransportiert wird.

Es gibt verschiedene Neurotransmitter; sie sind an der Steuerung unseres Befindens und Verhaltens beteiligt und haben somit eine zentrale Bedeutung für den Körper. Normalerweise besteht zwischen den verschiedenen Transmittern ein ausgewogenes Gleichgewicht.

Der am weitesten verbreitete Neurotransmitter ist das **Acetylcholin (ACh),** das nicht nur im zentralen Nervensystem, sondern auch an der motorischen Endplatte (der Verbindung zwischen Nerven- und Muskelzelle) und im vegetativen Nervensystem von Bedeutung ist. Innerhalb des ZNS sind ACh-Rezeptoren u. a. für die Funktion von Ionenkanälen in der Zellmembran bei Epilepsien, Migräne und Verhaltensstörungen von Bedeutung. Verschiedene Substanzen, z. B. Curare (das Pfeilgift der Indianer), blockieren die ACh-Rezeptoren an der motorischen Endplatte und bewirken so eine Lähmung der Muskulatur. Störungen der peripheren ACh-Rezeptoren können bei angeborenen und erworbenen Bewegungsstörungen (Myasthenie) eine Rolle spielen.

Dopamin ist ebenso wie Acetylcholin ein erregender Neurotransmitter, der emotionale und geistige Reaktionen sowie Bewegungsentwürfe steuert. Liegt in bestimmten Gehirnabschnitten ein Dopaminmangel vor, ist eine Parkinson-Erkrankung (Schüttellähmung) die Folge. Störungen des dopaminergen Transmittersystems im Frontallappen werden mit Verhaltensstörungen wie dem ADHS in Zusammenhang gebracht. **Noradrenalin** und **Adrenalin** sind neben Acetylcholin ebenfalls wichtige Transmitter des vegetativen Nervensystems. **Gamma-Aminobuttersäure** (GABA) ist eine wichtige hemmende Substanz der Nervenzellerregung. **Glutamat** und **Glyzin** sind dagegen zentral erregende Transmitter; erhöhte Glutamatfreisetzung führt zur Zellschädigung.

2.5 Anatomische Grundlagen der Hirnfunktionen

Verhalten und Bewusstsein haben ihren Ursprung im Gehirn. Das menschliche Gehirn gilt als die komplexeste Struktur des gesamten Universums. Über die Zahl der Nervenzellen im menschlichen Nervensystems gibt es unterschiedliche Angaben: Allein in der nur 1,5–4,5 mm dicken Großhirnrindenschicht finden sich über 10 Milliarden Nervenzellen. Insgesamt sollen bis zu 1 Billion Zellen (10^{12} Nerven- und Stützgewebszellen) im Nervensystem vorhanden sein, davon über 80 Milliarden Neurone, die in vielfältigster Weise miteinander verknüpft sind. Ein Neuron kann mehrere 1 000 Verbindungen (Synapsen) bilden; Axone und Dendriten können eine Länge zwischen Bruchteilen eines Millimeters und ca. 1 m überbrücken.

Das Größenwachstum des Gehirns während des 1. Lebensjahrs ist vor allem durch die Ausbildung der Markscheiden **(Myelinisierung)** um die Axone und Dendriten bedingt, die einer rascheren Informationsübermittlung dienen. Es kommt zur Ausbildung von für die Informationsverarbeitung zuständigen Zellverbänden **(Modulen)** und Nervenbahnen, die sowohl durch endogene, überwiegend genetische, als auch exogene, d. h. umweltbedingte, Einflüsse bestimmt sind. Die Vorstellung von fest verknüpften Schaltkreisen und definierten neuronalen Systemen im zentralen Nervensystem ist veraltet. Wahrscheinlich bestehen Kernverbindungen, die von einem Kranz, dem sog. Halo, primär inaktiver Synapsenstrukturen umgeben sind und die je nach Bedarf und Stimulation in unterschiedlicher Weise aktiviert werden können. Dennoch sind abgrenzbare Großhirnregionen überwiegend für bestimmte Funktionen zuständig.

An der Oberfläche des Großhirns (= Endhirn = Telenzephalon) liegen die übergeordneten Steuerzentralen für bewusste Bewegungsabläufe und Empfindungen der Haut, für Sehen, Hören, Riechen und Schmecken. Sie unterscheiden sich in Aufbau und Funktion. Bei der Mehrzahl aller Menschen ist die linke Hirnhälfte **(Hemisphäre)** für die Funktion der dominanten rechten Hand und der aktiven Sprache zuständig, die rechte Hemisphäre hingegen mehr für die Aufnahme und Verarbeitung neuer Aufgaben und die emotionale Steuerung (➤ Abb. 2.4, ➤ Abb. 2.5). Durch den Balken **(Corpus callosum)** werden die Großhirnhälften miteinander verbunden; die Brücke **(Pons)** verbindet das Großhirn mit dem Kleinhirn. Der **Thalamus** ist die größte Ansammlung von Nervenzellen im Bereich der Stammganglien und die Schaltzentrale für unterschiedliche Sinnesempfindungen, u. a. Schmerzen; er steuert auch die Weitergabe der Sinnesreize an das Großhirn („Tor zum Bewusstsein"). Andere Kerngebiete der Stammganglien und des Mittelhirns, z. B. das Striatum und der Globus pallidus, sind für Bewegungskontrollen zuständig. Der **Hypothalamus** steuert mit der Freisetzung verschiedener kurzkettiger Eiweißstoffe die Hirnanhangsdrüse **(Hypophyse)** und somit viele vegetative Funktionen (Wachstum, Schilddrüse, Nebennierenrinde etc.). Zwischen der Großhirnrinde und den Stammganglien befindet sich an der medialen Oberfläche jeder Hirnhälfte das **limbische System.** Das **Corpus amygdaloideum** (= Mandelkern) ist bei der Entstehung von Angst bzw. dem Verhalten bei Bedrohungen von wesentlicher Bedeutung, der ebenfalls im Schläfenlappen gelegene **Hippocampus** für das Langzeitgedächtnis. Der **Hirnstamm** steuert unterschiedliche vegetative Funktionen wie Atmung, Blutdruck, Verdauung und Schlaf; er gliedert sich in Brücke (Pons), Mittelhirn (Mesenzephalon) und verlängertes Mark (Medulla oblongata). Das **Kleinhirn** koordiniert und harmonisiert vor allem die Bewegungen.

Aufbaustörungen des gesamten zentralen Nervensystems sind für die Entwicklung ungünstiger als umschriebene, die z. T. kompensiert werden können.

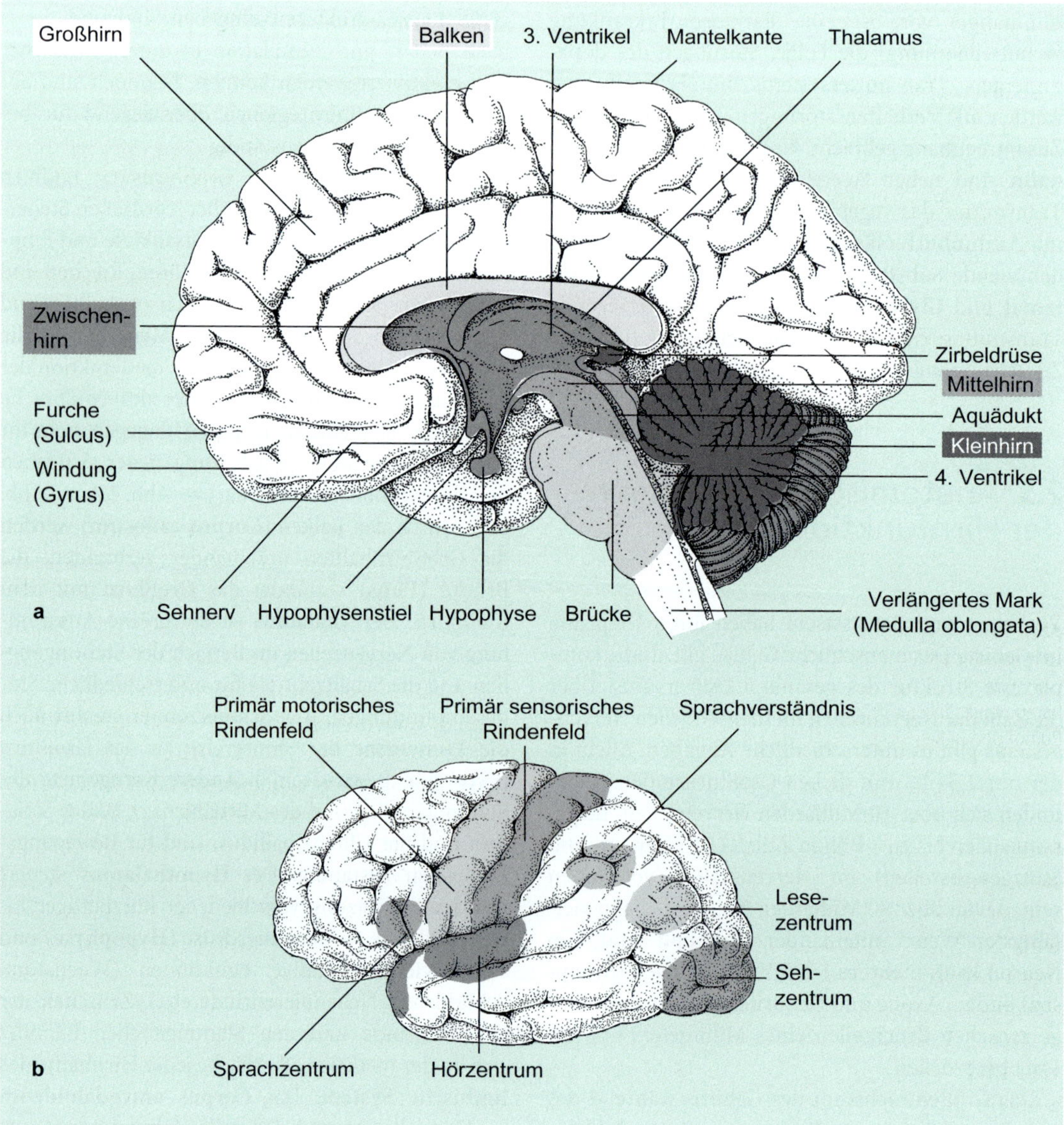

Abb. 2.4 **a** Blick auf die rechte Hirnhälfte von einem Medianschnitt aus; **b** Blick auf die linke Großhirnhemisphäre von der Seite mit Darstellung wichtiger Rindenfelder, die aufgrund ihrer verschiedenen Funktionen abgrenzbar sind (a + b: links = Stirnlappen, rechts = Hinterhauptslappen)

Häufig sind Hirnfehlanlagen mit allgemeinen Entwicklungsstörungen oder Epilepsien verbunden; dies tritt aber nicht gesetzmäßig auf, z. B. bei der Chiari-Malformation. Außerdem können in den Nervenzellen Stoffwechselstörungen, vor allem verminderte Aktivitäten von Enzymen, Störungen der Membranfunktionen und verschiedener Transport- und Ausscheidungsvorgänge bestehen.

➤ Abb. 2.3a zeigt die regelmäßige Ordnung der Großhirnrindenstruktur bei einem Fetus von 16 SSW, in ➤ Abb. 2.3b ist das vergleichbare Hirnareal bei einem Fetus mit genetisch gesichertem FRA-X-Syndrom mit ausgeprägten Unregelmäßigkeiten im Sinne einer kortikalen Dysplasie erkennbar. Es ist gut nachvollziehbar, dass sich so unterschiedliche Funktionsstörungen erklären lassen; al-

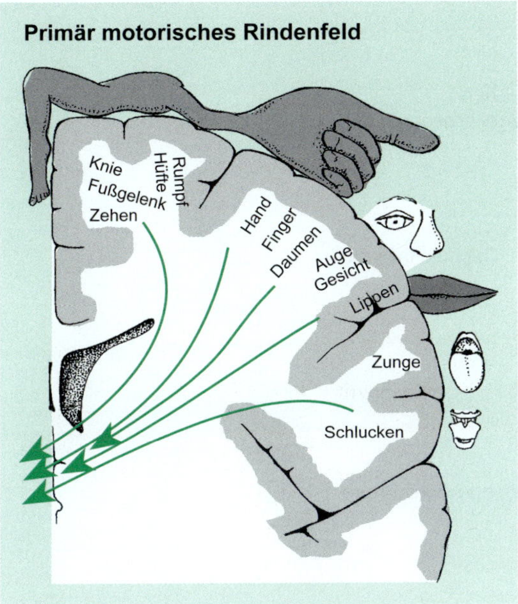

Abb. 2.5 Darstellung der Hirnoberfläche mit den für die Motorik verschiedener Körperregionen zuständigen Bereichen (sog. Homunkulus); Gesicht und Hände mit ihrer fein abstufbaren Beweglichkeit sind deutlich stärker repräsentiert als Rumpf und Beine.

lerdings sagt die Veränderung nichts über die Entstehung und mögliche Einflussfaktoren aus.

Über die Funktion des bindegewebigen Stützsystems im ZNS, der **Glia,** ist relativ wenig bekannt; möglicherweise spielt es bei einigen Entwicklungsstörungen eine Rolle (z.B. beim Rett-Syndrom, ➤ Kap. 8.5.1). Durchblutung und Stoffwechselaktivität sind zwischen dem 2. und 10. Lebensjahr am größten, mit 6 Jahren besteht beim Menschen die größte Dichte von Synapsen.

Bis in die molekularen Strukturen jeder einzelnen Zelle ist die Gesamtpersönlichkeit des Menschen biologisch geprägt. Hierzu gehören nicht nur die vielfältigen Funktionen innerhalb der Nervenzelle und der Informationsaustausch mit anderen Nervenzellen, sondern auch ihre Verbindung mit dem umgebenden Interzellularraum und den Gliazellen sowie ihre Fähigkeit, immunologisch unterschiedlichste Eiweißstrukturen erkennen zu können. Neben den primär genetischen Anlagen spielen hierbei epigenetische und immunologische Prozesse eine wesentliche Rolle [91, 94].

2.6 Das motorische System

Grundbaustein für die Bewegung ist die Verbindung von Rückenmark-Vorderhornzellen über periphere Nerven mit den verschiedenen Muskeln (2. oder peripheres Motoneuron). Die Kontaktstelle zwischen Nerv und Muskulatur ist die motorische Endplatte. Die Vorderhornzellen im Rückenmark werden von verschiedenen Nervenbahnsystemen beeinflusst, welche die bewussten und unbewussten Bewegungen steuern.

Die Impulse für bewusste Bewegungen haben ihren Ursprung im Gyrus praecentralis der Großhirnrinde (primäres motorisches Rindenfeld) und gelangen über den Tractus corticospinalis zur Vorderhornzelle der Gegenseite (1. oder zentrales Motoneuron). Wichtigster Teil dieses Bahnsystems ist die von den Pyramidenzellen der Großhirnrinde ausgehende Pyramidenbahn, die über Capsula interna, Mittelhirn und Hirnstamm zum Rückenmark führt (➤ Abb. 2.6). Verschiedene Muskelgruppen des Körpers haben dabei im Gyrus praecentralis unterschiedliche Repräsentationszonen (➤ Abb. 2.5).

Neben dem Tractus corticospinalis beeinflussen noch viele andere Bahnsysteme die motorische Vorderhornzelle, z.B. Bahnen von den Stammganglien (Thalamus), den Gleichgewichtsorganen (Nucleus vestibularis) und dem Kleinhirn; sie sind im Wesentlichen für die unbewusste Bewegungssteuerung verantwortlich und werden als extrapyramidales System zusammengefasst.

Jede motorische Äußerung ist mit unterschiedlichen Empfindungen verbunden; man spricht deshalb grundsätzlich besser von **Sensomotorik.**

Als **Reaktionen** bezeichnet man komplexere, als **Reflexe** einfache Antworten auf Reize, die ohne Beteiligung des Bewusstseins in definierter Form ablaufen. Die Erregungen verschiedener Sinnesrezeptoren und der zugehörigen afferenten Nervenbahnen führen dabei im ZNS durch Umschaltungen auf kurzen Wegen zur Aktivierung bestimmter efferenter Nerven. Zu den Rezeptoren gehören z.B. Muskelspindeln, die den Spannungszustand des Muskels direkt an die zuständigen motorischen Vorderhornzellen melden. Bei einer akuten Änderung der Muskelspannung kommt es zu einer nur über eine Synapse ablaufenden Erregung der Vorderhornzelle,

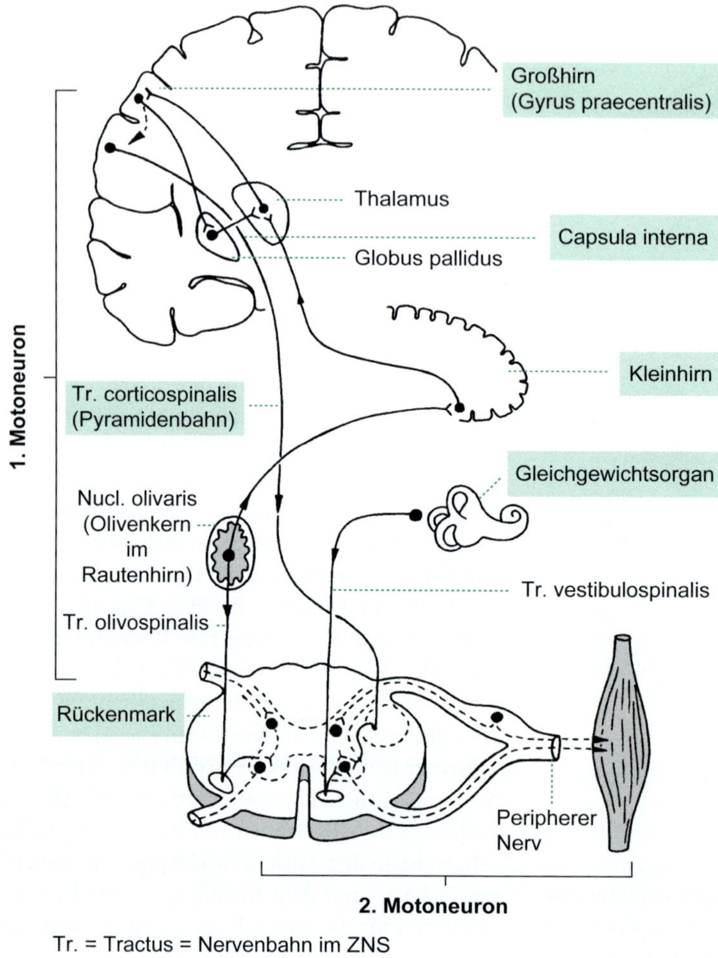

Abb. 2.6 Schematische Darstellung wesentlicher Strukturen des zentralen und peripheren motorischen Nervensystems

dem **monosynaptischen Eigenreflex.** Er kann z. B. durch Beklopfen der Sehne unterhalb der Kniescheibe ausgelöst werden (Patellarsehnenreflex). Durch vielfältige andere Reizungen, z. B. der Haut, von Schleimhäuten, von Gelenk- und Schmerzrezeptoren, kommt es über mehrere synaptische Verschaltungen ebenfalls zu Vorderhornzellerregungen **(polysynaptische Fremdreflexe).** Bei Schädigungen im Verlauf des 1. Motoneurons lassen sich sog. Pyramidenbahnzeichen feststellen; hierbei handelt es sich um pathologische Reflexe, z. B. den Babinski-Reflex (Spreizung der Zehen und langsame Beugung des Großzehs nach oben bei Bestreichen der äußeren Fußsohle mit einem spitzen Gegenstand). Demnach können Bewegungsschablonen wie das Gehen vorwiegend dem Mittelhirn zugeordnet werden, während Fingerbewegungen als Ausdruck der gezielten Handlungsfähigkeit überwiegend kortikalen Ursprungs sind. Zu den wichtigsten Anteilen des motorischen Systems ➤ Abb. 2.6.

2.7 Vorstellungen über die Großhirnfunktionen

Wahrnehmung kann definiert werden als die Aufnahme von Informationen in das Gehirn und deren Verarbeitung zu einer Erkenntnis, die „sinnvoll" genutzt werden kann. Ursprung aller Wahrnehmung ist das stete Bestreben des Gehirns, sich Informationen zu beschaffen. Um unnötige Informationen auszuschalten, sind Filtersysteme (z. B. im Thalamus) von wesentlicher Bedeutung.

Lernen kann als Erwerb neuen Wissens bzw. als Entwicklung von Zusammenhängen zwischen Reizeingabe, Reizverarbeitung und daraus folgenden neuen bzw. anderen Verhaltensweisen verstanden werden. Lernen bedeutet die Fähigkeit, das angeborene Verhaltensprogramm zu komplettieren oder zu ändern. Lernen ist damit die Individualisierung von angeborenem Verhalten.

Gedächtnis wird als die Fähigkeit angesehen, das Wissen wieder aufrufbar zu speichern. Gedächtnis ist über das ganze Gehirn verteilt. Es werden unterschiedliche Gedächtnissysteme, z. B. für verschiedene Funktionen wie Lesen, Schreiben, Rechnen und Musik, differenziert. Von besonderer Bedeutung ist die Ausblendung unwichtiger Ereignisse. Kurzzeitiges Lernen kann durch Veränderungen der neuronalen Verschaltungen und der Membranfunktionen erklärt werden.

Es werden vier relevante Formen des **Langzeitgedächtnisses** unterschieden:

- Die Erinnerung an erlebte Episoden
- Angeeignetes Wissen
- Die Aneignung von Handlungsabläufen
- Die Verknüpfung mit Eindrücken (Priming)

Es kann davon ausgegangen werden, dass die primäre Gedächtnisbildung durch die elektrischen Impulse von Neuronen und Synapsen zustande kommt, während mittel- und langfristige Gedächtnisinhalte nur durch veränderte Proteinstrukturen und durch Gen-Transkription erklärt werden können.

Unter **Aufmerksamkeit** versteht man eine Begrenzung auf die Rate, mit der Informationen durch das Gedächtnis verarbeitet werden können. Diese Funktion wird vor allem der rechten Frontalregion zugeschrieben.

Bewusstsein ist das Wissen um geistige und seelische Zustände und damit überwiegend Ausdruck der Funktionen des Großhirns. Es gibt unterschiedliche Bewusstseinsstufen, die beim Gesunden u. a. von dessen Wachheitszustand abhängig sind. Selbstbewusstsein ist volles, zur Reflexion befähigtes Bewusstsein, das sich erst im Laufe des Lebens entwickelt. Jeder Mensch hat ein individuelles Bewusstsein.

Das Gehirn ist in Ruhe und bei Aktivität nicht in zufälligen, sondern in sog. chaotischen Zuständen. Man spricht von „geordneter Unordnung" mit der Fähigkeit zur Selbstorganisation in einem nichtlinearen System. Sehr schwache Reize können genügen, um grundlegende Zustandsänderungen herbeizuführen. So kann das Chaos immer neue Aktivitätsmuster produzieren. Jede Nervenzelle entspricht einem komplexen Kleincomputer und das ZNS ist mit einem Hologramm vergleichbar. Jede Hirnzelle hat eine ganzheitliche Potenz; aber nur in ihrer Gesamtheit sind die differenzierten Funktionen, vor allem Fantasie, Kreativität und Emotionalität, zu verwirklichen. Dabei werden die verschiedenen Hirnareale unterschiedlich synchronisiert und sind in ihrer Funktion offensichtlich ganz wesentlich von ihrer eigenen Aktivität abhängig.

Unter **Modulen** versteht man Nervenzellverbände des Großhirns, die gleichzeitig aktiv sind. Offensichtlich ist die richtige Verschaltung des Gehirns von einer spezifischen Stimulation in frühen Entwicklungsphasen abhängig.

Von besonderem Interesse für die aktuelle Forschung sind die 1992 von G. Rizzolatti im Tierversuch beschriebenen **Spiegelneurone** der Großhirnrinde, die mittlerweile indirekt auch beim Menschen nachgewiesen werden konnten. Sie können nicht nur wahrgenommene Handlungen erkennen, sondern prägen auch das soziale Kontaktverhalten [1, 2, 10, 17, 19, 26, 42, 55, 69, 91, 94].

2.8 Plastizität und Prägung

Grundsätzlich hat die Nervenzelle im Vergleich mit anderen Zellverbänden (Bindegewebe, Haut, Leber) nur begrenzte Möglichkeiten, sich bei Schädigungen, z. B. durch Verletzung oder Sauerstoffmangel, zu regenerieren. Durchtrennte Axone können sich innerhalb des ZNS im Gegensatz zum peripheren Nerv nicht regenerieren.

Unter **Plastizität** verstand die Physiologie des 19. Jahrhunderts das Phänomen, dass nach einer Verletzung des zentralen und peripheren Nervensystems oft wieder ähnliche Bewegungsabläufe wie vor der Schädigung beobachtet wurden; dies führte zu der Theorie, dass nicht ein einzelnes Zentrum für die Bewegungssteuerung zuständig sein könne, und stand somit im Gegensatz zur Lokalisationstheorie definierter Funktionen. Der russische Physiologe I. P. Pavlov erweiterte den Begriff der Plastizität und verstand hierunter die Anpassung der Großhirnrindenfunktionen an die Umweltbedingungen; demnach ist Plastizität die Voraussetzung für alle Lernvorgänge. Heute versteht man unter Plastizität hauptsächlich all die Phänomene, welche die Funktionsfähigkeit des Gehirns trotz eingetretener Schädigungen aufrechterhalten bzw. verbessern können.

H. Berger, der Entwickler des EEGs, stellte um die Jahrhundertwende fest, dass die Sehrinde bei neugeborenen Hunden und Katzen in ihrer Entwicklung gestört bleibt, wenn in den ersten Monaten nach der Geburt die Augenlider zugenäht werden. Er zog daraus den Schluss, dass Außenreize bleibende morphologische Veränderungen am zentralen Nervensystem herbeiführen. Dem entspricht auch der Befund, dass bei Wildtieren verschiedene Großhirnbereiche, z. B. die Sehrinde, stärker ausgebildet sind als bei Haustieren. Besonders eindrucksvoll konnten T. N. Wiesel und D. H. Hubel den Einfluss von Umweltreizen auf die Struktur und Funktion der Sehrinde nachweisen. Fehlt z. B. bei der Katze in den ersten Lebenswochen die visuelle Stimulation, wird der Aufbau des optischen Kortex irreversibel gestört; es resultiert eine zentrale Erblindung. Man spricht von der **Prägungsphase.** Durch vielfältige Variationen solcher Experimente konnten die zum Aufbau der Hirnstrukturen notwendigen äußeren Stimulationsbedingungen genauer festgelegt werden. So weiß man, dass für das Sehvermögen außer der Lichtreizung während der artspezifischen Prägungsphase, bei Katzen z. B. bis zur 16. Lebenswoche, zuvor eine Triggerphase mit unterschwelligen Stimulationen notwendig ist. Weiter konnte festgestellt werden, dass äußere Reize die lokale Hirndurchblutung steigern, die Zahl der Synapsen erhöhen und die Proteinsynthese der Nervenzellen anregen. Sie steigern auch die Konzentration von Transmittern und fördern die Aussprossung von Dendriten.

Bei dem **Nervenwachstumsfaktor** (Nerve Growth Factor = NGF) handelt sich um insulinähnliche Polypeptide, die zum Verständnis der ZNS-Plastizität von wesentlicher Bedeutung sind. Nach umschriebenen Schädigungen können lokal erhöhte Konzentrationen festgestellt werden; aber auch bei angeborenen Hirnerkrankungen mit erhöhtem Risiko für die Entstehung von Hirntumoren wird vermehrt NGF gefunden. Experimentell kann bei motorischer Aktivierung eine Stimulation des NGF in den zuständigen Nervenzellen mit Aussprossung von Dendriten nachgewiesen werden; man spricht von der „Activity Driven Plasticity". Möglicherweise können hierdurch neuronale Reservezellen aktiviert werden. So werden auch nach der 34. Gestationswoche, allerdings lokal begrenzt, noch Neuroblasten neu gebildet.

Von besonderer Bedeutung scheinen sog. Adhäsionsmoleküle der Zelloberfläche im ZNS zu sein, welche die vielfältigen Kontakte und Verknüpfungen der Neuronenstrukturen steuern.

Werden beim jungen Tier im Experiment umschriebene Großhirnareale entfernt, kommt es zum Aufbau kompensatorischer Funktionsstrukturen in anderen Hirngebieten und zur Ausbildung alternativer Nervenbahnsysteme. Dabei haben Fische und Amphibien andere Regenerationsfähigkeiten als Vögel und Säugetiere. Beim Menschen gibt es keine einfache Beziehung zwischen der Ausprägung einer anatomisch-strukturellen Veränderung des Gehirns und hieraus ableitbaren Funktionsstörungen, z. B. bei einem Hydrozephalus oder einer Frühgeborenenhirnblutung. Besonders eindrucksvoll ist, dass bei der operativen Entfernung einer Großhirnhälfte in den ersten Lebensjahren (Hemisphärektomie), meist wegen schwerer angeborener Fehlbildungen, die verbleibende Hemisphäre einen Großteil der Funktionen der Gegenseite übernehmen kann. Schädigungen eines umschriebenen Hirnareals können durch Umstrukturierungen von neuronalen Funktionen im Bereich der Dendriten und Synapsen ausgeglichen werden; andererseits können durch kleine Defekte aber auch ausgeprägte bleibende Fehlfunktionen entstehen, z. B. eine schwere Zerebralparese bei einer periventrikulären Leukomalazie (➤ Kap. 7.1.2). Dabei spielen der Zeitpunkt der Schädigung und das Einsetzen von Reparaturmechanismen ebenfalls eine wichtige Rolle. Vielfältige Einflüsse während der fetalen Entwicklung, z. B. die Ernährungssituation, haben eine langfristige Bedeutung, z. B. bei der Entstehung einer Adipositas (= **fetale Programmierung**).

Von besonderem Interesse ist weiterhin das Phänomen der **Apoptose,** des programmierten Zelltods.

Durch bestimmte äußere Einwirkungen kann der Untergang überzähliger Nervenzellen besonders in der Fetal- und frühen Säuglingszeit verringert werden. In anregender Umgebung entwickeln Neurone nachweislich mehr Synapsen und sind weniger anfällig gegenüber Müdigkeit. Durch mechanische Einflüsse, Entzündungen oder Sauerstoffmangel können apoptotische Langzeitwirkungen eingeleitet werden. Hypothermie und verschiedene Medikamente, z. B. Topiramat, können die Apoptose reduzieren; fördernde Mechanismen sind z. B. der Einstrom von Kalziumionen und die Freisetzung von Glutamat in die Zelle.

Die Plastizität bei globalen Hirnfunktionsstörungen ist insgesamt sicher noch schwer zu verstehen. Für ihre Erforschung sind auch molekulargenetische Erkenntnisse von wesentlicher Bedeutung. Viele für die Hirnentwicklung wichtige Faktoren (außer NGF Elastin, Fibroblasten-Wachstumsfaktoren, Gliafaktoren, Proteolipidproteine usw.) werden untersucht. Insgesamt ist aber die Stabilität der Hirnfunktionen wahrscheinlich wichtiger als ihre Plastizität. Außerdem spielen Transmitterstoffe und ihre Rezeptoren, die Ionenkanäle in den Membranen, Botenstoffe wie die endogenen Opiate, Glykoproteine und andere informationstragende Proteine z. B. der Glia ebenso wie Nahrungsbestandteile, essenzielle Fettsäuren, Spurenelemente und Vitamine sowie die Zusammenhänge zwischen genetischen Systemen und deren Eiweißprodukten eine wesentliche Rolle [26, 91, 94, 117, 120].

2.9 Praktische Konsequenzen für die Hirnfunktionen

Ein seit Langem bekanntes praktisches Beispiel für das Phänomen der Prägung ist die frühzeitige Erkennung und Behandlung des **Schielens** ab der Säuglingszeit, um bleibende Sehstörungen zu vermeiden. Auch die intrauterinen **Bewegungen des Fetus,** die intrauterine Reizaufnahme, die Ausbildung eines harmonischen **Schlaf-Wach-Rhythmus** und die **Vermeidung von Stress** sind nachgewiesenermaßen Faktoren, die über das Phänomen der Prägung die Gehirnentwicklung wesentlich beeinflussen. So ist bekannt, dass Schlafmangel, vor allem des REM-Schlafs, das Gehirnwachstum des Fetus beeinträchtigt. Bei der Ausbildung einer endogenen Rhythmik spielen unterschiedliche Hormonkonzentrationen, u. a. der Gluko- und Mineralokortikoide, eine wichtige Rolle, die über Rezeptoren im limbischen System, vor allem im Hippocampus, wirken. Hier steuern sie die Apoptose von Nervenzellen, beeinflussen die Entwicklung der Emotionalität und der Erinnerungsfunktionen, aber auch den Alterungsprozess. Die Plastizität des zentralen Nervensystems bleibt während des gesamten Lebens nachweisbar, hat aber ihre stärkste Ausprägung sicher in der ersten Lebensphase.

Von besonderem wissenschaftlichem Interesse ist der Einfluss umschriebener Störungen des nervalen Erregungsablaufs, z. B. bei Epilepsien, auf die Entwicklung der Gesamthirnfunktion. Hierbei können allgemeine Funktionsstörungen neuronaler Strukturen und spezielle Verstärkungen der Epilepsiebereitschaft (z. B. infolge von Stoffwechselstörungen oder durch **Kindling;** ➤ Kap. 8.14.1) unterschieden werden. Dies spielt auch bei Überlegungen zur frühzeitigen neurochirurgischen Behandlung schwerer Epilepsien eine Rolle. So scheint sich die Prognose von Kindern mit schweren Epilepsien infolge umschriebener Hirnschädigungen dann zu verbessern, wenn die betroffenen Bereiche frühzeitig, d. h. innerhalb der ersten Lebensjahre, ausgeschaltet bzw. entfernt werden. Erste Nachuntersuchungen bei Kindern nach neurochirurgischer Entfernung einer Hirnhälfte (Hemisphärektomie) infolge einer Anlagestörung (z. B. Sturge-Weber-Syndrom) zeigen, dass erstaunlich viele Funktionen z. B. der Bewegungssteuerung und des Visus, evtl. auch der Sprache, von der gesunden Gegenseite übernommen werden können. Durch die zunehmend subtilen Methoden der modernen Epilepsie-Neurochirurgie in Verbindung mit der Elektrophysiologie und der funktionellen Bildgebung lassen sich immer besser topografische Zuordnungen zwischen Hirnrindenstrukturen und Hirnfunktionen herstellen. Dabei können auch Bereiche, die bisher wenig spezifiziert sind, z. B. das Frontalhirn, zunehmend besser definierten Funktionen wie verschiedenen Gedächtnismodalitäten, Impulskontrolle und Handlungsplanung zugeordnet werden.

Als praktische Konsequenzen zur Förderung der ZNS-Plastizität des Kindes können folgende Punkte angeführt werden:

- Richtige Ernährung der Mutter vor allem in der Gravidität (z. B. Proteine, Eisen, Vitamine, Folsäure, Spurenelemente, essenzielle Fettsäuren)
- Ernährung des Säuglings mit Muttermilch in den ersten 6 Lebensmonaten
- Entwicklung eines natürlichen Schlaf-Wach-Rhythmus
- Vermeidung von langfristigem Stress
- Förderung möglichst vielfältiger selbstständiger Aktivitäten
- Vermeidung einseitiger Reize

Eindrucksvoll kann nachgewiesen werden, dass direkte interpersonale Kontakte, vor allem zwischen der Mutter und dem Kind, viel wirksamer sind als das Abspielen von apparativen visuellen und akustischen Stimuli. Bei einer frühzeitig erkennbaren abnormen Entwicklung sind zusätzlich folgende Faktoren von Bedeutung:

- Die Stimulierbarkeit der Hirnareale ist unterschiedlich. So kann das Sprachverständnis-Zentrum (Wernicke) schon beim Neugeborenen aktiviert werden, das aktive Sprachzentrum (Broca) aber erst mit ca. 12 Monaten. Die funktionellen Verbindungen zwischen dem Groß- und dem Kleinhirn werden erst nach dem 12. Lebensjahr vollständig ausgebildet.
- Frühe externe Stimulationen sollten möglichst vielfältig, synchron und submaximal ablaufen, z. B. in Form von sensiblen Reizen, Gleichgewichtsreizen und Muskelbewegungen, um die Voraussetzungen für eigenständige Aktivitäten zu verbessern, z. B. durch verbesserte Kraftentwicklung.
- Störfaktoren, vor allem Epilepsien, zerebrale Durchblutungsstörungen und Sauerstoffmangelzustände, sollten in der frühkindlichen Entwicklung schnell erkannt und konsequent vermieden werden.

Bisher gibt es keine spezifischen Medikamente oder andere medizinische Maßnahmen, die die Plastizität des zentralen Nervensystems direkt fördern; eine solche Entwicklung ist vorerst auch nicht zu erwarten [49, 78, 91, 94, 152].

2.10 Die Geburt

Normalerweise handelt es sich bei der Geburt um einen optimal abgestimmten, natürlichen Vorgang mit einem aktiven Zusammenspiel zwischen Mutter und Kind. Besonders in der Einstellungs- und Austreibungsphase ist die aktive Mitarbeit des Kindes von wesentlicher Bedeutung. Die Geburt führt zu einer abrupten Änderung des Umgebungsmilieus für das Kind; dennoch ist sie kein völliger Neubeginn, sondern ein relativ später Meilenstein im Leben des Kindes. Die Überwachungsmöglichkeiten der modernen Geburtshilfe haben die Gefahr eines Sauerstoffmangels während der Geburt wesentlich vermindert. Heute werden großzügig Kaiserschnittentbindungen aus mütterlicher Indikation, z. B. bei zu engem Becken, nach vorangegangener Sectio und bei mangelnder Belastbarkeit, durchgeführt. Eine Kaiserschnittentbindung aus kindlicher Indikation kann wegen zu großem Kopfumfang, vor allem aber zur Vermeidung einer kindlichen Versorgungsstörung bei Plazentaanomalien, Geburtsstillstand im Beckeneingang, Lageanomalien und Mehrlingsschwangerschaften notwendig sein. Vakuumextraktion und Zangenentbindung finden bei Geburtsstillstand in Beckenmitte oder am Beckenboden statt.

Tab. 2.2 Apgar-Index

Symptom	0	1	2
Herzfrequenz	fehlt	unter 100/min	über 100/min
Atmung	fehlt	unregelmäßig	regelmäßig, kräftiges Schreien
Muskeltonus	fehlt	hypoton	regelrecht
Hautfarbe	blass/grau	zyanotisch bis blaurot	rosig
Reaktion auf äußere Reize	fehlt	geringe Reaktion	deutliche Reaktion mit Grimassieren

Die Lebensfrische des Neugeborenen wird üblicherweise mit dem **Apgar-Index** nach 5 und 10 Minuten beschrieben. Hiermit werden Atmung, Herzschlag, Muskeltonus, Hautfarbe und Reflexe beim Absaugen mit Ziffern zwischen 0 (fehlend) und 2 (gut) bezeichnet (➤ Tab. 2.2). Die Summe dieser Ziffern ergibt den Index-Wert (Score).

Beurteilung nach WHO-Definition:

Apgar-Score 8–10 Punkte:	lebensfrisches Neugeborenes
Apgar-Score 6–7 Punkte:	leichte Adaptationsstörung
Apgar-Score 3–5 Punkte:	mittelschwere Depression
Apgar-Score 0–2 Punkte:	schwerste Depression

Apgar-Werte in den ersten Lebensminuten haben für die weitere Entwicklung des Kindes keine wesentliche Bedeutung. Erst wenn nach mehr als 5 Minuten der Apgar-Score < 7 ist, besteht eine erhöhte Gefahr für bleibende Entwicklungsstörungen **(Risikokind).** Bläuliche Verfärbungen, besonders von Extremitäten und Kopf, sind nach einer Geburt sehr häufig und haben keine prognostische Bedeutung. So hat z. B. J. W. von Goethe berichtet, dass er bei seiner Geburt „tiefschwarz und leblos" gewesen sei und sich nur durch das entschlossene Eingreifen der Hebamme erholt habe.

Weiterhin ist die Bestimmung des Blut-pH-Werts in der Nabelschnurarterie von hohem Aussagewert: Werte > 7,2 gelten als normal, Werte < 7,1 als abnorm. Letztere sind signifikant häufiger mit einer bleibenden Entwicklungsstörung aufgrund einer intrauterinen Hypoxie verbunden.

Bei jedem Neugeborenen sollten die **Reifezeichen** aufgrund von Hautbeschaffenheit, Hautfarbe, Behaarung, Ohrform, Ausbildung der Brustwarzen und des Genitales sowie der Faltenbildung der Fußsohlen bestimmt werden.

Das Geburtsgewicht erlaubt keine sichere Aussage über die Schwangerschaftsdauer: 36 % der Kinder mit einem Geburtsgewicht unter 2 500 g haben eine Schwangerschaftsdauer über 37 Wochen **(Mangelgeborenes = Small for Date);** umgekehrt können z. B. Kinder diabetischer Mütter ein für die Schwangerschaftsdauer deutliches Übergewicht haben.

Frühgeborene sind Neugeborene mit einer Gestationsdauer von weniger als 37 vollendeten Schwangerschaftswochen. Die Grenzen der Lebensfähigkeit von Frühgeborenen liegen zurzeit bei einer Schwangerschaftsdauer von mindestens 24 Wochen und einem minimalen Geburtsgewicht von ca. 400 g.

Durch Verbesserungen der Schwangerenvorsorge und der Geburtshilfe, vor allem aber der Neugeborenen-Intensivmedizin, konnte die Neugeborenensterblichkeit wesentlich vermindert werden.

Spezielle Gründe hierfür sind u. a.

- Die Vermeidung von Hausgeburten bzw. Geburten in Einrichtungen ohne ausreichende Erfahrung und organisatorische Möglichkeiten im Umgang mit akuten Komplikationen bei Mutter und Kind
- Die rechtzeitige Verlegung der Mutter vor einer Risikogeburt in ein Perinatalzentrum
- Die frühzeitige Anwesenheit eines erfahrenen Pädiaters im Kreißsaal und die standardisierte Versorgung des Risikoneugeborenen, z. B. mit frühzeitiger Atemhilfe, evtl. Intubation und maschineller Beatmung
- Der qualifizierte Transport des Neugeborenen
- Die Versorgung auf einer Neugeborenen-Intensivstation mit qualifiziertem Personal
- Der möglichst schonende Umgang mit Risiko-, Früh- und Neugeborenen
- Das Rooming-in mit der Mutter, soweit irgend möglich

Vielfältige Erfahrungen haben die Bedeutung einer **„sanften Geburt"** und des möglichst frühen Mutter-Kind-Kontakts eindrucksvoll bestätigt. Besonders in den ersten Minuten nach der Geburt ist das Neugeborene sehr aufnahmebereit für positive Reize, z. B. in Form von Hautkontakt und Ansprechen durch die Mutter. Besonders wirksam sind das frühzeitige Anlegen an die Brust und die Verabreichung der Vormilch, des Kolostrums. Ein frühzeitiges **„Bonding"** fördert nachweislich eine bleibende gute Eltern-Kind-Beziehung.

Bei einer notwendigen Aufnahme des Neugeborenen in eine Kinderklinik sollten die Eltern, soweit möglich, gut vorbereitet werden; die Gründe sollten verständlich und ausführlich dargelegt werden, und allen Beteiligten muss die Besonderheit der Entfernung des Kindes von der Mutter nach der Geburt bewusst sein. Ein Foto des Neugeborenen kann Ängste und Fantasien der Mutter verringern.

Möglichst frühzeitig sollten Eltern auch ihr krankes Kind besuchen können und in die Pflege einbezogen werden; besonders die Mutter sollte das Neugeborene früh berühren, streicheln und – soweit möglich – versorgen.

Vorurteile gegenüber der „Apparatemedizin" bei schwer kranken und gefährdeten Früh- und Neugeborenen sind aufgrund der nachweisbaren Erfolge nicht gerechtfertigt. Immer mehr Frühgeborene mit einem Gestationsalter unter 32 Schwangerschaftswochen überleben mit guter Langzeitprognose. Seit Ende der 1990er-Jahre haben an großen Perinatalzentren über 70 % der extrem unreifen Frühgeborenen mit einem Geburtsgewicht unter 1 000 g überlebt, zwischen 1 000 und 1 500 g über 95 %. Entscheidend sind die qualifizierte Behandlung und Überwachung der Früh- und Risikoneugeborenen durch gut ausgebildetes ärztliches und pflegerisches Personal und der gezielte Einsatz sorgfältig ausgewählter apparativer und medikamentöser Maßnahmen. Eindrucksvoll hat sich in den vergangenen Jahren die Bedeutung einer „sanften" Intensivpflege durchgesetzt, bei der z. B. Stress und Schmerz des Frühgeborenen vermieden werden. Streicheln, Schaukeln und Hautkontakt, z. B. auch im Rahmen der „Känguru-Methode", haben sich sowohl für das Kind als auch für die Mutter als sinnvoll erwiesen.

Für viele Eltern Frühgeborener und kranker Neugeborener ist eine Selbsthilfegruppe zum Meinungs- und Erfahrungsaustausch mit anderen Eltern empfehlenswert (z. B. Bundesverband „Das frühgeborene Kind" e. V.). Immer mehr setzt sich die Erkenntnis durch, dass eine qualifizierte Geburtshilfe auf Dauer nur in Einrichtungen stattfinden kann, die pro Jahr mehr als 500 Geburten betreuen. Nur bei ausreichender Erfahrung des geburtshilflichen Teams können akute Notsituationen wie eine Schulterdystokie, eine vorzeitige Plazentalösung oder ein Nabelschnurvorfall bewältigt werden. Ganz entscheidend für eine Bewertung des derzeitigen Aufwands bei der Betreuung von Früh- und Risikoneugeborenen ist die differenzierte Erfassung der Langzeitentwicklung dieser Kinder nach Gesundheitszustand, kognitiver Entwicklung und Lebensqualität nicht nur, wie bisher, bis zum 2. Lebensjahr, sondern bis in das Erwachsenenalter (➤ Kap. 8.10, ➤ Kap. 8.11) [41, 58, 87, 94].

KAPITEL

3 Beurteilung der normalen Entwicklung

H.-M. Straßburg

3.1 Grundlagen der Entwicklungsbeurteilung

Wesentliche Grundlage der Entwicklungsdiagnostik von Kindern ist die sorgfältige Beschreibung ihres Verhaltens. Nach H.F. Prechtl werden dabei verschiedene **Aktivitätsgrade** unterschieden, deren Bestimmung eine Grundvoraussetzung für die Entwicklungsbeurteilung ist:

- Ruhiger Schlaf
- Unregelmäßiger Schlaf
- Ruhiges Verhalten im Wachzustand
- Aktives Verhalten
- Schreien

Zwischen den Verhaltenszuständen gibt es keinen kontinuierlichen Übergang. Die günstigste Beurteilung erfolgt im Zustand des aktiven Verhaltens.

Folgende **Entwicklungsbereiche** können bei der Entwicklungsbeobachtung im frühen Kindesalter unterschieden werden:

- Große Körperbewegungen, Großmotorik
- Kleine Körperbewegungen, Übergangsbewegungen, Feinmotorik
- Temperament
- Aufmerksamkeit
- Soziales Kontaktverhalten
- Spielverhalten
- Sprechäußerungen und Sprachverständnis
- Empfindungsfähigkeit
- Handlungsplanung

In jedem dieser Entwicklungsbereiche werden je nach Alter sehr unterschiedliche Aspekte berücksichtigt. Besonders in den ersten Lebensmonaten spielt die Beurteilung der **Motorik** eine ganz wesentliche Rolle. Dabei unterscheidet man **grob-(besser groß-)motorische Fähigkeiten** wie Drehen, Sitzen, Krabbeln, Stehen und Gehen von **feinmotorischen** wie z. B. der Handgeschicklichkeit, Mimik und Gestik. Neben **spontanen Bewegungen** werden in unterschiedlicher Form **provozierte Bewegungsabläufe,** z. B. die Lagereaktionen infolge von Positionsänderungen des Kindes im Raum, als Entwicklungskriterium herangezogen. Da jede motorische Äußerung in komplexer Weise mit verschiedenen sinnesphysiologischen Erfahrungen wie Oberflächen- und Tiefensensibilität, Sehen, Hören und vestibulären Einflüssen verbunden ist, spricht man besser von **Sensomotorik.**

Prinzipiell sollte in einer mehrdimensionalen Betrachtungsweise versucht werden, den Stand der Entwicklung festzulegen, Fähigkeiten und Defizite einzugrenzen und hieraus eine Aussage zur Prognose abzuleiten (➤ Kap. 1.4.5).

Von einer Entwicklungsstörung ist der Verlust bereits erworbener Fähigkeiten, z. B. im Rahmen fortschreitender Erkrankungen, abzugrenzen. Man spricht dann von **Aphasie** bei Sprachverlust, von **Apraxie** beim Verlust sinnvoller Bewegungssteuerung oder von **Demenz** bei einem Verlust der geistigen Fähigkeiten [1, 2, 25, 49, 55, 63, 91].

3.2 Das 1. Lebensjahr

Die Beurteilung der Entwicklung im 1. Lebensjahr (➤ Abb. 3.1) hängt vor allem von der Spontanmotorik und Interaktionsfähigkeit des Kindes mit seiner Umgebung und erst in zweiter Linie von Reflexen und Reaktionen ab.

1. Monat

Während des 1. Lebensmonats ist die Körperhaltung durch einen überwiegenden Beugetonus der Extremitäten, die relativ wenig koordiniert zueinander bewegt werden, gekennzeichnet. Der Kopf kann noch nicht in der Mittellinie gehalten werden, in Bauchlage ist nur ein kurzes Heben des Kopfs über 45° möglich; Spontanbewegungen sind meist kurz und ruckartig, die Hände oft gefaustet. Dies lässt sich vor allem als Folge der relativen Muskelschwäche des Säuglings und der Auswirkung der Gravitation erklären.

Die Augenbewegungen sind meist unkoordiniert; dennoch kann ein gesundes Neugeborenes kurz fixieren. Es reagiert differenziert auf unterschiedliche Geräusche, Geruchs- und Geschmacksangebote und lässt sich trösten. Bei positiven äußeren Reizen, z. B. Körperkontakt und Ansprache durch die Mutter oder Gabe von Glukose auf die Zunge, kommt es zu vermehrten Saugbewegungen. Schreien bzw. Weinen kann primär als Ausdruck des Unwohlseins, z. B. bei Nässe, Kälte, grellem Licht, lauten Geräuschen, mangelnden Bewegungsmöglichkeiten oder Hunger, gedeutet werden. Hierbei kann vor allem die Mutter das Kind trösten. Ein Lächeln kann noch nicht in einem eindeutigen sozialen Bezug beobachtet werden.

2. und 3. Monat

Im 2. und 3. Lebensmonat wird die Körperhaltung immer lockerer, der Wechsel von Beugung und Streckung wird seitengleich, die Hände sind häufiger offen. Der Kopf wird aktiv von einer Seite zur anderen gedreht, in Bauchlage kann er immer länger bis auf 90° angehoben werden, beim Hochziehen aus Rückenlage und in sitzender Position wird der Kopf mehr und mehr gerade gehalten.

Gesichter, vor allem Augen und Haarkranz, werden immer länger fixiert. Bei Geräuschen wird die eigene Aktivität unterbrochen. Die Artikulation wird vielfältiger und verändert sich in Abhängigkeit der vor allem von der Mutter vorgegebenen Tonhöhe („Babytalk").

Am Ende des 3. Lebensmonats kann für viele biologische Parameter ein deutlicher Wandel festgestellt werden. Das Kind beginnt, sich im Rumpf zu drehen und die Beine im Hüftgelenk zu beugen, greift gezielt nach Gegenständen und stabilisiert sich im Unterarmstütz in der Bauchlage. Das Gesicht der Eltern und bestimmte Gegenstände, z. B. ein Schnuller, werden wiedererkannt, das Lächeln wird immer mehr eine soziale Kontaktaufnahme. In dieser Zeit

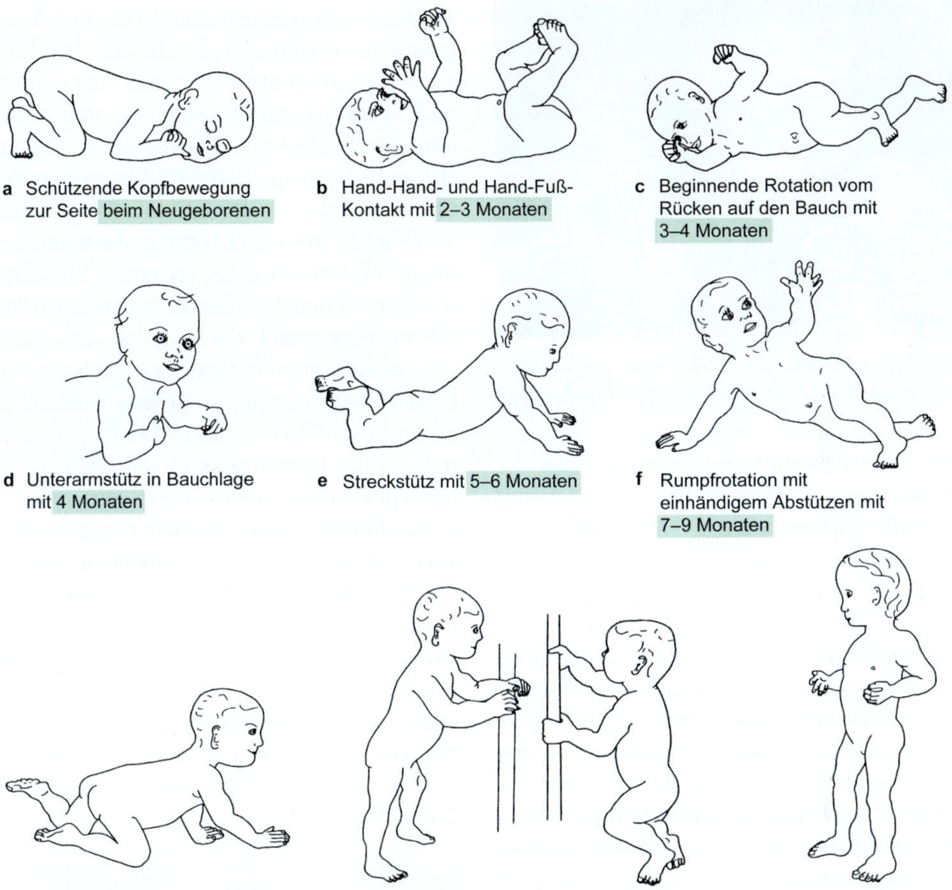

a Schützende Kopfbewegung zur Seite beim Neugeborenen

b Hand-Hand- und Hand-Fuß-Kontakt mit 2–3 Monaten

c Beginnende Rotation vom Rücken auf den Bauch mit 3–4 Monaten

d Unterarmstütz in Bauchlage mit 4 Monaten

e Streckstütz mit 5–6 Monaten

f Rumpfrotation mit einhändigem Abstützen mit 7–9 Monaten

g Symmetrisches Krabbeln mit 10–12 Monaten

h Hochziehen zum Stehen und Stehen mit Festhalten mit 10–12 Monaten

i Erste freie Schritte mit 15–18 Monaten

Abb. 3.1 a–i Übersicht über wichtige Phasen der motorischen Entwicklung des Säuglings

stabilisiert sich der Tag-Nacht- bzw. Schlaf-Wach-Rhythmus.

4.–6. Monat

In Rückenlage findet immer häufiger ein Lagewechsel mit Drehbewegung auf beide Seiten statt. Das Kind greift gezielt nach unterschiedlichen Gegenständen. In Bauchlage stabilisiert es sich zunehmend mit gestreckten Armen auf seinen Händen und beginnt aus dieser Position zu greifen (Streckstütz). Es führt Gegenstände zum Mund. Bei Traktion aus Rückenlage wird der Kopf in einer Linie mit dem Rumpf gehalten und durch Hochziehen der Schultern stabilisiert; Arme und Beine sind dabei gebeugt. In gehaltener, sitzender Position kommt es beim seitlichen Abkippen zu Stützbewegungen auf die offene Hand. In der schwebenden Bauchlage wird der Rumpf zunehmend gerade gehalten; bei Annäherung von Kopf und Oberkörper an eine Unterlage werden die Hände in Sprungbereitschaft zum Abstützen geöffnet (Parachute-Reaktion). In der vertikalen Hängelage lässt sich bereits vor Erreichen der Unterlage eine Stehbereitschaft der Füße nachweisen. Bei der Seitwärtskippung aus der vertikalen Position besteht eine zunehmende Tonisierung der Rumpfmuskulatur mit Vertikaleinstellung des Kopfs. Der Säugling kann lange seine Hände betrachten, spielt mit ihnen, wechselt Gegenstände von einer zur anderen Hand. Er reagiert jetzt diffe-

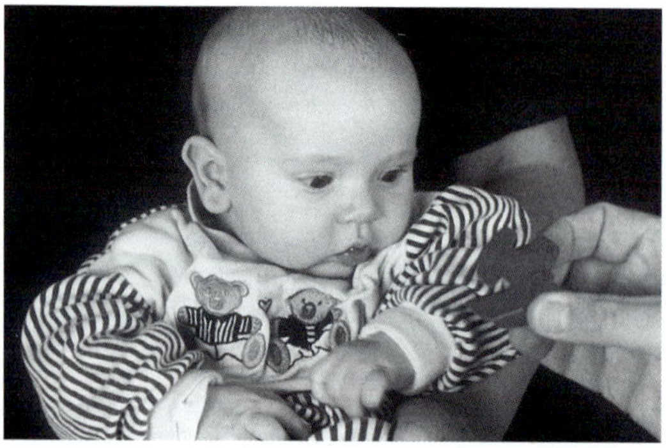

Abb. 3.2 4 Monate alter, normal entwickelter Säugling mit intensivem Blickkontakt zu einem angebotenen Objekt

renziert auf leise Geräusche. Er erkennt außer der Mutter noch andere Personen und vokalisiert mit unterschiedlichen Gurrlauten (➤ Abb. 3.2).

7.–9. Monat

Der Säugling dreht sich nun aktiv um seine Längsachse, wobei vor allem beim Wechsel von der Bauch- zur Rückenposition ein passives Abkippen von einer aktiven Rotationsbewegung unter Beteiligung von Kopf, Schultergürtel, Becken und Beinen abgegrenzt werden muss. Die Fähigkeit zum vollständigen Drehen von der Rücken- in die Bauchlage wird meist etwas später erworben. In der Bauchlage beginnt der Säugling um eine Nabelachse zu rotieren, kriecht und robbt rückwärts und vorwärts. Bei Traktion aus Rückenlage muss der Kopf nicht mehr durch hochgezogene Schultern stabilisiert werden, die Beine sind immer lockerer und mehr gestreckt. Das Kind kann frei sitzen. Es versucht, Gegenstände außer Reichweite zu greifen und an sich heranzuziehen. Beim Greifen können zunehmend kleinere Gegenstände erfasst werden, die Hände werden bewusst geöffnet und geschlossen. Das Kind macht erste Nachahmungsversuche, z. B. beim Anziehen und beim Füttern. Mit seiner Sprache reagiert es prompt auf Änderungen der Tonlage; bei fremden Personen äußert es Abwehr und Unwohlsein (Fremdeln).

10.–12. Monat

Das Kind versucht nun, sich auf Händen und Füßen zu stabilisieren: Es kommt zum Krabbeln, evtl. auch kurzfristig zum Vierfüßlergang. Aus Bauch- und Rückenlage erreicht es selbstständig das freie Sitzen mit gestreckten Beinen oder es zieht sich über den Kniestand zum freien Stand mit Festhalten und anfangs noch deutlicher Hüftbeugung hoch. In dem Bild des schwedischen Malers C. Larsson kommt die typische Haltung eines knapp 1-jährigen Kindes besonders gut zum Ausdruck, z. B. der aufrechte Sitz, der intensive Blickkontakt mit seiner Umwelt, die fröhliche Stimmung auf dem Schoß der vertrauten Kontaktperson (der Mutter) und das spielerische Umgreifen des Vorfußes mit der Hand (➤ Abb. 3.3, ➤ Abb. 3.4).

Von hier kommt es zuerst zum Seitwärtsgehen an Gegenständen entlang („Küstenschifffahrt"). Die ersten freien Schritte sind mit einer deutlichen Retraktion der Ellenbogen und wiederholtem Hinfallen, typischerweise auf das Gesäß, verbunden.

Das Kind betrachtet kleinere Gegenstände, kann Spielzeug an einer Schnur zu sich heranziehen, greift mit Daumen und Zeigefinger, wirft Gegenstände bewusst weg, ahmt Erwachsene in verschiedenen Gesten nach (Winken, Kopfwackeln). Es reagiert auf einfache verbale Aufforderungen und Verbote, beginnt mit Versteckspielen und artikuliert Doppelsilben (lala), die zunehmend zu ersten Worten geformt werden („Mama", „Papa" usw.) [4, 47, 55, 70, 88, 148, 190, 201].

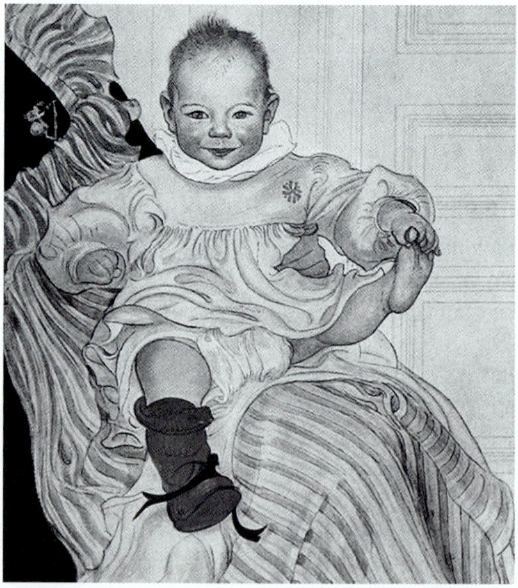

Abb. 3.3 Gute Hand-Fuß-Koordination bei einem Säugling am Ende des 1. Lebensjahrs (Gemälde von Carl Larsson [1853–1919])

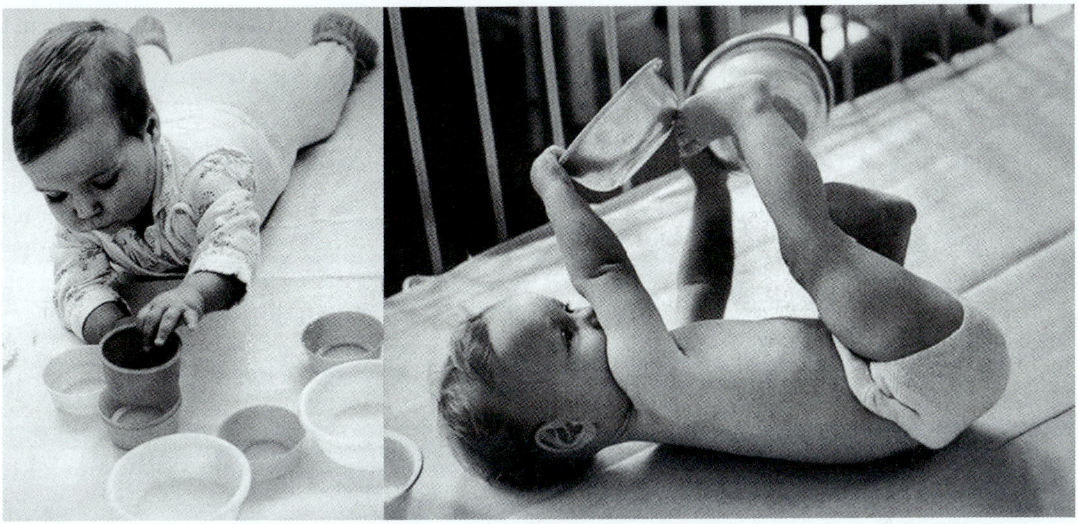

Abb. 3.4 Gezielte Handlungen im freien Spiel bei zwei normal entwickelten Säuglingen im Alter von 10 Monaten (Fotografien von M. Reismann, Pikler-Institut, Budapest)

3.3 Grenzsteine und Variationen der frühkindlichen Entwicklung

In ➤ Tab. 3.1 sind sog. **Grenzsteine der Entwicklung** von Kindern bei den Früherkennungsuntersuchungen U2 bis U6 und im 3. Lebenshalbjahr, aufgegliedert nach motorischer Entwicklung, Sprachentwicklung und sozioemotionaler Entwicklung, zusammengestellt, die von 90 % eines Normalkollektivs erreicht werden.

Ein Abweichen von einzelnen dieser Parameter muss nicht einer krankhaften Entwicklungsstörung entsprechen. Besonders zwischen dem 3. und 6. Lebensmonat lassen sich häufig „abnorme" Befunde erheben, sodass eine starre Gesetzmäßigkeit der Entwicklung im 1. Lebensjahr nicht aufrechtzuhalten ist. Alle wesentlichen entwicklungsneurologischen Befunde sollten deshalb im Säuglingsalter vor allem beschrieben werden; eine definitive Diagnose ist oft nur durch Verlaufsbeobachtungen möglich.

Komplexe und überwiegend kortikal organisierte Hirnleistungen wie **Handlungsplanung, Interaktion** und **Sprache** sollten in ihrer Bedeutung für die Entwicklungsbeurteilung besonders berücksichtigt werden.

Alle genannten Entwicklungsbeobachtungen können aber nur einen groben Anhalt geben – für eine Beurteilung und Bewertung ist vor allem die persönliche Erfahrung des Untersuchers ausschlaggebend. Die Feststellung einer Entwicklungsverzögerung muss dabei zunächst als Aufforderung angesehen werden, sich Gedanken über deren Ursache zu machen. Grundsätzlich kann man sagen, dass ein Zurückbleiben der Entwicklung um mehr als 1 Monat im 1. Lebenshalbjahr, um mehr als 2 Monate im 2. Lebenshalbjahr und um mehr als 3 Monate im 2. Lebensjahr eine weitere differenzierte Diagnostik notwendig macht. Die Konsequenzen hieraus können sehr vielfältig sein und müssen nicht schematisch die Einleitung spezieller Maßnahmen, z. B. von Physiotherapie, bedeuten.

Bei allen Frühgeborenen ist es wichtig, zumindest während des 1. Lebensjahrs das **korrigierte Alter,** d. h. nach dem errechneten normalen Geburtstermin, als Grundlage der Entwicklungsbeurteilung heranzuziehen.

Typische **Variationen der Entwicklung** lassen sich bei Kindern feststellen, deren Bewegungsmöglichkeit in den ersten Lebensmonaten, z. B. durch Umwickeln der Beine, ständiges Tragen oder Lagerung in Schalen und weichen Unterlagen, eingeschränkt wurde. Innerhalb kurzer Zeit können sie

Tab. 3.1 „Grenzsteine" der motorischen, sprachlichen und sozialen Entwicklung von Säuglingen und Kleinkindern (bis zum 18. Monat, weitere Entwicklung ➢ Tab. 3.6)

Motorische Entwicklung	
1. Woche (U2)	Trinken ohne Probleme, kräftiges Schreien
1. Monat (U3)	In Bauchlage wird der Kopf mindestens 3 Sekunden angehoben
3. Monat (U4)	Sicheres Kopfheben in Bauchlage, Rumpf gerade
6. Monat (U5)	Sichere Kopfkontrolle bei jedem Lage- und Haltungswechsel
9. Monat	Fortbewegung in Bauchlage, dreht vom Rücken auf den Bauch, dreht um die eigene Achse, robbt vorwärts oder rückwärts
12. Monat (U6)	Kriecht bzw. krabbelt koordiniert auf Händen und Füßen, steht mit Festhalten
15. Monat	Kommt vom Stehen mit Festhalten alleine wieder zum Sitzen
18. Monat	Geht frei und sicher
Feinmotorische Entwicklung	
3. Monat (U4)	Spielt mit eigenen Fingern
6. Monat (U5)	Greift gezielt mit der ganzen Hand
9. Monat	Scherengriff, d. h. Daumen und Zeigefinger werden flach gegeneinander geführt
Sprachentwicklung	
1. Monat (U3)	Kurze Kehllaute
3. Monat (U4)	Spontanes Vokalisieren
6. Monat (U5)	Vokalisieren auf Ansprache
9. Monat	Silbenketten mit „a" (wawa – rara)
12. Monat (U6)	Gezielter Einsatz von Doppelsilben mit „a" (Mama, Papa)
18. Monat	Sinngemäße Verwendung einzelner Worte (Opa, Ball)
Sozialisation und emotionale Entwicklung	
1. Monat (U3)	Lässt sich durch Aufnehmen und Ansprechen beruhigen
3. Monat (U4)	Lächelt Gesicht an
6. Monat (U5)	Freut sich über Zuwendung, Ansprechen, Anlachen
9. Monat	Unterscheidet zwischen bekannten und fremden Personen
12. Monat (U6)	Enge emotionale Bindung an Bezugspersonen
Sozialisation und emotionale Entwicklung	
15. Monat	Ahmt Gestik (Winken, in Hände klatschen) und Laute nach
18. Monat	Versteht direkte Gebote und Verbote, macht Wünsche deutlich

am Ende des 1. Lebensjahrs motorische Entwicklungsverzögerungen nachholen. Verhaltensbeobachtungen bei verschiedenen Völkern bieten hier viele interessante Vergleichsmöglichkeiten, die jedoch nur sehr begrenzt auf die Lebensbedingungen in den Ländern mit moderner Zivilisation übertragen werden können. So ist durch ständige Fixierung der Beinbewegungen im 1. Lebensjahr, z. B. durch Wickeln auf ein Brett bei Indianer- und Turkstämmen, die Rate von Hüftgelenkerkrankungen und funktionellen Fußfehlstellungen signifikant höher. Auch kann bei vielen Naturvölkern das oft stammestypische Tragen des Säuglings durch die Mutter während ihrer z. T. schweren körperlichen Beschäftigungen und die damit verbundenen intensiven Stimulationen von z. B. Muskulatur, Gleichgewichtsorgan und Körperempfindungen nicht mit dem vorsichtigen Herumtragen eines Säuglings bei einer mitteleuropäischen Mutter verglichen werden.

Kinder, die früh in senkrechte Positionen gebracht wurden, z. B. durch passives Hinsetzen, Hochziehen zum Stehen, Gehübungen und Benutzung eines sog. Gehfrei-Geräts, versuchen vorzeitig, immer wieder diese Positionen einzunehmen, bleiben jedoch in ihren Bewegungsübergängen ungeübt und unsicher, stürzen häufiger, sind länger auf fremde Hilfe angewiesen und können dadurch ihre Umgebung beunruhigen und einen hektischen Umgang veranlassen (➤ Kap. 9.4,).

Einige Kinder können ohne erkennbare neurologische Störungen lange in sitzender Position verbleiben und entwickeln hieraus auch eine Fortbewegung („Hosenrutscher"); sie zeigen lange keine Stehbereitschaft („Wolkensitzer"), richten sich jedoch in der Regel im 2. Lebensjahr unabhängig von weiteren Maßnahmen innerhalb kurzer Zeit zum freien Stehen und Gehen auf (➤ Kap. 7.3, „muskuläre Hypotonie"). Andere Kinder, die gegenüber dem Normalkollektiv eine gleichbleibende Verzögerung ihrer großmotorischen Fähigkeiten aufweisen, haben im feinmotorischen, sozialen und sprachlichen Bereich eine normale bis überdurchschnittliche Entwicklung – zwischen dem 2. und 3. Lebensjahr gleichen sich die verschiedenen Entwicklungsbereiche zunehmend an.

Jedes Kind sollte in seinen eigenen, dem jeweiligen Entwicklungsstand angemessenen Bewegungsaktivitäten gefördert werden. Positionen, die ein Kind nicht selbstständig einnehmen kann, vor allem Sitzen und Stehen, sollten unter normalen Umständen während des gesamten 1. Lebensjahrs vermieden werden.

Die Bewegungsentwicklung findet in den ersten Lebensmonaten beim wachen Kind am besten in Rückenlage auf einer Bodendecke statt. Das Kind sollte so angezogen sein, dass es möglichst frei seine Beine bewegen und Drehbewegungen im Rumpf ausüben kann (z. B. Strampelsack). Schwere Decken und weiche Kissen sollten möglichst vermieden werden. Sofern es nicht zu kalt ist, reicht während des Schlafens oft ein weiter Schlafsack [4, 47, 55, 69, 88, 148].

3.4 Elternfragebogen

Um die oft vielfältigen Aspekte der Entwicklungsbeurteilung zeitsparend und unabhängig von ungünstigen Untersuchungsbedingungen bewerten zu können, haben sich Elternfragebögen bewährt. So sollten bei jeder genaueren Entwicklungsuntersuchung standardisierte Angaben zur Anamnese und zum Verhalten beim Kind vorliegen (➤ Tab. 3.2).

Vorteile solcher Fragebögen sind die bewusste Beobachtung in gewohnter und entspannter Umgebung beim täglichen Umgang und im freien Spielverhalten sowie die frühzeitige Erkennung von Entwicklungsauffälligkeiten durch regelmäßige Einträge.

Tab. 3.2 Frühkindliche Entwicklungsschritte nach dem Elternfragebogen des Loczy-Instituts (modifiziert nach Straßburg, 1997)

Bewegungsentwicklung	3 %	75 %	97 %
Dreht sich auf die Seite	3 Mon.	5 Mon.	7 Mon.
Dreht sich auf den Bauch	4 Mon.	6 Mon.	8 Mon.
Dreht sich auf den Bauch und zurück	4 Mon.	7 Mon.	9 Mon.
Rollt sich	6 Mon.	9 Mon.	10 Mon.
Kriecht auf dem Bauch	7 Mon.	11 Mon.	13 Mon.
Erhebt sich in halbsitzende Position	8 Mon.	10 Mon.	14 Mon.
Setzt sich auf	9 Mon.	13 Mon.	16 Mon.
Spielt sitzend	10 Mon.	14 Mon.	17 Mon.
Setzt sich auf ein Stühlchen	12 Mon.	17 Mon.	21 Mon.
Krabbelt auf Knien und Händen	8 Mon.	13 Mon.	16 Mon.
Kniet auf	9 Mon.	12 Mon.	15 Mon.
Steht – sich festhaltend – auf	9 Mon.	14 Mon.	16 Mon.
Unternimmt – sich festhaltend – Schritte	10 Mon.	14 Mon.	17 Mon.

Tab. 3.2 Frühkindliche Entwicklungsschritte nach dem Elternfragebogen des Loczy-Instituts (modifiziert nach Straßburg, 1997) *(Forts.)*

Bewegungsentwicklung	3 %	75 %	97 %
Steht frei auf	12 Mon.	17 Mon.	21 Mon.
Unternimmt erste freie Schritte	12 Mon.	17 Mon.	21 Mon.
Geht sicher	13 Mon.	18 Mon.	21 Mon.
Steigt Treppen im Nachstellschritt	15 Mon.	24 Mon.	27 Mon.
Steigt Treppen mit Schrittwechsel	24 Mon.	30 Mon.	33 Mon.
Verhalten während der Pflege, des Fütterns und des Essens	**3 %**	**75 %**	**97 %**
Öffnet bei Berührung mit dem Löffel den Mund	2 Mon.	4 Mon.	5 Mon.
Öffnet beim Anblick des Löffels den Mund	3 Mon.	6 Mon.	7 Mon.
Kann mit dem Löffel regelrecht gefüttert werden	5 Mon.	9 Mon.	13 Mon.
Versucht, selbstständig zu essen	12 Mon.	18 Mon.	21 Mon.
Isst selbstständig mit dem Löffel	15 Mon.	21 Mon.	24 Mon.
Hält das Glas und neigt es	5 Mon.	15 Mon.	19 Mon.
Trinkt selbstständig aus einem Glas	6 Mon.	12 Mon.	17 Mon.
Knabbert	7 Mon.	10 Mon.	17 Mon.
Kaut regelrecht und gründlich	13 Mon.	21 Mon.	24 Mon.
Entspannt sich	1 Mon.	2 Mon.	4 Mon.
Wirkt bei der Pflege mit, reagiert auf Ansprache	3 Mon.	6 Mon.	10 Mon.
Plantscht im Bad mit den Händen	4 Mon.	8 Mon.	18 Mon.
Hilft, z. B. beim An- und Ausziehen	5 Mon.	8 Mon.	21 Mon.
Regt ein Spiel an	6 Mon.	15 Mon.	18 Mon.
Schlüpft mit Armen/Beinen in Kleidungsstücke hinein und heraus	9 Mon.	15 Mon.	24 Mon.
Zieht einige Kleidungsstücke aus	10 Mon.	21 Mon.	30 Mon.
Fängt an, sich zu waschen	13 Mon.	21 Mon.	36 Mon.
Wäscht die Hände	21 Mon.	27 Mon.	36 Mon.
Zieht einige Kleidungsstücke an	24 Mon.	30 Mon.	36 Mon.
Knöpft auf	24 Mon.	30 Mon.	
Zieht die Schuhe an	27 Mon.	36 Mon.	
Putzt die Zähne	30 Mon.	33 Mon.	
Entwicklung der Auge-Hand-Koordination sowie der Hantier- und Spieltätigkeit	**3 %**	**75 %**	**97 %**
Folgt mit den Augen	1 Mon.	2 Mon.	3 Mon.
Betrachtet seine Hand	1 Mon.	4 Mon.	5 Mon.
Spielt mit seinen Händen	3 Mon.	4 Mon.	5 Mon.
Versucht, Gegenstände zu erreichen	4 Mon.	5 Mon.	6 Mon.
Greift zielsicher, fasst an	4 Mon.	6 Mon.	7 Mon.
Hebt einen Gegenstand unaufgefordert auf	5 Mon.	6 Mon.	8 Mon.
Hantiert variabel mit einem Gegenstand	6 Mon.	8 Mon.	9 Mon.
Schlägt im Spiel zwei Gegenstände zusammen	7 Mon.	9 Mon.	11 Mon.

Tab. 3.2 Frühkindliche Entwicklungsschritte nach dem Elternfragebogen des Loczy-Instituts (modifiziert nach Straßburg, 1997) *(Forts.)*

Entwicklung der Auge-Hand-Koordination sowie der Hantier- und Spieltätigkeit	3 %	75 %	97 %
Steckt zwei Gegenstände ineinander	8 Mon.	11 Mon.	14 Mon.
Hantiert mit mehreren Gegenständen	9 Mon.	14 Mon.	17 Mon.
Baut	10 Mon.	21 Mon.	27 Mon.
Spielt Rollenspiele allein	15 Mon.	24 Mon.	27 Mon.
Spielt Rollenspiele mit anderen Kindern	21 Mon.	27 Mon.	30 Mon.
Regt Rollenspiele mit anderen Kindern an	21 Mon.	30 Mon.	33 Mon.
Entwicklung des Sprachverständnisses sowie des Sprechens	**3 %**	**75 %**	**97 %**
Achtet auf den Sprechenden	1 Mon.	2 Mon.	3 Mon.
Formt den Mund auf Ansprache, lächelt	2 Mon.	3 Mon.	4 Mon.
„Antwortet" fortlaufend	3 Mon.	5 Mon.	8 Mon.
„Versteht" Worte während der Pflege	5 Mon.	9 Mon.	11 Mon.
„Versteht" Worte außerhalb der Pflege	8 Mon.	12 Mon.	18 Mon.
Ist mit Worten zu leiten	12 Mon.	21 Mon.	24 Mon.
Gibt Laute von sich	1 Mon.	3 Mon.	5 Mon.
Lallt	2 Mon.	3 Mon.	11 Mon.
Lallt mit Silben	5 Mon.	8 Mon.	24 Mon.
Gebraucht Worte	12 Mon.	18 Mon.	27 Mon.
Gebraucht Zweiwortsätze	14 Mon.	24 Mon.	30 Mon.
Gebraucht erweiterte Sätze	18 Mon.	27 Mon.	30 Mon.
Gebraucht zusammengesetzte Sätze	21 Mon.	27 Mon.	
Spricht fließend und verständlich	21 Mon.	36 Mon.	

Nachteile sind eine übermäßige Konzentration auf bestimmte Entwicklungsschritte, die Fixierung auf unwesentliche Auffälligkeiten und damit eine Verunsicherung der Eltern. Außerdem werden durch die genauen Instruktionen Bewegungsabläufe und Entwicklungsparameter überbewertet und fälschlicherweise ständig wiederholt, z. B. die Kopfkontrolle bei Traktion, das freie Sitzen und das Hinstellen. Am ehesten wird nach unserer Meinung diese Gefahr bei der Verwendung des im ungarischen Loczy-Institut von E. Pikler (1902–1984) und ihren Mitarbeiterinnen entwickelten Elternfragebogens vermieden [www.entwicklungsdokumentation.de; 8, 47, 88, 140, 148].

3.5 Die entwicklungsneurologische Untersuchung des Säuglings

3.5.1 Anamnese

Auf die Vielzahl möglicher Risikofaktoren für die Säuglingsentwicklung wurde bereits hingewiesen (➢ Kap. 1.2.5). Eine direkte Wertung ist praktisch nicht möglich; insbesondere erlaubt eine Summation mehrerer Risikofaktoren keine Aussage zur weiteren Prognose. Die Berücksichtigung von Optimalitätsfaktoren hat sich in der Praxis als zu umständlich erwiesen, ist jedoch bei wissenschaftlichen Untersuchungen sinnvoll. Anamnestische Angaben zur Geburt, insbesondere zum Apgar-Wert, können nur sehr begrenzt verwendet werden. Während der Neugeborenenperiode ist vor allem die Fähigkeit zu trinken ein wesentliches prognostisches Zeichen. Bilirubinerhöhungen unter 20 mg%, bläuliche Verfärbungen der Extremitäten und auffallend lange Schlafphasen haben z. B. keine wesentliche prognostische Bedeutung. Im gelben Untersuchungsheft werden bei den jeweiligen Vorsorge-Terminen gezielt Fragen zum aktuellen Gesundheits- und Entwicklungsstand des Säuglings gestellt. Wichtig ist bei der ärztlichen Untersuchung des Säuglings, die Eltern auf die von ihnen beobachteten Auffälligkeiten anzusprechen. Hierzu gehören z. B. mangelnde Reaktion auf Geräusche und auf Lichtreize, fragliche Anfallssymptome, auffallendes Schreien, Atempausen oder sonstige Auffälligkeiten während des Schlafs.

3.5.2 Die kinderärztliche Untersuchung

Vor der pädiatrischen Grunduntersuchung ist die Feststellung von Körpergewicht, Länge und Kopfumfang unabdingbar. Sie sollte beim ausgezogenen, wachen Säugling auf einer ausreichend großen Unterlage stattfinden. Bei der Inspektion sollte auch auf kleine körperliche Anomalien, sog. Dysplasien, geachtet werden, die bei der Diagnosestellung von Bedeutung sein können (➤ Tab. 3.3). Herz und Lunge müssen auskultiert, das Abdomen sorgfältig abgetastet, die Knochen überall palpiert und die Gelenke passiv bewegt werden.

Die Untersuchung von Reflexen und Reaktionen ist im Säuglingsalter *ein* Bestandteil der neuropädiatrischen Diagnostik, kann aber nicht als alleinige Grundlage der Entwicklungsbeurteilung akzeptiert werden.

Wesentliche **Reflexe, Reaktionen und motorische Verhaltensweisen im 1. Lebensjahr** ➤ Tab. 3.4, ➤ Abb. 3.5.

Die von V. Vojta (1917–2000) propagierte Diagnostik mit sieben Lagereaktionen zur Beurteilung der motorischen Entwicklung während des 1. Lebensjahrs muss heute als unzureichend angesehen werden (➤ Kap. 13.5).

Wesentlich ist die **Beobachtung der Spontanmotorik:** ob sie vermehrt oder vermindert ist, variabel oder stereotyp, ob Hinweise für verminderte Bewegungen (Paresen) bestehen oder auffallende Muster und Streckbewegungen (➤ Kap. 7.1.1).

Tab. 3.3 Kleine Dysplasien (morphologische Auffälligkeiten)

Schädelform (zu lang, zu breit, asymmetrisch, am Hinterkopf abgeflacht usw.)
Haare (Struktur, Wirbel, Alopezie [= umschriebene Glatzenbildung], Nacken- und Stirnansatz)
Ohren (Muscheldysplasie, Ohrhöcker, Anhängsel)
Augenbrauen (Zusammenwachsen über der Nasenwurzel = Synophris)
Augenlider (Lidachse, Ptosis = Herabhängen eines Augenlids)
Augenabstand (verbreitert = Hypertelorismus, verschmälert = Hypotelorismus)
Exophthalmus, Proptose („große Augen" bei einer Hypoplasie des Oberkiefers)
Mundform (Lippen, oberer und unterer Bogen, laterale Mundspalte)
Oberkieferhypoplasie (Unterentwicklung = Retro- oder Mikrognathie)
Nasenform (Größe, Biegung, Öffnung der Nasenlöcher)
Unterkiefer (zu klein = Hypoplasie oder Mikrogenie, nach hinten verlagert = Retrognathie)
Zahnfehlstellungen, abnorme Zahnformen
Hals und Schulter (Hochstand, Pterygium = seitliches „Flügelfell")
Hände (Form, Handlinien, Klinodaktylie = Überkreuzen von Fingern und Zehen, Daumenansatz, Daumenform, Vierfingerfurche, Länge der Mittelhandknochen und der Finger)
Mamillen (Abstand, Form, zusätzliche Mamillen)
Thoraxform (Trichter- oder Hühnerbrust, Glockenthorax)
Rektusdiastase (Auseinanderweichen der beiden geraden Bauchmuskeln) nach dem 1. Lebensjahr, besonders beim Aufrichten aus Rückenlage
Haut (Pigment, Verhornung, Faltenbildung)
Nävi (umschriebene Hautveränderungen, z. B. kapillär, kavernös, pigmentiert, depigmentiert)
Unterhautfettgewebe (Ausprägung, Verteilung)
Weibliches Genitale (Labien, Klitoris, Harnröhrenmündung)
Männliches Genitale (Penisgröße, Hodendeszensus und -größe, Harnröhrenmündung, Vorhautveränderungen)

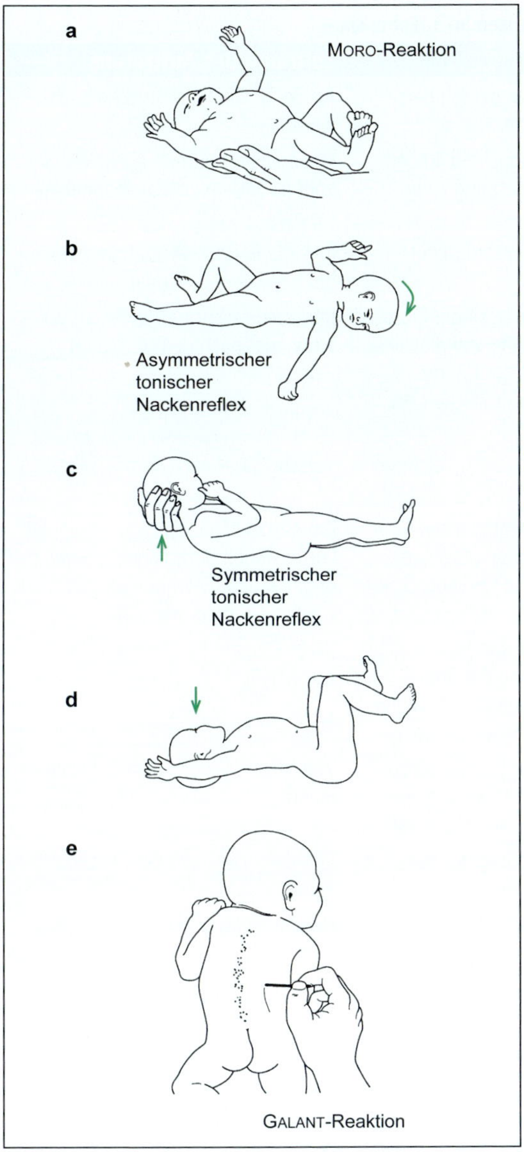

Abb. 3.5 Schematische Darstellung einiger neurologischer Untersuchungen beim Säugling (➤ Tab. 3.4)

Die **Greiffähigkeit** sollte beobachtet werden, z. B. Hand-Hand-, Hand-Mund- und Hand-Knie-Fuß-Koordination; anschließend sollte das bewusste Ergreifen eines Fingers des Untersuchers oder eines Gegenstands geprüft werden **(Handlungsplanung).**

In Rückenlage sollten **Kopfkontrolle** und Orientierung zur Mittellinie, Symmetrie des Rumpfs sowie Arm- und Beinkoordination beurteilt werden. Es folgt die Beobachtung der spontanen oder induzierten Drehbewegung von der Rücken- in die Bauchlage, möglichst über beide Seiten. In der Bauchlage ist das Anheben des Kopfs, des Körperschwerpunkts (z. B. des Brustbeins), des Bauchs sowie die Einnahme einer Unterarmstütz- oder Streckstützhaltung zu dokumentieren.

Aus der Rückenlage erfolgt die **Traktion** (Hochziehen) durch Ergreifen beider Hände; dabei wird auf die Kopf- und Rumpfkontrolle sowie auf den Tonus der Arme und die Stellung der Beine geachtet. Es reicht, dies bei 20–30°-Traktion zu beobachten.

Im **Sitzen** werden die Stabilität, die Rumpfhaltung und die Abstützbewegung beim Seitkipp untersucht. In der **Achselhängelage** werden Kopf- und Armstellung sowie Bein- und Fußstellung, besonders bei Annäherung an eine Unterlage, bewertet (optische Stehbereitschaft). In der **schwebenden Bauchlage** sollten die Kontrolle von Kopf und Rumpf und die Streckung der Beine (LANDAU-Reaktion) sowie die Sprungbereitschaft (Parachute-Reaktion) bewertet werden. In der **Seitenlage** werden bei langsamer Kippung des Rumpfs zur Seite die Stellreaktion des Kopfs und des Rumpfs im Raum sowie der Tonus der Rumpfmuskulatur überprüft. Eine abrupte Seitkippung des Rumpfs ist nach unserer Ansicht nicht unbedingt notwendig.

Beim **Muskeltonus** (Tonus = Grundspannung) sollte zwischen Normotonie, Hypotonie (vermindertem Tonus) und Hypertonie (vermehrtem Tonus) an den Extremitäten und im Rumpfbereich differenziert werden. Bei einer Spastik (➤ Kap. 7.1.1) ist in der Regel ein „Taschenmesserphänomen" auslösbar, d. h., nach anfänglich erhöhter Anspannung fällt der Tonus zusammen. Oft lässt sich bei spastischen oder extrapyramidalen Bewegungsstörungen gleichzeitig ein erhöhter und ein verminderter Tonus der Muskulatur nachweisen (Dystonie).

Die **Eigen- und Fremdreflexe** sollten zumindest anhand des Patellarsehnenreflexes und des Versuchs, einen Fußklonus (➤ Kap. 2.6) auszulösen, geprüft werden. Unter einem Klonus versteht man einen gesteigerten Reflex in Form rhythmischer Zuckungen. Auffällig sind fehlende Reflexe, verstärkte Reflexe mit verbreiteter Auslösezone und ein unerschöpflicher Fußklonus. Bei Störungen der kortikospinalen Bahnen ist vor allem das Rossollimo-Zeichen an den Zehen von klinischer Bedeutung, während die Babinski-Reaktion im Säuglingsalter

Tab. 3.4 Reflexe, Reaktionen und motorische Verhaltensweisen im 1. Lebensjahr

Phänomen	Erklärung des Ablaufs	Zeitraum des Auftretens
Fluchtreaktion	Beugebewegungen der Extremitäten bei schmerzhaften Reizen	Ab der 8. Gestationswoche nachweisbar
Such-, Saug- und Schluckreaktion	Einheitliche Verhaltensweise des Fetus und jungen Säuglings, um mit dem Mund die Nahrung zu erlangen und aufzunehmen	Ist bereits intrauterin nachweisbar, wird nach dem 2. Monat zunehmend variabel
Greifreaktion	Greifen mit der ganzen Hand bei Berührung der Hand- bzw. Fußinnenfläche	Intrauterin nachweisbar, verschwindet nach dem 2. Monat
Moro-Reaktion 1. Phase	Durch ruckartige Änderung der Kopfposition, laute Geräusche, Licht u. ä. Reize Auslösung von plötzlichem Abspreizen der Arme, Öffnen der Hände, Strecken der Beine, oft verbunden mit Zeichen des Unwohlseins (➤ Abb. 3.5a)	Intrauterin nicht nachweisbar, verschwindet nach dem 4. Monat
Moro-Reaktion 2. Phase	Anschließende, z. T. wiederholte Beugung der Arme im Sinne einer Umklammerung	Verschwindet nach dem 2. Monat
Asymmetrischer tonischer Nackenreflex (ATNR)	Kopfwendung zur Seite durch den Untersucher führt zur Streckung der Extremitäten auf der „Gesichtsseite" und Beugung auf der Gegenseite (➤ Abb. 3.5b)	Bis zum 6. Monat physiologisch, bei Fortbestehen pathologisch, wenn dadurch andere Bewegungen blockiert werden (= imperativ)
Symmetrischer tonischer Nackenreflex (STNR)	Passive Beugung des Kopfs aus der Rückenlage führt zur Beugung der Arme und Streckung der Beine – Überstreckung des Kopfs zu umgekehrten Bewegungen (➤ Abb. 3.5c und d)	Bis 5. Monat physiologisch, sonst wie ATNR
GALANT-Reaktion	Bestreichen des Rückens seitlich der Dornfortsätze von oben nach unten löst eine aktive Biegung der Wirbelsäule zur gleichen Seite aus (➤ Abb. 3.5e)	Verschwindet nach dem 4. Lebensmonat
Suprapubischer Streckreflex	Druck auf Symphyse führt zur Streckung der Beine und Füße	Verschwindet nach dem 4. Lebensmonat
Gekreuzter Streckreflex	Beugung in Hüfte und Kniegelenk auf einer Seite führt zur kontralateralen Streckung	Verschwindet nach dem 4. Lebensmonat
LANDAU-Reaktion	Zunehmende Aufrichtung des Kopfs und Streckung von Rumpf und Beinen in horizontaler Schwebelage	Ab dem 5. Monat nachweisbar
Seitliches Abstützen	Zunehmend prompte Abstützbewegung der Hand bei seitlichen Kippbewegungen des Rumpfs im Sitzen	Ab dem 3. Monat nachweisbar
Seitlagereaktion	Beim Abkippen aus der vertikalen in die horizontale Schwebelage Geradstellung des Rumpfs und zunehmende Ausrichtung gegen die Schwerkraft bei lockerer Beugung von Armen und Beinen	Ab dem 4. Monat nachweisbar
Sprungbereitschaft (Parachute-Reaktion)	Auffangen mit beiden Händen bei rascher Annäherung des Gesichts an die Unterlage	Ab dem 5. Monat nachweisbar
Optische Stehbereitschaft	Streckung der Füße in Achselhängelage vor Erreichen der Unterlage	Ab dem 5. Monat nachweisbar

keine spezifische Aussage erlaubt. Unbewusste Spontanbewegungen können als Dyskinesien, Myoklonien, Klonus oder Tremor differenziert werden (➤ Kap. 7.1.3).

Die Blickfolge sollte nach beiden Seiten, nach oben und nach unten geprüft werden, wobei auf einen Parallelstand der **Augen** geachtet werden muss. Evtl. können der Optikofazialreflex (Zusammenkneifen der Lider bei Lichtreiz) und der optokinetische Nystagmus (ruckartige Augenbewegungen, die bewegten Gegenständen, z.B. einer rotierenden Trommel, folgen) ausgelöst werden. Die Pupillenreaktion wird beidseits direkt und indirekt geprüft. Die **Hörreaktion** wird getestet mit dem akustikofazialen Reflex (Zusammenkneifen der Lider bei plötzlichem Geräusch), der Reaktion auf Ansprache sowie mit der Ablenk-Audiometrie, am besten mittels einer Hochtonrassel, die man nach vorherigen Ablenkmanövern einsetzt.

Ganz wesentlich ist die genaue Beobachtung der **Interaktionsfähigkeit,** z.B. des Kontaktverhaltens zwischen der Mutter und ihrem Kind sowie der Reaktion des Kindes auf den Untersucher: Zu beachten sind dabei die Fähigkeit, getröstet zu werden, reaktives Lächeln, das Schreiverhalten, die vorsprachlichen und sprachlichen Fähigkeiten. Ein Lächeln beim Neugeborenen kann als angeborener Ausdruckskomplex oder Reflexlächeln angesehen werden. Ab dem 2. Monat kann ein Übergang zum Kontaktlächeln beobachtet werden. Ab dem 6.–8. Lebensmonat bis zum Ende des 2. Lebensjahrs sind Abwehr- und Fremdelreaktionen bei Annäherungen fremder Personen, z.B. auch bei der Untersuchung durch den Arzt, typisch [4, 24, 25, 47, 49, 55, 69, 148, 155].

3.5.3 Analyse der Spontanmotorik

In Anlehnung an die Beobachtung der intrauterinen Bewegungsabläufe haben vor allem H.F. Prechtl und Mitarbeiter Kriterien zur Auswertung der spontanen, unwillkürlichen Bewegungen beim jungen Säugling erarbeitet. Dieser wird möglichst völlig entkleidet und in wachem, sattem Zustand in Rückenlage auf einer nicht zu weichen Unterlage gelagert; idealerweise sollten die spontanen Bewegungen im Ganzkörperformat mit einer **Videokamera** aufgenommen werden. Wesentliche Beurteilungskriterien sind dabei vor allem die Variabilität und Harmonie der Bewegungsabläufe im Gegensatz zu stereotypen, abgehackten und eingeschränkten Bewegungen. Dabei wurden neue Bewegungsqualitäten mit englischen, schwer zu übersetzenden Fachbegriffen wie Writhing, Fidgety und Oscillating beschrieben und definiert; damit sind vor allem differenzierte Fein- und Übergangsbewegungen der Hände und Füße gemeint. Es konnte nachgewiesen werden, dass die spontanen Bewegungsabläufe von verschiedenen Untersuchern vergleichbar eingeschätzt und bewertet werden können und dass sie eine wesentliche Bereicherung der Beurteilungsmöglichkeit für die Entwicklung darstellen. Dabei kommen den **Fidgety Movements** im 3.–4. Lebensmonat (= harmonische Drehbewegungen der Hände) eine besondere Rolle zu – fehlen sie, ist dies ein wichtiges Frühzeichen für die Entwicklung einer zerebralen Bewegungs- oder einer allgemeinen Entwicklungsstörung (➤ Tab. 3.5).

Auch bei älteren Säuglingen und Kleinkindern können durch Videodokumentationen des spontanen Verhaltens, insbesondere beim freien Spiel, wertvolle Aussagen zur Gesamtentwicklung gemacht werden.

Zusätzlich kann eine Beobachtung der Mutter-Kind-Interaktion in Standardsituationen wie Wickeln, Füttern oder Beruhigen wichtige Erkenntnisse erlauben. Dies kann durch spezielle Anordnungen, z.B. Video-Doppelbild von Mutter und Kind, oder Aufforderungen zu bestimmten Verhaltensmodifikationen, z.B. einer vorübergehenden mimischen Starre bei der Mutter, noch verbessert werden. Zu **allgemeinen Entwicklungstests** ➤ Kap. 12.4.2 [4, 25, 47, 49, 55, 88, 126].

3.6 Entwicklung im 2. und 3. Lebensjahr

In diesem Alter ist die kindliche Entwicklung durch eine ausgeprägte Variabilität gekennzeichnet. Aufgrund der meist heftigen Abwehr bei allen manipulativen Untersuchungen basiert ihre Beurteilung überwiegend auf der Beobachtung von Motorik, Wahrnehmungsfähigkeit, aktiver Sprache, Sprachverständnis, Interaktion und Gedächtnis. Das Kind geht zunehmend sicherer auch auf unebenem Boden, es beginnt zu laufen (d.h., es hebt beide Füße im Wechsel vom Boden ab), beginnt auf Möbel zu klettern und lernt, Gefahren abzuschätzen.

Die Feinmotorik wird zunehmend differenzierter, Gegenstände werden auseinandergenommen und zusammengesteckt, unterschiedliche Formen wer-

Tab. 3.5 Alarmsymptome in der kindlichen Entwicklung (modifiziert nach Touwen [25])

Symptom	Bezug zum Alter
Vernachlässigung eines Arms oder Beins, asymmetrische Bewegungen	In jedem Alter auffällig
Muskuläre Hypotonie im Schultergürtel	In jedem Alter auffällig
Kopfhalteschwäche beim Traktionstest oder beim Sitzen	Ab 2. Monat auffällig
Bewegungsarmut und Mangel an Initiative	Zunehmend wichtig nach dem 1. Monat
Tremor während spontaner Bewegungen, besonders wenn das Kind nicht schreit	Zunehmend nach dem 4. Lebensmonat verdächtig
Stereotype Streckung in Hüft-, Knie- und Fußgelenk in der vertikalen Hängelage	Nach dem 5. Lebensmonat auffällig
Persistierender asymmetrischer tonischer Nackenreflex (ATNR, ➤ Tab. 3.4, ➤ Abb. 3.5)	Nach dem 7. Lebensmonat auffällig
Imperativer (zwanghafter) ATNR	In jedem Alter auffällig
Ständiger und imperativer Opisthotonus (krampfhafte Überstreckung des Rumpfs)	Immer, vor allem nach dem 3. Lebensmonat auffällig
Mangelnde Reaktion auf Lärm	In jedem Alter, besonders nach der 6. Lebenswoche auffällig
Fehlende Fidgety-Bewegungen	Nach dem 5. Monat
Auffallend schrilles, monotones Schreien	In jedem Alter auffällig
Unzureichende Blickfolgebewegung	Ab der 6. Lebenswoche auffällig
Konstantes Schielen (Strabismus)	In jedem Alter auffällig
Weite Schädelnähte, vorgewölbte Fontanelle, abnormer Schädelumfang	In jedem Alter auffällig
Konstantes Sonnenuntergangsphänomen = „Versinken" der unteren Hornhautanteile des Auges hinter dem Unterlid (➤ Kap. 8.7.2 [Hydrozephalus], ➤ Abb. 8.7), ggf. mit Erbrechen	In jedem Alter auffällig; ein inkonstantes Sonnenuntergangsphänomen kann evtl. bis zum 3. Lebensmonat bestehen bleiben

den erkannt, das Kind spielt mit einem Ball. Dabei kommt es häufig zu Wiederholungen, z. B. häufigem Klopfen und Schütteln. Am Ende des 2. Lebensjahrs kann meist ein Turm aus vier Steinen gebaut werden, erste einfache Puzzle werden zusammengesteckt. Das Kind kann einfache Aufträge ausführen, will bei Aufgaben im Haushalt helfen und benennt Körperteile. Es freut sich an Versteck-, Rollen- und Fiktionsspielen, z. B. wenn ein Holzstück als Auto, Puppe oder Werkzeug eingesetzt wird. Das Sprachverständnis nimmt rasch zu. Das Kind erkennt Melodien und beginnt zu tanzen. Am Ende des 2. Lebensjahrs sollte das Kind mindestens 20 Worte außer „Mama" und „Papa" sprechen. Im 3. Lebensjahr spricht es wenigstens Dreiwortsätze. Meist nennt es sich zuerst mit Vornamen, dann verwendet es das „ich". Beim Essen führt es zunehmend selbstständig die Nahrung zum Mund; es beginnt sich selbstständig auszuziehen. Allmählich entwickelt es eine aktive Kontrollfähigkeit über die Blasen- und Mastdarmentleerung. Mit ca. 18 Monaten lernt ein Kind, sich im Spiegel selbst zu erkennen.

Bei allen Entwicklungsfortschritten besteht eine untrennbare Verbindung von anlagebedingten, selbstständigen Eigenschaften wie Neugier, Motivation, motorischen Aktivitäten und Reaktionen auf vielfältige äußere Stimulationen. Typisch sind dabei in diesem Alter sehr unterschiedlich ausgeprägte Perioden der Selbstbehauptung und Ablehnung von Fremdeinflüssen, die sog. Trotzphase. Umgekehrt ist das Kind gerade in einer Zeit der zunehmenden Ausweitung seines Aktionsradius sehr darauf angewiesen, immer wieder in den vertrauten Bereich, z. B. zu den Eltern, in die bekannte Wohnung, das eigene Bett oder zu dem eigenen Kuscheltier, zurückzukehren.

Die Bedeutung des **freien Spiels** als Ausdruck menschlicher Intelligenz ist von der modernen Säuglings- und Kleinkindforschung wiederentdeckt worden. Ab dem 2. Lebensjahr empfindet ein Kind Mitleid mit anderen Menschen, vor allem, wenn diese zuvor freundlich zu ihm waren. Bis zum 3. Lebensjahr kann sich ein Kind kaum verstellen, z. B. wenn es etwas versteckt hat, was ein anderer suchen muss.

Der weltweit am meisten eingesetzte und am besten standardisierte Entwicklungstest für das 2. und 3. Lebensjahr ist die Untersuchung mit den **Bayley Scales of Infant Development** (BSID 2 und 3). Sie sind besonders für die auch international vergleichbare Nachuntersuchung von ehemalig sehr kleinen Frühgeborenen bis zum 42. Lebensmonat geeignet. Die Griffith-Scales sind nur bis zum Alter von 24 Monaten evaluiert, der ebenfalls weitverbreitete Denver-Test gilt nur als eine Screening-Untersuchung und die in Deutschland häufig verwendete „Münchener Funktionelle Entwicklungsdiagnostik für das 2. und 3. Lebensjahr“ ist bisher nicht ausreichend evaluiert. Diese und weitere Entwicklungstests werden an anderer Stelle ausführlich besprochen (➤ Kap. 12.4.2).

Die Unterschiedlichkeit der Kriterien und die hohe Abhängigkeit von der Mitarbeit des Kindes machen eine Auswertung schwierig. Aussagen zur langfristigen Prognose können vor allem bei grenzwertigen Befunden auf keinen Fall gemacht werden, sondern es müssen weitere entwicklungsdiagnostische Kontrolluntersuchungen angesetzt werden. Dennoch ist es das Ziel, mit einer Zusammenschau verschiedener Verfahren eine Förder- bzw. Therapiebedürftigkeit des Kindes zu erkennen. Die Ursachen einer Entwicklungsstörung lassen sich mit einer Entwicklungstestung allein in keinem Fall festlegen [4, 48, 49, 55, 76, 88, 201, 203].

3.7 Entwicklung im 4.–6. Lebensjahr

In diesem Alter, dem sog. Kindergartenalter, ist das Kind zunehmend besser in der Lage, mit Gleichaltrigen zusammen zu sein. Es lernt, auf andere Rücksicht zu nehmen, sich an bestimmte Regeln zu halten, zu geben und zu nehmen. Die Großmotorik wird komplexer: Das Kind kann rasch laufen, auf einem Bein stehen, ein- oder beidbeinig hüpfen, klettert auf Möbel, überwindet Hindernisse, kann ohne Festhalten Treppen hinauf- und heruntergehen und mit einem Dreirad oder Laufrad fahren.

Es dominieren jetzt Konstruktionsspiele, z. B. mit Bausteinen, Papier falten, Kneten, Ausschneiden mit der Schere und Kritzeln, wobei ab dem 5. Lebensjahr zunehmend die ersten Formen (Mensch, Auto, Flugzeug, Haus) gezeichnet werden. Das Kind beginnt sich anzuziehen; es öffnet Knöpfe und Schleifen mit 4 Jahren, bindet Schleifen ab dem 5. Lebensjahr. Grundfarben werden erkannt. Das Kind singt aktiv und begleitet Musik mit rhythmischen Bewegungen.

Ab dem 5. Lebensjahr entwickeln sich einfache Zeit- und Mengenbegriffe, z. B. kann das Kind bis fünf zählen und Vormittag und Nachmittag unterscheiden. Es fragt nach den Hintergründen „seiner Welt“ mit Warum? Wo? Wie? Beobachtungen werden kommentiert, Geschichten frei erzählt und dabei auch Fantasien, z. B. aus Märchen und Comics, eingeflochten. Zunehmend versteht das Kind Ironie und Witz. Es kann sich visuell erinnern, z. B. immer kompliziertere Puzzles zusammensetzen und Memory spielen, es übernimmt Rollenspiele und beginnt, sich an Gesellschaftsspielen (z. B. „Mensch ärgere dich nicht“, Abzählen, Kreisspiele) zu beteiligen.

Zunehmend achten viele Kinder auf ihre persönliche Hygiene, gehen selbstständig auf die Toilette, kämmen sich, ziehen sich sorgfältiger an und ordnen ihren persönlichen Bereich. Das Interesse an diesen wiederholten Alltagstätigkeiten ist allerdings sehr unterschiedlich ausgeprägt. Gerade fantasievolle Kinder sind dazu oftmals nur bereit, wenn sich der Bezug zu einem Spiel herstellen lässt (z. B. durch Äußerungen wie: „Eine Prinzessin würde niemals ungekämmt aus dem Haus gehen“). Einige „Grenzsteine“ der Entwicklung zwischen 24 Monaten (U7) und 5 Jahren (U9) sind in ➤ Tab. 3.6 zusammengefasst. ➤ Tab. 3.7 fasst eine standardisierte Erhebung zur Entwicklung von 5-Jährigen in Form eines Fragebogens zusammen. Weitere Kriterien für die Entwicklung im Kleinkindalter ➤ Kap. 12 [4, 48, 49, 76, 77, 126, 135, 203].

Tab. 3.6 „Grenzsteine" der Entwicklung im Kleinkindalter, die von 90 % eines Normalkollektivs erreicht werden (frühere Entwicklung > Tab. 3.1)

Motorische Entwicklung	
24. Monat (U7)	Geht rückwärts, geht die Treppe hinauf
4 Jahre (U8)	Steht kurz auf einem Bein (mehr als 3 Sekunden); baut Turm mit mehr als vier Würfeln, kann Druckknopf schließen
5 Jahre (U9)	Geht auf Zehenspitzen, kann dreimal auf einem Bein hüpfen, sitzt im Langsitz; zeichnet Kreis und Viereck
Sprachentwicklung, Sozialisation und emotionale Entwicklung	
24. Monat (U7)	Spielt Verstecken, spielt mit einem Ball, spricht 20 Worte
4 Jahre (U8)	Befolgt Regeln, erkennt Zusammenhänge von Verhalten und Konsequenzen, zeigt angemessene Interaktion mit Erwachsenen und Gleichaltrigen
5 Jahre (U9)	Kann bis fünf zählen, spricht Achtwortsatz nach, zeichnet erste Figuren (Haus, Mensch), kann übergeordnete Begriffe verwenden; entwickelt Gefühle der Gruppenzugehörigkeit

Tab. 3.7 Fragebogen über die Entwicklung 5-jähriger Kinder nach B. Ohrt et al.

Grob- und feinmotorische Fähigkeiten					
1	Rad fahren	☐ noch nicht	☐ mit Stützrädern	☐ seit Kurzem ohne Stützräder	☐ > ½ Jahr ohne Stützräder
2	Ball fangen	☐ noch nicht	☐ nur mit Mühe	☐ gut	☐ sehr geschickt
3	Rennen	☐ noch nicht	☐ langsam	☐ rasch	☐ sehr rasch, flüssig
4	Knöpfe aufknöpfen	☐ noch nicht	☐ mit Hilfe	☐ seit Kurzem selbst	☐ seit ≥ 1 Jahr
Kognitive und sprachliche Fähigkeiten					
5	Mensch-Zeichnung	☐ keine gegenständliche Darstellung	☐ Kopffüßler	☐ Kopf, Rumpf, Extremitäten	☐ zusätzliche Details von Kopf und Extremitäten
6	Zeitbegriff	☐ fehlend	☐ morgens, mittags	☐ gestern, heute	☐ über mehrere Tage
7	Ausdrucksfähigkeit im Vergleich mit Gleichaltrigen	☐ stark zurück	☐ etwas zurück	☐ etwas voraus	☐ deutlich voraus
9	Artikulation der Alltagssprache für Außenstehende	☐ unverständlich	☐ teilweise verständlich	☐ mehrheitlich verständlich	☐ alles verständlich
10	Satzbau der Alltagssprache	☐ so unvollständig, dass unverständlich	☐ viele Fehler	☐ selten Fehler	☐ immer korrekt
Soziale Kompetenz					
11	Trennung von Bezugspersonen für einige Stunden	☐ nicht möglich	☐ nur für kurze Zeit möglich	☐ meist möglich, aber noch Schwierigkeiten, Trennung auszuhalten	☐ sicher möglich bei bekannten Personen
12	Versteht Spielregeln altersgemäßer Spiele (Brettspiele, Domino, Lotto u. Ä.)	☐ nein	☐ hält sich kurze Zeit an Spielregeln, bricht Spiele von sich aus ab	☐ gelegentliche Probleme mit Spielregeln oder Verlierer zu sein	☐ hält sich an Spielregeln, kann auch verlieren
13	Wird von anderen Kindern in kleiner Spielgruppe (bis zu sechs Kindern) akzeptiert	☐ nein	☐ ab und zu mit erheblichen Vorbehalten	☐ meist, aber gelegentlich gewisse Vorbehalte	☐ wird voll akzeptiert

Tab. 3.7 Fragebogen über die Entwicklung 5-jähriger Kinder nach B. Ohrt et al. *(Forts.)*

14	Hat Freunde/Freundinnen	☐ nein	☐ nur ab und zu kurzfristig, wenig an Freundschaften interessiert	☐ möchte gerne, verliert aber immer wieder scheinbar stabile Freundschaft	☐ stabile Freundschaften, wird eingeladen, lädt selbst ein (z. B. Geburtstage)
15	Rollenspiele mit anderen Kindern	☐ beteiligt sich nicht	☐ beteiligt sich nur ungern und mit bestimmter Rolle	☐ nur bestimmte Rolle oder lässt sich unangemessene Rolle zuweisen	☐ übernimmt verschiedene Rollen kompetent je nach Spielsituation
16	Versteht emotional getönte Signale (Mimik, Gestik, Redewendungen, Tadel, Trauer, Kummer, Weinen, Lachen) anderer Kinder	☐ nein	☐ hat erhebliche Schwierigkeiten, Signale zu bemerken und adäquat zu reagieren	☐ versteht, kann aber nicht immer adäquat reagieren	☐ versteht und handelt adäquat (Trösten, Teilen, Kommentare, Mitfreuen)
Soziale Kompetenz					
17	Ankleiden	☐ nicht möglich	☐ braucht immer etwas Hilfe	☐ mehrheitlich selbstständig, braucht gelegentlich Hilfe	☐ selbstständig
18	Sauberkeit	☐ nässt täglich ein	☐ ist noch nicht zuverlässig trocken und sauber	☐ ist trocken und sauber, wenn zum Toilettengang aufgefordert wird	☐ selbstständig

3

3.8 Schulkindalter

Ab dem 6. Geburtstag besteht in Deutschland die **Schulpflicht,** die einzige vom Gesetz vorgeschriebene Verpflichtung von Kindern. Stichtag ist zurzeit der 30.9. eines jeden Jahres. Die **Schulfähigkeit** ist von der körperlichen, kognitiven und sozialen Entwicklung des Kindes abhängig. Dabei sollten körperliche Kriterien (z. B. die Körpergröße) und verbale Intelligenz nicht überbewertet werden. Die **Schulreife** kann letztlich erst während des Schulbesuchs festgestellt werden.

Bei der ärztlichen Untersuchung der Schulfähigkeit wird vor allem auf folgende Kriterien geachtet:

- Körperliche Entwicklung (Größe, Gewicht, Zahnstatus)
- Untersuchung auf innere Erkrankungen und Fehlbildungen (Herz- und Lungenauskultation, Palpation des Abdomens, Untersuchung des Genitale, Untersuchung von Knochen- und Gelenksystem, orientierende Untersuchung auf neurologische Ausfälle, Urinstatus)
- Kontinenz von Blasen- und Mastdarmfunktion
- Motorik (Auffangen eines geworfenen Balls, vom Stuhl springen, freies Treppensteigen, Hüpfen auf einem Bein)
- Sinnesorgane (Sehtafel, Hörtest mit Flüstersprache, Sprachtest)
- Visuomotorik (Figuren zeichnen, Formen nachzeichnen, unterschiedliche Größen abschätzen, Berücksichtigung der Händigkeit)
- Sprache und Sprachfluss (Nachsprechen eines Achtwortsatzes, Erzählen einer Dreibildergeschichte, Beachtung von Sigmatismus, Stottern oder Stammeln)
- Zeitliche und räumliche Orientierung
- Selbstständigkeit in einer Gemeinschaft Gleichaltriger
- Psychische Auffälligkeiten

Bezüglich psychologischer Untersuchungen zur Bestimmung der Intelligenz eines Kindes in Abhängigkeit vom tatsächlichen Alter ➤ Kap. 12.

Zusammenfassend werden Kriterien für eine neuropädiatrische Untersuchung von Kindergarten- und Schulkindern in ➤ Tab. 3.8 aufgestellt.

Einige sinnvolle Funktionsuntersuchungen bei Vorschul- und Schulkindern sind:

1. Marschieren auf der Stelle mit geschlossenen Augen (Unterberger-Tretversuch).
2. Die Testperson hält den Arm gerade nach oben und senkt ihn zunächst mit offenen Augen so weit nach vorn, dass ihr vorgestreckter Zeigefinger genau gegenüber dem des Untersuchers steht. Wenn die Bewegung mit geschlossenen Augen wiederholt wird, weicht der Arm z. B. bei einseitiger Funktionsstörung des Gleichgewichtssystems oder des Kleinhirns zur geschädigten Seite ab (Bárány-Zeigeversuch).
3. Rasche Aufeinanderfolge von Bewegungen; z. B. Rotation der Hand (Diadochokinese).
4. Hampelmannsprung, d. h. symmetrisches Springen mit Öffnen und Schließen der Beine und synchronem Heben und Senken der Arme.

Eine ausführlichere Darstellung der neurologischen Untersuchung von Klein- und Schulkindern kann hier nicht stattfinden [4, 25, 48, 49, 76, 77].

Tab. 3.8 Kriterien für eine neuropädiatrische Untersuchung von Kindergarten- und Schulkindern

Sensomotorisches System	Muskelmasse, Muskeltonus, Muskelkraft, Eigenreflexe, Fremdreflexe, Pyramidenbahnzeichen (z. B. Babinski-Reflex; ➤ Kap. 2.6)
Körperhaltung	Sitzen, Stehen, Gehen, Laufen, Treppensteigen
Großmotorische Funktionen	Zehengang, Fersengang, einbeiniges Stehen und Hüpfen, Aufrichten aus der Hocke, Finger-Boden-Abstand, schnelles Laufen, Klettern, Springen aus 60–80 cm, Ferse-Fußspitze-Test
Gleichgewichtsfunktionen	Romberg-Stehversuch mit geschlossenen Augen, Unterberger-Tretversuch, Strichgang mit offenen und geschlossenen Augen, Ausgleichsbewegungen beim Stehen
Koordination der Extremitäten	Finger-Nase-Versuch, Hacke-Knie-Versuch (Zusammenführen jeweils mit geschlossenen Augen), Bárány-Zeigetest, Diadochokinese, Hampelmannsprung
Feinmotorik	Fingeropposition (Gegenüberstellung), Finger verfolgen, Zeichnen, Schreiben, Pinzettgriff, Händigkeit
Abnorme Spontanbewegungen	Athetose, Chorea, Tremor, Tic, Myoklonien (➤ Kap. 7.1.3)
Assoziierte Bewegungen	Mundöffnen-Fingerspreiz-Phänomen, einseitige Diadochokinese, Mitbewegungen beim Gehen und Laufen
Visuelles System	Pupillenreaktion, Spontanbewegungen der Augen, Augenposition, Folgebewegungen, Sehschärfe (Visus), Gesichtsfeld, Augenhintergrund, Erfassung von Augenabstand und -form
Sensibilität	Berührungssinn, Unterscheidung von spitz – stumpf und Abstand, Zahlenerkennen, Lage- und Vibrationssinn, Temperaturempfindung, Analreflex
Mund- und Gesichtsmotorik	Mund- und Zahnschluss, Zungendiadochokinese, Speichelfluss, Mundasymmetrie, Sensibilität im Mundvorhof, Würgereiz, Augenschluss
Sprache	Lautbildung (Phonation), Wortschatz, Satzbau, Redefluss, Sprachverständnis
Vegetatives System	Hautdurchblutung, Dermografismus (Rötung oder Abblassen der Haut nach Bestreichen), Schweißsekretion, Aufrichtung der Haare (Piloarrektion) nach Hautreizung; Kontrolle von Miktion und Defäkation; erholsamer Schlaf
Kognitive Funktionen	Orientierung zu Person, Ort und Zeit, Kurzzeitgedächtnis, Zahlengedächtnis, figürliches Zeichnen, Benennen von Farben, Mengenbegriff

3.9 Jugendalter

Die körperliche Pubertätsentwicklung ist für die meisten Jugendlichen heutzutage bei wesentlich verbesserter Aufklärung fast selbstverständlich. Dennoch ergeben sich durch die raschen Veränderungen von Länge, Gewicht und Proportionen sowie die Auffälligkeiten von Haltung und Haut vielfältige Probleme auch beim normal entwickelten Kind. In dieser Zeit findet die Persönlichkeitsentwicklung überwiegend auf der Basis der intellektuellen Kompetenz, der sozialen Unterstützung und Kontaktfähigkeit sowie des Selbstbewusstseins statt. Die Jugendlichen entfalten ihre eigenen Kräfte, versuchen immer wieder, an verschiedene Grenzen zu stoßen und ihre eigenen Unsicherheiten und inneren Konflikte durch übersteigerte Aktionen nach außen zu verlagern. Zwischen den Ansprüchen und Vorstellungen der Jugendlichen und den Normen der Erwachsenen entwickeln sich Differenzen, die oft erst allmählich überwunden werden.

Bei den meisten Jugendlichen ist die Phase der Pubertät durch erhebliche Irritationen gekennzeichnet. Dies gilt in der Regel auch bei behinderten Jugendlichen. Sie können mit ihrer eigenen Rolle oftmals nicht mehr zurechtkommen **(Identitätskrise)**, verweigern die Anweisungen anderer **(Autoritätskrise)** und streben nach vermehrter Selbstständigkeit. Dies ist häufig mit mangelnder Einsicht in eigene Grenzen, Distanzlosigkeit oder Introvertiertheit sowie Über- und Unterforderungen der eigenen Leistungsfähigkeit verbunden. Nicht selten treten psychosomatische Komplikationen wie Schlaf- und Essstörungen, rezidivierende Bauch- und Kopfschmerzen bis hin zu hypochondrischem Verhalten mit Depressionen und Zwangssyndromen, evtl. auch Suizidversuchen, auf. Dabei sind die zusätzlichen Probleme sehr unterschiedlich: Bei einer Zerebralparese wird dem Betroffenen die Einschränkung seiner Möglichkeiten deutlich; bei einem Patienten mit Muskeldystrophie vom Typ Duchenne kommt es gerade in diesem Alter zu einer zunehmenden Schwäche mit Verlust der Gehfähigkeit; bei Diabetes mellitus können vorübergehend erhebliche Blutzuckerschwankungen auftreten. Erst in letzter Zeit wird man vermehrt auf dissoziale Verhaltensweisen von primär entwicklungsauffälligen Kindern, z. B. extrem Frühgeborenen oder Kindern mit komplexen Verhaltens- und Teilleistungsstörungen, in diesem Alter aufmerksam. Hier spielen auch mangelnde Zukunftsperspektiven, z. B. Furcht vor Arbeitslosigkeit nach Beendigung der Schule, Unsicherheiten über die Berufswahl, evtl. auch Drogenabusus und Probleme mit dem Sexualverhalten eine wichtige Rolle.

Pauschallösungen der vielfältigen Probleme gibt es nicht. Es ist jedoch wichtig, die Themen anzusprechen (z. B. auch das Sexualverhalten und die Verwendung von Kontrazeptiva) und konkrete Schritte zu unternehmen, z. B. die Vermittlung eines Berufsfindungsjahres, eine individuelle Psychotherapie oder eine Familientherapie.

Von einer interdisziplinären verbändeübergreifenden Arbeitsgruppe (IVAN) unter der Federführung der Sozialpädiater wurde eine 3-stufige Entwicklungsdiagnostik vereinbart (www.dgspj.de):

- Stufe 1: Screening in der Praxis des Kinderarztes (10 min)
- Stufe 2: Basisdiagnostik (15–40 min) bei einem gesonderten Termin
- Stufe 3: differenzierte Diagnostik, z. B. in einem SPZ im multidisziplinären Setting (4–15 h) [13, 21, 38, 48, 76, 86]

KAPITEL 4

H.-M. Straßburg

Apparative Zusatzuntersuchungen bei Kindern mit Entwicklungsauffälligkeiten

Grundsätzlich kann durch eine genaue Anamnese und eine differenzierte klinische Untersuchung eine Vielzahl von medizinischen Diagnosen ausreichend gestellt bzw. ausgeschlossen werden. Dennoch kann, gerade auch bei komplexen Fragestellungen, auf die Durchführung sog. objektiver, apparativer Untersuchungen nicht verzichtet werden. Dabei sollten vor der Indikationsstellung zu einer Untersuchung immer einige Punkte grundsätzlich bedacht werden:

- Die Vorstellung, dass mit wenigen Untersuchungen Ursachen für Entwicklungsstörungen hinreichend erklärbar sind, ist meist nicht zutreffend. Ebenso wenig ist es angebracht, bei einer allgemeinen Entwicklungsstörung eine Vielzahl von Untersuchungen nach dem „Schrotschussprinzip“ einzusetzen.
- Wesentliches Kriterium ist die Unschädlichkeit bzw. Nichtinvasivität. So sollte jede Blutentnahme, die beim Kind mit Angst und Schmerzen verbunden ist, genau überlegt und indiziert sein. Untersuchungen, die wie die Kernspintomografie bei einem kleinen Kind meist nur in Narkose durchführbar sind, Nadelableitungen bei der Elektromyografie und Biopsien sollten, wenn möglich, nicht voreilig eingesetzt werden.
- Manche Untersuchung ist nur zu einem bestimmten Zeitpunkt sinnvoll: So kann z. B. eine zerebrale Ultraschalluntersuchung in der Regel

nur bei noch offener vorderer Fontanelle stattfinden. Eine EEG-Ableitung nach vorangegangener Medikamenteneinnahme oder bei starker Unruhe des Kindes ist ebenso unsinnig wie die Messung von Nervenleitgeschwindigkeiten bei verminderter Körpertemperatur oder die Hördiagnostik bei starken Nebengeräuschen. Biopsieuntersuchungen sollten am richtigen Material (z. B. nachweislich befallener Muskel) und zum richtigen Zeitpunkt durchgeführt werden – bei bestimmten Erkrankungen (z. B. Mitochondriopathien) lassen sich in den Anfangsstadien z. T. noch keine charakteristischen Veränderungen nachweisen.

- Letztlich sind alle apparativen Untersuchungen immer von der Qualität ihrer Durchführung und, oft noch mehr, der sachkundigen Interpretation abhängig.

Gute Fotoaufnahmen, insbesondere des Gesichts und spezieller Anomalien, sowie Videodokumentationen des Spontanverhaltens sind bei vielen Kindern mit Entwicklungsproblemen hilfreich und können auch unter Wahrung des Datenschutzes zum Austausch mit anderen Kollegen dienen.

4.1 Ultraschalldiagnostik

Ultraschalluntersuchungen sind unschädlich, beliebig oft wiederholbar, rasch durchführbar, wenig kosten- und personalaufwendig und für Eltern und Kind in der Regel nicht belastend. Bei sehr vielen Fragestellungen im Zusammenhang mit Entwicklungsstörungen im Kindesalter ist die Ultraschalldiagnostik als primäre apparative Untersuchungsmethode von großem diagnostischem Wert. Leider ist die Dokumentation der entscheidenden Befunde nicht immer einfach und die Beurteilung in hohem Maße von Ausbildung und Erfahrung des Untersuchers abhängig. Die meisten Geräte haben heute einen elektronischen Schallkopf, der entweder ein sektorförmiges oder rechteckiges Schnittbild ermöglicht (Sektor- oder Linear-Scan). Mit der Technik des Harmonic Imaging können deutlich bessere Bildqualitäten erreicht werden. Wertvolle zusätzliche Aussagen über die Durchblutung des Gewebes können mit den verschiedenen dopplersonografischen Techniken, insbesondere der Farb-Doppler-Sonografie gemacht werden.

4.1.1 Zerebrale Ultraschalluntersuchung

In der Regel kann sofort nach der Geburt bis gegen Ende des 1. Lebensjahrs bzw. bis zum knöchernen Verschluss der vorderen Fontanelle mithilfe der Sektor-Scan-Technik eine dreidimensionale Darstellung der Hirnstrukturen stattfinden. Dabei können morphologische Veränderungen, z. B. der Ventrikel, des Hirngewebes, des Oberflächenwindungsreliefs, der Gyrierung und der hinteren Schädelgrube, erkannt werden (➤ Abb. 4.1); sichtbar ist darüber hinaus aber auch die Beweglichkeit verschiedener Strukturen, z. B. das Flottieren eines Septums oder die Pulsation von Gefäßen. Besonders gut gelingen die Darstellung von Grenzflächen, z. B. bei Erweiterung der Seitenventrikel, bei Zysten und bei Nekrosen, sowie die Erkennung von Blutungen, z. B. im Bereich des Keimlagers am Boden der Seitenventrikel und des Hirngewebes, von Infektionen im Gewebe und von Fehlbildungen. Dabei stellen sich Gewebsverdichtungen (z. B. Einblutungen) im Bild weiß dar, Gewebszerstörung oder Flüssigkeitsansammlungen (z. B. durch Infektionen) dagegen dunkel. Die Diagnose von Hirninfarkten kann z. T. schwierig sein und ist u. a. vom Zeitpunkt der Untersuchung abhängig. So kann eine periventrikuläre Leukomalazie (➤ Kap. 7.1.2) evtl. in den ersten Lebenstagen nicht eindeutig feststellbar, aber auch im 2. und 3. Trimenon nach der Geburt nicht mehr sicher erkennbar sein.

Zusätzlich zur Gesamtdarstellung der Hirnstrukturen kann bei Verdacht auf Anomalien an der Hirnoberfläche die Darstellung des Nahfelds mit einem Linear-Scan zusätzliche Aussagen ermöglichen.

Grundsätzlich sollten aus den im Ultraschall nachweisbaren morphologischen Veränderungen keine voreiligen Schlüsse hinsichtlich der Prognose des Kindes gezogen werden. So können eine Ventrikelerweiterung, verschiedene zystische Strukturen und eine umschriebene kleine Hirnblutung im Keimlagerbereich durchaus mit einer praktisch nor-

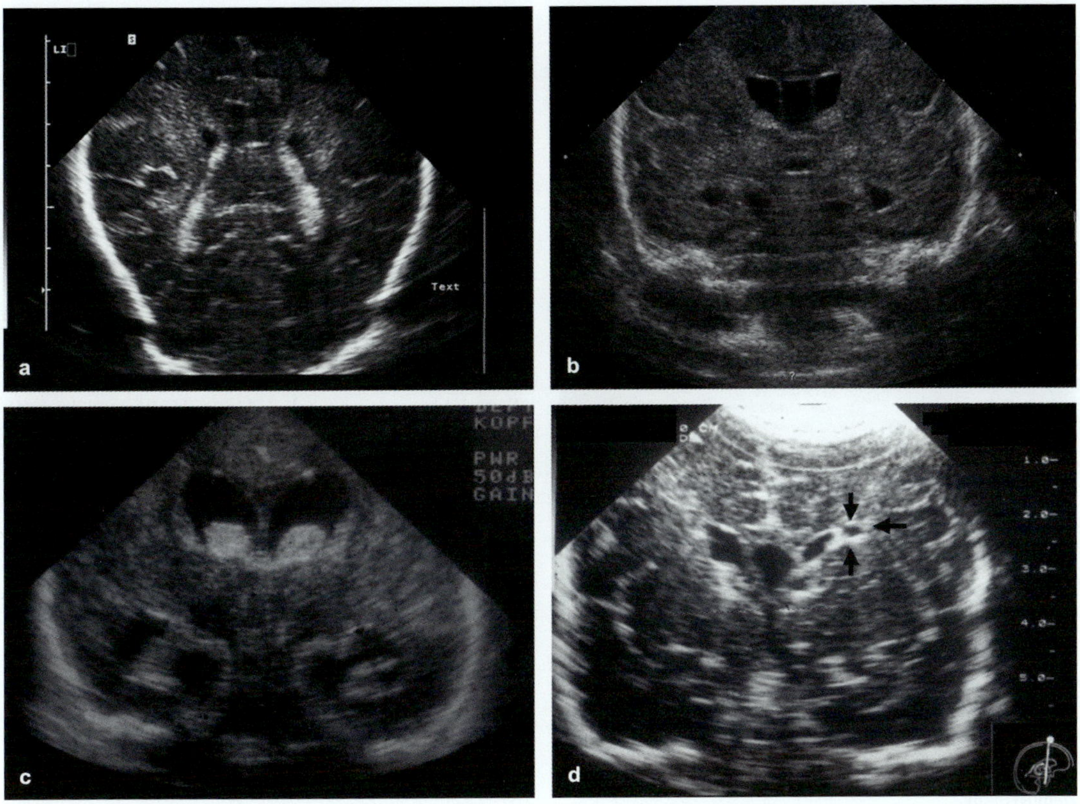

Abb. 4.1 Zerebrale Sonografie.
a Zerebrale Sonografie im koronaren Schnittbild bei einem Frühgeborenen mit 31 SSW im Alter von 2 Wochen mit vermehrter periventrikulärer Echogenität. Hieraus kann sich eine periventrikuläre Leukomalazie mit Hirngewebsnekrosen entwickeln; sichere Aussagen zur Prognose sind noch nicht möglich.
b Zerebrale Sonografie im koronaren Schnittbild bei einem Frühgeborenen der 35. SSW im Alter von 3 Wochen nach schwerer Hypoxie während der Geburt mit diffus vermehrter Parenchymechogenität und unreifem Hirnwindungsrelief. Im weiteren Verlauf entwickelt sich eine globale Entwicklungsstörung mit sekundär generalisierter Epilepsie und Mikrozephalie.
c Zerebrale Sonografie bei einem Frühgeborenen der 33. SSW im Alter von 3 Wochen mit einer intraventrikulären Blutung Grad 3 und erweiterten Seitenventrikeln bei diffuser Echogenitätsvermehrung des gesamten Hirnparenchyms. Im weiteren Verlauf entwickelt sich eine globale Entwicklungsstörung mit Mikrozephalie, aber kein shuntpflichtiger Hydrozephalus.
d Zerebrale Sonografie eines Frühgeborenen der 29. SSW im Alter von 6 Wochen mit periventrikulärer Leukomalazie in Form von Hirnparenchymnekrosen lateral des linken > rechten Seitenventrikels und Resten einer subependymalen Blutung bds. Im weiteren Verlauf entwickelte das Kind eine rechts beinbetonte Zerebralparese und zentrale Sehstörungen.

malen Gesamtentwicklung einhergehen. Andererseits werden bei periventrikulärer Leukomalazie, anderen Läsionen umschriebener Hirnstrukturen, deutlicher Hirnatrophie und eindeutigen Anomalien der Hirnoberfläche (z. B. einer Lissenzephalie = fehlende Ausbildung der Hirnwindungen) praktisch immer schwerwiegende Entwicklungsstörungen vorhanden sein [14, 36, 40, 41].

4.1.2 Muskelultraschall

Mithilfe des Ultraschalls können praktisch alle Muskeln und die sie umgebenden Strukturen dargestellt werden. Damit lässt sich auch bei mangelnder Mitarbeit eine Aussage über das tatsächliche Muskelvolumen, die Kontraktionsfähigkeit und das umgebende Bindegewebe machen (➤ Abb. 4.2a). Von entscheidender Bedeutung sind Echogenitätsveränderungen des Muskelgewebes bei verschiedenen

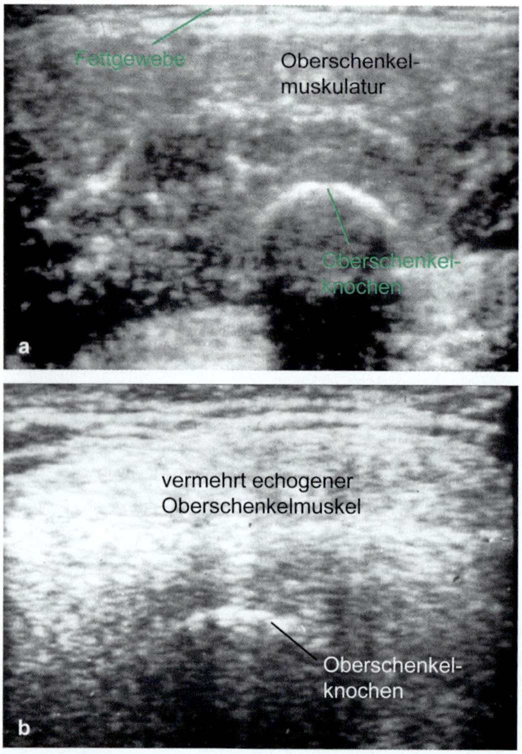

Abb. 4.2 Sonografischer Querschnitt durch die Oberschenkelmuskulatur
a bei einem gesunden 8 Jahre alten Knaben
b bei einem 6-jährigen Knaben mit Muskeldystrophie Duchenne

Muskelerkrankungen, insbesondere der Muskeldystrophie (➤ Kap. 7.3), verschiedenen Formen der Muskelatrophie, aber auch bei Stoffwechselstörungen und Muskelentzündungen (Myositiden). Wesentlich ist, dass die Strukturveränderungen abhängig vom Stadium der Erkrankung sind. Bei einigen Erkrankungen wie der spinalen Muskelatrophie und der Muskeldystrophie Duchenne (➤ Abb. 4.2b) lassen sich in bestimmten Muskeln, z. B. dem M. gluteus maximus (größter Gesäßmuskel) und der Oberschenkelmuskulatur, als Erstes typische Veränderungen nachweisen [57].

4.1.3 Hüftgelenksonografie

In den ersten Lebensmonaten lässt sich am besten mithilfe der Linear-Scan-Technik das Hüftgelenk mit Pfanne und Hüftkopf, insbesondere dem Pfannendacherker, darstellen. Nach R. Graf werden dabei vor allem bestimmte Winkel ausgemessen, der knöcherne und knorpelige Hüftgelenkerker beurteilt sowie Form und Lage des Hüftkopfs untersucht. Wichtigste Indikation ist die Erkennung einer Anlagestörung des Hüftgelenks i. S. einer Dysplasie bzw. einer angeborenen Luxation (Verrenkung). Wegen der ausgezeichneten Behandlungserfolge bei frühzeitiger Therapie der Hüftdysplasien ist die Hüftgelenkssonografie eine Screening-Untersuchung im Rahmen der Früherkennungsuntersuchungen U2 und U3. Eine in den ersten Lebensmonaten normale sonografische Hüftgelenksuntersuchung schließt die Entwicklung einer sekundären Hüftluxation, z. B. bei einer spastischen Lähmung der Beine, allerdings nicht aus.

4.1.4 Abdominaler Ultraschall und weitere Anwendungsgebiete

Mit der Sektor-Scan-Technik lassen sich Größe und Parenchymstruktur der Bauchorgane, z. B. von Leber, Milz, Bauchspeicheldrüse und Nieren, eindeutig darstellen. Erweiterungen der ableitenden Harnwege sowie die Harnblase sind gut erkennbar. Bei allen Erkrankungen im Bereich der Harnwege sollte vor und nach Entleerung der Harnblase eine Ultraschalluntersuchung erfolgen und dabei zudem auf die Blasenwanddicke geachtet werden. Sehr gut lassen sich die inneren weiblichen Geschlechtsorgane, vor allem bei gefüllter Harnblase, darstellen. Aussagen über die Durchblutung der Organe können mit der Farb-Doppler-Sonografie gemacht werden.

Von besonderer Bedeutung gerade bei motorisch auffälligen Säuglingen und bei Kindern mit Zerebralparese ist die Beurteilung der Übergangsregion zwischen Speiseröhre (Ösophagus) und Mageneingang (Kardia) zum Nachweis eines gastroösophagealen Refluxes, d. h. eines Rückflusses von Mageninhalt in die untere Speiseröhre (➤ Kap. 9.4).

Bei chronischer Obstipation (Stuhlverstopfung) können Kotansammlungen im oberen Mastdarmbereich sowie Ausweitungen und Flüssigkeitsvermehrungen in den übrigen Darmabschnitten erkannt werden.

Weiterhin lassen sich mit dem Ultraschall u. a. die Schilddrüse, die Augen, die Rückenmarksstrukturen des Neugeborenen und jungen Säuglings, unterschiedliche Gelenk- und Knochenoberflächenstrukturen, infiltrative Hautveränderungen und vieles mehr genauer untersuchen [36].

4.2 Elektroenzephalografie (EEG)

Das Gehirn ist ein „elektrochemisches Aggregat" und das EEG misst die bioelektrischen Hirnaktivitäten, die überwiegend in der Großhirnrinde entstehen. Mithilfe des EEGs (➤ Abb. 4.3) kann eine rhythmische **Grundaktivität** registriert werden, die vom Alter und dem Aktivitätsgrad (Vigilanz) des Kindes abhängig ist.

Dabei werden **Frequenz, Ausprägung, Synchronisation** und **räumliche Gliederung** unterschieden.

Im 1. Lebensjahr besteht der normale Grundrhythmus überwiegend aus *Delta-* (1–3,5/sec) und *Theta- oder Zwischenwellen* (4–6/sec) (➤ Abb. 4.3a). Bis zum 6. Lebensjahr wird in der Regel vor allem über dem Hinterkopf nach Augenschluss ein *Alpharhythmus* von mehr als 7,5/sec und ab dem 12. Lebensjahr von 9–11/sec erreicht (➤ Abb. 4.3b). Frequenzen über 12/sec werden als *Betawellen* bezeichnet.

Im Schlaf kommt es je nach Stadium zu charakteristischen Veränderungen, vor allem zum Auftreten der *Schlafspindeln* ab dem 3. Lebensmonat (➤ Abb. 4.3c).

Der Grundrhythmus kann als abnorm bezeichnet werden, wenn er unregelmäßig, frequenzlabil oder dysrhythmisch ist bzw. wenn eine Betawellenvermehrung vorliegt. Der Grundrhythmus ist pathologisch bei eindeutiger Verlangsamung, oft auch verbunden mit einer Abflachung der Amplituden („Wellenhöhe"). Dabei wird zwischen leichter, mäßiger und schwerer **Allgemeinveränderung** unterschieden. Daneben können umschriebene Wellenformationen einer Region als **Herdbefunde** (Fokus) erkannt werden. Das EEG ist die einzige Methode zur Erkennung einer **erhöhten zerebralen Anfallsbereitschaft** zwischen klinisch erkennbaren epileptischen Anfällen. Spitzzackige Potenziale wie Sharp-Waves, Sharp-Slow-Waves, Spikes, Spike-Waves und Poly-Spike-Waves können fokal und generalisiert auftreten. Da sie nicht beweisend für das Vorliegen einer Epilepsie sind, spricht man besser von **hypersynchroner Aktivität** (➤ Abb. 4.3e). Eine Sonderform der EEG-Veränderung stellt die Hypsarrhythmie, eine diffus gemischte Krampfaktivität bei Kindern mit BNS-Anfällen im 1. Lebensjahr (➤ Kap. 8.14.3), dar (➤ Abb. 4.3d). Auch Hyperventilation und spezielle externe Reize können charakteristische Veränderungen im EEG auslösen.

Wesentlich ist, dass die EEG-Ableitung von gut ausgebildeten und geduldigen technischen Mitarbeitern nach standardisierten Ableitschemata in entspanntem Zustand des Kindes und möglichst mit verschiedenen Provokationsmethoden durchgeführt wird. Bei vielen Fragestellungen ist es sinnvoll, das Kind während des EEGs einschlafen zu lassen, was entweder durch die Wahl eines geeigneten Untersuchungszeitpunkts, nach vorangegangenem Schlafentzug oder nach Gabe des Hormons Melatonin möglich ist.

Typische Sharp-Waves über der zentrotemporalen oder okzipitalen Hirnregionen (z. B. ein sog. „Rolando-Fokus") werden häufiger bei Kindern mit Teilleistungsstörungen oder Verhaltensauffälligkeiten gefunden. Auch bei Patienten mit genetisch bedingten Krankheiten, z. B. dem Fragilen-X-Syndrom (➤ Kap. 8.3, ➤ Kap. 10.5.2), lassen sich gehäuft Sharp-Wave-Foci nachweisen. Bei immer mehr Epilepsien mit und ohne Entwicklungsauffälligkeiten können pathogene genetische Varianten vor allem in den Ionenkanälen nachgewiesen werden (z. B. Dravet-Syndrom). Einige charakteristische EEG-Auffälligkeiten können definierten Krankheitsbildern zugeordnet werden, z. B. bei bestimmten Anlagestörungen der Hirnrinde, Stoffwechselerkrankungen und Infektionen (➤ Abb. 4.3f).

In einigen Zentren wird zusätzlich die Elektromagnetografie eingesetzt, um Hirnareale mit erhöhter zerebraler Anfallsbereitschaft besser darstellen zu können [2, 28, 60, 83].

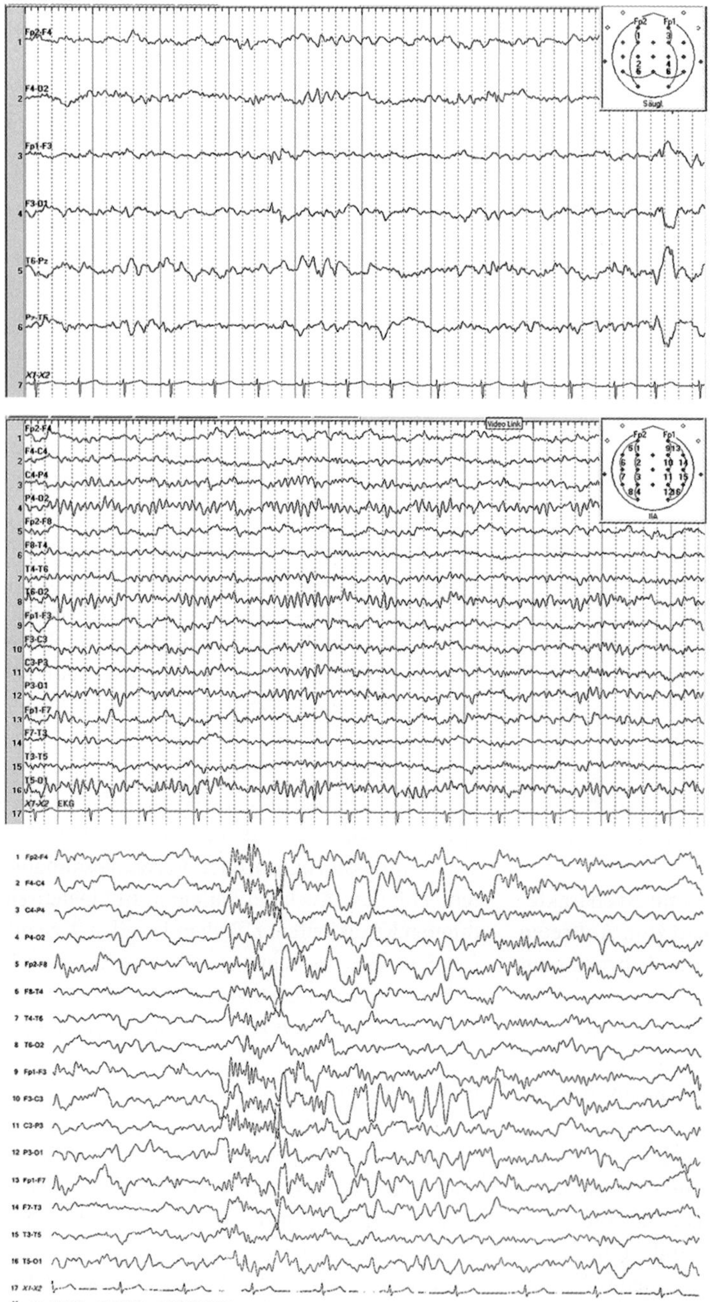

a b c

Abb. 4.3 Beispiele für EEG-Ableitungen bei Kindern:
a EEG eines gesunden Neugeborenen
b Normales Alpha-EEG bei einem 10-jährigen Knaben
c Schlaf-EEG im Stadium 2 mit generalisierten Schlafspindeln und sog. K-Komplexen bei einem 9-jährigen Mädchen

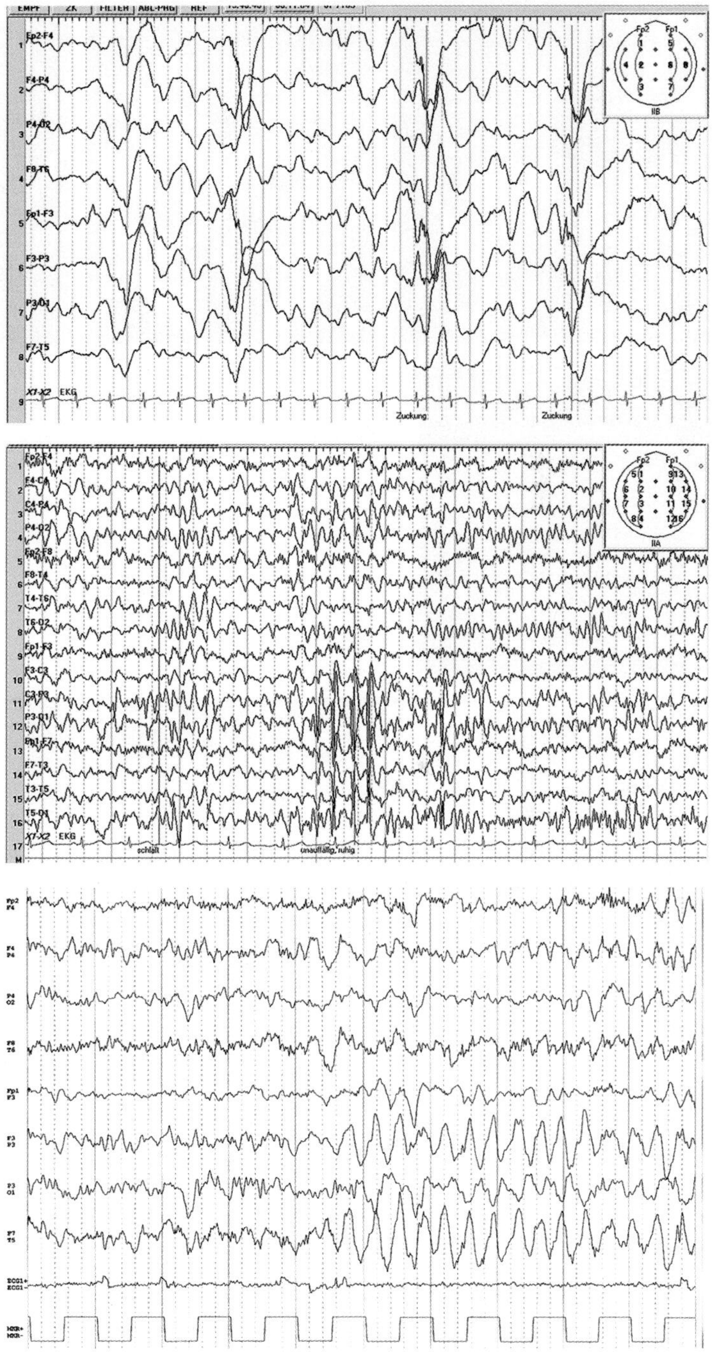

d

e

f

Abb. 4.3 Beispiele für EEG-Ableitungen bei Kindern:
d EEG mit unregelmäßig verlangsamten und steilen Wellen: Hypsarrhythmie bei einem 7 Monate alten Säugling mit schwerer allgemeiner Entwicklungsstörung. Klinisch werden wiederholt ruckartige Zuckungen des Körpers beobachtet. Es handelt sich um eine BNS-Epilepsie (West-Syndrom).
e EEG eines 11-jährigen Patienten mit einem Sharp-Wave-Fokus der linken Hemisphäre bei leichter Intelligenzminderung und normalem MRT

f EEG eines 5-jährigen Knaben mit schwerer allgemeiner Entwicklungsstörung bei molekulargenetisch nachgewiesenem Angelman-Syndrom.

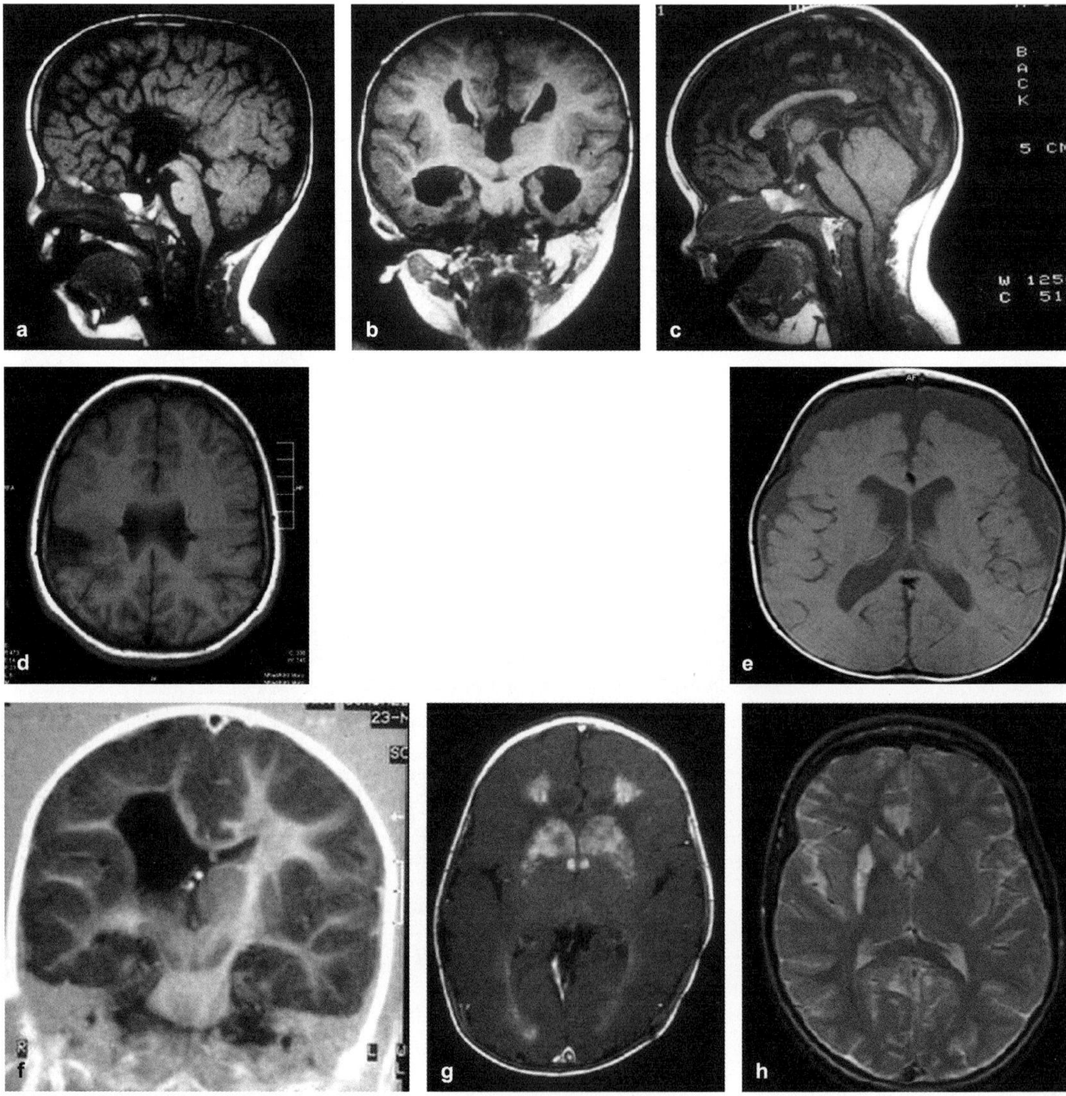

Abb. 4.4 MRT (Kopf)

a Sagittales und **b** koronares MRT-Schnittbild bei einem 2-jährigen Jungen mit globaler Entwicklungsstörung. Es besteht ein völliges Fehlen des Corpus callosum ohne sonstige Fehlbildungen.

c Sagittales MRT bei einer 3-jährigen Patientin mit lumbaler Meningomyelozele und Chiari-II-Malformation. In der hinteren Schädelgrube lässt sich die Kaudalverlagerung der unteren Anteile von Kleinhirn und Hirnstamm gut erkennen, im Bereich des 3. Ventrikels die Verdickung der Verbindung zwischen den beiden Thalamus-Kernen.

d MRT bei einem 8-jährigen Mädchen mit links betonter spastischer Tetraparese und globaler Entwicklungsstörung nach regelrechter Schwangerschaft und Geburt. Es besteht eine primäre Hirnanlagestörung mit einer deutlich rechts betonten Schizenzephalie.

e MRT mit ausgeprägtem Subduralerguss bds. bei einem 5 Monate alten Säugling bei V. a. Zustand nach einem Schütteltrauma.

f Großer porenzephaler Defekt im Versorgungsbereich der rechten A. cerebri media bei einem 2-jährigen Mädchen mit spastischer Hemiparese li.

g MRT bei einem 10 Monate alten Säugling mit schwerer BNS-Epilepsie und nachgewiesener Mitochondrien-Funktionsstörung (Morbus Leigh).

h MRT eines 7-jährigen Mädchens mit akuter Hemiparese li. Im Bereich des re Globus pallidus re besteht eine deutliche Signalanhebung nach Infarzierung. Molekulargenetisch konnte eine Mitochondrien-Funktionsstörung (MELAS-Syndrom) nachgewiesen werden.

4.3 Zerebrale Magnetresonanztomografie (MRT) = Kernspintomografie

Diese Untersuchungsmethode stellt die derzeit beste Technik für die Darstellung der Hirnstrukturen dar; sie ist der „Goldstandard" der morphologischen Bildgebung. Hierbei handelt es sich um eine aufwendige Computerauswertung des elektromagnetischen Spins von Wasserstoffatomen in einem starken Magnetfeld, wenn sie durch Radiowellen in ihrer Raumausrichtung unterschiedlich beeinflusst werden. Mithilfe unterschiedlicher Techniken (T1, T2 und Diffusionswichtung) lassen sich mit erstaunlich hohem Auflösungsvermögen kleinste Veränderungen im Hirngewebe, Fehlanlagen des Hirnwindungsreliefs, Myelinisierungsstörungen, Balkenanlagestörungen, Tumoren, Gefäßanomalien, Hämosiderinablagerungen (als Zeichen für zurückliegende Blutungen), Zysten, Nekrosen und verschiedenste andere Anlagestörungen nachweisen (➤ Abb. 4.4, ➤ Abb. 4.5). Nur begrenzt auswertbar sind Gewebsveränderungen mit gleicher „Dichte" wie die Umgebung und umschriebene Veränderungen der Hirnstammstrukturen.

Nachteilig sind die aufwendige Technik, die hohen Kosten und die relativ lange Untersuchungszeit in belastender Umgebung. Deshalb können Säuglinge, Kleinkinder und unruhige, wenig kooperative größere Kinder nur nach medikamentöser Sedierung oder besser in Narkose untersucht werden. In den ersten Lebensjahren können, u. a. wegen der noch nicht abgeschlossenen Myelinisierung und des höheren Flüssigkeitsgehalts des Gehirns, nur bedingt Aussagen gemacht werden. So erlaubt bei Verdacht auf einen perinatalen hypoxischen Hirnschaden eine MR-Untersuchung zwischen dem 6. und 24. Lebensmonat keine optimalen Aussagen. Viele Befunde, z. B. entzündungsbedingte Veränderungen, Dysplasien, Verzögerungen der Myelinisierung und Veränderungen der Kleinhirnstrukturen, verlangen in ihrer Interpretation große Erfahrung, z. T. sind sie unspezifisch.

Durch Weiterentwicklungen in der Kernspintechnologie konnten zusätzliche Möglichkeiten wie eine Darstellung der Gefäße (Angio-MR), der funktionell aktiven Hirnareale (f-MR), eine chemische Analyse

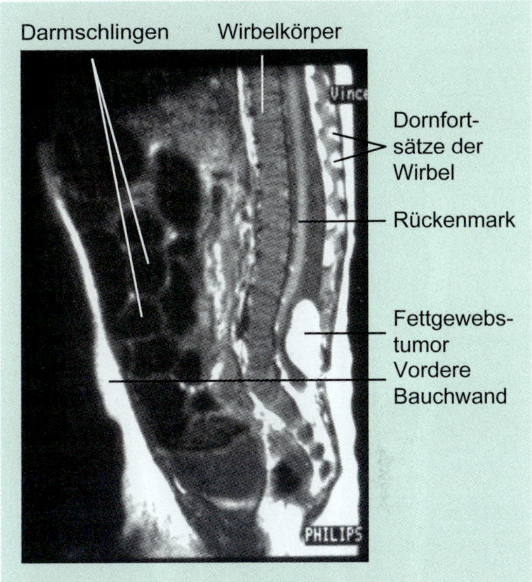

Abb. 4.5 MRT (Wirbelsäule mit Rückenmark) bei einem 2-Jährigen mit Lipomeningomyelozele und Tethered Cord (➤ Kap. 7.2). Das Rückenmark reicht bis in den unteren Lendenbereich (normal wäre der 1. Lendenwirbelkörper) und geht in einen Fettgewebstumor über.

des Hirngewebes (MR-Protonenspektroskopie) und eine Darstellung der zentralen und peripheren Nervenbahnen erreicht werden, was aber sehr aufwendig ist. Andererseits wurden so in den vergangenen Jahren neue seltene ZNS-Erkrankungen (z. B. Stoffwechselstörungen, Entzündungen, Durchblutungsstörungen und Tumoren) ohne weitere invasive Maßnahmen erkannt. Bei einzelnen Hirnerkrankungen, z. B. speziellen Epilepsien, können zusätzliche Aussagen zur Lokalisation von Hirnfunktionsstörungen mit der SPECT (= Single Photon Emission Computed Tomography) und dem PET (= Positron Emission Tomography), aufwendigen nuklearmedizinischen Techniken, gemacht werden.

Bei allen klinischen Symptomen, bei denen an eine Rückenmarkserkrankung gedacht werden muss, insbesondere bei Verdacht auf Fehlbildungen, Verletzungen oder Tumoren des Rückenmarks oder Veränderungen wie dem Tethered-Cord-Syndrom (➤ Kap. 7.2), ist eine **spinale Kernspintomografie** indiziert (➤ Abb. 4.5). Bei spinal atrophischen Prozessen (➤ Kap. 7.3) lassen sich hiermit jedoch meist keine Veränderungen nachweisen. Praktisch alle anderen Weichteilorgane sind ebenfalls mit der Kernspin-Technik hervorragend darstellbar, z. B. auch

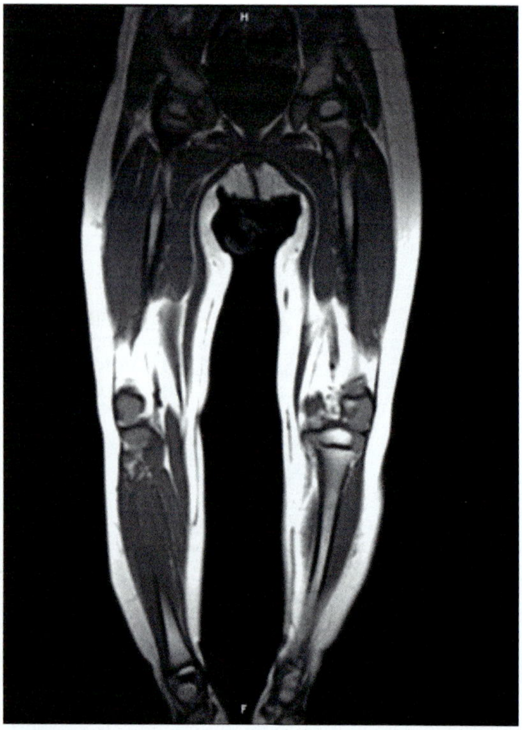

Abb. 4.6 Ganzkörper-MRT der unteren Extremitäten bei einem 2-jährigen Mädchen mit histologisch nachgewiesener interstitieller Myositis. Deutlich ist die erhöhte Signalaktivität, besonders der distalen Muskelanteile des Oberschenkels, zu erkennen.

die Muskulatur bei Entzündungen und anderen Gewebsschäden, die z. B. beim misshandelten Säugling oder Kleinkind auftreten (➤ Abb. 4.6) [14].

4.4 Neurophysiologische Methoden

4.4.1 Nervenleitgeschwindigkeit und Elektromyografie

Die Bestimmung der **Nervenleitgeschwindigkeit** (➤ Abb. 4.7) ist vor allem bei Erkrankungen der peripheren Nerven und bei Myelinisierungsstörungen wie der metachromatischen Leukodystrophie (➤ Kap. 8.6.2) indiziert.

Die **Elektromyografie (EMG)** mittels Nadelableitung aus der Muskulatur dient der Differenzierung von Krankheiten, die primär im Muskel (myogen) oder im Nerv (neurogen) auftreten. Sie zeigt im Normalfall bei völliger Entspannung *elektrische Ruhe* und bei zunehmender willkürlicher Innervation eine ansteigende Zahl von *Aktionspotenzialen* verschiedener motorischer Einheiten (Muskelfasergruppen,

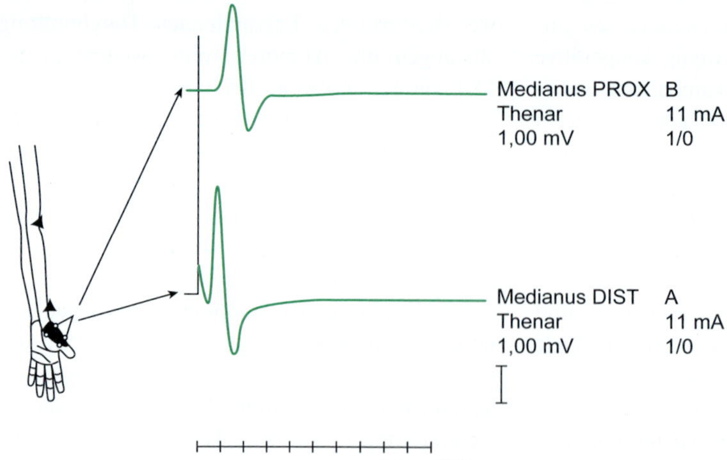

Mot. NLG N. medianus re.

Reizort > Ableitort	Amplitude	Latenz ms	Distanz Hauttemp.	NLG
R MEDIANUS PROX > Thenar	2,45 mV	5,0	13,0 cm 37 °C	59 m/s

Abb. 4.7 Messung der Nervenleitgeschwindigkeit des N. medianus – Normalbefund

die von jeweils einer Rückenmarksvorderhornzelle versorgt werden); bei starker Innervation kommt es zum *Interferenzbild*, in dem die Aktionspotenziale der motorischen Einheiten nicht mehr einzeln zu erkennen sind. Im Krankheitsfall können Zeichen der Spontanaktivität (Fibrillationen und positive Wellen), Amplitudenveränderungen der Muskelpotenziale mit Störungen der Interferenz und Potenzialaufbaustörungen bei wiederholten Innervationen erkannt werden. Bei *myogenen Erkrankungen* gehen Muskelfasern diffus zugrunde; die motorischen Einheiten werden zwar kleiner, ihre Zahl bleibt aber unverändert. Deshalb tritt schon bei relativ leichter Innervation ein Interferenzbild im EMG auf, da der Patient mehr motorische Einheiten als der Gesunde aktivieren muss, um die gleiche Kraft zu entfalten. Bei primär *neurogenen Erkrankungen* hingegen gehen mit den Nervenfasern ganze motorische Einheiten zugrunde. Die Zahl der Aktionspotenziale ist im Vergleich zum Gesunden verringert, sodass es auch bei kräftiger Innervation zu einem gelichteten Interferenzbild mit z. T. besonders hohen Amplituden kommt. Spezifische Veränderungen lassen sich bei den verschiedenen Myotonieformen, insbesondere der myotonen Dystrophie, in Form von Spontanentladungen und bei den Myasthenien mit vorzeitiger Verminderung der Aktionspotenzialamplituden bei wiederholten Reizungen nachweisen (➤ Kap. 7.3.2) [57, 91].

4.4.2 Evozierte Potenziale

Durch periphere Nervenreizungen werden in den zugeordneten Hirnregionen elektrische Aktivitäten ausgelöst, die als sog. **evozierte Potenziale** messbar sind.

Mithilfe der **somatosensibel evozierten Potenziale (ssEP)** kann bei peripherer Reizung des N. medianus am Arm oder des N. tibialis am Unterschenkel und Ableitung über dem korrespondierenden sensorischen Hirnrindenfeld (➤ Abb. 2.4) die Gesamtleitungszeit und (nach Abzug der peripheren Nervenleitgeschwindigkeit) die zentrale Leitungszeit im Rückenmark und im Gehirn bestimmt werden. Diese ist bei verschiedenen neurodegenerativen Erkrankungen, z. B. der metachromatischen Leukodystrophie (➤ Kap. 8.6.2) der Friedreich-Ataxie, einer neurodegenerativen Erkrankung der Rückenmarkhinterstränge und des Kleinhirns, aber auch bei entzündlichen und tumorösen Prozessen wie der Encephalomyelitis disseminata (Multiple Sklerose), für die Diagnose wegweisend.

Akustisch evozierte Potenziale (AEP) dienen nicht nur der objektiven Überprüfung bei Verdacht auf Hörstörung, sondern auch als Funktionstest für den Hirnstamm. So kommt es bei sehr hohen Bilirubinkonzentrationen (> 20 mg%) beim Neugeborenen zu Veränderungen der AEP; auch bei der Chiari-II-Malformation (➤ Kap. 7.2) fallen sie meist abnorm aus.

Visuell evozierte Potenziale (VEP) erlauben eine objektive Aussage über die Reaktion der Sehrinde auf Lichtreize. Mit ihrer Hilfe lassen sich genauere Aussagen über die Funktion der Sehbahn machen. Bei Säuglingen ist die Untersuchung der VEP technisch schwierig und die Aussage begrenzt. Veränderungen der VEP bei zentralen Sehstörungen, z. B. der Encephalomyelitis disseminata oder bei Tumoren im Hypophysenbereich, sind typisch, sie werden aber auch bei Kindern mit schweren zentralen Wahrnehmungsstörungen und Schreib-Leseschwäche gesehen.

Die Ableitung von späten evozierten Potenzialen (z. B. P 300) nach akustischen und visuellen Reizen ist vor allem von wissenschaftlichem Interesse; man erhofft sich gewisse Korrelationen der Messergebnisse mit der intellektuellen Leistungsfähigkeit, z. B. bei ZNS-Erkrankungen.

Bei der **transkortikalen Magnetstimulation (TCMS)** wird die Hirnrinde elektrisch gereizt und das korrespondierende Muskelaktionspotenzial abgeleitet. Das Vorgehen ist also umgekehrt wie bei der Bestimmung von evozierten Potenzialen. Dadurch kann eine Aussage über die efferente Nervenleitung, z. B. bei Entmarkungskrankheiten und spinalen (vom Rückenmark ausgehenden) Prozessen, erfolgen. Durch spezielle Techniken, z. B. die Vorinnervation, können darüber hinaus Reorganisationsprozesse des kortikospinalen Systems nachgewiesen werden [2, 28, 43, 91].

4.4.3 Polygrafien und andere Untersuchungen

Bei Kindern mit lang dauernden Atempausen, vor allem während des Schlafs, bei unklaren Anfallszuständen und Verhaltensauffälligkeiten können polygrafische Registrierungen oder andere Langzeituntersuchungen indiziert sein. Hierbei werden z. B. Atmung, EKG, Sauerstoffsättigung des Blutes und EEG gleichzeitig registriert. Eine pauschale Indikation für polygrafische Registrierungen gibt es nicht; vielmehr sollte nach definierter klinischer Fragestellung eine Zusammenstellung verschiedener biologischer Ableiteparameter erfolgen.

Bei Apnoen wird zwischen zentralen und obstruktiven Formen (durch Einengung der Atemwege) unterschieden; die O_2-Sättigung des Blutes wird mittels der **Pulsoxymetrie** kontinuierlich gemessen.

Bei Verdacht auf zerebrale Anfälle ist oft eine **Videoaufnahme,** ggf. auch während des Schlafs, allein ausreichend. Sinnvoll sind auch simultane EEG- und Videoregistrierungen, besonders bei Kindern mit schwer klassifizierbaren Anfällen. **EEG-Langzeitregistrierungen** können vor allem dann indiziert sein, wenn bei einwandfreier EEG-Ableitung mit Einschlaf- und Schlafveränderungen keine eindeutige Erklärung für klinische Anfallsphänomene gefunden werden konnte.

Die **Polysomnografie** hat ihre Bedeutung vor allem bei Kindern mit Atemantriebsstörungen im Rahmen von Hirnstammanomalien (Chiari-Malformation bei Meningomyelozele und kraniofazialen Dysmorphien) und weniger bei klinisch offensichtlichen Befunden, z. B. einer oberen Luftwegsobstruktion durch vergrößerte Adenoide.

Gelegentlich kann bei Kindern mit unterschiedlichen Formen von Entwicklungsstörungen und Apnoen (➤ Kap. 8.12.1) eine **Langzeit-pH-Metrie** zur Objektivierung eines gastroösophagealen Refluxes sinnvoll sein (➤ Kap. 4.1.4, ➤ Kap. 9.4) [2, 28, 43, 91].

4.5 Weitere Methoden

4.5.1 Tympanometrie und Audiometrie

Die **Tympanometrie** misst die Beweglichkeit des Trommelfells. Besonders bei Flüssigkeits- oder Schleimansammlungen im Mittelohr kommt es zu deutlichen Bewegungseinschränkungen, die in der Regel mit einer Beeinträchtigung der Hörfunktion verbunden sind. Ursächlich sind hierfür oft vergrößerte Adenoide verantwortlich, die auch eine Vielzahl anderer Funktionsstörungen herbeiführen können (➤ Kap. 9.2.3).

Bei der einfachen **Audiometrie** wird mittels Kopfhörern die Hörfähigkeit durch Schallleitung und Knochenleitung gemessen. In der Regel werden die Kopfhörer erst nach dem 4. Lebensjahr von den Kindern toleriert.

Differenzierte apparative Hördiagnostik, z. B. mittels otoakustischer Emissionen, akustisch evozierter Hirnstammpotenziale, evozierter Kochleapotenziale und der ausführlichen Spielaudiometrie, werden in der Regel in speziellen Institutionen, z. B. Abteilungen für Phoniatrie und Pädaudiologie, eingesetzt (➤ Kap. 9.2.1).

4.5.2 Ophthalmoskopie

Mithilfe eines **Augenspiegels** kann bei entsprechender Mitarbeit im möglichst abgedunkelten Raum auch der Kinderarzt zumindest orientierend den Augenhintergrund und den Sehnerv beurteilen. Eine differenzierte Untersuchung im Säuglings- und Kleinkindalter, möglichst verbunden mit einer genaueren Bestimmung der Sehschärfe (Visus) und der Augenbrechkraft (Refraktion), ist jedoch dem erfahrenen Augenarzt vorbehalten. Visusbestimmungen bei schwer entwicklungsgestörten Kindern können mit speziellen Tafelsystemen, z. B. dem Preferential-looking-Test mit Teller-Acuity-Cards, am besten von erfahrenen Orthoptistinnen durchgeführt werden (➤ Kap. 9.1). Spaltlampenuntersuchungen, ausführliche Gesichtsfeldüberprüfung und ein Elektroretinogramm (Registrierung der vom Auge nach Belichtung ableitbaren elektrischen Potenziale) sind nur in Ausnahmefällen bei Entwicklungsstörungen sinnvoll. Auch mit Blitzlichtkameras kann u. U. eine orientierende Aussage über die Sehfähigkeit und die Augenstellung bei Kindern mit Entwicklungsstörungen gemacht werden. Zum Brückner-Test ➤ Kap. 9.1.

4.5.3 Klinisch-chemische Laboruntersuchungen

Klinisch-chemische Blutuntersuchungen sollten bei der Diagnostik von Entwicklungsauffälligkeiten nur nach klinischer Notwendigkeit erfolgen. Nachfolgend wird deshalb auf einige wenige, oft wichtige Bestimmungen hingewiesen: Blutbild mit Differenzierung der Leukozyten, GOT, GPT, alkalische Phosphatase, Kreatinin, Gesamteiweiß, Harnsäure, Kupfer und Coeruloplasmin. Bei vielen ungeklärten Entwicklungsstörungen empfiehlt sich eine Bestimmung des Laktats in nüchternem Zustand am Morgen als Hinweis auf eine Mitochondrien-Funktionsstörung (➤ Kap. 8.6.4). Die Blutentnahme sollte dann möglichst bei einem nicht schreienden Kind ohne venöse Stauung erfolgen und das Blut rasch im Labor untersucht werden. Bei klinischem Verdacht auf eine Funktionsstörung der Mitochondrien empfiehlt sich zusätzlich eine Laktatbestimmung im Liquor. Gelegentlich können die Untersuchung von Ammoniak, Cholesterin und Triglyzeriden, Kreatinkinase, Schilddrüsenhormonwerten sowie die Bestimmung langkettiger Fettsäuren, der Phytansäure, des Pipicolins, des Karnitins und der Biotinidaseaktivität in der Diagnostik weiterführend sein.

Bei Verdacht auf eine Stoffwechselstörung empfiehlt sich eine Screening-Untersuchung der organischen Säuren im Urin; Aminosäurebestimmungen im Serum sind in der Primärdiagnostik nur selten indiziert, bei einigen Krankheiten zur Therapiekontrolle aber notwendig.

Serologische Untersuchungen auf Infektionen, z. B. Lues, Röteln, Toxoplasmose, Zytomegalie, Borreliose, Herpes-simplex- oder HIV-Befall, sollten nach klinischer Indikation stattfinden [35].

4.5.4 Röntgen

Eine wichtige Röntgenuntersuchung bei unklaren Entwicklungsstörungen kann die Bestimmung des Knochenalters mittels einer Röntgenaufnahme der linken Hand darstellen. Dies ist bei allen Kindern mit Wachstumsstörungen, Knochenstoffwechselstörungen und Rachitis, aber auch bei Verdacht auf unterschiedliche Syndrome, z. B. Turner-Syndrom (➤ Kap. 6.2.1, ➤ Kap. 10.3.1), oder Mukopolysaccharidosen (➤ Kap. 8.6.2) indiziert. Röntgenaufnahmen des Schädels können bei chronischen intrakraniellen Druckerhöhungen, Fehlbildungen, Knochenfehlanlagen, einigen Stoffwechselerkrankungen und chronischen Bluterkrankungen sinnvoll sein (➤ Abb. 4.8). Bei allen Kindern mit beinbetonter spastischer Zerebralparese sollten nach dem 2. Lebensjahr in regelmäßigen Abständen Röntgenaufnahmen des Beckens und der Hüftgelenke zur Früherkennung möglicher Folgeschäden stattfinden (Prozess-Algorithmus „Hüftampel"), bei allen Kindern mit Wirbelsäulenfehlstellungen Röntgenauf-

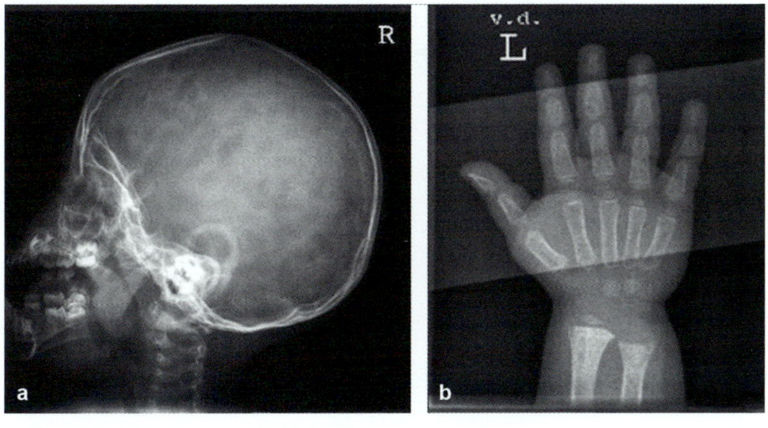

Abb. 4.8 Röntgenbild des Schädels **(a)** und der linken Hand **(b)** bei einem 2-jährigen Patienten mit Hypophosphatasie-Syndrom. Beachte die vermehrten Impressionen der Schädelkalotte wie bei einer chronischen Druckerhöhung im Schädelinneren und den becherförmigen Umbau der Metaphysen von Radius und Ulna.

nahmen der gesamten Wirbelsäule. Unverzichtbar ist eine Darstellung des gesamten Skelettsystems in zwei Ebenen bei allen Säuglingen und Kleinkindern mit dem Verdacht auf wiederholte Misshandlungen. Bei allen Röntgenaufnahmen ist aber auch die klinische Notwendigkeit zu hinterfragen.

4.5.5 Liquoruntersuchungen

Das Nervenwasser (Liquor) kann üblicherweise durch eine nur leicht schmerzhafte Punktion im Bereich der Lendenwirbelsäule aus dem unteren „Sack" des Rückenmarkkanals gewonnen werden. Neben der Bestimmung von Glukose und Laktat, Zellzahl und Gesamt-Eiweiß können im Liquor differenzierte Eiweißanalysen sowie verschiedene Untersuchungen, u. a. auf Herpes- und Masernviren, auf Lues und Borrelien, sinnvoll sein. In seltenen Fällen erlauben Untersuchungen der organischen Säuren oder verschiedener Transmitter, z. B. des Dopaminstoffwechsels, sowie eine Liquordruckmessung wegweisende Aussagen. Ängste vor der praktisch immer harmlosen Punktion sind heute nicht mehr gerechtfertigt – zur Vermeidung eines Hirnunterdrucks nach der Punktion empfiehlt sich ein mindestens 12-stündiges konsequentes Flachliegen.

4.5.6 Biopsien

Die einfachste Biopsie ist eine **Hautstanze** zur Anlage einer Fibroblastenkultur. Diese eignet sich für eine Vielzahl spezieller Untersuchungen, u. a. zur Messung der Aktivität lysosomaler Enzyme und der Atmungskettenenzyme bei Verdacht auf eine Stoffwechselstörung (➢ Kap. 8.6.2, ➢ Kap. 8.6.3 und ➢ Kap. 8.6.4). Außerdem können mithilfe der Fibroblastenkulturen Untersuchungen der Chromosomen und spezielle molekulargenetische Bestimmungen stattfinden (➢ Kap. 10). Elektronenmikroskopische Untersuchungen von Hautbiopsien sind bei Verdacht auf Zeroidlipofuszinose (➢ Kap. 8.6.5) oder genetisch bedingte Hautkrankheiten indiziert; unter Umständen müssen sie jedoch wiederholt werden, da in den ersten Lebensjahren evtl. noch keine typischen Veränderungen nachweisbar sind.

Muskelbiopsien werden in der Regel offen in Narkose durchgeführt. Sie sind bei hochgradigem Verdacht auf eine anderweitig nicht eindeutig diagnostizierbare neuromuskuläre Erkrankung indiziert. Eine X-chromosomal vererbte Muskeldystrophie (Duchenne ➢ Kap. 7.3.1, ➢ Kap. 10.5.2) und eine klassische spinale Muskelatrophie müssen in der Regel heute nicht mehr mittels einer Biopsie bestätigt werden, wenn ein eindeutiges Ergebnis der molekulargenetischen Untersuchung vorliegt. Muskelbiopsien erlauben bei einigen Mitochondriopathien (➢ Kap. 8.6.4) eine gezielte Diagnosestellung, was jedoch auch vom Entnahmezeitpunkt und der untersuchten Muskulatur abhängig ist. Auch hier können möglicherweise in Zukunft Genanalysen die Biopsie verzichtbar machen.

Verschiedene entzündliche Erkrankungen und Stoffwechselstörungen der Muskulatur machen auch weiterhin eine Muskelbiopsie zur exakten Diagnosestellung unentbehrlich.

Eine **Nervenbiopsie,** meist des N. suralis am Unterschenkel, sollte bei deutlich veränderten Werten der Nervenleitgeschwindigkeit durchgeführt werden, wenn durch andere Methoden, z. B. die Genanalyse, keine eindeutige Diagnose möglich ist, um das Ausmaß der Neuropathie genauer abschätzen zu können [1, 2, 19, 28, 43, 91].

KAPITEL

5

H.-M. Straßburg

Entwicklungsauffälligkeiten im 1. Lebensjahr

Im Säuglingsalter lassen sich häufig Abweichungen von der üblichen Entwicklung feststellen, die auch bei Kenntnis der großen Variabilität der normalen Entwicklung zu Verunsicherungen der Eltern, aber auch der Ärzte und Therapeuten führen. In der Bundesrepublik Deutschland wurden im Rahmen der vorgeschriebenen Früherkennungsuntersuchungen zwischen der 4. Lebenswoche und dem 7. Lebensmonat (U3–U5) vor allem in den 80er- und 90er-Jahren des vergangenen Jahrhunderts überproportional viele neurologische Auffälligkeiten diagnostiziert. Auch heute erhalten noch 5–8 % der Säuglinge in der Bundesrepublik Deutschland eine physiotherapeutische Behandlung auf neurophysiologischer Grundlage. Eine bleibende Zerebralparese ist aufgrund großer epidemiologischer Untersuchungen jedoch nur bei 0,2–0,3 % aller Kinder zu erwarten. Auch unter Berücksichtigung aller neurologischen Krankheitsursachen wird nur bei ca. 1 % der Kinder eines Jahrgangs mit bleibenden Bewegungsstörungen gerechnet werden müssen. Es besteht also eine Überdiagnostik für motorische Auffälligkeiten um das 5- bis 20-Fache.

Es können verschiedene Formen von voraussichtlich **vorübergehenden Entwicklungsauffälligkeiten** unterschieden werden:

- Körperliche Abweichungen, z. B. Untergewicht, Wachstumsstörungen, Übergewicht und beschleunigtes Wachstum
- Motorische Auffälligkeiten, z. B. Hypotonie, Hypertonie bzw. Dystonie der Muskulatur (➤ Kap. 3.5.2), Übererregbarkeit und Asymmetrien
- Beeinträchtigung von Sinnesorganen, z. B. Störungen des Sehens, des Hörens oder des Fühlens
- Verhaltensauffälligkeiten, z. B. Störungen der Kontaktaufnahme, Schreien, Schlafstörung, Trinkstörung usw.

5.1 Das „neurologische Durchgangssyndrom" beim Säugling

In mehreren Längsschnittstudien wurde immer wieder auf die große Streubreite der neuromotorischen Entwicklung in den ersten Lebensmonaten und Änderungen neurologischer Symptome während des 1. Lebensjahrs hingewiesen. Dies wird teilweise auch als **„neurologisches Durchgangssyndrom des Säuglings "** bezeichnet. Wiederholt wurde nachgewiesen, dass sich während des 1. und 2. Lebensjahrs die Mehrzahl neurologischer Auffälligkeiten zurückbildet, während umgekehrt nur wenige Säuglinge, die in den ersten Lebensmonaten einen normalen neurologischen Befund hatten, bei einer Kontrolluntersuchung am Ende des 1. Lebensjahrs auffällig waren. Diese Befunde lassen sich besonders gut bei Risikosäuglingen, z. B. mit einem Gestationsalter unter 32 Schwangerschaftswochen bei der Geburt, nachweisen.

5.1.1 Beispiel 1: Zentrale Koordinationsstörung bei ehemaligem Frühgeborenen der 30. Schwangerschaftswoche

FALLBEISPIEL

Nach insgesamt problemlosem, postnatalem Verlauf werden bei einem Frühgeborenen von 32 Wochen im Alter von 4 Lebensmonaten (= 2 Monate nach dem errechneten Termin) bei einer säuglingsneurologischen Kontrolluntersuchung eine Beeinträchtigung der Spontanmotorik insbesondere an den Beinen, eine Überbetonung tonischer Muster, noch persistierende tonische Primärreaktionen (pos. ATNR, ➤ Tab. 3.4) und fünf abnorme Lagereaktionen diagnostiziert. Das Kind zeigt eine gute soziale Kontaktaufnahme, differenzierte Handmotorik und beginnt, reaktiv zu lächeln. Die zerebrale Sonografie zeigt diskrete periventrikuläre Strukturveränderungen.

Im weiteren Verlauf kommt es zu immer besseren Drehbewegungen im Rumpf, zu einer guten Stabilisierung in Bauchlage und einer kontinuierlichen Aufrichtung. Im korrigierten Alter von 14 Monaten beginnt das Kind, das Gewicht mit beiden Beinen zu übernehmen, steht allerdings häufig auf den Vorfüßen. Es wirkt an den Beinen vermehrt steif, fällt häufiger hin, zeigt kein normales Abrollen. PSR und ASR sind verbreitert, es besteht ein erschöpflicher Fußklonus, das Rossollimo-Zeichen ist positiv, es gibt (noch) keinen Hinweis für Kontrakturen in den Sprunggelenken. Zusammenfassend besteht also das Bild einer diskreten spastischen Diparese (Lähmung der Beine) bei sonst normaler Entwicklung. Es muss bezweifelt werden, dass die Symptomatik auch mit intensiver Physiotherapie wesentlich hätte verändert werden können. Das Kind und seine Eltern müssen sich mit einer bleibenden leichten beinbetonten Bewegungsstörung arrangieren, deren Ausmaß aber von sehr vielen zusätzlichen Faktoren, insbesondere der selbstständigen Bewegungsbereitschaft, abhängig ist.

5.1.2 Beispiel 2: Chronisch schreiender Säugling

FALLBEISPIEL

Notfallmäßige Vorstellung eines knapp 3 Monate alten Säuglings wegen ständigen Schreiens (➤ Abb. 5.1), vor allem am Nachmittag und Abend, sowie zunehmenden Schlaf- und Trinkstörungen. Erstes Kind, am Ende der Schwangerschaft vorzeitige Wehen, Entbindung mittels Vakuumextraktion aus Beckenboden. In den ersten Lebenstagen sei das Neugeborene auffallend ruhig gewesen. Vergebliche Versuche, das Kind primär zu stillen; es erfolgt eine Zufütterung von Formulanahrung. Nach 4 Wochen wegen angeblich mangelnder Muttermilch völlige Umstellung auf Flaschennahrung. Das Kind wird weiterhin bei Unruhe immer wieder angelegt. Nur gelegentliches Spucken. Die Mutter raucht, auch in der Schwangerschaft, ebenso der Vater. Wegen Verdacht auf Obstipation wird die Stuhlentleerung mit einem Fieberthermometer angeregt. Der Hausarzt habe überwiegend beruhigt und Tropfen gegen Blähungen verordnet. Auf der Fahrt sei das Kind im Auto eingeschlafen.

Bei der Untersuchung körperlich altersentsprechende Entwicklung. Bereits beim Ausziehen in Rückenlage heftiges gepresstes Schreien ohne Tränenproduktion, dabei Überstreckung des Rumpfs, verkrampfte Beugung der Arme und Fäusteln, tonische Streckung der Beine. Das Abdomen ist relativ prall gefüllt, die Bauchdecken ausladend.

Beim Hochnehmen beruhigt sich das Kind rasch, schaut wach, verfolgt, lässt sich trösten. Bei der Untersuchung gute Kopfkontrolle bei Traktion, normal auslösbare Eigenreflexe, bei der Seitkippreaktion auffallende Rumpfhypotonie, in Bauchlage gute Stabilität, kaum selbstständige Rotationsbewegungen des Rumpfs.

Bei der zerebralen Sonografie keine morphologischen Auffälligkeiten des zentralen Nervensystems.

Bei der abdominalen Sonografie (➤ Kap. 4.1.4) Normalbefund der parenchymatösen Organe (Leber, Milz, Bauchspeicheldrüse, Nieren). Der Magen ist 2 Stunden nach der letzten Mahlzeit massiv mit Mageninhalt gefüllt, lebhafte Darmperistaltik, nur mäßige Luftvermehrung. Deutlich klaffender gastroösophagealer Übergang, verdickte untere Ösophagusschleimhaut. Wiederholt lassen sich bolusartige Refluxphasen von Mageninhalt in den Speiseröhrenabschnitt hinter dem Herzen darstellen, z. T. in zeitlichem Zusammenhang mit vermehrter Unruhe, aber ohne klinisch erkennbares Spucken („stiller Reflux"; ➤ Kap. 9.4). Kein Hinweis für ausgeprägtere Stuhlverstopfung.

Beurteilung: Bei dem Kind besteht ein ausgeprägter gastroösophagealer Reflux bei Überernährung, eine mangelnde Rumpftonisierung und eine Verunsicherung sowie Rauchen der Mutter.

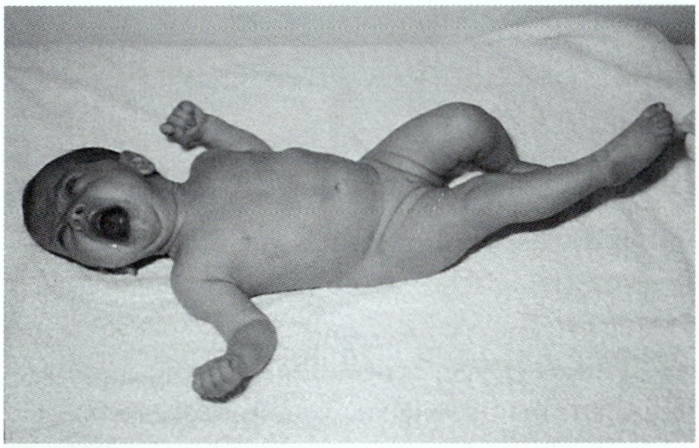

Abb. 5.1 Exzessiv schreiender, neurologisch auffälliger 3 Monate alter Säugling mit tonischer Überstreckung und Rumpfasymmetrie. Nach dem 2. Lebensjahr normale Entwicklung.

Die Eltern von **Schreibabys** fühlen sich oft verunsichert, hilflos und ohne Selbstvertrauen. Die Vorstellung von einem „perfekten Baby" ist verloren gegangen; es bestehen chronischer Stress, Schlafmangel und ein Mangel an positiven Erfahrungen. Das Kind ist erheblich gefährdet, misshandelt zu werden (Schütteln!). Zusätzlich können sich durch den Reflux Atemstörungen (obstruktive Apnoen) und rezidivierende Bronchitiden sowie durch das gepresste Schreien Abdominalhernien (= „Brüche" der Bauchwand), insbesondere Leistenhernien, ausbilden. Die sog. **Wessel-Kriterien,** d. h., der Säugling schreit mehr als 3 Stunden pro Tag an mehr als 3 Tagen pro Woche für mehr als 3 Wochen, werden nur relativ selten objektiv erreicht – viele Mütter, die ihrem Baby gegenüber verunsichert bzw. ambivalent eingestellt sind, empfinden die Unruhe subjektiv stärker, als sie objektiv nachweisbar ist.

Für die Eltern ist es wichtig, ausführlich die Zusammenhänge darzustellen und zu erläutern, dass z. B. **das chronische Schreien meist kein Ausdruck von Hunger ist.**

- Die Nahrungszufuhr sollte reduziert und vereinheitlicht werden (kein Zufüttern, regelmäßige Essenszeiten). Möglichst nur Stillen, evtl. häufigere kleinere Mahlzeiten.
- Besonders nach den Mahlzeiten ist es gut, das Kind zu tragen und nicht zu viel klopfen.
- Das Kind sollte sich möglichst viel in Rückenlage frei bewegen können; wesentlich sind Strampelbewegungen der Beine und Rotationsbewegungen des Rumpfs.
- Bei weiterhin bestehenden Schlafstörungen ggf. Hochlagerung des Oberkörpers, evtl. durch Verwendung eines Leibchens. Die häufig praktizierte Bauchlage sollte im Schlaf vermieden werden.
- Eventuell empfehlen wir eine Umstellung der Ernährung auf eine sog. Antireflux-Nahrung (z. B. Aptamil AR®), in seltenen Fällen kann nach dem 6. Monat ein Protonenpumpenhemmer, z. B. Omeprazol, verordnet werden. Einige wenige Kinder profitieren von einer Oligopeptid-Spezialnahrung (z. B. Alfaré®) bei angeborener Unverträglichkeit von Laktose oder Kuhmilchproteinen.
- Im Rahmen einer Physiotherapie können mit einer erfahrenen Therapeutin Bewegungen wie z. B. die Rumpfrotation eingeübt, Lagerungsmöglichkeiten überlegt und Elemente der Babymassage eingesetzt werden.
- Die größte Bedeutung hat zweifellos die sorgfältige Aufklärung und Beruhigung der Eltern.
- In den vergangenen Jahren wird auch bei uns wieder das in früheren Zeiten und bei Naturvölkern praktizierte Einwickeln des Säuglings in ein Tuch **(Pucken, Swaddling)** zur Beruhigung des jungen Säuglings empfohlen.

Zur Prognose lässt sich sagen, dass ausgeprägtes Schreien bis zum 6. Lebensmonat meist mit einer günstigen Entwicklung einhergeht. Danach muss zunehmend an gravierende Interaktions- oder Entwicklungsstörungen, bis hin zu genetischen Anomalien und Krankheitsbilder aus dem Autismus-Spektrum, gedacht werden (➤ Kap. 8.16). Bei exzessivem Schreien nach dem Ende des 1. Lebensjahrs ist in ca. 20 % mit der Entstehung eines ADHS im Schulalter zu rechnen. Vor allem für solche Kinder und ihre Eltern gibt es spezialisierte Baby-Schrei-Sprechstunden.

Das Kind aus Beispiel 2 zeigte im weiteren Verlauf eine normale Entwicklung.

5.1.3 Beispiel 3: Der vorübergehend bewegungsarme, hypotone Säugling

FALLBEISPIEL

Seit der Geburt auffallend ruhiger, häufig schlafender Säugling, meist allein zufrieden, relativ wenig Kontaktaufnahme. Die Muskulatur ist allseits hypoton, Eigenreflexe sind gut auslösbar. Mit 7 Monaten freies Sitzen; danach bis Ende des 2. Lebensjahrs keine weitere Aufrichtung; Rutschen auf dem Hosenboden, keine Stehbereitschaft. Das Kind kann sich sehr gut alleine beschäftigen, zeigt differenzierte Mimik und normale sprachliche Entwicklung.

Die Differenzialdiagnose einer **muskulären Hypotonie** im Säuglingsalter ist ausgesprochen umfangreich – es sollte an Erkrankungen des ZNS und des peripheren Nervensystems, der Muskulatur und des Bindegewebes, aber auch an psychosoziale Ursachen, z. B. eine Deprivation, gedacht werden. Eine Zusammenstellung der Differenzialdiagnosen bei muskulärer Hypotonie zeigt ➤ Tab. 7.2 (➤ Kap. 7.3).

Die Entwicklung von Kindern mit muskulärer Hypotonie und verzögerter Aufrichtung ohne feststellbare Grunderkrankung kann nach dem 3. Lebensjahr völlig normal sein; möglicherweise bleiben sie relativ still und introvertiert. H. von Lüpke nennt sie treffend „sensitive Perfektionisten". Nicht selten aber ist die Langzeitprognose eher ungünstig und sollte auch im weiteren Verlauf zu einer genaueren diagnostischen Abklärung führen (➤ Kap. 7.3.1).

5.1.4 Beispiel 4: Schädel- und Rumpfasymmetrie beim jungen Säugling

FALLBEISPIEL

Am Ende der Schwangerschaft eingeschränkte Kindsbewegungen, sonografischer Nachweis von vermindertem Fruchtwasser. Geburt und Neugeborenenphase normal, ab der 3. Lebenswoche fällt eine konstante Kopfwendung nach rechts und eine C-förmige Asymmetrie des Rumpfs mit Überstreckung links auf. Zunehmende Schädelverformung mit Abflachung des rechten Hinterkopfs. Es wird eine Physiotherapie eingeleitet, außerdem wird ein Osteopath aufgesucht.

Bei der entwicklungsneurologischen Untersuchung im Alter von 3½ Monaten lassen sich keine Hinweise für eine vorzeitige Verknöcherung der Schädelnähte, eine Halbseitenlähmung oder einen Schulterhochstand feststellen, keine passive Bewegungseinschränkung im kraniozervikalen Bereich, gute Blickfolge, seitengleiche Aktivmotorik der Arme und Beine, in Bauchlage stabiler Unterarmstütz, im Traktionsversuch gute Kopfkontrolle, beginnendes Drehen der Rumpfs auf die Seite.

Es erfolgt eine ausführliche Anleitung der Eltern zum Handling und zum wiederholten Lagern auf dem Bauch in wachem Zustand. In den ersten Wochen kann in Rückenlage der Kopf mit einem gerollten Handtuch in Mittelstellung gehalten und das Kind überwiegend von der linken Seite angesprochen werden. Vorzeitiges Aufrichten zum Sitzen soll vermieden werden. Die Prognose ist gut [49, 55, 63, 64, 138–140].

5.2 Die Prognose des neurologisch auffälligen Säuglings

Immer wieder wurde versucht, den prognostischen Wert neurologischer Symptome im Säuglingsalter festzulegen. In der Regel haben eine isolierte Übererregbarkeit **(Hyperexzitabilität),** eine Rumpfhypotonie, eine mäßige allgemeine muskuläre Hypotonie oder eine Rumpfasymmetrie eine günstige Prognose. Andererseits muss bei ausgeprägten muskulären Hypotonien, Dystonien und Dyskinesien (➤ Kap. 7.1.3) meist mit einer schlechten Prognose und bleibenden neurologischen Symptomen gerechnet werden.

Vor allem V. Vojta vertrat den Standpunkt, dass zur Verhinderung bzw. zur eindeutigen Verbesserung der Symptome einer bleibenden Zerebralparese eine möglichst frühzeitige Therapie eingeleitet werden müsse, auch wenn hierdurch eine unverhältnismäßig große Zahl falsch diagnostizierter Säuglinge mitbehandelt wird. Dieser Standpunkt wird von uns, auch wegen möglicher Nebenwirkungen einer Physiotherapie (➤ Kap. 13.4, ➤ Kap. 13.5), nicht geteilt.

Immer wieder lässt sich nachweisen, dass die **Verunsicherung der Eltern,** insbesondere der Mutter, ein wesentlicher verstärkender Faktor bei Entwicklungsauffälligkeiten ist („Teufelskreis, Self Fulfilling Prophecy"). Hier können zahlreiche verschiedene Einflüsse von Bedeutung sein, z. B.:

- Fantasievorstellungen vom „perfekten Baby" bereits vor der Schwangerschaft
- Eine ambivalente Einstellung zum Kind, besonders bei Partnerproblemen
- Ängste während und nach der Geburt (Zyanose des Neugeborenen, Neugeborenenikterus, Erstickungsanfälle etc.)
- Mangelnde Erfahrung mit Säuglingen in den heute üblichen Kleinfamilien
- Unzulänglichkeitsgefühl als Mutter (wegen angeblich mangelnder Muttermilch, mangelnder Zuwendung bei häufigem Schreien, unzureichender Förderung der Entwicklung usw.)

Neben den insgesamt nur relativ seltenen, aber wichtigen Möglichkeiten der Einleitung einer kausalen Behandlung, z. B. bei Stoffwechselstörungen,

Seh- und Hörstörungen oder Epilepsien, ist es die Aufgabe der behandelnden Ärzte, die Entwicklung des Kindes gut zu beobachten und zu dokumentieren. Therapien, meist in Form von Physio-, Ergo- oder Logopädie in Verbindung mit heilpädagogischen Angeboten, z. B. in einer Frühförderstelle, sollten gezielt verordnet werden. Die beteiligten medizinischen und pädagogischen Berufsgruppen sollten vor allem die Fähigkeiten des Kindes aufzeigen, etwaige Verunsicherungen der Eltern ansprechen und ihnen bei deren Verarbeitung helfen, aber bei unbefriedigendem Verlauf auch Änderungen im Betreuungskonzept mit allen Beteiligten absprechen [4, 16, 24, 25, 49, 55, 63, 75, 80, 139, 140, 150, 152].

KAPITEL

6

H.-M. Straßburg

Störungen von Wachstum und Reifung

6.1 Störungen des Wachstums

Das menschliche Wachstum ist ein komplexer biologischer Prozess, der sowohl von genetischen und hormonellen als auch von ernährungsbedingten und psychischen Faktoren beeinflusst wird. Die Verfolgung des Körperwachstums ist einer der wichtigsten Parameter für die Beurteilung der Entwicklung und des Gesundheitszustands eines Kindes. Sichere Normabweichungen des Wachstums müssen daher erfasst und differenzialdiagnostisch geklärt werden. Ein **Kleinwuchs** liegt bei einer Körperlänge unterhalb der 3. Altersperzentile vor, ein **Großwuchs** bei einer Körperlänge oberhalb der 97. Perzentile.

Wesentliche Angaben zur Anamnese:

- Größe der Eltern, Großeltern und Geschwister
- Früh- oder Spätentwickler in der Familie – Beginn der Pubertät bei den Eltern?
- Genetische Zielgröße:

$$\frac{\text{Größe des Vaters} + \text{Größe der Mutter}}{2}$$

minus 6,5 cm (Mädchen) bzw.
plus 6,5 cm (Jungen)
Der Streubereich dieser Zielgröße beträgt ± 8,5 cm!

- Schwangerschaftsverlauf, insbesondere Erkrankungen (z. B. Gestosen), Einnahme von Medikamenten, Rauchen, Alkohol, Mangelernährung
- Schwangerschaftsdauer
- Geburtsablauf (Steißlage?)
- Länge, Gewicht und Kopfumfang bei der Geburt
- Bisherige Wachstumsrate in Zentimeter pro Jahr: Weniger als 4 cm zwischen dem 3. und 12. Lebensjahr ist abnorm
- Chronische Erkrankungen
- Psychosoziales Milieu

Klinische Untersuchungen:

- Länge, Gewicht, Kopfumfang (Somatogramme ➤ Kap. 1.2.2)
- Bestimmung des Body-Mass-Index (BMI) = Gewicht in kg : Körpergröße^2 in m^2 (➤ Abb. 1.3)
- Körperproportionen: Spannweite der Arme (➤ Abb. 1.4), Quotient Oberlänge/Unterlänge, d. h. Länge des Rumpfs im Vergleich zur Länge der Beine, Sitzgröße (kann zur Beurteilung spe-

zieller Wachstumsstörungen, z. B. nach Bestrahlung oder bei Fehlbildungen der Wirbelsäule, von Bedeutung sein)
- Pubertätsstadien nach Tanner
- Dysmorphiezeichen (➢ Tab. 3.3)
- Röntgenuntersuchung der linken Hand, Bestimmung des **Knochenalters** nach Greulich und Pyle. Nach dem Alter von 8 Jahren kann mittels Knochenalter und Körpergröße die **voraussichtliche Endlänge** bestimmt werden [13, 22, 72, 81, 86].

6.2 Kleinwuchs

Es werden verschiedene Formen von Kleinwuchs unterschieden.

6.2.1 Primärer Kleinwuchs

Beim **dysproportionierten Kleinwuchs** steht die Extremitätenlänge nicht in normaler Relation zur Rumpflänge. Die wichtigsten Ursachen hierfür sind Skelettdysplasien, d. h. unterschiedliche Störungen des Knorpel- und Knochenaufbaus. Es gibt über 200 verschiedene Skelettdysplasien, die meist monogenetische Ursachen haben. Ein Beispiel ist die **Achondroplasie** (sog. Liliputaner): Hierbei kommt es durch das angeborene Fehlen eines zellulären Rezeptors für einen Wachstumsfaktor von Bindegewebszellen zu Verkürzungen und Verformungen praktisch aller langen Knochen. Weitere Beispiele sind andere Chondrodysplasien, Morphogenesestörungen des Skeletts, z. B. das Klippel-Feil-Syndrom, sowie Stoffwechselstörungen wie die Hypophosphatasie.

Proportionierte primäre Kleinwuchsformen sind:
- **Ullrich-Turner-Syndrom** (X0-Syndrom, ➢ Kap. 10.3.1): Es handelt sich um Mädchen mit dem Karyotyp 45,XO, bei denen sich keine funktionsfähigen Eierstöcke entwickeln. Die typischen äußeren Zeichen mit „Flügelfell" am Hals und tiefem Haaransatz müssen nicht immer vorhanden sein. Die Kinder wachsen von Anfang an langsam, der Pubertätswachstumsschub bleibt aus. Bei Mädchen mit unklarem Kleinwuchs soll deshalb immer eine Chromosomenanalyse zum Ausschluss eines Ullrich-Turner-Syndroms veranlasst werden. Beim molekulargenetisch nachweisbaren **Noonan-Syndrom** treten bei Jungen und Mädchen dem Turner-Syndrom ähnliche Symptome auf.
- Andere chromosomale und monogenetische Anomalien, z. B. **Trisomie 21, Williams-Beuren-Syndrom** u. v. m. (➢ Kap. 8.2, ➢ Kap. 10.3).
- Verschiedene Erkrankungen mit intrauterinen Wachstumsverzögerungen. Am häufigsten ist das embryofetale Alkoholsyndrom (➢ Kap. 8.8), aber auch andere Toxine und morphologische Störungen (Nikotin, Medikamente, Plazentaanlagestörungen usw.) können eine intrauterine Wachstumsverzögerung herbeiführen.

Es gibt viele weitere genetisch bedingte Syndrome mit primordialem (d. h. schon vor der Geburt beginnendem) Kleinwuchs als Begleiterscheinung, z. B. das Cockayne-Syndrom, das Cornelia-de-Lange-Syndrom, das Dubowitz-Syndrom, das Fanconi-Syndrom, das Hallermann-Streiff-Syndrom, das Russell-Silver-Syndrom, das Seckel- oder das Smith-Lemli-Opitz-Syndrom (➢ Kap. 8.6.5).

Das **Russell-Silver-Syndrom** ist eine heterogene Krankheitsentität, bei der die Epigenetik eine Rolle spielt. Neben dem ausgeprägten Minderwuchs kann eine unterschiedlich ausgeprägte Intelligenzminderung vorkommen, es kann aber auch eine normale Intelligenz vorliegen. Die Kinder fallen durch ein schmales, evtl. asymmetrisches Gesicht, zarte Gliedmaßen und diskrete Dysmorphiezeichen (z. B. einen großen Kopf im Vergleich zum übrigen Körper) auf.

Beim **familiären Kleinwuchs** handelt es sich in der Regel um eine Normvariante, da man sehr häufig bei Eltern und Geschwistern ebenfalls unterdurchschnittliche Körperlängen findet (z. B. aufgrund ethnischer Zugehörigkeit). Die voraussichtliche Endlänge der Kinder liegt meist im Bereich der durch die Elterngröße zu erwartenden Zielgröße.

Bei den primären Kleinwuchsformen ist eine Behandlung mit Wachstumshormon meist nur begrenzt wirksam; sie ist zugelassen für das Turner-, das Prader-Willi- und das Silver-Russell-Syndrom sowie für Störungen des SHOX-Gens (➢ Kap. 10.4).

6.2.2 Sekundärer Kleinwuchs

Hier liegt eine sekundäre Störung des Skelettwachstums vor allem durch hormonelle oder stoffwechselbedingte Erkrankungen vor. In der Regel entspricht das Längenalter dem Knochenalter. Meist können diese Formen des Kleinwuchses therapiert werden. Folgende Erkrankungen bzw. Ursachen kommen infrage:

- **Chronische Organerkrankungen:** Erkrankungen mit Verdauungs- oder Resorptionsstörung der Nahrung wie Zöliakie (Zottenatrophie des Dünndarms durch Unverträglichkeit des Klebereiweißes im Weizen- und Roggenmehl) und Mukoviszidose, chronische Niereninsuffizienz, Herzinsuffizienz, chronische Lungenerkrankungen und chronische Lebererkrankungen können in ausgeprägten Fällen zum Kleinwuchs führen, der nur reversibel ist, wenn die Grundkrankheit während der Wachstumsphase ausreichend behandelt werden kann. Zahlreiche **endokrine Störungen** können einen Kleinwuchs bewirken.
- Ein **isolierter Wachstumshormonmangel** kann auch Folge einer traumatischen Hypophysenverletzung unter der Geburt sein; zwei Drittel dieser Patienten werden aus Steißlage geboren. Bei sekundärem Wachstumsstillstand, insbesondere in Verbindung mit Sehstörung, vermehrter Urinproduktion und chronischen Kopfschmerzen, muss immer an Hirn- oder Hypophysentumoren, insbesondere ein **Kraniopharyngeom,** gedacht werden (➤ Kap. 8.12.4, ➤ Kap. 9.5). Auch Schädelbestrahlungen, Schädel-Hirn-Traumata, Infektionen, angeborene Fehlbildungen (Mittelliniendefekte) und Immunerkrankungen können zu verminderter Wachstumshormonproduktion führen.
- Weitere hormonelle oder metabolische Ursachen sind:
  - Eine Schilddrüsenunterfunktion, entweder angeboren oder erworben.
  - Eine Nebennierenrindenüberfunktion bzw. hoch dosierte Behandlung mit Steroidhormonen (Cushing-Syndrom).
  - Kalziumstoffwechselstörungen, z. B. bei Rachitis und schweren Nierenfunktionsstörungen.
  - Ein Bartter-Syndrom mit Störung des Prostaglandinstoffwechsels.
  - Eine vorzeitige Pubertätsentwicklung durch erhöhte Androgen- und Östrogenausschüttung (Pubertas praecox). Hierdurch kommt es nach vorübergehender Wachstumsstimulation zu einem vorzeitigen Wachstumsstillstand, z. B. beim adrenogenitalen Syndrom (AGS), einer Stoffwechselstörung der Nebennierenrinde.
  - Stoffwechselstörungen, z. B. Mukopolysaccharidosen und Organoazidurien.
- Häufigste Ursache eines Kleinwuchses beim Kind ist die **konstitutionelle Wachstumsverzögerung.** Bei dieser Normvariante liegt meist eine noch normale Wachstumsrate vor, das Knochenalter ist im Vergleich zum Lebensalter retardiert, die prospektive Endlänge ist im Normbereich.
- **Psychosozialer Kleinwuchs** kann durch falsche bzw. unzureichende Ernährung, Vernachlässigung und chronische Essensverweigerung zustande kommen (Non Organic Failure of Thrive = NOFT-Syndrom). Weltweit ist dies die häufigste Ursache des sekundären Minderwuchses.

Bei jedem Kind mit verminderter Wachstumsrate nach primär normalem Wachstum sollte eine augenärztliche Untersuchung mit Gesichtsfeldbestimmung und ggf. eine zerebrale Bildgebung erfolgen. Die Feststellung eines Wachstumshormonmangels kann sehr aufwendig sein, da das Wachstumshormon nicht kontinuierlich, sondern pulsatil und überwiegend während des Schlafs ausgeschieden wird. Sinnvolle Voruntersuchungen können Bestimmungen von Wachstumsfaktoren (IGF = Insulin-Like-Growth-Faktor und IGF-Bindungsprotein) sein. Voraussetzung für die aufwendige Diagnostik eines Wachstumshormonmangels, die in der Regel stationär erfolgen sollte, ist die Dokumentation einer herabgesetzten Wachstumsrate von weniger als 4 cm pro Jahr nach dem 3. Lebensjahr. Dann müssen u. a. Wachstumshormonbestimmungen nach speziellen pharmakologischen Stimulationen, z. B. mit Arginin und Insulin, unter standardisierten Bedingungen erfolgen [13, 72, 79].

6

6.3 Mangelernährung (Dystrophie)

Vom Kleinwuchs muss die Mangelernährung abgegrenzt werden. Hinsichtlich der Ursachen gibt es allerdings zahlreiche Überschneidungen (➤ Kap. 6.4). Dystrophien finden sich überwiegend bei organischen Grundkrankheiten. Beispiele hierfür sind eine bereits intrauterine Versorgungsstörung (Small for Date Baby) sowie die vielfältigen Möglichkeiten postnataler Mangelernährung: Mangel an Nährstoffen, Zöliakie (➤ Kap. 6.2.2), Mukoviszidose, Kurzdarmsyndrom, Pylorusstenose (Einengung des Magenausgangs), gastroösophagealer Reflux (➤ Kap. 4.1, ➤ Kap. 9.4), Atemwegsverengungen usw. Auch bei Erkrankungen von Herz, Lungen und Hormondrüsen kann das Bild einer Mangelernährung auftreten. Zerebrale Erkrankungen können, trotz ausreichender Nahrungszufuhr, mit dem Bild einer Unterernährung einhergehen; ein Beispiel hierfür ist das dienzephale Syndrom (Russel-Syndrom), das durch einen Tumor des Hypothalamus verursacht wird.

Lassen sich keine organischen Ursachen für eine Untergewichtigkeit nachweisen, sollte an psychosoziale Erklärungen gedacht werden (NOFT – Non Organic Failure of Thrive). Besonders bei Mädchen nach dem 10. Lebensjahr können psychogene Essstörungen im Sinne einer **Anorexia nervosa** für eine Dystrophie verantwortlich sein. Weltweit ist immer noch die häufigste Ursache einer Dystrophie im Kindesalter die kalorische Mangelernährung **(Marasmus)** und der Eiweißmangel **(Kwashiorkor).**

Ein wichtiges und sehr einfaches klinisches Merkmal für das Vorliegen einer echten Mangelernährung ist die Messung des Oberarmumfangs (MUAC = Mid-Upper-Arm Circumference). Über 12,5 cm ist normal, 11–12,5 cm spricht für eine moderate Unterernährung, Messwerte unter 11 cm zwischen dem 10. Lebensmonat und dem 6. Lebensjahr für eine schwere Unterernährung [13, 22].

6

6.4 Großwuchs

Die Differenzialdiagnose des Großwuchses, also einer Körperlänge oberhalb der 97. Altersperzentile, ist weniger komplex als die des Kleinwuchses. Folgende Formen sind zu unterscheiden:

- **Normvariante der Entwicklungsgeschwindigkeit.** Konstitutionelle Beschleunigung von Wachstum und Entwicklung durch frühnormale Pubertät. Die Endlänge, z. B. bestimmt durch ein beschleunigtes Knochenalter, ist normal. Bei stark adipösen Kindern findet sich häufig eine Beschleunigung von Längen- und Skelettwachstum (Adiposogigantismus).
- **Familiärer Großwuchs.** Hierbei entspricht die prospektive Endlänge der mittleren Elterngröße. Beide Eltern oder ein Elternteil oder mehrere Personen in der weiteren Verwandtschaft sind ebenfalls überdurchschnittlich groß.
- **Chromosomale Störungen,** die zum Großwuchs führen, kommen nur beim männlichen Geschlecht vor, z. B. Klinefelter- (XXY) und XYY-Syndrom. Das **Klinefelter-Syndrom** ist durch Großwuchs, leicht eunuchoide Körperproportionen, Intelligenzdefizite, eine verzögerte Pubertät, Gynäkomastie sowie geringe Hodengröße charakterisiert.
- Bindegewebskrankheiten, z. B. das erbliche **Marfan-Syndrom.** Hierbei besteht ein dysproportionierter Großwuchs mit auffallend langen Extremitäten sowie übermäßig langen Fingern und Zehen, ein Fettgewebsmangel, nicht selten ein Aortenaneurysma (Aussackung der Hauptschlagader), Linsenverlagerung und eine Skoliose der Wirbelsäule.
- Die Homozystinurie, eine angeborene Aminosäurestoffwechselstörung, kann zu einem dem Marfan-Syndrom sehr ähnlichen Erscheinungsbild führen.
- Das **Sotos-Syndrom** (zerebraler Gigantismus) ist ein genetisch heterogenes Großwuchssyndrom (z. B. eine Mikrodeletion 5q35) mit bereits bei Geburt vorhandener Übergröße, auffallenden Gesichtszügen, akromegalen Veränderungen (Akromegalie = Vergrößerung der Akren, d. h. der „Körperspitzen" wie Finger, Zehen, Nase) und psychomotorischen Entwicklungsstörungen.

Die Wachstumsbeschleunigung hört meist um das 10. Lebensjahr herum auf, sodass die Endlänge normal sein kann.
- Einige Kinder mit Fragilem-X-Syndrom (➤ Kap. 8.3, ➤ Kap. 10.5.2) zeigen eine auffallende Körpergröße und können solchen mit dem Sotos-Syndrom ähneln.
- Auch bei anderen Syndromen kann es zumindest vorübergehend zu einem Großwuchs kommen, z. B. beim EMG-Syndrom (**Beckwith-Wiedemann-Syndrom;** E = Exomphalos = vorstehender Nabel, M = Makroglossie = große Zunge, G = Gigantismus = Großwuchs).
- Molekulargenetisch können mittlerweile einige weitere, seltene Großwuchsformen definiert werden.
- Großwuchs infolge erhöhter Wachstumshormonausschüttung, z. B. bei einem Hypophysenadenom (Tumor der Hirnanhangsdrüse) im Kindesalter, ist selten. Ebenfalls selten kommt es durch überschießende Bildung von Androgenen oder Östrogenen zu einer vorübergehenden Wachstumsbeschleunigung (z. B. beim adrenogenitalen Syndrom).

Besonders bei Mädchen kann eine extreme Körpergröße zu schweren psychischen Problemen und Haltungsstörungen der Wirbelsäule führen. Liegt die voraussichtliche Endgröße bei Mädchen oberhalb von 185 cm und bei Jungen oberhalb von 197 cm, kann entweder mit natürlichen Östrogenen beim Mädchen oder mit Testosteron beim Knaben eine vorzeitige Wachstumsbeendigung herbeigeführt werden. Gelegentlich müssen schwere Wirbelsäulendeformierungen (Skoliose) bei der Indikation zur hormonellen Großwuchsbehandlung mit berücksichtigt werden.

6.5 Adipositas

Als Adipositas oder **Fettsucht** bezeichnet man ein auf die Körperlänge bezogenes Übergewicht von mehr als 20 %, verbunden mit einer über das normale Maß hinausgehenden Anhäufung von Fettgewebe. Eine andere Definition erfolgt über den Body-Mass-Index (Gewicht in Kilogramm ÷ Größe in Meter^2). Hierzu gibt es Perzentilenkurven (➤ Abb. 1.3) in Abhängigkeit vom Alter. Werte über 30 kg/m^2 bei Kindern bis zum 10. Lebensjahr sprechen für eine signifikante Adipositas. Diese beruht in der Regel auf einem Missverhältnis zwischen der Energiezufuhr durch die Nahrung und dem Energieverbrauch.

Die Entstehung der Adipositas des Kindes ist fast immer multifaktoriell und nur ganz selten genetisch bedingt. Einen Risikofaktor stellt die **familiäre Veranlagung** dar: In 70 % der Familien adipöser Kinder ist zumindest ein Elternteil adipös; dagegen sind nur 9 % der Kinder schlanker Eltern übergewichtig. Neben der Familientradition mit Gewöhnung an **hyperkalorische Ernährung** durch das Beispiel und die Erziehung der Eltern sowie mangelnde Bewegungen (Fernsehen!, Computer, Handy) sind hierfür auch genetische und konstitutionelle Faktoren verantwortlich. Bei früh adoptierten Kindern wird eine größere Übereinstimmung der Gewichtsentwicklung mit den natürlichen Eltern als mit den Adoptiveltern beobachtet. Bei vielen Adipösen ist auch nach Gewichtsreduktion eine herabgesetzte Fähigkeit der Wärmebildung nach Mahlzeiten und in der Kälte messbar. Viele andere biochemische und hormonelle Abweichungen, z. B. eine herabgesetzte Glukosetoleranz und eine erhöhte Kortisolsekretion, sind sekundär und nach Erreichen des Normalgewichts reversibel. Die Rollen des mit der Adipositas oft korrelierenden Blutfaktors Leptin, des Leptin-Rezeptor-Gens, des Melanocortin-4-Rezeptor-Gens u. a. sind pathophysiologisch noch nicht abschließend geklärt.

Eine intrauterine Mangelernährung führt überdurchschnittlich häufig im weiteren Leben zu einer Adipositas und einem Diabetes Typ 2 als Ausdruck einer **fetalen Programmierung** (Epigenetik ➤ Kap. 10).

Psychische Faktoren, vor allem Störungen innerhalb der Familie und in der Mutter-Kind-Beziehung, spielen in Verbindung mit einer Fehlerziehung bei der Nahrungsaufnahme besonders in den ersten Lebensjahren eine wichtige Rolle (Ersatz mangelhafter elterlicher Zuwendung durch Nahrung oder Süßigkeiten! → „Kummerspeck“). In letzter Zeit ist auch bei einzelnen adipösen Kindern überproportional häufig ein sexueller Missbrauch festgestellt worden. In vielen Studien wurde eine Korrelation von schlechten sozioökonomischen Verhältnissen und Adipositas nachgewiesen.

Außerdem ist der **Mangel an körperlicher Bewegung** von Bedeutung, der durch die Gewichtszunahme und die damit verbundene Bewegungseinschränkung weiter gesteigert wird. Durch die herabgesetzte motorische Aktivität wird das adipöse Kind aus Spielgemeinschaften ausgeschlossen und zunehmend isoliert. Kontaktprobleme und Hänseleien führen zu ständigen emotionalen Belastungen und Konflikten, die wiederum durch vermehrtes Essen, vor allem abends und nachts, ausgeglichen werden („Teufelskreis"). Eine in vielen Studien eindeutig nachweisbare Rolle spielt der unkontrollierte Fernseh- und Computerkonsum – vor dem 6. Lebensjahr sollten Kinder auf keinen Fall mehr als eine Stunde auf den Bildschirm schauen, und auch danach sollten die Zeiten reglementiert bleiben.

Eine normale, oft auch erhöhte Körperlängen-Wachstumsrate, ein normales oder akzeleriertes Knochenalter und eine altersentsprechende statomotorische, geistige und pubertäre Entwicklung machen die Diagnose einer primären Adipositas wahrscheinlich und schließen organische oder genetische Ursachen klinisch nahezu aus.

Die einfache Adipositas betrifft im Kleinkindalter meist den gesamten Körper gleichmäßig, während bei älteren Kindern Hüften, Gesäß und Oberschenkel bevorzugt werden, Unterarme und Unterschenkel dagegen eher schlank wirken. Bei rascher Gewichtszunahme können am Rumpf und an den Oberschenkeln streifenförmige Aufbaustörungen der Haut (Striae distensae) und evtl. am Nacken oder in der Achselhöhle eine Verhornungsstörung der Haut (Acanthosis nigricans) auftreten. Infolge des Übergewichts sind Bein- und Fußfehlstellungen (Knick- und Plattfüße) häufig. Bei ausgeprägter Adipositas können Lungenfunktionsstörungen, Schlafstörungen und Rechtsherzinsuffizienz bestehen. Adipositas ist häufig mit Großwuchs verbunden (Adiposogigantismus); außerdem kann besonders bei Knaben das Genitale im Fettgewebe verschwinden (Mikropenis) und die Fettansammlung im Brustbereich eine Brustdrüsenentwicklung (Gynäkomastie) vortäuschen. Deshalb werden adipöse Kinder dem Arzt oft zum Ausschluss einer „Drüsenstörung" vorgestellt. Menschen mit Adipositas haben ein deutlich erhöhtes Risiko, eine Vielzahl von chronischen Krankheiten wie Diabetes mellitus Typ 2, arterielle Hypertonie, Arthrosen, chronische Kopfschmerzen, Schlaf- und Verhaltensstörungen im weiteren Leben zu bekommen.

Die Diagnose Adipositas sollte neben der Bestimmung von Körpergewicht und Körperlänge mittels der Beurteilung der vermehrten Ansammlung von subkutanem Fett durch Messung der Hautfaltendicke an der Oberarmrückseite und anderen Körperstellen gesichert werden.

Die Behandlung einer Adipositas ist häufig frustran: Am wichtigsten sind die konsequente Kalorienreduktion durch richtige Ernährung (wenig Fett und vor allem Kohlenhydrate, viele Ballaststoffe) und der ständige Bewegungsanreiz. Zusätzlich sind psychologische Unterstützungen und eine Familienberatung sinnvoll. Bei Kindern gilt schon als Erfolg, wenn die übermäßige Gewichtszunahme reduziert wird; eine Gewichtsnormalisierung in kurzer Zeit ist nicht anzustreben. Offensichtlich ist vor allem die Prävention der Adipositas von entscheidender Bedeutung, denn nach dem 8. Lebensjahr sind die Chancen für eine Gewichtsnormalisierung nur noch gering. Leider vermeiden gerade in diesem Alter viele Eltern die Vorstellung beim Kinderarzt. In verschiedenen Behandlungsprogrammen (z. B. „Moby Dick", „Tiger Kids" etc.) und Selbsthilfegruppen werden Kinder und Jugendliche in einem richtigen Essverhalten trainiert und zu sportlichen Betätigungen angeregt. In ausgewählten Fällen kann durch eine stationäre Langzeittherapie doch noch eine signifikante und bleibende Gewichtsreduktion erreicht werden. Operative Maßnahmen am Magen-Darm-Trakt bei Kindern und Jugendlichen mit extremer Adipositas (bariatrische Chirurgie) sind bisher wegen vieler Nebenwirkungen umstritten.

In weniger als 2 % ist die Adipositas durch eine definierte Grunderkrankung bedingt!
Beispiele sind:

- Hormonstörungen, die zu einer Adipositas führen können, sind vor allem eine Schilddrüsenunterfunktion, eine Nebennierenrindenüberfunktion und ein Wachstumshormonmangel. Diese Endokrinopathien gehen im Kindesalter mit einer verminderten Wachstumsrate, bei längerer Dauer mit Kleinwuchs und retardiertem Knochenalter einher.
- Schädigungen des Hypothalamus, der übergeordneten „Stoffwechselzentrale" im Zwischenhirn, als Folge von Meningoenzephalitiden (Hirnhaut-

und Gehirnentzündungen), Schädel-Hirn-Traumata oder Tumoren, z. B. nach einer Kraniopharyngeom-Operation. Bei Temporallappenschädigung (z. B. durch Tumoren) können anfallsartige Fresssuchtphasen auftreten.
- Definierte Syndrome, z. B. das **Prader-Willi-Syndrom** (➤ Kap. 8.3, ➤ Kap. 10.4) und das **Bardet-Biedl-Syndrom** (➤ Kap. 8.5). Hierbei findet man regelmäßig eine z. T. exzessive Adipositas, als deren Ursache eine hypothalamische Dysregulation angenommen wird.
- Bei vielen Patienten mit schweren Bewegungsstörungen und unterschiedlichen zerebralen Erkrankungen, insbesondere Meningomyelozelen mit Chiari-II-Malformation (➤ Kap. 7.2), Muskeldystrophie vom Typ Duchenne (➤ Kap. 7.3.1) und einigen Formen der Zerebralparese (➤ Kap. 7.1) kommt es vor allem bei überwiegender Benutzung eines Rollstuhls zu einer fortschreitenden Adipositas. Es ist nicht klar, ob hierbei neben dem Bewegungsmangel auch zentrale Faktoren eine Rolle spielen [13, 72, 86].

6.6 Störungen der Geschlechtsentwicklung

Störungen in der Ausbildung und Differenzierung der Geschlechtsorgane können sehr vielfältig bedingt sein, z. B. durch
- Chromosomenanomalien, z. B. Trisomien, Turner-Syndrom (➤ Kap. 10.3), Klinefelter-Syndrom (➤ Kap. 6.4)
- Umschriebene Genanomalien, z. B. Prader-Willi (➤ Kap. 8.3, ➤ Kap. 10.4), FRA-X (➤ Kap. 8.3, ➤ Kap. 10.5.2)
- Stoffwechselstörungen der Nebennierenrinde (adrenogenitales Syndrom = AGS)
- Anlagestörungen der Gonaden mit Unter- oder Überfunktion der Geschlechtshormone
- Veränderte Gewebereaktion auf Geschlechtshormone (Maldeszensus = mangelnder Abstieg der Hoden in die Hodensäcke)
- Tumoren der Hypophyse und des Hypothalamus, evtl. auch der Nebennieren, Eierstöcke und Hoden
- Sekundäre Auswirkungen chronischer Krankheiten (z. B. Mukoviszidose)
- Medikamente und Toxine (z. B. Zytostatika)
- Fehlbildungen des äußeren Genitale (z. B. Hypo- und Epispadie beim Knaben, Vaginalatresie etc. beim Mädchen)

Kinder mit allgemeinen Entwicklungsstörungen unterschiedlicher Ursache haben häufig entweder eine verzögerte, gelegentlich aber auch eine beschleunigte Pubertätsentwicklung. Eine nicht seltene Ursache für eine sekundäre Amenorrhö ist die Anorexia nervosa bei Mädchen ab dem 10. Lebensjahr.

Bei Ausbildung von sekundären Geschlechtsmerkmalen an den Brüsten und im Genitale vor dem 8. Lebensjahr spricht man von einer **Pubertas praecox,** bei fehlender Menarche nach dem 13. Lebensjahr von einer **Pubertas tarda.** Besteht eine signifikante Adipositas, kann es bei Mädchen u. a. durch den Einfluss des Hormons Leptin zu einer vorzeitigen Pubarche kommen, während sie bei Jungen eher verzögert eintritt. Eine übermäßige Vergrößerung der Brüste (Gynäkomastie) kommt relativ häufig bei Jungen zu Beginn der Pubertät vor, besonders bei Übergewicht [13, 22, 72, 81, 86].

KAPITEL

7

H.-M. Straßburg

Überwiegend motorische Entwicklungsstörungen

7.1 Die infantile Zerebralparese

Die infantile Zerebralparese (zerebrale Kinderlähmung) ist ein zentrales Krankheitsbild bei vielen Entwicklungsstörungen im Kindesalter und tritt vor allem bei Frühgeborenen oder bei Kindern mit schweren Komplikationen während der Geburt, aber auch bei Anlagestörungen des Gehirns, Stoffwechselerkrankungen und genetischen Anomalien auf. Sie zeigt ein sehr wechselndes klinisches Bild und kann insgesamt nicht als einheitliches Krankheitsbild angesehen werden (sog. Umbrella- = „Regenschirm"-Diagnose). Leichtere Formen können in den ersten 12 Lebensmonaten schwer zu erkennen sein.

Als infantile Zerebralparesen bezeichnet man unterschiedliche Störungen der Körperhaltung und Fortbewegung, die bleibend, aber nicht unveränderlich sind und auf eine abgeschlossene Läsion während der prä-, peri- oder postnatalen Entwicklungsperiode zurückgeführt werden können. Diese Schädigung liegt in der Regel im Bereich des 1. Motoneurons, d. h., sie betrifft primär die für aktive Bewegung zuständigen Nervenzellen bzw. Nervenbahnen im ZNS (➤ Kap. 2.6). Häufig ist die Zerebralparese mit anderen Entwicklungsstörungen, vor allem Sinnes-, Wahrnehmungs- und Sprachstörungen, Intelligenzminderung, zerebralen Anfällen und Verhaltensauffälligkeiten kombiniert. Deshalb ist sie in der Regel ein Beispiel für eine **Mehrfachbehinderung.** In allen Ländern mit vergleichbarem medizinischem Standard wird heute bei 0,1–0,2 % aller Kinder eine Zerebralparese diagnostiziert. 5–8 % der Kinder haben eine meist konstitutionell bedingte motorische Dysfunktion.

Durch moderne Untersuchungsmethoden konnte eine Vielzahl sehr unterschiedlicher Ursachen festgestellt werden, sodass einige Autoren den Begriff „Zerebralparese" nur noch im therapeutischen, orthopädischen und hilfsmittelversorgenden Bereich anerkennen.

7.1.1 Einteilung der Zerebralparesen

Seit S. Freud (1856–1939) werden auch in der heute gültigen Klassifikation folgende Formen der infantilen Zerebralparese unterschieden (➤ Abb. 7.1):

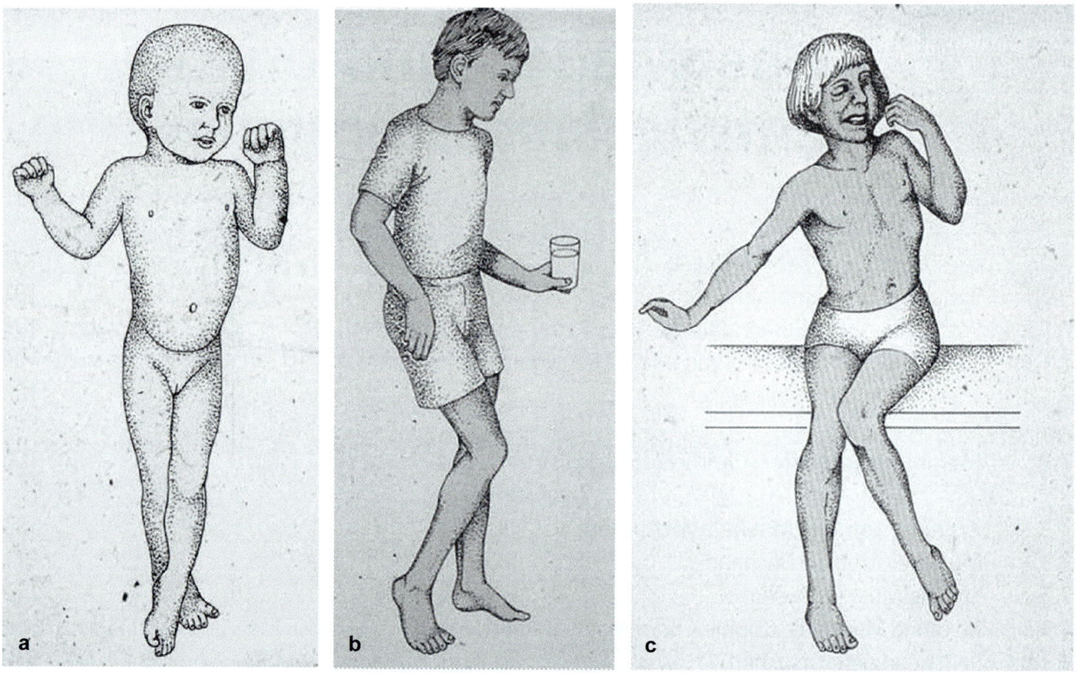

Abb. 7.1 Schematische Darstellung verschiedener Formen der infantilen Zerebralparese
a beinbetonte bilaterale spastische Tetraparese am Ende des 1. Lebensjahrs
b spastische armbetonte unilaterale Hemiparese rechts
c generaliserte dyston-dyskinetische Zerebralparese (Choreoathetose)

7

- Spastische Tetraparesen, d. h. Lähmungen aller vier Extremitäten (bilateral bein- oder armbetont), 60 %
- Spastische Hemiparesen, d. h. Halbseitenlähmungen (unilateral), 30 %
- Dyston-dyskinetische Zerebralparesen (Athetose, Chorea, ➤ Kap. 7.1.3), 5 %
- Hypotone und ataktische Zerebralparesen mit verringerter Muskelgrundspannung (sehr heterogen), 3 %
- Mischformen

Im angloamerikanischen und z. T. auch im deutschen Schrifttum wird anstelle des Begriffs **Parese** auch der Begriff **Plegie** verwendet. Hierunter versteht man jedoch in der Erwachsenenneurologie eine vollständige schlaffe Lähmung, während unter einer Parese eine nur teilweise Lähmung verstanden wird.

Nach dem **Gross Motor Function Classification System (GMFCS)** werden folgende **Schweregrade der Zerebralparese** unterschieden (➤ Abb. 7.2):

- Stufe 1: Gehen ohne Einschränkungen; flüssige Bewegungsübergänge sind eingeschränkt
- Stufe 2: Freies Gehen ohne Gehhilfe; Einschränkungen beim Gehen außerhalb der Wohnung und auf der Straße
- Stufe 3: Gehen mit Gehhilfen; Einschränkungen beim Gehen außerhalb der Wohnung und auf der Straße
- Stufe 4: Selbstständige Fortbewegung eingeschränkt; die Kinder werden im Rollstuhl geschoben
- Stufe 5: Notwendige Fixierung; selbstständige Fortbewegung selbst mit elektrischen Hilfsmitteln stark eingeschränkt

Für Kinder in den ersten Lebensjahren kann folgende Einteilung verwendet werden:

1. Leichte Zerebralparese, nur bei temporeichen Bewegungen erkennbar, ohne wesentliche funktionelle Beeinträchtigung
2. Freies Gehen möglich, jedoch deutliche funktionelle Beeinträchtigung, meist auch der Handmotorik

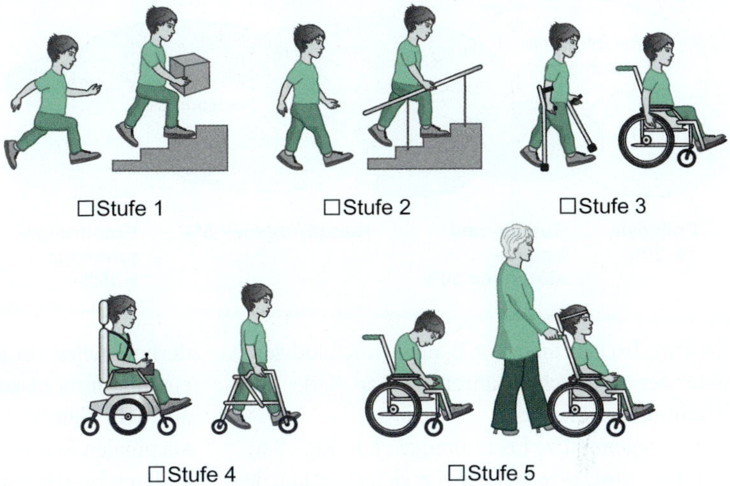

Abb. 7.2 Schweregrade der Zerebralparese nach dem Gross Motor Function Classification System (GMFCS)

3. Kein freies Gehen, aber Robben und Krabbeln möglich
4. Keinerlei aktive Fortbewegung möglich

Bezüglich weiterer Beurteilungskriterien ➤ Kap. 13.

Typisches Symptom einer Zerebralparese ist die **Muskelspastik.** Diese ist gekennzeichnet durch:

- Erhöhte Muskelanspannung, besonders im Wachzustand
- Störung der Zielmotorik
- Verminderung der Kraft
- Bewegung in Mustern, z. B. dem asymmetrisch tonischen Nackenreflex (ATNR, ➤ Abb. 3.5)
- Gesteigerte Eigenreflexe und unerschöpflichen Fußklonus
- Pathologische Reflexe wie die Pyramidenbahnzeichen (➤ Kap. 2.6) bzw. tonisch-reflektorische Muster wie persistierende Streckreaktionen der Beine
- Taschenmesserphänomen: Bei passiven Bewegungen (z. B. durch den Untersucher) lässt nach anfänglichem Widerstand der Muskeltonus plötzlich nach.

Das wichtigste klinische Kriterium bei der Erkennung einer spastischen Bewegungsstörung ist die Beurteilung der Spontanmotorik, am besten mit Videodokumentation nach definierten Prinzipien (➤ Kap. 3.5.3, ➤ Kap. 13.2). Genaue Bewegungsanalysen, z. B. in einem Ganglabor, sind nur bei speziellen Fragen sinnvoll [28, 43, 55, 65, 149].

7.1.2 Pathogenese der Zerebralparese

Eine typische Ursache für das klinische Bild einer spastischen, infantilen Zerebralparese ist die **periventrikuläre Leukomalazie** des Frühgeborenen, d. h. eine Schädigung der um die Seitenventrikel gelegenen Marklagerstrukturen des Großhirns, die meist mit einer beinbetonten spastischen Lähmung einhergeht (➤ Kap. 8.10.3).

Im Gegensatz dazu ist die Ursache einer spastischen Hemiparese, z. B. einer armbetonten Halbseitenlähmung, in der Regel ein **ischämischer Infarkt** der gegenseitigen Capsula-interna-Region (➤ Abb. 2.6), meist infolge einer Durchblutungsstörung der A. lenticulostriatae (Stammganglienarterie).

Hemiparesen können in jedem Lebensalter entweder schleichend oder akut auftreten. Dann sollte u. a. an folgende Ursachen gedacht werden:

- Zerebrale Fehlbildungen, z. B. kortikale Dysplasien, Hydrozephalus, Gefäßfehlbildungen (➤ Kap. 8.7)
- ZNS-Infektionen
- Embolien, z. B. aus dem Herzen
- Tumoren im Schädelinneren
- Vergiftungen
- Autoimmunerkrankungen (d. h. Krankheiten, die durch eine Immunreaktion auf körpereigene Substanzen bedingt sind, z. B. Lupus erythematodes, Antiphospholipid-Antikörper-Syndrom)

7

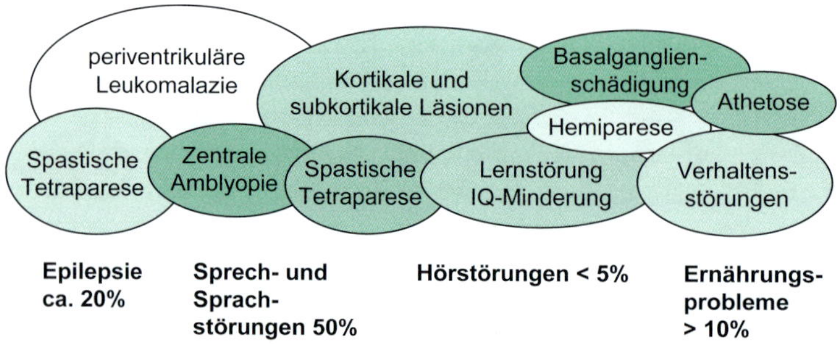

Abb. 7.3 Das Konzept der zentralen Entwicklungsstörung mit dem Leitsymptom Zerebralparese (nach M. Bax 2005)

- Stoffwechselstörungen (z. B. der Mitochondrien oder der organischen Säuren, ➤ Kap. 8.6)
- Gerinnungsstörungen
- Neurodegenerative Erkrankungen (➤ Kap. 8.6)

Grenzzoneninfarkte im Grenzbereich zwischen den Versorgungsgebieten der großen Hirnarterien treten meist infolge schwerer O_2-Mangelzustände (prä- oder intranatale Hypoxie, Beinahe-Ertrinken) auf. Sie sind u. U. schwer von **generalisierten hypoxischen Hirnschädigungen (Enzephalopathien)** abzugrenzen. Bei beiden Formen bestehen neben Zeichen der spastischen Bewegungsstörung unterschiedlich ausgeprägte weitere Hirnschäden, die zu Störungen der Sinnesorgane und der geistigen Entwicklung sowie zu sekundären Epilepsien führen können.

Hirntraumen mit Gewebsläsion, z. B. unter der Geburt, als Folge von Operationen, Kindesmisshandlung, Verkehrsunfällen, Stürzen usw., können – vor allem wenn sie im frühen Säuglingsalter entstanden sind – auch zum klinischen Bild einer Zerebralparese führen.

Zunehmend werden meist beinbetonte spastische Paresen im Kindesalter als Ausdruck einer progredienten genetischen Grunderkrankung diagnostiziert. Bisher konnten für diese **spastischen Spinalparesen** unterschiedliche Vererbungswege (autosomal-dominant oder -rezessiv, X-chromosomal und mitochondrial) und verschiedene Genloci differenziert werden. Bei einigen Formen besteht ein Zusammenhang mit dem Pelizaeus-Merzbacher-Syndrom, einer X-chromosomal-rezessiven Erkrankung mit einer Störung der Myelinbildung, bei anderen mit olivo-ponto-zerebellären Atrophien.

Die Ursachen der Muskelspastik sind letztlich noch nicht befriedigend erklärt. Wesentlich ist ein veränderter Erregungszustand der motorischen Vorderhornzellen im Rückenmark (➤ Kap. 2.6). Zum einen kommt es zum Ausfall hemmender Einflüsse aus dem Gehirn, z. B. durch Schädigung der kortikospinalen Bahnen an unterschiedlicher Stelle, zum anderen bestehen aber auch Übertragungsstörungen zwischen den Rückenmarksneuronen, z. B. den hemmenden Renshaw-Zellen. Schließlich werden veränderte Eigenschaften innerhalb der Muskelfasern als Ausdruck der Muskelspastik angesehen.

Mögliche Auslöser der Muskelverspannung und Verstärker der Muskelspastik sind

- Propriozeptive Reize (aus der Muskulatur selbst), die vor allem bei rascher Dehnung der Muskeln und Sehnen entstehen
- Enterozeptive Reize (aus dem Körperinneren), z. B. Irritationen, die von Magen, Darm und Blase ausgehen, Schmerzen und periphere Durchblutungsstörungen
- Exterozeptive (äußere) Reize, z. B. Kälte, Hitze, Feuchtigkeit, Hautirritationen
- Psychische Belastungen, z. B. Angst, Aggression und Depression

M. Bax hat 2005 eine Einteilung der Zerebralparesen vorgeschlagen, die neben der Bewegungsstörung auch andere Symptome und die unterschiedlichen Ätiologien berücksichtigt (➤ Abb. 7.3).

7.1.3 Dystone Zerebralparesen und andere Bewegungsstörungen

Unter **dystonen** bzw. **dyston-dyskinetischen Zerebralparesen** verstand man früher die klinischen Symptome der **Athetose** und der **Chorea.** Typischerweise fand sich dieses Bild vor allem bei Kindern mit ausgeprägter Bilirubinerhöhung nach der Geburt (Neugeborenengelbsucht) und war mit der

Einlagerung von Bilirubin in die Stammganglien (Kernikterus) verbunden. Charakteristisch hierbei sind der Mangel an Haltetonus und die unwillkürlichen Fehlbewegungen mit z. T. tonischen, z. T. wurmförmigen oder hyperkinetischen Bewegungsmustern. Bevorzugt ist dabei die obere Körperhälfte betroffen; die Patienten neigen zu Haltungsasymmetrien und zu z. T. schweren mimischen Störungen mit Grimassieren und ausgeprägten Veränderungen der Mundmotorik. Heute wird diese Symptomatik vor allem bei Kindern, die am Endtermin einen schweren akuten Sauerstoffmangel unter der Geburt haben, gesehen (z. B. bei vorzeitiger Plazentalösung oder Nabelschnurkomplikationen). Diese Patienten haben trotz ihrer erheblichen motorischen Beeinträchtigungen oft erstaunliche Fähigkeiten, was in dem Oskar-prämierten irischen Film „Mein linker Fuß" nach einem Roman von Christy Brown eindrucksvoll gezeigt wird.

Dyskinesien kommen jedoch auch bei völlig anderen, sehr unterschiedlichen Krankheiten vor, z. B. bei:

- Der **Torsionsdystonie Segawa,** einem Krankheitsbild, das durch einen genetisch bedingten Mangel an dem Neurotransmitter Dopamin gekennzeichnet ist
- Dem **Sutcliff-Sandifer-Syndrom,** einer seltenen, aber charakteristischen gastroösophagealen Funktionsstörung, typischerweise aufgrund einer Hiatushernie (➤ Kap. 9.4); die Dystonie entsteht hierbei durch segmentale Nervenreizung und ist u. a. Ausdruck einer Entlastungsstellung
- Einer **Chorea minor,** einer immunologischen Störung von Basalganglienstrukturen als Folge einer Streptokokken-A-Infektion im Rahmen einer rheumatischen Erkrankung
- Der **Chorea Huntington,** einer dominant erblichen Erkrankung mit zunehmender Bewegungsunruhe und mentalem Abbau, die meist nach dem 30. Lebensjahr, selten vor dem 10. Lebensjahr beginnt und die bei früher Manifestation auch mit schweren Epilepsien verbunden sein kann

Schließlich können choreo-athetotische Bewegungsstörungen auch durch unterschiedliche zerebrale Durchblutungsstörungen, Entzündungen, Medikamente (z. B. als Nebenwirkung von Metoclopramid und verschiedenen Neuroleptika), durch Tumoren und neurodegenerative Erkrankungen ausgelöst werden.

Unter **Ataxie** wird die Störung der Zielgenauigkeit mit ausfahrenden Bewegungen bei allgemeiner Muskelhypotonie und Bewegungstremor verstanden. Charakteristischerweise haben die Patienten erhebliche Probleme beim Finger-Nase- oder Hacke-Knie-Versuch (➤ Tab. 3.8); feinmotorische Aufgaben, insbesondere auch das Schriftbild, sind deutlich beeinträchtigt. Die Ursachen von ataktischen Bewegungsstörungen sind ausgesprochen vielfältig und komplex, weshalb in der Regel nicht von einer Zerebralparese gesprochen werden kann. Neben Hirnanlagestörungen (Kleinhirnhypoplasie oder -aplasie) kommen viele genetische, metabolische und toxische Erkrankungen als Ursache infrage. Nach dem 10. Lebensjahr sind dies vor allem die **Friedreich-Ataxie,** aber auch Störungen des Fettstoffwechsels und der Mitochondrien, neurodegenerative Erkrankungen mit zunehmendem Abbau bestimmter Kleinhirnzellstrukturen, Stoffwechselerkrankungen wie das CDG-Syndrom und Immunstörungen wie das Louis-Bar-Syndrom (➤ Kap. 8.6.5). Bei progredienter Ataxie ist immer auch an Tumoren im Kleinhirnbereich zu denken. Passagere Ataxien können durch Infektionen (Varicella-Virus) und Toxine bedingt sein. Auch Erkrankungen des Rückenmarks oder der peripheren Nerven können bestimmte Formen von Ataxie verursachen. Die Prognose bei schweren Ataxien ist in der Regel schlecht.

Myoklonien sind unwillkürliche, kurze und unregelmäßige Muskelzuckungen, die natürlicherweise während des Einschlafens, aber auch als Ausdruck sehr unterschiedlicher Erkrankungen (z. B. Stoffwechselstörungen, Epilepsien, Tumoren im oberen Rückenmark und im Hirnstamm) auftreten können.

Beim **Tremor** handelt es sich um unwillkürliche, regelmäßige, rhythmische Bewegungen eines Körperteils mit konstanter Frequenz. Diese Frequenz kann Hinweise auf die Ursache geben:

8–12 Hz	physiologischer Tremor, z. B. bei Kälte und Angst, Schilddrüsenüberfunktion (Hyperthyreose)
5–9 Hz	essenzieller Tremor, meist familiär
4–7 Hz	Parkinson-(ähnlicher) Tremor
2,5–4 Hz	Kleinhirntumor
(Hz = Hertz = Häufigkeit pro Sekunde)	

7

Eine wichtige Ursache für einen progredienten Tremor bei Kindern oder Jugendlichen ist ein **Morbus Wilson,** eine behandelbare Störung im Kupferstoffwechsel.

Tics sind unwillkürliche, vorübergehend unterdrückbare, gleichförmige, z. T. bizarre Bewegungs- bzw. Sprachäußerungen, z. B. Zwinkern, Räuspern, Schlucken und Ausstoßen unterschiedlicher Töne. Ätiologisch spielen einerseits genetische Veranlagungen, andererseits aber auch Persönlichkeitsstörungen eine Rolle. Die Behandlung kann z. T. sehr frustrierend sein. Kombinationen mit unwillkürlichen Lautäußerungen werden als Gilles-de-la-Tourette-Syndrom bezeichnet. Neben Medikamenten (z. B. Tiaprid) können auch verschiedene psychotherapeutische Techniken eingesetzt werden. Eine Behandlung mit Methylphenidat kann die Tic-Symptomatik verstärken.

Eine ausgeprägte muskuläre Hypertonie beim jungen Säugling ist selten, bei einer Zerebralparese entwickelt sich eine Spastik in der Regel ab der 2. Hälfte des ersten Lebensjahres. Beim **Stiff-Baby-Syndrom** besteht aber bereits beim Neugeborenen eine deutlich erhöhte Erregbarkeit, z. B. mit Verkrampfungen der Gesichts- und Kehlkopfmuskulatur, spontaner Moro-Reaktion und Muskelversteifungen. Ursächlich liegt eine dominant erbliche Störung der spinalen Glyzinrezeptoren vor. Therapeutisch kann mit Clonazepam eine Besserung erreicht werden. Nach der Säuglingszeit haben die Patienten besonders bei Aufregung eine erhöhte Fallneigung [15, 28, 43, 80, 91].

7.1.4 Therapie der Zerebralparesen

Die **Therapie einer Zerebralparese** erfolgt vorwiegend mit physio- und ergotherapeutischen Methoden, wobei vor allem die Eigenaktivität des Patienten gefördert werden soll. Weiterhin werden Behandlungen mit Schienen und anderen Hilfsmitteln, Medikamentengaben und Operationen (➤ Kap. 13.9) wie Weichteil- und Muskeldurchtrennungen, vorgenommen (z. B. nach Ulzibat). Auch bereits früher praktizierte Maßnahmen wie eine dorsale Rhizotomie (Durchtrennung der sensorischen hinteren Nervenwurzeln im Rückenmarkskanal) oder stereotaktische Eingriffe im Stammganglienbereich zur Reduktion bzw. Stabilisierung des Muskeltonus werden mit verbesserten Techniken in den letzten Jahren in Einzelfällen wieder eingesetzt.

Folgende Medikamente können bei schweren Ausprägungen der Spastik versucht werden, z. B.:
- Tetrazepam (Musaril®)
- Baclofen (Lioresal®)
- Memantine (Akatinol®)
- Dantamacrin (Dantrolen®)

Von besonderem Interesse bei Kindern mit spastischer Bewegungsstörung und beginnender Kontraktur ist eine Injektionsbehandlung mit **Botulinustoxin A** in betroffene Muskelgruppen.

Schwere spastische Bewegungsstörungen werden heute am besten durch Implantation eines Katheters mit einem Pumpsystem für die dosierte Abgabe von **Baclofen** (Lioresal®) in den Rückenmarkskanal behandelt. Grundsätzlich kann eine medikamentöse Muskeltonusreduktion aber auch problematisch sein, da hierdurch der Haltetonus reduziert wird.

Zu weiteren Aspekten der Zerebralparesen, insbesondere der Therapie ➤ Kap. 13 und ➤ Kap. 15 [1, 2, 15, 17, 19, 28, 43, 65, 80, 91, 142, 150, 151, 152, 155].

7.2 Meningomyelozele – Spina-bifida-Syndrom

Bei dem Krankheitsbild der Meningomyelozele (MMC) handelt es sich um ein komplexes Fehlbildungssyndrom infolge einer Verschlussstörung des Neuralrohrs am Ende der 4. Gestationswoche (➤ Kap. 2.1, ➤ Kap. 2.2). Typischerweise ist hierbei die Haut am Übergang von Lendenwirbelsäule zum Kreuzbein (Lumbosakralregion) des Neugeborenen nicht geschlossen, sondern zeigt eine blasige Vorwölbung (➤ Abb. 7.4). Zusätzlich finden sich dann eine Verschlussstörung der Wirbelsäulenbögen und der Rückenmarkshäute und ein fehlgebildeter unterer Rückenmarksabschnitt. Von daher beschreibt die bei Laien üblicherweise verwendete Bezeichnung „Spina bifida“ die Fehlanlage nur unzureichend.

Die Ursache der MMC ist noch nicht vollständig geklärt: Neben genetischen Einflüssen spielt ein re-

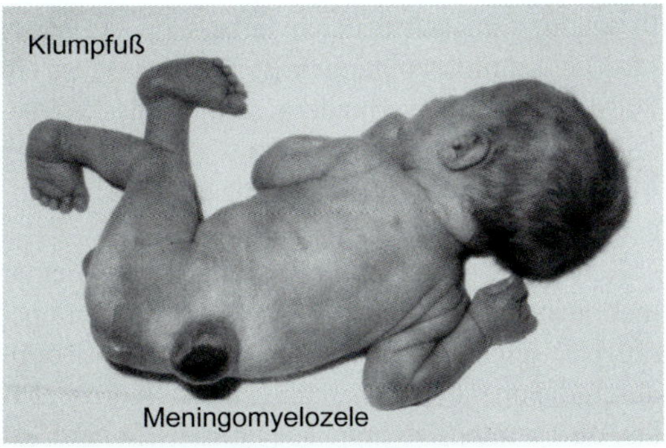

Abb. 7.4 Neugeborenes nach Geburt aus Beckenendlage mit lumbaler Meningomyelozele, schlaffer Lähmung beider Beine und ausgeprägter Fußfehlstellung beidseits

lativer Vitaminmangel, insbesondere der **Folsäure,** in der Frühschwangerschaft eine Rolle. Deshalb wird bei allen Frauen im gebärfähigen Alter generell eine Folsäuresubstitution empfohlen, die – wenn möglich – bereits vor Beginn der Schwangerschaft stattfinden sollte.

Die klinischen Symptome sind bestimmt vom Ausmaß und von der Lokalisation der primären Anlagestörungen des unteren Rückenmarks und den sich hieraus ableitenden neurologischen Ausfällen. Bei einer Fehlbildung nur im untersten Bereich des Rückenmarks können ausschließlich Störungen der Blasen- und Mastdarmfunktion, evtl. umschriebene Sensibilitätsstörungen im Anogenitalbereich und Funktionsstörungen der kleinen Muskeln des Fußgewölbes vorhanden sein **(sakrale Meningomyelozele** oder **Meningoradikulozele).** Bei einer **lumbalen Meningomyelozele** können unterschiedlich ausgeprägte Lähmungen der Fußbeuger und Fußheber, der Kniebeuger und Kniestrecker bis hin zu vollständigen Lähmungen der gesamten unteren Extremität auftreten. Damit verbunden sind Klumpfußstellung, Hüftgelenkfehlanlagen, schwere Blasen- und Mastdarmentleerungsstörungen, sensible Störungen der Beine und der Anogenitalregion.

Das Ausmaß der neurologischen Beeinträchtigung hängt also vom Niveau der Schädigung, d. h. von ihrer Höhenlokalisation im Verlauf des Rückenmarks, ab (➤ Tab. 7.1). Am häufigsten ist die Region unterhalb des Segments L_2 betroffen. Besteht auch im thorakalen Bereich eine MMC, lassen sich meist zusätzliche Fehlbildungen anderer Organe nachweisen.

In über 90 % ist eine MMC mit einer komplexen Fehlanlage des gesamten Gehirns verbunden (Chiari-II-Malformation, ➤ Abb. 4.4c); sie ist vor allem gekennzeichnet durch eine Verlagerung von Teilen des verschmächtigten Kleinhirns und des unteren Hirnstamms durch das große Hinterhauptsloch nach unten und eine daraus resultierende Störung des Liquorflusses (➤ Kap. 8.7.2), oft mit Entwicklung eines Hydrozephalus. Obwohl hierbei auch verschiedene Anlagestörungen der Seitenventrikel, des Balkens, des III. Ventrikels, des Plexus choroideus (Adergeflechte, die den Liquor in die Hirnventrikel abgeben) und evtl. des Hirnwindungsreliefs festgestellt werden können, ist die mentale Entwicklung von Patienten mit MMC und Chiari-II-Malformation häufig nur wenig beeinträchtigt bzw. es bestehen

Tab. 7.1 Neurologische Ausfälle bei Patienten mit Meningomyelozele unterschiedlicher Lokalisation

Oberstes betroffenes Rückenmarksegment	Neurologische Ausfälle
S_2	Kleine Fußmuskeln, Sensibilität um den Anus herum, leichtere Blasenentleerungsstörung
S_1	Zusätzlich Fußbeuger, Hüftstrecker, Blasen- und Mastdarmentleerung, Sensibilität in Segment S_1
L_5	Fußstrecker, zusätzlich Kniebeuger und Hüftgelenkabspreizer, Sensibilitätsstörung im Bereich der Füße
L_4	Zusätzliche Beteiligung der Adduktionsmuskeln für das Hüftgelenk und Sensibilitätsstörung der Unterschenkel
L_3	Zusätzliche Beteiligung der Kniestrecker, meist Durchlaufblase, Sensibilitätsstörungen bis zu den Oberschenkeln und im Gesäßbereich
L_2	Zusätzlich Hüftbeuger, beckenboden- und wirbelsäulennahe Rückenmuskulatur, ausgedehnte Sensibilitätsstörungen
L_1 und darüber	Hoher Querschnitt einschließlich der unteren Bauch- und Rückenmuskulatur

7

unterschiedlich ausgeprägte Teilleistungsprobleme (➤ Kap. 12). Entweder primär oder sekundär durch Verwachsungen nach der Operation kommt es zu einer Anheftung der unteren Rückenmarksanteile an der Wand des Spinalkanals und damit zu einer zunehmenden Funktionsstörung (**Tethered-Cord-Syndrom,** ➤ Abb. 4.5). Auch kann die Meningozele mit einer Fettgeschwulst (Lipom) zusammen auftreten **(Lipomeningozele).**

Heute wird in der Regel eine MMC bereits in der Schwangerschaft sonografisch diagnostiziert, sodass die Eltern vorbereitet werden können. Eltern, die bei der Geburt von dem Krankheitsbild ihres Kindes überrascht werden, sollten in den ersten Lebenstagen sehr ausführlich über die Symptome, zu erwartende Beeinträchtigungen, aber auch die möglichen positiven Entwicklungen informiert werden. Noch vor wenigen Jahren wurde strikt gefordert, dass möglichst innerhalb von 24 Stunden nach der Geburt der Hautdefekt operativ zu verschließen sei. Es hat sich jedoch gezeigt, dass auch bei ausgedehnter Symptomatik die Gefahr einer Hirnhautinfektion unter richtigen Betreuungsbedingungen nicht so groß ist, sodass es wichtiger erscheint, die Situation des Kindes, die Behandlungsmöglichkeiten und die Unterstützungsmaßnahmen für die Eltern vor Beginn der ersten Operation ausführlich zu besprechen, um die Akzeptanz des Kindes zu verbessern.

Neben einer operativen Deckung ist eine sorgfältige Lösung von Verwachsungssträngen des Rückenmarks zur Verhinderung eines sekundären „Tethered-Cord-Syndroms" von besonderer Bedeutung. Es könnte sich sonst später eine zunehmende Verschlechterung des klinischen Bildes ergeben.

Die neurogene Blasenfunktionsstörung wird durch regelmäßiges Einmalkatheterisieren behandelt. Für die Mastdarmentleerung ist eine regelmäßige Physiotherapie wichtig. Ein Ausdrücken der Blase durch Druck über dem Schambein sollte möglichst unterlassen werden, um einen Harnrückfluss in das Nierenbecken mit Infektionsgefahr zu vermeiden.

Orthopädische Hilfsmittel (z. B. Spezialschienen, Orthesen, Rollator, ➤ Abb. 13.3) können die aktive Bewegungsfähigkeit deutlich verbessern; bei höheren Querschnittssymptomen ist aber auf Dauer ein Rollstuhl nicht zu verhindern. Orthopädische Operationen dienen vor allem der Verbesserung der Aufrichtung und der Vermeidung von Fehlstellungen (weiteres ➤ Kap. 13).

Kinder mit MMC sind typische Beispiele einer mehrfachen Körperbehinderung. Durch einen operativen Verschluss des Hautdefekts nach der Geburt, durch die operative Behandlung eines Hydrozephalus, durch intensive krankengymnastische und orthopädische Maßnahmen sowie eine richtige Betreuung der Blasen- und Mastdarmstörungen können viele Kinder mit diesem Krankheitsbild eine mäßig beeinträchtigte bis zufriedenstellende Lebensqualität entwickeln. Trotz aller Probleme mit Gehbeeinträchtigungen, Blasen- und Mastdarmfunktionsstörungen, Wirbelsäulen- und Hüftgelenkfehlstellungen, operativ versorgtem Hydrozephalus usw. gibt es viele Menschen mit MMC, die sich selbstständig versorgen können und eine Berufsausbildung haben. Es gibt aber auch schwere Verlaufsformen mit vollständiger Querschnittslähmung und mentaler Entwicklungsstörung. Bestand bereits intrauterin ein ausgeprägter Hydrozephalus oder ein vermindertes Schädelwachstum (Mikrozephalie), ist die Prognose für eine normale mentale Entwicklung schlecht. Große Bedeutung für die Betreuung haben spezielle Spina-bifida-Ambulanzen sowie Eltern- und Betroffenen-Selbsthilfegruppen.

Seit wenigen Jahren wird in Einzelfällen im 3. Trimenon der Schwangerschaft entweder endoskopisch oder durch passagere Herausnahme des Feten aus dem Uterus eine operative Deckung vorgenommen. Hierdurch lässt sich das Ausmaß der neurologischen Ausfälle offenbar reduzieren und z. T. die Entwicklung eines Hydrozephalus vermeiden; allerdings ist das Risiko einer Fehlgeburt erhöht.

Für angeborene oder erworbene Querschnittslähmungen kann noch eine Vielzahl weiterer Ursachen, z. B. Anlagestörungen des Rückenmarks, Tumoren, Entzündungen, Traumata und Vergiftungen, infrage kommen [2, 54, 91].

7.3 Krankheiten mit Muskelhypotonien

Der Muskeltonus ist im Wesentlichen Ausdruck des Erregungszustands der Muskulatur aufgrund neuronaler Entladungen. Er ist u. a. abhängig von Alter, Vigilanz, sensorischen Einflüssen und von der zentralen Erregung.

Im klinischen Sprachgebrauch werden die Begriffe **Normotonie, Hypertonie, Hypotonie** und **Dystonie** verwendet (➤ Kap. 3.5.2), obwohl exakte Messungen des Muskeltonus nur schwer möglich sind und deshalb vor allem im Kindesalter keine Normwerte existieren.

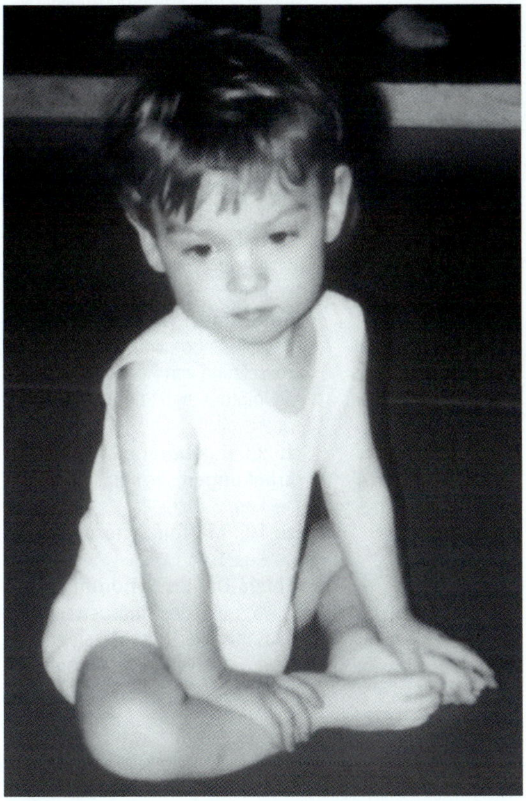

Abb. 7.5 2½-jähriger Junge mit Muskelhypotonie; Fortbewegung durch „Hosenrutschen", sehr gute Feinmotorik. Ein „sensitiver Perfektionist" ohne eigentliche Erkrankung (➤ Kap. 5.1.3)

Die muskuläre Hypotonie ist im Säuglings- und Kleinkindalter ein häufiges, äußerst komplexes Symptom, dessen Einschätzung sehr von der Erfahrung des Untersuchers abhängt (➤ Abb. 7.5, ➤ Abb. 7.6). Wichtig ist, physiologische Zustände wie Schlaf, Entspannung nach einer Mahlzeit und Frühgeburtlichkeit, Normvarianten sowie ursächliche Veränderungen des zentralen Nervensystems und neuromuskuläre Anomalien zu differenzieren (➤ Kap. 5.1.3).

Wesentlich zur richtigen Einschätzung sind Angaben über die Entwicklung der Muskelhypotonie, vor allem, ob sie konstant, fortschreitend (progredient) oder rückläufig (regredient) ist. Wichtig sind weiterhin möglichst exakte Aussagen über die intrauterinen Kindsbewegungen, über das Trinken in der frühen Säuglingszeit, die Atmung, vermehrtes Speicheln und Spucken, Zyanosezustände und den Zeitpunkt wesentlicher motorischer Entwicklungsschritte. Zu den Ursachen einer Muskelhypotonie im Kindesalter ➤ Tab. 7.2.

Bei der Diagnostik ist die Beachtung auch diskreter Dysmorphiezeichen (➤ Tab. 3.3), die Überprüfung der Eigenreflexe, die Beobachtung spontaner Bewegungen, vor allem an den Extremitäten, und die Beurteilung der sozialen, mental-kognitiven und sprachlichen Entwicklung von wesentlicher Bedeutung.

Im Säuglingsalter empfiehlt sich bei allen Kindern mit deutlicher Muskelhypotonie eine zerebrale Sonografie (➤ Kap. 4.1). Ansonsten erlaubt die Sonografie der Muskulatur bei vielen Kindern eine erste, oft wegweisende Aussage über die Ursachen.

Weitergehende Diagnostik kann oft nur im Rahmen eines stationären Aufenthalts in einer Einrichtung mit spezifischer Erfahrung durchgeführt werden, da die Untersuchungen z. T. sehr aufwendig und nur bei speziellen Indikationen einzusetzen sind.

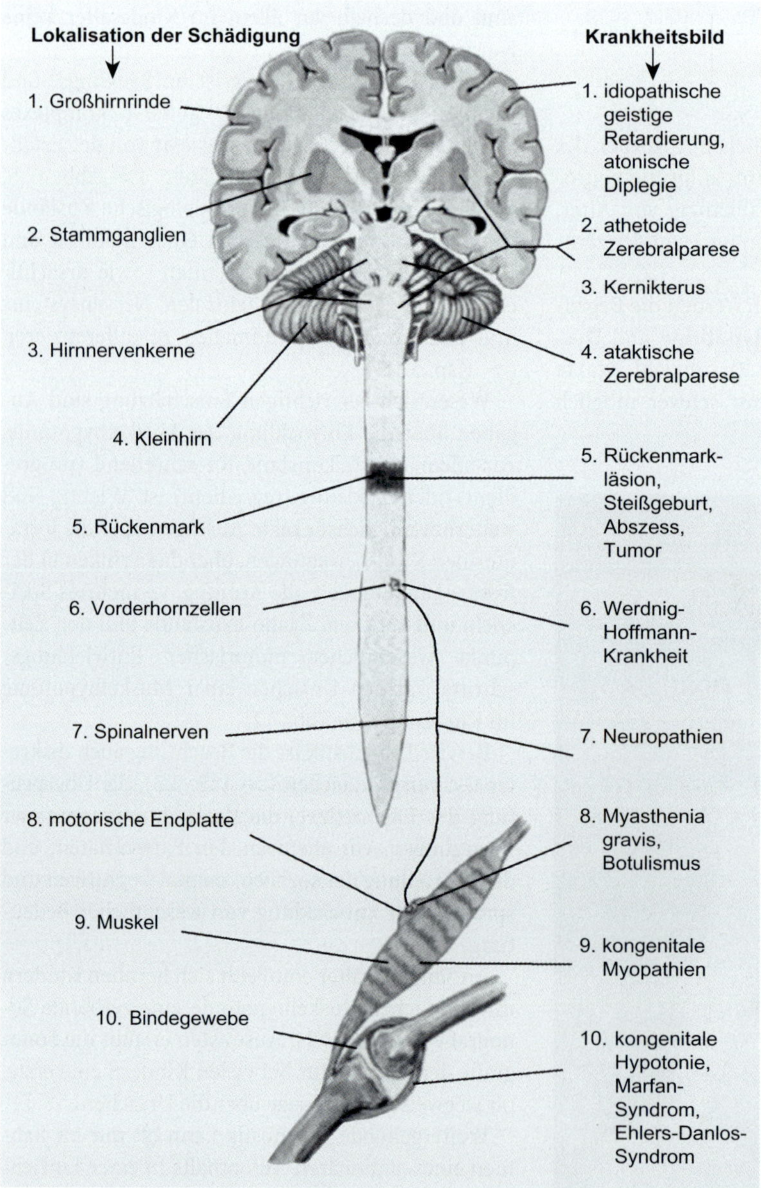

Abb. 7.6 Unterschiedliche Krankheitsbilder mit Lokalisation und neurologischem Befund, die klinisch durch eine **Muskelhypotonie** imponieren (nach Netter):
zu 1.: primäres geistiges Zurückbleiben, Zerebralparese mit überwiegender Lähmung der Beine und schlaffem Muskeltonus
zu 6.: erbliche **spinale Muskelatrophie** durch Degeneration der motorischen Vorderhornzellen des Rückenmarks; Beginn schon im Säuglingsalter mit rasch fortschreitenden schlaffen Lähmungen ohne sensible Ausfälle
zu 8.: Myasthenia gravis: abnorme Ermüdbarkeit der Muskulatur infolge einer Blockierung von ACh-Rezeptoren an der motorischen Endplatte durch pathologische Antikörper (Autoimmunerkrankung)
Botulismus: Vergiftung durch das bakterielle Botulinustoxin, das die Freisetzung von Acetylcholin an der motorischen Endplatte blockiert
zu 9.: angeborene Muskelerkrankungen, ➤ Kap. 7.3.1, ➤ Kap. 7.3.2
zu 10.: Marfan-Syndrom, ➤ Kap. 6.4
Ehlers-Danlos-Syndrom: erbliche Störung des Bindegewebsaufbaus mit Überstreckbarkeit der Gelenke und vermehrter Hautelastizität

Tab. 7.2 Wichtige Ursachen einer Muskelhypotonie im Kindesalter

Physiologisch	Frühgeborenes, Schlaf, Entspannung
Genetische Veränderungen	Down-Syndrom (➤ Kap. 8.2), Angelman-Syndrom (➤ Kap. 8.3), Prader-Willi-Syndrom (➤ Kap. 8.3), Fragiles-X-Syndrom (➤ Kap. 8.3), Rett-Syndrom, andere Chromosomen- und Genanomalien (➤ Kap. 8.5.1) u. a.
Hirnorganische Veränderungen	Hydrozephalus, Balkenmangel (➤ Kap. 8.7), hypoxisch-ischämische Enzephalopathien (➤ Kap. 8.10), Hirntumoren und Zysten, West-Syndrom (➤ Kap. 8.14), neurokutane Syndrome (➤ Kap. 8.4) u. a.

Tab. 7.2 Wichtige Ursachen einer Muskelhypotonie im Kindesalter *(Forts.)*

Stoffwechselstörungen	Amino- und Organoazidurien, z. B. Phenylketonurie, Ahornsirupkrankheit (➤ Kap. 8.6.1), peroxisomale Störungen wie die Adrenoleukodystrophie (➤ Kap. 8.6.3), Hormonstörungen, z. B. Schilddrüsenunterfunktion (➤ Kap. 8.13), Elektrolytstörung, z. B. Hypokaliämie, Lesch-Nyhan-Syndrom, CDG-Syndrom, Zeroidlipofuszinosen (➤ Kap. 8.6.5)
Spinale (auf Rückenmarksebene gelegene) Ursachen	Genetische Störungen, z. B. infantile spinale Muskelatrophie, Anlage- und Ausreifungsstörungen (zusammen mit Gelenkkontrakturen – Arthrogryposis), Rückenmarktumoren, Entzündungen (Myelitiden)
Neuronale Ursachen	Genetisch bedingte Ausbildungs- und Ausreifungsstörungen der peripheren Nerven (z. B. hereditäre sensomotorische Neuropathien), entzündliche Neuropathien, neuromuskuläre Übertragungsstörungen (z. B. Myasthenien)
Anlagestörungen der Muskulatur	Primäre Fehlanlage von Muskelgruppen, verschiedene Muskelstrukturanomalien, Organellenveränderungen und intrazellulären Ablagerungen
Myositiden (Muskelentzündungen)	Immunerkrankungen, Virusinfektionen, bakterielle Infektionen (z. B. Borrelien)
Metabolische und funktionelle Myopathien	Verschiedene Enzymdefekte im Muskelgewebe, Mitochondriopathien (➤ Kap. 8.6.4), kongenitale Myasthenie
Muskeldystrophien	Kongenitale Muskeldystrophie, X-chromosomale Muskeldystrophien (➤ Kap. 7.3.1), myotone Dystrophie (➤ Kap. 7.3.2)
„Benigne" passagere Muskelhypotonie	

7.3.1 Muskeldystrophie Duchenne

Die wichtigste angeborene Muskelerkrankung ist die **Duchenne-Muskeldystrophie.** Sie ist mit 1 : 3000 bis 1 : 4000 die häufigste und zugleich auch bösartigste, d. h. rasch fortschreitende Muskelerkrankung im Kindesalter, die praktisch nur bei Knaben auftritt, da sie X-chromosomal-rezessiv vererbt wird (➤ Kap. 10). Ursächlich fehlt das für die Stabilität der Muskelfaserzellmembran notwendige Protein **Dystrophin.**

Die Symptomatik beginnt schleichend in den ersten Lebensjahren mit einer verzögerten statomotorischen Entwicklung, oft auch einer Sprachretardierung. Nach dem 3.–5. Lebensjahr nimmt die Muskelschwäche in Form von rascher Ermüdbarkeit, Problemen beim Treppensteigen und häufigem Stürzen zu. Typisch sind Probleme beim Aufrichten aus der Hocke (Gowers-Zeichen); der Gang ist watschelnd mit Hyperlordose; es kommt zur Spitzfußhaltung. Die Konsistenz der Muskulatur ist derbunelastisch; besonders die Waden zeigen eine Pseudohypertrophie durch Fetteinlagerung anstelle der schwindenden Muskelfasern. Die Eigenreflexe sind abgeschwächt oder erloschen. Diagnostisch wegweisend ist eine ausgeprägte Erhöhung des Enzyms Kreatinkinase im Serum; auch andere Enzyme (GOT, GPT) können erhöht sein. Die Muskelsonografie zeigt typische Veränderungen (➤ Abb. 4.2). Im Elektromyogramm finden sich erniedrigte polyphasische Aktionspotenziale mit vorzeitiger Interferenz; auch echokardiografisch werden häufig frühzeitige Veränderungen gesehen. Die Diagnose wird in der Regel molekulargenetisch gestellt (➤ Kap. 10). Im Schädel-MRT lassen sich nicht selten ZNS-Veränderungen (Gliaveränderungen und Atrophien) nachweisen, was durch einen Mangel an Dystrophin auch in den Nervenzellmembranen erklärt wird und mit kognitiven Einschränkungen verbunden sein kann.

Nach dem 10. Lebensjahr verlieren die Patienten zunehmend ihre Gehfähigkeit und werden vom E-Rollstuhl abhängig. Eine Heilung gibt es bis heute nicht. Therapeutisch wesentlich sind alle Formen einer motorischen Aktivierung in Abhängigkeit von Neigung und Fähigkeiten (z. B. mit Unterstützung Fahrrad fahren, Bewegung im Wasser), die Vermeidung von Kontrakturen (richtige Stuhlhöhe!), viel

Stehen (Stehpult) und die Vermeidung von abrupten Überdehnungen.

Die Indikation für operative Maßnahmen (z. B. nach Rideau zur Lösung von Faszien, Achillessehnendurchtrennung zur Spitzfußbehandlung, Wirbelsäulenstabilisierung) muss sehr differenziert in Zusammenarbeit mit erfahrenen Orthopäden gestellt werden (➤ Kap. 13.9). Medikamentöse Therapien mit Kortikoiden können den Gehverlust verlangsamen, aber keine nachweisbaren Verbesserungen erreichen. Bei 10–15 % der Patienten besteht eine Nonsense-Mutation im Dystrophin-Gen. Bei ihnen kann neuerdings mit dem Wirkstoff Ataluren die Expression eines funktionsfähigen Dystrophins erreicht werden. Zunehmend erfolgt bei Patienten mit Muskeldystrophie im fortgeschrittenen Stadium eine intermittierende, ggf. auch eine kontinuierliche maschinelle Heimbeatmung mit mechanischer Hustenassistenz.

Von der bösartigen Muskeldystrophie Duchenne wird die weniger schwer verlaufende Form nach Becker-Kiener abgegrenzt, bei der ein Mangel, aber kein völliges Fehlen von Dystrophin sowohl molekulargenetisch als auch in der Muskelbiopsie nachgewiesen werden kann (➤ Kap. 10.5.2).

Neben diesen Muskelerkrankungen gibt es noch eine größere Zahl von Muskeldystrophien, die andere Ursachen und Vererbungen aufweisen, z. B. die meist rezessiv erblichen Gliedergürtelmuskeldystrophien und kongenitale Muskeldystrophien bei Merosinmangel, die zunehmend besser auch molekulargenetisch diagnostiziert werden können.

Primäre Anlagestörungen der Muskulatur, z. B. die Central-Core-Myopathie oder die Nemaline-Myopathie, sind selten. Die X-chromosomal-rezessiv erbliche myotubuläre Myopathie äußert sich mit ausgeprägter Muskelhypotonie ab der Geburt und kann molekulargenetisch nachgewiesen werden. Metabolische Myopathien können in unterschiedlicher klinischer Ausprägung und verschiedenen Lebensaltern auftreten (z. B. Mitochondriopathien, Glykogenosen, Karnitinmangel u. Ä.). Neuerdings kann bei einzelnen dieser Erkrankungen wie z. B. der Glykogenose Typ 2 (Morbus Pompe) durch eine regelmäßige intravenöse Enzymsubstitution eine klinische Besserung erreicht werden.

7.3.2 Spinale Muskelatrophie

Die zweithäufigste Gruppe angeborener Muskelerkrankungen sind die spinalen Muskelatrophien. Klinisch werden sie in die frühinfantile Verlaufsform **(Typ Werdnig-Hoffmann),** spätinfantile Formen, juvenile und adulte Varianten unterteilt. Die Kinder sind durch ausgeprägte proximale Muskelschwäche mit Gefahr der Skolioseentwicklung bei normaler Intelligenz charakterisiert. Die Diagnose wird heute primär molekulargenetisch durch Feststellung einer Gendeletion auf Chromosom 5q (➤ Kap. 10.5.1) gestellt.

Sinnvollerweise sollte therapeutisch so lange wie möglich versucht werden, den Patienten das Stehen zu ermöglichen. Mit einer modernen Apparateversorgung (z. B. Swivel-Walker, E-Rollstuhl, intermittierende Beatmung) können die Patienten z. T. erstaunlich lange eine gute Lebensqualität erreichen (➤ Kap. 13.7, ➤ Kap. 13.8). Seltene Sonderformen der spinalen Muskelatrophie sind mit schweren Atemstörungen und Muskelkontrakturen von Geburt an kombiniert. Mit dem Wirkstoff Nusinersen kann bei den frühinfantilen Formen eine Hochregulation von protektiven Genbereichen erreicht und so der Krankheitsverlauf deutlich gemildert werden (➤ Kap. 10).

7.3.3 Myotone Muskeldystrophie Curschmann-Steinert

Der myotonen Muskeldystrophie Curschmann-Steinert liegt eine Repeatexpansion zugrunde (➤ Kap. 10). Sie ist autosomal-dominant erblich und kann von Generation zu Generation früher und stärker auftreten **(Antizipation).** Betroffene Mütter mit einer Repeatexpansion haben ein relativ hohes Risiko für ein Neugeborenes mit generalisierter Muskelhypotonie, Atemstörungen und Trinkproblemen, die sich meist nach einigen Wochen bessern. Im weiteren Verlauf imponieren die Muskelhypotonie sowie die Auslösung myotoner Kontraktionen bei Beklopfen der Muskulatur. Endokrine Störungen (Unterentwicklung der Geschlechtsdrüsen, Diabetes mellitus), Linsentrübung (= Katarakt), IQ-Minderung, Skoliosen (seitliche Verbiegung der Wirbelsäule), Herzrhythmusstörungen und Kardiomyopathien

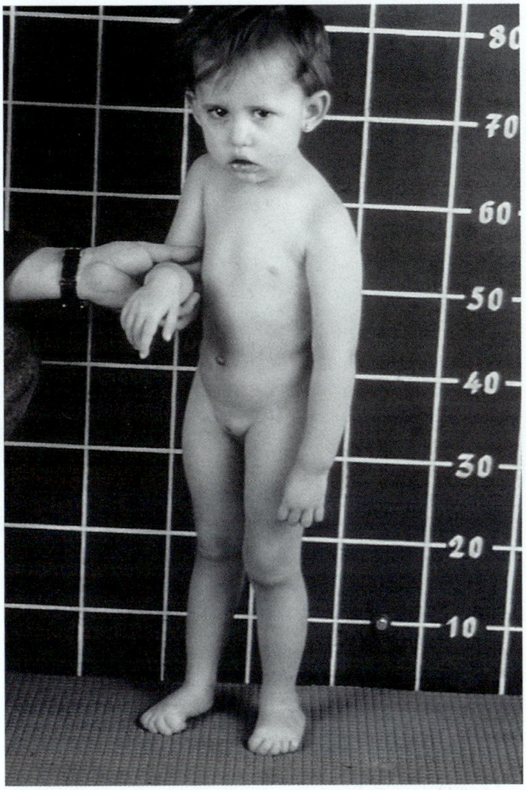

Abb. 7.7 3,6-jähriges Mädchen mit genetisch gesicherter myotoner Muskeldystrophie, typischer Mimik, multiplen Gelenkkontrakturen (z. B. des rechten Handgelenks und beider Großzehen) durch die Fehlhaltungen und Minderwuchs

sowie chronische Obstipation und Blasenentleerungsprobleme sind weitere Symptome der multisystemischen Erkrankung, die oft auch mit sekundären psychischen Störungen verbunden ist (➤ Abb. 7.7).

Die Diagnose ist klinisch, im Nadel-EMG (evtl. bei den Eltern) und molekulargenetisch zu stellen (Triplet-Repeat-Erkrankungen ➤ Kap. 10.5). Die Prognose ist sehr unterschiedlich und hängt von der Ausprägung der Triplet-Repeat-Expansion ab. In den letzten Jahren konnte eine klinisch mildere, proximal betonte Form der myotonen Dystrophie (**PROMM = proximale myotone Myopathie**) abgegrenzt werden, die sich gelegentlich schon im späten Jugendalter manifestiert.

7.3.4 Seltene andere Ursachen

In seltenen Fällen können Muskelhypotonien bei jungen Kindern Ausdruck einer Übertragungsstörung des Transmitters Acetylcholin an der motorischen Endplatte sein, z. B. bei verschiedenen Formen einer angeborenen Myasthenie.

Immer sollte man auch an metabolische Ursachen, z. B. eine primäre **mitochondriale Myopathie** (MERRF) oder ein mitochondriales DNA-Depletionssyndrom, von dem mittlerweile 15 Untergruppen differenziert werden, denken.

Bei dem Krankheitsbild der **Arthrogryposis multiplex,** einer Muskelanlagestörung mit ausgeprägten Gelenkkontrakturen, liegt u. U. bei der Mutter eine Antikörperkonstellation gegen fetale ACh-Rezeptoren vor. Typisch sind hierbei Fixierungen des Subkutangewebes im Bereich der Gelenke, sog. Fossettes cutanées. Meist bleibt die Symptomatik nach der Geburt konstant bzw. kann sich unter intensiver Physiotherapie auch verbessern. Es gibt aber auch viele andere Ursachen für eine Arthrogryposis, z. B. eine sich früh manifestierende inflammatorische Myositis.

Jeder Patient mit persistierenden hypotonen Bewegungsstörungen stellt eine diagnostische Herausforderung dar und sollte bei klinischer Relevanz in einem kompetenten Zentrum abgeklärt werden, wobei die Genetik eine zunehmend wichtige Rolle spielt [1, 2, 10, 15, 19, 28, 43, 57, 80, 91].

KAPITEL **8**

H.-M. Straßburg

Ursachen und Formen mentaler Entwicklungsstörungen und Mehrfachbehinderungen

8.1 Definition und Einteilung

Mentale Entwicklungsstörungen (Synonym: **intellektuelle Beeinträchtigung, geistige Behinderung, Intellectual Disability, Mental Retardation**) sind vor allem durch eine unterdurchschnittliche Intelligenz gekennzeichnet und von einer Art oder einem Ausmaß, dass eine medizinische Behandlung oder andere spezielle Vorsorgen oder Übungen notwendig und sinnvoll sind (WHO 1974). Zu anderen Definitionen und spezifischen Möglichkeiten der Bestimmung der Intelligenz ➤ Kap. 12. Von einer eindeutigen geistigen Behinderung spricht man dann, wenn der IQ, z. B. ermittelt im Hamburg-Wechsler-Intelligenztest, mehr als zwei Standardabweichungen unter dem Mittelwert liegt, d. h. weniger als 70 beträgt. Hierdurch kommen jedoch vielfältige andere Gesichtspunkte, insbesondere die soziale, sprachliche und motorische Kompetenz, nicht ausreichend zum Ausdruck. Vor allem aber erlaubt der Begriff keine Aussage zur Ätiologie und Pathogenese aus medizinischer Perspektive. Da viele Personen mit einer intellektuellen Einschränkung auch Beeinträchtigungen in anderen Bereichen, z. B. der Motorik und den Sinneswahrnehmungen, haben, spricht man von **Mehrfachbehinderung.**

Nachfolgend werden die wichtigsten Gruppen von Anlagestörungen und Krankheiten, die zu einer

Tab. 8.1 Erkrankungen, die ursächlich mit mentalen Entwicklungsstörungen verbunden oder assoziiert sind

- Numerische Chromosomenaberrationen (Abweichungen der Chromosomenzahl)
- Strukturelle Chromosomenstörungen
- Neurokutane Syndrome (Erkrankungen mit typischen Veränderungen von Haut und Nervensystem)
- Andere, vermutlich genetisch bedingte Syndrome
- Stoffwechselstörungen
- Hirnfehlanlagen
- Teratogene Hirnschäden
- Intrauterine Infektionen
- Perinatale Hirnschäden
- Frühgeburtlichkeit
- Postnatale Hirnschäden und Hirntumoren
- Hormonstörungen
- Epilepsien
- Autismus
- Hyperkinetisches Syndrom
- Teilleistungsstörungen

intellektuellen Entwicklungsstörung führen können, aus medizinischer Sicht besprochen (➤ Tab. 8.1). Dabei werden sowohl Formen mit einer allgemeinen Entwicklungsstörung als auch Teilleistungsstörungen, konstante, progrediente und regrediente Formen behandelt. Zum Teil gibt es dabei Überschneidungen mit Erkrankungen, die mit mentalen Entwicklungsstörungen assoziiert sind (z. B. Zerebralparesen). Außerdem gibt es Erkrankungen, die in mehrere der nachfolgend genannten Gruppen einzuordnen sind (z. B. neurokutane Syndrome mit Epilepsien) [61, 74, 84, 129, 131].

8.2 Numerische Chromosomenanomalien

Die weit überwiegende Zahl von Menschen mit numerischen Chromosomenanomalien zeigt bereits äußerlich erkennbare Anzeichen, die jedoch in keinem Fall beweisend sind.

Klinische Hinweise auf eine Chromosomenanomalie sind, vor allem wenn sie in Kombination auftreten:
- Ein auffallend breiter und flacher Nasenrücken
- Sonstige Veränderungen der Nase
- Auffälliger Augenabstand (Hyper- oder Hypotelorismus)
- Epikanthus
- Verkleinerter Augapfel (Mikrophthalmie)
- Anomale Lidachse
- Skalpdefekte vor allem am Hinterkopf (okzipital)
- Kleiner Unterkiefer
- Kleiner oder nach unten verzogener Mund
- Eine zu große Zunge
- Kleine, versetzte oder abnorm geformte Ohren
- Nackenfalte (Pterygium)
- Abnorme Handlinien (Dermatoglyphen)
- Abnorm geformter, z. B. spitzbogiger Gaumen
- Sich überkreuzende Finger (Klinodaktylie)
- Zu kurze Finger (Brachydaktylie)
- Zusätzliche Finger (Polydaktylie)
- Klump-Hakenfuß
- Nicht eindeutiges Genitale (Intersex)
- Mikropenis
- Zu kleines oder zu großes Hodenvolumen

Die häufigste Form einer Chromosomenaberration ist die **Trisomie 21 = Down-Syndrom.** Die früher üblichen Begriffe Mongolismus oder mongoloide Idiotie sollten nicht mehr verwendet werden. Das Down-Syndrom kommt bei allen Völkern vor. Die Mütter können jedes Alter haben; es ist jedoch statistisch eindeutig nachgewiesen, dass bei einer Schwangerschaft jenseits des 35. Lebensjahrs der Mutter das Risiko exponentiell um ein Vielfaches ansteigt (➤ Tab. 10.1). Das überzählige Chromosom stammt dementsprechend in 90 % der Fälle von der Mutter.

Genetisch wird die freie Trisomie, bei der das zusätzliche Chromosom ungebunden vorliegt, von der nur in 5 % vorkommenden Translokationstrisomie unterschieden (➤ Kap. 10.3), bei der das Chromosom fest an ein anderes Chromosom gebunden ist. Ist nicht in allen Körperzellen eine Trisomie nachweisbar, spricht man von einer Mosaikform. Meist sind die klinischen Symptome hierbei weniger ausgeprägt.

Die Trisomie 21 kann sowohl in der ersten als auch in der zweiten Teilungsphase (Meiose) der Keimzelle entstehen (➤ Kap. 10.3). Inwieweit äußere Einflüsse, z. B. radioaktive Strahlung, Medikamente, Toxine und andere physikalische Einwirkungen, die Entstehung einer Trisomie begünstigen, kann noch nicht abschließend gesagt werden.

Menschen mit Down-Syndrom haben vom frühen Säuglingsalter an typische Gesichtszüge mit schräger Lidachse, auffallend weitem Augenabstand (Hypertelorismus), einer Lidfalte am inneren Augenwinkel (Epikanthus), kurzer Nasenwurzel und einem meist offenen Mund mit vorstehender Zunge, kleine Ohren, einen seitlich ausladenden, hinten abgeflachten Kopf, einen kurzen Nacken, breite, relativ kurze Hände, eine Vierfingerfurche (quer durchlaufende Handlinie), einen relativ vermehrten Fettansatz am Rumpf und eine Überstreckbarkeit der Gelenke (➤ Abb. 8.1).

Viele Menschen mit Trisomie 21 haben zusätzliche Fehlbildungen oder Erkrankungen. In ca. 30 % besteht ein Herzfehler, meist in Form eines Vorhof- und Ventrikelseptumdefekts (offener AV-Kanal, ➤ Kap. 9.9.2). Seine frühzeitige Behandlung ist für die Lebensprognose oft entscheidend. Eine zu späte Behandlung führt zu einer irreversiblen Schädigung der Lungendurchblutung mit zunehmender Zyanose. Aus diesem Grund wird bei Kindern mit Down-Syndrom und offenem AV-Kanal eine operative

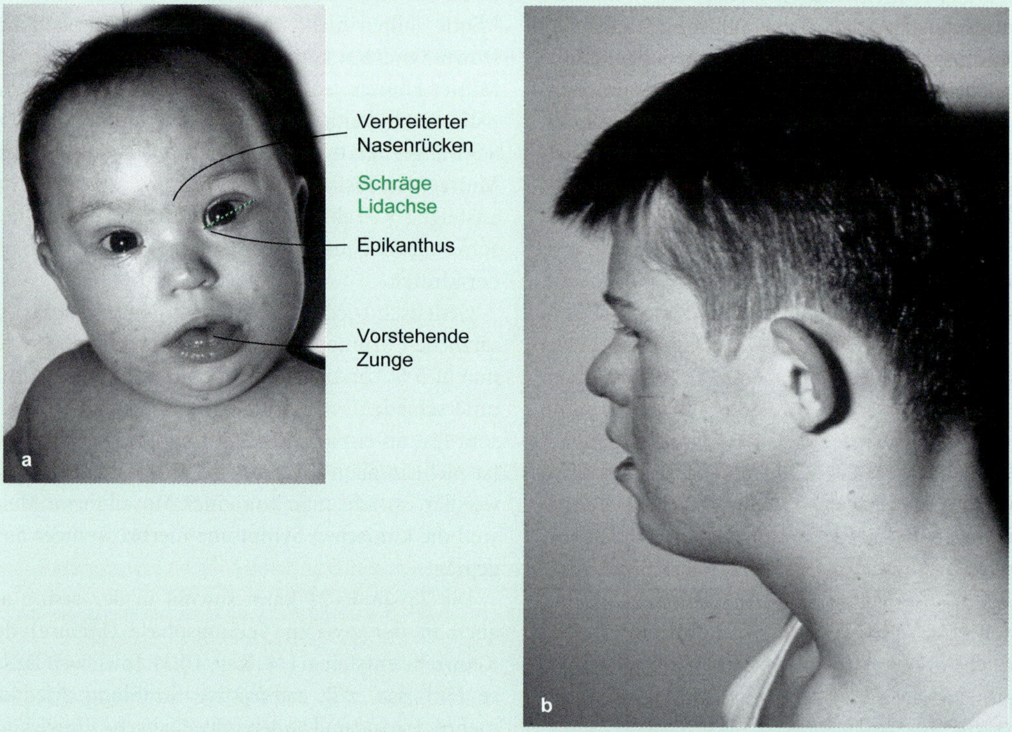

Abb. 8.1 **a** 8 Monate alter Säugling mit Down-Syndrom, **b** 17-jähriger junger Mann

Frühkorrektur bereits in den ersten Lebensjahren angestrebt.

Viele Kinder haben angeborene Fehlbildungen im Bereich des Magen-Darm-Trakts, z. B. Verschlüsse oder Stenosen des Magenausgangs und des Zwölffingerdarms oder Innervationsstörungen der Speiseröhre oder des Enddarms (Achalasie, neuronale Kolondysplasie, Morbus Hirschsprung, ➤ Kap. 9.6). Viele Kinder haben Sehstörungen, oft aufgrund einer Linsentrübung oder einer ausgeprägten Brechungsanomalie, häufig auch Hörstörungen, sowohl durch Innenohrdefekte als auch wegen chronischer Mittelohrergüsse.

Kinder mit Trisomie 21 haben gehäuft Infekte, insbesondere der oberen Luftwege; sie neigen häufiger zu Hauterkrankungen und Anämien. Auch haben sie öfters Epilepsien, insbesondere BNS-Anfälle (➤ Kap. 8.14.3). Bei frühzeitiger Ausbildung eines Mikrozephalus, einem zunehmend größeren Abstand zu der Entwicklung Gleichaltriger oder speziellen neurologischen Symptomen (Paresen, Spastik) muss von einer schweren allgemeinen Entwicklungsstörung ausgegangen werden. Es besteht eine erhöhte Gefahr für eine **atlanto-okzipitale Luxation** (Verrenkung zwischen den ersten Halswirbeln und dem Hinterhauptsknochen), die eine zervikale Querschnittssymptomatik verursachen kann. Im weiteren Leben ist das Risiko, an einer Leukämie zu erkranken, deutlich erhöht. Erwachsene Menschen mit Trisomie 21 haben ein erhöhtes Risiko für eine frühzeitige Alzheimer-Erkrankung.

Die Entwicklungsmöglichkeiten dieser Kinder sind ausgesprochen unterschiedlich: Fast alle Kinder haben in den ersten Lebensmonaten eine muskuläre Hypotonie; die „Meilensteine“ der Entwicklung im 1. Lebensjahr werden um 3–6 Monate verspätet erreicht. Meist ist die Sprachentwicklung ebenfalls deutlich verlangsamt, wohingegen die sozioemotionalen Fähigkeiten fast altersentsprechend sein können.

Zwischen dem 3. und 7. Lebensjahr machen viele Kinder in Bezug auf ihre Bewegungs- und Sprachentwicklung deutliche Fortschritte, vor allem wenn sie mit anderen, gesunden Kindern zusammenleben. Sie sind meist freundlich und zu Späßen aufgelegt, oft gesellig und musikalisch. Mit zunehmendem Alter werden die Defizite im Bereich des Sprachverständnisses, vor allem aber des konstruktiv-abstrakt-logischen Denkens, immer deutlicher.

Was die schulische Betreuung betrifft, gibt es unterschiedliche Erfahrungen: Einer primären Förderung in Einrichtungen für geistig Behinderte (Sonderbeschulung) steht der Besuch einer Regelschule zumindest in den ersten Schuljahren gegenüber **(Inklusion).** Pauschale Bewertungen sind hierbei nicht zielführend. Die Entscheidung für die schulische Versorgung sollte von den örtlichen Gegebenheiten und Erfahrungen sowie dem Engagement der Eltern und den spezifischen Fähigkeiten und Grenzen des Kindes abhängig gemacht werden.

Die Pubertät tritt bei beiden Geschlechtern zum normalen Zeitpunkt ein. Frauen mit Trisomie 21 sind fruchtbar, Männer nicht. Das Wiederholungsrisiko beträgt für sie ca. 40 %.

Durch die Behandlung assoziierter organischer Erkrankungen ist die durchschnittliche Lebenserwartung von Menschen mit Trisomie 21 deutlich angestiegen und liegt jetzt deutlich über 50 Jahren.

Andere Trisomien der Autosomen (von „Nichtgeschlechtschromosomen"), z. B. des 13. oder des 18. Chromosoms, sind mit wesentlich mehr Fehlbildungen und schwereren Entwicklungsstörungen verbunden; in der Regel überleben die Kinder nicht das erste Lebensjahr (➤ Kap. 10.3.2). Bei numerischen Abweichungen der Geschlechtschromosomen ist die geistige Entwicklung in der Regel nur mild oder unauffällig. Zu einer Übersicht von Syndromen mit Chromosomenabweichungen siehe auch ➤ Kap. 10.3 [45, 55, 56, 59, 61, 70].

8.3 Strukturelle Chromosomenanomalien

Eine häufige feinstrukturelle Chromosomenanomalie ist das **Fragile-X-Syndrom (Martin-Bell-Syndrom = FRA-X-Syndrom)** – verursacht durch eine nicht immer brüchige Stelle am Ende des langen Arms des X-Chromosoms, die durch eine Trinukleotidrepeatexpansion bedingt ist (➤ Kap. 10.5.3). Es ist bei Jungen eine häufige genetische Ursache für eine intellektuelle Beeinträchtigung. Die Häufigkeit wird mit 1 : 340 X-Chromosomen angegeben. Typische Symptome, die sich oft jedoch erst im Laufe der ersten Lebensjahre ausbilden, sind (➤ Abb. 8.2):

- Ein relativ großer Kopf
- Ein langer Gesichtsschädel
- Relativ große Extremitäten (Hände und Füße)

8

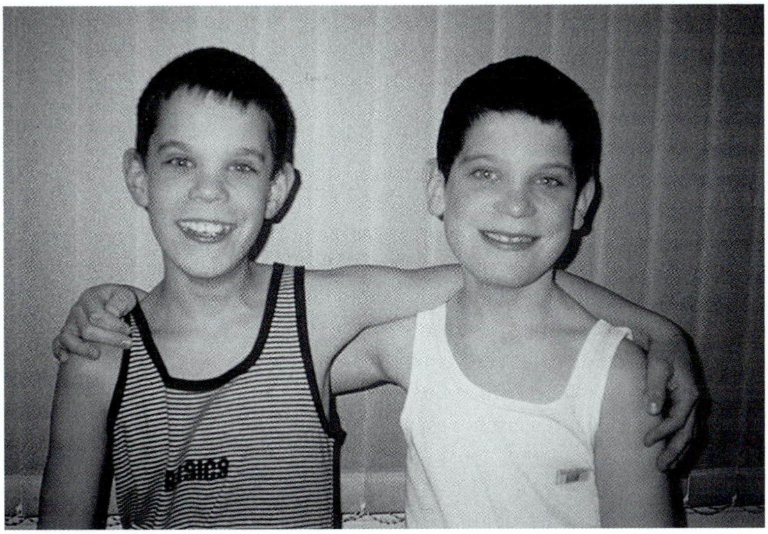

Abb. 8.2 Brüder mit FRA-X-Syndrom, 9 und 7 Jahre alt. Besonders bei dem älteren Knaben ist ein lang gezogenes Gesicht mit relativ hoher Stirn, eher weitem Augenabstand und relativ großen Ohren auffällig. Beim jüngeren Bruder, rechts im Bild, lassen sich äußerlich keine Auffälligkeiten feststellen.

- Große, evtl. dysplastische Ohren
- Motorische Unruhe im Kleinkindalter
- Nach der Pubertät große Hoden und eine relativ lange Nase
- Sprachentwicklungsstörungen
- Autistische Verhaltensweisen
- Komplexe, intermodale Wahrnehmungsstörungen (➤ Kap. 15.1)
- Erhöhte fokale Anfallsbereitschaft im EEG
- Gehäufte Mittelohrinfektionen

In der Regel ist die Mutter eines Knaben mit FRA-X-Syndrom „stille“ weibliche Überträgerin; es gibt Hinweise für vermehrte, meist psychische Auffälligkeiten in ihrer Anamnese. 30 % der Töchter von Überträgerinnen haben mentale Entwicklungsprobleme, vor allem umschriebene Entwicklungsstörungen schulischer Fähigkeiten. Bezüglich der Molekulargenetik ➤ Kap. 10.5.2.

Ätiopathologisch werden bei den Betroffenen komplexe Transmitterstörungen der Nervenzellen und morphologische Veränderungen der Hirnstrukturen, besonders im vorderen Großhirnbereich, sowie veränderte Synapsenfunktionen diskutiert (➤ Abb. 2.3).

Bei psychologischen Untersuchungen (➤ Kap. 12.6.3) konnten insgesamt nur wenige spezifische Auffälligkeiten festgestellt werden. Folgende Symptome sind aber häufig zu finden:

- Störungen der aktiven Sprache mit Echolalie (sinnlosem Nachsprechen)
- Polternde Aussprache
- Individuell unterschiedlich ausgeprägtes, meist vermindertes Sprachverständnis
- Umschriebene Rechenstörungen
- Raumorientierungsstörungen
- Konzentrationsstörungen und Überaktivität
- Impulsivität
- Störung des Kontaktverhaltens, insbesondere des Augenkontakts
- Koordinationsstörung der Augen und Hände

Insgesamt scheint die visuelle Aufnahmefähigkeit oft besser als die Sprachfähigkeit zu sein.

Das **Prader-Willi-Syndrom** (Inzidenz 1 : 10 000) ist eine Form der intellektuellen Beeinträchtigung in Kombination mit gesteigertem Essverhalten, Adipositas, Mikrogenitale und muskulärer Hypotonie bzw. Adynamie. Genetisch ist es gekennzeichnet durch eine Deletion auf dem väterlichen Chromosom 15 oder eine mütterliche Disomie (➤ Abb. 8.3, ➤ Kap. 10.4).

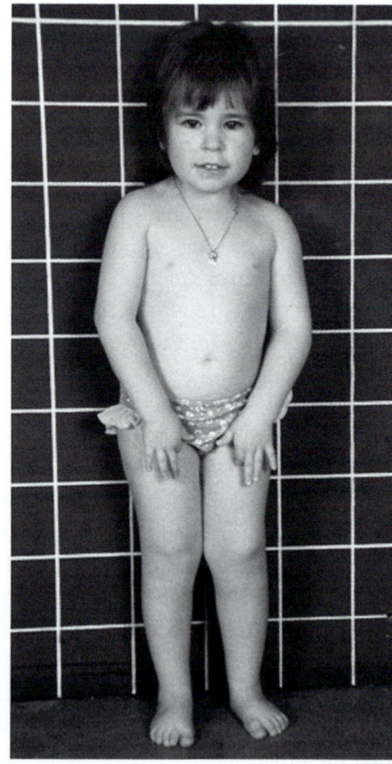

Abb. 8.3 6-jähriges Mädchen mit Prader-Willi-Syndrom und fast normaler Intelligenz, bei dem die Eltern konsequent die Ernährung kontrolliert haben

Beim **Angelman-Syndrom** findet sich eine schwere mentale Entwicklungsstörung in Verbindung mit einer primären muskulären Hypotonie und späteren spastischen „marionettenhaften“ Bewegungsstörungen. Charakteristisch sind häufige unmotivierte Lachanfälle („Happy-Puppet“-Syndrom) und die Entwicklung unterschiedlicher Epilepsieformen. Hier liegt eine Deletion auf Chromosom 15 vor, die im Gegensatz zum Prader-Willi-Syndrom jedoch von der Mutter stammt.

Das **Williams-Beuren-Syndrom,** durch ein „elfenähnliches Gesicht“, ein freundliches Wesen sowie Minderwuchs, Nierenfehlbildungen, Kalziumstoffwechselstörungen und Herzfehler gekennzeichnet, wurde als Mikrodeletionssyndrom auf Chromosom 7q erkannt. Eine als Herzfehler meist nachweisbare supravalvuläre Aortenstenose kann auch allein Hinweis auf eine Störung des Elastin-

Gens auf Chromosom 7q sein (➤ Abb. 10.6, ➤ Kap. 10.4.1).

Dem **Wolf-Hirschhorn-Syndrom** z. B. liegt ein größerer DNA-Verlust auf Chromosom 4p zugrunde. Das klinische Bild ist gekennzeichnet durch eine helmförmige Schädelform, weiten Augenabstand, Iriskolobome (➤ Kap. 9.1.4), eine breite Nasenwurzel, eine Lippen-Kiefer-Gaumen-Spalte, Herz- und Nierenfehlbildungen sowie ausgeprägte globale Entwicklungsstörungen.

Vielfältige klinische Erscheinungsformen, z. B. Gesichtsdysmorphien mit verschiedenen Ausprägungen von Lippen-Kiefer-Gaumen-Spalten, angeborene Herzfehler, Störungen des Immunsystems (Thymusaplasie) und des Kalziumstoffwechsels, mentale Einschränkungen und vielfältige Verhaltensauffälligkeiten, können bei der **Monosomie 22q,** dem **DiGeorge-Syndrom,** vorkommen (➤ Kap. 10.4.1).

Bei einer zunehmenden Anzahl von Patienten mit geistiger Entwicklungsstörung und kleinen Dysplasien können mit neuen Techniken subtelomere Veränderungen und andere Mikrodeletionen erkannt werden (➤ Kap. 10.4) [56, 59, 61, 84].

8.4 Neurokutane Syndrome = Phakomatosen

Hierbei handelt es sich um eine Gruppe von Krankheiten, die überwiegend monogenetisch (d. h. durch Störung eines Gens) verursacht sind, in der Regel mit typischen Veränderungen an der Haut und im Nervensystem einhergehen und oft Zeichen einer allgemeinen Entwicklungsstörung, allerdings sehr unterschiedlicher Pathogenese, aufweisen.

Häufigste Form einer Phakomatose ist die **Neurofibromatose Typ I (Morbus von Recklinghausen).** Sie ist durch multiple, mindestens 1 cm im Durchmesser messende, hellbraune Pigmentflecken der Haut (Café-au-Lait-Flecken) sowie das Auftreten von Tumoren im zentralen oder peripheren Nervensystem charakterisiert. Ätiopathologisch wird u. a. eine erhöhte lokale Produktion von Nervenwachstumsfaktoren vermutet. Die dominant erbliche Neurofibromatose Typ I ist auf Chromosom 17q11.2 mit dem großen Gen Neurofibromin lokalisiert; in ca. 50 % der Fälle handelt es sich um eine Neumutation. Im Kindesalter findet sich sehr häufig ein diffuses Gliom (Gliazelltumor) des N. opticus mit Sehbehinderung; aber auch andere ZNS-Tumoren können entstehen, z. B. unterschiedliche Astrozytome (Wucherungen der Astrozyten, d. h. spezieller Gliazellen), Meningeome (Hirnhauttumoren) und Sarkome (bösartige Bindegewebstumoren). Zusätzlich entwickeln sich an der Haut subkutane Neurofibrome (Tumoren der Nervenscheiden) und bindegewebige Hautwucherungen. Es können pathologische Knochenfrakturen (aufgrund von Knochenanlagestörungen) und Gefäßfehlbildungen auftreten. Typisch sind bei betroffenen Patienten sehr unterschiedliche Persönlichkeitsveränderungen mit Teilleistungsschwächen, Verhaltensauffälligkeiten und vegetativen Problemen, z. T. im Sinne von autistischen Verhaltensweisen.

Die Diagnostik erfolgt vor allem bei kleineren Kindern primär klinisch und durch regelmäßige augenärztliche Kontrollen. Erst bei Verdacht auf eine Symptomatik des zentralen Nervensystems wird die Durchführung einer zerebralen Kernspintomografie empfohlen. Neben den erwähnten Tumoren, vor allem im Bereich der Sehbahn, muss dabei auf umschriebene oder diffuse Signalveränderungen im gesamten Großhirn geachtet werden. Hierbei handelt es sich wahrscheinlich um unspezifische Gliaproliferationen (Hamartome), die möglicherweise für die sehr wechselnd ausgeprägten Verhaltens- und Befindlichkeitsprobleme verantwortlich zu machen sind.

Eine kausale Therapie ist sehr schwierig: Eine Operation der Optikusgliome ist nur sehr selten indiziert, da die Tumoren meist diffus im Nervengewebe wachsen. Bei früher Erkennung und rascher Progredienz können durch Bestrahlung oder Gabe von Zytostatika Verbesserungen erreicht werden; es gibt aber auch Hinweise für spontane Rückbildungen der Tumoren.

Im Gegensatz dazu ist die **Neurofibromatose Typ II** durch das Auftreten ein- oder beidseitiger Tumoren im Bereich des Hör- und Gleichgewichtsnervs (Neurofibrome, Schwannome = reine Markscheidentumoren, Meningeome) charakterisiert. Sie ist ebenfalls autosomal-dominant erblich; das Gen wurde auf Chromosom 22 kartiert. Eine allgemeine

Entwicklungsstörung und die Ausbildung sonstiger Hirntumoren wurden hierbei nicht beobachtet.

Die **tuberöse Sklerose Bourneville-Pringle** ist eine weitere Phakomatose mit einer Häufigkeit von 1 : 6 000; in 85 % der Fälle handelt es sich um eine Neumutation. An der Haut kommt es zu pigmentfreien Flecken am gesamten Integument (sog. White Spots), Papelbildungen im Gesicht (Adenoma sebaceum), Nagelfalzveränderungen und unterschiedlichen Bindegewebswucherungen. Die Depigmentierungen lassen sich am besten im UV-Licht **(Wood-Lampe)** erkennen. Oft besteht bereits im 1. Lebensjahr eine BNS-Epilepsie (➢ Kap. 8.14.3); mittels zerebraler Bildgebung lassen sich unterschiedliche Strukturänderungen, z. B. knotenförmige Tumoren an den Ventrikelrändern (periventrikuläre Tubera), Astrozytome, diffuse Gliawucherungen und Aneurysmen in verschiedenen Großhirnarealen nachweisen. Evtl. kann sich, z. B. durch Störung der Liquorzirkulation, ein Hydrocephalus internus entwickeln (➢ Kap. 8.7.2). Zusätzlich bestehen nicht selten Muskeltumoren (Rhabdomyome) des Herzens, die vor allem in den ersten Lebensjahren zu Herzrhythmusstörungen und Herzinsuffizienz führen können, sowie Mischtumoren innerhalb der Niere, die schwer beherrschbare arterielle Blutdruckerhöhungen verursachen.

Molekulargenetisch finden sich Mutationen im Hamartin-Gen auf Chromosom 9q (TSC1) und wesentlich häufiger im Tuberin-Gen auf Chromosom 16p (TSC2). Patienten mit Tuberinmutationen sind in der Regel schwerer betroffen.

Therapiemaßnahmen müssen sehr von den individuellen Gegebenheiten abhängig gemacht werden. Die Epilepsien lassen sich oft gut mit dem Medikament Vigabatrin behandeln, die Tumoren müssen in Abhängigkeit von Lokalisation und klinischer Progredienz operiert werden. Unter einer Behandlung mit Everolimus kann es zu einer Rückbildung der Tumoren und anderer Symptome kommen.

Das **Sturge-Weber-Syndrom** ist gekennzeichnet durch Blutgefäßwucherungen (Hämangiome) im Versorgungsbereich des sensiblen N. trigeminus; diese Hämangiome betreffen die Gesichtshaut, die Aderhaut des Auges (nicht immer) und die weichen Hirnhäute. Infolge von Durchblutungsstörungen kommt es sekundär zu komplexen Fehlanlagen der benachbarten Großhirnrinde, die mit Mikroblutungen, Atrophien und Verkalkungen einhergehen und zu schweren Epilepsien führen. Es können auch an der gesamten Körperhaut Angiome entstehen (➢ Abb. 8.4). Zusammen mit den meist schon im Säuglings- und Kleinkindalter sehr schweren Epilepsien, die mit den herkömmlichen Antiepileptika kaum beherrschbar sind, kommt es zu schweren mentalen Entwicklungsstörungen und Störungen der Persönlichkeitsentwicklung. Durch frühzeitige komplizierte neurochirurgische Eingriffe – vor allem eine partielle oder vollständige **funktionelle Hemisphärektomie** (Ausschaltung der betroffenen Hirnhälfte) – können die Epilepsie, aber auch die Entwicklungsstörung positiv beeinflusst werden. Es ist erstaunlich und ein Zeichen für die Plastizität des kindlichen Gehirns, dass bei frühzeitiger Entkopplung einer ganzen Großhirnhemisphäre offensichtlich gesunde Großhirnstrukturen zu erwartende Funktionsausfälle kompensieren können.

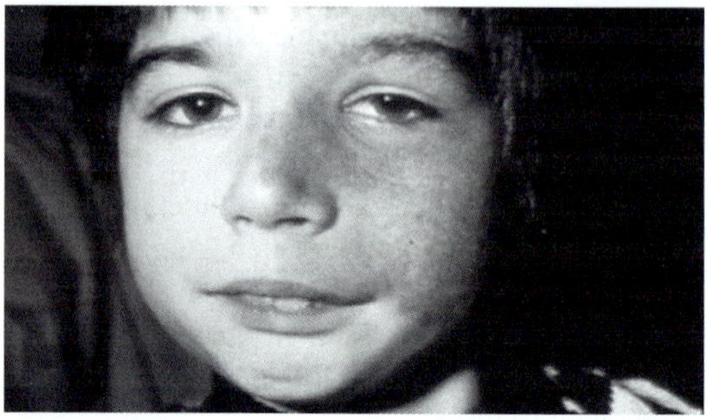

Abb. 8.4 12-jähriger Junge mit Sturge-Weber-Syndrom: typisches hellrotes Feuermal (Naevus flammeus) im Gesicht im Versorgungsbereich des N. maxillaris; schwere sekundär generalisierte Epilepsie

Bei dem noch schwerwiegenderen **Hemimegalenzephalie-Syndrom** sind die gesamte betroffene Hemisphäre und korrespondierende Bindegewebsareale, z. B. im Gesicht, fehlgebildet; frühzeitige neurochirurgische Maßnahmen sind auch hier indiziert.

Weitere Phakomatosen, die in unterschiedlicher Form mit neurologischen Störungen einhergehen können, sind u. a.

- Das **Hippel-Lindau-Syndrom,** eine Kombination von Gefäßveränderungen am Augenhintergrund, Gefäßtumoren des Kleinhirns und Hirnstamms und evtl. einem Phäochromozytom (Tumor des Nebennierenmarks).
- Die **Ataxia teleangiectatica,** eine Kombination aus Kleinhirnataxie, Sehstörung, Teleangiekta-

sien (Erweiterungen kleiner Gefäße) an Haut und Schleimhäuten, einem Immundefekt mit gehäuften Infektionen der Atemwege sowie häufigen lymphozytären Tumoren.

- Die **Hypomelanosis Ito,** die durch streifenförmige Pigmentanomalien auf der Haut, die oft nur mithilfe der Wood-Lampe erkennbar sind, schwer behandelbare Epilepsien und eine mental-kognitive Entwicklungsstörung gekennzeichnet ist.
- Das X-chromosomal-dominant vererbte **Bloch-Sulzberger Syndrom** findet sich vor allem bei Mädchen in Form von ZNS-Fehlbildungen mit meist schwerer Epilepsie, Veränderungen an den Fingernägeln und Zähnen sowie multiplen Pigmentflecken der Haut. Verantwortlich ist eine Anomalie des NEMO-Gens auf einem X-Chromosom; Knaben sterben meist bereits pränatal.

Den meisten neurokutanen Syndromen wurde mittlerweile ein Gen zugeordnet. Es gelingt häufig eine molekulargenetische Bestätigung, die zunehmend auch therapeutisch an Bedeutung gewinnt [1, 2, 19, 43, 61, 70, 91, 93].

8.5 Andere genetisch bedingte Syndrome

Die molekulare Aufklärung monogen bedingter, komplexer syndromaler Erkrankungen mit mentaler Entwicklungsstörung ist nach Abschluss des humanen Genomprojektes weit fortgeschritten. Zumindest alle häufigeren Syndrome sind molekulargenetisch geklärt, splitten sich aber genetisch oft in Subentitäten auf. Klinisch sind diese Subentitäten in der Regel nicht unterscheidbar (überlappende Phänotypen). Beispiele sind:

- **Bardet-Biedl-Syndrom** (mehrere Gene, z. T. digenische Vererbung; ➤ Kap. 9.9.4)
- **CHARGE-Syndrom** (CHD7-Gen)
- **Coffin-Lowry-Syndrom** (RSK-2-Gen)
- **Cornelia-de-Lange-Syndrom** (NIPBL-Gen und weitere)
- **Mowat-Wilson-Syndrom** (ZEB2-Gen, De-novo-Mutationen)
- **Noonan-Syndrom** (PTPN-11-Gen und weitere; ➤ Kap. 10.5.2)
- **Pitt-Hopkins-Syndrom** (Mutation im TCF4-Gen)
- **Rubinstein-Taybi-Syndrom 1** (CREBBP-Gen)
- **Sjögren-Larsson-Syndrom** (ALDH3A2-Gen)
- **Smith-Magenis-Syndrom** (Mikrodeletion von Chromosom 17p) u. v. m.

Auf die klinische Symptomatik und die jeweils zugrunde liegende genetische Störung kann im Rahmen dieser Zusammenstellung nicht detailliert eingegangen werden; es wird auf ➤ Kap. 10 und auf die spezielle Literatur verwiesen [23, 45, 56, 61, 91].

8.5.1 Rett-Syndrom

Ein besonderes genetisches Krankheitsbild mit schwerer geistiger Entwicklungsstörung, das mit einer Häufigkeit von ca. 1: 10 000 ganz überwiegend nur Mädchen befällt, ist das X-chromosomal-dominante **Rett-Syndrom.** Es wurde erstmals 1966 von A. Rett in Wien beschrieben, geriet in Vergessenheit und wurde ab 1983 vor allem durch B. Hagberg und F. Hanefeld genau definiert und bekannt gemacht. Typischerweise sind Schwangerschaft und Geburt normal, auch die Entwicklung in den ersten Lebensmonaten ist scheinbar normal; bei genauer Analyse der Spontanmotorik lassen sich aber oft im Nachhinein bereits Auffälligkeiten feststellen. In der Regel kommt es am Ende des 1. Lebensjahrs zu einem Stillstand der Entwicklung, insbesondere im Bereich der Handfunktionen, der Sprache und des sozialen Kontakts. Es zeigen sich eine Unfähigkeit zu gezielten Greifbewegungen (Apraxie), gleichförmige Handbewegungen (z. B. stereotype Waschbewegungen), ein Verlust der aktiven Sprache, ein fehlender sozialer Kontakt mit autismusähnlichem Verhalten und eine eigentümliche Stand- und Gangunsicherheit („Scheinataxie", ➤ Abb. 8.5). Des Weiteren können in unterschiedlicher Form epileptische Anfälle mit z. T. bizarren EEG-Veränderungen auftreten, z. B. mit gleichförmigen Theta-Rhythmen, Sharp-Waves über dem Schläfenlappen oder Spike-Wave-Variant-Mustern (➤ Kap. 4.2). Weiterhin sind typisch ein ausgeprägtes Zähneknirschen (Bruxismus), Phasen verstärkter Atmung (Hyperpnoe), zierliche Hände und Füße sowie die Entwicklung ei-

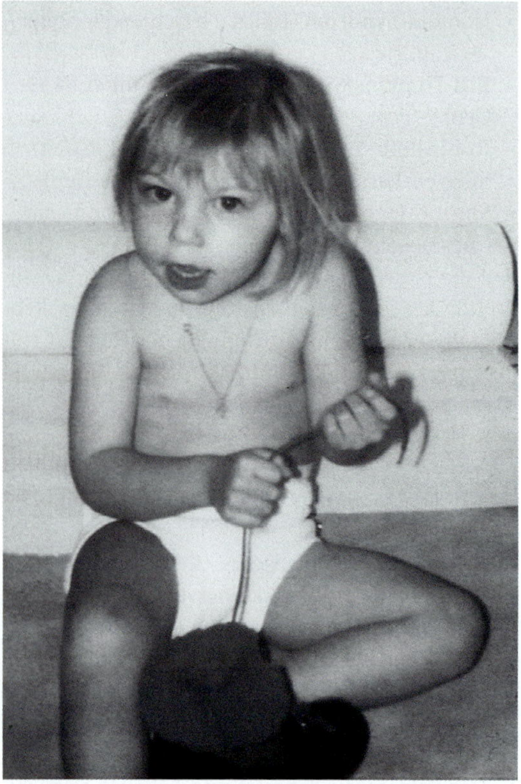

Abb. 8.5 Rett-Syndrom bei einem 3-jährigen Mädchen mit mentaler Entwicklungsstörung, Epilepsie, Mikrozephalus und stereotypen Handbewegungen

ner Skoliose. Neurologisch finden sich eine Muskelhypotonie sowie Zeichen einer Pyramidenbahnschädigung ohne typische Spastik.

Nach Hagberg werden vier Stadien unterschieden:

I. Ab dem 6. Monat zunehmende Entwicklungsverzögerung, vermindertes Kopfwachstum, zunehmendes Desinteresse, Muskelhypotonie
II. Im 1.–3. Lebensjahr Rückbildung der psychomotorischen Entwicklung, Verlust sinnvoller Handbewegungen, Stereotypien, Verlust der Sprache, Schlafstörungen, Autoaggression
III. Im 4.–10. Lebensjahr scheinbar stationäres Stadium mit zerebralen Anfällen, Stereotypien, Ataxie und Apraxie, verstärktem Ein- und Ausatmen, Gewichtsverlust
IV. Ab dem 10. Lebensjahr allmähliches Schwinden der erreichten geistigen und körperlichen Fähigkeiten bei erhaltener differenzierter Mimik und freundlichem Wesen. Über 40-jährige Frauen mit der Erkrankung sind bekannt.

1999 wurde ein Kandidaten-Gen in der Region Xq28 gefunden, das Mutationen in ca. 80 % der untersuchten Rett-Patientinnen aufwies (MECP2-Gen). Hierdurch wird die Transkription anderer Gene durch die Bindung des Genprodukts unterdrückt („Silencing"). Inzwischen ist auch eine kongenitale variante Form (FOXG1-Gen) beschrieben, die beide Geschlechter trifft; der Phänotyp ist stark überlappend.

Zur Krankheitsentstehung hat sich bisher noch keine befriedigende Erklärung finden lassen, offensichtlich kommt es im Gehirn der Betroffenen nicht zum Verlust von Nervenzellen, es wird eine Störung des glialen Gewebes und der Nervenzelldifferenzierung vermutet. Außerdem wird die Rolle von endogenen Opiaten und verschiedener Überträgerstoffe diskutiert (➤ Kap. 4.4.2).

Differenzialdiagnostisch muss das Rett-Syndrom vor allem vom Angelman-Syndrom (➤ Kap. 8.3) abgegrenzt werden. Therapeutisch zeigen einige Antiepileptika, insbesondere Valproat und Lamotrigin, positive Effekte; Benzodiazepine sollten vermieden werden. Neben einer heilpädagogischen Betreuung ist vor allem eine psychosoziale Unterstützung der Eltern von großer Bedeutung, wobei sich eine bundesweite Elternselbsthilfegruppe sehr bewährt hat [43, 56, 61, 214, 215].

8.6 Genetisch bedingte Stoffwechselstörungen mit Entwicklungsstörungen

Die mehr als 250 Stoffwechselerkrankungen, die überwiegend das Nervensystem betreffen, haben eine sehr breite klinische Symptomatik. Dennoch werden nicht mehr als 2 % aller mentalen Entwicklungsstörungen von metabolischen oder endokrinen Erkrankungen im engeren Sinne verursacht. Typischerweise wird man immer dann an neurometabolische Erkrankungen denken, wenn sich nach primär normaler Entwicklung zunehmend neurologische Symptome zeigen (Progredienz), aber einige Stoffwechselerkrankungen können bereits ab der Geburt symptomatisch sein. Aufgrund des komplexen Stoffwechsels der Nervenzellen können einige der Erkrankungen nur durch sehr spezielle und aufwendige Untersuchungen von seltenen Metaboliten nachgewiesen werden. Eine spezifische Behandlung ist bis heute nur bei wenigen Stoffwechselerkrankungen etabliert, z. B. die Diät bei der Phenylketonurie. Dennoch ist eine frühzeitige Diagnose neurometabolischer Erkrankungen wichtig, da durch die Entwicklung moderner molekularer Techniken (z. B. Gentherapie, Stammzelltherapie, Substitutionsbehandlung mit genetisch hergestellten Proteinen) gezielte Behandlungsmaßnahmen möglich sind.

8.6.1 Stoffwechselstörungen der Aminosäuren und organischen Säuren

A. Fölling (1888–1973) beschrieb 1939 erstmals ein Krankheitsbild mit schwerer mentaler Entwicklungsstörung und zerebralen Anfällen, wobei die betroffenen Patienten auffallend blass, meist blond und blauäugig waren. In ihrem Urin konnte eine massive Erhöhung von Phenylketonen festgestellt werden, weshalb die Krankheit **Phenylketonurie** heißt. Bis zu 5 % der Bewohner von Pflegeheimen für geistig Schwerbehinderte hatten diese Symptomatik. Als Ursache wurde eine Abbaustörung der essenziellen Aminosäure Phenylalanin, überwiegend aufgrund eines Mangels an dem Enzym Phenylalaninhydroxylase, nachgewiesen. H. Bickel (1918–2000) konnte zeigen, dass durch eine Phenylalanin-arme Diät die toxischen Konzentrationen im Organismus normalisiert werden. Darüber hinaus wurde von R. Guthrie (1916–1995) ein Test entwickelt, der es erlaubt, bereits beim Neugeborenen zwischen dem 5. und 10. Lebenstag mittels einer einfachen Blutuntersuchung den Enzymmangel zu erkennen. Durch Einleitung einer frühzeitigen Diätbehandlung lässt sich dann die Entwicklung einer Intelligenzminderung verhindern (➤ Abb. 12.5). Somit ist die Phenylketonurie das wichtigste Beispiel für eine Krankheit mit mentaler Entwicklungsstörung, die im Rahmen eines **Stoffwechselscreenings** beim Neugeborenen heute praktisch immer frühzeitig erkannt und behandelt werden kann, bevor wesentliche geistige Entwicklungsdefizite entstehen. Die Häufigkeit wird mit 1 : 10 000 Geburten angegeben; die Erkrankung ist autosomal-rezessiv erblich und deshalb bei konsanguinen Eltern deutlich häufiger.

Neben der Phenylketonurie gibt es eine Vielzahl weiterer Störungen im biochemischen Auf- und Abbau der Aminosäuren und der organischen Säuren mit umschriebenen Enzymdefekten, z. B. die nicht ketotische Hyperglycinämie, die Methylmalon- und Glutarazidurien, die Isovalerian- und Propionazidurie, die Citrullinämie, den Ornithintranscarbamylase-, den Succinyldehydrogenase- oder den N-Acetylaspartat-Dehydrogenasemangel, die durch spezielle Diäten und andere spezifische Maßnahmen in ihrer Prognose verbessert werden können.

Klinische Hinweise auf das Vorliegen einer solchen Stoffwechselstörung sind:

- Auffälliger Geruch der Haut und des Urins
- Metabolische Azidose (Übersäuerung des Blutes) nach Beginn der Ernährung und bei Belastungen (Infekte, Operation, Fasten)
- Rezidivierendes Erbrechen
- Gedeihstörung
- Kleinwuchs
- Zerebrale Anfälle
- Mikro- oder Makrozephalie
- Mentale Entwicklungsstörung
- Z. T. nur diskrete Dysmorphien
- Krisenhafte Verschlechterung bei Infekten u. a. m.

Leider lassen sich bei den meisten Stoffwechselstörungen nicht wie bei der Phenylketonurie sinnvolle kostengünstige Screening-Untersuchungen und vergleichbar gut praktikable Diätbehandlungen einsetzen. Manche dieser Erkrankungen sind nur durch eine gezielte Untersuchung bei bereits eingetretener klinischer Symptomatik zu diagnostizieren. Im Rahmen der heute bei allen Neugeborenen in Deutschland in einem Blutstropfen durchgeführten Tandem-Massenspektroskopie werden über 12 Stoffwechselerkrankungen wie die **Ahornsirup-Erkrankung** (Hyperleuzinämie), die **Galaktosämie** (Störung im Stoffwechsel des Milchzuckers) oder der **Acyl-CoA-Dehydrogenasemangel** erkannt.

In letzter Zeit sind mehrere Kinder mit allgemeiner Entwicklungsstörung und/oder spezifischen neurologischen Symptomen beschrieben worden, die mit einem Mangel unterschiedlicher Kofaktoren im neuronalen Stoffwechsel erklärt werden und die durch deren Substitution wesentlich verbessert werden können, z. B. von Biotin, Cobalamin, Folat, Kreatin, Pyruvat, Riboflavin, Thiamin und Uridin [1, 2, 35, 43, 79, 91, 99].

8.6.2 Lysosomale Erkrankungen

Hierbei handelt es sich um meist autosomal-rezessive, selten auch X-chromosomale Erbkrankheiten mit unterschiedlichen Enzymdefekten in den Lysosomen, meist im Bereich der substanzspaltenden sauren Hydrolasen; die Speicherung der nicht mehr abbaubaren Stoffwechselprodukte führt zu einer zunehmenden Funktionsstörung. Die Einteilung dieser Krankheiten wird nicht einheitlich gehandhabt.

- **Mukopolysaccharidosen** u. ä. Erkrankungen: Hierbei kommt es zur Anreicherung komplexer Moleküle aus Kohlenhydraten, Proteinen und Fetten, die sich in unterschiedlichen Organen, z. B. Leber, Knochen, Knochenmark, Gehirn, den Linsen, dem Innenohr u. v. m. einlagern. Verteilung und Ausmaß der Speicherungen erklären das jeweilige klinische Bild. Typisches Beispiel ist der Typ I der Mukopolysaccharidosen **(Morbus Pfaundler-Hurler):** Er führt zu ausgeprägten Skelettveränderungen, Leber- und Milzvergrößerung sowie mentalen Entwicklungsstörungen. Der **Morbus Sanfilippo** ist eine Form der Mukopolysaccharidose mit progredienter geistiger Funktionsstörung ohne äußere Merkmale. Beim Morbus Gaucher, der zu den Lipidosen gehört, sammeln sich die Stoffwechselrückstände vor allem in Knochenmark und Leber.
- **Gangliosidosen:** Hierbei lagern sich komplexe Stoffwechselprodukte in den Nervenzellen des ZNS ab. Bei der **Tay-Sachs-Erkrankung** (GM2-Gangliosidose) oder dem Morbus Sandhoff werden primär Nervenzellen der Hirnrinde zerstört, was zu zerebralen Anfällen, Erblindung, spastischer Tetraparese und dem zunehmenden Abbau aller mentalen Fähigkeiten führt. Wegen des überwiegenden Befalls der grauen Nervensubstanz spricht man hierbei von einer Poliodystrophie. Es gibt bisher keine spezifischen Behandlungsmöglichkeiten. Da die rezessiv erbliche Erkrankung besonders bei aschkenasischen Juden vorkommt, erlauben Rabbiner keine Heirat, wenn in den Familien beider Brautleute die Erkrankung vorgekommen ist.
- **Metachromatische Leukodystrophie** (➤ Abb. 8.6): Hierbei kommt es durch einen Mangel des Enzyms Arylsulfatase A vor allem zur Zerstörung von Markscheiden im zentralen und peripheren Nervensystem. Ab Ende des 1. Lebensjahrs entwickelt sich eine fortschreitende spastische Tetraparese mit fehlenden Eigenreflexen, zunehmendem Verlust des Seh- und Hörvermögens und Ernährungsstörungen; erst spät treten zerebrale Anfälle auf. Beim **Morbus Krabbe** fehlt die Galactocerebrosidase und die klinischen Symptome sind noch früher und ausgeprägter.
- Neuronale **Zeroidlipofuszinosen** sind eine Gruppe heterogener Erkrankungen mit zunehmender Speicherung komplexer Lipoproteine (Fett-Eiweiß-Moleküle) in den Nervenzellen. Es werden 15 verschiedene Subtypen mit Mutationen in verschiedenen CLN-Genen unterschieden. Es kommt zu einem Entwicklungsknick mit einem Abbau kognitiver Fähigkeiten und zerebralen Anfällen, meist als myoklonisch-astatisches Syndrom oder Lennox-Gastaut-Syndrom (➤ Kap.

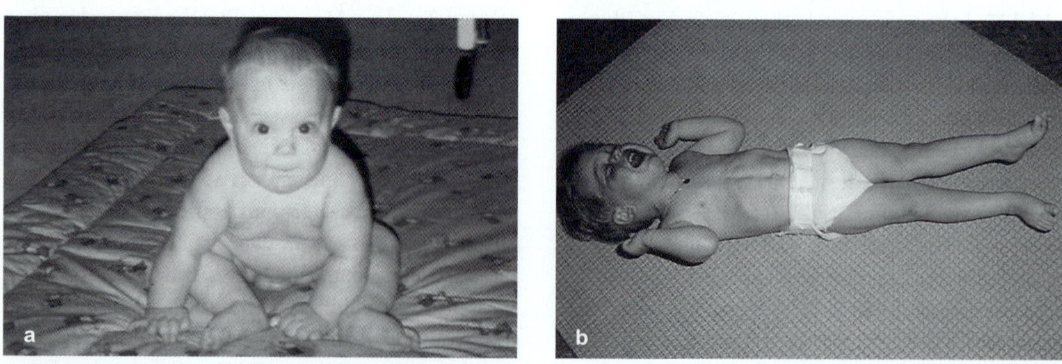

Abb. 8.6 Metachromatische Leukodystrophie
a altersentsprechende Entwicklung im 8. Lebensmonat
b schwere Entwicklungsstörung mit Tetraspastik, Erblindung und Ertaubung im Alter von 2,5 Jahren

8.14.3), und einem Sehverlust. Oft lassen sich typische Veränderungen im EEG und bei den evozierten Hirnrindenpotenzialen (➤ Kap. 4.4.2) nachweisen. Die Diagnose kann durch wegweisende Veränderungen im Schädel-MRT, elektronenmikroskopische Untersuchungen in verschiedenen Zellen wie den Blutlymphozyten, Hautzellen, Zellen der Augenbindehaut und der Rektumschleimhaut sowie neuerdings auch molekulargenetisch erfolgen. Auch hier ist eine kausale Behandlung bisher noch nicht möglich.

- Andere seltene progrediente Enzephalopathien mit Beteiligung der weißen Substanz sind der **Morbus Alexander,** der **Morbus Canavan** oder der **Morbus Pelizaeus-Merzbacher** [1, 2, 43, 91].

8.6.3 Peroxisomale Erkrankungen

Peroxisomen sind kleine Zellorganellen, die u. a. am Fettstoffwechsel und am Abbau von Purinbasen (DNA-Bausteinen) beteiligt sind. Typisches Beispiel für eine peroxisomale Störung ist das **Zellweger-Syndrom,** eine autosomal-rezessive Erkrankung, die bereits in der Neugeborenenzeit schwere klinische Symptome mit ausgeprägter Muskelhypotonie, Gedeihstörung, zerebralen Anfällen, Leberschädigung, Zystennieren und typischen Gesichtsveränderungen verursacht. Der Tod tritt meist innerhalb der ersten 6 Lebensmonate ein.

Die **Adrenoleukodystrophie** ist eine X-chromosomal vererbte Stoffwechselstörung langkettiger Fettsäuren. Ab dem 4. Lebensjahr kommt es dabei zu Persönlichkeitsveränderungen mit Leistungsknick, Gangstörung, Seh- und Hörstörung, Dysarthrie (Sprachstörung) und Demenz, die zu mehrjähriger völliger Pflegebedürftigkeit bis zum Tod führt. Die Hoffnung, dass mithilfe einer Diät ohne langkettige Fettsäuren und durch Zufuhr spezieller Öle, z. B. einer Mischung von Eruka- und Oleinsäure (vgl. auch den Film „Lorenzos Öl"), das Krankheitsbild in seinem Verlauf aufzuhalten ist, hat sich nicht bestätigt. Auch bei isolierten Funktionsstörungen der Nebennierenrinde (Morbus Addison) muss an eine peroxisomale Erkrankung mit einer Abbaustörung der langkettigen Fettsäuren gedacht werden.

In den letzten Jahren wurden immer wieder Versuche unternommen, die betroffenen Kinder mit einer Adrenoleukodystrophie oder einer metachromatischen Leukodystrophie durch Knochenmark- oder Stammzelltransplantationen zu behandeln. Dabei konnten vor allem Symptome außerhalb des zentralen Nervensystems positiv beeinflusst werden. Bei einigen Speicherkrankheiten, z. B. dem Morbus Fabry, dem Morbus Gaucher, einigen Mukopolysaccharidosen und dem Morbus Pompe, gibt es heute eine **Enzymsubstitution,** die regelmäßig und lebenslang entweder intravenös oder z. T. auch zur Umgehung der Blut-Liquor-Schranke in das Ventrikelsystem appliziert wird. Der Erfolg dieser Behandlung ist sehr vom möglichst frühen Beginnen abhängig und vermag in der Regel allenfalls den natürlichen Verlauf abzuschwächen. Ob in Zukunft gezielte Gentherapien oder spezifische Stammzelltransplantationen erfolgreicher sein werden, ist noch nicht abschätzbar.

8.6.4 Mitochondriopathien

In den Mitochondrien („Kraftwerke der Zelle") werden über die Enzyme der Atmungskette energiereiche Phosphatverbindungen gebildet, die vor allem den Energiebedarf der Nerven- und Muskelzellen decken. Mitochondrien haben ihre eigene Desoxyribonukleinsäure und stammen ausschließlich vom Zytoplasma der mütterlichen Eizelle ab (➤ Kap. 10.2.3). Störungen der Mitochondrienfunktion können zu äußerst vielfältigen klinischen Symptomen führen, was vor allem durch die mosaikartige Verteilung gestörter Mitochondrien in den Zellen erklärt wird. In der Regel sind Organe mit einem hohen Energieumsatz, z. B. Gehirn und Muskulatur, betroffen. Die meisten mitochondrialen Proteine werden im Zellkern codiert. Mitochondriale Erkrankungen (Mitochondriopathien) zeigen deswegen sehr häufig einen autosomal-rezessiven Erbgang und nur selten eine rein maternale Vererbung.

Bereits im Säuglingsalter kommt es bei der autosomal-rezessiven **Leigh-Erkrankung** zu einer schweren hypotonen Entwicklungsstörung mit Schluckstörungen, zerebralen Anfällen, Sehstörungen durch eine Retinopathia pigmentosa (Netzhautdegeneration mit Pigmentablagerungen) und einer Ataxie. Typischerweise ist die Milchsäure (Laktat) im Blut, vor allem aber im Liquor, erhöht. Die Diagnose kann aufgrund typischer Veränderungen in der zerebralen Kernspintomografie bereits wahrscheinlich gemacht werden (➤ Abb. 4.4g): In Nachbarschaft der Ventrikel, insbesondere im Bereich der Stammganglien, um den Aquädukt des Mittelhirns und im Hirnstamm lassen sich streifenförmige Signalanhebungen feststellen. Weitere Möglichkeiten der Diagnosestellung sind die Untersuchung der Atmungskettenenzyme in Fibroblastenkulturen und elektronenmikroskopische sowie biochemische Untersuchungen einer Muskelbiopsie oder molekulargenetische Untersuchungen.

Andere Krankheitsformen mit Störung der Mitochondrienfunktion sind z. B.:

- Das **MERRF-Syndrom** = Myoklonus-Epilepsie (➤ Kap. 8.14.2) und „Ragged Red Fibres", das sind Ablagerungen von defekten Mitochondrien in den Muskelzellen mit Muskelschädigung
- Das **MELAS-Syndrom** mit Enzephalopathie und hirninfarktähnlichen Episoden (➤ Abb. 4.4h)
- Das **Kearns-Sayre-Syndrom** mit Ptosis (Herabhängen des Oberlids), Augenmuskellähmungen, Herzrhythmusstörung, Muskelhypotonie, Gedeihstörungen, Seh- und Hörstörungen
- Das **Alpers-Syndrom** mit Epilepsie, schwerer Hirn- und Leberfunktionsstörung (besonders nach Gabe von Valproat), Erkrankungen des Sehnervs, des Kleinhirns oder der peripheren Nerven
- Die **Leber-Optikusatrophie (LHON),** eine Erkrankung mit zunehmendem Sehverlust ab dem Jugendalter
- Der **Pyruvatdehydrogenase-Mangel,** eine kerncodierte, mitochondriale Störung mit meist schweren ZNS-Funktionsstörungen

Durch Messungen der Aktivität von Atmungskettenenzymen in verschiedenen Geweben, z. B. Lymphozyten, Fibroblasten oder Muskelzellen, sowie zunehmend genauere molekulargenetische Methoden können immer mehr mitochondrial bedingte Erkrankungen differenziert werden. Möglicherweise gibt es Zusammenhänge zwischen dem Diabetes mellitus Typ 2, der Arteriosklerose, der Parkinson- sowie der Alzheimer-Erkrankung im Alter und Störungen der Mitochondrienfunktion. Therapieversuche mit der Substitution verschiedener Vitamine und Koenzyme hatten bisher keine entscheidende Wirkung. Wichtig sind eine Vermeidung von Stress und übermäßigen Aktivitäten sowie eine Kontraindikation für Medikamente wie z. B. Valproat.

8.6.5 Andere Stoffwechselstörungen

Nukleinsäuren werden über die Bildung von Purinen in Harnsäure umgewandelt und so aus dem Körper ausgeschieden. Häufigste **Purinstoffwechselstörung** ist das X-chromosomal-rezessiv erbliche **Lesch-Nyhan-Syndrom.** Hierbei kommt es nach anfänglich normaler Entwicklung zu zunehmenden Bewegungsstörungen mit Dyskinesien und auffallend verminderter Schmerzempfindung. Es können schwere Verletzungen und Selbstverstümmelungen (z. B. in Form von Bisswunden) auftreten. Typischerweise ist die Harnsäure im Blut massiv erhöht; evtl. finden sich bereits in der Windel Uratkristalle. Im Verlauf kommt es zu Gedeihstörungen und häufigen Infektionen. Eine Therapie ist nur begrenzt möglich: Wichtig ist eine frühzeitige medikamentöse Senkung des Harnsäurespiegels im Blut (z. B. mit Allopurinol) und eine purinarme Diät (z. B. wenig Fleisch und Schokolade). Bei Neugeborenen mit zerebralen Anfällen und niedrigen Harnsäurewerten sollte man auch an einen **Molybdän-Kofaktor-Mangel** denken, aber auch bei autistischen Symptomen können Anomalien des Purinstoffwechsels ursächlich sein.

Ein Beispiel für eine Stoffwechselstörung des Spurenelements Kupfer ist der autosomal-rezessiv erbliche **Morbus Wilson,** ein Defekt des Kupfertransportproteins. Es kommt zur Ablagerung von Kupfer in Leber, Bauchspeicheldrüse, Nieren, Hornhaut (ringförmige Pigmentierung) und Gehirn. Primär auffällig sind Konzentrationsstörungen mit Leistungsknick ab dem Kleinkindalter, Leberfunktionsstörungen bis zur Leberzirrhose, ein Tremor, eine zunehmende Dystonie, Ataxie und Sprachstörungen, später auch eine Spastik und Schluckstörungen. Die Diagnose dieser sehr variabel ausgeprägten Erkrankung erfolgt durch Konzentrationsbestimmung des Kupfertransportproteins Coeruloplasmin im Serum (bei Morbus Wilson erniedrigt) und den Nachweis einer erhöhten Kupferausscheidung im Urin, am besten durch eine Leberbiopsie und/oder eine genetische Untersuchung. Eine Therapie kann mit kupferarmer Kost, einer Verbesserung der Kupferausscheidung durch Penicillamin und evtl. einer Zufuhr von Zink erfolgen. Bei dem X-chromosomal-rezessiv erblichen **Menkes-Syndrom** liegt eine Kupferverwertungsstörung mit schweren Veränderungen am Gehirn, an den Knochen, der Haut und den Haaren (typische Kräuselhaare = Kinky Hair) vor.

Zusammenhänge des Eisenstoffwechsels mit der Intelligenz werden immer wieder diskutiert. Sehr selten kann es durch Störungen anderer Spurenelemente, z. B. Kobalt, Selen, Silber und Zink, zu verschiedenen klinischen Symptomen kommen.

Anomalien im Fettstoffwechsel können ebenfalls mit vielfältigen Entwicklungsstörungen einhergehen. Beim **Smith-Lemli-Opitz-Syndrom** liegt eine Störung der Cholesterinsynthese vor; das Dehydrocholesterin ist im Serum erhöht und Cholesterin erniedrigt. Das Krankheitsbild ist durch viele in der Embryonalzeit entstehende Fehlbildungen aufgrund des Cholesterinmangels (Gaumenspalte, Mikrozephalie, Verwachsungen der Finger, verschiedene Organanomalien), Muskelhypotonie und Wachstumsverzögerung gekennzeichnet. Ob eine Therapie mit cholesterinhaltiger Nahrung nützt, ist noch nicht endgültig geklärt. Auch andere Fettstoffwechselstörungen können mit zerebralen Funktionsanomalien, Hautveränderungen und arteriellen Durchblutungsstörungen einhergehen.

Eine Gruppe von Krankheiten ist durch Strukturveränderung bestimmter Glykoproteine (Zucker-Eiweiß-Moleküle) charakterisiert: Am besten beschrieben wurde bisher das **CDG-Syndrom** (= Congenital Defect of Glycolisation oder Carbohydrate-deficient Glycoprotein Syndrome). Charakteristisch hierfür sind eine Kleinhirn- und Hirnstammatrophie, muskuläre Hypotonie, eine eigentümliche Verteilungsstörung des Unterhautfettgewebes, einwärts gerichtete Mamillen, Nierenzysten, Leberfunktionsstörung und evtl. Herzprobleme wie ein Herzbeutelerguss. Die Diagnose kann durch spezielle Untersuchungen der Glykoproteine, insbesondere des Transferrins, gestellt werden. Nach anfänglich deutlicher Entwicklungsstörung scheint das Krankheitsbild im weiteren Verlauf nicht progredient zu sein. Eine kausale Behandlung ist bisher nicht bekannt.

Auch der **Glukose-Transportprotein-Defekt (GLUT1-Defizienz)** des Gehirns kann zu den Stoffwechselstörungen gerechnet werden. Er ist u. a. durch allgemeine Entwicklungsstörungen, zerebrale Anfälle und auffallend niedrige Glukosekonzentrationen im Liquor gekennzeichnet. Das Transportmolekül, das Glukose in die Hirnnervenzellen schleust, ist defekt. Mit einer „ketogenen Diät“ können deutliche Verbesserungen erzielt werden. Auch das Fehlen von Transportproteinen im ZNS für andere Substanzen, z. B. die Folsäure, kann neurodegenerative Symptome verursachen.

Nur mithilfe der Kernspin-Massenspektroskopie kann der **Kreatinmangel** des ZNS diagnostiziert werden, der durch entsprechende Substitutionsbehandlung ebenfalls verbessert werden kann. Weitere Beispiele von seltenen stoffwechselbedingten Ursachen bei mentalen Entwicklungsstörungen sind Anomalien von Transmittersubstanzen (z. B. Dopamin) und die abnorme Speicherung z. B. von Eisen im Gehirn.

Eine weitere seltene Gruppe von Kindern zeichnet sich mit schwerer Entwicklungsstörung mit verkalkenden zerebralen Entzündungsherden und schwerer Epilepsie sowie entzündlichen Hautveränderungen aus. Dieses von **J. Aicardi und F. Goutière** beschriebene Syndrom entspricht einem angeborenen Immunstörung aufgrund einer vermehrten Interferon-Synthese [1, 2, 28, 35, 43, 55, 79, 91, 99].

8.7 Hirnfehlanlagen

Bei vielen Kindern mit Entwicklungsstörungen liegen entweder primär genetisch bedingte oder sekundär erworbene vielfältige morphologische Störungen der normalen Ausbildung von Hirnstrukturen vor. Besonders in der Frühphase der Schwangerschaft können physikalische, chemisch-toxische oder infektiöse Noxen (schädigende Einflüsse) die komplizierte Abfolge der Entwicklung und Reifung des Nervensystems nachhaltig beeinflussen, ohne dass die zelluläre Reaktion spezifisch ist. Hierzu gehören radioaktive Strahlen, harte Drogen, Alkohol, Medikamente, z. B. Zytostatika, aber auch Infektionen mit Viren und Protozoen (tierischen Einzellern). Wahrscheinlich gibt es für die Ausbildung zerebraler Entwicklungsstörungen genetisch bedingte unterschiedliche Dispositionen („Anfälligkeit“). Vielleicht sind auch pränatale Stressfaktoren, die auf die Mutter einwirken, für die Entwicklung morphologischer Hirnanomalien, z. B. einer Mikrozephalie, verantwortlich. Häufig liegen jedoch multifaktorielle Ursachen vor (➤ Kap. 2.2, ➤ Kap. 2.7, ➤ Kap. 2.8).

Enzephalozelen sind Vorstülpungen von Hirnhaut und Hirnanlagen in der Mittellinie. Sie entstehen aufgrund einer Dysraphie (Verschlussstörung des Neuralrohrs, ➤ Kap. 2.1, ➤ Kap. 2.2) und sind meist mit komplexen zusätzlichen Hirnfehlbildungen assoziiert.

Unter einer **Holoprosenzephalie** versteht man eine Ausreifungsstörung der Hirnblase mit charakteristischen Veränderungen der Mittellinienstrukturen, der Seitenventrikel, der Stammganglien und des Sehnervs. Es werden Formen mit vollständig fehlender (alobärer), unvollständiger (semilobärer) und normaler (lobärer) Aufteilung des Endhirns in die beiden Großhirnhälften unterschieden. Die Entwicklungsprognose ist meist sehr schlecht, besonders bei der lobären Form jedoch variabel.

Ein **Balkenmangel (Corpus-callosum-Agenesie)** ist eine relativ häufige morphologische Veränderung des Gehirns mit sehr unterschiedlicher Ätiologie, die als solche keine Aussagen zur Prognose erlaubt. Ein Balkenmangel kann genetisch im Rahmen verschiedener Chromosomen- und Genanomalien oder bei Holoprosenzephalien auftreten. Bei der Bildgebung fallen die keulenförmig erweiterten Hinterhörner der Seitenventrikel und deren stierkopfähnliche Struktur in der koronaren Schnittführung auf.

8

Beim **Aicardi-Syndrom,** das nur bei Mädchen vorkommt, ist der Balkenmangel mit schwerer, therapierefraktärer BNS-Epilepsie (➤ Kap. 8.14.3) und knöchernen Wirbelsäulenanomalien assoziiert. Beim X-chromosomalen **Anderman-Syndrom** lässt sich neben dem Balkenmangel eine Störung der peripheren Nerven nachweisen. Auch beim Dandy-Walker-Syndrom (➤ Kap. 8.7.2) und beim Chiari-II-Syndrom (➤ Kap. 7.2, ➤ Kap. 8.7.2), sowie bei Patienten mit Autismus-Spektrum-Störung (das Vorbild für den Film „Rainman" mit Dustin Hoffman) bestehen unterschiedlich ausgeprägte Formen des Balkenmangels.

Chronischer intrauteriner Sauerstoffmangel, eine periventrikuläre Leukomalazie (➤ Kap. 8.10.3) und unterschiedliche teratogene Noxen (➤ Kap. 8.8) können die Ausbildung einer Balkenhypoplasie wesentlich beeinflussen.

Anlagestörungen der Großhirnrinde, sog. **kortikale Dysplasien,** sind für eine große Zahl relevanter Entwicklungsstörungen ursächlich. Durch die zunehmend bessere Bildqualität, besonders der kernspintomografischen Untersuchungen, können immer genauer umschriebene und diffuse Veränderungen der Hirnrindenstrukturen festgestellt werden.

Bei der **Lissenzephalie** (Agyrie) handelt es sich um eine vollständige Abflachung der Hirnoberfläche mit ausgeprägter Störung im Aufbau der Nervenzellschichten. Es besteht praktisch immer eine schwere globale Entwicklungsstörung, oft verbunden mit Sehstörung, zerebralen Anfällen und Muskelhypotonie, z. B. in Form des **Miller-Dieker-Syndroms** mit einer Anomalie auf Chromosom 17. Beim **Norman-Roberts-Syndrom** besteht eine Mutation des Reelin-Gens auf Chromosom 7q22. Eine Vernarbung der Hirnrinde nach Nekrosen wird als **Ulegyrie** bezeichnet. Verdoppelungen der Großhirnrindenschichten sind mit schwersten Entwicklungsstörungen und zerebralen Anfällen verbunden. Bei umschriebenen Störungen des Hirnwindungsreliefs ist die klinische Symptomatik sehr variabel. Dabei unterscheidet man u. a.:

- Eine **Pachygyrie** = abnorme Verminderung der Hirnwindungen
- Eine **Polygyrie** = abnorme Vermehrung der Hirnwindungen
- Eine **Mikrogyrie** = abnorm kleine Ausbildung der Windungen
- Fokale knotige bzw. streifige **Heterotopien,** d. h. ein umschriebenes Auftreten von Nervenzellen an atypischen Stellen, z. B. unter der Wand der Seitenventrikel (➤ Kap. 2.2). Umschriebene Strukturveränderungen im Marklager des Großhirns können auch bei neurokutanen Syndromen, vor allem der tuberösen Sklerose, isoliert auftreten.
- Unter einer **Schizenzephalie** versteht man eine Spaltbildung der Großhirnoberfläche mit Verbindung zum Seitenventrikel (➤ Abb. 4.4d). Sie wird durch Verschlüsse in den Gefäßen des ZNS in der Frühschwangerschaft erklärt, was mit der Einwirkung von Alkohol und harten Drogen zusammenhängen kann. Klinisch können die Patienten durch unterschiedlich ausgeprägte Bewegungsstörungen, Epilepsien und allgemeine kognitive Einschränkungen auffallen.

Die Darstellung umschriebener kortikaler Dysplasien spielt vor allem bei therapieresistenten Epilepsien eine Rolle; dann kann ggf. eine neuro- bzw. epilepsiechirurgische Operation indiziert sein.

Auch Strukturanomalien im Bereich des Mesenzephalons, des oberen Hirnstamms, dem Pons und des Kleinhirns können mit Intelligenzminderungen in Zusammenhang stehen, z. B. beim **Joubert-Boltshauser-Syndrom.** Wie bei einigen anderen Hirnfehlanlagen mit Hydrozephalus oder Mikrozephalie ist die Ursache eine genetische Störung der neuronalen Zilien, beweglicher Zellausstülpungen, die bei vielen Zellgruppen nachweisbar sind **(Ziliopathie)** [1, 10, 40, 43, 91].

8.7.1 Mikrozephalie

Der Kopfumfang bei der Geburt eines Kindes beträgt normalerweise 34–35 cm. Bei einer in Bezug zum Gestationsalter signifikanten Verminderung muss zu einem hohen Prozentsatz von einer bleibenden mentalen Entwicklungsstörung ausgegangen werden; jedoch ist auch bei Menschen mit relativ kleinem Kopfumfang eine normale Intelligenz möglich (familiäre Disposition). Als Erklärung für einen **primären,** d. h. schon vor der Geburt bestehenden **Mikrozephalus** kommen infrage:

- Unterschiedliche Chromosomenstörungen bzw. monogene Ursachen (dominant und rezessiv), z. B. das **Cornelia-de-Lange-Syndrom** mit primordialem (schon intrauterin beginnendem) Minderwuchs
- Dysplasien von Hirn- und Gesichtsschädel, z. B. durch einen vorzeitigen Verschluss der Schädelnähte (Kraniosynostosen), oder zerebrale Fehlbildungen, die genetisch, toxisch, mechanisch etc. bedingt sein können
- Toxine in der Frühgravidität, vor allem Alkohol aber auch Medikamente, Vitamin A, harte Drogen, radioaktive Strahlung, chronischer Sauerstoffmangel und Stoffwechselstörungen bei der Mutter (z. B. eine Hyperphenylalaninämie bei klinisch unauffälligen Frauen, die in ihrer Neugeborenenzeit keine Screeninguntersuchung hatten; ➤ Kap. 8.6.1)
- intrauterine Infektionen (Zytomegalie, HIV, Zika)
- Fehlernährung

Typische klinische Symptome bei primärer Mikrozephalie sind Sprachentwicklungsstörungen, eine Hyperaktivität und eine erhöhte Impulsivität. Eine Unterscheidung zwischen endogenen und exogenen Ursachen ist bei vielen Kindern mit Mikrozephalie schwierig, wenn sie z. B. aus Armutsländern (Afrika, Südamerika, Osteuropa und Russland) zur Adoption nach Deutschland kommen.

Neben den primären Mikrozephalien können durch unterschiedliche schädigende Einflüsse **sekundäre Mikrozephalien** im Verlauf nach der Geburt auftreten. Am häufigsten kommt es durch perinatale Hypoxien (Sauerstoffmangelzustände) zu einer Hirnschädigung mit Hirnatrophie und zunehmender Mikrozephalie. Aber auch bei vielen nach der Geburt in Erscheinung tretenden Stoffwechselerkrankungen und einigen genetischen Syndromen (Rett-Syndrom, ➤ Kap. 8.5.1) entwickelt sich erst im Verlauf eine Mikrozephalie.

Am häufigsten besteht eine Mikrozephalie bei ehemaligen Frühgeborenen mit und ohne Zerebralparese, deren mental-kognitive Entwicklung in der Regel dann auch bleibend beeinträchtigt ist, was vor allem durch eine Ausbildungsstörung des Frontalhirns bedingt ist.

Bei der rezessiv erblichen **Fanconi-Anämie** liegt zusätzlich eine progrediente Knochenmarkinsuffizienz, eine Neigung zur Ausbildung maligner Tumoren sowie typische Dysmorphien von Gesicht und Daumen vor. Charakteristisch ist eine allgemein erhöhte Chromosomenbrüchigkeit [1, 23, 43, 45, 61, 91].

8.7.2 Hydrozephalus und Megalenzephalie

Unter einem **Makrozephalus** bzw. einer **Makrokranie** versteht man einen in Bezug auf das Alter zu großen Kopfumfang. Häufigste Ursache hierfür ist in der frühen Kindheit ein **Hydrocephalus internus** mit einer Erweiterung der Seitenventrikel des Großhirns und meist auch des 3. Ventrikels im Zwischenhirn. Allgemein ist ein Hydrozephalus als Erweiterung der inneren und/oder äußeren Liquorräume des Gehirns definiert. Man unterscheidet einen **kommunizierenden** von einem **obstruktiven** und einem **hypersekretorischen Hydrozephalus:** Bei der kommunizierenden Form fließt der Liquor aus dem 4. Hirnventrikel normal in die äußeren Liquorräume und kann hier nicht ausreichend resorbiert werden. Die obstruktive Form beruht auf einer Einengung innerhalb der inneren Liquorräume, z. B. am Übergang der Seitenventrikel in den 3. Ventrikel, zwischen 3. und 4. Ventrikel (Aquäduktstenose) oder am Ausgang des 4. Ventrikels: Der in den Ventrikeln oberhalb der Einengung produzierte Liquor staut sich dann auf. Bei der seltenen hypersekretorischen Form (z. B. durch ein Plexuspapillom oder zu hohe Vitamin-A-Zufuhr) kommt es zu einer übermäßigen Produktion von Liquor.

Zur Beurteilung der Prognose ist eine Aussage über den **Schweregrad des Hydrozephalus** wichtig: Dazu ist festzustellen, ob eine leichte, mittelgradige oder schwere Ausweitung der Seitenventrikel vorliegt, ob akute Druckzeichen vorhanden sind oder ob Zeichen einer Hirnatrophie vorliegen. Eine extreme Erweiterung der Ventrikel mit evtl. papierdünnem Großhirn wird als **Hydranenzephalie** bezeichnet.

Ein Hydrozephalus kann entstehen:

- Durch eine primäre Fehlbildung, z. B. im Bereich des Aquädukts (X-chromosomal-rezessiv oder autosomal-rezessiv erblich)
- Durch sekundäre Fehlbildungen, z. B. eine Chiari-II-Malformation bei Meningomyelozele
- Als Folge einer Einblutung in das Ventrikelsystem, besonders bei Frühgeborenen
- Als Folge einer Infektion, vor allem einer bakteriellen Meningitis
- Aufgrund unterschiedlicher Hirntumoren (Astrozytome, Medulloblastom, Kraniopharyngeom, ➤ Kap. 8.12.4) und weiterer seltener Ursachen

Bei der **Chiari-II-Malformation** (➤ Kap. 4.3, ➤ Kap. 7.2, ➤ Abb. 4.4c) handelt es sich um eine komplexe Fehlbildung überwiegend des Hirnstamms und Kleinhirns, meist im Rahmen von Meningomyelozelen, mit einer Liquorzirkulationsstörung im Bereich des 4. Ventrikels. Trotz vielfältiger Anomalien der Hirnstrukturen ist bei rechtzeitiger Behandlung des Hydrozephalus eine normale mentale Entwicklung möglich.

Beim **Dandy-Walker-Syndrom** kommt es aufgrund einer zystenartigen Ausweitung des 4. Ventrikels zur Entwicklung eines Hydrozephalus. Erstaunlicherweise ist trotz der schweren morphologischen Veränderung des Kleinhirns oft keine wesentliche Bewegungsstörung vorhanden. Die klinische Symptomatik ist sehr variabel und hängt offensichtlich von zusätzlichen Fehlbildungen im Bereich des zentralen Nervensystems ab.

Ein Hydrozephalus kann in der Regel ohne wesentliche Komplikationen operativ durch eine Liquorableitung mittels eines Kathetersystems aus einem Seitenventrikel in die Bauchhöhle (ventrikuloperitoneales Shuntsystem) gut behandelt werden (➤ Abb. 8.7). Alternativ wird bei einigen Formen des Hydrozephalus auch zunehmend häufig endoskopisch eine Verbindung zwischen den inneren und den äußeren Liquorräumen geschaffen, sodass die Implantation von Fremdmaterial nicht mehr notwendig ist.

Die Prognose des Hydrozephalus ist entscheidend von der Grundkrankheit abhängig. Je länger vor allem auch intrauterin ein Hydrozephalus bestand und je mehr die Entwicklung der Hirnstruktur dadurch gestört wurde, umso schlechter ist die Langzeitprognose.

Eine normale mentale Entwicklung nach einem Hydrozephalus ist sehr wohl möglich; andererseits muss bei Kindern mit schwersten Hirnfehlbildun-

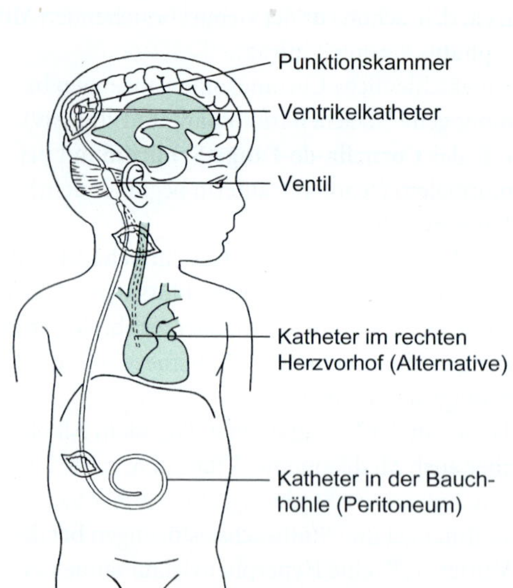

Abb. 8.7 Schematische Darstellung einer Shunt-Operation bei Hydrozephalus. Die Drainage verbindet den Seitenventrikel durch einen unter der Haut platzierten Silikon-Katheter mit der Bauchhöhle.

gen und mäßigem Hydrozephalus, z. B. im Rahmen einer alobären Holoprosenzephalie (➤ Kap. 8.7), gut überlegt werden, ob eine Operation wirklich indiziert ist.

Unter einer **Megalenzephalie** wird ein zu großer Kopfumfang aufgrund einer Vermehrung des Hirnparenchyms verstanden. Hierfür gibt es sehr unterschiedliche Ursachen, z. B. Speicherkrankheiten wie einige Mukopolysaccharidosen und der Morbus Alexander (➤ Kap. 8.6.2), verschiedene Syndrome wie die Neurofibromatose Typ I (➤ Kap. 8.4), das Sotos-, das EMG- und das FRA-X-Syndrom.

Ein zu großer Kopfumfang kann auch bei Verdickung der Knochenstrukturen, z. B. bei anlagebedingten Knochenerkrankungen, auftreten. Hierbei kann es zur irreversiblen Kompression der Seh- und Hörnerven kommen, sodass eine frühzeitige operative Entlastung notwendig ist.

Weitere Ursachen für einen vergrößerten Kopfumfang sind Zysten im Schädelinneren, die in z. T. beeindruckender Größe auftreten können. In der Regel sind sie nur mit einer geringen klinischen Symptomatik verbunden. Sie lassen sich ebenso wie die verschiedenen Tumoren und Gefäßmalformationen vor allem im MRT (➤ Kap. 4.3) eindeutig erkennen. Eine operative Therapie von Zysten sollte nur bei nachgewiesenen Drucksymptomen oder der Entstehung eines Hydrozephalus erfolgen; ggf. treten gerade hierdurch eingreifende Therapiekomplikationen und Beeinträchtigungen der Entwicklung auf, die ohne Operation hätten vermieden werden können.

Verschiedene Fehlanlagen der Hirngefäße können mit erhöhtem Kopfumfang, Entwicklung eines Hydrozephalus, Herzinsuffizienz und unterschiedlich ausgeprägten Entwicklungsstörungen einhergehen, z. B. ein **Angiom der Vena Galeni.** Aussagen zur Prognose sind nur in Bezug auf den Einzelfall möglich [1, 2, 10, 17, 40, 41, 43, 91, 94].

8.8 Teratogene Hirnschäden

Hierunter versteht man Einwirkungen auf die Hirnentwicklung in der Schwangerschaft durch unterschiedliche Schadstoffe. Wichtigstes Beispiel einer toxisch bedingten Entwicklungsstörung ist das **embryofetale Alkoholsyndrom (= fetale Alkoholspektrumstörung FASS).**

Typische klinische Zeichen sind:

- Minderwuchs, Untergewicht, evtl. Mikrozephalus bereits vor der Geburt
- Störung der statomotorischen Entwicklung, meist mit muskulärer Hypotonie und Hyperexzitabilität (Übererregbarkeit)
- Störung der geistigen Entwicklung, meist verbunden mit Verhaltensstörungen, z. B. Hyperaktivität
- Typische Gesichtsdysmorphien mit niedriger Stirn, flachem, verkürztem Nasenrücken, schräger Lidachse, kurzer Lidspalte, flachem Philtrum (Rinne in der Oberlippenmitte) und schmalem Oberlippenrot (➤ Abb. 8.8)
- Unterschiedliche innere Fehlbildungen, z. B. Herzfehler, Fehlbildung im Urogenitaltrakt und im Analbereich

Viele Kinder zeigen von Geburt an Trink- und Schlafstörungen, eine Innenohrschwerhörigkeit, Störungen von Sprachentwicklung, Aufmerksamkeit und Konzentration.

Es werden drei Schweregrade unterschieden:

I. Normale Gesichtszüge, nur Minderwuchs und Mikrozephalus

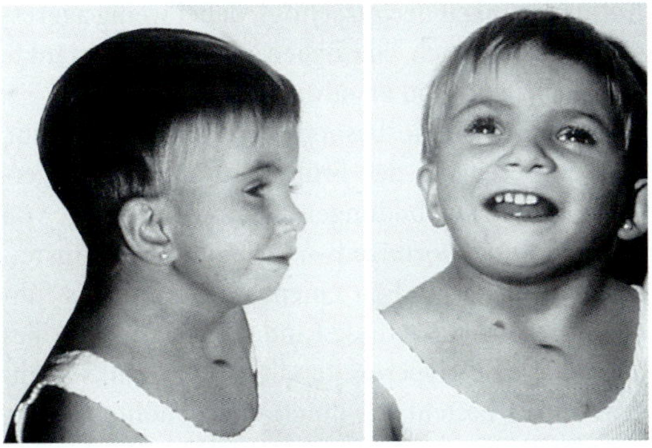

Abb. 8.8 4-jähriges Mädchen mit embryofetalem Alkoholsyndrom: Mikrozephalus, breiter Augenabstand, kurze Nase, schmales Oberlippenrot, fehlende Kerbe in der Oberlippe, tiefsitzende Ohren

8

II. Alle Zeichen ohne innere Fehlbildungen
III. Alle Zeichen einschließlich innerer Fehlbildungen

Bei der Geburt fallen oft nur das niedrige Geburtsgewicht (< 2500 g) und Trinkschwierigkeiten in der Neugeborenenperiode auf. Erst im Laufe des 1. Lebensjahrs lenken die allgemeine Entwicklungsverzögerung, das mangelhafte Kopfwachstum und das schlechte Gedeihen den Verdacht auf eine Alkoholkrankheit der Mutter. Es ist bisher nicht bekannt, ob es eine Schwellendosis gibt, oberhalb derer es sicher zu einer Schädigung kommt. Bei Alkoholmengen bis ca. 50 g pro Tag (ca. 1 l Bier) ist eine Schädigung bereits möglich, bei Tagesmengen von über 200 g (ca. ½ l 40-prozentiger Schnaps) sehr wahrscheinlich. Es gibt keinen linearen Zusammenhang zwischen Trinkmenge und Grad der Schädigung, jedoch gesicherte Zusammenhänge zwischen der Phase der mütterlichen Alkoholkrankheit und dem Schädigungsgrad – Mütter in der chronischen Phase der Alkoholkrankheit bringen in über 40 % der Fälle durch Alkohol geschädigte Kinder zur Welt. Möglicherweise sind für das Vollbild eines FASS noch zusätzliche Einflüsse, z. B. Nikotin, Medikamente, harte Drogen, mangelhafte Ernährung, andere genetische Dispositionen und komplexe psychosoziale Einflüsse verantwortlich zu machen.

Die Prognose der Kinder ist von den Anlagestörungen, aber auch von den sozialen Problemen der Familie abhängig. Werden Kinder mit FASS adoptiert, zeigen sie trotz günstiger familiärer Bedingungen häufig permanente krankheitsspezifische Verhaltensstörungen: Sie sind hyperaktiv und in ihrer Aufmerksamkeit beeinträchtigt, dabei wenig aggressiv und freundlich. Sie haben eine eingeschränkte Intelligenz und sind oft stimmungslabil.

Harte Drogen, insbesondere Heroin und Kokain, können bereits in der Frühphase der Schwangerschaft zu Hirnfehlbildungen – vor allem infolge von Durchblutungsstörungen –, zu neuronalen Ausreifungsstörungen und zu einem Mikrozephalus führen. Postnatal fallen diese Kinder durch ein schrilles Schreien, eine Hyperexzitabilität und Trinkstörungen auf. Es besteht bei ihnen eine erhöhte Gefahr, am plötzlichen Kindstod zu versterben. Auch muss bei diesen Kindern immer an zusätzliche angeborene Infektionen (Hepatitis B und C, Lues, HIV) gedacht werden.

Nikotin: Bereits das Rauchen einer Zigarette führt beim Fetus zu einer deutlichen Einschränkung seiner motorischen Aktivität, insbesondere zu verminderten Atemexkursionen. Viele Neugeborene von rauchenden Müttern sind untergewichtig; es besteht eine nachgewiesene deutlich erhöhte Gefährdung für Apnoen und den plötzlichen Kindstod sowie für vermehrtes Schreien im Säuglingsalter.

Bei mehreren **Medikamenten** ist eindeutig eine teratogene Wirkung nachgewiesen. Dies gilt vor allem für Antiepileptika und Zytostatika: Valproinsäure z. B. führt in hohen Konzentrationen zu unterschiedlichen dysraphischen Störungen, z. B. Meningomyelozelen. Hydantoin und Benzodiazepine können zu ähnlichen Symptomen wie beim embryofetalen Alkoholsyndrom führen. Deshalb stellt eine Epilepsiebehandlung bei schwangeren Frauen ein besonderes Problem dar: Phenobarbital wirkt relativ wenig teratogen, von Nachteil ist sein sedierender und das Verhalten negativ beeinflussender Effekt. Bei epilepsiekranken Frauen muss neben der spezifischen Wirkung von Antiepileptika auch mit einer Polytoxikomanie (Abhängigkeit von mehreren Suchtstoffen), einem schlechten sozialen Status und zusätzlichen genetischen Störungen als Ursache für eine Entwicklungsstörung des Kindes gerechnet werden.

Thalidomid (Contergan®) verursacht schwere Fehlbildungen der Extremitäten (A- bzw. Dysmelien). Weitere fruchtschädigende Medikamente sind u. a. hoch dosierte Östrogene, Vitamin A und Kumarine. Bei der Testung vor der Neueinführung von Medikamenten muss heute eine Schwangerschaft ausgeschlossen sein; deshalb ist über deren Wirkung auf eine Gravidität bei der Einführung in die Behandlungsempfehlungen meist nichts bekannt. Die teratogene Wirkung früher verwendeter Insektizide und „Pflanzenschutzmittel" ist bei hoher Dosis bekannt – inwieweit die Verwendung von solchen Mitteln in Mitteleuropa für pränatale Schädigungen verantwortlich ist, ist umstritten.

Ein **Diabetes mellitus der Mutter** kann wahrscheinlich aufgrund kurzfristiger Schwankungen des Blutzuckerspiegels zu unterschiedlichen Fehlanlagen, vor allem dem kaudalen Regressionssyndrom mit fehlender Ausbildung des Kreuzbeins und neurologischen Ausfällen im Versorgungsbereich der unteren Rückenmarkssegmente, führen. Bei Geburten am Endtermin der Schwangerschaft kann es aufgrund des fetalen Großwuchses zu vermehrten Geburtskomplikationen, z. B. einer Plexusparese oder einer Schulterdystokie durch Einklemmung der Schulter im Geburtskanal, kommen (➤ Kap. 8.10.5).

Strahlenexposition: Die Einwirkung kurzwelliger elektromagnetischer Strahlen (Röntgen- und Gammastrahlen) kann bereits vor der Keimeinnistung in die Gebärmutter zu Schädigungen führen; dann kommt es in der Regel zu einem frühen Abgang. Bestrahlung in der Embryonal- und frühen Fetalphase führt in hohen Dosen (den therapeutische Dosen bei Bestrahlungen in der Onkologie!) zu Fehlbildungen und vermehrten Aborten. Auch die größere Häufigkeit bösartiger Tumoren nach Strahlenexposition ist eindeutig bewiesen. Evtl. kann die Manifestation einer Keimschädigung jedoch erst Generationen später nachweisbar sein [1, 28, 40, 41, 45, 46, 56, 94].

8.9 Intrauterine Infektionen

8.9.1 Virusinfektionen

Das Lehrbeispiel einer intrauterinen Infektionskrankheit mit mentaler Hirnschädigung ist die **Rötelnembryofetopathie.** Bei einer Virusinfektion der Mutter in der 8.–12. SSW kommt es in 75–90 % zu einer Schädigung des Kindes durch Entzündung von Gehirn, Innenohr, Herz und Augen. Die klassischen Symptome einer Rötelnembryopathie sind:

- Innenohrschwerhörigkeit
- Herzfehler
- Globale Entwicklungsstörung mit Mikrozephalus
- Linsentrübung (= Gregg-Syndrom)

Durch die konsequente Röteln-Schutzimpfung ist das Auftreten dieser Erkrankung vollständig vermeidbar; die Rötelnembryopathie spielt bei der Erklärung von Mehrfachbehinderungen heute praktisch keine Rolle mehr.

Im Gegensatz dazu kann die intrauterine **Zytomegalieinfektion** nur bedingt vermieden werden. Während eine Infektion beim Erwachsenen meist keine wesentlichen Krankheitszeichen hervorruft, führt sie beim Kind in etwa 10 % der Fälle zu Mikrozephalus, Hydrozephalus, Herzfehlern, Chorioretinitis (Ader- und Netzhautentzündung des Auges) und/oder Hepatitis (Leberentzündung).

Eine **HIV-Infektion** (Human Immunodeficiency Virus) kann beim Kind sehr unterschiedliche Symptome verursachen. Die Infektion kann bereits intrauterin, aber auch unter der Geburt und durch das Stillen stattfinden. Typisch sind schwere Gedeihstörungen, Hirnanlagestörungen, verkalkende Enzephalitiden (Gehirnentzündungen) und zunehmende Infektionen mit sonst relativ harmlosen Keimen, z. B. Zytomegalie, Toxoplasmose, Candida und Tuberkulose. Durch eine medikamentöse Behandlung der Mutter und das Geburtsmanagement ist meist eine Infektion des Kindes vermeidbar; in Armutsländern lässt man Mütter mit einer geringen Viruslast auch stillen.

Auch Hepatitis-B-, Windpocken- (Varizellen), Epstein-Barr-, Zika-, Parvo- und Herpes-simplex-Viren können intrauterine Infektionen auslösen, die unterschiedliche Krankheitsbilder mit Entwicklungsstörungen beim Embryo und Feten verursachen.

8.9.2 Infektionen durch Protozoen und Bakterien

Die **Toxoplasmose** ist eine Protozoenerkrankung, die durch ungekochtes Schweinefleisch (Tartar) und Kontakt mit Katzenkot auf den Menschen übertragbar ist. Für Erwachsene ist sie nur selten pathogen; evtl. verursacht sie Fieber, Lymphknotenschwellungen und selten auch Leber- und Aderhautentzündungen. Im Falle einer Neuinfektion der Mutter erkranken ca. 10 % der Kinder intrauterin. In der Frühschwangerschaft kommt es häufig zu einem Abort, ab der 15. SSW zur Ausbildung einer Enzephalitis (s. o.), einer Chorioretinitis (s. o.) mit Mikrophthalmie (abnorm kleine Augen) und einer Hepatitis. In der Folge entsteht meist eine schwere Entwicklungsstörung mit Hydrozephalus, intrakraniellen Verkalkungen und Epilepsie. Die Diagnose erfolgt durch den Antikörpernachweis (spezifisches IgM und IgG) in Blut und Liquor. Eine durchgemachte Infektion schützt die Mutter vor einer erneuten Infektion. Wird während der Schwangerschaft eine akute Toxoplasmoseinfektion festgestellt, kann evtl. eine antibiotische Behandlung sinnvoll sein; eine nicht mehr floride Infektion muss nicht behandelt werden. Die routinemäßige Bestimmung des Toxoplasmosetiters in der Schwangerschaft ist im deutschen Vorsorgeprogramm nicht vorgesehen.

Bei der angeborenen **Lues** (Syphilis) finden sich beim Neugeborenen charakteristischerweise ein schleimiger Schnupfen sowie Veränderungen an Haut (➤ Kap. 9.9.6), Leber, Milz und Knochen. Im weiteren Verlauf kann es zu einer Innenohrschwerhörigkeit, einer Keratitis (Hornhautentzündung des Auges), Zahnanomalien, Gelenkerkrankungen und sehr unterschiedlichen neurologischen Symptomen kommen. Intrauterine Infektionen mit anderen Bakterien, z. B. Borrelien und Mykoplasmen, sind sehr selten mit Entwicklungsstörungen verbunden [1, 2,41, 91].

8.10 Perinatale Hirnschäden

Unter einem **perinatalen (fälschlicherweise peripartalen) Hirnschaden** wird eine Schädigung des kindlichen Gehirns im Zeitraum um die Geburt verstanden. Nach der WHO ist die Perinatalperiode die Zeit zwischen dem frühesten Zeitpunkt einer selbstständigen Lebensfähigkeit des Kindes (23. SSW) und dem 7. Lebenstag. Es handelt sich also um eine Zeitspanne mit sehr vielfältigen Änderungen in den Lebensbedingungen des Kindes. Demnach kann mit dem Begriff „perinataler Hirnschaden" nur eine übergeordnete Zuordnung gemeint sein, nicht aber eine definierte Diagnose. Im Weiteren wird deshalb zwischen

- **pränataler** (23. SSW bis Beginn der Eröffnungswehen bzw. Sprung der Fruchtblase),
- **intranataler** (Eröffnungswehen bis Abnabelung),
- **neonataler** (Abnabelung bis Ende der 4. Lebenswoche) und
- **postnataler** Hirnschädigung ab der 5. Lebenswoche differenziert.

8.10.1 Pränatale Hirnschäden

Unter einer **pränatalen Hirnschädigung** werden vor allem die Folgen einer Sauerstoffmangelversorgung (Hypoxie) des kindlichen Gehirns, evtl. verbunden mit Durchblutungsstörungen (Ischämien), verstanden. Intrauterine Traumata, die das Gehirn des Kindes schädigen, sind sehr selten.

Mögliche Ursache für eine intrauterine Mangelversorgung des Kindes in den Wochen vor der Geburt sind u. a. Plazenta- und Nabelschnuranomalien, vorzeitige Plazentalösung, EPH-Gestose (Schwangerschaftserkrankung der Mutter mit Ödem, Eiweißausscheidung durch die Niere und Bluthochdruck), Mehrlingsschwangerschaften mit fetofetaler oder fetomaternaler Transfusion (Gefäßverbindungen von einem Fetus zum anderen oder zur Mutter), Blutgruppenunverträglichkeiten (insbesondere Rhesus-Inkompatibilität mit fetaler Anämie), evtl. immunologische Störungen und Infektionen.

Mithilfe moderner Untersuchungstechniken, z. B. der fetalen Doppler-Sonografie und der genauen Beobachtung der intrauterinen Kindsbewegungen, hat sich nachweisen lassen, dass es wesentlich häufiger als früher angenommen zu sehr unterschiedlich ausgeprägten Phasen mit Störungen der O_2-Versorgung und vor allem der zerebralen Durchblutung beim Fetus kommt. Hierbei kann zwischen akuten, subakuten und chronischen Hypoxien unterschieden werden. Zusätzliche Möglichkeiten der Diagnose einer intrauterinen Mangelversorgung überwiegend in Form eines kindlichen Sauerstoffmangels sind die

- Kardiotokografie (CTG) mit Registrierung der fetalen Pulsfrequenz und der Uteruskontraktionen („Zusammenziehungen der Gebärmutter") sowie
- Hormonbestimmungen bei der Mutter, u. a. des Östradiols.

Beide Bestimmungsmethoden haben sich jedoch insgesamt als wenig spezifisch erwiesen.

Symptome einer Durchblutungsstörung des Fetus sind in der Regel ein Abfall der kindlichen Herztonfrequenz, eine Engstellung der Gefäße mit Zentralisation und eine metabolische Azidose (Übersäuerung des Blutes). Bei subakuten bis chronischen Hypoxien können auch fetale Tachykardien oder Störungen der physiologischen Frequenzschwankungen in Abhängigkeit von den Uteruskontraktionen nachweisbar sein.

Die klinischen Folgen pränataler O_2-Mangelzustände sind sehr stark vom Gestationsalter des Kindes abhängig. Von Bedeutung ist die Entstehung einer **periventrikulären Leukomalazie** durch zusätzliche arterielle Durchblutungsstörungen (➤ Kap. 7.1.2, ➤ Kap. 8.10.3). Die zerebrale Gefäßversorgung lateral der Seitenventrikel ist vor der 34. Gestationswoche noch mangelhaft ausgeprägt. Hier kommt es entweder zu Schädigungsmustern im Bereich der Nervenbahnen, die von der Großhirnrinde zum Hirnstamm ziehen, oder zu Einblutungen vor allem in das subependymale Keimlager, den Entstehungsort der Neuroblasten, den Vorläufern der Nervenzellen (➤ Kap. 8.10.4, ➤ Kap. 2.2). Bei schweren Hypoxien im 3. Schwangerschaftsdrittel können auch Hirnschäden im Grenzzonenbereich zwischen den Versorgungsgebieten der großen Hirnarterien **(Grenzzoneninfarkte),** in der Hirnrinde, in den Stammganglien oder im Hirnstamm auftreten.

Mithilfe von Ultraschalluntersuchungen können Hinweise für die Entstehung von Hirnblutungen und periventrikulären Leukomalazien bereits vor der Geburt nachgewiesen werden. Bei der u. a. im Rahmen von Haftpflichtprozessen wesentlichen Frage, ob eine morphologische Hirnschädigung des Kindes vor, unter oder nach der Geburt entstanden sei, spielt die Kenntnis der typischen Strukturumwandlungen eine wesentliche Rolle. So geht man bei Zerebralparesen von Frühgeborenen mittlerweile in bis zu 70 % von einer vorgeburtlichen Hirnschädigung aus.

Feten können sich von vorübergehenden Sauerstoffmangelzuständen klinisch vollständig erholen, sodass normale Apgar-Werte nach der Geburt und fehlende Symptome in den ersten Lebenstagen eine pränatal abgelaufene Hirnschädigung keinesfalls ausschließen.

Schwierig und in der Literatur kontrovers diskutiert ist die Entstehung umschriebener **Hirnrinden-** und **Marklagerinfarkte.** Diese treten in der Regel ebenfalls pränatal bei Kindern mit einem Gestationsalter über 36 SSW auf. Nicht selten kommt es vor allem bei übertragenen Neugeborenen mit einem Gestationsalter von 42 SSW und mehr zur Entstehung von Hirninfarkten, meist im Versorgungsbereich der A. cerebri media (mittlere, größte Hirnarterie). Ursächlich werden hierfür Anlagestörungen der Hirnarterien, umschriebene Infektionen, Thrombosen und mechanische Einwirkungen angegeben. Eventuell gelangen Bruchstücke von Thromben aus dem venösen Gefäßsystem der Plazenta als Embolien über die Nabelvene und den physiologischen Vorhofseptumdefekt des Herzens in die kindlichen Hirnarterien [1, 2, 41, 91, 94].

8.10.2 Intranatale Versorgungsstörungen und deren Symptome beim Neugeborenen

➤ Tab. 8.2

Eine Vielzahl von Untersuchungsergebnissen spricht dafür, dass sich das kindliche Gehirn unter der Geburt in einem sehr labilen Zustand befindet: Die nachweislich extrem hohen Konzentrationen von gefäßaktiven Stoffen (vor allem Noradrenalin, Adrenalin, Kortisol und Vasopressin) führen zu einer Gefäßverengung und damit zu einer deutlichen Reduktion der Hirndurchblutung. Dies lässt sich u. a. eindrucksvoll mithilfe von dopplersonografischen Messungen der Blutflussgeschwindigkeit in den großen Hirnarterien vor, unter und nach der Geburt nachweisen. Ein Effekt dieser Gefäßengstellung ist eine Volumenreduktion des Gehirns und damit des kindlichen Kopfs, der sich nun leichter dem engen Geburtskanal anpassen kann. Hierfür

Tab. 8.2 Klinische Stadieneinteilung der hypoxisch-ischämischen Enzephalopathie nach Sarnat

Parameter	Stadium I	Stadium II	Stadium III
Grad der Bewusstseinsstörung	lebhaft	lethargisch	Koma
Muskeltonus	normal	hypoton	Schlaff
Eigenreflexe	gesteigert	gesteigert	Fehlen
Myoklonien	vorhanden	vorhanden	Fehlen
Saugen	aktiv	schwach	Fehlt
Moro-Reaktion	gesteigert	unvollständig	Fehlt
Okulozephaler Reflex (Bewegungen des Augapfels bei Kopfwendungen = Puppenaugen-Phänomen)	normal	überschießend	vermindert bis fehlend

sprechen u. a. Befunde, die nachweisen, dass es besonders in den ersten Tagen nach der Geburt zu einer raschen Zunahme des Schädelvolumens kommt.

Eine Folge dieser physiologischen und primär sinnvollen Gefäßverengung unter der Geburt ist jedoch eine bei allen möglichen Geburtskomplikationen rasch beeinträchtigte Hirndurchblutung bzw. O_2-Unterversorgung, die unter eine kritische Grenze abfallen und damit eine Hirnschädigung herbeiführen kann. Dies gilt vor allem dann, wenn bereits vor Beginn der Geburt eine Erkrankung oder Schädigung des Kindes bestand, insbesondere auch eine O_2-Mangelversorgung. Deshalb sollte bei Zeichen einer Hypoxie des Kindes unter der Geburt daran gedacht werden, dass möglicherweise bereits vor Geburtsbeginn eine Störung des kindlichen Wohlbefindens bestanden hat.

Ein Hinweis auf eine akute intranatale Versorgungsstörung des Kindes ist ein konstanter und länger dauernder Abfall der kindlichen Herztöne, wie dies z. B. bei einem Geburtsstillstand mit Abklemmung der Nabelschnur oder einer vorzeitigen Plazentalösung auftreten kann. Weitere Zeichen für eine kindliche Stresssituation mit O_2-Mangel sind der Abgang von Kindspech (Mekonium), die Ausschüttung unreifer Blutzellen (Normoblasten) und eine Übersäuerung des Blutes mit Erniedrigung des Blut-pH-Werts unter 7,2, wie es z. B. am vorangehenden Skalp des Kindes während der Geburt im Kapillarblut gemessen werden kann.

Solche Befunde deuten auf eine akute Gefährdung des Kindes hin und erzwingen eine möglichst rasche Geburtsbeendigung, bei Geburtsstillstand im Beckeneingang z. B. mittels einer Kaiserschnittentbindung aus kindlicher Indikation, bei einem Geburtsstillstand in Beckenmitte oder am Beckenboden mittels Vakuumextraktion oder Zangenentbindung.

Die Lebensfrische eines Kindes nach der Geburt wird mithilfe der von V. Apgar zusammengestellten Parameter als **Apgar-Index** beschrieben (➤ Kap. 2.10).

Aufgrund umfangreicher Untersuchungen hat man festgestellt, dass Apgar-Werte in den ersten Lebensminuten für die Prognose des Kindes keine Aussage erlauben; erst bei einem Wert unter 7 nach 5 Minuten und mehr ist signifikant häufiger mit einer bleibenden Entwicklungsstörung zu rechnen.

Der historische Begriff **Asphyxie** bedeutet Pulslosigkeit, wobei man unter Asphyxia pallida (blass) die schwerere Form im Vergleich zur Asphyxia livida (zyanotisch) versteht. Der Begriff der Asphyxie alleine sollte nicht mehr verwendet werden; besser spricht man von einer **akuten hypoxischen Enzephalopathie.**

Einen wichtigen Beleg für die klinische Einschätzung stellt die Blut-pH-Bestimmung aus der Nabelschnurarterie des Neugeborenen dar, die heute routinemäßig bei jeder Geburt erfolgen sollte. Werte unter 7,20 werden als Azidose bezeichnet, Werte unter 7,10 sind pathologisch, der Normwert ist 7,26–7,42. Neben dem alleinigen pH-Wert kann ein negativer Basenexzess (Verringerung der Pufferbasen im Blut) zusätzliche Aussagen über die wahrscheinliche Länge der Azidose erlauben. Kurzfristige pH-Abfälle mit geringem negativem Basenexzess sind prognostisch wenig relevant und können z. B. auch bei einer relativen Unterkühlung der Mutter auftreten. Deshalb sollten bei jedem Neugeborenen mit einer intranatalen Adaptationsstörung kurzfristige Kontrollen des pH-Werts, z. B. im Abstand von 30–60 Minuten, erfolgen sowie pH-Bestimmungen und Temperaturmessungen bei der Mutter.

Sarnat und später Thompson haben folgende klinische Schweregrade der hypoxisch-ischämischen Enzephalopathie angegeben (➤ Tab. 8.2):

Bei einem Stadium I ist die Prognose gut, nur wenige Kinder haben nach dem 3. Lebensjahr Auffälligkeiten; bei Stadium II muss in 20–30 % mit schweren Folgestörungen gerechnet werden, bei Stadium III immer. Aktuell hat Thompson einen erweiterten Score mit Angaben zu Anfällen, zu der Greiffunktion, der Atmung und dem Tastbefund der Fontanellen angegeben.

Typisch für die Diagnose einer prognostisch relevanten intranatalen O_2-Mangelversorgung des Neugeborenen sind mehrere der folgenden Symptome in den ersten Lebenstagen (= Brückensymptome):

- Trinkstörung
- Zerebrale Anfälle
- Neurologische Symptome, z. B. Hyperexzitabilität oder Paresen
- Eindeutige EEG-Veränderungen, z. B. Allgemeinveränderung des Grundrhythmus
- Veränderungen in der zerebralen Bildgebung, z. B. vermehrte Echogenität des Hirnparenchyms im Ultraschall, Zonen verringerter Dichte im CT, Signalveränderungen im MRT

- Organversagen, z. B. von Herz, Gerinnungssystem, Leber oder Niere
- Langzeitbeatmung

Bei Hinweisen auf eine diffuse Schädigung des Gehirns bzw. eine Multiorganschädigung ist die Prognose meist schlecht, bei umschriebenen Schädigungen, z. B. fokalen Anfällen, relativ gut.

Folgende Symptome beim Neugeborenen sind in der Regel ohne wesentliche prognostische Bedeutung:

- Eine Bilirubinerhöhung (Icterus neonatorum) unter 20 mg% beim reifen Kind
- Auch Werte über 20 mg% sind bei einem klinisch wenig beeinträchtigten Kind nur von begrenzter Relevanz
- Hypoglykämien, besonders bei Werten über 10 mg%
- Rechtzeitig behandelte Sepsis, z. B. mit B-Streptokokken
- Offener Ductus arteriosus Botalli
- Idiopathisches Atemnotsyndrom, besonders beim Frühgeborenen aufgrund eines Mangels an Surfactant-Faktor ohne Komplikationen
- Kurzzeitige maschinelle Beatmung ohne Komplikationen
- Apnoen unter 15 Sekunden
- Kurzfristige O_2- und pH-Abfälle im postnatalen Monitoring

Besondere Probleme bestehen bei Zwillings- und Mehrlingsschwangerschaften: Häufig kommt es zu intrauteriner Mangelversorgung durch Plazentaanomalien, fetomaternale oder fetofetale Transfusionen (➤ Kap. 8.10.1), zu intrauteriner Dystrophie (Gedeihstörung), akuter Plazentainsuffizienz oder Störungen im Geburtsablauf [1, 41, 91, 94].

8.10.3 Hypoxisch-ischämische Hirnschäden

Die **periventrikuläre Leukomalazie** (PVL, ➤ Kap. 7.1.2) ist eine für Frühgeborene mit einer Schwangerschaftsdauer von weniger als 34 Wochen typische Komplikation aufgrund einer hypoxisch-ischämische Versorgungsstörung im Marklager um die Hirnventrikel. Ursache hierfür ist die unreife (vor allem arterielle) Gefäßversorgung, sodass es hier zur Entwicklung hypoxischer Zellschäden kommt, die im weiteren Verlauf zu Nekrosen und bleibenden Gewebsveränderungen (Gliose) führen. Das typische klinische Bild einer periventrikulären Leukomalazie ist die beinbetonte spastische Tetraparese; je nach Ausmaß können jedoch auch die zentralen Sehbahnen oder Marklagerstrukturen im Stirnlappen betroffen sein, sodass Sehstörungen und mental-kognitive Beeinträchtigungen resultieren (➤ Abb. 8.9).

Es wird vermutet, dass eine länger dauernde CO_2-Verminderung, z. B. im Rahmen einer maschinellen Hyperventilation (übermäßigen Beatmung), durch reaktive Gefäßverengung die Entstehung einer periventrikulären Leukomalazie begünstigen kann. Ohne Messungen der zerebralen Hirndurchblutung

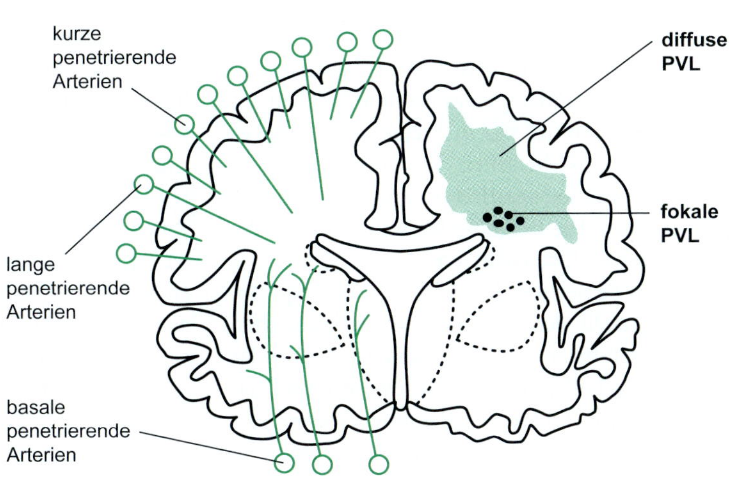

Abb. 8.9 Schematische Darstellung der Pathogenese der periventrikulären Leukomalazie bei Frühgeborenen vor der 32. SSW. Durch wahrscheinlich entzündliche Ischämien kommt es zu einer Minderperfusion der penetrierenden Arterien und damit der periventrikulären Areale lateral der Seitenventrikel. Im Ultraschall lassen sich die Gewebsschäden der PVL in Form von Nekrosen meist 2–4 Wochen nach deren Entstehung erkennen, während im MRT die diffuse PVL nur mittels Spezialtechniken dargestellt werden kann [nach J. J. Volpe].

des Frühgeborenen, z. B. mittels transkranieller Doppler-Sonografie oder Near-Infrared-Spektroskopie (nichtinvasive Messung der O_2-Sättigung des Hämoglobins in den Kapillaren), ist ein genauer Beweis hierfür jedoch schwer zu erbringen.

Neben der hypoxisch-ischämischen Marklagerschädigung wird heute die primär entzündliche Genese der periventrikulären Leukomalazie durch eine von unspezifischen Entzündungsprozessen ausgelöste Vaskulitis betont (Fetal Inflammatory Response Syndrome = FIRS). In den meisten Fällen kann der Zeitpunkt der Entstehung einer PVL vor der Geburt festgelegt werden, was für versicherungsrechtliche Auseinandersetzungen von Bedeutung ist. Möglicherweise spielen hierbei die gleichen Erreger und Entzündungsprozesse eine Rolle, die auch als Auslöser für die Frühgeburt angeschuldigt werden (z. B. Ureaplasma). Das volle Ausmaß der Hirnschädigung kann nur durch spezielle MR-Techniken vor dem 6. Lebensmonat oder nach dem 2. Lebensjahr und nicht durch die Schädelsonografie alleine festgestellt werden.

Hirninfarkte beim reifen Neugeborenen entstehen meist durch einen embolischen Verschluss der A. cerebri media, z. B.:

- Bei einem relevanten Herzfehler mit Thrombusbildung innerhalb des Herzens
- Durch ein Trauma
- Durch eine Gefäßanlagestörung
- Durch Infektion
- Durch gesteigerte Gerinnung (z. B. bei Mangel an Protein C und S)
- Durch einen primär in der Plazenta gebildeten Thrombus

Klinisch kommt es u. U. bereits am 1. Lebenstag zu fokalen oder sekundär generalisierten Anfällen sowie zu einer eventuell nur diskreten, meist armbetonten Parese. Nicht selten wird erst nach dem 4. Lebensmonat die spastische Hemiparese zunehmend deutlich. Die Diagnose kann primär mithilfe des zerebralen Ultraschalls (➤ Abb. 4.1) und des EEGs, noch besser mit der zerebralen Kernspintomografie gestellt werden. Kinder mit ischämischen Hirninfarkten haben häufiger fokale und sekundär generalisierte Epilepsien, Sprachstörungen und seltener auch bein- und gesichtsbetonte Paresen. Isolierte mentale Entwicklungsstörungen sind eher selten.

Schwere O_2-Mangelzustände vor und unter der Geburt führen in aller Regel zu einer **allgemeinen Hirnschädigung,** wobei primär die Grenzzonen zwischen den Versorgungsgebieten der großen Hirnarterien (z. B. in der Schläfenregion) betroffen sind.

Kürzer dauernde, schwere Hypoxien am Endtermin können mit typischen Veränderungen in den Stammganglien und später ausgeprägten Dyskinesien einhergehen. Bei länger dauernden zerebralen Anoxien kommt es zu generalisierten Hirnschädigungen (globale, hypoxische Enzephalopathie), insbesondere auch der Hirnrinde, mit sekundärem Mikrozephalus und meist schwersten Entwicklungsstörungen wie Epilepsie, spastischer Tetraparese mit Dyskinesien und Dystonien sowie vielfältigen weiteren sekundären Komplikationen. Therapeutisch werden neben vielfältigen Maßnahmen der neonatalen Intensivmedizin zunehmend Unterkühlungsbehandlungen (Hypothermie) erfolgreich eingesetzt [1, 2, 17, 41, 43, 91, 94].

8.10.4 Hirnblutungen

Hirnblutungen des Neugeborenen treten vor allem bei Frühgeborenen mit weniger als 32 SSW auf. Sie sind meist Folge einer bereits intrauterinen Hypoxie und Ischämie, die sich unter der Geburt verstärken. Dabei kommt es durch Kapillarschädigungen im Keimlager (➤ Kap. 2.2) zuerst zu Punktblutungen, die sich dann miteinander verbinden bzw. in das Ventrikelsystem einbrechen.

Am häufigsten lassen sich bei Frühgeborenen am 2.–3. Lebenstag im Ultraschall erstmals Keimlagerblutungen unterschiedlichen Ausmaßes nachweisen (➤ Abb. 4.1c, ➤ Abb. 4.1d). Grad-I-Blutungen sind auf das Gebiet des Keimlagers begrenzt; Grad-II-Blutungen zeigen eine leichte Einblutung in die Seitenventrikel, ohne dass diese dadurch ausgeweitet werden. Bei der Grad-III-Blutung kommt es zu einer blutungsbedingten Ventrikelerweiterung, bei der Grad-IV-Blutung zu einer Zerstörung von Hirngewebe oder einer Ventrikeltamponade.

Es gibt für eine Hirnblutung beim Frühgeborenen kein typisches neurologisches Symptom; ausgeprägtere Blutungen äußern sich u. a. mit Atem- und Kreislaufproblemen. Nachuntersuchungen Frühgeborener mit einer Hirnblutung Grad I–II haben in 30–40 % eine normale Entwicklung ergeben, wohingegen bei Grad-III- und -IV-Hirnblutungen meist schwere Residualschädigungen oder der Tod des Kindes eintraten.

Die Langzeitfolgen nach einer Hirnblutung beim Frühgeborenen sind insgesamt weniger durch die Blutung selbst, sondern vor allem durch die hypoxische Enzephalopathie (meist in Form der periventrikulären Leukomalazie) zu erklären.

Hirnblutungen beim Reifgeborenen können in seltenen Fällen traumatisch, z. B. durch einen Einriss der Gefäße im Bereich der Hirnhäute oder bindegewebigen Septen bedingt sein. Im Rahmen der modernen Geburtshilfe tritt diese Komplikation praktisch nicht mehr auf. Immer ist bei Hirnblutungen des Neugeborenen an eine Blutgerinnungsstörung, z. B. an einen Faktor-VIII-Mangel, einen Vitamin-K-Mangel oder eine Thrombozytopenie (Mangel an Blutplättchen) zu denken. Weiterhin können Hirnblutungen beim Neugeborenen Folge einer Gefäßfehlanlage sein [41, 94].

8.10.5 Neuromuskuläre Geburtskomplikationen

Armplexusparesen

Vor allem bei übergewichtigen reifen Neugeborenen kann es im Rahmen einer schwierigen Geburt, z. B. einer Armlösung bei Beckenendlage, zu einer Zerrung und Schädigung des Armnervenplexus kommen, die oft mit einem Schlüsselbeinbruch verbunden ist. Man unterscheidet dabei die obere (Erb-) Plexusparese der Nerven aus dem 4.–5. Halssegment des Rückenmarks mit einer überwiegenden Zerrung im Plexusbereich und meist guter Prognose von der vollständigen Plexusparese. Hierbei kommt es öfter zu einem Ausriss der Vorderwurzeln aus den zervikalen Rückenmarkssegmenten C4–T1, sodass eine spontane Heilung nicht mehr möglich ist. Die früher abgegrenzte untere Plexusparese (Klumpke-Parese) wird heute als Residualzustand nach vollständiger Plexusschädigung mit überwiegender Beteiligung der unteren Halssegmente und des 1. Brustsegments angesehen.

Klinisches Symptom ist die schlaffe Armlähmung des Neugeborenen mit überwiegender Störung der Abspreizung und Hebung im Schultergelenk bei der Erb-Parese und einer Störung der Hand- und Fingermotorik bei der Klumpke-Parese. Nach einer Unterbrechung der Nerven kommt es zu einem Aussprießen neuer Axone von der Vorderwurzel aus, die pro Woche ca. 1 cm wachsen.

Nach einer primären Ruhigstellung sollte ab der 3. Lebenswoche eine Physiotherapie eingeleitet werden, insbesondere auch, um sekundäre Rumpfasymmetrien und Schultergelenkkontrakturen zu verhindern. Kommt es nach 3–4 Monaten nicht zu einer deutlichen Besserung der Symptomatik, empfiehlt sich eine spinale Kernspintomografie mit Darstellung der Nervenwurzeln und ggf. eine Nadelmyografie zur genaueren Diagnostik. Bei einer dann evtl. indizierten Operation wird versucht, die Nervenstränge von narbigen Verwachsungen zu befreien und evtl. neu miteinander zu verbinden [41, 91].

Kopfschiefhaltung (Torticollis)

Inkomplette Schiefhaltungen von Rumpf, Hals und Kopf sind häufig und vor allem durch die intrauterine Lage des Feten bedingt; konstanter einseitiger Lichteinfall oder das Ansprechen des Babys von überwiegend einer Seite kann dies verstärken.

Ausgeprägtere Kopfschiefhaltungen mit Verkürzungen von Muskeln und Sehnen sind meist bereits intrauterin vorhanden gewesen (z. B. aufgrund einer Mehrlingsschwangerschaft, einer Uterusanomalie oder eines Mangels an Fruchtwasser). Infolge der Überdehnung im Halsbereich während der Geburt kann es zu einer Einblutung in den M. sternocleidomastoideus (Kopfwendemuskel) kommen. Eine primäre Blutung in diesen Muskel mit sekundärer Narbenschrumpfung ist nur selten Ursache eines Schiefhalses. Therapeutisch wichtig ist die Einleitung einer konsequenten Physiotherapie bald nach der Neugeborenenperiode, um eine symmetrische motorische Entwicklung, vor allem in Bauchlage und beim Krabbeln, zu fördern (➤ Kap. 13.5). Durch frühzeitige Aufrichtung (Sitzen, Stehen) kann es zu einer erneuten Verschlechterung des Schiefhalses kommen.

Daneben kann es aber auch infolge einer Halbseitenlähmung, einer Sehstörung, einer Fehlbildung der (Hals-)Wirbelsäule oder eines Weichteilprozesses im Hals zu einer Schiefhaltung kommen.

Bei einer Zunahme der Kopfschiefhaltung im 1. Lebensjahr sollte auch an einen Tumor im Bereich der hinteren Schädelgrube oder des Halsmarks, an Fehlbildungen der Wirbelknochen oder an sekundäre Komplikationen eines gastroösophagealen Refluxes **(Sutcliff-Sandifer-Syndrom)** gedacht werden [1, 17, 43, 94].

Fazialisparesen

Durch eine Zangenentbindung ist es früher nicht selten zur Kompression des Gesichtsnervs, des (Fazialis-)Mundastes, gekommen; heute ist diese Geburtskomplikation sehr selten. Asymmetrien der mimischen Muskulatur, insbesondere im Mundbereich beim Schreien, lassen in erster Linie an angeborene Innervationsstörungen (z. B. Fehlen des Fazialis-Nervenkerns im Hirnstamm beim **Moebius-Syndrom**) denken. Auch andere Hirnnervenanomalien sowie komplexe Organfehlbildungen können aufgrund von Gendefekten vorkommen, z. B. Mikrodeletionen des Chromosoms 22q. Differenzialdiagnostisch muss an das sog. **Schiefe Schreigesicht,** eine Anlagestörung der am Mundwinkel ansetzenden Muskulatur, gedacht werden, das keiner spezifischen Behandlung bedarf. Bei erworbenen Fazialisparesen müssen auch unterschiedliche andere Ursachen, u. a. eine Borreliose, berücksichtigt werden [1, 2, 17, 41, 94].

8.11 Das extrem unreife Frühgeborene

Frühgeborene sind Neugeborene mit einem Gestationsalter von weniger als 37 vollendeten Schwangerschaftswochen (➤ Abb. 8.10). Es ist nicht richtig, alle Kinder mit niedrigem Geburtsgewicht, z. B. unter 2 500 g, als Frühgeborene zu bezeichnen, auch wenn dies in bevölkerungsstatistischen Erhebungen früher so gehandhabt wurde. In dieser Gruppe von

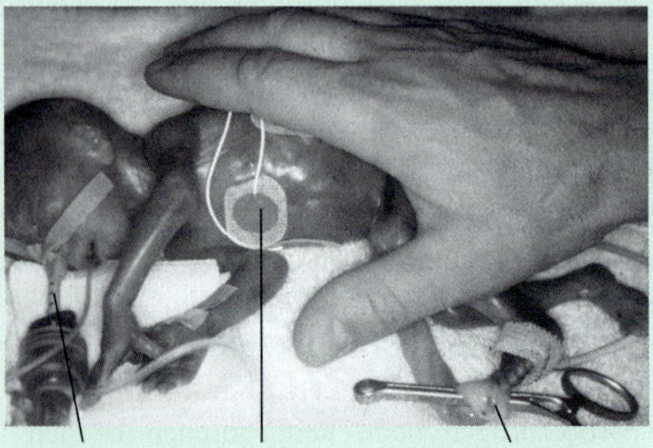

Abb. 8.10 Frühgeborenes mit 24 Schwangerschaftswochen am 1. Lebenstag, maschinelle Beatmung und Überwachung

Kindern mit niedrigem Geburtsgewicht haben 36 % ein Schwangerschaftsalter von 37 oder mehr Schwangerschaftswochen; sie gehören also zur Gruppe der intrauterin dystrophen Kinder. Bei jedem Neugeborenen sollte eine klinische **Reifebestimmung** erfolgen; am besten bewährt hat sich dabei das Schema nach Farr. Es beruht auf der Erfassung von elf externen Kriterien der Haut, der Ohren, der Brustdrüsen und des äußeren Genitales und ist völlig unabhängig vom Allgemeinzustand des Kindes.

Durch Verbesserungen der intensivmedizinischen Versorgung können Kindern heute ab vollendeten 22 Gestationswochen – wenn auch mit vielfältigen Problemen verbunden – überleben. Bei einem Geburtsgewicht zwischen 1 000 und 1 500 g (bzw. einem Gestationsalter zwischen 28 und 32 SSW) spricht man von einem **sehr Frühgeborenen,** bei Kindern mit einem Geburtsgewicht unter 1 000 g (bzw. einem Gestationsalter unter 28 SSW) von **extrem Frühgeborenen** (➤ Abb. 8.10). Mittlerweile haben mehrfach Kinder mit einem Geburtsgewicht von ca. 300 g überlebt.

In epidemiologischen Erhebungen über Kinder mit Entwicklungsstörungen, insbesondere auch Kinder mit schwerer Mehrfachbehinderung, spielt die Frühgeburtlichkeit eine wesentliche Rolle. Dabei weisen die Befunde der vergangenen Jahre darauf hin, dass Frühgeborene mit einem Gestationsalter über 32 Wochen eine insgesamt günstige Langzeitprognose haben, vorausgesetzt, es bestehen keine zusätzlichen Erkrankungen. Die Langzeitprognose

Tab. 8.3 Häufige Erkrankungen und Folgeschäden bei Frühgeborenen

Frühkomplikationen	Spätfolgen
Zerebrale Hypoxie und Ischämie	Geistige Entwicklungsstörung
Periventrikuläre Leukomalazie (➤ Kap. 7.1.2, ➤ Kap. 8.10.3)	Spastische Zerebralparese, Mikrozephalie, Epilepsie, Lernstörungen, zentrale Sehstörung
Neugeborenenkrämpfe	Symptomatische Epilepsie
Intraventrikuläre Blutung	Hydrocephalus internus (➤ Kap. 8.7.2)
Sensorische Schädigung	Hörverlust, Sehverlust, Netzhautschädigung, Schielen
Atemstörung (Atemnotsyndrom durch fehlenden „Surfactant"-Faktor oder Pneumonie)	Chronischer Umbau der Lunge, Überlastung des rechten Herzens (Cor pulmonale)
Nekrotisierende Kolitis (Dickdarmentzündung)	Fehlernährung, Kurzdarmsyndrom, Gedeihstörung, Ileus
Cholestatische (mit Gallestauung einhergehende) Lebererkrankung	Gedeihstörung, Riesenzellhepatitis, Leberzirrhose
Mangelernährung	Knochenschaden, Knochenbrüche, Anämie, Dystrophie, Wachstumsstörung
Sozialer Stress	Kindesmisshandlung und -vernachlässigung, Gedeihstörung, Ehescheidung
Andere Störungen	Apnoen, SIDS (➤ Kap. 8.12.1), Infektionen, gastroösophagealer Reflux (➤ Kap. 9.4), fehlender Verschluss des Ductus Botalli, Hämangiome (Blutgefäßtumoren) der Haut, Kurzsichtigkeit

von Frühgeborenen mit einem Gestationsalter unter 32 SSW hingegen ist insgesamt noch nicht befriedigend: In 10 % der Fälle besteht nach dem 5. Lebensjahr eine deutliche Zerebralparese und in ca. 20–30 % eine relevante mentale Entwicklungsstörung. Bei Kindern mit einem Geburtsgewicht unter 1 000 g muss in über 20 % mit einer Zerebralparese gerechnet werden, in 50–60 % bestehen Schulprobleme unterschiedlicher Ausprägung. Die Schädigungsmöglichkeiten sind sehr vielfältig. Zu den Gefahren bei der Entwicklung von Frühgeborenen ➤ Tab. 8.3.

Immer müssen auch bei Frühgeborenen zahlreiche andere Ursachen als Erklärung für bleibende Entwicklungsstörungen berücksichtigt werden:

- Primäre Anlagestörungen (genetisch oder teratogen)
- Infektionsfolgen
- Intrauterine Versorgungs- und Reifungsstörungen (besonders bei Mehrlingen)
- Hypoxisch-ischämische Ereignisse überwiegend vor und unter der Geburt
- Nicht optimale Ernährung (muttermilchernährte Frühgeborene haben nach dem 6. Lebensjahr höhere IQ-Werte als mit Kunstmilch ernährte Frühgeborene)
- Psycho-emotionale Belastungen
- Sozio-ökonomische Belastungen

Verhaltensbeobachtungen bei Frühgeborenen zeigen eine Reihe typischer Merkmale:

- Hohe Irritabilität
- Kurze Aufmerksamkeitsspanne
- Geringe Reaktionsbereitschaft
- Zentrale Wahrnehmungsstörungen
- Abnormes Schreien
- Ein- und Durchschlafstörungen

Aufgrund experimenteller Daten und der klinischen Beobachtung kann davon ausgegangen werden, dass bei unreifen Kindern durch intensive Stimulationstherapie in den ersten Lebensphasen bessere Ergebnisse als bei reifen älteren Kindern erreicht werden. Deshalb sind Programme zur Frühförderung von Hochrisiko-Frühgeborenen prinzipiell sinnvoll. Bisher gibt es jedoch keine Studie, die objektiv belegt, dass eindimensionale Maßnahmen, z. B. alleinige motorische Stimulationsbehandlungen, die Prognose wesentlich verbessern. Die psychosoziale Interaktion von Mutter und Kind, deutlich beeinflusst durch die soziale Herkunft der Eltern, ist die wichtigste Grundlage für eine bessere Prognose.

So neigen Mütter von Frühgeborenen aus sozial schwächeren Schichten mehr zur reinen Beobachtung ihrer Kinder und sprechen sie weniger an. Andererseits tendieren sie häufig zur Überstimulation, missachten das Bedürfnis des Kindes nach Pausen und haben häufiger Fütterungsprobleme. Sie erleben verstärkt ihre Kinder im Alter von mehr als 6 Monaten als schwierig. Nicht selten wird bei Müttern

Frühgeborener am Ende des 1. Lebensjahres beobachtet, dass sie selbst wenig aktiv und responsiv sind (z. B. im Sinne eines „Burn-out-Syndroms“).

Im Einzelfall lässt sich nur bei schwerwiegenden Entwicklungsstörungen bereits im 1. Lebensjahr eine relevante Aussage zur Prognose des Kindes machen. In vielen Studien mit der Anwendung definierter Entwicklungsteste in den ersten 2 Lebensjahren konnten nur sehr begrenzte Vorhersagen insbesondere zur mentalen Entwicklung nach dem 5. Lebensjahr gemacht werden. Auch sich primär problemlos entwickelnde Frühgeborene haben nicht selten mit 6–8 Jahren auffallende Defizite besonders bei

- der expressiven und rezeptiven Sprachdifferenzierung (Ausdruck und Sprachverständnis),
- der Körperwahrnehmung,
- der Konzentrationsfähigkeit,
- der simultanen Informationsverarbeitung,
- der sozialen Adaptation,
- der Entwicklung des Selbstbewusstseins (eigene Kompetenz).

Epidemiologische Studien, z. B. die Oberbayerische Frühgeborenenstudie, weisen darauf hin, dass besonders Frühgeborene mit einem Geburtsgewicht unter 1 500 g nicht nur häufiger Schulprobleme mit niedrigerem Verbal-IQ, Schwierigkeiten beim Lesen und Rechnen sowie mangelnde Augen-Hand-Koordination haben, sondern dass auch häufiger Hyperaktivität, Artikulationsstörungen, Störungen des Selbstbewusstseins und vor allem dissoziale Verhaltensweisen beobachtet werden.

8

Die Erfassung der Langzeitprognose Frühgeborener ist sowohl für die primär behandelnde Klinik als auch epidemiologisch von großem Interesse und sollte standardisiert mit validen Methoden erfolgen, die auch international vergleichbar sind. Aktuelle Erhebungen zur Lebensqualität mittlerweile erwachsener, ehemalig sehr und extrem zu früh geborener Personen weisen darauf hin, dass eine zu pessimistische Sichtweise über die Langzeitprognose nicht gerechtfertigt ist; allerdings müssen weltweit sorgfältig weitere Daten gesammelt werden [17, 49, 51, 58, 87, 94, 97].

8.12 Nach der Geburt erworbene (postnatale) Hirnschäden

8.12.1 Apnoen und „Beinahe-Kindstod“

Mithilfe der modernen apparativen Diagnostik und Überwachungstechnik kommt es bei intensivmedizinisch betreuten Hochrisiko-Neugeborenen nur selten zu Hirnschädigungen in der Neugeborenenzeit. Atemstörungen, Sauerstoffmangel, Herzinsuffizienz, Ernährungsstörungen, zerebrale Anfälle und Infektionen können in der Regel ohne bleibende Hirnschäden behandelt werden. Häufigste Ursache für eine hypoxische Hirnschädigung nach der Geburt sind akute Atemstörungen (Apnoen von > 15 sec) beim nicht intensivmedizinisch überwachten Kind, die evtl. zu einem **akuten lebensbedrohlichen Ereignis, zum „Beinahe-Kindstod“ (ALTE-Syndrom = Acute Life Threatening Event),** oder sogar zum **plötzlichen Säuglingstod** (SIDS = **Sudden Infant Death Syndrome**) führen können. 2014 verstarben so 119 Kinder in Deutschland. Seit Einführung der Empfehlung zur konsequenten Rückenlage beim Schlafen hat es einen deutliche Rückgang in der Häufigkeit gegeben. Die größte Gefahr besteht für Kinder zwischen dem 2. und 6. Lebensmonat. Meist handelt es sich hierbei um ein komplexes Geschehen; es können jedoch aufgrund einer Reihe von bekannten Risikofaktoren gefährdete Kinder definiert werden:

- Kinder drogenabhängiger Mütter
- Ehemalige Frühgeborene, vor allem mit bronchopulmonaler Dysplasie
- Säuglinge mit vorangegangenen Apnoen oder ALTE-Syndrom
- Säuglinge mit auffallend schrillem Schreien
- Auffallend ruhige Säuglinge
- Säuglinge mit vermehrtem nächtlichem Schwitzen
- Säuglinge mit auffallenden Atempausen während des Schlafs
- Säuglinge mit auffallender Blässe oder Zyanose besonders während des Schlafs
- Säuglinge mit auffallender Trinkstörung

- Säuglinge mit wiederholter, nicht durch Krankheit zu erklärender Temperaturerhöhung
- Säuglinge, deren Mütter rauchen bzw. die sich häufiger in verrauchten Zimmern aufhalten
- Geschwister eines an plötzlichem Säuglingstod verstorbenen Kindes

Darüber hinaus kann die Beachtung folgender Punkte das Risiko eines plötzlichen Säuglingstods vermindern:

- Kein Rauchen in der Schwangerschaft
- Kein passives Mitrauchen des Kindes (Auto!)
- Keine Überwärmung (nicht zu viel anziehen!)
- Zimmertemperatur im Schlafraum nicht über 18 °C
- Möglichst in den ersten Lebensmonaten stillen, auf keinen Fall Überfütterung (keine nächtliche Teeflasche!)
- Möglichst regelmäßiger Tagesablauf
- Möglichst wenig Bauchlage, vor allem nicht im Schlaf
- Viel freie Bewegung in Rückenlage
- Keine weichen Kissen oder Matratzen
- Keine Schnüre im Bett des Kindes
- Vermehrtes Tragen
- Verwendung eines Schnullers

Prinzipiell ist der plötzliche Tod jedes Kindes zunächst als ungeklärt anzusehen und sollte durch umfangreiche Untersuchungen einschließlich der paidopathologischen Obduktion aufgeklärt werden. Differenzialdiagnostisch muss u. a. an

- Herzfehlbildungen mit und ohne Rhythmusstörung,
- chronische Lungenerkrankungen,
- Stoffwechselstörungen, z. B. einen Acyl-CoA-Dehydrogenasemangel,
- einen relevanten gastroösophagealen Reflux (➤ Kap. 9.4),
- schwere Infektionserkrankung (akute Sepsis),
- vor allem aber immer an Misshandlungsfolgen (Ersticken, Erwürgen, Schütteln, Vergiftung) gedacht werden.

Weitere **sauerstoffmangelbedingte Hirnschäden** mit leider schlechter Prognose können bei Kindern durch Strangulationen, z. B. beim Spiel mit Schnüren, Riemen und Halsketten, oder durch Beinahe-Ertrinken, z. B. in unzureichend gesicherten Gartenteichen, eintreten.

Bei Risikosäuglingen, z. B. wenn ein Geschwisterkind am plötzlichen Säuglingstod verstorben ist, nach einem ALTE-Syndrom oder bei einem Frühgeborenen mit häufigen Apnoen, kann ein Herz-Atem-Monitor für zu Hause verordnet werden, der vor allem nachts und während Phasen mit Einengung der oberen Luftwege (Infekten) mindestens bis zum Ende des 6. Lebensmonats angelegt wird. Zusätzlich werden die Eltern des Kindes in akut lebensrettenden Maßnahmen angeleitet. Eine Verordnung von Monitoren bei jedem Risikosäugling ist aber nicht sinnvoll.

8.12.2 Schädel-Hirn-Verletzungen

Häufige Ursachen für Schädel-Hirn-Traumen bei Kindern sind

- Stürze, z. B. vom Wickeltisch, vom Doppelstockbett, auf ungesicherten Treppen, Baustellen usw.
- Verkehrsunfälle, z. B. mit dem Auto, dem Fahrrad oder dem Inline-Skater
- Vor allem beim jungen Säugling aber auch Misshandlungen (Schütteltrauma!) (➤ Kap. 9.10)

Nach Art und Schwere der Verletzung sind zu unterscheiden:

- **Gehirnerschütterung (Commotio):** kurzzeitige Bewusstlosigkeit mit anschließenden vegetativen Symptomen (z. B. Erbrechen, Schwindel, Übelkeit) und fehlender Erinnerung an das Unfallereignis, in der Regel ohne bleibende Hirnschädigung
- **Gehirnquetschung (Contusio):** Gewebszerstörung im Gehirn, häufig neurologische Symptome mit oder ohne primäre Bewusstlosigkeit
- **Gehirnkompression (Compressio),** z. B. durch eine akute epidurale oder subdurale Blutung (d. h. eine Blutung im Schädelinnern außerhalb oder innerhalb der harten Hirnhaut)

Während eine Commotio einer guten, mindestens 24-stündigen Beobachtung bedarf, kann es infolge einer Contusio zu bleibenden neurologischen Schäden mit Lähmungen, Epilepsie oder Verhaltensstörungen kommen. Wichtigstes prognostisches Kriterium ist die Dauer der posttraumatischen Bewusstseinsstörung **(Glasgow Coma Scale)** und die Art des Unfallhergangs (primäre Gewebszerstörung, Rotations- oder Kompressionstrauma). Besonders bei traumatischen Schädigungen des Frontalhirns können komplexe Verhaltensstörungen mit unterschiedlichen Teilleistungsschwächen auftreten, die z. T. nur durch genaue neuropsychologische Untersuchungen erkannt werden (➤ Kap. 12.4). Eine Compressio verlangt in der Regel eine rasche Diagnose und eine operative Ausräumung der Blutung; die Prognose ist dann meist relativ gut.

Differenzialdiagnostisch muss bei vegetativen Symptomen, evtl. auch verbunden mit sensorischen Ausfällen, z. B. Visusstörungen, an einen durch eine Schädelprellung ausgelösten Migräneanfall gedacht werden. Hinweisend hierfür ist neben der raschen Erholung häufig eine positive Familienanamnese [1, 2, 28, 33, 39, 43, 91].

8.12.3 Entzündliche, toxische und degenerative Hirnschäden

Entzündliche Hirnschäden können durch **bakterielle Hirnhautentzündungen (Meningoenzephalitis),** durch Pneumokokken oder *Haemophilus influenzae,* evtl. auch Meningokokken, *E. coli,* Staphylokokken und andere bedingt sein. Die Prognose einer bakteriellen Meningitis ist entscheidend von der frühzeitigen Diagnose und Einleitung einer adäquaten antibiotischen Therapie abhängig, dies gilt vor allem für Kinder in Ländern der 3. Welt (➤ Abb. 8.11). Immer sollte z. B. bei eitrigen Entzündungen des Warzenfortsatzes hinter dem Ohr (Mastoiditis) oder der Nasennebenhöhlen (Sinusitis) an die Gefahr einer fortgeleiteten Meningitis und eines Hirnabszesses gedacht werden. Durch die Impfungen gegen *Hämophilus*-, Pneumokokken- und Meningokokken-Infektionen bei Kindern ist die Häufigkeit der früher gefürchteten Erkrankungen deutlich zurückgegangen.

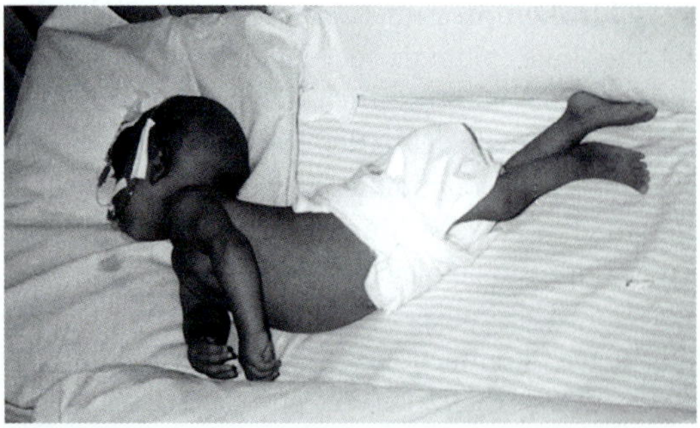

Abb. 8.11 Säugling in einem Krankenhaus in Addis Abeba, Äthiopien, mit extremer Überstreckung (Opisthotonus) bei bakterieller Meningitis

Hirnschäden durch eine **Virusenzephalitis** (Gehirnentzündung) treten vor allem infolge einer Herpes-simplex-Infektion auf und sind in ihrer Prognose ebenfalls vom Zeitpunkt einer spezifischen Behandlung mit Aciclovir abhängig. Andere Infektionen, die zu bleibenden Hirnschäden führen (Spirochäten, Protozoen, Echinokokken), sind in Mitteleuropa selten. Bei progredienter hirnorganischer Symptomatik sollte auch in Deutschland noch an das Vorliegen einer **subakut sklerosierenden Panenzephalitis** (SSPE = Entzündung des gesamten Gehirns einschließlich der Hirnhäute) nach Masern-Wildvirusinfektion gedacht werden: Sie ist klinisch gekennzeichnet durch fortschreitenden geistigen Abbau (Demenz), extrapyramidale Hyperkinesen (unwillkürliche Bewegungen) und Tonuserhöhung der Muskulatur (Symptomen-Trias) und durch die Impfung vermeidbar. Die Vermeidung einer SSPE ist eines der wesentlichen Argumente für die Propagierung einer möglichst hohen Durchimpfungsrate gegen Masern bei Kindern, was von einigen Elterngruppen leider immer noch bezweifelt wird.

Hirnerkrankungen mit infektiösen Eiweißstrukturen, sog. Prionen, die im Erwachsenenalter auftreten können, spielen im Kindesalter (noch?) keine Rolle.

Gesicherte Hirnschäden infolge einer **Impfung** sind nur nach Pockenvakzination und bei den frühen Keuchhusten-Impfungen beschrieben (Impfenzephalopathie). Ursächliche Zusammenhänge zwischen anderen Impfungen (z. B. Poliomyelitis, Diphtherie, Tetanus, azelluläre Keuchhustenvakzine) und Hirnschädigungen sind sehr fraglich, auch wenn sie rechtlich anerkannt wurden. Typischerweise manifestieren sich die klinischen Symptome vieler zerebraler Erkrankungen, z. B. dem **Dravet-Syndrom** mit schweren Epilepsien und Entwicklungsstörungen, in einem Alter, in dem auch die meisten Impfungen stattfinden (➤ Kap. 8.14).

Nach der Geburt erworbene **toxische Hirnschäden** spielen bisher eine untergeordnete Rolle. Diskutiert wird der Einfluss von Blei, z. T. auch von anderen Metallen, organischen Lösungsmitteln und Pestiziden (Schädlingsbekämpfungsmitteln).

8

Ernährungsbedingte Hirnschäden treten vor allem bei Mangelversorgung mit Proteinen, Fetten und Vitaminen in Ländern der 3. Welt auf, können aber auch bei strengem Vegetarismus (Veganer) oder intestinalen Resorptionsstörungen der Mutter bei gestillten Kindern im 1. Lebensjahr aufgrund eines Mangels an Vitamin B_{12}, evtl. auch an Eisen auftreten.

In seltenen Fällen manifestieren sich erbliche **neurodegenerative Erkrankungen** nach primär normaler Entwicklung mit unterschiedlichen mentalen und neurologischen Symptomen (➤ Kap. 7.1.3). Traumatische Hirnschäden in der frühen Kindheit scheinen das Risiko einer neurodegenerativen Alterskrankheit (Morbus Alzheimer) zu erhöhen [1, 2, 28, 43, 91].

8.12.4 Hirntumoren

In jedem Alter können beim Kind Hirntumoren auftreten und zu vielfältigen Hirnschädigungen führen. Typische klinische Symptome sind:

- Chronischer, vor allem morgendlicher Kopfschmerz
- Hirndruckzeichen mit Nüchternerbrechen
- Augenstörungen mit Schielen, Sehverschlechterung und Nystagmus („Augenzittern")
- Weitere Hirnnervenausfälle
- Gangunsicherheit durch Lähmung oder Ataxie
- Epilepsie
- Zunehmende Änderungen des sozioemotionalen Verhaltens

Prinzipiell muss bei jedem Kind mit einer neu auftretenden, insgesamt fortschreitenden neurologischen Symptomatik an das Vorliegen eines Hirntumors gedacht werden. Diagnostisch sind vor allem die genaue Anamneseerhebung, eine exakte neurologische Untersuchung, eine ausführliche Augenuntersuchung und die zerebrale Bildgebung, möglichst mittels Kernspintomografie, entscheidend. Sinnvoll ist auch eine psychologische Untersuchung zur Abschätzung möglicher Langzeitfolgeschäden vor spezifischen Therapiemaßnahmen.

Die häufigsten histologisch bösartigen Hirntumoren im Kindesalter sind:

- **Medulloblastom** (meist vom Kleinhirnwurm ausgehender hochmaligner embryonaler Tumor)

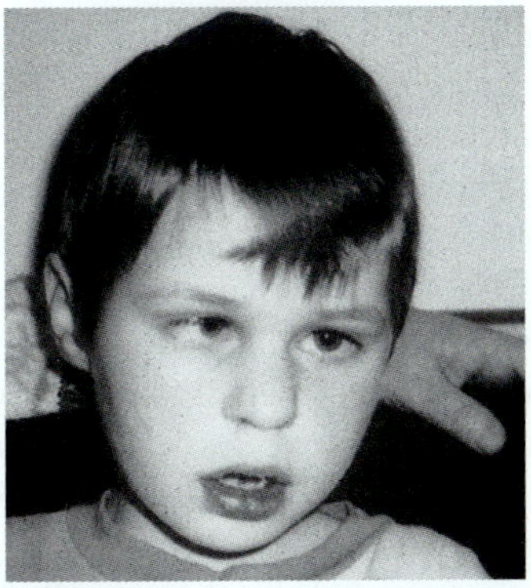

Abb. 8.12 5-jähriger Knabe mit akut aufgetretenem Kopfschmerz, morgendlichem Erbrechen, Lähmungsschielen, Ataxie und Störung der Mundmotorik aufgrund eines Tumors der hinteren Schädelgrube

- Primitiv neuroektodermaler Tumor (PNET)
- Astrozytome Grad III und IV (gewebliche Gradeinteilung entsprechend zunehmender Bösartigkeit)
- Glioblastom
- Keimzelltumoren (Germinome)
- Pons-Gliom (➤ Abb. 8.12)
- Embryonale Teratome

Histologisch gutartige, aber in der Regel dennoch invasiv wachsende Hirntumoren sind:

- Astrozytome Grad I und II
- Ependymome (von der Ventrikelauskleidung ausgehende Tumoren)
- Adulte Teratome
- Andere Gliome (Tumoren aus Nerven- und Gliazellen)

Auch das **Kraniopharyngeom** wird zu den Hirntumoren gerechnet, obwohl es nicht vom Hirngewebe abstammt, sondern von Resten des embryonalen Rachendachgewebes, aus dem sich der Vorderlappen der Hirnanhangsdrüse entwickelt. Es wächst in Nachbarschaft der Hirnanhangsdrüse und verursacht deshalb – neben den allgemeinen Hirntumorzeichen – verschiedene Hormonstörungen, bei Kindern u. a. einen Mangel an Wachstumshormon mit sekundärem Minderwuchs (➤ Kap. 6.2.2) sowie einen Diabetes insipidus („Wasserharnruhr", ➤ Kap. 9.5).

Die primäre Therapie bei fast allen Hirntumoren im Kindesalter ist die neurochirurgische Operation mit histologischer Sicherung; evtl. muss nach unvollständiger Entfernung eine Nachresektion erfolgen. Bei histologisch malignen Hirntumoren konnte durch die Kombination von Operation, Bestrahlung und Chemotherapie (z. B. mit Vincristin, Cisplatin oder Methotrexat) sowie neuerdings durch die Stammzelltransplantation und die Behandlung mit monoklonalen Antikörpern die Prognose wesentlich verbessert werden. Vor allem bei jungen Kindern wird in den internationalen Studienprotokollen die Dosis der Strahlentherapie des Schädels zunehmend reduziert, da sie zu kognitiven Einschränkungen führen kann.

Bei bestimmten Lokalisationen, z. B. innerhalb der Stammganglien, der Sehbahn und des oberen Hirnstamm-Brückenbereichs, kann eine Behandlung mit radioaktiv strahlendem Material, z. B. Jod 125, sinnvoll sein. Bei einigen Diagnosen, z. B. einem Optikusgliom bei Neurofibromatose I (➤ Kap. 8.4) und diffus wachsendem Pons-Gliom (Gliazelltumor in der Brücke, ➤ Abb. 2.4a), ist eine Operation meist nicht möglich, da hierdurch u. U. nur größere Schädigungen zu erwarten sind. Hier können z. T. intensive medikamentöse Behandlungen indiziert sein.

Die Prognose der Kinder mit Hirntumoren ist entscheidend von der vollständigen Tumorentfernung durch die Erstoperation, der histologischen Dignität (d. h. der Gut- oder Bösartigkeit des Tumorgewebes), der Lokalisation und dem Alter der Kinder abhängig. Hirntumoren vor dem 3. Lebensjahr haben in der Regel eine schlechtere Prognose. Insgesamt hat sich die Prognose nach einem Hirntumor in den vergangenen 15 Jahren aber deutlich gebessert.

Bei der Beurteilung von Kindern muss nach Entfernung eines Hirntumors u. a. differenziert werden:

- Was ist Tumorfolge?
- Was ist OP-Folge?
- Was ist sonstige Therapiefolge?
- Was ist psychoreaktiv?

Zunehmend bessere Daten über die Prognose von Kindern mit Hirntumoren werden in internationalen Langzeit-Therapiestudien gewonnen: differenzierte psychologische Nachuntersuchungen mit Überprüfung von IQ, Handlungsstrategien, simultanem Denken, Visuomotorik, feinmotorischer Geschicklichkeit und Arbeitstempo [19, 28, 43, 91, 121].

8.13 Hormonstörungen

Vor mehreren Jahrzehnten wurde als häufigste Ursache für schwere mentale Entwicklungsstörungen, vor allem in Gebirgsregionen, eine Schilddrüsenunterfunktion **(Hypothyreose)** angenommen. Dieser **endemische Kretinismus** war Folge eines allgemeinen Jodmangels in der Nahrung und dem Trinkwasser, der naturgemäß auch die schwangeren Frauen betraf; deshalb wurden zahlreiche Kinder schon im Mutterleib ungenügend mit mütterlichen Schilddrüsenhormonen versorgt. Es muss heute aber bezweifelt werden, ob wirklich alle Fälle von Kretinismus allein durch Jodmangel zu erklären sind. Der **sporadische Kretinismus** beruht auf Fehlbildungen oder Fehlfunktionen der Schilddrüse bei einzelnen Kindern. Auch eine vorübergehende Schilddrüsenunterfunktion kann zu den typischen Symptomen mit Minderwuchs, trockener Haut, tiefer Stimme, abgeflachter Nase, vergrößerter Zunge, spärlichem Haarwuchs, Muskelhypotonie, Nabelhernie, Obstipation und Kropfbildung führen. Heute wird bei 1 : 4 000 Neugeborenen im Rahmen der Screening-Untersuchung eine Hypothyreose diagnostiziert. Die zu späte Entdeckung verursacht nicht mehr rückgängig zu machende Entwicklungsstörungen des zentralen Nervensystems, insbesondere durch eine Verminderung der Myelinisierung. Die Hypothyreose kann durch medikamentöse Gabe von Schilddrüsenhormon behandelt werden und spielt heute als Erklärung für mentale Entwicklungsstörungen nur noch eine untergeordnete Rolle. Die Bedeutung einer Schilddrüsenunterfunktion bei sehr und extrem Frühgeborenen ist noch nicht abschließend zu bewerten, sie muss aber behandelt werden.

Mentale Entwicklungsstörungen können selten mit einem Mangel von Wachstumshormon oder Kortisol (Morbus Addison) zusammenhängen, z. B. bei schweren Hypophysenerkrankungen. Auch angeborene Funktionsstörungen der Nebenschilddrüsen (Hypoparathyreoidismus), die hauptsächlich den Kalziumstoffwechsel regulieren, können in seltenen Fällen mit Wachstumsstörungen, typischem Aussehen und geistigen Entwicklungsrückständen kombiniert sein. Es ist derzeit offen, inwieweit erhöhte Kortikoidkonzentrationen, vor allem der Glukokortikoide, während der Fetalzeit langfristig Einfluss auf mentale Funktionen nehmen können. So spielen im Hippocampus nachweisbare Glukokortikoidrezeptoren möglicherweise bei zerebralen Alterungsprozessen eine Rolle, u. a. bei Störungen des Gedächtnisses und auch bei der Entstehung der Alzheimer-Erkrankung.

Eine seltene Ursache einer mentalen Entwicklungsstörung mit typischen Augensymptomen (Opsomyoklonus oder „Dancing Eyes Syndrome") und eines oft, aber nicht immer nachweisbaren Katecholamin-produzierenden Tumors, ist die **Kinsbourne-Enzephalopathie.** Leider ist auch nach operativer Entfernung des typischerweise vorhandenen Neuroblastoms die Gesamtentwicklung der Kinder meist nicht normal. Als Ursache werden immunologische Prozesse an Nervenstrukturen in Zusammenhang mit dem Tumor gesehen [1, 2, 28, 43, 91].

8.14 Epilepsien

8.14.1 Ursachen, Auswirkungen und Diagnostik

Unter einer **Epilepsie** versteht man wiederholt auftretende, vom Gehirn ausgehende, anfallsartige Zustände, denen abnorm synchrone, hochfrequente elektrische Entladungen von Nervenzellen zugrunde liegen. Sie sollten von **Gelegenheitsanfällen** und nur im EEG nachweisbaren Zeichen einer zerebralen Anfallsbereitschaft **(hypersynchrone Aktivität)** unterschieden werden. Viele Menschen mit mentalen Entwicklungsstörungen haben im EEG hypersynchrone Aktivität, ohne sicher nachgewiesene zerebrale Anfälle zu zeigen; umgekehrt weisen aber viele Menschen mit Epilepsie eine normale, u. U. auch eine überdurchschnittliche Intelligenz auf.

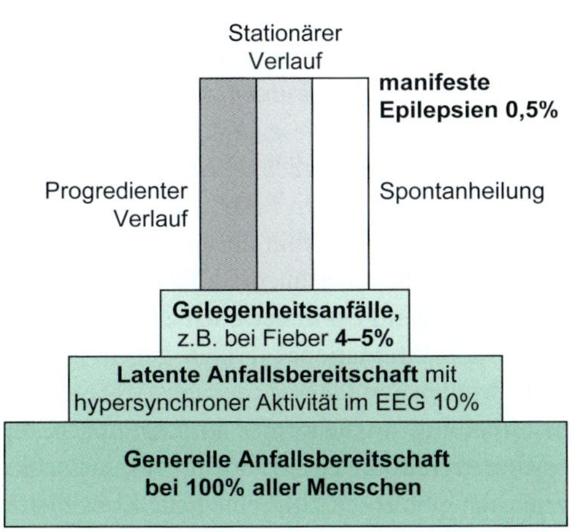

Abb. 8.13 Häufigkeit von Epilepsien

Zerebrale Anfälle sind ein häufiges Phänomen; ca. 5 % aller Menschen haben mindestens einen zerebralen Anfall im Leben, überwiegend im Kindesalter. Sie spielen aber besonders bei Menschen mit kognitiven Defiziten eine wichtige Rolle. So haben 15 % der Menschen mit leicht verminderter Intelligenz eine Epilepsie und 30 % der Menschen mit einem IQ < 50 (➤ Abb. 8.13).

Die Ursachen der zerebralen Anfälle sind vielfältig; oftmals liegen mehrere dieser Störungen gleichzeitig vor (multifaktorielle Genese):

- Genetische Veranlagung
- Hirnorganische Fehlbildungen
- Akute Schädigung des ZNS (O_2-Mangel, Trauma, Infektion, Blutung)
- Fieber
- Schlafmangel
- Stoffwechselstörungen, z. B. Hypoglykämie („Unterzuckerung"), Elektrolytverschiebungen, Säure-Basen-Störung, spezifische ZNS-Stoffwechselerkrankung
- Tumoren
- Intoxikation
- Äußere Reize, z. B. Flackerlicht, Muster, laute Geräusche und andere Empfindungen

Die Zusammenhänge zwischen einer Epilepsie und genetischen Veränderungen sind komplex; es sind praktisch immer mehrere Funktionsbereiche involviert, z. B. die Membranfunktion, die Neurotransmitter, der Kalziumeinstrom und die Glutamatwirkung (➤ Kap. 2.4).

Unter einem **Kindling** versteht man die langfristige Einwirkung einer erhöhten zerebralen Anfallsbereitschaft auf die ZNS-Funktion. Zwischen auslösenden Störungen und anfallsbedingten Folgestörungen einer Epilepsie bestehen komplexe Zusammenhänge. Sicher kommt es durch kürzere epileptische Anfälle nicht zu erkennbaren Hirnschädigungen, vor allem nicht zu einem gesetzmäßigen Untergang von Nervenzellen. Bei lang dauernden

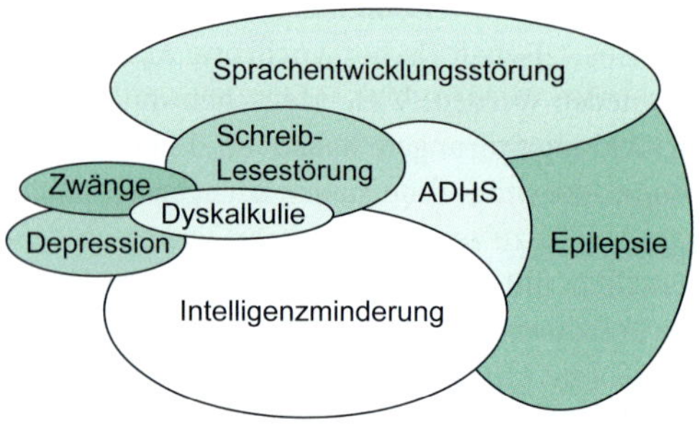

Abb. 8.14 Komorbididät bei umschriebenen Entwicklungsstörungen

(mehr als 15 Minuten) Anfällen ist jedoch in vielfältiger Weise eine Schädigung des ZNS möglich, u. a. durch Hypoxie, Ödembildung und zerebrale Durchblutungsstörung. Während noch vor wenigen Jahren grundsätzlich nur bei klinisch erkennbaren zerebralen Anfällen von einer Epilepsie gesprochen wurde, werden besonders bei Kindern mit Entwicklungsstörungen zunehmend Auffälligkeiten der Sprache, des Verhaltens und des Schlafens sowie rezidivierende Kopfschmerzen und andere vegetative Symptome in einen Zusammenhang mit erhöhter zerebraler Anfallsbereitschaft im EEG gebracht. Circa 30 % der Kinder mit einer manifesten Epilepsie haben eine unterdurchschnittliche Schulkarriere, was sowohl durch Lernstörungen und Intelligenzminderung als auch durch Verhaltensanomalien bedingt sein kann (➤ Abb. 8.14).

Unverändert ist das EEG die einzige Möglichkeit, außerhalb von Anfällen eine erhöhte zerebrale Anfallsbereitschaft nachzuweisen. Voraussetzung hierfür sind eine technisch regelrechte Ableitung durch erfahrenes Personal, die fachkundige Auswertung und besonders bei jüngeren Kindern die Erkennung von Artefakten. Bei jedem Patienten sollten die klassischen Provokationsmethoden wie Öffnen und Schließen der Augen, wiederholte Lichtreize und bei ausreichender Mitarbeit Hyperventilation eingesetzt werden. Bei entsprechendem klinischem Verdacht wird eine Ableitung mit Registrierung von Einschlaf- und Schlafphasen, evtl. nach Schlafentzug, empfohlen. In seltenen Fällen sind mobile Langzeit-EEG-Ableitungen, gleichzeitige Videoregistrierungen oder Polygrafien mit der Registrierung weiterer biologischer Parameter sinnvoll (➤ Abb. 4.3a–f).

8.14.2 Einteilung der Epilepsien

Primäre Voraussetzung für die richtige Einschätzung einer Epilepsie ist die **Beurteilung der beobachteten Anfälle** (Semiologie). Dabei werden folgende Anfallstypen unterschieden:

- Primär generalisierte Anfälle:
  - Kleine, d. h. nur wenige Sekunden dauernde Anfälle, z. B. atonisch (schlaff), astatisch oder myoklonisch (➤ Kap. 8.14.3)
  - Große, d. h. mehr als eine Minute dauernde, generalisierte Anfälle, z. B. tonisch, atonisch, tonisch-klonisch (➤ Kap. 8.14.3)
- Fokale Anfälle (Partialanfälle), d. h. Anfälle, die nur umschriebene Hirnregionen und Körperfunktionen betreffen:
  - Einfache fokale Anfälle, z. B. motorisch oder sensorisch
  - Komplex-fokale Anfälle mit Bewusstseinsstörung
- Generalisierte Anfälle mit fokaler Genese (d. h. umschriebenem Entstehungsherd im Gehirn):
  - Myoklonische Anfälle
  - Atonisch-astatische Anfälle
  - Atypische Absencen (➤ Kap. 8.14.3)
  - Tonisch-klonische Anfälle
  - Tonische Anfälle
- Unklassifizierbare Anfälle

Unter „tonisch" wird eine Streckbewegung, unter „klonisch" werden rhythmische, unter „myoklonisch" unregelmäßige Zuckungen verstanden, unter „astatisch" ein plötzliches Zusammensacken des Körpers.

Die genaue Beschreibung eines Anfallsgeschehens, evtl. auch die Dokumentation mittels Video, ist für die Beurteilung wesentlich. Trotz zunehmend besserer Erklärungsmöglichkeiten der Ätiologie der verschiedenen Epilepsien kommt der genauen Anfallsbeschreibung weiterhin der höchste Stellenwert zu, während die ursächliche Abklärung oft noch nicht befriedigend ist. In der noch aktuellen Terminologie der Internationalen Liga gegen Epilepsie (ILAE) werden auf der Basis der seit 1989 bestehenden Einteilung Anfallsformen und spezifische Epilepsien getrennt aufgeführt; nur für fokale kortikale Dysplasien gibt es seit 2012 eine neue Klassifikation [2, 28, 43, 60, 83]:

8

1 Anfallsformen
1.1 Generalisierter Krampfanfall
1.2 Partieller (fokaler) Krampfanfall
1.3 Multiple Anfallsformen
1.4 Unklassifizierte Anfälle
2 Einteilung der Epilepsien
2.1 Lokalisationsbezogene Epilepsien und Syndrome
2.1.1 Epilepsie des Kindesalters mit zentrotemporalen Sharp-Waves (Rolando)
2.1.2. Epilepsie des Kindesalters mit okzipitalen Paroxysmen
2.1.3. Primäre Leseepilepsie
2.1.4. Symptomatische Epilepsien
2.1.4.1. Anhaltende Teilepilepsie des Kindesalters
2.1.4.2. Schläfen-(Temporal-)Lappenepilepsie
2.1.4.3. Stirn-(Frontal-)Lappenepilepsie
2.1.4.4. Scheitel-(Parietal-)Lappenepilepsie
2.1.4.5. Hinterhaupts-(Okzipital-)Lappenepilepsie
2.1.5. Kryptogene Epilepsien
2.2 Generalisierte Epilepsien und Syndrome
2.2.1 Idiopathisch
2.2.1.1. Benigne Neugeborenenkrämpfe
2.2.1.2. Benigne myoklonische Epilepsie des Kleinkinds
2.2.1.3. Absencen-Epilepsie des Kindesalters
2.2.1.4. Juvenile Absencen-Epilepsie
2.2.1.5. Juvenile myoklonische Epilepsie (Janz-Syndrom)
2.2.1.6. Aufwach-Grand-Mal-Epilepsie
2.2.2. Andere generalisierte Epilepsien
2.2.2.1. Epilepsien mit spezifisch ausgelösten Anfällen
2.2.3. Kryptogen oder symptomatisch
2.2.3.1. West-Syndrom
2.2.3.2. Lennox-Gastaut-Syndrom
2.2.3.3. Epilepsie mit myoklonisch astatischen Anfällen
2.2.3.4. Epilepsie mit myoklonischen Absencen
2.2.4. Symptomatisch
2.3 Epilepsien und Syndrome, die nicht als lokalisationsbezogen und generalisiert bestimmbar sind
2.3.1. Neugeborenenkrämpfe
2.3.2. Schwere myoklonische Epilepsie des Kindesalters Dravet
2.3.3. Epilepsie mit anhaltenden Spike-Wave-Entladungen im synchronisierten Schlaf
2.3.4. Aphasie-Epilepsie-Syndrom Landau-Kleffner
2.4. Spezielle Syndrome
2.4.1. Gelegenheitsanfälle
2.4.1.1. Fieberkrämpfe
2.4.1.2. Isolierte Anfälle
2.4.1.3. Ausschließlich bei akuten Ereignissen auftretende Anfälle
2.4.1.4. Epilepsien bei speziellen Grunderkrankungen (Rett-Syndrom, Angelman-Syndrom)

8.14.3 Die wichtigsten Anfallsformen

Unter **symptomatischen Epilepsien** versteht man alle Formen mit nachweisbarer hirnorganischer Ursache und unter **idiopathischen Epilepsien** solche mit nicht erkennbaren hirnorganischen Ursachen, die überwiegend genetisch bedingt sind. Als **kryptogene Epilepsie** werden schwer einzuordnende Anfallsformen mit diskreter hirnorganischer Symptomatik bezeichnet.

Typischerweise zeigen sich bei einer Epilepsie akut auftretende Anfälle, denen z. T. veränderte Verhaltensweisen oder eigenartige Empfindungen des Patienten vorausgehen (Aura), die mit einer tonischen Streckung des Körpers bei Bewusstlosigkeit, Zyanose (Blauverfärbung) und aus dem Mund fließenden Speichel beginnen, dann mit unterschiedlich lang dauernden generalisierten rhythmischen Muskelzuckungen (Kloni) einhergehen und mit einem Tiefschlaf (Terminalschlaf) enden. Diese generalisierten tonisch-klonischen Anfälle finden sich bei Kindern am häufigsten im Rahmen der sog. Fieberkrämpfe, die in der Regel mit einer günstigen Prognose einhergehen. Dennoch ist es wichtig, die Angst der Eltern, die ein solches Ereignis erstmals erleben, zu verstehen.

Daneben gibt es gerade im Kindesalter eine Vielzahl sehr unterschiedlicher epileptischer Symptome, deren Erkennung und Einordnung sich u. U. sehr schwierig gestalten kann.

Nachfolgend werden in Anlehnung an die Klassifikation nach Doose die wichtigsten Epilepsieformen insbesondere in ihrem Zusammenhang mit der Entwicklung mentaler Störungen besprochen.

I. Symptomatische und Gelegenheitskrämpfe, spezifische Syndrome

a) Neugeborenenkrämpfe

Diese können aus sehr unterschiedlichen Gründen auftreten, z. B. bei zerebralen Fehlbildungen, nach hypoxisch-ischämischen Enzephalopathien, nach Hirnblutungen, nach Infektionen, bei Stoffwechselstörungen, bei Toxineinwirkung oder -entzug, im Rahmen sog. gutartiger 5-Tage-Krämpfe und genetisch bedingt sein. Nachuntersuchungen von Kindern mit Neugeborenenkrämpfen haben gezeigt, dass nur knapp 20 % eine weitere normale Entwicklung hatten, vor allem bei nachweislich genetischen Formen und einigen Stoffwechselstörungen (mit Hypoglykämie = Unterzuckerung, Hypokalzämie = verringertem Kalziumspiegel im Blut oder bei einem Vitamin-B_6-Mangel). In ca. 50 % muss nach Neugeborenenkrämpfen mit einer späteren Epilepsie gerechnet werden, wobei das **Ohtahara-Syndrom,** eine frühe Manifestation des West-Syndroms, und die Hyperglycinämie eine besonders schlechte Prognose haben.

b) Posttraumatische Anfälle

Diese können in sehr unterschiedlicher Weise auftreten und sind vor allem abhängig von der zugrunde liegenden Hirnschädigung. Anfälle direkt nach einem Schädel-Hirn-Trauma (sog. Frühestanfälle) haben meist eine günstige Prognose; bei Anfällen, die später auftreten, muss eine genaue Diagnostik erfolgen.

c) Fieberkrämpfe

Sie sind die häufigsten Anfälle bei Kindern zwischen dem 1. und 6. Lebensjahr, sind mit einer Erhöhung der Körpertemperatur verbunden und überwiegend familiär. Bei der *unkomplizierten Form* mit Fieber über 38,5 °C ist die Prognose gut; ursächlich wird heute eine Reifungsstörung der Ionenkanäle in Nervenzellmembranen bzw. der GABA-A-Rezeptoren vermutet. **Komplizierte Fieberkrämpfe** sind durch Risikofaktoren gekennzeichnet; hierunter fallen z. B. Zeichen einer zerebralen Vorschädigung, lang dauernde Krämpfe (über 15 Minuten), häufigere (insgesamt mehr als drei) Anfälle, Temperaturerhöhung bis 38,0 °C sowie Lähmungen und/oder EEG-Veränderungen nach einem Anfall. Das Risiko einer Epilepsieentwicklung liegt nach einfachen Fieberkrämpfen bei ca. 2 %; bei komplizierten Fieberkrämpfen beträgt es – in Abhängigkeit von der Ursache – etwa 20 %.

Bei wiederholten Fieberkrämpfen ab dem 3. Lebensmonat und einer zunehmenden Entwicklungsstörung mit einer myoklonischen Epilepsie werden Veränderungen im Gen des Natriumionenkanals SCN1A nachgewiesen **(Dravet-Syndrom).** Dies spielt bei der Begutachtung von fraglichen Impfkomplikationen eine wichtige Rolle.

II. Epilepsien mit primär generalisierten Anfällen

Bei den primär generalisierten Epilepsien werden viele unterschiedliche Formen differenziert. Die **tonisch-klonischen Anfälle** sind mit ihrem typischen Ablauf am Beginn dieses Kapitels dargestellt.

Unter **Myoklonien** versteht man kurze, irreguläre Körperzuckungen, die bei Epilepsien mit gleichzeitigen Entladungen im EEG einhergehen. Nach dem 10. Lebensjahr können besonders morgendliche Myoklonien mit und ohne große generalisierte Anfälle auftreten. Auslöser sind nicht selten Schlafmangel und Flackerlicht (Discobesuche!).

Absencen sind kurze (wenige Sekunden dauernde) geistige Abwesenheiten, evtl. nur an einem starren Blick, Zucken der Lider oder Verdrehen der Augäpfel erkennbar. Im EEG findet sich in allen Ableitungen ein typisches Muster von 3/sec Spike-Wave-Entladungen. Die Kinder haben meist keine schweren mentalen Störungen; allerdings kann sich die Epilepsie im Laufe des Lebens zunehmend verschlechtern.

III. Epilepsien mit Anfällen fokalen oder multifokalen Ursprungs

Bei herdförmigen Epilepsien können die Zuckungen an einer Extremität, z. B. einer Hand, beginnen und sich entsprechend dem „Homunkulus" der motorischen Großhirnrinde ausbreiten („March of Convulsion" nach J. H. Jackson [1835–1911], ➤ Abb. 2.5). Ohne Bewusstseinsstörung spricht man von **einfachen,** mit Bewusstseinsstörung von **komplexen fokalen (Partial-)Anfällen.** Immer muss dann an eine organische Ursache, z. B. einen Tumor, gedacht werden.

Komplexe Partialanfälle bei Frontallappenepilepsie (vom Stirnlappen ausgehender Epilepsie) werden sowohl bei normal entwickelten als auch bei nicht altersentsprechend entwickelten Kindern zu selten diagnostiziert, da häufig keine oder nur sehr diskrete EEG-Veränderungen nachweisbar sind. Typische Symptome sind:

- Abrupter Beginn, evtl. aus dem Schlaf heraus
- Akute Stereotypien
- Emotionale Symptome
- Lautes Schreien
- Vegetative Symptome

In der Regel besteht keine postiktale (nach dem Anfall auftretende) Verwirrtheit, die Symptome können psychogenen Anfällen (➤ Kap. 8.14.4) sehr ähnlich sein. Gegebenenfalls muss die Diagnose ex juvantibus (d. h. aus der Wirksamkeit der Behandlung) durch Gabe von Antikonvulsiva erfolgen. Auch komplexe Partialanfälle neigen zu einer Progredienz mit zunehmender Sklerose (Vernarbung) vor allem im Hippocampusbereich, die oft mit bleibenden Persönlichkeitsstörungen verbunden ist. Unter Umständen muss dann an spezifische Diagnostik, z. B. EEG mit invasiven Tiefenelektroden, Positronenemissionstomografie und an epilepsiechirurgische Maßnahmen gedacht werden.

Fokale Epilepsien bei hirnorganischen Grunderkrankungen, z. B. dem **Sturge-Weber-Syndrom** (➤ Kap. 8.4), zeigen eine Tendenz zu immer schwereren Anfällen und müssen ebenfalls früh neurochirurgisch behandelt werden.

West-Syndrom = BNS-Anfälle

Hierbei kommt es meist ab dem 2. bis 8. Lebensmonat plötzlich ohne äußere Einwirkung zu blitzartigen Zuckungen mit anschließenden tonischen Streck- oder Beugemustern für wenige Sekunden, oft mit anschließendem Weinen oder Dämmerzustand. Der klassische BNS-Ablauf mit **b**litzartigen **N**ick- und anschließenden **S**alaam- (mohammedanischer Gruß) Bewegungen zeigt sich nur selten. Im EEG finden sich bei diesen Kindern kontinuierliche schwere Veränderungen mit multifokalen hypersynchronen Wellen, eine **Hypsarrhythmie** (➤ Abb. 4.3). In 90 % der Fälle liegt eine allgemeine Entwicklungsstörung vor; sehr häufig lassen sich auch unterschiedliche hirnorganische ZNS-Veränderungen nachweisen, z. B. Rindenfehlbildungen, hypoxisch-ischämische, infektiöse oder stoffwechselbedingte Hirnschäden. Man spricht beim West-Syndrom auch von einer **altersgebundenen epileptischen Enzephalopathie.** Die Prognose ist insgesamt nicht gut und hängt neben der Ursache entscheidend von einer frühzeitigen und intensiven Therapie ab. Idiopathische Formen, bei denen hirnorganische Veränderungen nicht nachgewiesen werden können, haben insgesamt eine günstigere Prognose als symptomatische Formen. Einige Patienten werden mit hoch dosiertem Vitamin B_6 anfallsfrei. Für die Prognose ist entscheidend, dass unter einer medikamentösen Therapie, z. B. mit Sultiam, ACTH, Prednison, Valproat, Vigabatrin, oder einer ketogenen Diät frühzeitig die Hypsarrhythmie zur Rückbildung gebracht wird.

Weitere Epilepsieformen

Das **Lennox-Gastaut-Syndrom** ist eine schwere Mischform der Epilepsie mit Myoklonien, Sturzanfällen und großen generalisierten Anfällen bei Kleinkindern und geht praktisch immer mit einer schweren allgemeinen Entwicklungsstörung einher.

Häufigste Form einer fokalen Epilepsie im Kindesalter sind die **zentrotemporalen Sharp-Wave-Anfälle (Rolando-Epilepsie),** die bereits 1597 erstmals von dem deutschen Arzt M. Ruland (1532–1602) beschrieben wurden. Zwischen dem 2. und 12. Lebensjahr kommt es meist in den frühen Morgenstunden oder beim Einschlafen zu anfangs einseitigen, später z. T. generalisierten Anfällen, z. T. mit akuter Aphasie (Sprachstörung), gelegentlich mit erhaltenem Bewusstsein. Viele der Kinder haben eine normale Entwicklung; gehäuft finden sich jedoch Kinder mit visomotorischen Koordinationsstörungen, Teilleistungsstörungen und Verhaltensauffälligkeiten. Das EEG zeigt bei normalem Grundrhythmus (➤ Kap. 4.2) besonders in der Einschlafphase typische fünfgipfelige Sharp-Waves bzw. Spikes (spitzzackige Potenziale) über dem vorderen Schläfenlappen. Ursächlich haben sich bei familiären Formen Gen-Mutationen der neuronalen Ionenkanäle, vor allem des neuronalen Na^+-Kanals in der Nervenzellmembran auf Chromosom 11, nachweisen lassen. Da die Anfälle selten auftreten und die Prognose günstig ist, kann häufig auf eine medikamentöse Therapie verzichtet werden. Bei wiederholten Anfällen hat sich vor allem Sultiam bewährt, Levetiracetam wirkt ebenfalls, hat aber z. T. psychische Nebenwirkungen. Der Begriff „benigne" Epilepsie bei den zentrotemporalen Sharp-Wave-Epilepsien gilt nur in Bezug auf die Anfallsprognose, nicht jedoch auf die Gesamtprognose, insbesondere die mentale Entwicklung.

Beim **ESES**- (= elektrischer Status epilepticus im Schlaf) und **Landau-Kleffner-Syndrom** handelt es sich um Entwicklungsstörungen bei Klein- und Schulkindern, vor allem im Bereich der aktiven Sprache, der mentalen Entwicklung und des Hörverständnisses, oft zusammen mit komplexen anderen motorischen und sensorischen Defiziten. Es werden sowohl allmähliche als auch plötzliche Verschlechterungen der aktiven Sprache, z. B. nach einem zerebralen Anfall, beobachtet. Besonders scheint die zentrale Sprachdifferenzierung betroffen zu sein, wohingegen das Leseverständnis noch erhalten bleiben kann. Beide Krankheitsbilder können mit Verhaltensproblemen vergesellschaftet sein, sodass differenzialdiagnostisch autistische und psychotische Störungen infrage kommen. Beim ESES-Syndrom dominiert mehr die mental-kognitive Beeinträchtigung, während beim Landau-Kleffner-Syndrom die Sprachstörung im Vordergrund steht. Bei beiden Krankheitsbildern korreliert die hypersynchrone Aktivität im EEG nicht mit der klinischen Symptomatik. Beim ESES-Syndrom kommt es vor allem während des Non-REM-Schlafs zu multifokalen ausgeprägten hypersynchronen Aktivitäten oder kontinuierlichen Spike-Wave-Aktivitäten, evtl. beidseits betont im Schläfenlappen. Morphologische Hirnveränderungen sind nicht beschrieben, jedoch werden z. T. auch zerebrale Gefäßveränderungen vermutet. Die Prognose ist insgesamt nicht günstig. Durch gezielte medikamentöse antikonvulsive Behandlung, initial meist mit Sultiam evtl. in Kombination mit Clobazam, mit Kortikoiden, Valproat oder Carbamazepin, selten auch durch epilepsiechirurgische Maßnahmen wie multiple subpiale Transsektionen, kann es vor allem zu einer Verbesserung der Sprachfähigkeit kommen.

Eine spezielle, wenn auch seltene Epilepsieform ist die **Rasmussen-Enzephalitis,** bei der rasch progredient therapieresistente, primär fokale Anfälle, Sprachstörungen und kognitive Defizite bei Kindern unter 10 Jahren auftreten. Die Diagnose einer Immunreaktion unklarer Genese ist nur durch eine Hirnbiopsie zu klären. Therapeutisch ist häufig nur durch epilepsiechirurgische Maßnahmen eine Besserung zu erreichen. Es bestehen Zusammenhänge mit der NMDA-Rezeptor-Enzephalitis, die vor allem bei Mädchen und jungen Frauen mit schweren psychiatrischen Symptomen und komplexen Anfällen auftritt.

Umfangreiche psychologische Untersuchungen bei Patienten mit Epilepsie haben gezeigt, dass es keine typische „epileptische Persönlichkeitsstruktur“ gibt. Wesensveränderungen bei Menschen mit Epilepsien können durch

- genetische Faktoren,
- primäre Hirnschädigung,
- psychoreaktive Störungen,
- medikamentöse Effekte und
- anfallsbedingte Hirnfolgeschäden, z. B. eine Hippocampussklerose, erklärt werden [1, 2, 28, 43, 60, 89, 91].

8.14.4 Nichtepileptische Anfälle

Immer muss bei anfallsartigen Zuständen auch an nichtzerebrale bzw. nicht hirnelektrische Ursachen gedacht werden. Wichtige differenzialdiagnostische Überlegungen sind:

- Zentrale und obstruktive Apnoen (Atempausen).
- Stoffwechselstörungen, z. B. eine Hypoglykämie oder eine Hypokalzämie mit Muskelkrämpfen. Eine Anfallsbereitschaft kann z. B. auch durch übermäßige Atmung (z. B. bei Aufregung) und Abatmen des CO_2 zustande kommen.
- Hypotone Blutdruckregulationsstörungen = vasovagale Synkope.
- Respiratorische Affektsynkope („Wegschreien“ beim Kleinkind).
- Herzrhythmusstörungen.
- Intoxikation (z. B. Strychnin).
- Anfallsartiger Schwindel.
- Migräne.
- Psychogene (= dissoziative) Anfälle mit z. T. bizarren Symptomen, meist nur bei Anwesenheit anderer Personen und ohne Verletzungen; nicht selten treten psychogene Anfälle auch bei Patienten mit orginärer Epilepsie auf.
- Tic-Syndrome (➤ Kap. 7.1.3).
- Narkolepsie (Kurzschlafanfälle und abrupter Tonusverlust).
- Sonstige Schlafstörungen (➤ Kap. 9.7).

Entscheidend für die Abgrenzung dieser Anfallstypen von echten zerebralen Anfällen sind die möglichst genaue Anamnese, insbesondere durch Beschreibung der beobachteten Anfälle, oder, noch besser, durch Anfallsregistrierung (z. B. mittels Videokamera bzw. Handy) und die korrekte EEG-Ableitung. Zusätzlich sollten bei jedem Patienten eine EKG-Ableitung, Blutdruckmessung an Armen und Beinen, evtl. ein Schellong-Test (Messung von Puls, Blutdruck und EKG in Ruhe sowie bei Steh- bzw. Kniebeugenbelastung) und eine Bestimmung von Blutzucker und Kalzium im Serum erfolgen. Evtl. kann eine polygrafische Registrierung sinnvoll sein, unter Umständen auch eine differenzierte psychologische Untersuchung [2, 28, 43, 60, 91].

8.14.5 Therapie der Epilepsien

Viele Epilepsieformen können durch eine konsequente, regelmäßige medikamentöse Behandlung bezüglich der Anfallsfrequenz entweder geheilt oder deutlich gebessert werden. Allerdings ist nicht die möglichst vollständige Reduktion der Anfälle, sondern die Verbesserung der Lebensqualität oberstes Ziel einer Behandlung. Dies gilt vor allem auch für behinderte Patienten, die durch Medikamentennebenwirkungen evtl. erhebliche Beeinträchtigungen erfahren können. Prinzipiell sollte nur dann an eine medikamentöse Behandlung gedacht werden, wenn mehr als zwei sichere Anfälle innerhalb von 6 Monaten aufgetreten sind. Einige Antikonvulsiva haben sich bei spezifischen Epilepsien besonders bewährt, z. B. Carbamazepin und seine Abkömmlinge bei fokalen Anfällen, Valproat bei primär generalisierten Epilepsien, Sultiam bei der zentrotemporalen Sharp-Wave-Epilepsie, Ethosuximid bei einfachen Absencen, Vigabatrin bei der tuberösen Sklerose, Kortikoide beim West-Syndrom, Stiripentol beim Dravet-Syndrom usw. Die früher praktizierte medikamentöse Prophylaxe bei rezidivierenden Fieberkrämpfen oder nach Schädel-Hirn-Traumata wird nicht mehr allgemein empfohlen. Auch bei seltenen Anfällen einer eindeutigen Rolando-Epilepsie ohne sonstige Komplikationen ist eine medikamentöse Therapie nicht notwendig.

Aufgrund der Zusammenhänge mentaler Entwicklungsauffälligkeiten mit erhöhter zerebraler Anfallsbereitschaft im EEG, z. B. beim ESES- und Landau-Kleffner-Syndrom, muss aber umgekehrt überlegt werden, ob in bestimmten Fällen auch ohne erkennbare Anfälle eine antikonvulsive Therapie sinnvoll ist. Dies kann dann indiziert sein, wenn im Schlaf-EEG lang dauernde, ausgeprägte hypersynchrone Aktivität nachweisbar ist. Nach mehrmonatiger Therapie sollte dann aber auch ein Auslassversuch eingeplant werden.

Die Vorstellung, dass neue potente Antikonvulsiva aufgrund der spezifischen pharmakologischen Wirkungen auf die elektrochemischen Zellvorgänge gefunden werden, hat sich nicht bestätigt. Die am besten wirksamen Medikamente haben sehr unterschiedliche Wirkungsansätze. Eine ausführliche Zuordnung der aktuell im Handel befindlichen Antiepileptika zu definierten Epilepsie-Formen ist im Rahmen dieses Buches nicht möglich.

Wichtige Medikamente zur Epilepsiebehandlung sind:

- Oxcarbazepin (Apydan®, Trileptal®, Timox®)
- Eslicarbazepin (Zebinix®)
- Valproat (Ergenyl®, Orfiril®)
- Sultiam (Ospolot®)
- Vigabatrin (Sabril®)
- Lamotrigin (Lamictal®)
- Ethosuximid (Petnidan®, Suxinutin®)
- Levetiracetam (Keppra®)

Seltener bzw. nur bei speziellen Diagnosen indizierte Antikonvulsiva:

- Phenobarbital (Luminal®, Luminaletten®)
- Carbamazepin (Timonil®, Tegretal®, Sirtal®)
- Clobazam (Frisium®)
- Clonazepam (Rivotril®)
- Hydantoin (Zentropil®, Phenhydan®, Epanutin®)
- Methsuximid (Petinutin®)
- Brom (Dibro®)
- Felbamat (Taloxa®)
- Topiramat (Topamax®)
- Gabapentin (Neurotin®)
- Zonisamid (Zonegran®)
- Rufinamid (Inovelon®)
- Stiripentol (Diacomit®)
- Lacosamid (Vimpat®)
- Brivaracetam (Briviact®)

Tendenziell werden immer mehr Medikamente ohne sedierende, muskelrelaxierende und aktivitätshemmende Nebenwirkungen (wie sie Phenobarbital und Clonazepam haben) eingesetzt. Eine Indikation von Antiepileptika zur Behandlung von Verhaltens-

oder Lernstörungen muss sehr kritisch gesehen werden. In Armutsländern werden aus Kostengründen vor allem noch Phenobarbital und Carbamazepin verwendet.

Bei unzureichender Beeinflussbarkeit durch Medikamente sollte rechtzeitig an epilepsiechirurgische Eingriffe gedacht werden. Dies gilt vor allem bei eindeutigen hirnorganischen Veränderungen, z. B. einem Sturge-Weber-Syndrom (➤ Kap. 8.4). Aber auch bei schweren kryptogenen Epilepsien können mit verschiedenen Operationen Verbesserungen erzielt werden.

Weitere Maßnahmen wie z. B. spezielle Diäten (z. B. ketogene Diät), N.-vagus-Stimulation oder Biofeedback-Methoden führen in einzelnen therapierefraktären Fällen deutliche Verbesserungen herbei.

Weiterhin sind bei schweren Epilepsien vor allem im Jugendalter verhaltenstherapeutische Lernprogramme, z. B. FAMOSES, und Kontakte mit Selbsthilfegruppen von Bedeutung [1, 2, 28, 29, 43, 60, 89, 91].

8.15 Autismus-Spektrum-Störung (= pervasive oder tiefgreifende Entwicklungsstörung)

8

Basissymptome für die Diagnose Autismus-Spektrum-Störung (ASS) sind Störungen der sozialen Interaktion, der sprachlichen und nichtsprachlichen Kommunikation, der normalen Variabilität des Verhaltens sowie umschriebene Lernstörungen, die in der frühen Kindheit beginnen. Typische Symptome sind eingeschränkter Blickkontakt, fehlende sprachliche Äußerungen, evtl. Echolalie, eingegrenzte Interessen, stereotype Körperbewegungen, fehlender Zeitbegriff, Schlafstörung, Autoaggression, hyperkinetisches Verhalten und fehlende Lernbereitschaft bei z. T. aber guten visuellen und visomotorischen Fähigkeiten sowie z. T. erstaunlichen Gedächtnisleistungen.

Man unterscheidet:

- Die **frühkindliche Form Kanner** mit schwerwiegender Ausprägung, einer Häufigkeit von 2 : 1 000 und einer Bevorzugung des männlichen Geschlechts von 3 : 1
- Die **autistische Psychopathie Asperger** mit einer Häufigkeit von bis zu 1 : 100 (in Ostasien!) bis > 1 : 1 000 in Mitteleuropa und einer Bevorzugung des männlichen Geschlechts von 10 : 1
- Den **atypischen Autismus,** bei dem die Symptomatik nicht vollständig ausgebildet ist (Häufigkeit: 3–4 : 1 000)

Ursachen und Entstehung der ASS sind unklar; sicher handelt es sich nicht um ein einheitliches Krankheitsbild. Bei der frühkindlichen Form besteht eine hohe Konkordanz bei monozygoten („eineiigen") Zwillingen, das Risiko für Geschwister ist 50- bis 100-fach erhöht. Mittlerweile sind > 30 verschiedene Genanomalien als mögliche Ursache beschrieben worden, aber auch teratogene Einflüsse und Virusinfektionen in der Gravidität werden als mögliche Ursache vermutet. Früher postulierte Verhaltensstörungen der Eltern oder Deprivationstraumen werden nicht mehr ernsthaft als Ursache diskutiert. Bei keiner anderen Krankheitsdiagnose wurde in den vergangenen 20 Jahren weltweit eine vergleichbare Zunahme registriert, wobei unklar ist, ob dies Folge einer Verbesserung der Diagnostik, einer Erweiterung der Kriterien oder einer wirklich höheren Inzidenz ist.

Es werden sehr unterschiedliche Funktionsstörungen des zentralen Nervensystems diskutiert, z. B.:

- Imbalancen im dopaminergen System (➤ Kap. 2.4)
- GABA-Transmitter-Störungen
- Imbalancen der Endorphine (Endorphine = körpereigene Peptide, die mit Opiatrezeptoren reagieren und dementsprechend schmerzblockierend und stimmungshebend wirken)
- Gestörte Zytoarchitektur des Großhirns vor allem frontal
- Anlagestörung im oberen Kleinhirnwurm
- Störungen dentato-thalamo-kortikaler Bahnen
- Störungen in der Ausbildung der Spiegelneurone, die für die emotional-affektive Entwicklung von Bedeutung sind (➤ Kap. 2.2)

Nicht immer sind die Grenzen zu noch normalen Verhaltensweisen im Rahmen der jeweiligen Intelligenz klar erkennbar; psychosoziale und emotionale Belastungen können die Symptomatik sicher verstärken.

Bei der frühinfantilen Form lassen sich mit den heute zur Verfügung stehenden diagnostischen Methoden in ca. 40 % definierbare Erkrankungen, z. B. Hirnanlagestörungen wie Rindenfehlbildungen, primärer Mikrozephalus, Balkenagenesien, genetische Störungen wie das Fragiles-X-Syndrom (➤ Kap. 8.3), neurokutane Syndrome (➤ Kap. 8.4), Stoffwechselstörungen, z. B. der Purine, Epilepsiesyndrome wie das ESES- und das Landau-Kleffner-Syndrom sowie spezifische Toxinschädigungen (Blei, Quecksilber?) nachweisen. In weiteren 50 % können gravierende Hirnfunktionsstörungen festgestellt werden, davon in 70–90 % mental-kognitive Störungen, in 30–40 % eine erhöhte zerebrale Anfallsbereitschaft, in 20 % meist zentrale Hörstörungen und in 10–20 % Sehstörungen. Darüber hinaus werden häufig Störungen der Groß- und Feinmotorik, der Visomotorik, der Tast- und Gleichgewichtsfunktionen sowie weitere Teilleistungsstörungen festgestellt.

Nach den aktuellen Diagnoseklassifikationen (AWMF-Leitlinie, DSM-V) gelten für die ASS folgende *diagnostische Kriterien,* wobei zusätzlich unterschiedliche Schweregrade unterschieden werden:

- Beginn während der frühen Kindheit (1. und 2. Lebensjahr)
- Qualitative Störung der sozialen Interaktion in folgenden Bereichen:
  - Mangelnde Fähigkeit, an andere zu denken
  - Mangelnde Suche nach Entspannung unter Belastung
  - Gestörte Nachahmung
  - Gestörtes Sozialverhalten, z. B. die Unfähigkeit, mit Gleichaltrigen Freundschaft zu schließen
  - Qualitative Störung der verbalen und nichtverbalen Kommunikation
  - Keine adäquate Mimik und Gestik
  - Fehlende oder inadäquate Sprache
  - Abnorme nonverbale Kommunikation, fehlender Auge-Auge-Kontakt
  - Kein Rollenspiel, kein Interesse an Geschichten, keine Fantasie
  - Ausgeprägte Sprechanomalien, z. B. bei Intonation, Rhythmus, Wortproduktion
  - Sprachauffälligkeiten mit Stereotypien und Echolalien
  - Unfähigkeit, eine Konversation mit anderen zu führen
  - Deutlich eingeschränktes Repertoire an Aktivitäten und Interessen
  - Gleichförmige Körperbewegungen, z. B. Händeflattern, Drehen, fortdauernde Beschäftigung mit einzelnen Teilen
  - Ausgeprägte Irritation durch Änderung der Umgebung
  - Insistieren auf unsinnigen Details
  - Sehr eingeengtes Interesse an einzelnen Themen

Von diesen Items sollten für die Diagnose eines Autismus mindestens acht erfüllt sein.

Bei der *Diagnostik* stehen wie üblich die Anamnese, die Verhaltensbeobachtung und die klinische Untersuchung des Kindes im Vordergrund. Man sollte bei eindeutiger klinischer Symptomatik zumindest ein EEG mit Einschlafen, eine Hörtestung, einen Sehtest mit Gesichtsfeldbestimmung, eine Chromosomenanalyse (u. a. Ausschluss einer Monosomie 22q11) einschließlich der Molekulargenetik auf Fragiles-X-Syndrom (➤ Kap. 8.3, ➤ Kap. 10.5.2), eine Kernspintomografie, Untersuchungen auf organische Säuren im Urin sowie eine Laktatbestimmung im Serum und Liquor (➤ Kap. 8.6.4) durchführen.

Bei der psychologischen Diagnostik sollten einerseits die üblichen Entwicklungs- und Intelligenztests eingesetzt werden, wobei an den Untersucher wegen der speziellen Verhaltensauffälligkeiten des Probanden sehr hohe Anforderungen gestellt werden. Zusätzlich sollten andererseits umfangreiche Fragebögen mit den Eltern (ADI-R = Autism Diagnostic Interview-Revised) und Verhaltensbeobachtungen (ADOS = Autism Diagnostic Observation Schedules) protokolliert werden. Weitere psychologische Tests ➤ Kap. 12.

Spezifische Therapien werden bei autistischen Störungen in der Regel nur bei nachgewiesener Indikation eingesetzt, z. B. Diät bei angeborener Stoffwechselstörung oder Antiepileptika bei nachgewiesener Epilepsie. Bei den meisten Patienten sind spezifische medizinische Maßnahmen nicht möglich; vielmehr sollte die Behandlung durch ein spezialisiertes, interdisziplinäres Team stattfinden, um die Individualität des Patienten und seiner Familie in ausreichendem Maße zu berücksichtigt.

Im Vordergrund stehen:

- Familienorientierte praktische Hilfen mit einer Strukturierung von Umgebung und Tagesablauf
- Eine Kontinuität der Bezugspersonen und des Aufenthaltsorts
- Eine Vermeidung abrupter Veränderungen
- Regelmäßige körperliche Aktivierung, z. B. durch sportliche Betätigung im Freien
- Förderung spezifischer Interessen, z. B. von Musik, Malen, Basteln
- Das Aufzeigen langfristiger Perspektiven

Strukturierte Programme hierfür sind z. B. TEACCH (Treatment and Education of Autistic and Related Communication Handicapped Children), EIBI (Early Intensive Behavioral Intervention) oder ABA/VB (Applied Behavioral Analysis and Verbal Behavior).

Wichtig sind darüber hinaus psychologische Maßnahmen wie unterstützende Psychotherapie für die Patienten und ihre Eltern, evtl. auch eine Familientherapie, sowie verhaltenstherapeutische Maßnahmen mit Aneignung spezieller Kommunikationsmethoden (= **unterstützte Kommunikation**), z. B. PECS (Picture Exchange Communication System). In letzter Zeit werden zunehmend verschiedene elektronische Kommunikationssysteme mit Erfolg eingesetzt.

Bei einzelnen Patienten mit Autismus wird immer wieder über erfolgreiche Sprachäußerungen mit der „gestützten Kommunikation" berichtet. Dabei stützt oder führt eine mit dem Patienten vertraute Person dessen Arm bei der Kommunikation, z. B. bei dem Zeigen auf eine Buchstabentafel. Die Authentizität dieser Methode ist sehr fraglich.

35 % aller Patienten mit Autismus haben auch eine Epilepsie, der Anteil von Patienten mit einem pathologischen EEG ohne klinisch erkennbare Anfälle ist höher. Die Wirksamkeit von Medikamenten auf die autistische Symptomatik ist in der Regel begrenzt. Benzodiazepine, z. B. Diazepam, haben oft einen paradoxen negativen Effekt.

Patienten mit Autismus sind in der Regel mehrfach behindert – seelisch, geistig und oft auch körperlich –, sodass ihnen Hilfe nach dem SGB XII (➤ Kap. 18.2) zusteht. Weiterhin hat sich bei vielen Patienten ein kontinuierlicher **Begleiter,** evtl. auch bei der Berufsausbildung, bewährt.

Die Prognose des Autismus ist sehr von der Intelligenzentwicklung abhängig: bei einem IQ < 50 vor dem 8. Lebensjahr ist die Prognose bezüglich einer selbstständigen Lebensführung schlecht, bei einem IQ > 70 vor dem 8. Lebensjahr eher günstig.

Insgesamt ist die Langzeitprognose des frühkindlichen Autismus immer noch relativ ungünstig:

- 60 % der Betroffenen sind langfristig vollständig auf fremde Hilfe angewiesen.
- 25 % machen kontinuierliche Fortschritte und werden teilweise selbstständig.
- 10–20 % verschlechtern sich in der Adoleszenz.
- 10 % werden überwiegend selbstständig.
- Nur 5 % werden auf Dauer geheilt.

Der Übergang zwischen einer ASS und einer überwiegend intellektuellen Beeinträchtigung ist fließend. Die Diagnose „autistische Verhaltensweise bei geistiger Behinderung" sollte zurückhaltend verwendet werden.

Die **autistische Psychopathie Asperger** wird als Störung der sozialen Interaktion mit Pedanterie, eingeengtem Interesse, Sprach- und Sprechproblemen sowie Auffälligkeiten in der nichtverbalen Kommunikation (z. B. Mimik, Körperbewegung und Verhalten) bei normaler bis überdurchschnittlicher Intelligenz definiert. Bei diesem Subtyp von Autismus sind am ehesten Erfolge zu erreichen, z. B. beim Schulbesuch und sogar in akademischen Berufen.

Unter **elektivem Mutismus** versteht man Verhaltensstörungen, bei denen der Patient nur mit bestimmten Personen und unter besonderen äußeren Bedingungen spricht. Oft bestehen zusätzliche Sprech- und Sprachprobleme, z. T. auch in Form von Teilleistungsstörungen. In der Familienanamnese finden sich gehäuft psychiatrische Erkrankungen (z. B. die Hauptperson in dem Film „Das Piano").

Kindliche Schizophrenien müssen z. T. von autistischen Verhaltensstörungen abgegrenzt werden. Sie sind insgesamt sehr selten; katatone Formen mit motorischer Erregung oder Erstarrung können jedoch schon ab dem 5. Lebensjahr auftreten. Es kommt zu schweren Beeinträchtigungen im Denkablauf und im affektiven Verhalten mit Illusionen, Halluzinationen und gestörter Emotionalität sowie Essstörungen.

Auch wenn bei autistischen Erkrankungen die primäre Diagnostik häufig in pädiatrischen Einrichtungen stattfindet, sollte mittelfristig die Behandlung durch Vertreter der Kinder- und Jugendpsychiatrie in Kooperation mit Sonder- und Heilpädagogik erfolgen [32, 43, 49, 61, 63, 74, 76, 84, 95].

8.16 Umschriebene Entwicklungsstörungen und Teilleistungsstörungen

Unter **Teilleistungsstörungen** bzw. **umschriebenen Entwicklungsstörungen (UES)** werden nach dem russischen Neuropsychologen A.R. Lurija (1902–1977) und seinem Tübinger Kollegen J. Graichen Einschränkungen unterschiedlicher Hirnfunktionen verstanden, die aus dem übrigen Leistungsniveau bzw. Entwicklungsstand einer Person herausfallen (➤ Kap. 12.6.2). Nach D. Esser u. a. sind UES im engeren Sinn Verminderungen der isoliert messbaren psychologischen Leistung um > 1,5 Standardabweichungen bei einem Gesamt-IQ > 70. Teilleistungsstörungen sind hingegen unabhängig vom Intelligenzniveau, können also auch bei allgemeiner Intelligenzminderung vorkommen. Es handelt sich nicht um eine einheitliche Krankheitsentität, die bis heute befriedigend definiert werden kann. Je jünger ein Kind ist, umso weniger ist es möglich, umschriebene Hirnfunktionen eindeutig zu lokalisieren. Dennoch geht das Konzept der Teilleistungsstörung davon aus, dass Subsysteme kortikaler Funktionen isoliert beeinträchtigt sein können. Auf jeden Fall sollten diese Symptome aber von umschriebenen Leistungsausfällen, die nach anfänglich normaler Entwicklung auftreten, unterschieden werden. Hier spricht man bei erworbenen Störungen im Handlungsablauf von einer **Dys- bzw. Apraxie,** bei erworbenen Sprachstörungen von einer **Aphasie,** bei erworbenen Wahrnehmungsstörungen von einer **Agnosie** und bei erworbenen Lesestörungen von einer **Alexie.**

Ähnlich wie beim hyperkinetischen Syndrom ist die Nomenklatur der UES in der Literatur sehr unterschiedlich; vor allem mit den Begriffen MCD (Minor oder Minimal Cerebral Dysfunction), dem POS (psychoorganischen Syndrom) und dem ADS (Attention Deficit Syndrome) gibt es Überschneidungen. Die Bezeichnung einer „spezifischen Lernstörung" ist ebenfalls nicht ausreichend.

Bei einer Teilleistungsstörung bzw. UES können mehrere diagnostische Kategorien des Patienten berücksichtigt werden:

1. Störungen von Verhalten und/oder Emotionen, z. B. erhöhte Impulsivität, Aufmerksamkeitsstörung, Hyperaktivität, aggressives oder zerstörendes Verhalten, emotionale Labilität, Ungeduld, Angstsyndrome, Depressionen
2. Lernstörungen: Unvermögen, spezifische Lehrinhalte aufzunehmen, z. B. Lesen, Rechtschreibung, Schriftbild, Rechnen
3. Intellektuell-kognitive Störungen: umschriebene Störung im Intelligenztest, z. B. Schwäche des Gedächtnisses, der rezeptiven oder expressiven Sprache oder der Bearbeitungsgeschwindigkeit
4. Neurologische Störungen: umschriebene neurologische Symptome wie beeinträchtigte motorische Koordination (Clumsiness), Wahrnehmungsstörung, z. B. in Bezug auf das Hören (auditiv), das Sehen (visuell) oder den eigenen Bewegungsapparat (propriozeptiv), Störung des Zeitbegriffs und der Rechts-links-Diskrimination

Über die Häufigkeit von UES gibt es in der Literatur sehr unterschiedliche Angaben, was mit der ungenauen Definition und den Problemen der Abgrenzung zur Normalität bzw. zu umschriebenen anderen Krankheiten und Störungen zusammenhängt. Eine der gründlichsten Studien in Deutschland, die Mannheimer „Kurpfalz"-Studie, geht von einer Häufigkeit von 4–5 % der Kinder eines Jahrgangs aus. Weitere Ausführungen hierzu ➤ Kap. 12.6.2.

Die *Ursachen* von UES sind vielfältig: Besonders die Lese-Rechtschreibstörung ist häufig genetisch determiniert; oft lassen sich bei mehreren Mitgliedern einer Familie umschriebene Störungen nur in diesem Bereich nachweisen, die sich z. T. im Sinne einer Antizipation von Generation zu Generation verstärken können. So werden Schwächen der akustischen Verarbeitung mehr auf Chromosom 6, der visuellen Verarbeitung auf Chromosom 15 lokalisiert. Bei Familien mit schweren expressiven Sprachstörungen hat man Deletionen im FOXP2-Gen auf Chromosom 7 nachweisen können. Darüber hinaus können organische oder funktionelle Hirnstörungen (z. B. ein Hydrozephalus), unterschiedliche Sehstörungen oder Störungen der Blickbewegungen die Symptomatik verstärken. Über den Einfluss von Umweltschadstoffen gibt es – ähnlich wie beim hyperkinetischen Syndrom – sehr unterschiedliche Meinungen. Neben ideologischen Erklärungsversuchen können im Einzelfall evtl. doch allergische Dispositionen, Reizüberflutung, Schlafmangel, spezifische Ernährungsstörungen oder Toxine eine Rolle spielen.

Während Störungen im Bereich der Motorik, der Wahrnehmung, der expressiven und rezeptiven Sprachentwicklung bereits im Vorschulalter erkannt werden können, lassen sich definitionsgemäß Lese-Rechtschreib- und Rechenstörungen erst während der Schulzeit erkennen. Häufig haben diese Kinder aber bereits vor Schulbeginn in den genannten anderen Bereichen Auffälligkeiten gezeigt. Dennoch lassen sich im Vorschulalter nur selten dezidierte Prognosen für das Schulalter stellen.

Folgende Teilleistungsstörungen bzw. UES werden unterschieden:

1. Der Motorik im Sinne einer **motorischen Koordinationsstörung** ohne nachweisbare neurologische Erkrankung (z. B. Zerebralparese).
2. Der Wahrnehmung. Hierbei unterscheidet man **visomotorische,** auditive und **taktil-kinästhetische Störungen.** Weitere Aussagen hierzu ➤ Kap. 15.
3. Der Sprech- und Sprachentwicklung. Hierunter werden die Störung der aktiven Sprachentwicklung **(expressive Sprachstörung)** und Artikulationsstörungen sowie ein Rückstand im Sprachverständnis **(rezeptive Sprachstörung)** verstanden.
4. **Umschriebene Lese-Rechtschreibstörung.** Hierbei handelt es sich um eine Entwicklungsstörung der Lese- und Rechtschreibfähigkeit, die nicht durch eine allgemeine intellektuelle Beeinträchtigung oder inadäquate schulische Betreuung erklärt werden kann. Der häufig benutzte übergeordnete Begriff der **Legasthenie** (Leseschwäche) wird in den meisten Fällen ungenau eingesetzt.
5. Umschriebene **Rechenstörung = Dyskalkulie.**
6. Umschriebene Lernstörungen in anderen Bereichen, z. B. Musik, Zeichnen, Fremdsprachen, zeitliche und örtliche Orientierung gelten bisher nicht als krankheitsspezifisch.

Die *Diagnostik* der Teilleistungsstörungen sollte neben einer genauen neurologischen Untersuchung des Kindes (➤ Kap. 13), einer Untersuchung der Sprachentwicklung (➤ Kap. 14) und der psychologischen Testdiagnostik (➤ Kap. 12) auch die Ableitung eines EEGs beinhalten. In 10–20 % lassen sich bei Kindern mit Teilleistungsstörungen EEG-Veränderungen, vor allem zentro-temporale Herdbefunde (Rolando-Fokus), nachweisen. Dies kann als Hinweis für eine Hirnreifungsstörung bzw. eine genetische Disposition angesehen werden. Weitergehende Untersuchungen einschließlich laborchemischer Analysen, zerebraler Bildgebung und evtl. genetischer Analysen sollten nur bei definierten klinischen Verdachtsmomenten und deutlicher Symptomenausprägung stattfinden. Es gibt keine für eine Teilleistungsstörung beweisende objektive Untersuchungstechnik.

Problematisch ist bei der Beurteilung von Kindern die Beantwortung der Frage, ob „nur" eine Teilleistungs- und Konzentrationsstörung vorliegt oder ob die Diagnose einer **„Wahrnehmungs-"** oder **„intermodalen Störung"** bzw. einer Teilleistungsschwäche die in Wirklichkeit vorliegende mentale Entwicklungsstörung im Sinne einer geistigen Behinderung verschleiern soll.

Umstritten ist die Diagnose einer **zentral auditiven Wahrnehmungs- und Verarbeitungsstörung** bei Kindern mit Schulproblemen. Sie kann nur dann gestellt werden, wenn nach ausführlicher neuropädiatrischer, pädaudiologischer und neuropsychologischer Diagnostik keine anderen Erklärungen feststellbar sind und das Kind deutlich von spezifischen apparativen und pädagogischen Hörhilfen profitiert.

Die Betreuung von Kindern mit UES ist ein typisches Beispiel für interdisziplinäre Zusammenarbeit. Nach Ausschluss anderer medizinischer Ursachen können physiotherapeutische Methoden (Bobath-Therapie, Psychomotorik) der Ergotherapie, der Logopädie, der Heilpädagogik (Montessori-Pädagogik), der Sonderpädagogik und der Psychologie eingesetzt werden. In den vergangenen Jahren konnten in gut dokumentierten Studien bei umschriebenen Sprachentwicklungs- und Lese-Rechtschreibstörungen mit konsequenten Betreuungsprogrammen (z. B. durch Förderung der phonologischen Bewusstheit) eindeutige Verbesserungen vor allem bei den schwächer ausgeprägten Störungen erzielt werden. Es besteht aber noch immer ein großer Bedarf an gut dokumentierten Studien zur langfristigen Prognose.

Die Betreuung von Kindern mit UES ist sehr stark vom Erziehungssystem und von kulturellen Besonderheiten abhängig. Allein in Deutschland gibt es in den einzelnen Bundesländern unterschiedliche Konzepte und Vorgehensweisen: Während einerseits versucht wird, die Persönlichkeit der Kinder zu stabilisieren und ihre Probleme zu „umschiffen", werden andererseits spezifische Lernprogramme ange-

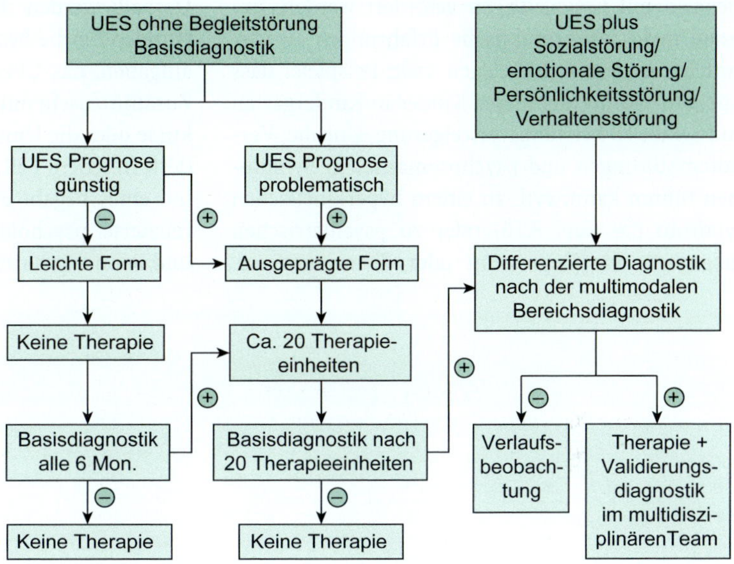

Abb. 8.15 Flussdiagramm zur Therapieindikation bei umschriebener Entwicklungsstörung (UES; modifiziert nach R. Schmid)

boten. Es wird versucht, die Kinder in Regeleinrichtungen zu integrieren und ihre umschriebenen Schwächen, z. B. im Diktat oder Rechnen, zumindest in den ersten Schulklassen nicht zu benoten. Die Inklusion dieser Kinder in Regeleinrichtungen ist in entscheidendem Maße von äußeren Voraussetzungen (Gruppengröße, Engagement der Pädagogen und Eltern, Verständnis der Klassenkameraden) abhängig (➤ Kap. 12, ➤ Kap. 15). Vorschläge zum praktischen Vorgehen werden in ➤ Abb. 8.15 gemacht.

Von den Krankenkassen wird eine Legasthenie nicht als „Krankheit" anerkannt, sondern als überwiegend pädagogisches Problem angesehen. Zur Möglichkeit einer Finanzierung der Behandlung einer Schreib-Lese-Störung wegen „drohender seelischer Behinderung" durch das Jugendamt (§ 53 SGB XII, § 35a SGB VIII) siehe ➤ Kap. 18.5.

Die *Prognose* von Kindern mit UES ist sehr unterschiedlich: Es gibt Beispiele von guter Integration und Kompensation vorhandener Probleme, z. T. mit später überdurchschnittlichen Leistungen in z. B. technisch-mathematischen Bereichen (Beispiel T. A. Edison). Bei einem großen Teil der Betroffenen ist die Entwicklung jedoch weniger günstig; sie haben lebenslange soziale Schwierigkeiten, z. B. in Beruf und Familie, häufiger psychiatrische Auffälligkeiten und neigen im Jugendalter vermehrt zur Dissozialität und Delinquenz [28, 32, 49, 63, 74, 77, 84, 85, 101, 104, 110, 117, 120, 125, 135, 137].

8.17 Hochbegabung

Überdurchschnittliche Begabungen gibt es in sehr unterschiedlichen Bereichen, z. B. bei sportlichen, musischen und sozialen Fähigkeiten. Als hochbegabt im engeren Sinn werden Kinder bezeichnet, die in ihrer kognitiven Entwicklung deutlich über dem Altersdurchschnitt, d. h. über der 97. Perzentile, liegen und somit einen altersentsprechenden Intelligenzquotienten von > 130 haben.

Die Erkennung dieser Kinder kann u. U. nicht leicht sein: Sie gelten als rasch aufnehmend, leistungsorientiert und bei adäquaten Anforderungen motiviert und konzentriert – aber auch als leicht ablenkbar, passiv, empfindsam-verletzlich. Das bildhafte Gedächtnis spielt bei ihnen offensichtlich eine wichtige Rolle; sie versuchen oft unkonventionelle Lösungen zu finden und erfragen viel.

Über den *Umgang mit diesen Kindern* sind die Meinungen geteilt: Einerseits wird von Pädagogen Wert darauf gelegt, dass ihre sozialen, fein- und großmotorischen Fähigkeiten durch das Zusam-

8

mensein mit Gleichaltrigen gefördert werden, um ihnen mehr lebenspraktische Erfahrungen zu vermitteln. Andererseits belegen viele Beispiele, dass eine Unterforderung dieser Kinder in Kindergarten und Schule zu Leistungsverweigerung, Unruhe, Verhaltensstörungen und psychosomatischen Symptomen führen kann, evtl. zu einem hyperkinetischen Syndrom (➤ Kap. 8.16) oder zu psychiatrischen Diagnosen wie Depression oder Zwangsneurose. Deshalb werden die vorzeitige Einschulung, Freistunden für die Beschäftigung mit adäquaten Schulaufgaben, das Überspringen von Schulklassen, das Zusammensein mit anderen Hochbegabten, Spezialkurse oder die Umschulung in Sonderklassen gefordert. In jedem Fall sollte bei Verhaltensauffälligkeiten eines begabt erscheinenden Kindes eine differenzierte psychologisch-psychiatrische Diagnostik und Beratung stattfinden [32, 74, 84, 104].

KAPITEL

9

H.-M. Straßburg

Häufige Erkrankungen und Probleme im Zusammenhang mit Entwicklungsstörungen

9.1 Sehstörungen und damit verbundene Erkrankungen

Sehstörungen sind häufig und in sehr unterschiedlicher Form mit Entwicklungsstörungen assoziiert. Insgesamt wurden bisher mehr als 750 Erkrankungen mit Mehrfachbehinderung und Sehschädigung beschrieben. Das mehrfachbehindert-sehgeschädigte Kind kann als typisches Beispiel für eine schwere Mehrfachbehinderung angesehen werden. Circa 10 % aller Kinder mit geistiger Behinderung sind sehbehindert oder blind. In 80 % der Fälle besteht bei einer Mehrfachbehinderung mit Sehschädigung eine zerebrale Bewegungsstörung, in 67 % eine Epilepsie. Nur bei 3 % der mehrfachbehindert-sehgeschädigten Kinder liegt gleichzeitig auch eine Hörstörung vor.

Von einer **Sehbehinderung** wird gesprochen, wenn der Visus (Sehschärfe) des besseren Auges 0,3 (ein Drittel der Norm) oder weniger beträgt. **Blindheit** besteht bei einem Visus von 0,02 oder weniger auf dem besseren Auge. Bei mehrfachbehindert-sehgeschädigten Kindern ist in 75 % der Fälle die Sehbahn (Nervenverbindung vom Auge zur Sehrinde im Hinterhauptslappen des Gehirns) Hauptursache der Sehstörung.

9

Die Bestimmung von Visus- und Blickfolgestörungen ist besonders bei behinderten Kindern schwierig. Eine Orientierung über das Vorliegen eines Strabismus ist am besten mit dem **Brückner-Test** möglich, bei dem mit einem Ophthalmoskop in einem abgedunkelten Raum eine Durchleuchtung der Pupillen aus kurzem (0,2 m) und größerem Abstand (2–3 m) erfolgt. Von einer erfahrenen Orthoptistin kann eine genauere Bestimmung mit dem **Preferential-Looking-Test** (z. B. Teller-Acuity-Cards) vorgenommen werden. Dabei wird beobachtet, wie ein Kind schwarze Balken auf einer sich bewegenden weißen Tafel erkennen und verfolgen kann.

9.1.1 Zentrale Sehstörungen

Unter einer zentralen Sehstörung versteht man eine Beeinträchtigung des Sehvermögens durch Schädigung des am Sehvorgang beteiligten Nervengewebes, d h. der Netzhaut des Auges (Retina), der Sehbahn (s. o.) bzw. der Sehrinde des Gehirns (➤ Abb. 2.4b).

Viele Ursachen können im Rahmen einer Mehrfachbehinderung eine zentrale Sehstörung herbeiführen; am häufigsten sind Schädigungen der Sehbahnen bei Frühgeborenen, Druckschädigungen der Sehnerven, z. B. durch Tumoren, und Netzhauterkrankungen.

Beispiele für pränatale Ursachen:

- Chromosomenaberrationen, z. B. Down-Syndrom und andere numerische Anomalien mit mangelnder Ausbildung der Sehbahnen
- Monogene Erkrankungen, z. B. die kongenitale Leber-Amaurose (Blindheit aufgrund einer rezessiv erblichen Funktionsstörung der Netzhaut mit Pigmenteinlagerungen) und der Albinismus, bei dem es durch Pigmentmangel der Netzhaut zur Sehschwäche kommt
- Fehlbildungs- und Dysmorphiesyndrome, z. B. CHARGE-Assoziation, ein Fehlbildungssyndrom mit unterschiedlich ausgebildeten Spaltbildungen von Iris, Netzhaut und Sehnerv, verbunden mit Anlagestörungen von Herz, Nieren, Genitale und evtl. Ohren, eine Lissenzephalie (➤ Kap. 8.7) oder eine angeborene Optikushypoplasie (de-Morsier-Syndrom) mit mangelnder Ausbildung des Sehnervs
- Intrauterine Infektionen, z. B. Röteln, Toxoplasmose, Zytomegalie, Lues (➤ Kap. 8.9)

Perinatale Ursachen:

- Hypoxisch-ischämische Schädigung der Sehstrahlung vor allem infolge einer periventrikulären Leukomalazie bei Frühgeborenen (➤ Kap. 8.10.3)

- Hydrocephalus internus kongenital oder nach Hirnblutung (➤ Kap. 8.7.2, ➤ Kap. 8.10.4)
- Retinopathia praematurorum (Netzhautschaden bei Frühgeborenen)

Postnatale Ursachen:

- Infektionen, z. B. Herpes-Enzephalitis oder bakterielle Meningitis (➤ Kap. 8.12.3)
- Schädel-Hirn-Trauma, z. B. Schütteltrauma mit Subduralblutungen und Retinablutungen (➤ Kap. 9.10)
- Akute zerebrale Hypoxien, z. B. Beinahe-Kindstod (➤ Kap. 8.12.1), Strangulationen, Ertrinkungsunfälle
- Intoxikationen (Vergiftungen)
- Tumoren, vor allem Kraniopharyngeom und Mittellinienastrozytom (➤ Kap. 8.12.4)
- Intrakranielle Drucksteigerung durch vorzeitige Verknöcherung der Schädelnähte (Kraniostenosesyndrome), venöse Abflussstörung (Sinusvenenthrombose, Pseudotumor cerebri oder andere Volumenzunahmen)
- Zustand nach akuter intrakranieller Druckentlastung
- Stoffwechselstörungen (Gangliosidose, metachromatische Leukodystrophie, Zeroidlipofuszinose u. v. m., ➤ Kap. 8.6)

9.1.2 Schielen

Schielen (Strabismus) in Form einer fehlenden Parallelstellung der Augenbulbi kann, meist seitenwechselnd, als Begleitschielen oder als Folge neurologischer und visueller Funktionsstörungen vorkommen. Es tritt gehäuft bei Kindern mit Zerebralparese, mentalen Entwicklungsstörungen und verschiedenen Erkrankungen des Hirnstamms auf und ist immer mit der Gefahr einer zunehmenden Abschwächung der Sehleistung des nichtdominanten Auges verbunden **(Sekundäramblyopie).** Die Überprüfung von Visus und Augenstellung im Rahmen der kinderärztlichen Früherkennungsuntersuchungen spielt eine wichtige Rolle. Konstante Schielstellungen nach dem 3. Lebensmonat erfordern eine genaue Abklärung und sind nicht selten mit Entwicklungsstörungen verbunden, z. B. bei

- Augenanlagestörungen
- Brechungsanomalien wie schwerer Myopie (Kurzsichtigkeit), Hyperopie (Weitsichtigkeit) oder Astigmatismus (Stabsichtigkeit)
- Einseitiger oder doppelseitiger Amblyopie (Schwachsichtigkeit)
- Zugrunde liegender Hirnstammfunktionsstörung (Anlagestörung, Hirntumor, hypoxische Schädigung)
- intrakranieller Drucksteigerung

Ein akut aufgetretenes Lähmungsschielen muss immer rasch abgeklärt werden (z. B. Ausschluss eines Hirntumors), während seitenwechselnde Schielformen eine eher gute Prognose haben. Wichtigste Behandlungsmethode ist das zeitweise Abdecken des dominanten Auges, um eine bleibende Schwachsichtigkeit des vermehrt schielenden Auges zu vermeiden.

9.1.3 Katarakte

Linsentrübungen (Katarakte) können bei einer Vielzahl von Entwicklungsstörungen auftreten, z. B. bei

- Chromosomenabweichungen (Down-Syndrom u. a.)
- Kalziumstoffwechselstörungen
- Galaktosämie (Störung im Stoffwechsel des Milchzuckers)
- Aminosäurenstoffwechselstörungen
- Pränatalen Infektionen wie Röteln, Zytomegalie, Toxoplasmose
- Myotoner Muskeldystrophie Curschmann-Steinert (➤ Kap. 7.3.2)
- Seltenen Syndromen wie z. B. dem Lowe-Syndrom mit Nierenfunktionsstörung und Katarakt

Die frühzeitige operative Linsenextraktion erhält u. U. die Sehfähigkeit. Ob erst im Alter von mehreren Jahren operierte Katarakte zu einer unwiederbringlichen Störung im Aufbau der Sehrinde führen, wie dies bei Tieren experimentell nachgewiesen ist, kann für den Menschen nicht eindeutig gesagt werden.

9.1.4 Andere Augenanomalien

Weiterhin kann eine Vielzahl von Symptomen am Auge Hinweise auf die Ursache einer Entwicklungsstörung geben. Hierzu gehören:

- Herabhängende Augenlider **(Ptose)** bei Myopathien (➤ Kap. 7.3), Mitochondriopathien (➤ Kap. 8.6.4) und dem Moebius-Syndrom (Fehlen des Fazialis-Nervenkerns)
- Enge Lidspalten **(Blepharophimose)** bei Chromosomopathien und anderen Syndromen
- Zusammenwachsen der Augenbrauen **(Synophrys)** und lange Wimpern beim Cornelia-de-Lange-Syndrom und dem embryofetalen Alkoholsyndrom (➤ Abb. 8.10)
- **Hornhautanomalien,** z. B. bei angeborener Lues und verschiedenen Stoffwechselstörungen
- **Irisanomalien,** z. B. Spaltbildungen (Kolobome) bei der CHARGE-Assoziation (➤ Kap. 9.1.1)
- Pigmentablagerungen in der Netzhaut **(Retinopathia pigmentosa),** z. B. bei Bardet-Biedl-Syndrom (➤ Kap. 8.5), Leber-Amaurose (➤ Kap. 9.1.1), verschiedenen Stoffwechselstörungen und mehreren angeborenen Infektionen
- **Nystagmus** („Augenzittern") als Ausdruck einer Sehschwäche bei Schädigungen im Hirnstammbereich, verschiedenen Hirntumoren und neurodegenerativen Erkrankungen, z. B. dem Pelizaeus-Merzbacher-Syndrom, einer angeborenen Störung der zentralen Markscheidenbildung
- **Glaukom** (= pathologische Erhöhung des Augeninnendrucks) bei verschiedenen Anlagestörungen und Syndromen, z. B. dem Axenfeld-Rieger-Syndrom u. U. mit anderen Organbeteiligungen und mentalen Entwicklungsstörungen (PITX-2-Mutation)

Diagnostik und Therapie von Sehstörungen im Kindesalter gehören in die Hand eines erfahrenen Augenarztes, möglichst in Verbindung mit einer Sehschule und in enger Kooperation mit dem betreuenden Kinderarzt [27, 91].

9.2 Hörstörungen und damit verbundene Erkrankungen

Die Fähigkeit des Hörens ist eine der wesentlichen Grundvoraussetzungen für eine normale Entwicklung, insbesondere zum Erwerb der aktiven Sprache und des Sprachverständnisses, damit verbunden aber auch zur Ausbildung der mental-kognitiven Fähigkeiten und der sozialen Kompetenz. Von einer **Hörbehinderung** spricht man bei einem Hörverlust über 40 Dezibel, von einer **Taubheit** bei einem Hörverlust von mehr als 100 Dezibel.

Es gibt eine Vielzahl von Ursachen für Hörstörungen im Kindesalter. Während intrauterin und in der Neugeborenenphase vor allem die empfindlichen Strukturen des Innenohrs, z. B. die Sinneszellen, geschädigt werden können, liegt die häufigste Ursache für Hörminderungen nach der Geburt in Funktionsstörungen des Mittelohrs. Um eine ungünstige Entwicklung der betroffenen Kinder zu verhindern, ist eine möglichst frühzeitige Erkennung anzustreben.

9.2.1 Diagnostik von Hörstörungen

Seit 2009 ist für alle Neugeborenen in Deutschland ein Hörscreening eingeführt. Hierdurch soll eine Hörstörung möglichst innerhalb der ersten 6 Monate erkannt und spätestens bis zum Ende des 1. Lebensjahres therapeutisch versorgt sein. Am häufigsten wird die Methode der Ableitung **otoakustischer Emissionen** (OAE) in der frühen Säuglingszeit als Screening angewendet. Dabei wird die Funktion der Haarzellen in der Schnecke überprüft, indem diese ausgesendete Geräuschwellen reflektieren. Außerdem erlaubt die reduzierte Ableitung akustisch evozierter Hirnstammpotenziale z. B. mittels ALGO® eine Screening-Untersuchung mit zusätzlicher Erfassung der retrokochleären Funktionen (➤ Kap. 4.4.2).

Auch wenn mit der Einführung des verpflichtenden Screenings die meisten Hörstörungen bereits im Säuglingsalter frühzeitig erkannt werden, kann es in jedem Lebensalter zu einem sekundären Hörverlust kommen. Deshalb sind anamnestische Angaben der Eltern, insbesondere über ein sekundäres Verstummen, bzw. die fehlende Ausbildung von Doppellauten nach der Lallphase bis zum 8. Monat von großer Wichtigkeit.

Nach dem 6. Lebensmonat können funktionelle Hörprüfungen mittels Spielaudiometrie vorgenommen werden. Objektive Bestimmungen können mit der **basalen elektrischen Reflexaudiometrie (BERA),** einer Weiterentwicklung der Ableitung akustisch evozierter Potenziale mit unterschiedlichen Tonhöhen, und der Untersuchung der evozierten Kochleapotenziale, d. h. der von der Hörschnecke bei Beschallung erzeugten elektrischen Aktivität, in Narkose vorgenommen werden.

9.2.2 Innenohrschäden

Innenohrschädigungen können auftreten bei

- Intrauterinen Infektionen, z. B. mit Röteln, CMV oder Lues (➤ Kap. 8.9).
- Einwirkung von Toxinen, z. B. Antibiotika (Aminoglykoside), vor oder nach der Geburt.
- Chromosomenabweichungen.
- Monogen bedingten Syndromen wie z. B. dem Pendered-Syndrom mit Hypothyreose, dem Alport-Syndrom mit Nierenfunktionsstörungen (➤ Kap. 9.9.4), dem Senear-Usher-Syndrom mit Visusverlust und dem Waardenburg-Syndrom mit Pigmentanomalien an Haut und Haaren.
- Dem Long-QT-Syndrom, einer rezessiv erblichen Ionenkanal-Erkrankung mit gravierenden Herzrhythmusstörungen und Kochlea-Funktionsstörung.
- Zunehmend besser können mithilfe der hochauflösenden Bildgebung (CT und MRT) anatomische Anlagestörungen im Felsenbein festgestellt werden, z. B. eine druckbedingte Erweiterung des inneren Gehörkanals (Large-Vestibular-Aqueduct-Syndrom) mit konsekutivem Hörverlust.
- Häufigste Erklärung für eine Innenohrschwerhörigkeit sowohl bei Kindern als auch bei älteren Personen sind Veränderungen im **Connexin-26-Gen (GJB2-Gen),** die autosomal-rezessiv oder selten dominant vererbt werden können. Connexine sind für die Haftstellen an der Zelloberfläche verantwortliche Proteine (Gap Junctions) und treten vor allem im Innenohr auf. In seltenen Fällen verursachen sie auch zentrale und periphere Myelinisierungsstörungen.

9.2.3 Mittelohrfunktionsstörungen

Mittelohrfunktionsstörungen können bei allen Erkrankungen mit Ventilationsstörungen der oberen Luftwege, z. B. aufgrund akuter oder rezidivierender Infekte, angeborener Fehlbildungen oder funktioneller Störungen vorkommen.

Mithilfe der Otoskopie kann das Trommelfell inspiziert (z. B. akut infiziert, vorgewölbt, eingezogen, defekt usw.) und evtl. auch auf seine Beweglichkeit geprüft werden. Zur primären Erkennung von Flüssigkeitsansammlungen im Mittelohr hat sich die **Tympanometrie** bewährt (➤ Kap. 4.5.1).

Genaue Untersuchungen des Nasen-Rachen-Raums sollten dem HNO-Arzt bzw. Pädaudiologen vorbehalten sein. Akute Flüssigkeitsansammlungen im Mittelohr werden als **Serotympanon,** chronische Schleimansammlungen als **Mukotympanon** bezeichnet. Eine akute Otitis media entsteht in der Regel auf der Basis einer Tubenfunktionsstörung mit Serotympanon durch bakterielle Superinfektion. Wiederholte eitrige Otitiden sollten nicht ständig mit Antibiotika behandelt werden; vielmehr sollte die Mittelohrfunktionsstörung ursächlich angegangen werden. Leider sind besonders Kinder aus unterprivilegierten Familien häufiger von chronischen Mittelohrproblemen mit Auswirkungen auf die Hör- und Sprachentwicklung betroffen.

Alle Kinder mit **Lippen-Kiefer-Gaumen-Spalten** haben auch Ventilationsstörungen der oberen Luftwege mit Mittelohrproblemen, in seltenen Fällen Herzfehlbildungen, z. B. beim Shprintzen-Syndrom mit einer Monosomie 22q11. Bei medianen Lippen-Kiefer-Gaumen-Spalten sollte immer auch an zusätzliche Anomalien (z. B. der Chromosomen, Pierre-Robin-Sequenz, ➤ Kap. 9.9.1, oder zerebrale Fehlbildungen) gedacht werden.

Kinder mit **kraniofazialen Dysplasiesyndromen** (Fehlbildungssyndromen von Schädel und Gesicht, ➤ Kap. 9.9.1, ➤ Kap. 9.9.5), insbesondere dem Apert-, Crouzon- und Pfeiffer-Syndrom, haben praktisch immer eine Einengung des oberen Rachenraums bis hin zur Choanalatresie (Verlegung der hinteren Nasenöffnung) mit den sich daraus ergebenden Tubenfunktionsstörungen.

Bei vielen Kindern mit Zerebralparesen, insbesondere spastischen Tetraparesen oder Mischformen, bestehen funktionelle Störungen der Ventilation der oberen Luftwege mit offener Mundatmung, chronischer Schleimhautreizung und Schluckstörungen, die häufig mit Mittelohrproblemen assoziiert sind. Desgleichen haben viele Kinder mit ausgeprägter Muskelhypotonie mundmotorische Störungen sowie chronische Mittelohrergüsse.

Hyperplastische Adenoide (vergrößerte Rachenmandeln, im Volksmund „Polypen") sind ein ausgesprochen häufiges Symptom bei vielen Kindern mit und ohne Entwicklungsstörungen. Ihre Entstehung ist äußerst vielfältig. Neben anlagebedingten Ventilations- und Koordinationsstörungen spielen die chronische Belastung des Kindes mit Reizstoffen (insbesondere Tabakrauch innerhalb der Wohnung), möglicherweise aber auch schlechte Wohnverhältnisse, verminderter Aufenthalt an der frischen Luft und Industrieabgase eine wesentliche Rolle. Darüber hinaus kommt es durch rezidivierende, entweder virale oder bakterielle Infektionen der oberen Luftwege zu einer zusätzlichen Vergrößerung des lymphatischen Gewebes. Durch die Einengung der Nasenatmung mit Zunahme der Mundatmung trocknen die Schleimhäute zusätzlich aus und die Symptomatik verstärkt sich.

Typische Symptome der vergrößerten Adenoide sind:

- Offener Mund, besonders während des Schlafens
- Vermehrtes Schnarchen
- Häufiges Erwachen während der Nacht, evtl. aber auch subklinische Störungen der normalen Schlafrhythmik
- Evtl. länger dauernde nächtliche Apnoen (Atempausen) mit vermehrter Rechtsherzbelastung
- Verhaltensprobleme, insbesondere Quengeligkeit, Unruhe, vermehrte Ablenkbarkeit und akute Müdigkeit während des Tages
- Gehäufte Infekte der oberen Luftwege, insbesondere wiederholte Mittelohrentzündungen
- Appetitmangel
- Entwicklungsstörung des aktiven Sprechens, zunehmend auch des Sprachverständnisses und der mental-kognitiven und sozialen Fähigkeiten
- Gehäuft neurologische Auffälligkeiten, insbesondere der sensorischen Integration, des Gleichgewichts und der zentralen Koordination
- Wachstumsstörungen

Deutlich vergrößerte Gaumenmandeln (Tonsillen) sollten vor dem 6. Lebensjahr nicht vollständig herausgeschnitten werden, da sie eine wichtige Funktion im Rahmen der Infektabwehr ausüben. Gegebenenfalls kann eine operative Verkleinerung mit einer Lasertonsillotomie erfolgen.

9.2.4 Therapiemöglichkeiten bei Hörstörungen

Ausgeprägte Hörstörungen (mehr als 80 dB) sollten möglichst bis zum Ende des 1. Lebenshalbjahrs diagnostiziert werden, damit eine frühzeitige Hörgeräteanpassung stattfinden kann. Zur Förderung der Sprachentwicklung werden vielfältige Methoden eingesetzt, wobei immer wieder Diskussionen zwischen Vertretern einer ausschließlich oralen Sprachanbahnung und denen einer zusätzlichen bzw. überwiegenden Anbahnung durch Gebärden- und Zeichensprache bestehen. Heute kann bei schweren Innenohrschädigungen nach dem 2. Lebensjahr ein **elektronisches Kochleaimplantat** (CI) möglichst beidseits eingesetzt werden (Kochlea = Schnecke des Innenohrs, Sitz der Hörsinneszellen).

Alle Kinder mit chronischen Mittelohrfunktionsstörungen sollten regelmäßig HNO-ärztlich untersucht werden. Nach dem 2. Lebensjahr empfiehlt sich bei eindeutigen Symptomen die operative Adenotomie (Entfernung der Adenoide), die z. T. erstaunliche Verbesserungen in sehr unterschiedlichen Bereichen (Verhalten, Appetit, Schlaf, Infektanfälligkeit, Sprachentwicklung usw.) bewirken kann. Nur noch selten erfolgt zusätzlich eine Drainage des Mittelohrs durch Einsetzen eines Röhrchens in das Trommelfell. Nach dem 4. Lebensjahr können Maßnahmen zur Verbesserung der Tubendurchlässigkeit sinnvoll sein, z. B. durch Kaugummi-Kauen oder das Aufblasen eines Luftballons durch ein Nasenloch (Otovent®). Bezüglich weiterer Maßnahmen zur Verbesserung der Mundmotorik ➤ Kap. 14.

9.3 Zähne und Gebiss bei Kindern mit Entwicklungsstörungen

Viele Kinder mit Entwicklungsstörungen haben entweder anlagebedingt oder sekundär, z. B. infolge von Karies oder Parodontose, **Fehlbildungen** und **Schädigungen** des Kiefers und der Zähne. Eins von 500 Kindern kommt mit einer klinisch relevanten Spaltbildung im Bereich von Lippe, Oberkiefer und Gaumen **(Cheilognatopalatoschisis, LKG-Spalte)** auf die Welt, die somit einer der häufigsten größeren angeborenen Fehlbildungen darstellt.

Die Ausprägung einer LKG-Spalte kann sehr unterschiedlich sein. Die Ursachen sind vielfältig und können endogen (z. B. genetisch) oder exogen (Vitaminmangel, Toxine) sein. In einem multidisziplinären Team u. a. von Kinderärzten, Zahn-, Mund-, Kieferchirurgen, Kieferorthopäden, HNO-Ärzten und Logopäden werden die betroffenen Kinder funktionell und kosmetisch erfolgreich behandelt.

Zahnanlagestörungen gibt es bei einigen Syndromen mit allgemeiner Entwicklungsstörung (Cockayne-Syndrom, Hallermann-Streiff-Syndrom, Kohlschütter-Syndrom [➤ Kap. 8.5], Williams-Beuren-Syndrom [➤ Kap. 8.3]), bei ektodermaler Dysplasie und besonderen Ataxie-Formen, bei angeborenen Infektionen (z. B. Lues, ➤ Kap. 8.9.2), durch Alkohol in der Schwangerschaft und als Medikamentennebenwirkung (z. B. nach Einnahme von Tetrazyklinen während der Schwangerschaft).

Bei gestörter Mundmotorik kommt es sekundär zu Fehlhaltungen von Ober- und Unterkiefer und, damit verbunden, zu Fehlstellungen der Zähne. Viele Kinder mit Entwicklungsstörungen, aber auch Kinder mit psychischen Belastungen, zeigen gehäuftes **Zähneknirschen** z. T. tagsüber, meist nachts (Bruxismus). Einige Medikamente, z. B. das Antiepileptikum Hydantoin, führen zu erheblichen Hyperplasien (Wucherungen) der Mundschleimhaut und des Zahnfleisches.

Trotz der genannten Probleme sind in der Regel schwerere Schäden am Gebiss kein unabwendbares Schicksal. Der Zahnstatus eines Kindes, insbesondere das Vorhandensein von **Karies,** hat viel mit der hygienischen Versorgung und dem Sozialstatus des Kindes und seiner Familie zu tun. Von entscheidender Bedeutung ist auch bei schweren Entwicklungsstörungen die frühzeitige Motivation der Eltern und der Betreuer, die Bedeutung des Zähneputzens, aber auch möglichst normaler Kaufunktionen zu fördern. Frühzeitige, regelmäßige Mundhygiene verhindert nicht nur schmerzhafte Entzündungen und vorzeitigen Zahnverlust, sondern fördert auch die Kau-, Schluck- und Sprachfähigkeit, letztlich somit auch soziale Kontakte.

Beim Zähneputzen sollte auch eine Zahnfleischpflege stattfinden, indem von „rot nach weiß", d. h. vom Zahnfleisch zur Zahnspitze, gebürstet wird. Durch tägliche Fluoridgabe (z. B. Fluortabletten 0,25 mg im 1.–3. Lebensjahr) und das Einbürsten eines 1,25-prozentigen Fluorid-Gels ab dem 4. Lebensjahr kann der Entwicklung von Karies am besten vorgebeugt werden. In größeren Abständen sind Entfernungen von Plaques auf den Zähnen sinnvoll. Wesentlich ist ab dem Säuglingsalter auch eine richtige Ernährung, wobei neben zuckerhaltigen Tees vor allem Getränke mit erhöhtem Säuregehalt vermieden werden sollten (Fruchtsäfte, Cola-Getränke). Feste, zuckerhaltige Süßigkeiten sind für die Zähne besonders schlecht.

Wenn es trotz guter Zahnpflege frühzeitig zur Kariesbildung und Zahnausfall kommt, sollte an eine **Hypophosphatasie** gedacht werden. Bei dieser angeborenen Störung der alkalischen Phosphatase können zusätzlich unterschiedlich ausgeprägte Skelettveränderungen und schmerzhafte Bewegungsstörungen vorkommen; bei schweren Verlaufsformen ist eine Enzymersatztherapie möglich (➤ Abb. 4.8).

Bei Mädchen in der Pubertät mit Erosionen an den Zahninnenseiten sollte man an rezidivierendes Erbrechen, z. B. im Rahmen einer Bulimie, denken.

Kindern mit Störungen der Mundmotorik profitieren von einer frühzeitigen Mundbereichsstimulation durch Bürsten und spezielle Reizgeräte; schwerbehinderte Kinder können am besten im Hochstuhl (z. B. Tripp-Trapp) regelmäßig an den Zähnen behandelt werden. Zusätzlich werden bei Kindern mit Mundmotorikstörungen verschiedene Übungen empfohlen: Dazu gehören Klappern mit den Zähnen, Spülen mit Wasser, Spritzen von Wasser aus dem Mund, Lippenspiele, Blasespiele oder Zielspucken.

Stark vermehrtes Speicheln, wie es z. B. bei Schluckstörungen im Rahmen einer CP vorkommt, kann bei mangelndem Erfolg durch konservative Maßnahmen mit einer Botulinustoxin-Injektion behandelt werden.

Bezüglich weiterer Angaben zur Mundtherapie (z. B. orofaziale Therapie) ➤ Kap. 14.

9.4 Gastroösophagealer Reflux

Vom frühen Säuglingsalter an spielt bei vielen Kindern mit Entwicklungsauffälligkeiten und -störungen der **gastroösophageale Reflux,** d. h. der Rückfluss von Mageninhalt in die Speiseröhre, eine wesentliche Rolle. Dabei ist die Grenze zwischen noch physiologischen Formen einer Verschlussstörung im Mageneingangsbereich und schwerwiegenden Erkrankungen, z. B. im Sinne einer **Hiatushernie,** nicht immer einfach zu ziehen. Unter einer Hiatushernie versteht man das Hochtreten von Magenanteilen aus der Bauch- in die Brusthöhle durch den Speiseröhrenspalt des Zwerchfells.

Beim jungen Säugling liegt aus verschiedenen Gründen eine physiologische Funktionsstörung des unteren Ösophagussphinkters (Speiseröhrenschließmuskel) vor. Verantwortlich hierfür sind u. a.:

- Die nach der Geburt rasch zunehmende, bezogen auf das Körpergewicht gewaltige Flüssigkeitsmenge, die vom Magen aufgenommen werden muss (bei Erwachsenen würde das einer täglichen Flüssigkeitsmenge von ca. 12 l entsprechen!)
- Die überwiegende Rückenlage mit relativ schwach ausgeprägter Bauchmuskulatur
- Die in den ersten Wochen nach der Geburt noch geringe Salzsäureproduktion der Magenschleimhaut

Viele Säuglinge zeigen ein mehr oder weniger ausgeprägtes Herausspucken der Nahrung nach den Mahlzeiten ohne Zeichen einer Gesundheitsstörung. Der Volksmund spricht von „Speikind = Gedeihkind“. Folgende Faktoren können für eine nach der Neugeborenenperiode zunehmende Funktionsstörung, die eine **gastroösophageale Refluxkrankheit** verursacht, verantwortlich gemacht werden:

- Übermäßige Nahrungszufuhr, oft mit wechselnder Nahrung (z. B. Stillen und zusätzliche Flaschenfütterung), zusätzliche Teegaben unter der falschen Vorstellung, vermehrte Unruhe und Schreien des Kindes wären Ausdruck von Hunger
- Falsche Lagerung des Kindes in zu weichen Unterlagen mit Decken und Beeinträchtigung der Strampelbewegungen, gehäufte Lagerung in die Bewegungen einschränkenden Wippen
- Die zunehmende Konzentration von Salzsäure im Magensaft mit immer stärkeren Reizungen der unteren Speiseröhrenschleimhaut
- Störungen der Schluckfunktion bzw. der Kontraktilität der Speiseröhre, die dazu führen, dass der Reflux nicht sofort hinausgespuckt wird, sondern in der Speiseröhre verbleibt („stiller Reflux“)

Die Symptomatik eines vermehrt schreienden Säuglings mit gastroösophagealem Reflux ist im ➤ Kap. 5.1.2 an einem Beispiel dargestellt. Neben den neurologischen Auffälligkeiten mit Rumpfhypotonie, muskulärer Hypertonie der Extremitäten, Übererregbarkeit und Rumpfasymmetrie können durch den Reflux wiederholte Reizungen des Rachenraums und Mikroaspirationen (Einatmen kleiner Mengen von Mageninhalt) auftreten, die zu obstruktiven Bronchitiden führen. Eindeutig lassen sich Zusammenhänge zwischen saurem Reflux und rezidivierenden, meist obstruktiven Apnoen (Atempausen durch Einengung der Atemwege) in polygrafischen Registrierungen nachweisen („stiller Reflux“).

Durch die zunehmende muskuläre Kräftigung insbesondere der Bauchmuskulatur, die Aufrichtung, die festere Nahrung und die physiologische Reifung des Ösophagussphinkters bildet sich in der Regel der gastroösophageale Reflux beim neurologisch gesunden Kind bis zum Ende des 1. Lebensjahrs zurück. Evtl. weiterhin bestehende Unruhezustände können jetzt nicht allein mehr als Ausdruck des Refluxes gedeutet, sondern müssen zunehmend auch als „Lerneffekt“ angesehen werden. Da Kinder mit einem Reflux sich rasch wohler fühlen, wenn sie aus der horizontalen in die vertikale Position gebracht werden, kommt es häufig dazu, dass diese Kinder zu früh hingesetzt und hingestellt werden, ggf. auch in ein sog. Gehfrei. Dadurch erlernen sie nicht die notwendigen Bewegungsübergänge, insbesondere auch die Fähigkeit, sich abzustützen und

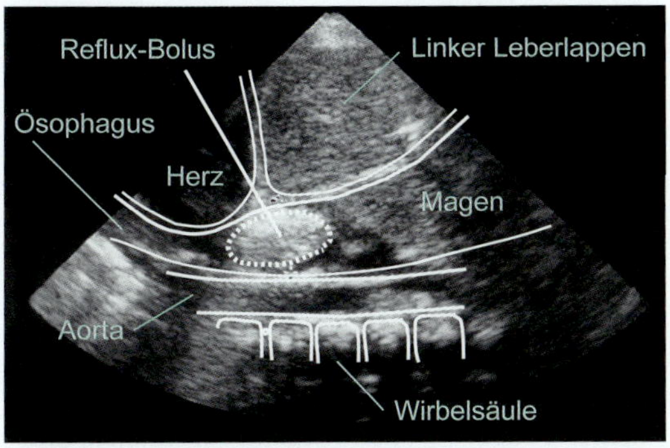

Abb. 9.1 Sonografische Darstellung eines gastroösophagealen Refluxes bei einem 5 Monate alten Säugling. Man erkennt echodichten Mageninhalt in der unteren Speiseröhre.

fallen zu können. Sie wollen in die Senkrechte hochgezogen oder getragen werden und neigen vermehrt zu Stürzen. Nicht selten entwickeln sich bei solchen Kindern **respiratorische Affektsynkopen** („Wegschreien").

Bei Kindern mit schwerer Entwicklungsstörung, die nicht oder später in die Senkrechte kommen, kann der im Säuglingsalter noch z. T. physiologische gastroösophageale Reflux zunehmend die untere Speiseröhrenschleimhaut reizen; es kommt zur Ausbildung von Geschwüren und Narbenbildung sowie zu chronischen Funktionsstörungen des unteren Ösophagus bis hin zur Hiatushernie. Der Zusammenhang von schweren Bewegungsstörungen, meist Torsionsdystonien, mit einem gastroösophagealen Reflux wird als **Sutcliff-Sandifer-Syndrom** (➤ Kap. 7.1.3) bezeichnet. Vor allem Kinder mit spastischer Zerebralparese, aber auch mit schweren hypotonen Entwicklungsstörungen, haben nicht selten einen unerkannten gastroösophagealen Reflux, der chronische Schmerzen und Bewegungsstörungen mit Rumpfasymmetrien und die Entstehung einer Skoliose mitverursachen kann. Gleichzeitig bestehende Schluckstörungen, insbesondere bei Verwendung einer nasogastralen Sonde (d. h. einer durch die Nase eingeführten Magensonde) verstärken die Refluxproblematik. Die nicht immer einfache *Diagnostik* eines gastroösophagealen Refluxes erfolgt primär mittels Ultraschall (➤ Abb. 9.1), selten noch durch eine Röntgen-Breischluck-Untersuchung, ggf. mit einer Langzeit-pH-Metrie im Ösophagus, einer Ösophagusmanometrie (Druckmessung) oder der Ösophagogastroskopie.

Therapeutisch ist neben einer Erkennung der Zusammenhänge im Säuglingsalter vor allem eine Kräftigung der Bauchdeckenmuskulatur und Förderung der eigenständigen Aufrichtung sinnvoll. Oft hilft ein Eindicken der Nahrung mit Johannisbrotmehl (Nestargel®) oder die Gabe einer Fertignahrungsmilch mit entsprechendem Zusatz (Aptamil AR®). Bei schwerer Symptomatik werden H_2-Blocker zur Verminderung der Salzsäureproduktion verordnet (Omeprazol, z. B. Antra Mups®).

Bei Säuglingen, aber auch bei Kindern mit schwereren Bewegungsstörungen, empfiehlt sich eine konsequente Physiotherapie, ggf. mit intensiver Förderung der Rotationsbewegung (➤ Kap. 13.5). Hochlagerungen während des Schlafs, beim Säugling in einem Leibchen, sind nur vorübergehend sinnvoll, da so die aktive Bewegungsfähigkeit unterdrückt wird.

Nur äußerst selten muss heute bei einem nicht schwer entwicklungsgestörten Kind eine Operation, z. B. eine Fundoplicatio (Manschettenbildung aus dem oberen Magenteil), die u. U. auch laparoskopisch erfolgen kann, durchgeführt werden.

Bei Kindern mit schwerer Entwicklungsstörung und ausgeprägten Ernährungsstörungen empfiehlt sich die Anlage einer **PEG**- oder **PEJ-Sonde** (perkutane endoskopische Gastrostomie bzw. Jejunostomie; ➤ Kap. 11). Durch Entlastung der Speiseröhre, kontinuierliche Nahrungszufuhr und Vermeidung einer nasogastralen Sonde kann damit auch bei leichteren Hiatushernien auf eine Operation verzichtet werden.

Differenzialdiagnostisch ist bei Kindern mit Entwicklungsstörung möglicherweise eine chronische Gastritis (Magenschleimhautentzündung), evtl. auch ein Ulcus duodeni (Geschwür des Zwölffingerdarms) infolge einer *Helicobacter-pylori*-Infektion für chronische Oberbauchschmerzen und Ernährungsstörungen verantwortlich [22, 43, 64, 72, 81].

9.5 Enuresis (Einnässen)

Eine Kontrolle über die Blasenfunktion wird von den meisten Kindern tagsüber bis zum Ende des 3. Lebensjahrs und nachts bis zum Ende des 4. Lebensjahrs erworben. Einnässen ist ein häufiges Symptom; bei normal entwickelten 8-jährigen Kindern kommt es in 1–2 % vor. Bei Kindern mit ausgeprägten mental-kognitiven Entwicklungsstörungen besteht fast immer eine Störung der Blasen- und Mastdarmkontrolle. Aber auch bei vielen Kindern mit leichteren Entwicklungs- und Verhaltensauffälligkeiten findet man unterschiedliche Formen einer Enuresis. Man unterscheidet eine **primäre** von einer **sekundären Enuresis,** bei der zumindest vorübergehend eine Kontrolle der Blasenfunktion bestanden hat. Liegt keine schwerwiegende mentale Entwicklungsstörung vor, müssen vor allem bei sekundärer Enuresis immer organische Grundkrankheiten ausgeschlossen werden. Dies können z. B. sein:

- Rezidivierende Harnwegsinfekte
- Glomerulonephritis (nichtinfektiöse Nierenentzündung)
- Beginnender Diabetes mellitus
- Diabetes insipidus („Wasserharnruhr"), z. B. bei Tumoren im Hypothalamus-Hypophysen-Bereich, insbesondere einem Kraniopharyngeom (➤ Kap. 8.12.4); durch Mangel an antidiuretischem Hormon ADH (Adiuretin), das im Hypothalamus gebildet wird und die Wasserrückresorption in der Niere steuert, kommt es dabei zu einer stark vermehrten Wasserausscheidung mit dem Urin
- Kaudale Rückenmarkserkrankungen, z. B. durch Tumoren, Entzündungen oder das Tethered-Cord-Syndrom (➤ Kap. 7.2)

Wichtigste Grundlage einer differenzierten Beurteilung der Enuresis ist eine ausführliche Anamnese. Dabei sollten anhand von Kalenderaufzeichnungen die Zeitpunkte des Einnässens dokumentiert und bei wiederholt trockenen Nächten eine Belohnung gegeben werden. Von Bedeutung ist, ob das Einnässen tagsüber und nachts oder nur nachts stattfindet, ob ein regelrechter Ablauf der Miktion (Harnentleerung) mit Ausbildung eines normalen Urinstrahls vorliegt und ob ein Harnträufeln oder ein Harnverhalten vorhanden ist. Häufig bestehen bei Vorschul- und Schulkindern mit Enuresis auch psychische Auffälligkeiten, sodass eine genaue Familienanamnese notwendig ist. Als wichtigste Bausteine einer organischen Abklärung sind vor allem eine Urinuntersuchung auf Zucker, Leukozyten, Eiweiß und spezifisches Gewicht und eine Ultraschalluntersuchung der Nieren sowie der Harnblase vor und nach Miktion durchzuführen. Durch eine Uroflowmetrie lässt sich der Miktionsablauf genauer untersuchen. Selten ist eine Elektromyografie der Beckenbodenmuskulatur mit Oberflächenelektroden indiziert, um eine Aussage über die Koordination der Muskelkontraktionen zu machen.

Folgende Formen der Enuresis werden unterschieden:

- Die **primär isolierte Enuresis nocturna** (nächtliches Einnässen). Sie liegt bei ca. 50 % der betroffenen Kinder vor, überwiegend bei Knaben, und hat in 90 % eine positive Familienanamnese. Typischerweise wird dabei in der Nacht noch viel Urin produziert, das Einnässen ist wenig von äußeren Einflüssen abhängig, die Blasenentleerung ist nicht gestört und die Spontanheilungsquote pro Jahr liegt bei 15 %. Ätiologisch wird eine verminderte Wirkung des Hypophysenhinterlappenhormons Adiuretin vermutet, ein spezifischer Gendefekt wurde bisher nicht gefunden. Als Therapiemaßnahme empfiehlt sich vor allem Abwarten, regelmäßige vollständige Miktion tagsüber und weniger Trinken am Abend. Vor allem beim Schlafen außerhalb der Familie (Ferien, Übernachtung bei Freunden, Landschulheim) hilft die Gabe von künstlichem Adiuretin in Form eines Nasensprays oder von Tabletten (Minirin®). Länger dauernde Behandlungen werden u. a. wegen der Gefahr einer Entgleisung des Wasser-Elektrolyt-Haushalts nicht empfohlen.
- Die **sekundäre Enuresis nocturna.** Sie tritt in ca. 16 % auf und ist in der Regel mit ausgeprägten psychischen Problemen, z. B. bei schweren Familienkonflikten, verbunden. Häufig haben die Kinder Verhaltensstörungen, z. T. sind sie bei psychischen Belastungssituationen auch Tagnässer. Als Therapie werden vor allem eine psychosoziale Entlastung und eine kindgerechte Psychotherapie empfohlen. Nur selten spielen organische Ursachen eine Rolle.
- Die **idiopathische Dranginkontinenz.** Hierbei besteht eine Funktionsstörung des für die Öffnung der Blase zuständigen Muskels (M. detrusor vesicae). Hierdurch kommt es zu einem plötzlichen Harndrang, zu deutlichen Druckerhöhungen innerhalb der Blase und zum Absetzen kleiner Harnmengen ohne vollständige Entleerung der Harnblase. Meist wird tagsüber und nachts

eingenässt. Als Therapie werden ein Blasentraining (vollständige Blasenentleerung im Sitzen!) und evtl. eine Verhaltenstherapie bzw. die Gabe von Oxibutinin (Dridase®) empfohlen.

- **Harninkontinenz bei Miktionsaufschub.** Hierbei zögern die Kinder die Miktion deutlich heraus; oft kommt es zu rezidivierenden Harnwegsinfekten. Meist bestehen erhebliche psychische Probleme, z. B. Verweigerung oder soziale Auffälligkeiten wie Mutismus, zusätzlich Obstipation und Kotschmieren. Zur Behandlung werden eine konsequente Verhaltenstherapie und familientherapeutische Maßnahmen empfohlen.
- **Sphinkter-Detrusor-Dyssynergie** (mangelhaftes Zusammenspiel von Blasenschließmuskel und „Entleerungsmuskel"). Vor allem hier müssen neurologische Erkrankungen ausgeschlossen werden. Die Kinder haben eine Störung in der Uroflow-Messung, die Harnblasenwand ist deutlich verdickt. Häufig bestehen Harnwegsinfekte und Einkoten. Neben einer organischen Behandlung sollte versucht werden, mittels Verhaltenstherapie oder mit anderen Entspannungsmethoden eine Normalisierung des erhöhten Muskeltonus zu erreichen.

Übungen zur „Blasendehnung", nächtliches Wecken und medikamentöse Behandlungen zur Beeinflussung der Schlaftiefe sind in der Regel bei der Behandlung einer Enuresis nicht sinnvoll. Bei lange bestehender, primär isolierter Enuresis nocturna kann eine Klingelhosenbehandlung am ehesten eine Heilung herbeiführen. Diese sollte jedoch möglichst in Zeiten ohne psychische Anspannung, z. B. in den Ferien, eingesetzt werden, da hierbei u. U. über mehrere Wochen regelmäßiges nächtliches Wecken vor dem Toilettengang notwendig ist [9, 22, 81].

9.6 Obstipation (Stuhlverstopfung) und Enkopresis (Einkoten)

Eine Störung der Stuhlentleerung ist ein häufiges Symptom bei Kindern mit überwiegend mentaler Entwicklungsstörung, aber auch bei anderen Verhaltensauffälligkeiten. Wie bei der Enuresis muss eine überwiegend organisch bedingte Form von funktionellen Störungen abgegrenzt werden.

Bei allen Kindern mit eingeschränkter Bewegungsmöglichkeit, vor allem auch in Verbindung mit Ernährungsstörungen, kann es leicht zu einem zunehmenden Kotaufstau kommen. Wiederholter Abgang von dünnflüssigem, übel riechendem Stuhl darf nicht darüber hinwegtäuschen, dass bei diesen Kindern evtl. große Stuhlmengen im Enddarm, z. T. auch im gesamten Dickdarm lagern. Diese können bei mangelnder muskulärer Bauchpresse bzw. fehlender Mitarbeit nicht abgesetzt werden, zunehmend eindicken und z. T. Kalksalze aufnehmen.

Weiterhin kann bei einer Unterfunktion der Schilddrüse (Hypothyreose) und unter verschiedenen Medikamenten, insbesondere Antiepileptika, eine erhebliche Darmträgheit mit Obstipation auftreten.

Manchmal liegt bei chronischer Obstipation eine Dysfunktion der Innervierung des Dickdarms vor. Dies kann z. B. bei sehr Frühgeborenen vorübergehend in den ersten Lebensmonaten oder in Verbindung mit einem genetisch bedingten Mangel an Ganglienzellen **(Aganglionose und Morbus Hirschsprung)** in der Wand des Enddarms auftreten. Bei der Trisomie 21 besteht nicht selten eine **neuronale Kolondysplasie,** ein mit der Aganglioneurose verwandtes Krankheitsbild, die ebenfalls durch Rektummanometrie, funktionelle Bildgebung und Schleimhautbiopsien im Rektum nachgewiesen wird.

Ferner können verschiedene Funktionsstörungen des unteren Rückenmarks, z. B. Anlagestörungen, Verwachsungen („Tethering"; ➤ Kap. 7.2), Infektionen und Tumoren zu einer Mastdarmentleerungsstörung führen.

Bei einer Obstipation mit sekundärem Einkoten und Stuhlschmieren (Enkopresis) muss an psychische Ursachen im Rahmen schwerer psychosozialer Konflikte sowie als Ausdruck von Verweigerung und Protest, z. B. bei Überforderung oder seelischer Vernachlässigung, gedacht werden.

Therapeutisch ist ballaststoffreiche Kost mit ausreichenden Quellstoffen (z. B. Salat, Gemüse, Obst, Körner) in Verbindung mit reichlicher Flüssigkeitszufuhr besonders wichtig. Daneben können Physiotherapie, verschiedene Quell- und Gleitmittel (Lactulose, Paraffin, Macrogol) sowie die Verordnung spezieller Zäpfchen (Glyzerin, Lecicarbon®, Dulcolax®) oder von Einläufen (X-Prep®) sinnvoll sein. Unter Umständen ist auch eine Behandlung der zugrunde liegenden Störung möglich, z. B. durch Gabe von Schilddrüsenhormonen bei Hypothyreose oder eine Operation mit Entfernung des aganglionären Darmsegments beim Morbus Hirschsprung. Bei schwerwiegender organisch bedingter Obstipation, z. B. bei Patienten mit Meningomyelozele, kann durch das Einnähen des Appendix in die Bauchwand eine Möglichkeit zur anterograden Durchspülung des Dickdarms geschaffen werden [9, 22, 72, 81].

9.7 Schlafstörungen

Der Schlaf ist bei allen höheren Lebewesen eine physiologische Notwendigkeit und unabdingbar für die Funktion und die Entwicklung des ZNS. Das durchschnittliche Schlafbedürfnis eines Kindes sinkt von der Neugeborenenzeit bis zum Schulalter von ca. 16 Stunden bis auf 8 Stunden Schlaf. Es gibt jedoch eine erhebliche Variabilität und genaue Stundenangabe dürfen nicht als Kriterium dafür herangezogen werden, ob eine Schlafstörung vorliegt; wichtig ist vielmehr, ob das Kind tagsüber ausgeschlafen ist.

Die Entwicklung eines regelmäßigen Schlaf-Wach-Rhythmus in den ersten Lebensmonaten ist von vielen inneren und äußeren Faktoren abhängig: Dazu gehören neben den autonomen Einflüssen des zentralen Nervensystems die Ausbildung eines zirkadianen Rhythmus unterschiedlicher Hormonkonzentrationen, z. B. von Kortisol und Melatonin, die Registrierung von Licht und Dunkelheit, die Nahrungszufuhr sowie der Wechsel von Phasen mit vermehrter Aktivität und Ruhe.

So entwickelt der Säugling in den ersten Lebensmonaten einen zunehmend regelmäßigen Wechsel von Wach- und Schlafphasen in deutlicher Synchronisation mit dem Rhythmus der Mutter bzw. der Nahrungszufuhr. Entgegen früheren Meinungen ist es für Mutter und Kind sinnvoll, dass sie beieinander schlafen. Schwierig kann die Ablösung des Kindes mit dem Beenden des Stillens werden. Dann weigern sich viele Kinder, alleine ins Bett zu gehen; sie bestehen darauf, dass die Mutter nicht nur vorübergehend anwesend ist, sie verlassen in der Nacht ihr Bett und legen sich in das Bett der Eltern usw. So sehr solche Verhaltensweisen z. B. bei Krankheiten des Kindes verständlich sind, so sehr führen sie auf Dauer besonders bei entwicklungsauffälligen Kindern zu einer Störung des Familienlebens. Meist verlässt der Vater dann das gemeinsame Schlafzimmer. Durch die ständigen Forderungen des Kindes kann sich eine Eigendynamik entwickeln, die von den Eltern, insbesondere der Mutter, entweder zu spät erkannt oder nicht mehr rechtzeitig kontrollierbar ist. Von daher ist es empfehlenswert, dass möglichst im Laufe des 2. Lebensjahres Regeln und Grenzen eingeübt werden, an die das Kind sich verlässlich halten kann. Hierzu gehören eine beruhigende Atmosphäre beim abendlichen Zubettgehen, möglichst wenig reine Flüssigkeitszufuhr (Teeflasche) vor dem Einschlafen, das Vermeiden unnötiger Reize (Aktionsspielgerät, Fernsehen, aufregende Hörspiele) und die konsequente Verabschiedung nach einem beruhigenden Einschlafritual. Kommt es bei Kleinkindern zu Schlafstörungen, sollte u. a. auch an eine Beeinträchtigung der Nasenatmung, z. B. infolge vergrößerter Adenoide, gedacht werden (➤ Kap. 9.2).

Bei Unruhezuständen aus dem Schlaf heraus unterscheidet man den Pavor nocturnus, an den sich das Kind nicht erinnert, vom Albtraum und dem einfachen Schlafwandeln. Säuglinge und Kleinkinder mit und ohne Entwicklungsstörungen haben nicht selten in Müdigkeits- und Einschlafphasen rhythmische Körperbewegungen mit vegetativen Symptomen im Sinne von Selbstbefriedigungsstereotypien, die in der Regel keiner besonderen Therapie bedürfen. Evtl. ist bei solchen Symptomen aber auch an schlafassoziierte Anfälle zu denken, vor allem im Rahmen einer Frontallappenepilepsie. Zur Erkennung können Videoaufzeichnungen durch die Eltern und ggf. eine Schlafpolygrafie hilfreich sein.

Medikamente zur Schlafeinleitung oder Ermöglichung eines Dauerschlafes sind auch bei Kindern mit schwerer Entwicklungsstörung nur sehr selten indiziert. Versuche können mit pflanzlichen Mitteln wie Baldrian, Melisse oder Hopfen gemacht werden, nur noch in seltenen Ausnahmen mit den früher viel häufiger verordneten Neuroleptika (z. B. Dipiperon®), mit Chloralhydrat oder niedrig dosierten Benzodiazepinen (Adumbran®). Bei Kindern mit

Schlafstörungen im Rahmen einer Mehrfachbehinderung mit Erblindung hat sich die Verabreichung des Zirbeldrüsenhormons Melatonin (Melatonin DAB, Circadin®) bewährt [9, 28, 29, 43, 72, 75].

9.8 Hüftgelenkerkrankungen

Anlagestörungen des Hüftgelenks sind relativ häufig. Mithilfe der Hüftgelenksonografie lassen sich bei ca. 1–2 % der Neugeborenen Störungen der Hüftgelenkpfannen **(Hüftgelenkdysplasie)** feststellen. Die *Ursachen* hierfür sind vielfältig:

- Über familiär-genetische Ursachen wird immer wieder diskutiert, eine umschriebene Genveränderung konnte jedoch bisher nicht festgestellt werden.
- Typischerweise sind bei Geburt relativ schwere Mädchen von zierlichen Müttern betroffen.

Wichtig sind außerdem:

- Verminderte oder unphysiologische intrauterine Bewegungen, z. B. bei Lageanomalien
- Fehlerhafte Wickeltechnik mit Bewegungseinschränkung und übermäßiger Adduktion (Aneinanderlegen der Oberschenkel) beim Säugling
- Eine Anlagestörung der unteren Rückenmarksstrukturen, z. B. eine Meningomyelozele
- Andere neuromuskuläre Erkrankungen
- Eine Arthrogryposis (angeborene „Krummgelenkigkeit", d. h. eine intrauterine Versteifung zahlreicher Gelenke in Fehlstellungen; ➤ Kap. 7.3.4)
- Eine primäre Knochenerkrankung
- Eine zerebrale Bewegungsstörung u. v. m.

Die *Diagnose* einer Hüftgelenkanlagestörung ist beim jungen Säugling möglichst innerhalb der ersten 4 Wochen mittels Ultraschall durch Bestimmung des Pfannendachwinkels α möglich. Nach Graf werden folgende Stadien unterschieden:

- Stadium I a und b: $\alpha > 60°$
- Stadium II a: $\alpha = 51–59°$ (bis 3. Lebensmonat)
- Stadium II b: $\alpha = 51–59°$ nach dem 3. Lebensmonat
- Stadium II g: $\alpha < 50°$ mit zentriertem Hüftkopf
- Stadium III a: $\alpha < 50°$, beginnende Luxation (Fehlstellung) mit regelrechtem Labrum
- Stadium III b: beginnende Luxation mit Kompression des Labrums
- Stadium IV: vollständige Luxation

Eine Früherkennung durch die klinische Untersuchung des jungen Säuglings, z. B. durch eine Abspreizhemmung, eine Faltenasymmetrie oder ein positives Ortolani-Phänomen (fühl- und hörbares Gelenkschnappen), hat sich als ebenso unsicher erwiesen wie eine Röntgenuntersuchung des Beckens in den ersten Lebensmonaten. Röntgenologisch lassen sich nur Spätzeichen einer Hüftgelenkdysplasie, z. B. in Form eines zu steilen Pfannendachs, nachweisen. Dieses darf nicht mit dem sonografischen Pfannendachwinkel verwechselt werden.

Es empfiehlt sich, bei jedem Kind mit eindeutiger Dysplasie (ab Stadium II g) eine genaue Untersuchung auf mögliche neurologische Ursachen durchzuführen.

Umgekehrt muss bei allen Kindern mit Bewegungsstörungen im Hüftgelenk (z. B. spastische Zerebralparese, Meningomyelozele) immer an die Entstehung einer sekundären Hüftgelenkluxation gedacht werden, die sich auch bei primär normaler Hüfte entwickeln kann. Sie wird vor allem durch korrekt eingestellte Röntgenaufnahmen des Beckens diagnostiziert. Deshalb sind solche Röntgenaufnahmen bei allen Kindern mit einer Zerebralparese nach dem 1. Lebensjahr in regelmäßigen halb- bis einjährigen Abständen angezeigt (Hüftgelenk-Ampel).

Die *Behandlung* einer Hüftgelenkdysplasie ist in den letzten Jahren zunehmend vereinheitlicht worden: Ab dem Stadium II a erfolgt eine Spreizhosenbehandlung. Dabei muss aber auch auf die Gefahren einer länger dauernden Spreizhosenbehandlung mit möglichen Entwicklungen von Drucknekrosen des Hüftkopfs, Überdehnung der vorderen Leistenbänder und mangelnder Entwicklung der Rumpfrotation ausdrücklich hingewiesen werden.

Ab Stadium II g wird eine **Pavlik-Bandage** oder eine Hoffmann-Daimler-Schiene zur Behandlung eingesetzt, ab Stadium III ein Hock-Spreiz-Gips nach einer operativen Revision. Bei primär isolierter Hüftgelenkdysplasie ist die Langzeitprognose exzellent.

Ist es bei einer Zerebralparese oder einer Meningomyelozele zu einer Hüftgelenkluxation gekommen, kann deren Behandlung z. T. äußerst problematisch sein. Bei drohender Hüftgelenkluxation kann auch die Injektionsbehandlung mit Botulinustoxin in die Adduktorenmuskeln und evtl. in den Psoasmuskel sinnvoll sein.

Beim gesunden Säugling ist in den ersten Lebensmonaten die freie Bewegung der Beine in Hock-Spreiz-Stellung, d. h. in Rückenlage ohne dicke Zudecken auf einer Bodendecke, eine sinnvolle *Prophylaxe.* Außerdem können Kinder durch Tragen auf der Hüfte eines Erwachsenen in die Hock-Spreiz-Position mit abgespreizten Oberschenkeln gebracht werden, die am ehesten die normale Entwicklung der Hüftgelenkpfanne fördert [43, 66, 146].

9.9 Andere Organbeteiligungen

Viele weitere Organsysteme müssen bei Kindern mit Entwicklungsstörungen besonders untersucht und berücksichtigt werden.

9.9.1 Atemorgane

Bei vielen Kindern mit Entwicklungsstörungen besteht eine Einengung bzw. Funktionsstörung der Luftwege, die entweder anlagebedingt oder sekundär infolge von Störungen der Atmungsvorgänge auftreten kann.

Bei einigen Kindern mit Fehlbildungen von Schädel und Gesicht besteht eine ausgeprägte Einengung der oberen Luftwege bis hin zur Choanalatresie (Verschluss der hinteren Nasenöffnung). Im Säuglingsalter ergibt sich hieraus eine erhöhte Gefahr von obstruktiven Apnoen (Atempausen durch Verengung der Luftwege). Aber auch später treten vor allem im Schlaf immer wieder gefährliche Hypoxien auf. Ebenso kann es beim Pierre-Robin-Syndrom, einer Hypoplasie (Unterentwicklung) des Unterkiefers mit Gaumen- und Kehlkopfanomalien, zu schwerwiegenden O_2-Mangelzuständen kommen.

Bezüglich weiterer Probleme und Erkrankungen im Bereich der oberen Luftwege bei Kindern mit Entwicklungsstörungen ➤ Kap. 9.2.1 und ➤ Kap. 14 (Logopädie).

Viele Kinder mit Entwicklungsstörungen haben chronische Probleme mit den Bronchien, z. B. aufgrund einer Störung des Schleimaushustens, oftmals verbunden mit vermehrter oder abnorm zäher Schleimproduktion und häufigen Infektionen der Luftwege *(chronische Bronchitis).* Auch sollte immer an wiederholte Aspirationen von Mageninhalt in die Bronchien gedacht werden.

Bei ehemaligen Frühgeborenen entwickelt sich durch lang dauernde maschinelle Beatmung möglicherweise eine chronische Lungenerkrankung im Sinne einer bronchopulmonalen Dysplasie (Umbaulunge) [22, 72, 81].

9.9.2 Herz

Angeborene Herzfehler und chronische Herzerkrankungen sind bei Kindern mit Entwicklungsstörungen signifikant gehäuft. So haben 30 % aller Kinder mit Down-Syndrom einen Herzfehler, meist in Form eines Defekts der Vorhof- und Kammerscheidewand (offener AV-Kanal = Endokardkissendefekt). Kinder mit Turner-Syndrom (➤ Kap. 6.2.1) haben häufiger Aortenisthmusstenosen (d. h. Einengungen der Aorta [Hauptschlagader] in Brusthöhe). Andere Beispiele für Herz- und Gefäßfehlbildungen bei Syndromen mit Entwicklungsstörungen sind das Williams-Beuren-Syndrom (➤ Kap. 8.3), das Smith-Lemli-Opitz-Syndrom (➤ Kap. 8.6.5), das Gregg-Syndrom (Rötelnembryopathie, ➤ Kap. 8.9.1) und das Shprintzen- oder DiGeorge-Syndrom (Lippen-Kiefer-Gaumen-Spalte, Lern- und Verhaltensstörungen, angeborener Herzfehler). Die Indikation zur Korrekturoperation wird heute bei diesen Kindern nicht infrage gestellt.

Bei Kindern mit komplexen angeborenen Herzfehlern (z. B. einer Fallot-Tetralogie) können zusätzlich Entwicklungsstörungen vorliegen, deren Entstehungsmöglichkeiten vielfältig sind: Zum Teil liegt es an gemeinsamen Anlagestörungen oder intrauterin erworbenen Erkrankungen (VACTERL-Assoziation, Rötelninfektion, Dystrophie), z. T. an akuten Folgen der Herzerkrankung (hypoxische Hirnschädigung nach Herzstillstand, embolische Hirninfarkte, Hirnblutungen). Bei Kindern mit kariösen Zähnen ist das Risiko einer bakteriellen Endokarditis deutlich erhöht.

Eine erworbene Herzinsuffizienz kann bei allen primären Muskelerkrankungen, bei der Glykogenose Pompe und bei der Friedreich-Ataxie vorkommen (➢ Kap. 7.3.1). Bei progredienter Herzinsuffizienz können sich schwerwiegende ethische Probleme bei der Frage ergeben, ob z. B. eine Herztransplantation indiziert ist [72, 216].

9.9.3 Bauchorgane

Besonders bei Chromosomenanomalien können im **Magen-Darm-Trakt** gehäuft Fehlbildungen und Funktionsstörungen vorliegen. Beim Down-Syndrom findet man häufiger eine Duodenalstenose mit Erbrechen beim Neugeborenen, einen Morbus Hirschsprung oder eine neuronale Kolondysplasie mit ausgeprägter Obstipation (➢ Kap. 9.6). Ein Nabelbruch bis hin zur Omphalozele (Vorlagerung von Bauchorganen in die Nabelschnur) kommt öfters bei Kindern mit Entwicklungsstörungen vor, z. B. bei einer Hypothyreose oder dem EMG-Syndrom (➢ Kap. 6.4). Ferner haben diese Kinder häufiger Darmprobleme aufgrund einer Malrotation (Hemmungsfehlbildung, bei der die physiologische Darmdrehung unvollständig bleibt, sodass sich eine Fehllage von Darmteilen ergibt). Bei einigen Erkrankungen mit Entwicklungsstörung finden sich Vergrößerungen und Funktionsstörungen von **Leber** und **Milz,** z. B. bei Speichererkrankungen wie Mukolipidosen, Glykogenosen und Gangliosidosen (➢ Kap. 8.6.2) u. v. m.

9.9.4 Harn- und Geschlechtsorgane

Besonders häufig sind Anomalien und Erkrankungen im **Urogenitalbereich** bei Kindern mit Entwicklungsstörungen, z. B. Lageanomalien der Nieren sowie Fehlbildungen der ableitenden Harnwege und der Blase, die zu chronischen Harnwegsinfekten führen. Bei allen neurogenen Blasenentleerungsstörungen, insbesondere aufgrund einer Meningomyelozele (➢ Kap. 7.2), müssen Nieren und ableitende Harnwege gut untersucht werden. Aber auch bei komplexen Syndromen lassen sich unterschiedliche Nierenveränderungen feststellen: Das Alport-Syndrom z. B. ist gekennzeichnet durch die Kombination einer erblichen chronischen Nierenschädigung mit Innenohrschwerhörigkeit und Augenfehlbildungen, andere Beispiele sind das Smith-Lemli-Opitz-Syndrom und die VACTERL-Assoziation (➢ Kap. 8.6.5).

Vielfach sind Anomalien der **Geschlechtsorgane** bei Kindern mit Entwicklungsstörungen festzustellen. Bei Mädchen mit Klitorisvergrößerung besteht der Verdacht auf ein adrenogenitales Syndrom (➢ Kap. 6.2.2). Fehlmündungen der Harnröhre, Anomalien der großen und kleinen Schamlippen oder Scheidenverwachsungen finden sich vermehrt bei unterschiedlichen Entwicklungsstörungen, u. a. Chromosomopathien.

Bei adipösen Knaben muss ein echter von einem scheinbaren Mikropenis durch Berücksichtigung des subkutanen Fettgewebes unterschieden werden. Verschiedene Syndrome sind u. a. durch eine Genitalhypoplasie gekennzeichnet, z. B. Bardet-Biedl-Syndrom, CHARGE-Assoziation (➢ Kap. 9.1.4), Klinefelter-Syndrom (➢ Kap. 6.4), Prader-Willi-Syndrom (➢ Kap. 8.3), Smith-Lemli-Opitz-Syndrom (➢ Kap. 8.6.5).

Ein unzureichender Abstieg der Hoden in die Hodensäcke (Maldescensus testis) ist primär kein Hinweis auf eine allgemeine Entwicklungsstörung: Er findet sich zwar gehäuft bei verschiedenen Entwicklungsstörungen, tritt aber insgesamt bei ungefähr 2–4 % aller reif geborenen und bei bis zu 20 % der zu früh geborenen Knaben auf.

Teratogene Einwirkungen (Radioaktivität, Chemotherapie), aber auch manche Virusinfektionen können neben anderen Organmanifestationen ebenfalls eine Schädigung der Genitalorgane bewirken [22, 72, 81].

9.9.5 Skelett

Es gibt vielfältige Zusammenhänge zwischen angeborenen und erworbenen **Skelettanomalien** und Entwicklungsstörungen bei Kindern.

Die **Achondroplasie** ist eine genetisch bedingte Verknöcherungsstörung mit ausgeprägtem Minderwuchs, bei der sekundäre Schädigungen des Rückenmarks durch eine Einengung des großen Hinterhauptslochs entstehen können, sodass eine operative Erweiterung indiziert sein kann. Bei einigen

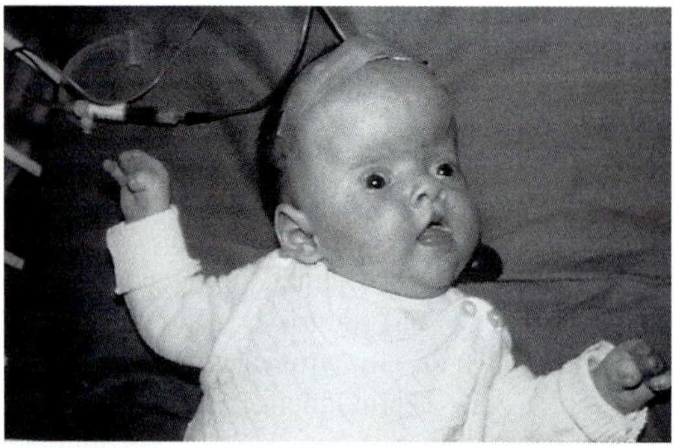

Abb. 9.2 Zwei Monate alter Säugling mit Apert-Syndrom

Syndromen mit kognitiven Entwicklungsstörungen gibt es typische Anomalien der Extremitäten, vor allem der Hände und Füße, z. B. bei der Fanconi-Anämie und beim Bardet-Biedl-Syndrom (➤ Kap. 8.5 und ➤ Kap. 8.7).

Eine besondere Gruppe stellen die Kinder mit **kraniofazialen Fehlbildungssyndromen** dar. Ein typisches Beispiel für eine solche schwere Mehrfachbehinderung ist das **Apert-Syndrom** (➤ Abb. 9.2): Hierbei bestehen eine vorzeitige Verknöcherung verschiedener Schädelnähte, insbesondere der Kranznaht, eine Hypoplasie des Oberkiefers mit Einengung der oberen Luftwege, zusammengewachsene Finger und Zehen (Syndaktylien), Gelenkkontrakturen und eine unterschiedlich ausgeprägte mentale Entwicklungsstörung. Als Ursache konnten Mutationen am Rezeptor des Fibroblastenwachstumsfaktors auf Chromosom 10q26 gefunden werden. Durch frühzeitige und nur interdisziplinär planbare Operationen wird versucht, dem Gehirn genügend Raum zu schaffen (kraniofaziales Advancement), für eine ausreichende Nasenatmung zu sorgen, die Kieferanomalien zu beheben sowie die Finger- und Zehenfunktion operativ zu verbessern. Ein weiteres Beispiel für kraniofaziale Syndrome ist das **Crouzon-Syndrom.** Insgesamt unterscheidet man klinisch mehr als 60 verschiedene kraniofaziale Fehlbildungssyndrome.

Vorzeitige Verknöcherungen einzelner Schädelnähte (prämature Synostose vor allem der Pfeilnaht mit Ausbildung eines sog. „Kahnschädels") gehen in der Regel nicht mit anderen Fehlbildungen oder allgemeiner Entwicklungsstörung einher; die Kinder sollten in ihrer Entwicklung aber gut beobachtet und evtl. operiert werden.

Eine Vielzahl von speziellen Skelettanomalien der Extremitäten und des Thorax, die z. T. auch mit mental-kognitiven und/oder neuromuskulären Auffälligkeiten einhergehen, können zunehmend besser durch molekulargenetische und Stoffwechseluntersuchungen differenziert werden. Aussagen zur Prognose sind nur aufgrund einer genauen Diagnose möglich.

Viele Bewegungsstörungen, vor allem Zerebralparesen und neuromuskuläre Erkrankungen, gehen mit sekundären Wirbelsäulenanomalien, insbesondere der Ausbildung z. T. schwerer Skoliosen, einher, die frühzeitig diagnostiziert und differenziert behandelt werden sollten. Ebenso gilt es, bei allen Kindern mit Entwicklungsstörungen frühzeitig Untersuchungen auf Gelenkkontrakturen (Versteifungen) und deren Komplikationen, z. B. im Bereich der Füße, des Hüftgelenks, der Knie und der Ellenbogen, durchzuführen.

Kindern mit Down-Syndrom haben eine erhöhte Neigung zur Subluxation (Teilverrenkung) zwischen Hinterhauptsloch und 2. Wirbelkörper, was in Einzelfällen zu Rückenmarksläsionen bis hin zu Querschnittssymptomen führen kann. Auf die vielfältigen Skelettanomalien im Rahmen einer Meningomyelozele wird in dem entsprechenden Kapitel (➤ Kap. 7.2) eingegangen; besonders erwähnt seien Verschlussstörungen der Wirbelsäule und des Rückenmarks im Rahmen einer Diastematomyelie (Spaltbildung des Rückenmarks), oft in Kombination mit schweren Skoliosen, und das Symptom des angehefteten Rückenmarks **(„Tethered-Cord-Syndrom")**, das vor allem bei chronischen Rückenschmerzen, progredienten Fußfehlstellungen und Blasen-Mastdarm-Entleerungsstörungen differenzialdiagnostisch infrage kommt [72, 81].

9.9.6 Haut

Hautveränderungen spielen bei vielen Entwicklungsstörungen eine wegweisende Rolle. So lassen sich verschiedene neurokutane Syndrome eindeutig vom äußeren Aspekt her diagnostizieren (➤ Kap. 8.4). Auch bei einigen Speicherkrankheiten und angeborenen Infektionen lassen sich typische Hautveränderungen in Kombination mit Entwicklungsstörungen feststellen: Ein Beispiel hierfür ist die – in

Deutschland selten gewordene – angeborene Syphilis (➤ Kap. 8.9.2), bei der Ausschläge an Handflächen, Fußsohlen und um den Mund herum als erstes Symptom auftreten, die später narbig abheilen. Bei der multifaktoriell bedingten Schuppenflechte (Psoriasis) können unterschiedliche Hauteffloreszenzen mit Gelenkerkrankungen kombiniert auftreten.

Schwere Fehlstellungen und Gliedmaßenverluste kommen bei einigen Formen der genetisch bedingten Epidermolysis bullosa vor. Bei diesen Kindern kann sich die Haut bereits bei kleinsten Irritationen in großflächigen Blasen ablösen („Schmetterlingskinder – weil die Haut so empfindlich wie ein Schmetterlingsflügel ist"); bisher ist nur eine symptomatische Therapie möglich.

Die zu den erblichen Hauterkrankungen gehörenden **Ichthyosen** sind durch Verhornungsstörungen mit trockener, schuppiger Haut gekennzeichnet und kommen in seltenen Fällen bei angeborenen Enzymstörungen und monogenetischen Syndromen in Verbindung mit geistigen Entwicklungsstörungen vor.

Besonders bei Säuglingen und älteren, meist übergewichtigen Patienten mit Bewegungsstörungen können Hautprobleme, z. B. im Anogenitalbereich und den großen Falten, aufgrund einer vermehrt fettenden Haut (Seborrhö), bei Superinfektionen durch Bakterien und Pilze oder durch mangelnde Pflege auftreten [93].

9.9.7 Infektanfälligkeit, Blutbildveränderungen

Vielfach taucht die Frage auf, warum Kinder mit Entwicklungsstörungen eine erhöhte **Infektanfälligkeit** haben. Auch hier spielen sehr unterschiedliche Faktoren wie mangelnde Bewegung, eine Ventilationsstörung der oberen und unteren Luftwege sowie psychosoziale Faktoren eine wichtige Rolle. Daneben sollte man in Einzelfällen auch an spezielle Beeinträchtigungen der Infektabwehr, z. B. aufgrund einer Störung der zellulären oder humoralen (d. h. in Körperflüssigkeit gelösten) Faktoren denken.

Häufigste Blutbildveränderung bei Kindern mit Entwicklungsstörungen sind sicher Anämien, d. h. eine Verminderung der roten Blutkörperchen. Wichtigste Ursache ist ein Eisenmangel, der häufig durch eine Fehlernährung erklärt werden kann. Bei chronisch persistierender Anämie sollte immer an einen okkulten Blutverlust, z. B. über den Darm, an primäre Blutbildungsstörungen, z. B. bei der Fanconi-Anämie, oder an Störungen der Hämoglobinsynthese, z. B. bei der Thalassämie und der Sichelzellanämie, gedacht werden (22, 28, 29, 43, 72, 81).

9.9.8 Schmerzen

Kinder mit Entwicklungsstörungen haben primär nicht mehr und nicht weniger Schmerzen als normal entwickelte Kinder; andererseits berichten Eltern immer wieder davon, dass ihre Kinder bei schmerzhaften Ereignissen, z. B. Stürzen, auffallend wenig reagieren. Auch können sich schwer gestörte Kinder längere Zeit ohne Reaktionen Schmerzen zufügen, z. B. durch Aufschlagen des Kopfs gegen eine Wand oder den Boden. Chronische Unruhe und Äußerungen von Unwohlsein können sehr vielfältige Ursachen haben, z. B.:

- Juckende Hauterkrankungen, vor allem die atopische Dermatitis. Der häufig benutzte Begriff Neurodermitis ist irreführend – diese konstitutionelle Funktionsstörung der Haut hat nichts mit dem Nervensystem zu tun. Andere Beispiele sind die Windeldermatitis und die Skabies = Krätze.
- Chronische Otitis (Mittelohrentzündung).
- Fremdkörper, z. B. der Augenhornhaut, im Ohr oder im Genitalbereich.
- Entzündungen der Speiseröhren- und Magenschleimhaut.
- Stuhlverstopfung.
- Hernie (Bruch), evtl. mit Einklemmungserscheinungen.
- Hüftgelenkfehlstellungen (➤ Kap. 9.8).
- Osteoporose (Knochenschwund).
- Muskelverspannungen.

Eher selten sind:

- Vasomotorische Kopfschmerzen
- Migräne
- Vertebragene Kopfschmerzen

Kopfschmerzen aufgrund einer Hirndruckerhöhung können zum einen bei allen Kindern mit Hydrozephalus als Ausdruck einer Shuntinsuffizienz vorkommen, aber auch bei Kindern und Jugendlichen mit venösen Abflussstörungen oder Liquorresorptionsstörungen im Sinne eines **Pseudotumor cerebri,** vor allem bei adipösen weiblichen Jugendlichen sowie Patienten mit arteriellem Hypertonus.

Vor der Verabreichung von Schmerzmitteln sollte immer nach der Ursache der Schmerzen gesucht werden. Bei chronischen Kopfschmerzen ist eine genaue Dokumentation der Begleitumstände oft wichtig (Kopfschmerzkalender). Unmutsäußerungen mehrfachbehinderter Kinder sind nicht selten auch Ausdruck von mangelnder Zuwendung, u. U. wollen sie ihre Umgebung damit sogar provozieren [28, 29, 72, 98].

9.10 Kindesmisshandlung

Unter den Überbegriff der Kindesmisshandlung fallen:

1. Die **körperliche Misshandlung**
2. Die **seelische Misshandlung** einschließlich **Vernachlässigung**
3. Der **sexuelle Missbrauch**

Kindesmisshandlung kommt in allen gesellschaftlichen Schichten und bei allen Völkern vor, ist jedoch gehäuft in Familien aus sozialen Randgruppen und bei psychosozialen Belastungen, z.B. Arbeitslosigkeit, Armut, ehelichen Auseinandersetzungen, Alkohol, Drogen usw. Viele misshandelnde Eltern sind als Kind auch misshandelt worden.

Über die Häufigkeit von körperlichen Misshandlungen und psychischem bzw. sexuellem Missbrauch bei entwicklungsgestörten und behinderten Kindern gibt es keine gesicherten Angaben; leider sind sie wahrscheinlich nicht selten.

Die am stärksten gefährdete Gruppe von Kindern, die mit schweren Folgen für Gesundheit und Leben körperlich misshandelt werden, sind Säuglinge und Kleinkinder. Vor allem chronisch schreiende Säuglinge, Kinder mit Schlaf- und Essstörungen, aber auch mit unterschiedlichen Krankheiten und Entwicklungsstörungen, insgesamt Kinder, die den Erwartungen der Eltern nicht entsprechen, sind vermehrt misshandlungsgefährdet.

Die typische Form einer **körperlichen Misshandlung** beim Säugling ist das **Schütteltrauma.** Hierbei kommt es zu Einrissen der dünnen Gefäße zwischen der Hirnoberfläche und der Innenwand des Schädelknochens mit Entwicklung von **subduralen** (unter der harten Hirnhaut gelegenen) **Blutungen** und sekundären Ergüssen. Typischerweise entstehen gleichzeitig Einblutungen in die Netzhaut. Oft lassen sich durch Röntgenaufnahmen des Skelettsystems charakteristische Veränderungen an der Knochenhaut der Oberarme und der Oberschenkel, Knochenabsprengungen im Bereich der großen Gelenke oder unterschiedlich alte Rippenfrakturen nachweisen. Noch genauer lassen sich die Folgen von Gewebsquetschungen und Knochenveränderungen in der Kernspintomografie darstellen. Ersticken, Erwürgen, Verbrühen und Vergiften kommen ebenfalls bereits vom Säuglingsalter an vor.

Ab dem Kleinkindalter kann es zu vielfältigen Formen von Schlägen, umschriebenen Verbrühungen und Verbrennungen, zum Einsperren und Nahrungsentzug mit schweren Gedeihstörungen kommen. Typischerweise stellen Eltern nach einem Misshandlungstrauma das Kind nicht sofort dem Arzt vor; nicht selten wird es herausgeputzt und als Erklärung werden ein Sturz, eine andere Unachtsamkeit des Kindes oder Verletzungen durch andere Kinder angegeben.

Chronisch misshandelte Kinder fallen entweder durch übergroße Ängstlichkeit, z.B. auch im Rahmen der körperlichen Untersuchung, oder aber durch auffallende Distanzlosigkeit und gespielte Freundlichkeit (**„Frozen Watchfulness“**) auf.

Der Kinderarzt muss bei der Diagnosefindung eine Vielzahl von Differenzialdiagnosen, z.B. Blutgerinnungsstörungen, Knochenstoffwechselstörungen, Ernährungsstörungen, angeborene Hauterkrankungen, evtl. auch Infektionserkrankungen, in Betracht ziehen.

Die Folgen **seelischer Misshandlung** und **Vernachlässigung** sind besonders bei Säuglingen und Kleinkindern sehr schwer zu erfassen. Hierzu gehören Apathie, Störungen der Sprachentwicklung und vor allem Störungen der sozialen Interaktion wie mangelnde Kontaktaufnahme. Häufigkeit und Ausprägung der psychischen Kindesmisshandlung werden in der Literatur unterschiedlich angegeben; hierzu gehören Anschreien, Zwang zu herabwürdigenden Tätigkeiten, aber auch das Erleben von Gewalt in der Familie, z.B. des Vaters gegenüber der Mutter, oder Gewalt im Krieg und auf der Flucht gehören dazu.

Unter einem **sexuellen Missbrauch** versteht man die Einbeziehung von Kindern in sexuelle Aktivitäten der Erwachsenen, die sie selbst nicht kontrollieren und nicht ausreichend verstehen. Das Kind wird, ohne sich wehren zu können, in die sexuelle Erregung des Erwachsenen mit einbezogen. Dies kann vom Exhibitionismus über die Einbeziehung in pornografische Handlungen bis zum Petting und zum penetrierenden Missbrauch oral, anal und genital führen. Der sexuelle Missbrauch kann als eine Sucht verstanden werden, bei der das Kind eine Droge ist. Er ist ein strafwürdiges Verbrechen nach § 176 des Strafgesetzbuchs und findet sowohl innerhalb von Familien als auch in Institutionen (Vereine, Jugendgruppen, Internate etc.), selten bei zufälligem Zusammentreffen statt. Es gibt ein großes Verleugnungspotenzial und eine Tendenz zur Geheimhaltung, da es durch das Aufdecken des sexuellen Missbrauchs zu einer existenziellen Bedrohung der gesamten Familie bzw. der Bezugsperson kommen kann. Der sexuelle Missbrauch findet in 90 % der Fälle bei Mädchen ab dem frühen Kleinkindalter an statt. Aber auch bei Jungen wird er zunehmend häufiger durch die mutigen Berichte Betroffener in den letzten Jahren aufgedeckt, vor allem in Schulinternaten, Sportvereinen und Pfarreien.

Verdächtige Symptome für alle Formen von Kindesmisshandlung sind:

- Ungeklärte Verhaltensauffälligkeiten
- Leistungsknick
- Ängste
- Sekundäres Einnässen und Einkoten
- Bauchschmerzen
- Magersucht
- Dissoziative Störungen, z. B. psychogene Anfälle oder neurogene Symptome wie Lähmungen oder Bewegungsstörungen (ohne neurologische Ursache)

Bei jedem Verdacht auf schwere körperliche Misshandlung oder sexuellen Missbrauch ist die stationäre Aufnahme eines Kindes in einer Kinderklinik oder einer kinder- und jugendpsychiatrischen Klinik sinnvoll. Weitere Maßnahmen müssen in interdisziplinärer Zusammenarbeit zwischen den primär betreuenden Ärzten, evtl. unter Hinzuziehung eines Rechtsmediziners, dem zuständigen Jugendamt, der Polizei, der Gerichtsbarkeit sowie anerkannten Organisationen wie dem Kinderschutzbund und dem Gesundheitsamt geklärt werden. Bei der strafrechtlichen Verfolgung von Kindesmisshandlung kann sich eine Vielzahl von Problemen ergeben, weshalb eine sehr gute und verantwortungsbewusste Planung des Vorgehens zwischen den verschiedenen Institutionen abgesprochen werden muss. So sollten gegenüber den betroffenen Kindern möglichst keine Suggestivfragen verwendet werden. Gerichtsverfahren gegen Eltern eines misshandelten oder gar getöteten Kindes können wegen des Zeugnisverweigerungsrechts von Eheleuten unter Umständen ergebnislos ausgehen.

Im **Bundeskinderschutzgesetz** von 2012 wird den Jugendämtern die zentrale Aufgabe der Prävention und Erkennung von Kindeswohlgefährdungen zugewiesen, was aber nur durch eine Vernetzung aller beteiligten Institutionen einschließlich der Kinderärzte, der Beratungsstellen, der Kinderschutzvereine und der Einrichtungen der Frühen Hilfen, z. B. Familienhebammen und ambulanten Kinderkrankenschwestern, möglich ist.

Nach § 8a des SGB VIII kann das Jugendamt bei **Gefährdung des Kindswohls** präventiv bereits bei begründeten Verdachtsmomenten eingreifen und mit vielfältigen Maßnahmen, z. B. sozialpädagogischen Familienhilfen und notfalls auch der akuten Herausnahme des Kindes aus der Familie, den Schutz des Kindes gewährleisten. Ärzte sind verpflichtet, bei konkretem Verdacht auf Kindeswohlgefährdung das zuständige Jugendamt zu informieren, ggf. auch unter Aufhebung der ärztlichen Schweigepflicht. Besondere Probleme gibt es bei Sorgerechtsentscheidungen getrennt lebender Eltern – hier sollten die Kinder ein größeres Mitspracherecht bekommen. Schwierig ist es auch, wenn ein Elternteil konkret der Kindesmisshandlung beschuldigt wird. Dann sind neben körperlichen Untersuchungen umfangreiche psychologische Begutachtungen des Kindes notwendig.

Misshandlungstraumen können eine wesentliche Ursache für Entwicklungs- und Verhaltensstörungen spielen; es gibt aber immer wieder auch Berichte über falsche Angaben oder Interpretationen von Kindern (**„False Memory Syndrome“**) mit z. T. fatalen Folgen.

Unter dem **Münchhausen-by-Proxy-Syndrom (Meadows-Syndrom)** versteht man die Präsentation unklarer Erkrankungssymptome, z. B. Bauchschmerzen, Fieber, Krampfanfälle, Miktions- und Defäkationsstörungen, durch nahe Angehörige, meist die Mutter, gegenüber Ärzten, die zu unterschiedlichen medizinischen Maßnahmen einschließlich unnötiger Medikamentenbehandlung und Operationen beim Kind führen.

Auch beim **plötzlichen Kindstod** muss immer an Misshandlungsfolgen gedacht werden (z. B. Ersticken). Die Ursachen hierfür sind sehr unterschiedlich; z. T. sind die Täter psychiatrisch krank, z. T. bestehen nicht eingestandene, schwere Aggressionen gegenüber den Kindern oder schwere seelische Konflikte. Durch verdeckte Videoaufzeichnungen konnten verdächtigte Eltern selbst im Krankenhaus wegen einer Kindesmisshandlung überführt werden; allerdings ist der Einsatz dieser Methode in Deutschland rechtlich umstritten [33, 39, 93].

9.11 Sexualverhalten bei Kindern und Jugendlichen mit Intelligenzminderung

Kinder und Jugendliche mit Entwicklungsstörungen haben ebenso wie ihre normal entwickelten Altersgenossen ein Sexualverhalten, das jedoch vor allem auch in Abhängigkeit von ihrer Intelligenz und möglichen zugrunde liegenden Erkrankungen deutlich verändert, meistens verspätet, auftritt. Grundsätzlich muss hierbei zwischen geistig und körperlich behinderten Menschen unterschieden werden.

Bei hirnorganischen Schädigungen, insbesondere im Bereich des Hypothalamus, kann es zu einer vor- bzw. frühzeitigen Pubertätsentwicklung kommen. Nicht selten werden dann Menstruationsbeschwerden falsch eingeschätzt, ebenso periodische Zustände mit vermehrter Aggressivität und Hyperkinese.

Kinder und Jugendliche mit schwerer geistiger Behinderung zeigen oftmals stereotype Manipulationen im Genitalbereich, wobei u. U. auch die Stuhlentleerung als Sexualausgleich angesehen werden kann. Es lassen sich vielfältige Formen der **Masturbation** beobachten, evtl. nur Scheuern der Genitalien oder Reiben mit einem Stofftier, an Möbeln oder Schuhen; solche Verhaltensweisen sollten von einfachen Jaktationen (Hin- und Herbewegen, meist im Einschlafstadium), Albträumen oder zerebralen Anfällen unterschieden werden. Oft lassen sich solche Handlungen nach negativen Erfahrungen, aus Langeweile, Zorn, Enttäuschung usw. beobachten. In der Regel sind sie kein Zeichen für eine sexuelle Überfunktion und kein Ausdruck einer Perversion. Jugendliche mit Down-Syndrom z. B. unterdrücken ihre Gefühlsäußerungen weniger, zeigen kein normales „Schamgefühl", verwenden häufig ohne negative Absichten obszöne Ausdrücke und können durch „entsetzte Reaktionen" der Erwachsenen in ihrem Verhalten bestärkt werden. Bei Männern mit schwereren mentalen Entwicklungsstörungen kommt es praktisch nie zu einem Koitusvollzug oder zum Einsatz von Gewalt.

Ob Menschen mit geistiger Behinderung durch ihr Verhalten sexuelle Aktivitäten anderer provozieren, muss zum großen Teil infrage gestellt werden. In jedem Fall sind sie viel häufiger Opfer als Auslöser sexueller Handlungen. Frauen mit Down-Syndrom z. B., die fruchtbar sein können, sind nicht selten sexuell missbraucht worden. Die Frage des Umgangs mit Sexualität, insbesondere auch eines dauerhaften Schutzes vor Schwangerschaft, ist ein ständig wiederkehrendes, meist unbefriedigend gelöstes Problem. Nach der in Deutschland geltenden Rechtsprechung darf eine Sterilisierung durch Unterbindung der Eileiter bzw. der Samenstränge grundsätzlich nur mit Einwilligung des/der Betroffenen durchgeführt werden (§ 1905 Betreuungsgesetz). Ausführliche Vorgespräche mit den Betroffenen sind notwendig, um genügend Zeit für den Entscheidungsprozess zu geben. Solange Zweifel an der Einwilligungsfähigkeit der betreffenden Person bestehen, darf keine Sterilisation mit Einwilligung von Dritten durchgeführt werden. Minderjährige dürfen nicht sterilisiert werden.

Konsequente Sexualaufklärung (besser: „sexuelle Bildung") und Verhaltenstraining sind bei allen Kindern und Jugendlichen mit Lernstörungen bzw. Intelligenzminderung von großer Bedeutung. Dies gilt besonders auch bei Jugendlichen mit ADHS, verminderter Impulskontrolle und bestehenden psychoemotionalen Problemen. Bei weiblichen Jugendlichen und Frauen kann durch regelmäßige Hormoninjektionen mit Langzeitwirkung (3-Monats-Spritze) oder Einlegen von Intrauterinpessaren ein sicherer Schutz vor einer Schwangerschaft erreicht werden.

Schwangerschaft und Geburt eines Kindes bringen für Menschen mit Intelligenzminderung, ihre Eltern und die Betreuer große, kaum lösbare Probleme mit sich. Die Wahrscheinlichkeit einer Schwangerschaft unmittelbar nach dem Eintritt der Geschlechtsreife ist bei ihnen größer als bei Nichtbehinderten, vor allem wegen der Gefahr der Ausnutzung ihrer Unerfahrenheit durch andere. Die Entscheidung zu einem Schwangerschaftsabbruch ist juristisch schwierig und kann nur im Rahmen eines interdisziplinären Teams getroffen werden. In Einzelfällen haben Frauen mit Down-Syndrom Kinder ausgetragen, die in ca. 50 % ebenfalls eine Trisomie hatten; es wurden aber auch chromosomal normale Kinder von Frauen mit Down-Syndrom geboren. Bekannt ist der Fall einer Frau mit Rett-Syndrom, deren Kind an einer schweren Form der gleichen Krankheit erkrankte. Über die Langzeitprognose von Kindern geistig behinderter Mütter liegen keine sorgfältigen Untersuchungen vor.

Die Sexualität von Menschen mit Körperbehinderungen bei normaler Intelligenz, z. B. mit Meningomyelozele oder spastischer Zerebralparese, ist mit der von Normalpersonen vergleichbar. Sie können in vollem Umfang zu partnerschaftlicher Liebe fähig sein, bedürfen jedoch in hohem Maße eines Anpassungs- und Einfühlungsvermögens des Partners; es besteht die erhöhte Gefahr einer Enttäuschung, was evtl. zu Verhaltensproblemen führen kann. In betreuten Wohneinrichtungen leben gelegentlich Paare mit z. T. erheblichen Körperbehinderungen zusammen, die durchaus auch ein befriedigendes Sexualleben haben. Unter Umständen sind hierbei Hilfen durch dritte Personen mit entsprechender Diskretion sinnvoll und durchführbar [13, 84, 86].

9.12 Linkshändigkeit

Die Bevorzugung einer Hand ist einerseits erblich, andererseits von vielen Kulturgewohnheiten geprägt – sowohl bei Primaten als auch bei Säuglingen lässt sie sich nicht nachweisen. 60–70 % aller Menschen sind echte Rechtshänder, 5–10 % echte Linkshänder, 20–30 % sog. Ambidexter. Meist liegt bei Rechtshändigkeit das Sprachzentrum in der linken Hemisphäre, bei Linkshändigkeit jedoch nur in ca. 50 %. Linkshändigkeit ist statistisch häufiger mit Verhaltens-, Lern- und Sprachproblemen kombiniert, ohne dass man dies erklären könnte. Andererseits entwickelt sich bei Linkshändern meist eine gleichmäßigere Leistungsfähigkeit beider Seiten als bei Rechtshändern.

Eine verlässliche *Beurteilung der Händigkeit* ist in der Regel frühestens ab dem 3. Lebensjahr möglich. Bei eindeutiger Bevorzugung einer Hand vor dem 2. Lebensjahr muss immer an einen pathologischen Prozess, z. B. eine leichte Hemiparese, evtl. auch eine Schädigung des Rückenmarks oder peripherer Nerven gedacht werden.

Die Beurteilung der Handgeschicklichkeit – das „Begreifen“ oder die Perzeption – ist in den ersten Lebensjahren wesentlicher Bestandteil der Entwicklungsbeurteilung. Dies darf bei Kindern mit Störungen der Handfunktionen, z. B. Syndaktylien beim Apert-Syndrom (➤ Kap. 9.9.5), aber nicht überbewertet werden, um Fehleinschätzungen der mental-kognitiven Entwicklung zu vermeiden.

Eine genaue Feststellung der dominanten Hemisphäre mit einer Lokalisation des Sprachzentrums kann vor neurochirurgischen Operationen von Bedeutung sein. Heute kann dies am besten mit der funktionellen Kernspin-Technik festgestellt werden (➤ Kap. 4.3 und ➤ Kap. 15.5) [14, 123, 188].

9.13 Aufmerksamkeitsdefizit-Hyperaktivitäts-Syndrom (ADHS)

Vermehrte motorische Unruhe ist vor allem im Kleinkindesalter ein physiologisches Symptom. Dennoch hat sich in den vergangenen Jahrzehnten gezeigt, dass es neben der kindertypischen, sehr variablen Bewegungsunruhe ein Störungsbild gibt, das zunehmend als eigenständiges Krankheitsbild abgegrenzt wird. Erstmals wurde es 1775 von M. A. Weikard (1742–1803) aus Bad Brückenau als „Mangel an Aufmerksamkeit“ beschrieben. Mitte des 19. Jahrhunderts erfand der Frankfurter Psychiater H. Hoffmann (1809–1894) den **Zappelphilipp,** seit Mitte des 20. Jahrhunderts wird die Diagnose eines

Attention-Deficit-Syndrome (ADS) immer häufiger gestellt. Die amerikanische Diagnoseklassifikation berücksichtigt sowohl die Aufmerksamkeits- als auch die Hyperaktivitätsstörung, während die ICD-10 die Hypermotorik im Vordergrund sieht. Seit vielen Jahren wird das **hyperkinetische Syndrom** am besten mittels der standardisierten Verhaltenseinschätzung im Conners-Fragebogen o. ä. beurteilt (➤ Kap. 12.3.2): Hierbei bewerten verschiedene Kontaktpersonen des Kindes zehn Items (Merkmale) mit Punkten zwischen 0 und 3. Bei mehr als 15 Punkten spricht man von einem hyperkinetischen Syndrom, wobei die Unterscheidung, was als noch normal und was als sicher pathologisch gilt, oft schwierig sein kann. Demnach wird auch die Häufigkeit bei Kindern zwischen 5 und 15 Jahren sehr unterschiedlich, z. B. zwischen 1 und 20 % (!), angegeben. In größeren deutschen Studien wurde eine Inzidenz von 4,2 % nach dem 5. Lebensjahr festgestellt, wobei Jungen deutlich überwiegen. Bei Mädchen wird allerdings zunehmend ein Subtyp der Aufmerksamkeitsstörung ohne Hyperaktivität beschrieben („Träumerchen").

Die *Ursachen* für ein hyperkinetisches Syndrom sind sehr komplex: Sicher besteht oftmals eine eindeutige genetische Komponente, die sich u. a. auch in Familien- und Zwillingsstudien nachweisen lässt. Zurzeit geht man davon aus, dass aufgrund genetischer Prädispositionen funktionelle Störungen des Transmitters Dopamin vor allem im linken Frontalhirnbereich vorliegen. Bei einigen Kindern konnten aber auch hirnorganische Schädigungen, z. B. ein Zustand nach ZNS-Infektion, nach Frühgeburt, Intoxikationen oder Stoffwechselstörungen, festgestellt werden. Daneben spielen bei einem großen Teil der Kinder psychosoziale Probleme eine wesentliche Rolle, die oft mit ungünstigen familiären Situationen in Zusammenhang stehen. Unklar ist dabei, ob diese äußeren Faktoren die Symptomatik ursächlich erklären können oder ob sie nicht auch Ausdruck dafür sind, dass zumindest ein Elternteil primär entsprechende Veranlagungen hat.

In einem Teil der Fälle sind *Auffälligkeiten* schon in der Frühschwangerschaft nachzuweisen. Bei überproportional vielen Kindern kam es zu vorzeitigen Wehen und es mussten Tokolytika (wehenhemmende Medikamente) gegeben werden; häufig gab es leichtere Komplikationen vor, unter und nach der Geburt. Circa 60 % der Kinder waren als Säuglinge auffällig, überwiegend durch vermehrtes Schreien und Bewegungsunruhe, ggf. aber auch durch auffallende Bewegungsarmut, als sog. „pflegeleichte" Säuglinge. Bei vielen Kindern lassen sich Störungen der emotionalen und sozialen Entwicklung und Ernährungsstörungen nachweisen. Häufig ist die Sprachentwicklung sowohl expressiv als auch rezeptiv gestört. Die Kinder sind vermehrt unfallgefährdet, fallen durch expansive, oft ziellose Verhaltensweisen, eine hohe Ablenkbarkeit, Störungen der Groß- und Feinmotorik sowie mangelnde Impulskontrolle auf. Sie zeigen verminderte Frustrationstoleranz, Ich-Schwäche, Kontaktschwäche und vermehrtes Vermeidungsverhalten. Sie können sich häufig nicht an Regeln halten, wollen nicht schmusen, sind leicht reizbar und können Wesentliches von Unwesentlichem nicht unterscheiden. Verbal sind sie oft besser als bei schriftlichen Aufgaben; in der Schulklasse spielen sie häufig den „Klassenkasper". Bei 15–30 % der Kinder mit hyperkinetischem Syndrom lassen sich umschriebene Entwicklungsstörungen schulischer Fähigkeiten (➤ Kap. 8.17) feststellen, die durch die Unruhe z. T. wesentlich verstärkt werden.

Bei den Müttern der Kinder bestehen häufig z. T. unbewusste Schuldgefühle, bei den Vätern eine erhöhte Ablehnungsrate; oft zeigt zumindest ein Elternteil auch ein auffälliges Verhalten.

Bei differenzierter neurologischer Untersuchung finden sich vermehrt Auffälligkeiten (Dyspraxien), darüber hinaus oft diskrete Dysmorphiesyndrome. Sehr häufig besteht bei den Kindern eine chronische Schlafstörung, z. B. durch eine Obstruktion der oberen Luftwege infolge vergrößerter Adenoide. Nicht selten finden sich eine Allergiedisposition, eine Beeinträchtigung der Sehschärfe (Visus) und eine Hörstörung. In 15–40 % der Fälle lassen sich, vor allem in der Einschlafphase, EEG-Veränderungen wie ein zentrotemporaler Sharp-Wave-Fokus (Rolando-Fokus, ➤ Kap. 8.14.3) nachweisen. Auch bei den visuell und akustisch evozierten Potenzialen (➤ Kap. 4.4.2) und in der zerebralen Bildgebung lassen sich in Einzelfällen Veränderungen feststellen. Ferner kommen vermehrt Laborauffälligkeiten der Leberwerte und der organischen Säuren vor. Bei der psychologischen Beurteilung von Kindern mit hyperkinetischem Syndrom sollte immer eine IQ-Bestimmung stattfinden. Nicht wenige der Kinder werden chronisch über-, evtl. auch unterfordert, was die Verhaltensauffälligkeiten miterklären kann. Außerdem sind differenzierte Überprüfungen des Schulleistungsstands und eine Untersuchung auf Teilleistungsstörungen notwendig.

Differenzialdiagnostisch muss bei jedem Kind mit vermehrter Unruhe an eine Normvariante gedacht werden; dies gilt vor allem für Säuglinge und Kleinkinder. Andererseits führt eine Vielzahl vor allem hirnorganischer Erkrankungen ebenfalls zu sekundären Verhaltensstörungen (Epilepsie, zerebrale Fehlbildungen, Hydrozephalus, Medikamentennebenwirkungen usw.). Aber auch emotionale Spannungen oder eine psychische Vernachlässigung können Unruhezustände erklären. Die wichtigste Differenzialdiagnose ist aber eine primäre **Störung des Sozialverhaltens** mit emotionaler Labilität, Impulsivität und erhöhter Aggressivität, die therapeutisch und prognostisch vom ADS abgegrenzt werden muss.

Bei manchen als hyperkinetisch bezeichneten Kindern sollte auch an positive, Sinn gebende Gründe für gerade diese Art von Verhaltensauffälligkeit gedacht werden: Vielleicht benötigen sie die körperliche Unruhe, um ihr Unwohlsein mit der Familiensituation auszudrücken, oder sie können durch ihre auffälligen Verhaltensweisen eigene oder familiäre Probleme überdecken. Andere Kinder haben ständig neue Ideen und lassen sich auf wechselnde Themen ein (Beispiele sind T. A. Edison und wohl auch W. A. Mozart).

Es gibt keine monokausale *Behandlung des ADHS;* immer müssen mehrdimensionale Strategien und eine psychotherapeutische Stützung der Familie eingesetzt werden. Primär kann durch verhaltenstherapeutische Maßnahmen eine Besserung versucht werden, vor allem durch eine Strukturierung des Tagesablaufs. Erwünschtes Verhalten wird dabei durch positive Verstärkung wie Lob und vermehrte Aufmerksamkeit beantwortet; bei negativen Verhaltensmustern sollten klare Absprachen zu den Konsequenzen getroffen werden (z. B. „Time Out" beim Ausrasten). Es sollten Ziele definiert werden, die in kleinen Schritten angegangen werden. Entspannungsübungen und autogenes Training können hilfreich sein, evtl. Musiktherapie, Psychomotorik, sensorische Integration (➤ Kap. 15.2) oder Sport (z. B. fernöstliche Kampfsportarten, aber auch andere Mannschaftssportarten).

Ganz wichtig ist eine Elternberatung, die vor allem die Akzeptanz des Kindes mit seinen Symptomen sowie eine Entlastung von Schuldgefühlen zum Ziel hat. Aber auch Lehrer und Erzieher sollten in eine Beratung mit einbezogen werden, damit sie das Kind nicht als Störobjekt, sondern als hilfsbedürftige Person betrachten. Richtlinien zum Umgang mit einem betroffenen Kind sind z. B. eine positive Ansprache und die Übertragung kleiner Aufgaben; außerdem können Krisenbewältigungsstrategien besprochen werden. Durch spezielle Maßnahmen im Unterricht, z. B. vermehrte körperliche Betätigung („bewegte Schule", Kletterübungen, Ausdauertraining, Mannschaftssportarten), profitieren hyperkinetische Kinder; ggf. kann in Schulen mit spezieller Pädagogik, z. B. der Montessori-Pädagogik (➤ Kap. 16.2), ein positiver Einfluss ausgeübt werden. In speziellen Kursen haben Eltern die Möglichkeit, verhaltenstherapeutische Maßnahmen im Umgang mit ihrem Kind, z. B. nach dem australischen Programm **Triple P** („Positive Parenting Program") zu erlernen.

Wichtig sind auch eine genaue Ernährungsanamnese und ggf. die Vermeidung von Schokolade, Soja, Kuhmilch, Eiern und Fastfood. Es gibt viele Erfahrungsberichte über die Auswirkung spezieller Diäten bei kindlicher Hyperaktivität, z. B. eine Diät nach Feingold, phosphatarme Diät, eine allergenarme Oligodiät nach Egger, langkettig ungesättigte Fettsäuren, Vermeidung von Konservierungs- und Farbstoffen usw. (➤ Kap. 17.4). Eine objektiv nachweisbare Wirkung lässt sich aber nur in seltenen Fällen erkennen; oft bewirkt die Einleitung diätetischer Maßnahmen aber sinnvolle Änderungen des elterlichen Verhaltens. Für einen ausreichenden und geregelten Nachtschlaf sollte gesorgt werden (Ruhe, Vermeidung von Reizüberflutung, frische Luft, keine zu großen abendlichen Nahrungsmengen, Behandlung vergrößerter Adenoide).

Seit 1937 werden sog. Weckmittel, meist Amphetaminabkömmlinge wie **Methylphenidat,** eingesetzt, die nach dem Betäubungsmittelgesetz nur Kindern und Jugendlichen, die älter als 5 Jahre sind, verordnet werden dürfen. Trotz ihrer zweifelsfreien Wirkung bei vielen Kindern ist ihr Stellenwert immer noch umstritten; Gegner sprechen von der „chemischen Disziplinierung“ und von „Pillen für den Störenfried“. Ein Ansprechen ist primär nicht vorhersehbar: In 30 % der Fälle kommt es zu einer deutlichen Verbesserung, in ca. 30 % spricht man von Non-Respondern. Die höhere Vigilanz führt wahrscheinlich zu einer gezielteren Aufmerksamkeit; möglicherweise spielt der Neurotransmitter Dopamin hierbei eine wesentliche Rolle.

Es wird empfohlen, primär eine möglichst niedrige Dosierung von 0,2 mg/kg Methylphenidat (Equasym®, Medikinet®, Ritalin®) zu wählen, die auf bis zu 1 mg/kg in 2–3 Tagesdosen gesteigert werden kann. In den letzten Jahren hat es sich bewährt, nach der primären Dosisfindung Retardpräparationen zu verwenden, z. B. Concerta®. In Einzelfällen kann auch eine Behandlung mit Amphetamin, Dexamfetamin und Lisdexamfetamin versucht werden. Die Wirkung sollte mit einem Verhaltensbogen, z. B. nach Conners, möglichst von mehreren Bezugspersonen dokumentiert werden. Als Nebenwirkungen einer Stimulanzientherapie können u. a. Schlafstörungen, Übelkeit, Appetitmangel, Tachykardie und arterielle Hypertonie auftreten. Kopfschmerzen, Schwindel, Tic-Symptome und eine dysphorische Verstimmung sind oft passager; Wachstumsstörung und eine Suchterzeugung sind nicht bewiesen. Immer wieder sollten Auslassversuche, z. B. in den Ferien, unternommen werden. Die Stimulanzienbehandlung ist bei Psychosen und Tics, Hyperthyreose und arterieller Hypertonie kontraindiziert. In den meisten Fällen hat Methylphenidat keinen negativen Einfluss auf eine vorbestehende Epilepsie; allerdings sind wiederholte EEG-Kontrollen und ggf. die Kombination mit einem Antiepileptikum sinnvoll. Vor dem 5. Lebensjahr sollte eine Stimulanzienbehandlung eine absolute Ausnahme darstellen.

9

Als Alternative zur Behandlung mit Methylphenidat kann der Noradrenalin-Wiederaufnahmehemmer Atomoxetin (Strattera®), der nicht betäubungsmittelpflichtig ist, eingesetzt werden. Selten ist die gleichzeitige Gabe von Antidepressiva indiziert. Einige Zentren setzen eine Neuro-Biofeedback-Behandlung bei Patienten mit ADHS ein, die allerdings noch nicht ausreichend evaluiert ist.

70 % der Kinder mit hyperkinetischem Syndrom zeigen auch als Erwachsene noch Auffälligkeiten. Obwohl die Unruhe insgesamt geringer wird, neigen sie zur Impulsivität und zur Nikotin-, Alkohol- und Drogen-Abhängigkeit und haben häufiger Probleme mit konstanten sozialen Bindungen; andererseits sind viele von ihnen sozial engagiert oder künstlerisch erfolgreich. Seit 2011 ist Methylphenidat ebenfalls für genau diagnostizierte Erwachsene mit ADHS zugelassen (Medikinet adult®) [3, 16, 32, 72, 74, 77, 84, 85, 95, 96].

9.14 Andere psychiatrische Erkrankungen

Besonders bei schwer mehrfach behinderten Patienten treten nicht selten erhebliche Verhaltensstörungen auf, bei denen zunehmend häufig auch psychiatrische Diagnosen festgestellt werden, die durch eine Behandlung mit Psychopharmaka verbessert werden können.

So erkennt man z. B. bei Mädchen ab Beginn der Pubertät eine manifeste **Depression,** die sich im Rückzug von sozialen Aktivitäten, Schulverweigerung, Isolation und Suizidtendenzen äußern kann, vor allem aber in verschiedenen Formen von Essstörungen. Hierzu gehören die zunehmend häufig diagnostizierte **Bulimie,** d. h. der Wechsel von Heißhungerattacken mit induziertem Erbrechen, und **Anorexie** (= Magersucht) sowie verschiedene Formen von gesteigertem Essverhalten mit **Adipositas.** Ursächliche Zusammenhänge mit äußeren Belastungen (z. B. sexuellem Missbrauch) sind möglich, aber sicher nicht die Regel und sollten konsequent, aber mit Diskretion, angesprochen und abgeklärt werden. Kinder und Jugendliche mit Entwicklungsbeeinträchtigungen im Schulalter, die im Rahmen der Inklusion eine Regelschule besuchen, erleben oft mit Beginn der Pubertät eine zunehmende Ausgrenzung (Mobbing oder Bullying), wodurch sich psychische Probleme wesentlich verstärken können.

Zwangs- und Angststörungen können eine deutliche Beeinträchtigung der Lebensqualität bedeuten, wobei vor allem Letztere bei Menschen mit Intelligenzminderung häufiger als bisher vermutet vorkommen. Bei anderweitig nicht erklärbaren Unruhezuständen, gerade auch von schwer mehrfach behinderten Menschen, sollte man an das Vorliegen einer Psychose aus dem schizophrenen Formenkreis denken. Vermehrte Unruhe (Erethismus) kann auch durch viele andere Ursachen (chronische Schmerzen, fehlende Zuwendung, Epilepsie, Stoffwechselstörungen u. a.) erklärbar sein.

In den vergangenen 20 Jahren ist in Deutschland eine Zunahme von **Dissozialität** und Delinquenz bei Kindern und Jugendlichen festzustellen, was zumindest z. T. mit psychiatrischen Auffälligkeiten, z. B. Teilleistungsstörungen, ADS sowie Störungen des Sozialverhaltens und der Emotionalität verbunden ist. Diese Jugendlichen sind besonders gefährdet, in eine Abhängigkeit von suchtmachenden Drogen zu kommen. Die Gründe sind sicher vielfältig und letztendlich ein Problem der gesamten Gesellschaft, wobei die Medien, insbesondere Fernsehen und Internet, transkulturelle Einflüsse und eine Perspektivlosigkeit beim Übergang von der Schule zur Berufsausbildung eine Rolle spielen.

Zunehmend werden in Schulen Programme wie „Faustlos" oder andere Interventionskonzepte eingesetzt, um die Gewaltbereitschaft der Jugendlichen konsequent zu reduzieren. Darüber hinaus sind Präventionskonzepte der Jugendämter, Selbsthilfegruppen und in Ausnahmen auch Behandlungen beim Kinder- und Jugendpsychiater mit Psychopharmaka sinnvoll [16, 32, 74, 84, 85, 95, 96].

W. Kreß

KAPITEL 10 Zytogenetische und molekulargenetische Methoden in der Differenzialdiagnose von Entwicklungsstörungen

10.1 Einleitung

Bei bis zu 50 % aller Entwicklungsstörungen im Kindesalter liegen genetische Faktoren vor, wobei sich chromosomale Anomalien und monogen bedingte Erkrankungen die Waage halten (➤ Kap. 1.7). Deswegen ist es sinnvoll, die aktuellen Möglichkeiten der **humangenetischen** Diagnostik im Rahmen dieses Buchs darzustellen. In der Folge werden die Chromosomenanomalien, Mikrodeletions-/-duplikationssyndrome (Krankheitsbilder durch Verlust/Zugewinn kleinster, mikroskopisch nicht sichtbarer Chromosomenstücke) und monogene Erbkrankheiten nur stichwortartig abgehandelt, da die klinische Symptomatik in anderen Kapiteln zusammengefasst ist. Dargestellt werden überwiegend genetische Hintergründe und molekulargenetische Methoden, die von der sonstigen Labordiagnostik stark abweichen.

Zurzeit hat die exakte **Diagnose einer Erbkrankheit** bis auf Ausnahmen noch keinen wesentlichen Einfluss auf die Therapie, die meist symptomatisch bleibt. Eine Diagnostik ist aus verschiedenen Gründen trotzdem wichtig, u. a. für:

- Prognoseaussagen zur Erkrankung
- Die Schul- und Lebensplanung
- Die Vermeidung von Überforderungssituationen
- Die Einsparung häufiger Kontrolluntersuchungen
- Die Familienplanung der Eltern und evtl. anderer Familienangehöriger
- Die Aufnahme der Patienten in spezifische klinische Studien
- Die Begutachtung in zivil- und strafrechtlichen Auseinandersetzungen, z. B. bei Verdacht auf eine Schädigung des Kindes während der Geburt

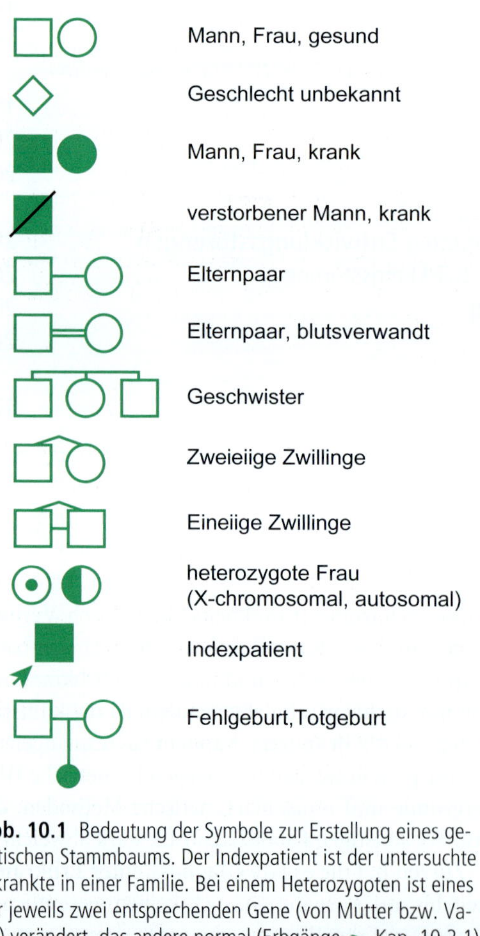

Abb. 10.1 Bedeutung der Symbole zur Erstellung eines genetischen Stammbaums. Der Indexpatient ist der untersuchte Erkrankte in einer Familie. Bei einem Heterozygoten ist eines der jeweils zwei entsprechenden Gene (von Mutter bzw. Vater) verändert, das andere normal (Erbgänge ➤ Kap. 10.2.1).

10

10.2 Definitionen

Am Beginn jeder genetischen Analyse steht die Erhebung des **Stammbaums.** Zu dessen Aufzeichnung sollte man sich an eine festgelegte Symbolik halten (➤ Abb. 10.1). Dabei dürfen Fragen nach Fehl- oder Totgeburten (Hinweis auf Chromosomenumbauten), Verwandtenehen (autosomal-rezessive Erkrankungen bei Blutsverwandtschaft!) und nach Todesursachen von Vorfahren und Verwandten nicht vergessen werden.

10.2.1 Chromosomen, klassische Mendel-Erbregeln, Zellteilung

Die mikroskopisch sichtbaren Träger von Erbinformationen sind die im Zellkern gelegenen **Chromosomen.** Ein menschlicher Zellkern enthält normalerweise 46 Chromosomen, von denen jeweils 23 von der Mutter und vom Vater stammen (Keimzellen s. u.); die einander entsprechenden Chromosomen eines *Paares* werden als *homologe Chromosomen* bezeichnet. Nichtgeschlechtschromosomen heißen **Autosomen,** Geschlechtschromosomen **Gonosomen** (X- und Y-Chromosom). Der **Karyotyp** gibt die Chromosomenkonstellation eines Zellkerns wieder, z. B. bezeichnet 46,XX einen normalen weiblichen und 46,XY einen normalen männlichen Karyotyp.

Beim *autosomal-dominanten Erbgang* setzt sich ein dominierender Genzustand (= **Allel** = **Erbanlage)** gegenüber dem zweiten Allel auf dem homologen Chromosom durch und bestimmt so das Erscheinungsbild (den **Phänotyp**) des betreffenden Menschen. Bei diesem Erbgang geschieht die Weitergabe eines Merkmals oder einer Krankheit über ein Autosom von einem Merkmalsträger auf die Hälfte der Kinder, unabhängig vom Geschlecht. Zur Ausprägung genügt also *eine* Anlage, d. h. ein *heterozygoter Zustand.*

Zur Merkmalsausprägung muss beim *autosomal-rezessiven Erbgang* das verantwortliche Allel doppelt vorhanden sein, d. h. ein *homozygoter Zustand* vorliegen. Beide Eltern sind meist unauffällige (gesunde) heterozygote Überträger; der Phänotyp prägt sich bei einem Viertel der Kinder unabhängig vom

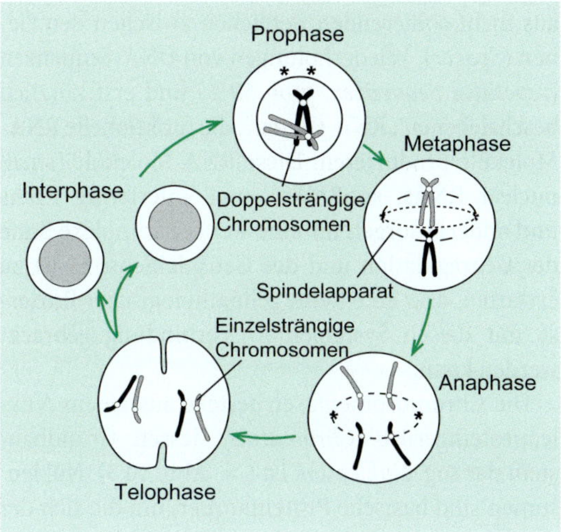

Abb. 10.2 Schematische Darstellung der Stadien einer Mitose

Geschlecht aus. Durchschnittlich 50 % der Kinder sind ihrerseits heterozygote Überträger, ein weiteres Viertel ist reinerbig gesund.

X-chromosomal-rezessive Vererbung bedeutet, dass nur Männer (mit einem X-Chromosom) in einer Familie erkranken und Frauen (mit zwei X-Chromosomen) die Krankheit (das Merkmal) übertragen. Die Hälfte der Söhne heterozygoter Frauen mit Defektallel auf einem X-Chromosom ist wiederum betroffen, die Hälfte der Töchter Überträgerinnen. Die Töchter kranker Väter erben zwangsläufig ein „krankes" X-Chromosom und werden deswegen zu obligaten Überträgerinnen.

Beim seltenen *X-chromosomal-dominanten Erbgang* erkranken beide Geschlechter, wobei Männer in der Regel stärker (u. U. tödlich) betroffen sind.

Von diesen klassischen Vererbungsregeln kennt man inzwischen viele Abweichungen, die von der Molekulargenetik aufgedeckt wurden. Manches davon wird in der Folge besprochen.

Die Zellteilung in den proliferierenden somatischen Geweben (d. h. außerhalb der Keimzellen) wird als **Mitose** bezeichnet und dient der Verteilung des zuvor verdoppelten Chromosomensatzes auf zwei Tochterzellen. Sie ist Teil des allgemeinen Zellzyklus und besteht aus vier Stadien (➤ Abb. 10.2).

In der Prophase und Metaphase besteht jedes Chromosom aus zwei identischen Strängen **(Chromatiden)**, die in der Zentromerregion aneinanderhaften. In der Anaphase werden sie voneinander getrennt und in der anschließenden Telophase auf zwei Tochterzellen verteilt. In der Interphase ruht bzw. erholt sich die Zelle nach der Teilung.

Ein Zellklon ist eine Ansammlung von Zellen, deren Ursprung eine einzige Mutterzelle ist. Klonbildung spielt z. B. bei Zellmosaiken (einem Nebeneinander von gesunden und kranken Zellen im Körper) und der Tumorgenese eine Rolle.

In der **Meiose der Keimzellen** durchläuft die ursprünglich *diploide Keimzelle* mit 2 × 23 Chromosomen die beiden Reifeteilungen mit dem Ergebnis einer *haploiden Ei- oder Samenzelle* (mit 1 × 23 Chromosomen). In der Prophase I paaren sich die homologen Chromosomen und es kommt zum wechselseitigen Austausch entsprechender Abschnitte homologer Chromosomen, d. h. zu einem Austausch von väterlichen und mütterlichen Genen (Rekombination) [59, 67, 92].

10.2.2 Chromosomenorganisation

Die materielle Grundlage der Informationsspeicherung in den Chromosomen ist die Desoxyribonukleinsäure **(DNA).** Sie besteht aus einem polymeren Strang von Nukleotidbausteinen; das Stranggerüst bilden Phosphat- und Desoxyribose-Zucker-Moleküle, an die vier verschiedene Basen gebunden sind:

- Adenin **A**
- Guanin **G**
- Cytosin **C**
- Thymin **T**

Zwei DNA-Stränge winden sich zur **Doppelhelix,** wobei der Zusammenhalt der Stränge durch Wasserstoffbrückenbindung zwischen den Basen nach den Regeln der **Basenpaarung** garantiert ist.

Adenin paart sich dabei immer mit Thymin und Guanin mit Cytosin; so gibt ein Strang die Basenabfolge auf dem sog. Komplementärstrang vor. Einen Doppelstrang kann man z. B. durch Hitzeeinwirkung trennen (Denaturierung); bei Erniedrigung der Temperatur finden die Einzelstränge wieder zueinander, sie hybridisieren.

Gene speichern in der Regel die Information zur Herstellung von spezifischen Proteinen. Eine bestimmte Zusammenstellung von drei Basen zu einem **Basentriplett** codiert dabei jeweils für *eine* Aminosäure (genetischer Code). Ein Gen besteht aus

10

codierenden DNA-Bereichen **(Exons),** die in mRNA (➤ Kap. 10.2.3) umgeschrieben und anschließend in Aminosäureketten übersetzt werden, und aus nicht codierenden DNA-Abschnitten (Introns) als eingeschobene Abstandshalter, die oft viel länger als die Exons sind. Manche Intronsequenzen und vor allem Sequenzabschnitte vor dem ersten Exon und nach dem letzten Exon haben regulative Funktionen, z. B. als Promotor, Enhancer, Silencer, Polyadenylierungsstelle etc. Variable Spleißstellen in Introns führen zu alternativem Spleißen. Dadurch wird die Anzahl codierter Proteine pro Gen erhöht und es können gewebe- oder entwicklungsspezifische Proteine entstehen. Das sich selbst organisierende System Zelle ist so in der Lage, auf variable Zustände zu reagieren. Das **haploide menschliche Erbgut (Genom)** besteht aus etwa 3 Milliarden Basenpaaren und ist in ca. 20 000 codierenden Genen organisiert, wie der momentane Stand der Genomdatenbanken zeigt. Mit einer geschätzten Durchschnittslänge von ca. 27 000 Basenpaaren (Exons und Introns) machen die Gene und assoziierte Sequenzen grob 20 % des Gesamtgenoms aus. Der Rest des Genoms besteht aus nicht codierenden Bereichen zwischen den Genen *(Spacer),* Wiederholungen von DNA-Sequenzen *(repetitive Sequenzen, grob 50 %)* und erst kürzlich beschriebenen „RNA-Genen", die funktionelle RNA-Moleküle produzieren. Diese RNA-Moleküle (small nuclear RNAs, snoRNAs, small interfering RNAs und andere) sorgen für eine weitere komplexe Stufe der Genregulation und des Genspleißens. Es ist zu erwarten, dass eine Reihe zellpathologischer Prozesse mit diesen Systemen in Verbindung gebracht werden kann.

Die Chromosomenfaser besteht aus einem Nukleoproteingerüst *(Chromatin),* dessen Grundbaustein das sog. *Nukleosom* ist (➤ Abb. 10.3). Nukleosomen sind basische Proteinkörper, um die sich der *doppelsträngige DNA-Faden* windet. Spacer-DNA-Stücke trennen diese Einheiten voneinander; eine Kondensation erfolgt durch Spiralisierung der Nukleosomenkette. Die räumliche Packung der Kette wird durch Verdrillung noch komplexer, es entsteht schließlich das *Bandenmuster* (➤ Kap. 10.3) [59, 67, 92].

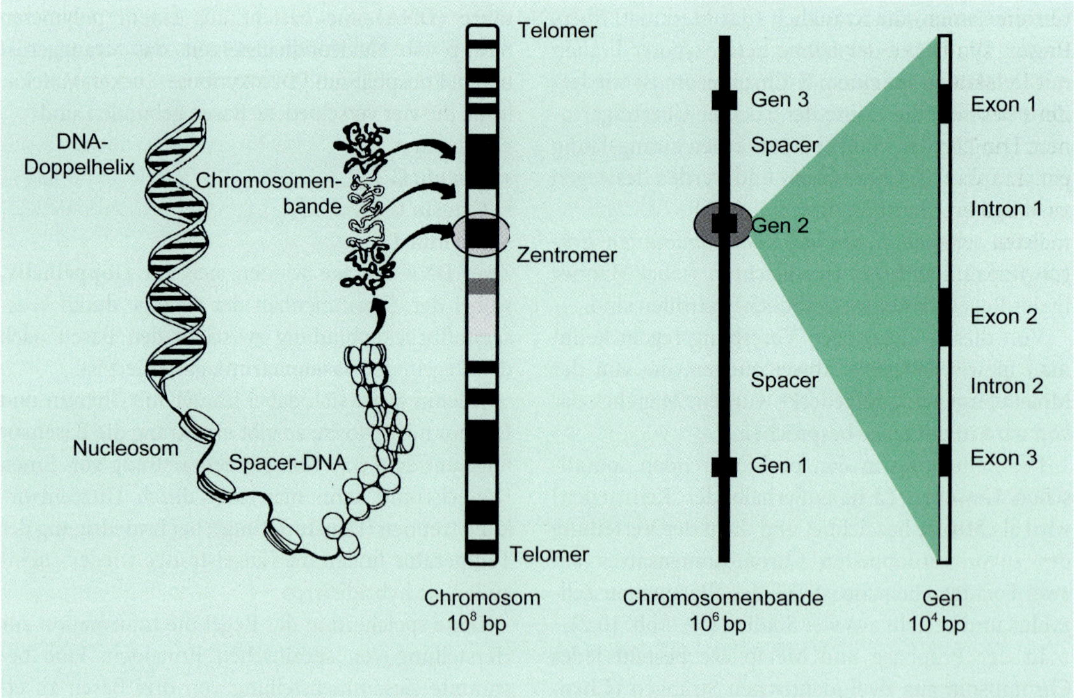

Abb. 10.3 Organisation des Chromosomenaufbaus; die Größenverhältnisse zwischen Chromosom, Chromosomenbande und Gen sind dargestellt (bp = Basenpaare).

10

10.2.3 RNA und Mitochondrien

Bei der **Transkription** wird die genetische Information mithilfe eines Enzyms (Polymerase) von der DNA in RNA (Ribonukleinsäure) umgeschrieben. RNA besteht aus einem instabileren Einzelstrang mit einem Phosphat-Ribose-Gerüst. Die Base Thymin ist durch Uracil ersetzt. Reife **Boten-RNA (mRNA)** enthält nur die Information der Exons, die Introns werden durch **Spleißen** entfernt. Die Zahl möglicher Genprodukte steigt durch variantes Spleißen auf ein Vielfaches, was eine Erhöhung der Komplexität der Informationsweitergabe in höheren Organismen ermöglicht.

Die mRNA verlässt den Kern und steht für die Proteinsynthese an den **Ribosomen** zur Verfügung (Translation). Der translatierbare Bereich einer mRNA wird durch ein Start- und ein Stoppcodon (**Codon** = spezifisches Basentriplett) festgelegt. Dazwischen befindet sich ein **offenes Leseraster:** Die Aufeinanderfolge von Basentripletts bestimmt die Aminosäuresequenz des Proteins. Spezifische Transfer-RNAs **(tRNA)** mit dem jeweils passenden (zur mRNA kongruenten) Basentriplett transportieren die Aminosäuren zum Ribosom, an dem das Protein synthetisiert wird.

Die **Mitochondrien** als Energielieferanten der Zelle besitzen ein eigenes extrachromosomales Genom (ringförmiges DNA-Molekül von 16 000 Basenpaaren), das rein maternal (von der Mutter) vererbt wird und Proteine für die Atmungskette (wenige, die meisten sind kerncodiert) und tRNA codiert (➤ Kap. 2.3).

10.2.4 Mutationen und ihre Bestimmungsmethoden

DNA-Polymorphismen sind funktionell neutrale Änderungen der Basensequenz, die in der Regel ohne phänotypische Auswirkungen sind und in der Bevölkerung mit einer Häufigkeit von mehr als 1 % vorkommen. Da sie auf den homologen Chromosomen mit differenten Allelen vertreten sein können, machen sie das Chromosomenpaar unterscheidbar. Wenn sie klar einer Chromosomenregion zugeordnet sind, werden sie oft als **DNA-Marker,** z. B. für *Kopplungsanalysen* (➤ Kap. 10.5.2), eingesetzt. Die Allele mehrerer solcher Marker aus einer eng benachbarten Region eines Chromosoms fügen sich zum **Haplotyp** zusammen. Die einfachste Form eines Polymorphismus ist der Austausch einer Base bei einem bestimmten Prozentsatz der Bevölkerung. Es findet sich häufig die Abkürzung SNP (= Single Nucleotide Polymorphism). Liegt ein SNP im Exon eines Gens, könnte der Polymorphismus funktionell bedeutsam sein und den Phänotyp beeinflussen, was ein mögliches Prinzip der multifaktoriellen Vererbung ist.

Als **Mutation** bezeichnet man die Veränderung der Information einzelner Gene (Genmutation) oder die veränderte Struktur oder Anzahl von Chromosomen (Chromosomen- bzw. Genommutation). Dies ist in der Regel mit einem veränderten Phänotyp (häufig Krankheit) verbunden. Für Gene gilt eine Mutationsrate von 1 auf 10 000 bis 100 000 je Genort und Generation. *Punktmutationen* führen zum Austausch eines Basenpaars, *Deletionen* zum Verlust eines oder mehrerer Basenpaare und *Duplikationen* zum zusätzlichen Einbau von Basenpaaren.

Die **DNA-Sequenzierung nach Sanger** ist eine Labortechnik zur Bestimmung der exakten Abfolge der Basen in einem DNA-Stück und der Goldstandard für den Nachweis von Punktmutationen, kleinen Deletionen und Duplikationen von wenigen Basen. Die Sequenzierreaktion wird heute in der Regel an PCR-amplifizierten DNA-Fragmenten und nur noch selten an bakteriell klonierter DNA durchgeführt. Unterschiedlich lange Sequenzfragmente werden durch statistischen Einbau von jeweils passenden Didesoxy-Nukleotiden während der Sequenzierreaktion produziert (sog. Kettenabbruch). Jedes so entstehende Abbruchfragment steht für eine Base in der zu bestimmenden Sequenz. Die Summe der Fragmente wird mithilfe der Kapillarelektrophorese basengenau getrennt und dabei die Sequenzfolge ausgelesen. Der Vergleich erfolgt mit einer Referenzsequenz aus Genomdatenbanken.

Neue Sequenziertechniken (**NGS = Next Generation Sequencing**) ermöglichen die Sequenzierung von sog. Genpanels mit bis zu hundert oder mehr codierenden Genen (z. B. einer zusammenhängenden Signaltransduktionskaskade), des gesamten Exoms eines Menschen (also alle codierenden Gene) und inzwischen auch des indiviuellen Gesamtgenoms zu bezahlbaren Preisen. Die Technik bedient sich der parallelen Massen-Mikrosequenzierung („By-Synthesis") auf einem Chip; die real sequenzierten Bruchstücke – erzeugt durch Anreicherungsprozesse – haben eine Länge von durchschnittlich 100 Basenpaaren. Es braucht viel Rechenleistung auf Computern mit großer Speicherkapazität, die Bruchstücke zu sinnvollen Gensequenzen zusammenzusetzen, immer im intensiven Vergleich mit diversen genomischen Referenzdatenbanken. Die Qualität der gelesenen Sequenz ist entscheidend abhängig von der sog. Abdeckung („Coverage"). Diese gibt Auskunft, wie häufig ein und dasselbe Stück im Analyseprozess parallel sequenziert wurde. Es gibt einen unteren Wert für vertrauenswürdige Aussagen, der meist mit 20-facher Coverage angegeben wird. Je größer das Sequenziervolumen ist (Genom > Exom > Genpanel), desto kritischer (geringer) ist die Abdeckung, zumindest im Rahmen der jetzigen technischen Möglichkeiten. Daraus wird klar, dass für Einzelgen- oder Genpanelanalysen noch „Ausschlussdiagnosen" möglich sind, nicht jedoch für Exom- oder gar Genomanalysen.

Mithilfe der Parallelsequenzierung findet man ganze Listen (bei Genomsequenzierungen evtl. Tausende) von Varianten (Abweichungen von der in Datenbanken hinterlegten Referenzsequenz). Die Kunst des Auswerters von NGS-Daten ist, Varianten nach festgelegten Kriterien zu filtern und einem definierten Phänotyp zuzuordnen. Die Bedeutung der Phänotypbeschreibung, u. a. gestützt durch Phänotypdatenbanken (z. B. OMIM = **O**nline **M**endelian **I**nheritance in **M**an und viele weitere), gewinnt dadurch erheblich an Bedeutung. Der Begriff der Mutation (s. o.) verschwindet allmählich aus dem Sprachgebrauch. Die Varianten werden nach bestimmten Kriterien eingeteilt (➤ Tab. 10.1) und so im Laborbefund auch mitgeteilt (meist nur Klasse 3–5) und bewertet (nach publizierten Daten und Expertenmeinung).

Ein zusätzliches Kriterium für die Einordnung einer Variante kann die Segregation mit dem Phänotyp in einer größeren Familie oder ein funktioneller Test (z. B. biochemischer Enzymtest) sein.

Unter der **Klonierung** versteht man die identische Vermehrung eines DNA-Stücks *in einer Wirtszelle,* z. B. einem Bakterium, nach Einbau in einen Vektor. Das Gebilde ist eine vermehrbare, ringförmige, extrachromosomale DNA-Struktur mit Schnittstellen zum Einbau von Fremd-DNA.

Die **Polymerasekettenreaktion (PCR)** ist eine zyklische enzymgesteuerte Reaktion zur Vermehrung und Sichtbarmachung von DNA-Fragmenten in der Größe zwischen 100 und 5 000 Basenpaaren *im Reagenzglas.* Eingesetzt wird sie in der gesamten Molekulargenetik, z. B. Gennachweis, Erregernachweis, Vaterschaftsnachweis, Sequenzierungsvorbereitung. Zyklusablauf: DNA-Denaturierung (Einzelstrangbildung bei Temperaturen über 90 °C), Anlagerung von Startsequenzen (Primern = synthetische kurze DNA-Einzelstränge mit passender Basenfolge) bei spezifischen Temperaturen und Doppelstrang-Neusynthese mithilfe einer thermostabilen Polymerase bei 72 °C. Ein neuer Zyklus beginnt wieder mit der Denaturierung. Gesteuert wird dieser zyklische Prozess von einem Thermocycler (automatisch gesteuerter Heizblock). Die Amplifikationsrate beträgt

Tab. 10.1 Gängige Klassifizierung von genetischen Varianten; VUS = Variante unklarer Signifikanz

Klasse	Bewertung	Literatur/Datenbank	Algorithmen in silico, Populationsfrequenz
5	pathogen (= Mutation)	mehrmals beschrieben bei Patienten	sprechen alle für Pathogenität, Frequenz sehr niedrig
4	wahrscheinlich pathogen	nicht oder nur 1 beschrieben bei Patienten	sprechen alle für Pathogenität, Frequenz niedrig
3	unklare Signifikanz (VUS)	nicht beschrieben	sprechen überwiegend für Pathogenität, Frequenz unklar
2	wahrscheinlich benigne	beschrieben	sprechen überwiegend für Polymorphismus, Frequenz häufiger
1	benigne	beschrieben	sprechen für Polymorphismus, Frequenz häufig

im optimalen Fall 2^n (n = Anzahl der Zyklen) und kann Millionen von Kopien hervorbringen.

Der sog. **Southern Blot** ist die historisch ältere Methode, spezifische *Gensequenzen erkennbar zu machen,* vor allem wenn es sich um lange Stücke handelt (wie bei der myotonen Dystrophie 1 oder der fazioscapulohumeralen Muskeldystrophie 1). Dabei wird isolierte hochmolekulare DNA mit **Restriktionsenzymen** in Stücke gespalten. Diese bakteriellen Enzyme schneiden den Doppelstrang an sequenzspezifischen Stellen. Die elektrophoretische Auftrennung (negativ geladene DNA-Stücke wandern im elektrischen Feld) erfolgt nach Fragmentgröße in einem Trägergel. Durch pH-Änderung wird die DNA denaturiert, d. h. in einen Einzelstrang umgewandelt, und aus dem Gel auf eine positiv geladene Nylonmembran übertragen. Dort ist sie stabil gebunden. Anschließend wird die gebundene DNA mit klonierten, radioaktiv markierten DNA-Abschnitten *(Sonden)* zur Paarung gebracht **(hybridisiert).** Die Schwärzung eines Röntgenfilms auf der Nylonmembran durch die radioaktive Strahlung der Sonden weist definierte Gensequenzen in der Patienten-DNA nach. Der Gesamtprozess dauert ca. 1 Woche. Nach einem analogen Prinzip sind spezifische RNA-Moleküle im Northern Blot erkennbar.

Werden *Proteine* elektrophoretisch auf (Acrylamid-)Gelen nach Molekülgröße aufgetrennt, auf Membranen geblottet und anschließend mit Antikörpern immunologisch identifiziert, nennt man dies einen **Western Blot** [59, 67].

10.3 Numerische und strukturelle Chromosomenanomalien

Die Erkenntnis, dass die Chromosomen die Träger der Erbanlagen (Gene) sind, stammt von R. Sutton und T. Boveri (Chromosomentheorie der Vererbung, 1904). Seit 1946 ist bekannt, dass die Chromosomenzahl des Menschen 46 beträgt. 1959 wurde von J. Lejeune die Trisomie 21 beim Down-Syndrom entdeckt; noch im gleichen Jahr folgte die Aufklärung des Ullrich-Turner-Syndroms (45,X), des

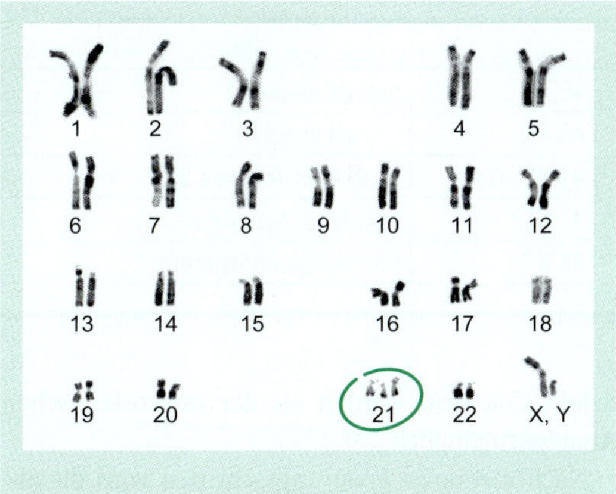

Abb. 10.4 Karyogramm bei Trisomie 21: Metaphase-Chromosomen in R-Bänderung („Reversal"-Bänderung, Negativbild einer Giemsa-Bänderung); die relativ Guanosin- und Cytosin-(GC-)reichen Chromosomensegmente werden hervorgehoben. Die Chromosomen sind ausgeschnitten und zum Karyogramm geordnet. Es sind drei Chromosomen 21 vorhanden.

Klinefelter-Syndroms (47,XXY) sowie die Beschreibung des 47,XXX-Karyotyps (➤ Kap. 10.3.1).

Schließlich ermöglichte die Chromsomenbänderung mittels Anfärbung durch spezifische Farbstoffe, z. B. Giemsa, ab 1970 die Identifizierung jedes einzelnen menschlichen Chromosoms; jedes der 24 verschiedenen Chromosomen (22 Autosomen, X- und Y-Chromosom) zeigt nämlich bei dieser Anfärbung ein charakteristisches *Bandenmuster* (Querstreifung, ➤ Abb. 10.3, ➤ Abb. 10.4). Diese Methode ebnete den Weg für die Analyse auch kleiner Strukturveränderungen.

Als **Untersuchungsmaterial für die Chromosomenanalyse** genügen in der Regel wenige Milliliter Heparinblut, ggf. auch Fibroblastenkulturen, die aus einer Hautbiopsie gezüchtet werden, sowie Amnionzellen oder Chorionzotten, wenn eine Pränataldiagnostik durchgeführt werden soll. Nach Anlegen einer Zellkultur werden die im peripheren Blut ruhenden Lymphozyten stimuliert und treten in einen neuen Teilungszyklus ein. Die mitotische Zellteilung (➤ Abb. 10.2) beginnt mit der Prophase, in der sich die Chromosomen kondensieren und als Fasern mikroskopisch sichtbar werden. In der **Metaphase** wandern sie durch Anheftung der sog. Spindel in die Äquatorialebene der Zelle und kontrahieren maximal. Durch Abbruch des Wachstums der Lymphozytenkultur im Metaphasenstadium mit dem Spin-

Beispiele

46,XY	normal männlich
46,XX	normal weiblich
47,XY,+21	Knabe mit Trisomie 21
47,XXY	Klinefelter-Syndrom
45,X	Ullrich-Turner-Syndrom

delgift Colchicin werden sie der mikroskopischen Analyse zugänglich.

Nach mehreren Fixierungsschritten wird die abgebrochene Zellkultur auf Objektträger aufgetropft und gefärbt. Man erkennt im Mikroskop bei 100-facher Vergrößerung die kondensierten Chromosomen der Metaphasen neben ruhenden Lymphozytenkernen. Die Chromosomenfeinstruktur lässt sich bei 1 000-facher Vergrößerung beobachten. Die Metaphasen werden fotografiert und die Chromosomen mithilfe eines Computerprogramms zum **Karyogramm** geordnet.

Man schiebt fortlaufend die 22 Autosomenpaare und die 2 Geschlechtschromosomen (das XX-Paar im weiblichen und das XY-Paar im männlichen Karyotyp) nebeneinander. Für das nach Anfärben sichtbare hell-dunkle Bandenmuster wurde eine internationale Standardnomenklatur (ISCN-System) festgelegt.

Begrenzt und geschützt werden die Chromosomen durch die Chromosomenenden **(Telomere)**, die sich im Laufe des Lebens verkürzen (Beitrag zum Alterungsprozess). Die Schwesterchromatide sind im **Zentromer** aneinandergeheftet; jedes Chromatid ist unterteilt in einen kurzen Chromosomenarm p und einen langen Arm q.

Chromosomenkonstellation: Die Gesamtzahl der Chromosomen wird mit einer arabischen Ziffer angegeben, durch ein Komma getrennt steht dahinter die Geschlechtschromosomenkonstellation. Zusätzliche Autosomen gibt man durch ein weiteres Komma getrennt an.

Grenzen der Routine-Chromosomenanalyse: Selbst die beste mikroskopische Auflösung des Bandenmusters kann nur Veränderungen sichtbar machen, die auf molekularer Ebene deutlich mehr als 2 Mio. Basenpaare umfassen. In einem solchen Bereich liegen bis zu 100 Gene. Kleinere Deletionen oder Duplikationen von Chromosomenmaterial können rein zytogenetisch (d. h. durch mikroskopische Untersuchungen des zellulären Chromosomenbestands) nicht erkannt werden. Hier bietet sich die **Fluoreszenz-in-situ-Hybridisierung (FISH)** als zusätzliche Technik (➤ Abb. 10.6) oder neuerdings DNA-Chip-basierte Techniken (➤ Abb. 10.7) an.

Als Faustregel für die Häufigkeit von numerischen und grob strukturellen Chromosomenaberrationen kann gelten:

- Bei Spontanaborten bis zu 50 %
- Bei Totgeburten bis zu 5 %
- Bei Lebendgeburten bis zu 0,5 %

Numerische Chromosomenanomalien entstehen meist neu durch eine Fehlverteilung, d. h. durch das Nichtauseinanderweichen (Nondisjunction) einzelner Chromosomen während der elterlichen Keimzellreifung. Sie sind eine Besonderheit der menschlichen Spezies. Die Fehlverteilung kann sowohl in der ersten Reifeteilung, in der die homologen Chromosomen voneinander getrennt werden, als auch in der zweiten Reifeteilung, in der die Schwesterchromatiden auseinanderweichen, oder sogar in beiden Reifeteilungen passieren. Nicht getrennte Chromosomen zeigen eine deutlich erniedrigte Rekombinationsrate.

Ist der ganze haploide Chromosomensatz mehrfach vorhanden, spricht man von *Polyploidie,* bei Fehlen eines Chromosoms von Hypodiploidie *(Monosomie)* und bei überzähligen Chromosomen von Hyperdiploidie *(Trisomie, Tetrasomie).*

Fehlverteilungen der Chromosomen werden mit zunehmendem mütterlichem Alter häufiger (➤ Tab. 10.2 für das Down-Syndrom). Das überzählige Chromosom 21 beim Down-Syndrom entspringt zu mehr als 90 % einer mütterlichen Nondisjunction. Ein signifikanter väterlicher Alterseffekt ist nur beim Klinefelter-Syndrom nachweisbar.

Tab. 10.2 Inzidenz des Down-Syndroms in Abhängigkeit vom Alter der Mutter (multizentrische kanadische Studie, 1978)

Mütterliches Alter	Häufigkeit
29	1 : 1 743
30	1 : 1 163
31	1 : 999
32	1 : 610
33	1 : 756
34	1 : 771
35	1 : 324
36	1 : 510
37	1 : 340
38	1 : 322
39	1 : 132
40	1 : 95
41	1 : 69
42	1 : 80

Aber nicht nur in der Keimbahn, sondern auch während der ganzen embryonalen Entwicklung können Fehlverteilungen einzelner Chromosomen in der Mitose auftreten. Überleben derart veränderte Zellen, so bilden sich abnorme Zellhaufen (aberrante Zellklone), und es entsteht ein *Zellmosaik,* z. B. ein Trisomie-21-Mosaik, das nur in dem betroffenen Gewebe nachgewiesen werden kann. Solche Mosaik-Trisomien sind dann möglicherweise in Lymphozyten nicht erkennbar, wohl aber in Fibroblasten.

10.3.1 Fehlverteilungen von Geschlechtschromosomen

Körperliche und geistige Störungen sind bei gonosomalen Aberrationen nur milde ausgeprägt. Die Inzidenz (Häufigkeit bei Geburt) liegt insgesamt bei ca. 1 unter 500 Geburten.
Beispiele sind:

- **Ullrich-Turner-Syndrom** (Karyotyp 45,X; ➢ Kap. 6.2.1): Inzidenz 1 : 2 500. Symptome: Minderwuchs, Flügelfellbildung im Halsbereich, Cubitus valgus (Knickung des Unterarms gegenüber dem Oberarm zur Daumenseite), primäre Amenorrhö, mangelhafte Ausbildung der Eierstöcke; somatische Mosaike können fertil (fruchtbar) sein. Meist durchschnittliche mentale Begabung. Behandlung evtl. durch Substitutionstherapie mit Sexual- und Wachstumshormonen. Zu 70–80 % stammt das eine X von der Mutter. Es gibt Hinweise dafür, dass die Frauen, deren X-Chromosom vom Vater stammt, eher Intelligenzminderungen haben.
- **Tripel-X-Frauen** (47,XXX): Inzidenz 1 : 1 000; meist handelt es sich um einen Zufallsbefund bei der Amniozentese. Symptome sind Zyklusstörungen und frühe Menopause, milde geistige Entwicklungsstörung vor allem im verbalen Bereich.
- **Klinefelter-Syndrom** (47,XXY; ➢ Kap. 6.4): Inzidenz 1 : 1 000. Symptome sind Hochwuchs, Gynäkomastie (vermehrte Brustentwicklung), Hodenatrophie mit Störung der Spermienproduktion (Azoospermie) und Unfruchtbarkeit; Patienten mit einem Mosaik können fertil sein. Leicht verminderte Intelligenz, Kontaktarmut, Labilität. Das zusätzliche X-Chromosom stammt je zur Hälfte entweder vom Vater oder der Mutter.
- **XYY-Männer:** Inzidenz 1 : 1 000. Symptome: Hochwuchs, Fertilität meist vorhanden; leicht verminderte Intelligenz, Anpassungsschwierigkeiten, Kontaktprobleme.

10.3.2 Fehlverteilungen von Autosomen

Sie beeinträchtigen deutlich die geistige und körperliche Entwicklung und sind, wie in anderen Kapiteln (z. B. ➢ Kap. 8.2) beschrieben, mit zahlreichen Dysmorphien verbunden. Autosomale Monosomien, d. h. das Fehlen eines Autosoms, sind nicht mit dem Leben vereinbar. Chromosomale Mosaike sind aber möglich und lebensfähig.
Die häufigsten Trisomien sind:

- **Trisomie 21, Down-Syndrom:** Inzidenz 1,5 : 1 000. Es ist eine der häufigsten Ursachen einer unterschiedlich ausgeprägten Intelligenzminderung und aus historischen Gründen (leider!) das Musterbeispiel für die Entwicklung der vorgeburtlichen Diagnostik. In 92 % der Fälle besteht eine freie Trisomie, in 5 % eine Translokationstrisomie, d. h. eine Bindung des überzähligen Chromosoms an ein anderes Chromosom (zur Hälfte neu entstanden, zur Hälfte geerbt). Frauen mit Trisomie 21 sind fertil, Männer nicht. Zum klinischen Bild ➤ Kap. 8.2.

- **Trisomie 18, Edwards-Syndrom:** Inzidenz 1 : 3 000, Verhältnis männlich : weiblich = 1 : 4. Nur 10 % der Lebendgeborenen überleben ein Jahr. In 80 % der Fälle handelt es sich um eine freie Trisomie, in 20 % um Translokationstrisomien und Mosaike. Wichtige Symptome sind dysmorphe Ohren, eine Kieferunterentwicklung, Fehlbildungen und Fehlstellungen an Händen (mit typischer Fingerüberkreuzung von Daumen und Kleinfinger) und Füßen, Hirnreifungsstörungen mit prominentem Hinterkopf und Untergewicht.
- **Trisomie 13, Pätau-Syndrom:** Inzidenz 1 : 6 000; in 80 % liegt eine freie Trisomie vor, in 20 % Translokationstrisomien und Mosaike. Klinisch finden sich schwerwiegende Hirnfehlbildungen mit zerebralen Anfällen, kleine fehlgebildete Augen, Lippen-Kiefer-Gaumen-Spalten, überzählige Finger und Herzfehler. Die mittlere Lebenserwartung beträgt nur 4 Monate [18, 23, 45, 56].

10.3.3 Strukturanomalien

Strukturumbauten von Chromosomen ohne Verlust oder Zugewinn chromosomalen Materials werden als *balanciert* bezeichnet; ein Beispiel hierfür ist die reziproke Translokation, d. h. der Austausch der Endstücke von zwei nichthomologen Chromosomen. Diese balancierten Strukturveränderungen haben in der Regel keine phänotypische Auswirkung. Sie können über mehrere Generationen unentdeckt vererbt werden und machen sich allenfalls durch gehäuft familiär auftretende Fehlgeburten bemerkbar. Der Verlust oder Zugewinn von Chromosomensegmenten hingegen führt zu *unbalancierten* Genverhältnissen; solche sind für alle Autosomen bekannt und prägen unterschiedliche Dysmorphiesyndrome. Für die genetische Beratung ist die Unterscheidung zwischen potenziell erblichen Anomalien, die bei einer balancierten Translokation der Eltern (50 % der Fälle) drohen, und völlig neu entstandenen Strukturaberrationen (in den restlichen 50 % der Fälle bei normalem elterlichem Karyotyp) sehr wichtig. Bei jeder entdeckten Strukturanomalie muss daher bei den Eltern eine Chromosomenuntersuchung durchgeführt werden.

Beispiele:

- **Partielle Monosomie 5p, Katzenschreisyndrom:** Inzidenz 1 : 50 000. DNA-Verlust am kurzen Arm des Chromosoms 5. Typisch sind ein hochfrequentes, monotones Schreien, charakteristische Gesichtsdysmorphien und eine ausgeprägte allgemeine Entwicklungsstörung. Die Lebensspanne kann fast normal sein. In 90 % der Fälle ist die Veränderung neu entstanden, in 10 % ist sie Folge einer elterlichen balancierten Translokation.
- **Partielle Monosomie 4p, Wolf-Hirschhorn-Syndrom:** Inzidenz 1 : 50 000. DNA-Verlust am kurzen Arm von Chromosom 4. 90 % der Patienten stellen Neumutationen dar, bei 10 % der Patienteneltern liegt eine balancierte Translokation vor. Zum klinischen Bild ➤ Kap. 8.3.

Viele andere solcher Störungen sind bekannt. Der Schinzel-Katalog der Chromosomenaberrationen führt mehr als 1 200 verschiedene Chromosomenumbauten auf [23, 45, 56].

10.4 Komplexe syndromale Krankheitsbilder

Genetisch bedingte Syndrome können, wie oben beschrieben, eine mikroskopisch sichtbare chromosomale Ursache haben. Daneben gibt es viele Syndrome mit einer Mikroveränderung (Deletion, Duplikation) an der Grenze der mikroskopischen Auflösung von ca. 2 Mio. Basenpaaren. Fehlen mehrere Gene in Reihe, spricht man auch von einem **„Contiguous Gene Syndrome"**. Aber auch Mutationen in einem einzigen Gen können multiple Auswirkungen haben und das komplexe Krankheitsbild eines Syndroms hervorrufen. Ein Beispiel ist das Smith-Lemli-Opitz-Syndrom mit einer Störung der Cholesterinbiosynthese (➤ Kap. 8.6.5). Für viele sehr seltene genetisch bedingte Syndrome kennt man den Defekt noch nicht. Der Erbgang ist u. U. aus der Weitergabe des Krankheitsbildes in Familien abzuleiten. So spricht z. B. das Auftreten von Stoffwechselerkran-

kungen in Verwandtenehen für einen autosomal-rezessiven Erbgang. Häufiger auftretenden Syndromen sind im Rahmen des humanen Genomprojektes und in den Folgejahren Gene zugeordnet worden. Vielfach zeigte es sich aber, dass sich ein Syndrom in heterogene Krankheitsbilder mit überlappenden Phänotypen aufsplittet. Aufgrund solcher überlappender Phänotypen ist es inzwischen gelungen, Syndrome bestimmten Gennetzwerken (z. B. Noonan-Syndromfamilie ➤ Kap. 10.5.3) mit einem gemeinsamen Pathogenesepfad zuzuordnen.
Beispiele sind:

Cohesinopathien: Cornelia-de-Lange-Syndromfamilie	→	mindestens 7 Gene, die Proteine aus dem Cohesinkomplex codieren
Ziliopathien (Zilien sind zytoplasmatische Zellausstülpungen, die nicht nur in Magen-Darm- und Nierenzellen, sondern auch in Nervenzellen vorhanden sind)	→	jeweils mehrere Gene, die für Zilienstrukturen codieren
primäre ziliäre Dyskinesien		
Zystennieren-Komplex		
Nephronophthise-Komplex		
Bardet-Biedl-Syndromfamilie		
Meckel-Gruber-Syndromfamilie		
Joubert-Syndromfamilie		
Rasopathien: Noonan-Syndromfamilie einschließlich Neurofibromatose 1	→	mindestens 18 Gene, die Proteine aus dem RAS-MAPK-Signalweg codieren

Um trotz eines fehlenden biochemischen oder genetischen Tests differenzialdiagnostisch bei der Fülle von Syndromen weiterzukommen, bedient man sich der Hilfe von Katalogen und Checklisten oder Computer-Suchprogrammen, in denen die Variationsbreite der Symptome von spezifischen Syndromen aufgelistet ist. Beispiele für solche Suchprogramme sind **POSSUM** (**P**ictures **o**f **S**tandard **S**yndromes and **U**ndiagnosed **M**alformations) und **LDDB** (**L**ondon **D**ysmorphology **Data**base).Trotz dieser Hilfsmittel bleibt die Erfahrung des Diagnostikers unerlässlich.

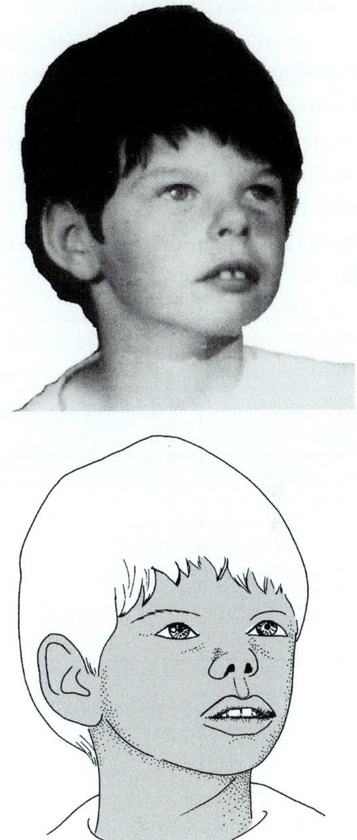

Abb. 10.5 Typische Auffälligkeiten beim Williams-Beuren-Syndrom. Hauptsymptome bei einem betroffenen Jungen (➤ Kap. 8.3): breite Stirn, niedrige Nasenwurzel, Epikanthus, tief sitzende Ohren, nach oben gerichtete Nasenlöcher, langes Philtrum (Rinne in der Oberlippenmitte) und großer Mund mit dicken Lippen

Ein charakteristisches Spektrum von Dysmorphiezeichen führt gelegentlich zu einer unverwechselbaren „Gestalt" des Syndroms, wodurch eine Blickdiagnose möglich wird (➤ Abb. 10.5). Gestalterkennung bietet inzwischen auch ein Computerprogramm „Face2Gene" internetbasiert an. Es müssen Porträtfotos von Patienten hochgeladen werden, um Vorschläge für eine Diagnose zu erhalten [18, 23, 45, 56, 67, 92].

10.4.1 Mikrodeletionen

Wichtige Beispiele für Mikrodeletionssyndrome (es kommen durch die hochauflösenden Screening-Methoden immer wieder neue dazu) mit meist mentaler Entwicklungsstörung und Verlust eines (in der Regel) mikroskopisch nicht sichtbaren Chromosomensegments auf einem der homologen Chromosomen sind:

Williams-Beuren-Syndrom (➤ Kap. 8.3)	del (7q11.2), ca. 1,5 bis 1,8 Mb
Prader-Willi-Syndrom (➤ Kap. 8.3)	del (15q11-q13), väterlich
Angelman-Syndrom (➤ Kap. 8.3)	del (15q11-q13), mütterlich
DiGeorge-/velokardiofaziales Syndrom (➤ Kap. 8.3)	del (22q11.2), ca. 1,5 bis 3,0 Mb
Rubinstein-Taybi-Syndrom	del (16p13.3), ca. 0,15 bis 2,6 Mb
SHOX-Defizienz	del (Xp22.33), pseudoautosomale Region
1p36-Deletions-Syndrom	del (1p36), terminale Deletion

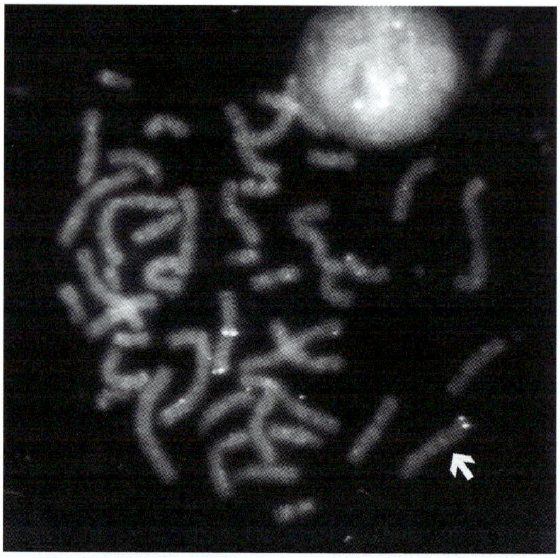

Abb. 10.6 Nachweis einer Deletion im Elastin-Gen beim Williams-Beuren-Syndrom durch FISH-Technik. Die Enden der beiden homologen Chromosomen 7 sind zur Orientierung fluoreszenzmarkiert. Auf einem Chromosom 7 fehlt das (zentromernahe) Signal der Elastin-Gen-Sonde (→).

Sehr elegant können diese Deletionen, gelegentlich auch Duplikationen, durch **Fluoreszenz-in-situ-Hybridisierung (FISH-Technik;** ➤ Abb. 10.6) (oder die Mikroarray-Technik, ➤ Kap. 10.4.2) nachgewiesen werden. Dabei wird eine chemisch markierte DNA-Sonde aus der entsprechenden Bandenregion direkt auf das Chromosomenpräparat hybridisiert. Unter dem Fluoreszenzmikroskop leuchtet die Zielbande auf, wenn die passende Sequenz vorhanden ist. Eine Deletion macht sich durch ein fehlendes Signal bemerkbar. Für die häufigen Mikrodeletionen stehen kommerziell erhältliche FISH-Sonden zur Verfügung, welche die Anwendung in jedem zytogenetischen Diagnostiklabor ermöglichen. Die klassische Indikationsstellung ergibt sich aus der Symptomenkombination.

- **Williams-Beuren-Syndrom (WBS):** Inzidenz ca. 1 : 10 000. Zur Klinik ➤ Kap. 8.3. Auch eine isolierte supravalvuläre Aortenstenose (SVAS = Einengung der Aorta oberhalb der Klappe) ist durch Deletionen oder Punktmutationen im Elastin-Gen bedingt, das in der größeren WBS-Deletion liegt. Sowohl WBS als auch SVAS sind meist Neumutationen, selten autosomal-dominant vererbt.
- **Rubinstein-Taybi-Syndrom:** Dieses kann durch die o. g. Mikrodeletion (ca. 10 %) oder auch durch Punktmutationen im CREBBP-Gen verursacht werden. Die Häufigkeit unter geistig Behinderten ist relativ groß, die Inzidenz liegt bei 1 : 100 000. Die geistige Entwicklungsstörung ist schwer, der IQ meist kleiner als 50. Neben Minderwuchs und einer Mikrozephalie haben die Patienten folgende charakteristische Merkmale: eine schnabelförmig gebogene Nase mit breiter Nasenwurzel und hervorstehendem Nasensteg, ausgeprägte Augenbrauen und einen kleinen Mund. Wegweisend sind breite Endglieder der Daumen und Großzehen.
- **DiGeorge-/velokardiofaziales Syndrom:** Häufigkeit unter Neugeborenen etwa 1 : 5 000, damit ist es die häufigste Mikrodeletion beim Menschen. In 10 % der Fälle handelt es sich um die Weitergabe der Deletion von einem Elternteil auf das Kind, wobei die intrafamiliäre Variation der Symptome groß ist. Hauptbefunde sind eine Hypoplasie des Thymus und der Nebenschilddrüse, Herzfehler, ein kurzes Gaumensegel mit oder ohne Gaumenspalte, ein sog. schiefes Schreigesicht

durch eine Hypoplasie des M. depressor oris und eine Verminderung der kognitiven Leistungsfähigkeit. Wegen der möglicherweise reduzierten Thymusfunktion können Lebendimpfungen nur mit Vorsicht durchgeführt werden. Im Erwachsenenalter besteht ein erhöhtes Risiko für die Entwicklung einer Psychose aus dem schizophrenen Formenkreis. Der Begriff CATCH 22, der als Akronym für **C**ardiac **A**bnormality, Abnormal Face, **T** Cell Deficit, **C**left Palate und **Hy**pocalemia steht, sollte möglichst nicht mehr verwendet werden.

- **Chromosom-1p36-Deletionssyndrom:** Inzidenz: ca. 1 : 5 000 (häufigste terminale Deletion des Menschen). Das Symptomenspektrum besteht aus einer Hypotonie, einer Mikrozephalie mit mentaler Entwicklungsstörung, wenig Sprachentwicklung und Epilepsie, tiefliegenden Augen, einer Mittelgesichtshypoplasie, einer breiten Nasenwurzel, einem spitzen Kinn, einer Brachy-/Kamptodaktylie, kleinen Füßen; häufig sind Herzfehler vorhanden und es entwickelt sich eine Kardiomyopathie. Es kommt nicht zu einem Entwicklungsstillstand.
- **SHOX-Defizienz** mit den Phänotypen **Léri-Weill-Syndrom** mit Kleinwuchs und Knochendysplasien (Symptomatik überlappend, Mädchen schwerer betroffen) und der sehr seltenen mesomelen Dysplasie Typ Langer. Die Deletion ist die Hauptmutation; ansonsten gibt es auch Punktmutationen im SHOX-Gen. Bis zu 5 % aller Kinder mit idiopathischem familiärem Kleinwuchs haben Mutationen im SHOX-Gen. Kleine Dysmorphien können auftreten: Madelung-Deformität, kurze Unterarme und Unterschenkel, Cubitus valgus und muskuläre Hypertrophie.
- **Prader-Willi-Syndrom (PWS; ➤ Kap. 8.3):** Inzidenz: ca. 1 : 30 000. Ursache ist ein Verlust des väterlichen Allels der Chromosomenregion 15q11–q13: 75 % der Patienten haben eine Deletion auf dem väterlichen Chromosom 15; in 25 % der Fälle stammen beide homologen Chromosomen von der Mutter (uniparentale maternale Disomie).
- **Angelman-Syndrom (AS; ➤ Kap. 8.3):** Häufigkeit: 1 : 10 000–30 000. Verlust eines mütterlichen Allels der Region 15q11–q13: Deletion auf dem mütterlichen Chromosom 15 (70 % der Patienten); selten stammen beide homologen Chromosomen nur vom Vater (5 % uniparentale paternale Disomie s. u.). Die restlichen 25 % der Patienten haben Imprinting-Defekte oder Mutationen im UBE3A-Gen.

Anhand der Krankheitsbilder PWS und AS wurde beim Menschen zum ersten Mal nachgewiesen, dass Gene in Abhängigkeit von ihrer elterlichen Herkunft wirksam sind. In der zum PWS gehörigen Chromosomenregion sind normalerweise nur väterliche Gene aktiv; kommen beide homologen Chromosomen 15 von der Mutter, so bleiben die beide mütterlichen Gene „ausgeschaltet" und bewirken dasselbe Krankheitsbild wie eine Deletion der väterlichen Gene. Eng benachbart liegen die das AS verursachenden Gene, die nur aktiv sind (und die Krankheit verhindern), wenn sie von der Mutter stammen. Diese „Erinnerung" an den elterlichen Ursprung ist auf die keimbahnspezifische Aktivierung bzw. Inaktivierung von Genen zurückzuführen **(Genomic Imprinting).** Dies geschieht z. B. durch eine chemische Veränderung (Methylierung, epigenetische Veränderung) bestimmter Basen. Sie persistiert lebenslang während der Teilung von Körperzellen; nur in der Keimzellentwicklung verliert sich das Imprinting und wird in der Ei- bzw. Samenzelle neu geprägt. Genomic Imprinting steht somit im Widerspruch zu den Mendel-Erbregeln und fällt unter den Begriff **Epigenetik** [18, 56, 71].

Geschlechtsunabhängige genomische Prägung von Genen (Basen-Methylierung oder Histonacetylierung durch exogene Einflüsse, meist Ernährung evtl. Verhalten) wird für die Embryonalphase diskutiert und kann lebenslang persistieren und sogar an die nächste Generation weitergegeben werden (z. B. Fettleibigkeit, Diabetesneigung, evtl. Groß- und Kleinwuchs). Sie reguliert und beeinflusst vielfältig die Expression von bestimmten Genen [18, 71].

10.4.2 Mikroarray-Analysen

Um Mikrodeletionen/-duplikationen hochauflösend auf sämtlichen Chromosomen zu entdecken, bedient man sich heute der **DNA-Chip-Technologie** (➤ Abb. 10.7).

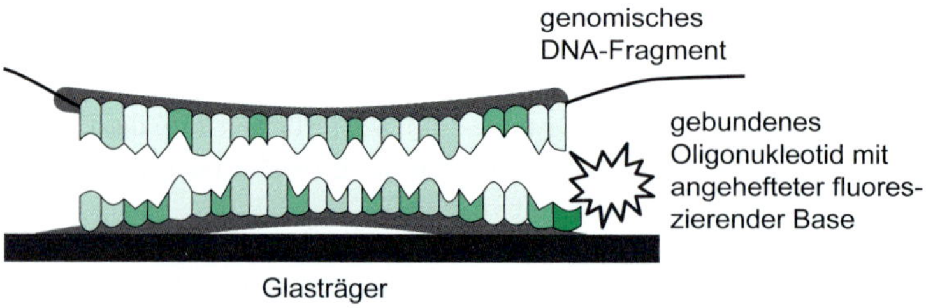

Abb. 10.7 Ein mögliches Prinzip der DNA-Chip-Analyse (Erklärung im Text)

Minimalanforderungen für eine Mikroarray-Analyse:

- Normale Routinechromosomenanalyse
- Mittelgradige bis schwere Intelligenzminderung
- Störung des Spracherwerbs
- Dysmorphiezeichen im Gesichtsbereich
- Kleine Stigmata an Händen und Füßen
- Primärer Kleinwuchs
- Mikrozephalie
- Epilepsie
- Autistisches Verhalten

Auf einem Trägermaterial sind in einer gebräuchlichen Variante der Technik sehr viele synthetische, kurze einsträngige DNA-Fragmente (Oligonukleotide, 300k-Chip entspricht 300 000 Oligos) punktförmig aufgebracht und gebunden. Im Idealfall decken sie das gesamte Genom ab. Genomische DNA-Fragmente eines Patienten werden hybridisiert und in einer trägergebundenen PCR-Reaktion wird ein Nukleotid mit Fluoreszenzmarkierung in das Doppelstrangkonstrukt eingebaut. Es entstehen so quantitativ auswertbare, leuchtend farbige Punkte, abhängig von der genomischen Kopienzahl (Gendosis) des komplementären Sequenzstücks auf dem Chip. Durch eine Auswertungssoftware können die Signalstärken (Deletionen, Duplikationen etc.) direkt den chromosomalen Koordinaten zugeordnet werden (➤ Abb. 10.7).

Da das menschliche Genom sehr variantenreich (= polymorph) auch hinsichtlich der Kopienzahl bestimmter Sequenzabschnitte (CNV = Copy Number Variation) ist, bedarf es umfangreicher Datenbanken, um in einem Abgleich mit Normvarianten pathologische Veränderungen herauszufiltern. Die entsprechenden Datenbanken wachsen beständig. Chromosomenumbauten ohne Stückverlust, z. B. Translokationen, sind mit dieser Methode nicht zu entdecken, sodass für die mikroskopische Chromosomenanalytik auf längere Sicht noch immer Raum bleibt.

10.5 Molekulargenetische Diagnostik von monogenen Entwicklungsstörungen

10.5.1 Erbgänge und genetische Klassifizierung von Entwicklungsstörungen

Ein großer Teil genetisch bedingter Entwicklungsstörungen hat einen klaren Mendel-Erbgang. Falls an der monogenen Vererbung Zweifel bestehen sollten, kann z. B. die **Zwillingsforschung** weiterhelfen. Eineiige Zwillinge zeigen bei Mendel-Vererbung Übereinstimmung (Konkordanz). Dies wäre nicht oder nur partiell der Fall, wenn eine polygene Vererbung vorliegen oder Umweltfaktoren eine entscheidende Rolle spielen würden.

Vererbt werden die monogenen Krankheiten entweder *autosomal-dominant* (manchmal verdeckt durch eine Neumutation), charakteristischerweise mit Mutationen in Strukturgenen (z. B. in einem Kollagen-Gen bei der Osteogenesis imperfecta, einer Knochenbildungsstörung, ➤ Kap. 10.6), *autosomal-rezessiv* mit Mutationen charakteristischerweise in Stoffwechselgenen oder *X-chromosomal-rezessiv* (selten X-dominant). Die folgenden Abschnitte skizzieren kurz den Stand der DNA-Diagnostik der monogenen Entwicklungsstörungen im Kindesalter. Sie ist aufgrund des raschen Fortschritts einem ständigen Wandel unterworfen.

10

Mit der Entwicklung molekulargenetischer Methoden setzte eine stürmische Suche nach krankheitsspezifischen Gendefekten im menschlichen Genom ein. Nach der Aufdeckung der veränderten Gensequenz führt der Weg zum pathologischen Genprodukt und erlaubt auf diese Weise langfristig Einblicke in die krankheitsspezifische Pathophysiologie.

Darüber hinaus entsteht so ein kausales Klassifikationssystem von Erkrankungen unabhängig von wechselnden klinischen Befunden. Der pathophysiologische Zusammenhang zwischen Genmutation und Krankheit ist bei vielen Genen, die durch Positionsklonierung (➤ Kap. 10.5.2) gefunden wurden und für völlig neu entdeckte Proteine codieren, nicht einfach herzustellen; dies nimmt viel mehr Zeit in Anspruch als das Auffinden der Mutation.

So entdeckte man 1995 bei der kindlichen Form der spinalen Muskelatrophie (➤ Abb. 7.5) Deletionen auf Chromosom 5q11.2–13.3 im SMN1-Gen (Survival of Motor Neuron). Erst Jahre später wurde klar, dass chromosomal benachbarte, nur partiell funktionelle Kopien des Gens, SMN2 genannt, den klinischen Verlauf der SMA modifizieren können.

Nichts Ungewöhnliches ist andererseits die Aufsplitterung einer Krankheit mit klinisch-morphologisch einheitlichem Erscheinungsbild in genetisch definierte Untergruppen. Die schwere kindliche Form der progredienten Muskeldystrophie kann z. B. durch Defekte im Dystrophin-Gen, im Adhalin-Gen oder im Gamma-Sarkoglykan-Gen verursacht sein. Im ersten Fall handelt es sich um die wohlbekannte Muskeldystrophie Duchenne (➤ Kap. 7.3.1, ➤ Kap. 10.5.2); die abgegrenzten, ähnlich verlaufenden Formen werden unter dem Namen **SCARMD** (**S**evere **C**hildhood **A**utosomal **R**ecessive **M**uscular **D**ystrophy) zusammengefasst.

10.5.2 Auffinden von Genen durch Positionsklonierung

Der bis in die 1990er-Jahre beschrittene Weg der Genklonierung ist die Reinigung eines Proteins mit bekannter oder vermuteter Funktion aus Geweben, Zellkulturen oder Körperflüssigkeiten. In dem gereinigten Protein werden bestimmte Sequenzen von Aminosäuren ermittelt und entsprechend deren Codons in die Nukleotidsequenz übersetzt. Diese Information verwendet man zur Herstellung synthetischer Oligonukleotide (➤ Kap. 10.4.2), mit denen man eine sog. Genbibliothek absucht. Die Gene solcher Bibliotheken sind in Bakteriophagen (Viren, die sich in Bakterien vermehren) oder Plasmiden (reduplizierbare DNA-Ringe außerhalb des Bakterienchromosoms) einkloniert. Wird eine Bakteriophagen- oder Bakterienkolonie gefunden, die das gesuchte Sequenzstück enthält, besitzt man einen **Genklon.** Die Aufklärung der Nukleotidsequenz einschließlich Start- und Stoppcodon des Genklons (bzw. bei großen Genen mehrerer überlappender Genklone) sowie die Festlegung der Position des gefundenen Gens auf einem Chromosom und dessen Nachbarschaft zu anderen Genen schließen sich unmittelbar an. Viele der Enzyme im Stoffwechsel wurden auf diesem klassischen Weg definiert und kloniert.

Da bei den meisten angeborenen Erkrankungen des Menschen das zugrunde liegende Genprodukt (Protein) unbekannt ist, scheidet das beschriebene Vorgehen aus. Die neue Methode der Positionsklonierung setzt das Vorhandensein anonymer vielgestaltiger (polymorpher) DNA-Marker mit einer genauen Lokalisation auf den menschlichen Chromosomen voraus (➤ Kap. 10.2.4). Das Auffinden solcher Polymorphismen war neben der Gesamtsequenzierung des menschlichen Genoms eines der Hauptziele der internationalen Humangenomprojekte.

Beispiele für DNA-Polymorphismen:

- SNP = Single Nucleotide Polymorphismen: meist neutraler (funktionsloser) Austausch einer Base in Position 3 eines Codons oder in nicht codierenden Sequenzbereichen, häufig.
- STR = Short Tandem Repeat: Die Marker-Sequenz besteht aus einer variablen Zahl sehr kurzer Sequenzmotive, z. B. von CA-Dinukleotiden, hintereinander: $(CA)_n$. Häufig vertreten im Genom und einigermaßen gleichmäßig verteilt.

Diese Polymorphismen sind in der Regel nicht selbst für eine untersuchte Krankheit verantwortlich, sondern dienen der Markierung von Chromosomen und ihren Abschnitten. So machen die DNA-Marker vom Vater und von der Mutter vererbte homologe Chromosomen unterscheidbar. Untersucht man die familiäre Weitergabe der Markerallele oder ganzer

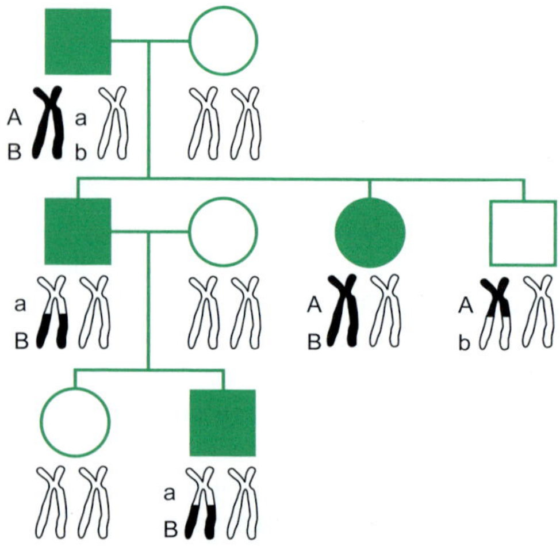

Abb. 10.8 Kopplungsanalyse. Im Stammbaum wird eine autosomal-dominant vererbte Erkrankung mit Allel B des Markers b weitergegeben. Alle Personen mit B sind erkrankt, alle mit b gesund. Der Marker A/a zeigt keine Kopplung mit der Erkrankung: Sowohl Allel A als auch a findet sich bei Erkrankten.

Haplotypen (➤ Kap. 10.2.4) in Familien in Korrelation zum Phänotyp einer Erkrankung, ergeben sich Hinweise auf die chromosomale Lokalisation des unbekannten Krankheitsgens. Diese Analyse nennt man **Kopplungsanalyse** (➤ Abb. 10.8). Im optimalen Fall wird ein Allel des DNA-Markers widerspruchsfrei mit der Krankheit vererbt. Liegt der Marker in größerer genetischer Distanz zum Genort (Locus) der Erkrankung, kann ein Rekombinationsereignis (Crossing over) in der Meiose eintreten (➤ Kap. 10.2.1), d. h. ein Austausch von väterlichen und mütterlichen homologen Chromosomenabschnitten, der die Kopplung aufhebt. Rekombinationsfreie Marker weisen dem Krankheitslocus eine definierte Position auf einem Chromosom zu.

Der Krankheitslocus kann umso genauer festgelegt werden, je größer die Dichte der DNA-Marker in einer Chromosomenregion ist und je mehr große Familien mit der Krankheit untersucht werden können. Unter optimalen Bedingungen engt diese Methode den Lagebereich eines Gens auf 1–2 Mio. Basenpaare ein. Alle Gene eines solchen Abschnitts müssen dann identifiziert und Base für Base nach Sequenzveränderungen abgesucht werden. Nach dem Abschluss der Genomprojekte verkürzt sich dieser Teil der Analyse erheblich (Gensuche in Computerdatenbanken = In-silico-Suche). Wie aufwendig das Verfahren vor dem Jahr 2000 war, zeigt das Beispiel der Chorea Huntington (➤ Kap. 7.1.3): Zehn Jahre dauerte die Klonierung des Huntingtin-Gens auf Chromosom 4p!

Der Nachweis, dass eine bestimmte Mutation tatsächlich Ursache der Erkrankung ist, erfolgt schließlich durch Sequenzvergleich mit dem Wildtyp-Gen (auch anderer Spezies) und aufgrund von funktionellen Studien des (pathologischen) Genprodukts beim Menschen oder im Tiermodell.

Erfolgreich war in den letzten Jahren die Idee von **Kandidaten-Genen.**

Beispielhaft lässt sich dies am **Noonan-Syndrom** (➤ Kap. 6.2) und seinen verwandten Phänotypen mit etwas schwererer Symptomatik (Costello-Syndrom, Cardio-Fazio-Cutanes- oder CFC-Syndrom) zeigen. Das Noonan-Syndrom, das manchmal auch als Turner-Syndrom des Mannes bezeichnet wird, hat folgende Charakteristika: Kleinwuchs, Herzfehler, auffällige Stigmata im Gesicht (Ptosis, Hypertelorismus), eine Flügelfellbildung am Hals, eine Thoraxdeformität, Lymphödeme, evtl. Blutungsneigung, Café-au-Lait-Flecken und eine milde geistige Retardierung. Es sind nicht immer alle klinischen Zeichen bei jedem Patienten vorhanden. 2001 wurden heterozygote Mutationen im PTPN11-Gen, die autosomal-dominant vererbt werden, als ursächlich identifiziert. Das Genprodukt des PTPN11-Gens heißt SHP-2 und ist Teil einer ganzen Signaltransduktionskette.

Signale an der Zellmembran werden über viele Zwischenstufen (Glieder der Signalkette) zum Zellkern weitergeleitet und schalten dort weitere Gene an, die an Wachstum und Differenzierung der Zelle beteiligt sind. Im sog. **Ras-MAPK-Signalweg** (➤ Abb. 10.9) spielt SHP-2 eine wichtige Rolle. Er war schon vor der Entdeckung von Mutationen für das Noonan-Syndrom bekannt. Nur etwa die Hälfte aller Noonan-Patienten haben Mutationen im PTPN11-Gen. Für die restlichen Patienten und solche mit dem verwandten Phänotyp Costello- und CFC-Syndrom begann eine intensive Mutationssuche in weiteren Genen des Signalwegs, die mittlerweile abgeschlossen ist. Der Noonan-Phänotyp ist also in der Regel mit einer Überaktivierung des Ras-Signalwegs in der Embryogenese verbunden. Interessanterweise haben viele der beteiligten Gene auch

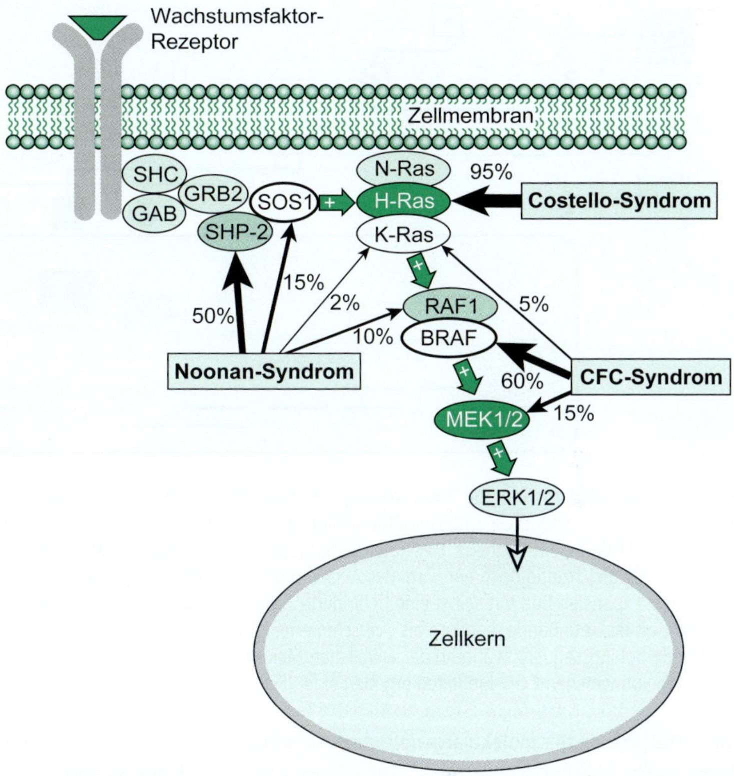

Abb. 10.9 Erkrankungen durch Störungen im Ras-MAPK-Signalweg (mit Einverständnis von Prof. Martin Zenker, Magdeburg). Signale der Zelloberfläche werden zum Zellkern weitergegeben; nur der aktivierende Pathway ist dargestellt.

eine Bedeutung in der Krebsentstehung, sodass Noonan-ähnliche Syndrome wahrscheinlich ein erhöhtes Krebsrisiko haben (Ras = Rat Sarcoma). Daraus kann abgeleitet werden, dass möglicherweise viele für die fetale Entwicklung wichtigen Gene bei der Tumorgenese eine Rolle spielen.

10.5.3 Mutationsanalyse

Die Möglichkeit der direkten Mutationsanalyse auf DNA-Ebene weist monogene Erbkrankheiten nach oder schließt sie aus (siehe Diskussion für Next Generation Sequencing = NGS, ➤ Kap. 10.2.4). Man nennt das eine **direkte Genotyp-Diagnostik.** Möglich wird dadurch auch eine Heterozygoten- oder Überträgerdiagnostik beim autosomal-rezessiven und X-gebunden rezessiven Erbgang sowie die vorgeburtliche Diagnostik. Zur Gewinnung von DNA eignen sich die kernhaltigen Leukozyten des peripheren Blutes **(EDTA-Blut),** Fibroblastenzellkulturen, Chorionzottenbiopsien (➤ Kap. 1.5.2) und viele andere Gewebebiopsate.

Anhand zweier Beispiele, dem Fragilen-X-Syndrom und der Duchenne-/Becker-Muskeldystrophie, werden die verwendeten Techniken besprochen.

Das **Fragile-X-Syndrom** oder **Martin-Bell-Syndrom** (➤ Kap. 8.3, ➤ Kap. 12.6.3) ist eine häufige Form der genetisch bedingten geistigen Behinderung. Es tritt überwiegend bei Jungen auf. Der zytogenetische Nachweis einer brüchigen Stelle in Xq28 ist weitgehend zugunsten des molekulargenetischen Tests verlassen (➤ Abb. 10.10). Überraschenderweise fand man in der Startregion des FMR-1-(engl. Fragile-X-Mental-Retardation-)Gens eine instabile Trinukleotid-Repeat-Sequenz (Basenzusammensetzung CGG). Diese vielfach aufeinanderfolgende Sequenz aus drei Nukleotiden findet sich bei Erkrankten in wesentlich größerer Anzahl (Expansion) als bei Gesunden (➤ Tab. 10.3) und führt zu einem Funktionsverlust des FMR-1-Gens.

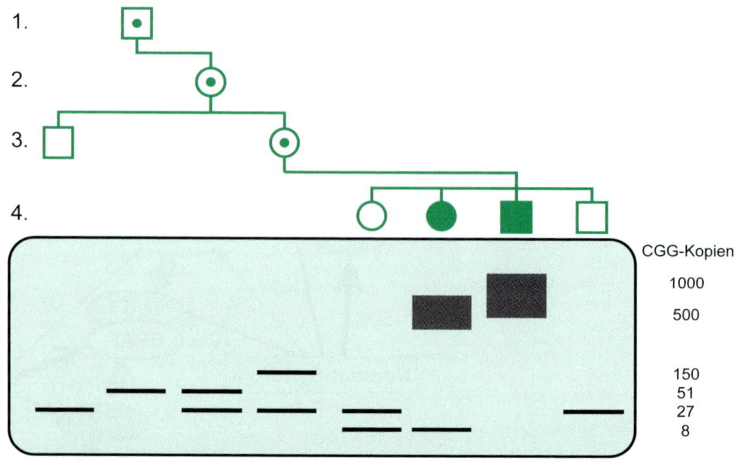

Abb. 10.10 Molekulargenetische Untersuchung auf FRA-X-Syndrom bei einer 4-Generationenfamilie mit zwei betroffenen Geschwistern in der 4. Generation mittels Southern-Blot-Analyse. Die elektrophoretisch nach Größe aufgetrennten DNA-Fragmente enthalten die CGG-Repeat-Sequenz. Der Vater in der 1. Generation trägt eine Prämutation, die er an seine Tochter weitervererbt. Als Frau hat sie gleichzeitig noch ein normales Allel von der gesunden Mutter. Die Tochter in der 3. Generation zeigt schon eine geringfügige Expansion und hat selbst eine behinderte Tochter und einen behinderten Sohn. Deren expandierte Allele zeigen sich nicht mehr als diskrete Bande, sondern als „verschmierter" Bandenbereich. Erklärbar ist dies durch die Größeninstabilität der CGG-Wiederholungssequenz während der weiblichen Meiose und in der Mitose. Viele diskrete Banden des Zellmosaiks mit Unterschieden von wenigen CGG-Einheiten ergeben eine „Schmiere".

Tab. 10.3 Prinzip der molekulargenetischen Anomalie beim Fragilen-X-Syndrom

Zahl der CGG-Wiederholungen vor dem FMR-1-Gen	Klinisches Bild
6–50	Normal
50–200	Prämutation; keine oder nur diskrete Krankheitssymptome
> 200	Erkrankung

Der Typ einer **„atmenden" Trinukleotid-Repeat-Expansion** scheint für neurodegenerative Erkrankungen typisch zu sein: Bei der Chorea Huntington expandiert ein $(CAG)_n$-Repeat und bei der myotonen Dystrophie (➤ Kap. 7.3.2) die Sequenz $(CTG)_n$. Jenseits eines gewissen Schwellenwerts neigt die Repeatsequenz in der Meiose in Abhängigkeit vom Geschlecht (!), manchmal auch in der Mitose, zu Expansionen bis zum Vielfachen der ursprünglichen Anzahl n. Phänotypisch zeigt sich dann eine Verschlimmerung des Krankheitsbilds von einer Generation zur nächsten **(Antizipation),** wobei der Schweregrad der klinischen Symptomatik mit der Expansionsgröße ungefähr korreliert. Selten kommt es zu Verkürzungen der Repeatsequenz (Kontraktion).

Abweichend vom klassischen X-chromosomal-rezessiven Erbgang beobachtet man beim FRA-X-Syndrom:

- Nicht alle männlichen Mutationsträger müssen klinisch betroffen sein; manche tragen nur die Prämutation und ihre Töchter werden ebenfalls nicht oder nur diskret symptomatisch.
- Männliche und weibliche Träger einer Prämutation können im Alter ein Tremor-/Ataxie-Syndrom entwickeln. Ein Teil der weiblichen Prämutationsträgerinnen entwickelt eine prämature Ovarialinsuffizienz.
- Symptomatische Frauen (30 % der Überträgerinnen) haben die Mutation von der Mutter geerbt.
- Das klinische Bild wird von einer Generation zur anderen schwerer, wenn die Mutation von der Mutter weitervererbt wird (Antizipation).

Das Fragile-X-Syndrom ist ein wichtiges Beispiel dafür, wie die klassischen Mendel-Regeln der Vererbung durch neue Erkenntnisse aufgeweicht werden. Auf dem X-Chromosom wurden inzwischen viele weitere Genorte für Entwicklungsstörungen mit geistiger Behinderung als Hauptsymptom identifiziert.

Das **Dystrophin-Gen** für die Duchenne-/Becker-Muskeldystrophie (➤ Kap. 7.3.1, ➤ Kap. 12.6.3) wurde 1987 durch Positionsklonierung gefunden. Beim Menschen hat das Dystrophin-Gen 79 Exons (➤ Kap. 10.2.2) und belegt auf dem X-Chromosom eine Region von über 2 Mio. Basenpaaren. Das Genprodukt ist ein Membranprotein der Muskelfaser, das die Elastizität der Muskelzelle garantiert. Knapp über 60 % der Mutationen im Gen sind Verluste (Deletionen) von mindestens einem Exon, 10 % sind Duplikationen von mindestens einem Exon. Wird die Information in die mRNA überschrieben, müssen die Introns herausgeschnitten (gespleißt) und Exon an Exon gefügt werden, sodass ein regelrechtes Leseraster entsteht. Durch eine Deletion oder Duplikation kann das Leseraster zerstört werden („Out-of-Frame"-Mutation); die Bildung eines funktionstüchtigen Proteins ist dann nicht mehr möglich. Das Protein Dystrophin fehlt in der Muskelzellmembran und es kommt zum klinischen Bild der **Duchenne-Muskeldystrophie** (DMD). Bleibt das Leseraster trotz der Deletion oder Duplikation erhalten („In Frame"), wird noch ein teilweise funktionsfähiges Dystrophin synthetisiert. Mehr als 10–20 % davon genügen, um den gutartigen Phänotyp der **Becker-Muskeldystrophie** (BMD) zu verursachen.

Deletionen/Duplikationen können mithilfe der PCR (➤ Kap. 10.2.4) viel schneller und rationeller als mithilfe des Southern Blots nachgewiesen werden. Durch die Multiplex-PCR-Technik der MLPA-Analyse (**M**ultiplex **L**igation Dependent **Pro**be **A**mplification) lassen sich alle 79 Exons des Dystrophin-Gens einschließlich des Muskelpromotors quantitativ untersuchen (➤ Abb. 10.11), d. h., alle Deletionen und Duplikationen von ganzen Exons werden mit einer Sensitivität von fast 100 % erfasst.

Es bleiben nach MLPA noch ca. 20–30 % DMD-/BMD-Patienten, die nur kleine Mutationen in Form von Punktmutationen oder Verluste/Zugewinne von wenigen Basen tragen. Diese Mutationen werden mithilfe der NGS-Technik schnell und kostengünstig gefunden. Auch nach der Gesamtsequenzierung des Dystrophin-Gens bleibt mit heutigen technischen Methoden ein Rest von ca. 7 % DMD-Patienten mit fehlendem Dystrophin-Nachweis in der Muskelbiopsie ohne Mutationsbestätigung.

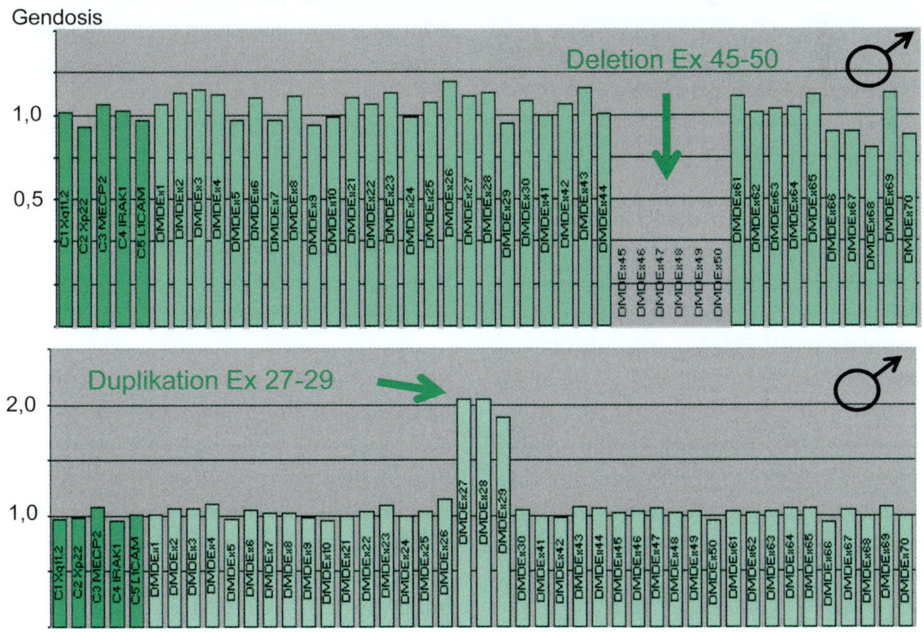

Abb. 10.11 MLPA-Analyse des Dystrophin-Gens mit quantitativer Gendosis-Auswertung der Exons (y-Achse). Gendosis 0 bedeutet Exon-Deletion, Gendosis 1 ist normal beim Mann, Gendosis 2 zeigt eine Exon-Duplikation an. Es sind die Ergebnisse eines Patienten mit Deletion Exon 45–50 und eines Patienten mit Duplikation Exon 27–29 abgebildet.

10

Primäre Diagnostik bei Kindern mit Verdacht auf DMD/BMD ist die genetische Untersuchung. Bringt aus den besprochenen Gründen eine DNA-Untersuchung keine Klärung der Diagnose, sollte in einer Muskelbiopsie mithilfe von Dystrophin-Antikörpern das Protein analysiert werden. Fehlendes oder stark vermindertes Dystrophin im histologischen Schnittbild und im Western Blot sichern die Diagnose DMD, in der Größe verändertes und/oder mäßig vermindertes Dystrophin die Diagnose BMD.

Ein Beispiel für das Auffinden von Genloci durch Methoden der Positionsklonierung bei nicht eindeutig monogener Vererbung ist die **Legasthenie** (➢ Kap. 8.17, ➢ Kap. 12.6.2), bei der eine familiäre Häufung beobachtet wird und die es in allen uns bekannten Schriftsprachen gibt. Etwa 4–5 % der Schulkinder weisen eine Legasthenie auf und ca. 10 % der Kinder im Einschulungsalter haben Schwierigkeiten beim Erlernen von Lesen und Rechtschreiben. Gesichert sind Genorte auf den Chromosomen 1, 2, 3, 6, 18 und X. Es ist bisher unklar, ob eine echte Heterogenie vorliegt oder ob nicht mehrere Gene einen unterschiedlichen Einfluss auf Einzelaspekte des Gesamtphänotyps nehmen [18, 56, 71].

10.6 Humangenetische Beratung

Die genetische Beratung soll dem Einzelnen und/oder der ganzen Familie helfen. Ziele sind:

- Die medizinischen Fakten einer Erkrankung einschließlich der Diagnose, dem mutmaßlichen Verlauf und der zur Verfügung stehenden Behandlung zu erklären
- Den erblichen Anteil der Erkrankung und das Wiederholungsrisiko für Kinder und andere nahe Verwandte verständlich zu machen
- Einen Verarbeitungsprozess anzustoßen, der den familiären, ethischen und religiösen Zielvorstellungen der Ratsuchenden entgegenkommt
- Stützen anzubieten, damit sich die Ratsuchenden evtl. auf eine (lebenslange) Behinderung des betroffenen Familienmitglieds oder auf ein Risiko einstellen können

Daraus ergeben sich Folgerungen für die Familienplanung: Ermittelt wird entweder kein bzw. nur ein unbedeutendes Wiederholungsrisiko oder aber ein hohes Wiederholungsrisiko. Dies führt

- entweder zum Verzicht auf eigene Kinder, evtl. zu einer Adoption, oder
- zum Weiterbestehen des Kinderwunschs mit
  - Akzeptieren des Risikos,
  - Akzeptieren einer Therapie, falls diese möglich ist, oder
  - einer pränatalen Diagnostik, evtl. mit möglichem Schwangerschaftsabbruch.

Für **polygene Erkrankungen** (z. B. Diabetes mellitus, rheumatische Polyarthritis) sind nur statistisch erhobene Wiederholungsrisiken anzugeben. Sie können nicht Gegenstand einer Pränataldiagnostik sein.

Beispiele

Beispiel für eine pränatale Beratung bei einer autosomal-dominanten Erkrankung: schwer verlaufende Form der Osteogenesis imperfecta

Das erste Kind eines Elternpaars ist mit 4 Monaten an der Glasknochenkrankheit verstorben. Es kam mit multiplen Knochenbrüchen zur Welt. Ein weiterer Hinweis auf eine ähnliche Erkrankung im Familienstammbaum ist nicht vorhanden. Mit den Eltern wird besprochen, dass die Diagnose biochemisch und genetisch gesichert werden sollte (z. B. in noch vorhandenen Zellkulturen oder Geweben). Hier bieten sich zur Mutationssuche NGS-Techniken an. Die schwere Form der Osteogenesis imperfecta kann sehr selten autosomal-dominant vererbt werden, entsteht aber meist – wie im vorliegenden Fall – durch Neumutation. Das Wiederholungsrisiko beträgt aufgrund eines möglichen Keimzellmosaiks ca. 5 % (mehrere Ei- oder Samenzellen können die Mutation tragen) und ist nicht gleich Null, wie für eine Neumutation zu erwarten wäre. Bei weiterem Kinderwunsch ist eine Pränataldiagnostik durch eine genetische Analyse bei gefundener Mutation und/oder eine genaue Ultraschalluntersuchung ab der 18. Schwangerschaftswoche (SSW) möglich.

Beispiele

Beispiel für eine autosomal-rezessive Erkrankung in der Beratung: Mukoviszidose (= Zystische Fibrose, CF)

Die gesunde Schwester eines an Mukoviszidose erkrankten Patienten fragt nach dem Wiederholungsrisiko für ihre eigenen Kinder. Zunächst wird sie über das Krankheitsbild informiert: Es handelt sich um eine angeborene Erkrankung aller exokrinen Drüsen mit Bildung abnorm zäher Sekrete und erschwertem Sekretabfluss; dadurch kommt es zu gehäuften Atemwegsinfekten und zunehmendem Untergang von Lungengewebe sowie zur Schädigung des Darms und der Bauchspeicheldrüse. Die Lebenserwartung ist auch bei frühzeitiger Behandlung reduziert (zurzeit auf ca. 40 Jahre). Die Ratsuchende hat a priori ein Risiko von 66 %, Überträgerin zu sein. Sind bei dem kranken Bruder die Mutationen im CF-Gen bestimmt worden, lässt sich auch bei der ratsuchenden Schwester genau festlegen, ob sie Mutationsträgerin ist. Trägt sie eine Mutation, so liegt das Wiederholungsrisiko bei ihren Kindern in der Größenordnung von $1 \times \frac{1}{25} \times \frac{1}{4} = 1 : 100$ (100-prozentiges Überträgerrisiko = 1; Heterozygotenfrequenz in der Bevölkerung = Risiko des Ehepartners = $\frac{1}{25}$; Erkrankung von $\frac{1}{4}$ der Kinder beim rezessiven Erbgang). Evtl. kann bei dem Ehepartner noch eine Screeninguntersuchung auf die häufigsten europäischen Mutationen durchgeführt werden. Das Wiederholungsrisiko fällt bei Abwesenheit einer Mutation beim Partner auf unter 1 : 1 000, ein für die Eltern wahrscheinlich akzeptables Risiko.

Beispiele

Beispiel für die Bedeutung der X-chromosomal-rezessiv vererbten geistigen Behinderung in der genetischen Beratung

Eine Schwangere hat einen geistig schwer behinderten Cousin mütterlicherseits, der in einem Pflegeheim lebt. Sie berichtet, dass es sich wahrscheinlich nicht um ein Down-Syndrom handelt, denn das würde sie kennen. Ein Geburtsschaden sei nicht bekannt. Außerdem hatte ihre eigene Mutter eine Fehlgeburt ohne bekannte Ursache. An Unterlagen des kranken Cousins käme man nicht heran, denn dessen Eltern würden überhaupt nicht über die Krankheit sprechen wollen. Mangels einer Diagnose bei diesem Cousin müssen die verschiedenen möglichen Erbgänge in der Familie durchgespielt werden (➤ Abb. 10.12). Beim autosomal-dominanten Erbgang, der für geistige Behinderungen ohne schwere Zusatzsymptomatik kaum infrage kommt, dürfte eine Neumutation beim Cousin vorliegen, da seine beiden Eltern gesund sind. Hier besteht kein Risiko für die Schwangere. Wäre die geistige Behinderung autosomal-rezessiv vererbt, müssten beide Eltern Überträger sein; die Mutter der Schwangeren könnte mit einer Wahrscheinlichkeit von 50 % ebenfalls Anlageträgerin sein und die Schwangere (als Endglied in der Kette) mit einer Wahrscheinlichkeit von 25 %. Ein Risiko für das werdende Kind besteht aber nur dann, wenn auch der Partner Anlageträger ist. Hier kommt die Häufigkeit eines autosomalen Allels für geistige Behinderung in der Bevölkerung ins Spiel; sie ist wahrscheinlich nicht größer als 1 : 100 (jeder Hundertste ist Überträger eines solchen Gens). Für das Ungeborene errechnet sich ein theoretisches Wiederholungsrisiko von $\frac{1}{4}$ (Überträgerrisiko der Schwangeren) $\times \frac{1}{100}$ (Überträgerrisiko des Vaters) $\times \frac{1}{4}$ (Erkrankungshäufigkeit beim ar Erbgang) $= \frac{1}{1600}$,

10

also ein vernachlässigbares Risiko im Vergleich zu dem allgemeinen Risiko für angeborene Störungen von 3–4 % in jeder unbelasteten Schwangerschaft.

So bleibt als Risikoquelle nur noch der geschlechtsgebundene Erbgang: Auf dem X-Chromosom gibt es mehr als 20 Gene, deren Störung eine geistige Behinderung hervorrufen kann. Das Fragile-X-Syndrom deckt etwa die Hälfte dieser Fälle ab. Unter der Annahme, in der Familie würde eine Prämutation für das Fragile-X-Syndrom über die Frauen weitervererbt werden, könnte man eine molekulargenetische Untersuchung dafür bei der Schwangeren veranlassen. Es bleibt theoretisch ein *maximales Restrisiko* für eine X-chromosomale geistige Behinderung von ¼ (Überträgerrisiko der Schwangeren) × ½ (Erkrankungshäufigkeit der Söhne beim X-chromosomalen Erbgang) = ⅛ für einen Jungen (keine Berücksichtigung der Neumutationsrate). Ohne eine sichere Diagnose beim Cousin lässt sich an diesen Zahlen nichts ändern.

Das letzte Beispiel soll zeigen, wie kompliziert der Einzelfall ist und dass (ungezielte) molekulargenetische Untersuchungen keine Garantie für ein gesundes Kind geben können [45, 56, 71, 92].

10.7 Ethische Überlegungen und Aussichten

Der Zugang zu genetischen Untersuchungen (Gentest) ist seit Anfang 2010 in Deutschland durch das **Gendiagnostikgesetz** geregelt. Jeder Gentest bedarf einer Aufklärung des Patienten (bzw. seiner sorgeberechtigten Vertreter – schriftlich dokumentiert durch den einleitenden Arzt) und dessen **schriftlicher Einwilligung.** Nach der Analyse soll bei differenzialdiagnostischen Untersuchungen (Patient hat schon Symptome) eine genetische Beratung angeboten werden. Bei einer **prädiktiven Testung** (Patient noch gesund) oder pränatalen Diagnostik **muss** vor und nach der Analyse eine genetische Beratung durchgeführt werden; in der Regel sollte ein Test bei Kindern bis zum 14. Lebensjahr nicht durchgeführt werden.

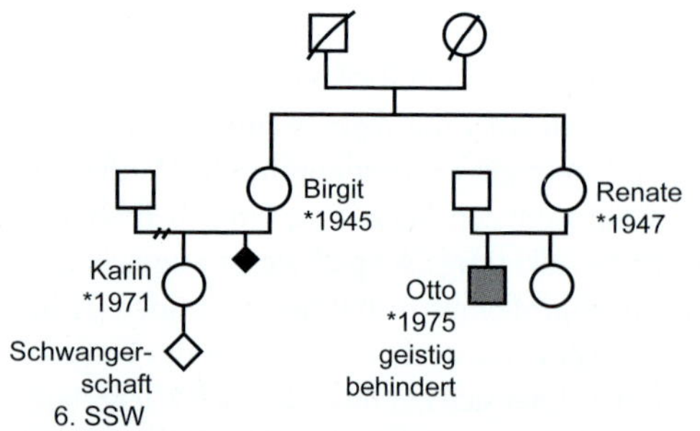

Abb. 10.12 Familienstammbaum bei einem genetischen Beratungsfall mit unklarer geistiger Behinderung in der Familie (Karin = ratsuchende Schwangere)

Die Zahl der molekulargenetisch diagnostizierbaren monogenen Erbkrankheiten, aber auch der multifaktoriell bedingten Erkrankungen mit einer genetischen Hauptkomponente (z. B. Diabetes mellitus Typ 1 und 2, Psychosen, Tumoren, Alzheimer-Erkrankung, Arteriosklerose, Bluthochdruck), wird in den nächsten Jahren weiter dramatisch zunehmen. Eine der Herausforderungen an die molekulargenetische Diagnostik muss sein, verfeinerte Nachweismethoden zu entwickeln, die einen zuverlässigen, einfachen und schnellen Test ermöglichen. Gleichzeitig ergeben sich aus der Verfügbarkeit immer weiterer DNA-Untersuchungen neue gesellschaftliche Verantwortungen, die der breiten Öffentlichkeit transparent gemacht und diskutiert werden müssen.

Über eine Sicherung der Diagnose bei klinisch Erkrankten hinaus werden auch die pränatale und präsymptomatische (prädiktive) Testung zunehmend eingesetzt:

Sinnvoll ist eine **präsymptomatische Testung** (d. h. eine Untersuchung vor dem Auftreten erster Krankheitserscheinungen) sicher dann, wenn sich daraus therapeutische Konsequenzen ergeben; z. B. kann eine frühzeitige Therapie in Form einer kupferarmen Diät beim Morbus Wilson (➤ Kap. 8.6.5) schwere neurologische Schäden vermeiden helfen. Spezifische therapeutische Maßnahmen sind allerdings eher selten möglich. Handelt es sich um eine Erkrankung mit spätem Manifestationsalter wie etwa die Chorea Huntington (➤ Kap. 7.1.3) oder die myotone Dystrophie (➤ Kap. 7.3.2), geben Risikopersonen als Grund für den Wunsch nach einem prädiktiven Test die Planung von Ehe, Familie und Beruf an. Der Proband kann aber unter Umständen viele Jahre vor Ausbruch der Symptome mit der Gewissheit belastet sein, an einem unheilbaren Leiden zu erkranken. Die bisherigen Erfahrungen zeigen, dass ein erheblicher Teil der Risikopersonen, die eine genetische Beratungsstelle mit dem Wunsch nach einem Test aufsuchen, im Verlauf der Beratung davon wieder Abstand nimmt und von ihrem Recht auf Nichtwissen Gebrauch macht. Auch die Problematik einer evtl. Pflichtinformationen an Lebensversicherungen und private Krankenkassen muss berücksichtigt werden.

Vor jeder **Pränataldiagnostik** (ab der 12. SSW Chorionzottenbiopsie, ab der 15. SSW Amniozentese) muss ein ausführliches Beratungsgespräch unter Berücksichtigung aller persönlichen Probleme durch einen humangenetisch versierten Arzt stattfinden. Die Eltern sollen in die Lage versetzt werden, eine verantwortungsvolle Entscheidung für oder gegen einen Schwangerschaftsabbruch zu treffen. *Es ist immer eine individuelle Entscheidung.* Bei Erkrankungen mit frühem Beginn und tödlichem Verlauf entscheiden sich heute viele Eltern für einen Abbruch, wenn der Fetus als betroffen diagnostiziert wurde. Die Feststellung einer schweren Störung allein ist jedoch nach dem neuen § 218 noch kein hinreichender Grund für einen Schwangerschaftsabbruch. Nach der 12. Schwangerschaftswoche ist vor allem die körperliche und seelische Verfassung der Mutter entscheidend. Eine Fortsetzung der Schwangerschaft soll ihr bei schweren seelischen Konflikten nicht zugemutet werden. Ein möglicher Ausweg aus dieser Konfliktlage wäre die Inanspruchnahme einer **Präimplantationsdiagnostik (PID),** die jetzt auch in Deutschland unter eingeschränkten Bedingungen (in der Regel für schwere, früh beginnende monogen vererbte Erkrankungen und Chromosomopathien) nach Genehmigung durch eine spezielle Ethikkommission erlaubt ist. Im Rahmen einer IVF (In-vitro-Fertilisation) wird vor Einpflanzung des Embryos an pluripotenten Zellen (Einzelzelldiagnostik an Blastozystenzellen oder Trophektodermzellen) eine prädiktive Testung durchgeführt. Eingepflanzt wird dann ein „gesunder" Embryo.

Tab. 10.4 Stellung der Gentherapie in der Behandlung von Erbkrankheiten

Ebene des Eingriffs		Behandlungsstrategie
Genmutation	←	Gentherapie/Stammzelltherapie
↓		
Protein (verändert oder fehlend)	←←	Proteinersatz, Verbesserung der Restfunktion
↓		
Biochemische Dysfunktion	←	Diät oder Medikamente
↓		
Klinischer Phänotyp	←	Operative Korrektur, Hilfsmittel

Aufgrund der Neumutationsrate ist es auch in Zukunft (zum Glück!?) nicht möglich, durch Pränataldiagnostik bestimmte Formen von Entwicklungsstörungen ganz zu „eliminieren". Das kann auch nicht das Ziel einer humanen Gesellschaft sein!

Fernziel der molekulargenetischen Forschung ist die **somatische Gentherapie** bei Betroffenen (➤ Tab. 10.4), d. h. die Reparatur des defekten Gens in somatischen Körperzellen in vivo, um so die Funktion des Genprodukts auf kausale Weise wiederherzustellen. Um das entsprechende Gen – evtl. in der neuesten Entwicklung Reparaturgene zur gezielten Beseitigung einer Genmutation **(CRISPR/Cas-System)** – in die Zielzellen einzuschleusen, sind als Vehikel sog. rekombinante Vektoren (➤ Kap. 10.2.4) notwendig. Das Konstrukt aus Gen und Vektor soll effektiv von den Zellen aufgenommen werden, möglichst dauerhaft (d. h. im Genom) überleben, nicht immunogen sein (d. h. keine Abwehrreaktionen auslösen), keine unerwünschten Neumutationen verursachen und der physiologischen Regulation der Zelle unterliegen. Gebräuchliche Vektoren im Tierversuch und bei ersten tastenden Versuchen am Menschen sind viraler Herkunft (Retroviren, Adenoviren, Adeno-assoziierte Viren).

Paradebeispiel für eine mögliche **Gentherapie** ist evtl. die Mukoviszidose. Das geschädigte Hauptorgan, die Lunge, hat eine sehr große Oberfläche und ist über die äußeren Atemwege durch Vernebelungstechniken leicht zugänglich. Das Einbringen rekombinanter Adenoviren führte in ersten Versuchen am Menschen zu einer heftigen Immunsensibilisierung. Die Vektoren erfüllen noch keineswegs alle Anforderungen. Der anfängliche Optimismus ist durch die vielen technischen Schwierigkeiten im Moment eher gebremst.

Synthetische genspezifische Oligonukleotide (kurze DNA- oder RNA-Sequenzstücke) finden Anwendung in der direkten Applikation im betroffenen Gewebe (z. B. bei der SMA auf Chromosom 5 oder bei der myotonen Dystrophie 1) oder sogar versuchsweise durch orale Applikation (DMD). Funktionell sollen diese Oligos entweder durch spezifische Bindung an Spleißstellen alternatives Spleißen hervorrufen („Ausspleißen der Mutation" bei DMD) oder durch Bindung an ein regulatives Sequenzelement eine partiell funktionelle Genkopie anschalten wie bei der SMA. Während die Studien bei DMD bisher enttäuschend verliefen, scheint die intrathekale Anwendung (Applikation in den Liquor) des Oligonukleotids bei der SMA vielversprechender zu sein.

Große Hoffnungen werden auch in die **Stammzelltherapie** gesetzt. Stammzellen sind noch nicht darauf festgelegt, einen bestimmten Zelltyp zu entwickeln oder eine spezialisierte Funktion auszuüben. Im Erwachsenenkörper haben sie ein gewisses Reparatur- und Nachschubpotenzial. Charakterisieren und kultivieren kann man sie erst in den letzten Jahren. Stammen sie aus einem frühen Embryo (embryonale Stammzellen), sind sie totipotent und können sich in alle Richtungen differenzieren und evtl. sogar einen neuen Embryo bilden. Adulte Stammzellen sind nur noch pluripotent und differenzieren sich je nach Umgebung in bestimmte festgelegte Gewebe aus.

Die Gewinnung embryonaler Stammzellen aus überzähligen Embryonen der In-vitro-Fertilisation und deren Einsatz ist ethisch umstritten, international aber Gegenstand intensiver Forschung. Adulte Stammzellen (z. B. aus Nabelschnurblut) werden aktuell in Zellbanken gelagert und sind bei speziellen Erkrankungen schon im klinischen Einsatz, etwa bei Knochenmarktransplantationen nach malignen Erkrankungen des blutbildenden Systems oder schweren Stoffwechselstörungen. Die Spenderzellen müssen gesund und gewebekompatibel sein. Denkbar als Spenderzellen wären überdies genetisch veränderte eigene Stammzellen des Patienten. Unklar ist, inwieweit auf diese Weise auch Tumorzellen eingeschleust werden und inwieweit sich solche Maßnahmen auf andere Organsysteme (Muskeln, ZNS) ausweiten lassen [18, 52, 53, 56, 59].

KAPITEL 11

H.-M. Straßburg

Grundsätzliche Therapiemaßnahmen bei Entwicklungsstörungen

Trotz einer Vielzahl spezieller Therapien bei chronischen Krankheiten und Entwicklungsstörungen ist die Beachtung wesentlicher Prinzipien in der Lebensführung die wichtigste Behandlungsgrundlage im Umgang mit chronischen Beschwerden.

Immer ist die **Vorbildfunktion der Eltern,** z. B. im Alltag beim Austausch von Argumenten, beim Essen, bei der Freizeitgestaltung, insbesondere bei der Vermeidung von Nikotin und Alkohol und beim Fernsehkonsum, von grundlegender Bedeutung. Wenn irgend möglich, sollten Verunsicherungen oder sog. ambivalente Verhaltensweisen gegenüber dem betroffenen Kind, aber auch in der Familie insgesamt, vermieden werden.

Bei jedem Kind ist auf **ausreichenden Schlaf,** auf einen Wechsel von Bewegung und Entspannung sowie auf regelmäßigen Aufenthalt an frischer Luft zu achten. Vor allem in den ersten 6–8 Monaten ist das **Stillen die beste Ernährung** des Säuglings; außerdem ist im 1. Lebensjahr die Betreuung des Kindes durch die Mutter der beste Garant für eine Entwicklung von Bindung und Urvertrauen.

Wichtig ist eine **ausgewogene Mischkost** mit ausreichenden Ballaststoffen, Vitaminen und Spurenelementen. Diäten können besonders im Kindesalter Entwicklungsstörungen und Krankheiten bewirken, z. B. durch mangelnde Zufuhr von resorbierbarem Eisen, Vitamin B_{12} oder fettlöslichen Vitaminen. Medizinisch notwendige Diäten, z. B. bei Diabetes mellitus, der Phenylketonurie (➤ Kap. 8.6.1), bei Glykogenosen, bestimmten Epilepsien oder beim Morbus Wilson (➤ Kap. 8.6.5), sollten mit ausgebildeten Ernährungsberatern ausgearbeitet und zusammengestellt werden. Die Bedeutung von Nahrungsmittelunverträglichkeiten wird oft überschätzt. Nahrungsfarbstoffe, z. B. Tartrazin, haben aber möglicherweise eine negative Auswirkung auf das kindliche Verhalten; die Rolle anderer Konservierungsstoffe und synthetischer Detergenzien (Netzmittel) in der Ernährung ist nicht befriedigend geklärt. Nur in seltenen Ausnahmefällen spielen komplexe Nahrungsunverträglichkeiten bzw. Nahrungsallergien bei Entwicklungs- und Verhaltensstörungen eine nachweislich wesentliche Rolle.

Grundsätzlich sollten alle Kinder mit Entwicklungsstörungen wie gesunde Kinder **geimpft** werden. Hier gelten die an den aktuellen medizinischen Stand angepassten Empfehlungen der **Ständigen Impfkommission der Deutschen Gesellschaft für Kinder- und Jugendmedizin (STIKO).** Unbestritten ist die Notwendigkeit der mindestens 3-maligen Impfung gegen Diphtherie, Tetanus, Pertussis, Pneumokokken, *Haemophilus influenzae,* Hepatitis B und Poliomyelitis (Kinderlähmung) sowie die orale Rotavirus-Impfung bis zum Beginn des 2. Lebensjahrs. Es gibt weltweit keine gesicherten Zusammenhänge zwischen den genannten Impfungen und gravierenden Nebenwirkungen. Lediglich bei Säuglingen und Kleinkindern mit neurologisch völlig unklarer Entwicklungsstörung sollte auf die Pertussisimpfung verzichtet werden. Im 2. Lebensjahr werden dann bei allen Kindern, mit Ausnahme von solchen mit äußerst seltenen symptomatischen Immunstörungen, die Lebendimpfungen gegen Masern, Mumps, Röteln, Varizellen und gegen Meningokokken empfohlen, u. a. zur Vermeidung der subakut sklerosierenden Panenzephalitis infolge einer Masern-Wildvirus-Infektion (➤ Kap. 8.12.3) einer Rötelnembryopathie oder einer lebensgefährlichen Meningokokken-Sepsis. Ab dem 9. Lebensjahr folgt die Impfung gegen das humane Papillomavirus bei Mädchen zur Vermeidung von Gebärmutterhalskrebs. Bei bewegungseingeschränkten, schwerbehinderten Kindern wird im Herbst eines jeden Jahrs eine Grippeschutzimpfung empfohlen. Frühgeborene sollten entsprechend ihrem chronologischen Alter geimpft werden; die Passivimpfung gegen RSV-Infektionen mit Palivizumab ist auf spezielle Hochrisikokinder zu beschränken.

Prinzipiell profitieren besonders Kinder mit schweren Entwicklungsstörungen und Behinderungen von freien Bewegungsmöglichkeiten; die Räume, in denen sie sich aufhalten, sollten nicht überhitzt und ohne Unfallgefährdung sein. Eine Einschränkung der Bewegung durch zu viel Kleidung ist zu vermeiden. Menschen mit Bewegungsstörungen haben häufig kühle Extremitäten. Durch übertriebene Schutzmaßnahmen vor angeblicher Unterkühlung werden die Betroffenen zusätzlich in ihrer Bewegungsaktivität begrenzt. Dies gilt auch bei dem nicht selten übertriebenen Einsatz von Mützen, engen Strampelsäcken, einengenden Sitzen usw.

Die Förderung **aktiver Körperbewegung** ist eines der wichtigsten Ziele bei allen Kindern mit Entwicklungsstörungen. Deshalb sind alle Formen von sportlicher Betätigung förderlich und **Sportbefreiungen,** besonders in der Schule, kritisch zu bewerten. So müssen Kinder mit unterschiedlichsten motorischen Einschränkungen und Epilepsie in der Regel vom Sportunterricht gar nicht oder nur begrenzt befreit werden, wenn auf extreme Leistungsanforderungen (Lauftraining bis zur Erschöpfung) und natürlich auf eine Vielzahl von Risikosportarten (Schwimmen in unbekannten Gewässern, Fahrradfahren auf belebten Straßen oder Bergsteigen usw.) verzichtet wird. Lediglich bei seltenen Herzerkrankungen (Herzinsuffizienz, Herzrhythmusstörung) muss evtl. eine konsequente körperliche Schonung eingehalten werden.

Viele Erkrankungen bei entwicklungsauffälligen Kindern, z. B. der oberen Luftwege, werden medikamentös übertherapiert. Dies gilt bei der Verordnung von sog. schleimlösenden oder hustenstillenden Mitteln, häufig aber auch bei der Verordnung von Antibiotika. Anstelle der wiederholten und lang andauernden Medikamentenverordnung sind Untersuchungen der immunologischen Abwehrlage, auf Belastungen durch umweltbedingte Reizstoffe (z. B. Rauchen) und vor allem auf das Vorhandensein von Mikroaspirationen oft von größerer Bedeutung (➤ Kap. 9.4).

Bei vielen Kindern mit schweren Entwicklungsstörungen gibt es erhebliche **Ernährungsprobleme,** z. B. wegen einer gestörten aktiven Schluckfunktion, sensomotorischer Koordinationsstörungen des Schluckakts, eines gastroösophagealen Refluxes oder vorhandener Stoffwechselerkrankungen (Mukoviszidose, Glykogenose usw.). Als Therapiemaßnahme hat sich die **perkutane endoskopische Gastrotomie (PEG)** sehr bewährt: Mittels einer Magenspiegelung erfolgt eine Inzision (Einschnitt) von Bauchhaut und Magenwand und das Einlegen einer geblockten Magensonde, die je nach Bedarf für unterschiedliche Ernährungsregimes eingesetzt werden kann. Wesentliche Vorteile sind, dass es nicht mehr zu Reizungen im Nasen-Rachen-Raum kommt, keine Operation notwendig ist, keine hygienischen Probleme (selbst bei Aufenthalt im Wasser) bestehen und die Sonden offensichtlich auch über längere Zeit gut toleriert werden. Bei schweren Refluxproblemen kann die Sonde auch im Jejunum platziert werden (PEJ).

Bei schweren Entwicklungsstörungen, vor allem in Verbindung mit neurogener Blasenentleerungsstörung, ist die Verhinderung **rezidivierender Harnwegsinfekte** von wesentlicher Bedeutung. Bewährt haben sich hierzu die vorbeugende Chemoprophylaxe mit einem Antibiotikum wie Cotrimoxazol oder Trimethoprim in niedriger abendlicher Dosis, bei unvollständiger Harnblasenentleerung die wiederholte Einmalkatheterisierung. Zu beachten ist, dass durch häufiges Hantieren mit latexhaltigen Materialien **Latexallergien** auftreten können, die vor allem bei Patienten mit Meningomyelozelen während Operationen zu gefährlichen Komplikationen führen und z. T. auch Kreuzallergien gegen andere Substanzen auslösen können.

Ein weiteres wichtiges Problem vieler schwer entwicklungsgestörter Kinder ist die **chronische Obstipation** (➤ Kap. 9.6). Besonders sedierende und muskelrelaxierende Medikamente können die Darmtätigkeit negativ beeinflussen; auch an das Vorliegen neuronaler Dysfunktionen in der vegetativen Darmversorgung oder hormoneller Störungen (z. B. Schilddrüsenunterfunktion) muss gedacht werden. Wichtigste Grundvoraussetzungen für eine regelmäßige Darmentleerung sind ausreichende körperliche Bewegung, insbesondere die Aktivierung der Bauch-Becken-Muskulatur, die Ernährung mit genügend Ballast- und Quellstoffen sowie die ausreichende Flüssigkeitszufuhr.

Im Säuglingsalter sollten ein pressendes Exspirium (Ausatmung) und wiederholte Schreizustände nicht mit Obstipationsproblemen verwechselt werden; insbesondere sollte eine Manipulation im Analbereich, z. B. mit einem Fieberthermometer, bei einer scheinbaren Obstipation vermieden werden. Manchmal genügt es, den Analbereich mittels schleimhautschonender Salben (Panthenol) vor Einrissen zu schützen; evtl. kann mit der rektalen Einführung von Gleitmitteln (Glycilax®, Mikroclist®) bei Säuglingen und Kleinkindern eine Darmentleerung eingeleitet werden. Die häufig verordnete Gabe von Milchzucker in der Nahrung ist nicht sehr effektiv. Besser wirken osmotisch wirksame Laxanzien, z. B. nicht resorbierbare Zucker (Lactulose) und Macrogol. Die Verordnung sog. „Entblähungsmittel" (z. B. Sab Simplex®, Lefax®) besonders bei vermehrter Unruhe von Säuglingen und Kleinkindern ist in der Regel entbehrlich – vermehrte Luft im Darm führt allein nicht zu Beschwerden.

Eine grundsätzliche Ablehnung von Psychopharmaka ist bei Kindern mit Lern- und Verhaltensstörungen heute nicht mehr zu rechtfertigen, aber regelmäßig von einem damit vertrauten Arzt zu überprüfen. Die Verordnung von unspezifisch die Hirnfunktionen verbessernden Substanzen (sog. Nootropika) ist wissenschaftlich nicht nachweisbar.

Insgesamt wird zunehmend versucht, das Konzept einer **Salutogenese** umzusetzen. Krankheiten gehören zum Leben jedes Menschen und können in Abhängigkeit von vielen Faktoren, die nur sehr partiell zu beeinflussen sind, auftreten. Nach A. Antonovsky steht jeder Mensch in einem Kontinuum von Gesundheit und Krankheit, Vulnerabilität und Resilienz, sodass Schicksalsschläge und Belastungen in unterschiedlicher Form verarbeitet werden. Schützende Faktoren im Sinne von **Coping-Strategien** (s. a. **Resilienz**) sind:

- Anpassungsfähigkeit und Intelligenz
- Weibliches Geschlecht
- Gute Beziehungen zumindest zu einem Elternteil
- Das Erlernen von Bewältigungsstrategien
- Bestätigung auch außerhalb der Familie

Nach dem Konzept des Kohärenzgefühls wird ein Ur- und Selbstvertrauen am ehesten dann aufgebaut, wenn folgende Voraussetzungen erfüllt sind:

- Verstehbarkeit, z. B. von Krankheitsursachen
- Handhabbarkeit, z. B. Mobilisierung von **Ressourcen**
- Sinnhaftigkeit, dass z. B. auch eine Krankheit eine positive Herausforderung ist und damit sinnvoll sein kann

Diese Faktoren spielen vor allem bei psychosomatischen Erkrankungen eine wichtige Rolle.

Seit 2009 wird auch in Deutschland verstärkt diskutiert, inwieweit bei Kindern mit Entwicklungsstörungen und Behinderungen eine **Inklusion** in die Regelschulen sinnvoll und möglich ist oder ob eine Betreuung in einer spezialisierten Sonderschule das Kind besser fördert. Sinnvoll ist Inklusion vor allem für Kinder mit Körperbehinderungen und mit leichteren kognitiven Einschränkungen. Kinder mit schwerer Mehrfach- und/oder geistiger Behinderung, mit schweren Sinnesstörungen und ausgeprägten Verhaltensstörungen sollten unverändert in speziellen sonderpädagogischen Förderschulen betreut werden. Dabei ist das Menschenrecht auf Inklusion nicht nur eine Aufgabe für Kindertagesstätten und Schulen, sondern der gesamten Gesellschaft (➤ Kap. 12.7.4, ➤ Kap. 18.4).

Besonders bei Jugendlichen mit chronischen Einschränkungen ist es wichtig, Perspektiven für eine aktive Lebensgestaltung zu vermitteln. Viele erleben mit Erreichen des 18. Lebensjahres eine Verschlechterung ihrer medizinischen und sozialen Betreuung.

Bei der **Transition** vom Jugendlichen zum Erwachsenen ist die enge Zusammenarbeit der zuständigen Ärzte und Therapeuten von großer Bedeutung. Neben der Einrichtung gemeinsamer Spezialsprechstunden von Kinder- und Erwachsenenärzten (z. B. in der Kardiologie oder Diabetologie) werden aktuell Medizinische Zentren für Erwachsene mit mehrfacher und geistiger Behinderung (MZEB) gegründet, die in § 119c des SGB V definiert sind. Leider ist aber bisher noch keine befriedigende Kostenübernahme mit den Krankenkassen in Aussicht [8, 22, 50, 72, 75, 81, 201, 203, 214, 220].

KAPITEL W. Dacheneder

12 Psychologische Beurteilung und Grundsätze der Betreuung

12.1 Geschichte der psychologischen Entwicklungsdiagnostik

Entwicklungsdiagnostik und allgemeine Diagnostik in der wissenschaftlichen Psychologie beginnen im Wesentlichen Anfang des letzten Jahrhunderts, als 1905 in Frankreich A. Binet und T. Simon ihre Aufgabensammlung zur Messung der Intelligenz, die *échelle métrique de l'intelligence,* veröffentlichten. Wenn wir ihre Quellen zurückverfolgen, laufen in der Psychodiagnostik vor allem drei wissenschaftliche Wurzeln zusammen, nämlich aus der

- Astronomie und Physik
- Biologie
- Psychologie und Pädagogik

Ende des 18. und zu Beginn des 19. Jahrhunderts wurde in der **Astronomie** und in der **Physik** der Vorgang der Messung selbst zum Gegenstand wissenschaftlicher Betrachtungen. Der Königsberger Astronom F. W. Bessel untersuchte 1816 die damals übliche *Auge-Ohr-Methode,* welche die Durchgangszeiten von Sternbewegungen erfassen sollte. Bei seinen Untersuchungen wurde deutlich, dass die Beobachtung selbst nicht fehlerfrei ist, sondern durch die Person des Beobachters beeinflusst wird. Die individuellen Abweichungen wurden in einer sog. *persönlichen Gleichung* ausgedrückt; das ist jene intraindividuell (relativ) konstante Abweichung von einem Beobachter zum anderen. Die persönliche Gleichung stellt einen *systematischen Fehler* dar, einen **Bias.**

Darüber hinaus wurde aber auch deutlich, dass es *unsystematische, zufällige Fehler* bei jeder Messung (in der Physik) gibt, sodass sich ein empirischer Messwert immer aus dem *wahren Messwert* und dem *Messfehler* zusammensetzt. Der wahre Messwert lässt sich erst ermitteln, wenn die Messungen beliebig wiederholt werden können, sodass er als der *Erwartungswert (Mittelwert)* der wiederholten Messungen *berechnet* werden kann.

Diese Methodik ist als Fehler- und Ausgleichsrechnung bekannt geworden; in der psychologischen Testtheorie taucht sie als Idee der *Reliabilität* wieder auf (➤ Kap. 12.4.1).

In der **Biologie** hatte die Evolutionstheorie von C. Darwin auch Konsequenzen für das Studium menschlichen Verhaltens. Gewissermaßen ein Nebenprodukt der Darwin-Theorie ist die große Bedeutung, die Vergleichsstudien erfahren haben. Der englische Biologe Sir F. Galton versuchte, die Gesetze der Variation, Selektion und Anpassung auf die Beurteilung des Menschen zu übertragen. Seine Studien brachten es mit sich, dass er eine große Zahl von Individuen untersuchte, um Ähnlichkeiten und Unterschiede festzustellen. Dabei wurde ihm schnell klar, dass für die Bearbeitung der gesammelten Daten statistische Methoden eingesetzt werden mussten: Galton fand, dass viele der von ihm gemessenen Merkmale sich nach der *Gauß-Glockenkurve* verteilten.

Er richtete 1882 in London ein anthropometrisches Labor ein, in dem vor allem sensorische Differenzierungsfähigkeiten und motorische Fähigkeiten untersucht wurden. Entsprechend der vorherrschenden Theorie vom menschlichen Geist als einer *Tabula rasa* (d. h. einer zunächst leeren Tafel) wurden Sinnesdifferenzierungen auch als geeignete Indikatoren für menschliche Intelligenz betrachtet.

Die frühe **Kinderpsychologie** bestand aus den anekdotischen Berichten pädagogisch interessierter Personen, aus Tagebüchern und Biografien (J. J. Rousseau, J. H. Pestalozzi). Im Umfeld vergleichender Studien wurde bis zum Ende des 19. Jahrhunderts deutlich, dass die Entwicklung bei der Mehrzahl der Kinder nach ähnlichen Mustern verläuft, dass aber gleichzeitig unterschiedliche Entwicklungsgeschwindigkeiten und Variationen für die individuellen Verhaltensausprägungen verantwortlich sind.

Die psychologisch/pädagogische Wurzel hat einen weiteren Ausgangspunkt in der Psychiatrie Frank-

Tab. 12.1 Beispielaufgaben aus den Binet-Tests zum geistigen Entwicklungsstand von Kindern

Altersgruppe	Beispielaufgaben
6 Jahre	1. Kennt rechts und links (Bezeichnung durch Anfassen der Ohren).
	2. Wiederholt einen Satz von 16 Silben.
	3. Wählt das hübschere Gesicht aus jedem von drei Paaren.
	4. Kennt Morgen und Nachmittag.
7 Jahre	1. Erzählt, was in einem unvollständigen Bild fehlt.
	2. Kennt die Zahl der Finger an jeder Hand und an beiden Händen, ohne sie zusammenzuzählen.
	3. Wiederholt fünf Ziffern.
	4. Beschreibt Bilder als Szenen.
	5. Kennt die Namen von vier häufig gebrauchten Münzen.
	6. Malt einen Diamanten unter Gebrauch von Federhalter und Tinte ab.
8 Jahre	1. Liest eine Textpassage und erinnert sich an zwei Details.
	2. Benennt vier Farben – rot, gelb, blau, grün.
	4. Schreibt einen kurzen Satz nach dem Diktat unter Verwendung von Federhalter und Tinte.
	5. Kennt die Unterschiede zwischen zwei Gegenständen aus dem Gedächtnis.

reichs: J. E. D. Esquirol legte 1836 eine Publikation unter dem Titel *Des maladies mentales* vor, in der er deutlich die Geisteskrankheiten von den Schwachsinnsformen unterschied und auch objektive Erfassungsmethoden forderte. Einige Jahre vorher hatte sich in Frankreich der Arzt J. M. Itard um die Erziehung des *Wilden von Aveyron* gekümmert, eines Kindes, das bis zum Alter von 12 Jahren völlig verwildert und ohne menschliche Kontakte im Wald aufgewachsen war. Der Junge hatte viele Gewohnheiten von Tieren übernommen, er hatte keine Sprache erlernt. Über die Entwicklung dieses Kindes verfasste Itard Gutachten, die auch heute noch lesenswert sind. Einerseits war er deprimiert, da er erkennen musste, dass eine Normalisierung des Jungen nicht gelingen konnte, andererseits berichtet er über erstaunliche Entwicklungen und Fortschritte, die im Jahr 1837 E. Seguin, einen Schüler Itards und Esquirols, veranlassten, eine Schule für geistig behinderte Kinder zu gründen. In Deutschland wurde die Beeinflussbarkeit der Entwicklung des Kindes u. a. am Beispiel des *Kaspar Hauser* von A. von Feuerbach und G. F. Daumer diskutiert.

Bis zum Ende des 19. Jahrhunderts wurde in Frankreich ein geradezu modern anmutendes Problem deutlich, dass nämlich in die Schule für geistig Behinderte auch unbequeme, unmotivierte und verhaltensauffällige Kinder *abgeschoben* wurden. Die Schule war aber nur für Schwachbegabte gedacht, und so benannte der französische Minister für Unterricht eine Kommission zur Behebung dieses Problems. Sehr schnell kamen der beauftragte Psychologe A. Binet (1857–1911) und seine Mitarbeiter auf die Idee, dass eine Überweisung nur nach entsprechender Untersuchung der Kinder möglich sein sollte. Ziel einer solchen Untersuchung sollte die Identifikation jener Schüler sein, die aufgrund intellektueller Beeinträchtigungen dem normalen Unterricht nicht folgen konnten. Den direktesten Zugang zu diesem Problem eröffnete die psychologische Methode (und nicht die medizinische oder die pädagogische). Das Dilemma der Alltagsbeobachtung und der Lehrerbeurteilung sollte durch psychologische Tests (➤ Tab. 12.1) bewältigt werden.

Binet definierte: *„Gut zu urteilen, gut zu verstehen und gut zu denken, sind die wesentlichen Bestandteile der Intelligenz.“* Diese Fähigkeit wächst mit dem Alter der Kinder und unterscheidet verschiedene Kinder voneinander. Binet wählte einen direkten Weg zur Messung der Intelligenz; er verließ die Idee Galtons der indirekten Erfassung mittels sensorischer Differenzierungen. So mussten nur geeignete Aufgaben gefunden werden, in denen Probleme des *Urteilens, Verstehens und Denkens* angeboten werden.

Neben diesem *inhaltlichen* Aspekt der Intelligenzdiagnostik wurde aber auch eine neue *formale* Idee verwirklicht: Eine Aufgabe ist nur dann für die Entwicklungsdiagnostik geeignet, wenn mit ihr auch die Altersabhängigkeit der Intelligenz gezeigt werden kann. Eine Aufgabe muss für eine *bestimmte* Altersgruppe geeignet sein, während sie für die jüngeren Kinder zu schwer und für die älteren Kinder zu leicht sein muss. Diese Bedingung wird empirisch geprüft, indem die fraglichen Testaufgaben einer Stichprobe von Kindern vorgelegt werden. Dieser Vorgang wird heute als *Normierung* bezeichnet und bedeutet, dass vor der Individualdiagnostik eine Aufgabenanalyse stattzufinden hat, eine *Diagnostik der Testaufgabe.* Eine Testaufgabe oder auch *Item* wurde einer Altersgruppe zugeordnet, wenn sie von 60 % der Kinder in dieser Altersstufe gelöst werden konnte.

Aus den gelösten Aufgaben wurde für ein Kind der geistige Entwicklungsstand, ein sog. **Intelligenzalter** ermittelt. Im Vergleich mit dem Lebensalter konnte so beurteilt werden, ob ein Vorsprung oder ein Rückstand bestand, wobei die Differenz aus Lebensalter und Intelligenzalter beurteilt wurde. Diese Methode hatte und hat auch heute den Vorteil, dass sie intuitiv leicht verständlich erscheint. Wahrscheinlich wird deshalb in der Elternaufklärung auch gern dieses Argumentationsmuster verwendet. Die Normierung durch Zuordnung von Testaufgaben zu einem Intelligenzalter bezeichnet man als *Äquivalenznormierung.*

Später wurde kritisiert, dass diese Differenz unterschiedliche Bedeutung habe, je nachdem, wie hoch das Ausgangsalter sei: Ein Rückstand von einem Jahr ist für ein 4-jähriges Kind viel bedeutsamer als ein gleich großer Rückstand für ein 14-jähriges Kind. W. Stern schlug deshalb 1911 vor, das Intelligenzalter durch das Lebensalter zu dividieren, um den **Intelligenzquotienten** zu erhalten. Um Dezimalzahlen zu vermeiden, wird dieser Bruch mit 100 multipliziert.

In Analogie zum Intelligenzquotienten **(IQ)** wurde von C. Bühler und H. Hetzer 1932 ein sog. **Entwicklungsquotient (EQ)** vorgeschlagen. Im Unterschied zu den Intelligenztests gehen in das Entwicklungsalter (EA) die Aufgaben aus verschiedenen (auch nichtintellektuellen) Entwicklungsbereichen ein. Bei Bühler und Hetzer sind das:

1. Sinnliche Rezeption
2. Körperbewegungen
3. Sozialität
4. Lernen
5. Materialbetätigung
6. Geistige Produktivität

Wahrnehmungsquotienten wurden bei M. Frostig gebildet (➤ Kap. 12.4.5), *Motorikquotienten* bei E. J. Kiphard (➤ Kap. 12.4.6).

In der Literatur der 1930er-Jahre tauchte auch an dieser Quotientenbildung Kritik auf: Wie groß müssen die Abweichungen vom Quotienten 100 sein, damit man einen bestimmten Wert als unter- oder überdurchschnittlich bezeichnen darf? Da sich aus der Ermittlung des Intelligenzalters bzw. Entwicklungsalters hierauf keine Antwort ableiten lässt, wurde nach einer anderen Normierung gesucht.

Heute werden sog. *Abweichungsquotienten* gebildet. Dabei wird für ein Aufgabenset *einer Altersgruppe* die Verteilung der *Rohwerte* ermittelt. Aus dem Mittelwert und der Standardabweichung wird jetzt auf die durchschnittliche Leistung/Entwicklung geschlossen. Werte kleiner als *eine* Standardabweichung unter dem Mittelwert gelten als unterdurchschnittlich und kleiner als *zwei* Standardabweichungen als weit unterdurchschnittlich. Hiermit werden aus den Äquivalenznormen die sog. **Abweichungsnormen** entwickelt. Obwohl der IQ heute fast ausschließlich über die Abweichungsnormen ermittelt wird, hat sich der Ausdruck *Quotient* erhalten! [100, 101, 108, 109, 110, 116, 120, 124].

12.2 Psychologische Konzepte

12.2.1 Kognitive Entwicklungstheorie von Piaget

Das Werk des Schweizer Psychologen J. Piaget (1896–1980) ist für die Entwicklungspsychologie von großer Bedeutung. In seiner kognitiven Entwicklungspsychologie ist er vor allem an der *Entwicklung der Erkenntnisfähigkeit* interessiert. Er hat eine psychologische Erkenntnistheorie, eine Epistemologie, aufgestellt, die er vor allem durch umfangreiche Einzelbeobachtungen an seinen eigenen Kindern gewonnen hat.

Wenn Erkenntnis in ihren Ursprüngen begriffen werden soll, müssen auch jene Früh- und Vorstufen erfasst werden, die traditionellerweise nicht als höhere geistige Tätigkeiten bezeichnet werden. Das geistige Wachstum muss dann nicht nur bis zur Geburt zurückverfolgt werden, sondern auch in die Embryologie hinein, denn bereits dort gibt es *präperzeptives Verhalten.*

Die kognitive Entwicklung ist nach Piagets umfänglicher Begriffsdefinition immer *aktive Anpassung (Adaptation)* des Individuums an seine Umwelt; die Anpassung gelingt durch Tätigkeiten, das sind *handelnde und symbolische Operationen.*

Die Struktur einer komplexen, organisierten Handlungssequenz wird als *Schema* bezeichnet. Der Anpassungsprozess selbst kann auf zweierlei Weise geschehen, durch **Assimilation** und durch **Akkommodation.**

Assimilation heißt, jede neue Beziehung wird in ein bereits bestehendes Schema oder in eine bereits bestehende Struktur integriert. Es ist also das Anwenden alter Gewohnheiten und Gedanken auf neue Objekte und bedeutet, dass neue Ereignisse als ein Teil bestehender Schemata angesehen werden. Ein junger Säugling, der automatisch an allem saugt, was den Weg in seinen Mund findet (z. B. Finger, Schnuller), hat ein *Saugschema,* er assimiliert die Gegenstände im Mund in sein Saugschema.

Im Gegensatz dazu ist *Akkommodation* „die Tendenz, sich an ein neues Objekt anzupassen, sein Aktionsschema durch Abändern auf das neue Ding einzustellen". Durch die Akkommodation wird das Schema modifiziert, meist differenziert und erweitert.

Am Beispiel der frühen Sprachentwicklung sollen diese Vorgänge verdeutlicht werden: Ein Kind verfügt über das Schema *Ball* und assimiliert alle runden Gegenstände in diesen Begriff, sodass auch ein Mond oder ein Apfel als Ball begriffen werden (in der Sprachentwicklungspsychologie spricht man auch von Übergeneralisierung).

Wenn der Mond ausgegliedert wird, weil er hoch am Himmel steht und scheint, dann wird das Schema durch die Akkommodation neu gegliedert und differenziert.

Zur kognitiven Entwicklung, zum geistigen Wachstum, gehört „das Lösen der Spannung zwischen Assimilation und Akkommodation"; dadurch wird ein besser passendes Schema, eine besser angepasste Struktur erzeugt. Dieser Vorgang wird auch **Äquilibration** genannt.

Die kognitive Entwicklung folgt bei Piaget einer festen Ordnung; die niedrigen Stufen sind Vorbedingungen für die höheren Stufen und werden in diese integriert und modifiziert. Die Stufen sind kontinuierlich, jede baut auf der früheren auf und ergibt sich aus ihr; kein Kind kann eine Stufe überspringen.

Diese Reihung ermöglicht es festzustellen, in welchem Stadium der kognitiven Entwicklung sich ein Kind befindet. Piaget selbst war an einer genauen Zuordnung der Stadien zu Altersangaben nicht interessiert; die Altersangaben aus der Literatur sind deshalb eher als grobe Orientierung gedacht. Klinische Diagnostik ist bei Piaget also die Identifikation der aktuellen kognitiven Stadien.

Die Reihenfolge der kognitiven Stadien ist nicht umkehrbar. Da die niedrigeren Stufen in den höheren Stufen aufgegriffen, modifiziert und integriert werden, ist es aus der Sicht einer höheren Stufe schwer nachvollziehbar, wie ein Kind auf einer niedrigeren Stufe argumentiert. Diese Tatsache muss man sich vor Augen halten, wenn die Denkgewohnheiten und Denkstrukturen von Kindern betrachtet werden; sie sind *kognitiv anders* als die von Erwachsenen.

Die Reihenfolge der Entwicklung gilt im Prinzip auch für entwicklungsgestörte Kinder, von denen dann angenommen wird, dass sie u. U. nicht die höchsten Stufen erreichen, z. B. weil die Kapazität begrenzt oder die Reihenfolge zeitlich gedehnt ist.

1. **Sensomotorische Intelligenz (ca. 0–24 Monate):**
   a. Übung der angeborenen Reflexmechanismen
   b. Primäre Kreisreaktionen
   c. Sekundäre Kreisreaktionen
   d. Koordination sekundärer Schemata und Anwendung auf neue Situationen
   e. Tertiäre Kreisreaktionen
   f. Übergang zur symbolischen Repräsentation
2. **Präoperationales Stadium (ca. 2–7 Jahre):**
   a. Stufe des symbolisch-vorbegrifflichen Denkens (ca. 2–4 Jahre)
   b. Stufe des anschaulichen Denkens (ca. 4–7 Jahre)
3. **Stufe der konkreten Operationen (ca. 7–12 Jahre)**
4. **Stufe der formalen Operationen (etwa ab 12 Jahren)**

1. Stufe – Sensomotorische Intelligenz

- **Übung angeborener Reflexmechanismen** (1. Lebensmonat): Der Begriff *Reflex* wird hier nicht wie in der Medizin üblich verwendet; man sollte besser von einfachen, angeborenen *Reaktionen* sprechen. Angeborene Reaktionen wie Saugen oder Greifen werden durch die Übung sicherer, schneller und gezielter. Nach einigen Tagen saugt das Neugeborene mit mehr Sicherheit; es findet die Brustwarze, nachdem es sie verloren hat, schneller wieder. Eine Assimilation findet statt, indem das Kind lernt, auch an neuen Gegenständen zu saugen, oder leeres Saugen zwischen den Mahlzeiten zeigt. Piaget misst diesen Reaktionen eine große Bedeutung zu, da sie die angeborene Basis der kognitiven Entwicklung darstellen.
- **Primäre Kreisreaktionen** (ca. 2.–4. Monat): Es bilden sich einfache Gewohnheiten, indem Handlungen aus der *Funktionslust* heraus wiederholt werden. Funktionslust bedeutet dabei die Tendenz, einen Zustand aufrechtzuerhalten, weil die Empfindungen aufrechterhalten werden sollen. Piaget analysiert einfachste Handlungen und nennt als Beispiel für eine primäre Kreisreaktion den Versuch, eine bewegte Lichtquelle zu finden. In seiner Terminologie ist die Teilhandlung, die Lichtquelle im Auge zu behalten, eine Assimilation und der Versuch, die Lichtquelle wiederzufinden, eine Akkommodation (s. o.).
- **Sekundäre Kreisreaktionen** (ca. 4.–8. Monat): Während auf der vorherigen Stufe die Handlungen aus Funktionslust aufrechterhalten werden, scheint der Säugling jetzt eine interessante Tätigkeit gezielt zu wiederholen. Das Muster beginnt, wenn es dem Säugling gelingt, eine motorische Bewegung auszuführen, die zufällig ein für die Wahrnehmung interessantes Resultat zeigt. Das Kind hält erstaunt bzw. erfreut inne und wiederholt die Handlung, um den Effekt nochmals zu erleben. Das Baby zeigt ein wachsendes Interesse an den Wirkungen seiner Handlungen auf Objekte; es treten damit erste Zweck-Mittel-Differenzierungen auf; Piaget nennt das *Intentionalität.*
- **Koordination sekundärer Schemata und Anwendung auf neue Situationen** (ca. 8.–12. Monat): Die verschiedenen sekundären Zirkulärreaktionen sind zunächst voneinander getrennt. Jetzt können sie so koordiniert werden, dass eine Tätigkeit zum Mittel wird, um eine andere auszuführen, z. B. wenn das Kind in der Lage ist, ein Hindernis aus dem Weg zu räumen, um an ein Spielzeug heranzukommen. Die größte Neuerung auf dieser Stufe ist das eindeutig absichtliche Zweck-Mittel-Verhalten.
- **Tertiäre Kreisreaktionen** (ca. 12.–18. Monat): Die Zirkulärreaktionen können jetzt erstmals systematisch variiert werden, es kommt zum aktiven Experimentieren. Piaget beschreibt z. B., wie Kinder verschiedene Gegenstände absichtlich fallen lassen und die Fallbewegungen untersuchen, nachdem ursprünglich zufällig beobachtet wurde, dass Gegenstände herunterfallen.
- **Übergang zur symbolischen Repräsentation** (ca. 18.–24. Monat): Mit dem Aufkommen der frühen Sprache ist das Kind in der Lage, innere geistige Vorstellungen zu entwickeln. Ein wichtiger Hinweis hierauf ist bei Piaget die aufgeschobene oder verzögerte Nachahmung, denn sie setzt ein geistiges Bild voraus. Ein Kind muss auch nicht mehr alle möglichen Umstände ausprobieren, um die Folgen zu bestimmen, sondern es kann einige Folgen geistig vorwegnehmen, voraussehen. Das Kind kann Symbole, z. B. Wörter, gebrauchen, um sich auf nicht gegenwärtige Gegenstände zu beziehen.

2. Stufe – Präoperationales Stadium

Das Denken in dieser Phase scheint häufig ein mentales Analogon zur sensomotorischen Handlung der ersten Phase zu sein. Die Kinder experimentieren erstmals im Geist in der gleichen Sequenz wie in der realen Handlung, anstatt mit den Gegenständen tatsächlich zu hantieren. Wegen der engen Verbindung zum realen Handeln wird diese Phase *präoperativ* genannt. Dieses mentale Repräsentieren läuft gewissermaßen wie ein innerer Film der realen Handlung ab, aber diesem Denken fehlt noch die Flexibilität und Reversibilität des symbolischen Denkens späterer Phasen.

Das Denken in der präoperativen Phase ist *zentriert,* d. h., dass das Kind sich nur auf *einen* Aspekt eines Problems bezieht und nicht gleichzeitig auf andere. Bei der Aufgabe, Wasser von einem Glas in eine flache Schale umzufüllen, würde ein Kind z. B. argumentieren, dass das Wasser in der Schale weniger sei, weil es nicht so hoch steigt; das Kind könnte aber auch äußern, dass es mehr geworden sei, weil die Schale so breit ist. Die Konstanz der Menge wird noch nicht erkannt.

Das Denken ist *egozentrisch:* Das Kind kann noch nicht die Perspektive anderer Personen einnehmen, sich noch nicht in die Lage anderer Kinder versetzen und aus ihrer Position urteilen. Im sog. Drei-Berge-Versuch sehen die Kinder eine einfache Landschaft, die aus Pappmaché aufgebaut ist. Die Kinder in der präoperativen Phase sind nicht in der Lage zu erkennen, dass ein Kind auf der anderen Seite des Tischs eine andere Perspektive dieses Szenarios hat. Im sozialen Kontext macht sich die Egozentrizität als mangelndes Einfühlungsvermögen bemerkbar.

3. Stufe der konkreten Operationen

Das bisher anschauungsgebundene Denken der präoperativen Phase erhält die Qualität geistiger Handlungen. Das Denken ist zwar noch an anschaulich erfahrbare Inhalte gebunden, aber nicht mehr unmittelbar an den sinnlichen Eindruck. Die wahrgenommenen Erscheinungen können von der erschlossenen Wirklichkeit abgelöst werden.

Sinnliche Eindrücke erhalten den Charakter von Merkmalen, sie können nun zueinander in Beziehung gesetzt werden, sodass das Denken jetzt *dezentriert* wird (s. o.): Die Umfüllaufgabe gelingt auf dieser Stufe, weil gleichzeitig mehrere Aspekte berücksichtigt werden können (Höhe und Durchmesser der Wassergläser). Gleichzeitig argumentieren die Kinder dieser Phase damit, dass die Konstanz deshalb besteht, weil kein Wasser vergossen wurde; sie berücksichtigen also auch den *Vorgang* des Umschüttens, nicht nur den Anfangs- und Endzustand in den Gläsern.

Die *Reversibilität des Denkens* ist ein weiteres wesentliches Kennzeichen der Stufe der konkreten Operationen. Im Denken können die Operationen rückgängig gemacht und der Ausgangszustand wieder erreicht werden. Die Kinder wissen zugleich, dass die Umkehrung oft nur in Gedanken möglich ist; sie wissen, dass die Zeit nicht zurückgedreht werden kann.

4. Stufe der formalen Operationen

Während das konkrete Denken auf das Greifbare und Wirkliche beschränkt ist, können formale Operationen auf abstrakte Größen ausgedehnt werden. Hypothetisch-deduktives Denken wird möglich, und das reife intellektuelle Funktionieren des Erwachsenenalters wird sichtbar.

Große Kinder bewältigen jetzt Schlussfolgerungen vom Allgemeinen zum Besonderen (Syllogismen), weil sie logisch zwingend sind, und nicht, weil sie aus der Erfahrung abgeleitet werden, wie in der Stufe der konkreten Operationen.

Ein Beispiel nach A. R. Lurija verdeutlicht dies:

„Baumwolle kann nur dort wachsen,
wo es heiß und trocken ist.
In England ist es kalt und feucht.
Kann dort Baumwolle wachsen?"

Auf der konkret operationalen Stufe könnte ein Kind argumentieren, dass es das nicht wüsste, weil es noch nicht in England gewesen sei, während auf der formal-operationalen Stufe die Frage aufgrund der Schlussfolgerung beantwortet werden kann [110, 116, 117, 120, 124, 132, 133, 137].

12.2.2 Neuropsychologische Ansätze

Die Neuropsychologie versucht, die Zusammenhänge zwischen den Funktionen des ZNS und dem Verhalten, Erleben sowie den psychischen Funktionen aufzuklären. Den historischen Grundstein zur heutigen Neuropsychologie legte die klassische Hirnpathologie mit ihrer Lehre von den „Werkzeugstörungen" am Ende des 19. und Beginn des 20. Jahrhunderts. Diese Werkzeugstörungen waren:

- Aphasien: Störungen der höheren (symbolischen) Sprachleistungen
- Apraxien: Störungen bei der Ausführung von Zweckbewegungen, Gesten oder Handlungen
- Agnosien: Störungen des Erkennens vertrauter Objekte

Heute werden in der Neuropsychologie sowohl die Zusammenhänge zwischen ungestörten Gehirnfunktionen und dem Verhalten (*allgemeine* Neuropsychologie) als auch die Zusammenhänge bei gestörten oder abweichenden Hirnfunktionen (*klinische* Neuropsychologie) behandelt.

In der Neuropsychologie der 1930er- und 1940er-Jahre spielte die Suche nach psychologischen Methoden zur Unterscheidung hirngeschädigter und nicht hirngeschädigter Patienten eine große Rolle. Es wurden verschiedene Tests entworfen, die eine möglichst gute Trennung (Diskriminanzfunktion) zwischen diesen beiden Gruppen ermöglichen sollten. Hierbei wurde vor allem auf kognitive Funktionen zurückgegriffen, die heute z. T. als Wahrnehmungsfunktionen verstanden werden. Beispielsweise wurde im Rahmen der Gestaltpsychologie nach K. Wertheimer und K. Goldstein der sog. *Gestaltzerfall* bei hirngeschädigten Patienten beschrieben, dem die Fähigkeit zur *Gestalterfassung* oder *Gestaltschließung* beim Gesunden gegenübersteht.

Die Verbindungen von Gehirnfunktionen mit Verhalten und Erleben dürfen nicht einseitig als Ursache-Wirkungs-Verhältnis verstanden werden. In der heutigen Neuropsychologie wird nicht mehr die Auffassung vertreten, dass eine definierte Hirnregion für verschiedene kognitive Funktionen und perzeptive Fähigkeiten allein verantwortlich sei. Vielmehr wird die zentralnervöse Grundlage als eine Partialbedingung, als eine notwendige Bedingung für Verhalten und Erleben betrachtet und nicht als einzige oder hinreichende Bedingung.

Die Bezugnahme auf die hirnorganische Grundlage darf sich also nicht in einer materialistischen Psychologie erschöpfen; der Hinweis auf die Gehirnfunktionen ist in der Neuropsychologie mehr als nur der Hinweis auf die materielle Basis.

In diesem Sinne tritt heute allerdings öfters ein inflationärer Gebrauch des Begriffs Neuropsychologie auf, der nicht mehr von *kognitiver Psychologie* unterschieden wird. Wir meinen, dass die Neuropsychologie den Zusammenhang von Verhalten mit den Gehirnfunktionen näher spezifizieren muss, während die kognitive Psychologie die Informationsverarbeitung, die Wahrnehmungs-, Denk-, Lern- und Gedächtnisprozesse analysiert, ohne auf das neurophysiologische und neuroanatomische Substrat zurückzugreifen.

Die Neuropsychologie des Kindesalters muss darüber hinaus die Entwicklungskomponenten berücksichtigen. Viele Differenzierungs- und Reifungsvorgänge sind noch nicht abgeschlossen, sodass nicht automatisch davon ausgegangen werden darf, dass die Hirnorganisation und -funktion des Erwachsenenalters auf Erscheinungen des Kindesalters übertragen werden können.

Die Zusammenhänge von Gehirnfunktion und psychischen Funktionen werden in der Neuropsychologie meist an drei verschiedenen Basistheoremen abgehandelt. Die Korrelationen werden von der hirnorganischen Grundlage aus spezifiziert nach den Gesichtspunkten

- Hierarchie
- Lokalisation
- Lateralisation

Hierarchie

Nach verschiedenen hirnanatomischen und neurologischen Überlegungen seit J. H. Jackson ist das menschliche Gehirn hierarchisch aufgebaut, d. h., niedrige Funktionsebenen bedingen umschriebene Verhaltensweisen, die durch höhere Ebenen integriert und modifiziert werden.

Die enge Korrelation von (niedrigen) ZNS-Funktionen und umschriebenen Verhaltensweisen ist die Grundlage für die Topologie in der neurologischen Diagnostik. Die Neuropsychologie befasst sich traditionell mit höheren Funktionsebenen des ZNS und damit mit komplexeren Verhaltensweisen.

Bei einer hierarchischen Organisation ist zu erwarten, dass Funktionsstörungen in niedrig organisierten Strukturen zu einem Funktionszerfall in höher organisierten Strukturen führen werden. Störungen in höher organisierten Strukturen werden auch dazu führen, dass die betroffene Person auf hierarchisch niedriger organisierte Strukturen zurückgreift, ausweicht. Im Kapitel über den Hydrozephalus bei Meningomyelozele (➤ Kap. 12.6.3) wird z. B. gezeigt, dass Kinder mit **semantisch-pragmatischem Syndrom** ihren Mangel an semantischen Fähigkeiten (d. h. die gestörte Erkennung der Wortbedeutungen) spontan durch Rückgriff auf phonologische Strukturen (Lautähnlichkeiten) zu kompensieren versuchen, was zu eigenen Sprachgebilden führt. Diese Modellvorstellung hat in der Dysphasie- und Dyslexieforschung ihre Parallelen.

In der allgemeinen Neuropsychologie werden solche Modellvorstellungen eingesetzt, um die Sprachproduktion zu verstehen (Neurolinguistik), etwa durch die Analyse von „Versprechern".

Lokalisation

Die topologische Zuordnung vieler psychischer Funktionen im menschlichen Gehirn kann heute als gesichert gelten. Primäre und sekundäre sensorische und motorische Rindenfelder lassen sich in diesem Sinn lokalisatorisch fassen. Man denke an den sensiblen oder an den motorischen Homunkulus mit ihrer differenzierten Lokalisation der Empfindung und Steuerung einzelner Körperteile (➤ Kap. 2.5).

Noch höhere psychische Funktionen sind dagegen nicht mehr so klar topologisch zuzuordnen. Der russische Neuropsychologe A. R. Lurija (1902–1977) hat das bereits vor vielen Jahren in seiner Überlegung von der *dynamischen Lokalisation von Funktionskreisen* zum Ausdruck gebracht: Da sich elementare Funktionseinheiten in vielfältiger Weise zu höher organisierten Funktionskreisen zusammenschließen, wirken sich umschriebene Funktionsstörungen variabel auf die Leistungen in verschiedenen komplexeren Verhaltensformen aus. Elementare Funktionseinheiten sind somit Teile in verschiedenen *funktionellen Systemen* (Ganzheiten).

Durch moderne bildgebende Methoden (z. B. fMRT, EEG-Brain-Mapping) in der Hirnforschung erhalten die Ansätze der Lokalisation wieder Auftrieb, da gezeigt werden kann, dass mit bestimmten psychischen Aktivitäten (meist Problemlöseaufgaben) biochemische und bioelektrische Aktivitäten verknüpft sind, die lokalisiert werden können. Durch diese Methoden werden den psychischen Tätigkeiten biochemische bzw. bioelektrische Aktivitätszentren zugeordnet.

In der klinischen Neuropsychologie musste man häufig von Funktionsverlusten bei umschriebenen Hirnschädigungen ausgehen. In diesem Sinne werden die hirnorganischen Zentren negativ durch den Funktionsverlust definiert.

Lateralisation

Unter *Lateralität* oder *Seitigkeit* versteht man die Unterschiede in Bau oder Funktion von paarig angelegten Organen auf beiden Körperseiten, während man als *Dominanz* die Überlegenheit der einen Seite (des Gehirns) in Bezug auf eine bestimmte Funktion bezeichnet. Die Überlegenheit muss immer als *relative Überlegenheit* verstanden werden, sowohl beim individuellen Menschen als auch in Bezug auf eine Population. Beim Einzelfall bedingt die relative Überlegenheit, dass sich die Dominanz erst im Laufe der Entwicklung oder Reifung des Gehirns voll ausprägt. Dies wurde von F. Schilling am Beispiel der Händigkeit gezeigt (➤ Kap. 9.12, ➤ Kap. 12.4.6).

In Bezug auf Populationen gilt, dass die relative Überlegenheit sich in der Dominanzverteilung zeigt. Bei der (lexikalischen) Sprachfunktion wurde von Rasmussen und Millner mithilfe des Wada-Tests (Funktionsblockierung einer Hemisphäre mit dem Narkosemittel Natriumamytal) die gezeigte Verteilung (➤ Tab. 12.2) nachgewiesen. Es ist keine Funktion bekannt, bei der eine 100-prozentige Dominanz der rechten oder linken Hemisphäre besteht.

Die linkshemisphärische Sprachdominanz ist seit P. P. Broca (1824–1880) und C. Wernicke (1848–1905) bekannt; heute wird man allerdings differenzierter bemerken, dass paraverbale und prosodische Aspekte der Sprache (Sprechmelodie, Dynamik, Rhythmus) meist rechtshemisphärisch dominant sind (➤ Kap. 14.2).

Auch bei vielen anderen psychischen Phänomenen ist eine Lateralisation bekannt, wenn auch nicht in so klaren Verhältnissen wie bei der Sprache. Dies zeigt sich in verschiedenen Untersuchungen: Bei Funktionen der visuellen Wahrnehmung wird häufig mit apparativer Darbietung von Bildern gearbeitet, die sich für das rechte und das linke Gesichtsfeld unterscheiden; bei akustischen Ereignissen werden mit der Methode des dichotischen Hörens gleichzei-

Tab. 12.2 Sprachdominanz bei Links- und Rechtshändern

	Sprachdominanz		
	linkshemisphärisch	bilateral	rechtshemisphärisch
Rechtshänder	95 %	1 %	4 %
Linkshänder	70 %	15 %	15 %

tig unterschiedliche Schallreize oder Sprechreize auf das rechte und das linke Ohr gegeben.

In der klinischen Neuropsychologie wurde die Lateralisation häufig bei einseitigen Hirnschädigungen und bei **Split-Brain-Patienten** (Zustand nach Durchtrennung des Balkens, ➤ Kap. 2.5) untersucht.

Relativ eindeutige Verhältnisse hinsichtlich der Lateralisation liegen bei Rechtshändern vor; Linkshänder sind meist diffuser lateralisiert. Knaben und Männer sind meist deutlicher lateralisiert als Mädchen und Frauen.

Die Kenntnis von Lateralisationsverhältnissen ist für die neuropsychologische Diagnostik von hirngeschädigten Kindern unerlässlich, da sich daraus oft eine syndromale Ordnung ergibt. Bisweilen sind dazu die neurologischen Befunde über die Bewegungsstörung, Befunde aus bildgebenden Verfahren, aber auch über epileptische Foci richtungweisend. Auf der anderen Seite werden die Befunde zur Lateralisation heute oft sehr populärwissenschaftlich vertreten („Das linke Gehirn denkt analytisch – das rechte Gehirn denkt ganzheitlich"); dadurch gehen die Differenziertheit und die Komplexität der Beobachtungen verloren. Zum Teil werden wissenschaftlich kontroverse Phänomene vorschnell entschieden und diese Überlegungen dann in populären Therapieformen wie z. B. der Edukinästhetik eingesetzt (➤ Kap. 17.3.3) [101, 108, 111, 117, 124].

CHC-Theorie

Die **CHC-Theorie** ist nach den Psychologen und Intelligenzforschern R. B. Cattell, J. L. Horn und J. B. Carroll benannt. Sie stellt ein Konsensmodell der Intelligenzforschung dar, in dem die wichtigen historischen Ansätze zur Psychometrie der Intelligenz aufgegriffen und neu bewertet werden.

Ausgangspunkt ist das Generalfaktormodell von Spearman (g-Faktor); ihm standen historisch und sachlich die Überlegungen von Thurstone gegenüber, der ein Modell der „multiplen Faktoren" postulierte (7 „Primary Mental Abilities").

Bei Cattell und Horn werden die Intelligenzfaktoren in eine Hierarchie gebracht; die Dichotomie von **fluider Intelligenz (Gf)** und **kristalliner Intelligenz (Gc)** wird besonders hervorgehoben. Die Theorie der fluiden und kristallinen Intelligenz ist aber keine Zwei-Faktoren-Theorie, wie die ursprünglichen Formulierungen von Cattell (1941) nahelegten, sondern seit Mitte der 1960er-Jahre ist die *Gf-Gc*-Dichotomie Teil eines Ensembles von neun bis zehn „breiten Fähigkeiten".

Fluide Intelligenz wird verstanden als
- die Fähigkeit, nachzudenken, Konzepte zu formulieren und Probleme zu lösen, die oft neuartige Informationen enthalten,
- die Fähigkeit, mit Abstraktionen, Regeln und logischen Beziehungen umzugehen,
- basale Denkprozesse, die nur in geringem Maße vom Lernen und der Sozialisation abhängen.

Tab. 12.3 Carrolls Drei-Schichten-Hierarchie

Level	Anzahl der Fähigkeiten	Beschreibung
Schicht III „generelle Fähigkeiten"	1	Ähnlich zu Spearmans g-Faktor; Carroll nimmt an, dass es sich um ein valides Konstrukt handelt, das durch eine überwältigende Anzahl von Faktorenanalysen evident ist.
Schicht II „breite Fähigkeiten"	8	Entspricht weitestgehend Horns „breiten Fähigkeiten" und zeigt grobe Entsprechungen zu Gardners „sieben Intelligenzen".
Schicht II „breite Fähigkeiten"	10	Bei Cattell/Horn werden in dieser Schicht zehn „breite Fähigkeiten" genannt.
Schicht I „enge Fähigkeiten"	70	Sie werden durch die „breiten Fähigkeiten" organisiert, mit denen jede (enge F.) engstens assoziiert ist. Viele von ihnen zeigen das Leistungsniveau einer Person entlang einer Schwierigkeitsskala, die Geschwindigkeit, mit der ein Individuum Aufgaben bewältigt, oder das Maß des Lernens in Lern- und Gedächtnisaufgaben. Die Schicht I ist durch die Operationalisierung in Testverfahren der Beobachtung zugänglich.

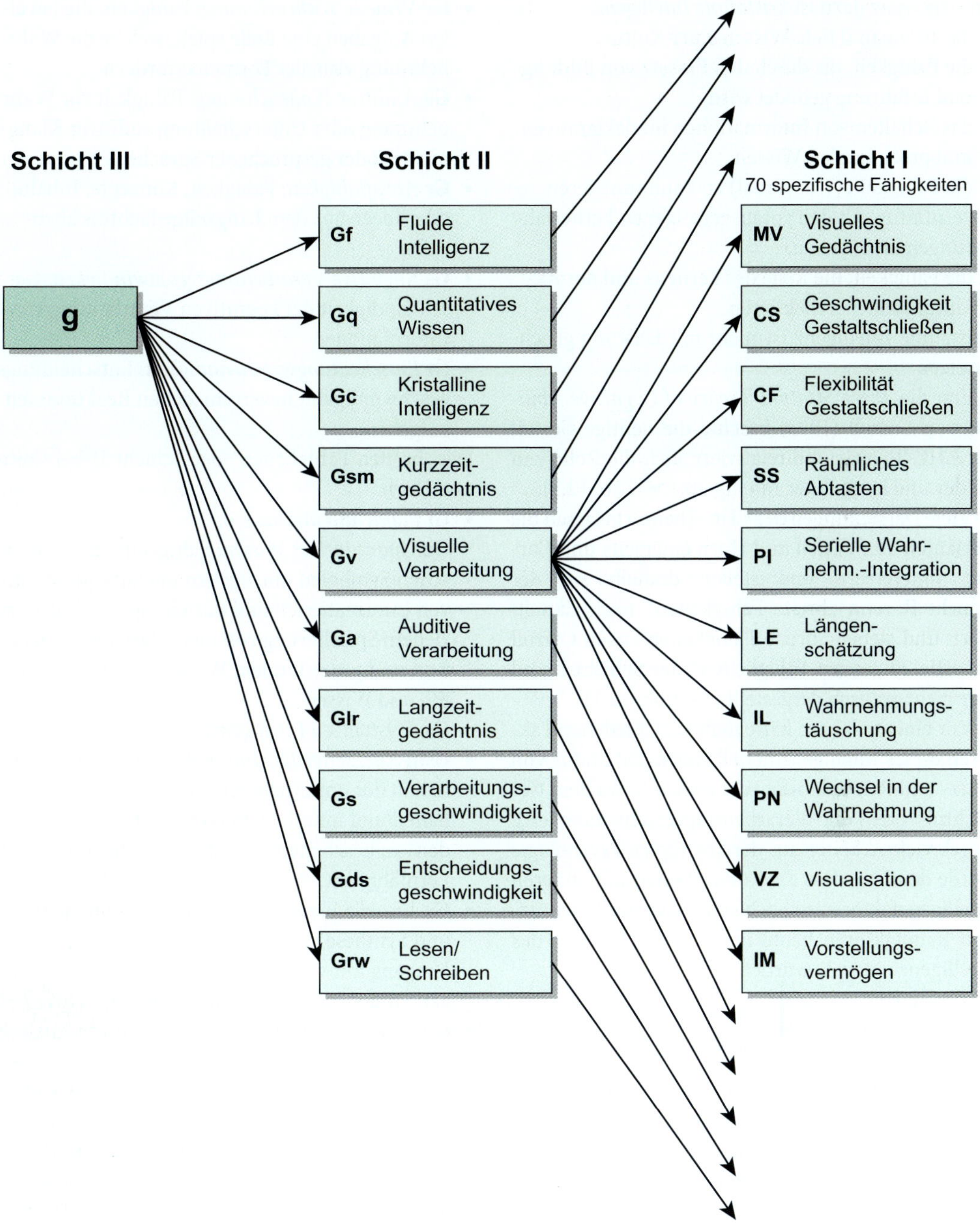

Abb. 12.1 Struktur der CHC-Theorie, hier mit der Ausdifferenzierung für die Fähigkeit „visuelle Verarbeitung" (nach McGrew 2004, Übersetzung vom Autor)

Im Gegensatz dazu ist *kristalline Intelligenz*
- das breite und tiefe Wissen einer Kultur,
- die Fähigkeit, die durch den Einsatz von Bildung und Erfahrung gebildet wird,
- das Behalten von Informationen im deklarativen und prozeduralen Wissen,
- die Fähigkeit, (v. a. verbal) zu kommunizieren,
- vernünftig mit den vorausgegangenen Lernerfahrungen umzugehen,
- die Fähigkeit, die Rolle des Lernens und der Akkulturation zu reflektieren.

Kristalline Intelligenz ist nicht mit Leistung gleichzusetzen.

Erst die *Three Stratum Theory of Cognitive Abilities* von Carroll (1993) brachte die heutige Gestalt der CHC-Theorie und relativiert auch die Rolle von fluider und kristalliner Intelligenz (➤ Tab. 12.3).

Viele Darstellungen der CHC-Theorie belassen die Varianten von Cattell und Horn einerseits und Carroll andererseits und stellen deshalb auf der Schicht II zehn „breite Fähigkeiten" nach Cattell/Horn und sieben „breite Fähigkeiten" nach Carroll dar. Die 70 „engen Fähigkeiten" der Schicht I sind hier nicht grafisch dargestellt (➤ Abb. 12.1).

Vor einigen Jahren hätte man verschiedenen Faktoren dieses Intelligenzmodells noch den Status von Stütz- und Randfaktoren zugewiesen (etwa dem Gedächtnis oder der Verarbeitungsgeschwindigkeit). Durch viele Arbeiten aus der kognitiven Psychologie wurde deutlich, dass die Korrelationen mit anderen Intelligenzfaktoren so hoch sind, dass aus den Stütz- und Randfaktoren heute *integrale Bestandteile* des Intelligenzkonzepts wurden.

Carrolls Drei-Schichten-Hierarchie

Die „breiten Fähigkeiten" der Schicht II bei Carroll:
- **Gf** *Fluide Intelligenz:* basale Prozesse des schlussfolgernden, logischen Denkens und andere mentale Aktivitäten, die nur minimal durch Lernen und Akkulturation beeinflusst werden
- **Gc** *Kristalline Intelligenz:* mentale Prozesse, die nicht nur von der fluiden Intelligenz, sondern auch von Erfahrung, Lernen und Akkulturation abhängen
- **Gy** *Allgemeines Gedächtnis und Lernfähigkeit:* Fähigkeit zum Lernen und Behalten neuer Inhalte oder neuen Verhaltens
- **Gv** *Visuelle Wahrnehmung:* Fähigkeit, die bei allen Aufgaben eine Rolle spielt, welche die Wahrnehmung visueller Formen erfordern
- **Ga** *Auditive Wahrnehmung:* Fähigkeit zur Wahrnehmung oder Unterscheidung auditiver Klangmuster oder gesprochener Sprache
- **Gr** *Abruffähigkeit:* Fähigkeit, Konzepte, Inhalte oder Ideen aus dem Langzeitgedächtnis abzurufen
- **Gs** *Kognitive Verarbeitungsgeschwindigkeit:* Geschwindigkeit der kognitiven Verarbeitung von Informationen
- **Gt** *Entscheidungsgeschwindigkeit:* Entscheidungsgeschwindigkeit in verschiedenen Reaktionszeitaufgaben

Die „breiten Fähigkeiten" der Schicht II bei Cattell und Horn:
- **Gf** *Fluide Intelligenz:* s. o.
- **Gq** *Quantitatives Wissen:* Fähigkeit, mit numerischen Symbolen umzugehen und aus quantitativen Informationen und Beziehungen Schlüsse zu ziehen; Speicherung von quantitativem deklarativem und prozeduralem Wissen; Rechenfertigkeiten und Wissen.
- **Gc** *Crystallized Intelligence:* s. o.
- **Gsm** *Kurzzeitgedächtnis:* Fähigkeit, Informationen in der unmittelbaren Aufmerksamkeit zu halten und innerhalb kurzer Zeit (einige Sekunden) zu bearbeiten; das ist eine Gedächtnis- und Lernfähigkeit.
- **Gv** *Visuelle Verarbeitung:* Fähigkeit zur Analyse und Synthese visueller Reize; Wahrnehmung und Umgang mit visuellen Formen; denkender Umgang mit visuell vorgestellten Reizen.
- **Ga** *Auditive Verarbeitung:* Fähigkeit zur Analyse und Synthese auditiver Reize; Wahrnehmung und Unterscheidung auditiver Muster bei Geräuschen und in der Sprache, speziell bei Schwierigkeiten durch feine Unterscheidungen, auditive Verzerrungen oder bei komplexen Strukturen der Musik. Diese Fähigkeit verlangt kein Sprachverständnis.
- **Glr** *Abruf aus dem Langzeitspeicher:* Fähigkeit, Informationen im Langzeitgedächtnis zu speichern und später mit Leichtigkeit abzurufen; assoziatives Speichern und Abrufen; diese Fähigkeit ist nicht zu verwechseln mit dem Speichern von erworbenem Wissen (Gc und Gq).

- **Gs** *Verarbeitungsgeschwindigkeit:* Auffassungsgeschwindigkeit; wird normalerweise beurteilt bei Aufgaben, die Schnelligkeit, aber wenig Nachdenken verlangen. Geschwindigkeit der automatisierten Verarbeitung, besonders wenn fokussierte Aufmerksamkeit aufrechterhalten werden soll.
- **GdS** *Entscheidungsgeschwindigkeit:* Schnelligkeit, sich für eine Antwort zu entscheiden; sie wird typischerweise bei Problemen mit geringer Schwierigkeit beurteilt.
- **Grw** *Lesen/Schreiben:* Lesen und Schreiben der Sprache; Sprachfähigkeit, Sprachverständnis.

Neueste Intelligenztestverfahren werden in Bezug auf die CHC-Theorie konstruiert oder die CHC-Theorie wird als Interpretationsrahmen angeboten. Das ist insbesondere beim WISC-IV/WISC-V und bei der K-ABC-II der Fall.

In der K-ABC-II werden fünf Fähigkeiten der Schicht II abgebildet; in den Bezeichnungen wird auf die Ausdrücke von Cattell/Horn zurückgegriffen.

Auf der Basis der CHC-Theorie stellen H. Ottensmeier et al. (2006) die **Würzburger Psychologische Kurz-Diagnostik (WÜP-KD)** vor, eine neuropsychologische Testbatterie, die für Kinder mit zerebralen Erkrankungen, z. B. Tumoren, optimiert ist. Es werden die Faktoren Gf, Gv, Gsm, Gs und CDS der Schicht II zeitökonomisch erfasst [109,121].

12.3 Anamnese und Verhaltensbeobachtung in der psychologischen Diagnostik

12.3.1 Psychologische Anamnese

Die Anamnese ist in der Anfangsphase des diagnostischen Prozesses meist von zentraler Bedeutung. Das initiale Anamnesegespräch gilt bei den meisten klinischen Psychologen als sehr universelle und flexible Methode: Die Offenheit der Methode ermöglicht ihnen, ein nahezu unbegrenztes Themenfeld in nahezu beliebiger Differenziertheit anzusprechen.

Neben dem Begriff der Anamnese finden wir in der Literatur auch verwandte Bezeichnungen wie biografisches Interview, Exploration, problemzentrierte Exploration, Problemgeschichte, anamnestische Exploration, biografische Analyse usw. Die Begriffe sind z. T. nicht deutlich voneinander abgegrenzt: Die Bezeichnungen „Anamnese" für retrospektive Daten und „Exploration" für derzeitige Krankheitserscheinungen werden leider nicht immer konsequent benutzt.

Bei psychiatrischer Problematik und Verhaltensstörungen bildet die Anamnese zusammen mit der Exploration die wichtigste diagnostische Methode. Rund 70 % aller klinisch-psychiatrischen Diagnosen können so gestellt werden.

Die psychologische Anamnese dient der *Sammlung, Systematisierung und diagnostischen Verarbeitung von Informationen;* sie ist damit im Prinzip breiter angelegt als eine reine Krankengeschichte. Die primäre Aufgabe einer Anamnese ist die Datengewinnung und nicht die therapeutische Wirkung eines Gesprächs, auch wenn der zweite Aspekt nicht vernachlässigt werden darf, vor allem weil das Anamnesegespräch meist in der Initialphase der Kontakte mit den Ärzten und Psychologen stattfindet.

In der Literatur existieren viele Vorschläge zur Anamneseerhebung. Teilweise wird die Anamnese durch Ausfüllen eines *Fragebogens* ermittelt: Diese Methode spart in der klinischen Praxis viel Zeit und ermöglicht vergleichbare Anamneseerhebungen. Allerdings wird die Komplexität möglicher Zusammenhänge nicht durch die festgelegte Form des Anamnesebogens abgedeckt; meist werden deshalb die Anamnesebögen nur zur ersten Orientierung benutzt.

Dem steht ein mehr oder weniger strukturiertes Gespräch bzw. Interview gegenüber. In der sozialpädiatrischen und kinderpsychologischen Praxis spielt die *Fremdanamnese* eine größere Rolle, d. h. die Datenerhebung mit den Eltern des Patienten; u. U. müssen aber auch andere Betreuungspersonen der Kinder (z. B. Kindergartenerzieherinnen, Lehrer, Therapeuten etc.) um Informationen gebeten werden.

Die *Eigenanamnese,* das Gespräch mit dem Betroffenen selbst, kann bei etwas älteren Kindern (ca. ab dem 6. Lebensjahr) eingesetzt werden, um die individuelle Situation aus der Perspektive des Kindes aufzuhellen, z. B. wenn Probleme in der Auseinandersetzung mit den eigenen Eltern oder der Schule auftreten. Der Begriff *Eigenanamnese* wird manchmal auch für die Erfassung der Patientenprobleme verwendet und steht dann im Gegensatz zur *Familienanamnese.*

Ein solches Gespräch mit Kindern verlangt vom Untersucher, dass er über kindliche Vorstellungen von Gesundheit/Krankheit und über die Entstehung ihrer Probleme/Krankheiten informiert ist. Wir begegnen immer wieder der Vorstellung, dass Kinder ihre (psychischen oder somatischen) Probleme/ Krankheiten als Bestrafung interpretieren. Kinder haben auch andere Vorstellungen von ihrem Körper und seinem Aufbau; einige befürchten z. B., dass sie durch das Blutabnehmen sterben könnten, weil sie die Haut wie einen Körpersack interpretieren, der durch die Spritze ein Loch bekommt, aus dem dann das ganze Blut ausläuft. Das muss besonders auch bei Familien aus anderen Kulturkreisen berücksichtigt werden.

Als mögliche **Gliederung der Exploration und Anamnese** schlagen wir folgende Reihung vor:

Augenblicklicher Vorstellungsgrund bzw. Entwicklung des Problemverhaltens oder der Erkrankung. Weitere Beschwerden, Störungen und Erkrankungen

Familienanamnese

Leiblicher Vater des Kindes
Eltern des Vaters
Ehe der Eltern des Vaters
Geschwister des Vaters
Leibliche Mutter des Kindes
Eltern der Mutter
Ehe der Eltern der Mutter
Geschwister der Mutter
Familienstand
Künstliche Befruchtung oder Gametenspende
Ökonomische Verhältnisse
Geschwister des Kindes
Wohnung
Wohnort

Patientenvorgeschichte

Schwangerschaft
Geburt
Stillzeit
1. Lebensjahr des Kindes
Frühkindliche Entwicklung
Temperament und Verhalten in den ersten 3–4 Lebensjahren
Kinderpflege und -erziehung in den ersten 3–4 Lebensjahren
Ernsthafte Erkrankungen
Kindergarten
Schule
Verhaltensprobleme in der Schule bzw. im Leistungsbereich
Fernseh-, Computer- und Handykonsum
Tagesablauf schildern
Trennung des Kindes von den Eltern
Berufswunsch
Geschätztes Begabungsniveau
Freizeit
Taschengeld
Verhältnis zu den Geschwistern
Verhältnis zu den Eltern
Verhältnis zu Gleichaltrigen und Erwachsenen
Erziehung
Ehe der Eltern
Sexualanamnese
Verhaltens- und Persönlichkeitseinstufung des Kindes in den letzten 6 Monaten
Sonstige Probleme oder Behinderungen

Im Einzelfall muss entschieden werden, ob die genannten Punkte der Problemlage des vorgestellten Kindes angemessen sind und immer erhoben werden müssen. Gerade bei Fragen zur Privatsphäre der Eltern muss berücksichtigt werden, dass ein für die Eltern erkennbarer Zusammenhang mit den Problemen des Kindes bestehen muss.

12.3.2 Verhaltensbeobachtung

Die Verhaltensbeobachtung liefert in der Psychodiagnostik unmittelbar Informationen über ein Kind sowie die anwesenden Eltern oder Betreuer. Der Diagnostiker kann damit Auffälligkeiten erst einmal feststellen; er kann die Aussagen der betroffenen Kinder und ihrer Eltern prüfen und Abhängigkeiten erkennen.

Wir unterscheiden zwei Arten der Verhaltensbeobachtung: die *unsystematische Verhaltensbeobachtung* (auch freie Beobachtung oder Gelegenheitsbeobachtung) und die *systematische Verhaltensbeobachtung.* Spontan wird die *unsystematische Beobachtung* während der Untersuchungsgespräche, der Interaktion mit den Eltern bei der Vorstellung, in Leistungssituationen (z. B. beim Test), beim Verhalten gegenüber Psychologen und Arzt, u. U. gegenüber Mitpatienten auf der Station und beim Verhalten in Familie und Schule bzw. Kindergarten eingesetzt. Die unsystematische Beobachtung hat von daher eine zentrale heuristische Funktion, d. h., sie ist ein wichtiger Weg zur Gewinnung neuer Erkenntnisse. Verhaltensweisen können spontan auffallen und dann im Sinne einer Hypothesenprüfung einer genaueren systematischen Beobachtung zugeführt werden.

Für die *systematische Verhaltensbeobachtung* sind objektive Abgrenzungen von Verhaltensweisen, deren Abstraktion, Klassifizierung und Codierung notwendig. Da unsere Wahrnehmung nicht ohne Weiteres in der Lage ist, objektive Untergliederungen vorzunehmen, muss der Beobachter für die Objektivität sorgen. Je nach Art der Maßnahmen lassen sich verschiedene Methoden unterscheiden [128, 132, 133, 134, 135].

Beobachtungsrahmen (Setting)

Das Verhalten des beobachteten Kindes wird durch die Umgebungsbedingungen wesentlich beeinflusst. Die Verhaltensbeobachtung kann nicht die Gesamtheit des Verhaltens und die Gesamtheit der möglichen Einflüsse erfassen, sondern nur eine repräsentative Stichprobe interessierender Verhaltensweisen.

Dazu muss geklärt werden,

1. wie strukturiert die Situation ist und
2. in welchem Ausmaß der Beobachter an der Situation teilnimmt.

Strukturierung der Situation

Die Beobachtungssituation kann unter natürlichen, kontrollierten oder geplanten Bedingungen stattfinden.

Unter *natürlichen* Bedingungen sind Situationen im Alltagsleben des Kindes gemeint, z. B. in Familie, Kindergarten, Schule oder in der Freizeitumgebung. In den natürlichen Situationen werden normalerweise die Reizbedingungen und deren Auswirkungen auf das Verhalten untersucht, weniger die Verhaltensweise selbst. Das bedeutet, dass der Beobachter sich auf die Suche nach auslösenden und aufrechterhaltenden Bedingungen bzw. Personen macht.

Bei den *kontrollierten* Bedingungen werden durch eine künstliche Beobachtungssituation die Verhaltensmöglichkeiten so eingeschränkt, dass nur eine oder wenige klar definierte und unterscheidbare Verhaltensweisen auftreten können. Die Einschränkungen erfolgen durch Instruktionen (wie z. B. beim Test) oder durch mehr oder weniger experimentelle Anordnungen. Natürlich muss für die kontrollierten Bedingungen geklärt werden, ob sie für bestimmte Verhaltensaspekte repräsentativ sein können (Validitätsprüfung).

Bei den *geplanten* Bedingungen erstreckt sich der Einfluss auf die vorherige Gestaltung der Umgebungsbedingungen; ein Eingreifen in das Geschehen im Verlauf der Beobachtung wird nicht vorgenommen. Dieses Setting ist angezeigt, wenn die interessierende Verhaltensweise unter natürlichen Bedingungen nur sehr selten auftritt und dann provoziert werden muss oder wenn das Verhalten für den Beobachter normalerweise unzugänglich ist. Man kann mit diesen Bedingungen aber auch den Einfluss bekannter Reizbedingungen auf das Verhalten überprüfen.

Position des Beobachters

Der Beobachter verhält sich normalerweise *passiv* gegenüber dem beobachteten Kind, d. h., er geht keine Interaktionen mit dem Kind ein. Solche Beobachtungen sind gut möglich, wenn das Kind sich mit anderen Personen oder mit Material auseinandersetzen kann. Es ist jedoch zu bedenken, dass bereits die Anwesenheit einer relativ fremden Person ein milder aversiver Reiz sein kann und so die Verhaltensweisen beeinflusst. Unter Umständen leiden die Eltern oder Lehrkräfte darunter, dass sie das (provozierende) Verhalten eines Kindes in der Beobachtungssituation nicht „vorführen" können.

Bei einer *nicht teilnehmenden* Beobachtung hat das Kind keine Kenntnis von dem Beobachter, z. B. weil der Beobachter vom Geschehen entfernt ist oder über eine Einwegscheibe aus dem Nebenraum beobachten kann. Die Videotechnik z. B. macht es möglich, Beobachtungen auch zu Hause unter natürlichen Bedingungen durchzuführen, um sie anschließend in Ruhe auszuwerten.

Bei der *teilnehmenden* Beobachtung geht der Beobachter mit dem Kind Interaktionen ein, er spielt mit ihm oder ist als Testleiter direkter Interaktionspartner. Oft ist es nicht möglich, sich gleichzeitig mit dem Kind zu beschäftigen und Protokoll zu führen („Was machst Du da?"); deshalb müssen die Beobachtungen meist im Nachhinein aufgezeichnet werden. Oftmals leidet darunter die Genauigkeit, die Beobachtungen werden als globale Schätzurteile erfasst.

Eine Sonderrolle im Ausmaß der Teilnahme an der Beobachtung spielt die *Selbstbeobachtung;* hier sind Beobachter und Beobachteter ein und dieselbe Person. Die Selbstbeobachtung kann sich auf nicht zugängliche innerpsychische Ereignisse oder Erlebnisse beziehen und ist dann schwer überprüfbar; bei äußerlich beobachtbaren Verhaltensweisen ist die Zuverlässigkeit leicht zu kontrollieren.

Die Selbstbeobachtung ist stark von der Reife und Intelligenz des beteiligten Kindes abhängig; sie verbietet sich deshalb bei jungen sowie lern- oder geistig behinderten Kindern. Die Selbstbeobachtung kann auch mit therapeutischen Ambitionen eingesetzt werden, z. B. zur Selbstkontrolle von impulsivem Verhalten.

Instrumente der Verhaltensbeobachtung

Bei jeder Verhaltensbeobachtung stellt sich die Frage nach der Abgrenzung von Verhaltenseinheiten. Die objektive Untergliederung des Verhaltensstroms kann durch die besondere Gestaltung der Registrierung erfolgen.

Codiersysteme

Das Medium der Registrierung durch den Beobachter ist die Sprache oder eventuell ein spezifisches Zeichensystem. Das bedeutet, dass zur Abgrenzung der Verhaltenseinheiten die Beschreibungsbegriffe durch den Beobachter vorgegeben sein müssen. Die Begriffe müssen auf einem annähernd gleichen Abstraktionsniveau gebildet werden, das sich vor allem durch die Zielsetzung der Beobachtung definiert.
Man unterscheidet im Detail weiterhin:

Zeichensystem: Der Beobachter hat die Aufgabe, nur das Auftreten eines oder mehrerer, vorher festgelegter Ereignisse zu registrieren. Der Beobachter wird nur tätig, wenn eines der vorher definierten Ereignisse auftritt, er führt eine Strichliste. Mit Zeichensystemen können Hypothesen über die Häufigkeit des Auftretens bestimmter Verhaltensweisen erstellt und überprüft werden.

Kategoriensystem: Dieses System ist so angelegt, dass jede mögliche Verhaltensweise, die in der Beobachtungszeit auftritt, registriert und damit einer Kategorie zugeordnet wird. Es soll ein möglichst vollständiges Abbild des Verhaltensstroms erfolgen. Je mehr Kategorien das System umfasst, desto konkreter und detaillierter kann der Ablauf registriert werden, desto höher sind aber auch die Anforderungen an den Beobachter. Kategoriensysteme sind vor allem für die Interaktionsbeobachtung entwickelt worden.

Schätzskalen (Ratingskalen)

Die Schätzskalen dienen in der Regel dazu, die Eindrücke des Beobachters im Anschluss an Beobachtungsphasen zu erfragen und u. U. zu quantifizieren. Die Beobachtungen werden also nicht sofort und unmittelbar registriert, sondern als summarischer Eindruck über die Beobachtungszeit. Damit sind selbstverständlich größere Quellen für Beobachtungsfehler gegeben. Dennoch spielen die Schätzskalen in der Praxis eine große Rolle; vor allem können sie auch Eltern oder Betreuungspersonen an die Hand gegeben werden, um bestimmte Verhaltensaspekte zu erfassen.

Conners-Skalen

Die **Conners' Rating Scale** von Conners et al. (1978) wurden zur Diagnostik des Aufmerksamkeitsdefizit-/Hyperaktivitätssyndroms und zur Beurteilung von komorbiden Störungen des ADHS entwickelt.

Sie liegt in verschiedenen deutschen Übersetzungen vor. Der *Elternfragebogen* enthält 48 Items, die auf einer vierstufigen Skala von „überhaupt nicht" (0) bis „sehr stark" (3) beurteilt werden (➤ Tab. 12.4).
Die Items gliedern sich in vier Bereiche:

- Verhaltensprobleme: 20 Items
- Hyperaktivität/Aufmerksamkeitsdefizit: 8 Items
- Angst: 7 Items
- Psychosomatische Beschwerden: 6 Items

Tab. 12.4 Conners-Skala zur Erfassung eines hyperkinetischen Syndroms – Eltern-Lehrer-Fragebogen (Kurzform)

Bitte beurteilen Sie das Kind............hinsichtlich der aufgeführten Verhaltensweisen! Datum:..............				
	Überhaupt nicht	Ein wenig	Ziemlich stark	Sehr stark
	0	1	2	3
1. Ist unruhig oder übermäßig aktiv	□	□	□	□
2. Ist erregbar, impulsiv	□	□	□	□
3. Stört andere Kinder	□	□	□	□
4. Bringt angefangene Dinge nicht zu einem Ende – kurze Aufmerksamkeitsspanne	□	□	□	□
5. Ist ständig zappelig	□	□	□	□
6. Ist unaufmerksam, leicht abgelenkt	□	□	□	□
7. Erwartungen müssen umgehend erfüllt werden, ist leicht frustriert	□	□	□	□
8. Weint leicht und häufig	□	□	□	□
9. Zeigt schnellen und ausgeprägten Stimmungswechsel	□	□	□	□
10. Hat Wutausbrüche, explosives und unvorhersagbares Verhalten	□	□	□	□
ausgefüllt von: Mutter/Vater/Lehrer(in)				

Alle Items können zu einem Gesamtwert verrechnet werden.

Der *Lehrerfragebogen* von C.H. Goyette, C.K. Conners und R.F. Ulrich (1978) hat eine ähnliche Intention wie der Elternfragebogen. Er ermittelt mit 28 Fragen die Bereiche:

- Verhaltensprobleme (8 Items)
- Hyperaktivität (7 Items)
- Unaufmerksamkeit – Passivität (8 Items)

Es wird ebenfalls ein Gesamtwert ermittelt.

Die größte Verbreitung hat zweifellos die Kurzform des Conners-Fragebogens.

Der *Eltern-Lehrer-Fragebogen (Kurzform)* enthält 10 Items und dient einer Überblickbeurteilung des hyperkinetischen Syndroms. Dazu wird ein Cut-off-Score von 15 zur Diagnose des hyperkinetischen Syndroms angegeben (➤ Tab. 12.4).

Diese Kurzform wird auch in der Begleitung der Methylphenidatbehandlung häufig eingesetzt, damit kurzfristig beurteilt werden kann, ob Kinder Responder sind, und im weiteren Therapieverlauf, ob und welche Verbesserungen eintreten. Die amerikanische Normierung wurde nie auf deutsche Verhältnisse angepasst, wie überhaupt die Normangaben der Conners-Skalen keine große Rolle spielen. Die *Conners' Rating Scales* liegen seit 1998 in einer *revidierten* Fassung vor.

Die Fragebogen gibt es als Elternfragebogen, als Lehrerfragbogen und als Selbstreport sowohl in einer langen als auch in einer kurzen Version.

Die Items gliedern sich in die folgenden Skalen:

- Oppositionelles Verhalten (10 Items)
- Kognitive Probleme/Unaufmerksamkeit (12 Items)
- Hyperaktivität (9 Items)
- Ängstlich schüchternes Verhalten (8 Items)
- Perfektionismus (7 Items)
- Soziale Probleme (5 Items)
- Psychosomatische Beschwerden (6 Items)

Die Normierung in den USA und Kanada erfolgte zwischen 1993 und 1996 an insgesamt über 8 000 Kindern; es wurden 3-Jahres-Altersgruppen gebildet: 3–5, 6–8, 9–11, 12–14, 15–17. In der Auswertung werden sowohl für die einzelnen Skalen als auch für den Gesamtwert Prozentränge und T-Werte ermittelt.

Seit 2009 ist eine neue Version, die Conners 3, publiziert; eine deutsche Version mit Normierung ist 2013 erschienen.

Das Verfahren erfasst Aufmerksamkeitsstörungen und gibt einen Überblick über Probleme, die im Zusammenhang mit der Kernsymptomatik auftreten (aggressives Verhalten, Sozialverhalten, exekutive Funktionen, Lernprobleme).

Die Diagnostik kann sowohl kategorial (Symptomanzahl) als auch dimensional (Skalenwerte) erfolgen. Die Auswertungs- und Interpretationsrichtlinien sind an die relevanten Änderungen in der DSM-5 angepasst.

Child Behavior Check List (CBCL)

Die **CBCL** ist ein System von Fragebögen für Eltern, Lehrer und betroffene Jugendliche bzw. junge Erwachsene.

Dieses System geht auf Achenbach zurück und wurde zuletzt von ihm 1992 revidiert. Die Arbeitsgruppe Deutsche Child Behavior Checklist ist für die offiziellen Übersetzungen und Normierungen zuständig. Derzeit besteht dieses Fragebogensystem aus sieben Fragebögen (➢ Tab. 12.5).

Der Elternfragebogen über das Verhalten von Kindern und Jugendlichen CBCL 4–18 stellt den Kern des Fragebogensystems dar; die deutschsprachige Version existiert seit 1999, daneben gibt es Übersetzungen in ca. 60 weitere Sprachen.

Der erste Teil des Fragebogens soll drei *Kompetenzskalen* erfassen:

- Aktivitäten
- Soziale Kompetenz
- Schule

Im zweiten Teil werden acht Problemskalen in drei übergeordneten Faktoren ermittelt:

Internale Störungen:

- *Sozialer Rückzug:* Kinder mit hoher Ausprägung auf der Skala möchten lieber alleine sein, sind verschlossen, weigern sich zu sprechen, sind eher schüchtern, wenig aktiv und häufiger traurig verstimmt.
- *Körperliche Beschwerden:* Verschiedene somatische Beschwerden wie Schwindelgefühle, Müdigkeit, Schmerzzustände und Erbrechen.
- *Angst/Depressivität:* Neben der allgemeinen Ängstlichkeit und Nervosität werden auch Klagen über Einsamkeit und soziale Ablehnung, Minderwertigkeits- und Schuldgefühle sowie traurige Verstimmung berichtet.

Externale Störungen:

- *Dissoziales Verhalten:* Verhaltensweisen wie Lügen, Stehlen, Schule schwänzen sowie Verhaltensweisen, die häufig mit Dissozialität verbunden sind (z. B. ist lieber mit Älteren zusammen).
- *Aggressives Verhalten:* Verbale und körperliche aggressive Verhaltensweisen sowie Verhalten, das häufig in Verbindung mit Aggressivität auftritt.

Gemischte Störungen:

- *Soziale Probleme:* Ablehnung durch Gleichaltrige sowie unreifes und erwachsenenabhängiges Sozialverhalten.
- *Schizoid/zwanghaft:* Tendenzen zu zwanghaftem Denken und Handeln sowie psychotisch anmutende Verhaltensweisen (Halluzinationen) und eigenartiges, bizarres Denken und Verhalten.
- *Aufmerksamkeitsstörungen:* Die Skala setzt sich zusammen aus Items zur motorischen Unruhe, Impulsivität und Aufmerksamkeitsstörungen und aus Items, die häufig in Verbindung mit hyperkinetischem Verhalten auftreten.

Tab. 12.5 CBCL-Fragebogensystem

Fragebogen	Zielgruppe	Alter	Urteil
CBCL 1½–5	Elternfragebogen für Klein- und Vorschulkinder	1½–5	Elternurteil
CBCL 4–18	Elternfragebogen über das Verhalten von Kindern und Jugendlichen	4–18	Elternurteil
CRF 1½–5	Fragebogen für Erzieherinnen von Klein- und Vorschulkindern	1½–5	Erzieherurteil
TRG	Lehrerfragebogen über das Verhalten von Kindern und Jugendlichen	6–18	Lehrerurteil
YRS	Fragebogen für Jugendliche	11–18	Selbsturteil
YASR	Fragebogen für junge Erwachsene	18–30	Selbsturteil
YABCL	Fragebogen über das Verhalten junger Erwachsener	18–30	Fremdurteil

Die Normierung erfolgte an ca. 2 900 Kindern und Jugendlichen. Es liegen für Jungen und Mädchen im Alter von 4–11 und von 12–18 Jahren getrennte Normen (Prozentränge und T-Werte) vor. In der deutschen Bearbeitung (2014) wurde der Altersbereich auf das Schulalter eingegrenzt. Für den Lehrerfragebogen wurden erstmals Vergleichswerte aus einer deutschen Stichprobe von Grundschülern zur Verfügung gestellt. Bei einigen Skalen wurden die Cut-off-Werte angepasst.

Die CBCL wird sehr häufig in der Basisdiagnostik bei kinder- und jugendpsychiatrischen Fragestellungen eingesetzt, damit sich Ärzte und Psychologen einen Überblick über mögliches Problemverhalten und Komorbiditäten verschaffen.

Vielen Eltern fällt die Bearbeitung des Fragebogens schwer, da sie eine konzentrierte Abfrage von Problemverhalten erleben und nicht gleichzeitig die Stärken der Kinder/Jugendlichen berücksichtigt werden.

Fragebogen zu Stärken und Schwächen (SDQ-Deu), Strengths and Difficulties Questionaire (SDQ)

Der SDQ ist ein Fragebogensystem, das von R. Goodman (1997) entwickelt wurde. Neben dem Elternfragebogen existieren zusätzlich ein Lehrerfragebogen sowie ein Selbstbeurteilungsbogen für Kinder/Jugendliche ab 11 Jahren.

Die Elternfragebögen gibt es in einer Version für Kinder von 3 und 4 Jahren und in einer für Kinder und Jugendliche im Alter von 5–18 Jahren. Für wiederholte Befragungen ist eine Follow-up-Version gedacht (Abstand mindestens 4 Wochen).

Die Fragen werden dreistufig beantwortet mit „nicht zutreffend", „teilweise zutreffend" oder „eindeutig zutreffend"; sie sind dadurch leicht zu beantworten und auszuwerten.

Im SDQ werden folgende Skalen gebildet:

- Gesamtproblemwert
- Emotionale Probleme
- Verhaltensprobleme
- Hyperaktivität
- Probleme mit Gleichaltrigen
- Prosoziales Verhalten

In den Gesamtproblemwert geht selbstverständlich der Summenscore für das prosoziale Verhalten nicht ein. In Zusatzfragen soll eingeschätzt werden, wie belastend die Probleme sind (für das betroffene Kind, für seine Familie), wie lange sie bestehen und in welchen Bereichen des Alltags sie auftreten.

Da der Fragebogen nur aus 25 Items besteht, sind alle Skalen auf einer schmalen Basis und sollten deshalb in der Eingangsdiagnostik eingesetzt werden, die bei auffälligen Werten zu einer vertiefenden, weiterführenden Diagnostik fortgesetzt werden muss. Die Auswertung des Verfahrens sieht Grenzwerte vor, sodass 80 % der Gleichaltrigen als „normal" gelten, 10 % als „grenzwertig auffällig" und 10 % als „auffällig". Aufgrund der geringen Itemzahl sind die Reliabilitäten der Skalen nicht sehr hoch; erst die Reliabilität für den Gesamtproblemwert ist mit .82 zufriedenstellend. Die Validitätsstudien zeigten zufriedenstellende Zusammenhänge mit der CBCL; die Unterscheidung von klinischen Gruppen (kinder- und jugendpsychiatrische Inanspruchnahme-Stichprobe) mit einer unauffälligen Kontrollgruppe ist sehr gut.

Der SDQ ist im Internet veröffentlicht und kann dort frei bezogen werden, einschließlich der Auswerteschablonen und der Auswertung (www.sdqinfo.com). Er ist in 65 Sprachen veröffentlicht. Für die Elternversion und die Selbstbeurteilungsbögen des SDQ-Deu liegen inzwischen Normierungen und Evaluationen an großen deutschsprachigen Stichproben vor (2002, 2015). Die Grenzwerte liegen nach den deutschen Normierungen ein bis zwei Punkte niedriger als bei den Originalnormen von Goodman.

Weitere Beispiele für Ratingskalen sind nach H. C. Steinhausen:

- Eltern- und Lehrerfragebogen nach M. Rutter zur Erfassung emotionaler und dissozialer Störungen
- Autismus-Beurteilungsskala (CARS) nach E. Schopler
- Beobachtungsbogen für aggressives Verhalten von F. Petermann

Eine besondere Form bilden die Selbsteinschätzungsskalen (Self-Rating). Sie können vor allem im Jugendlichenalter eingesetzt werden, z. B. Youth Self Report von T. M. Achenbach (deutsch von H. Remschmidt und R. Walter), Körperwahrnehmung von H. C. Steinhausen, Einstellung zum Essen (EAT) von D. M. Garner [74, 84, 85, 123, 124, 136].

Diagnostik-System für psychische Störungen im Kindes- und Jugendalter (DISYPS-III)

Das **DISYPS-III** von M. Döpfner und A. Görtz-Dorten ist ein **Di**agnostik-**Sy**stem für **ps**ychische Störungen im Kindes- und Jugendalter. Es erfasst die wichtigsten psychischen Störungen, wie sie durch die ICD-10 und die DSM-5 definiert und in den Leitlinien zur Diagnostik und Therapie von psychischen Störungen weiter ausgeführt sind (> Tab. 12.6).

Die Beurteilung erfolgt in einem multimethodalen Ansatz, d. h., das klinische Urteil des Psychologen oder Arztes wird mit den Fremdbeobachtungen durch Eltern oder Lehrer/Erzieher und mit der Selbstbeobachtung des Jugendlichen kombiniert.

Für jede dieser methodischen Ebenen liegen eigene Instrumente vor (> Tab. 12.6):

- Für das klinische Urteil: Diagnose-Checklisten
- Für die Eltern/Erzieher: Fremdbeurteilungsbögen
- Für die Jugendlichen: Selbstbeurteilungsbögen

Die Diagnose-Checklisten enthalten neben den Fragen zur klinischen Beobachtung und Beurteilung außerdem Entscheidungsbäume zur Diagnosefindung. Es sind hier Cut-off-Scores für die einzelnen Störungen definiert, wie sie sich auch der ICD-10 bzw. DSM-5 ergeben.

Bei einigen Störungsbereichen liegen keine Fremd- und/oder Selbstbeurteilungsbögen vor, da sich dieser Bereiche nicht für solche Einschätzungen eignen. Die Selbstbeurteilungsbögen sind für Jugendliche von 11–18 Jahren vorgesehen. Bei Kindern werden ausschließlich die Diagnose-Checklisten und die Fremdbeurteilungsbögen eingesetzt.

Der multimethodale Zugang kann zu einer wechselseitigen Bestätigung der Beurteilungen führen. Auf der anderen Seite sind auftretende Diskrepanzen häufig; sie sind im diagnostischen und therapeutischen Prozess aufklärungsbedürftig.

Diskrepanzen zwischen Beurteilern können entstehen durch:

- Situationsspezifische Aspekte
- Unterschiedliche Informationsbasis
- Unterschiedliche Urteilsanker
- Simulations-/Dissimulationstendenzen usw. [105, 110, 124]

12.4 Psychologische Tests

12.4.1 Psychologische Testtheorie

In der psychologischen Diagnostik gehören die psychometrischen Tests zu jenen Verfahren, welche die höchsten methodologischen Ansprüche erfüllen. Die Theorie psychologischer Tests wird im Wesentlichen in der sog. *klassischen Testtheorie* formuliert, die von G. A. Lienert zusammengefasst wurde. Die klassische Testtheorie wird als deterministisches Modell betrachtet; sie befasst sich im Wesentlichen mit den Messfehlern, d. h., sie formuliert das Verhältnis von Messwert (= Testwert) und der zugrun-

Tab. 12.6 (DISYPS-III-)Diagnostik-System

Diagnosebereich	Diagnose-Checkliste	Fremdbeurteilung	Selbstbeurteilung
Aufmerksamkeitsdefizit-/Hyperaktivitätsstörungen	DCL-ADHS	FBB-ADHS	SBB-ADHS
Störungen des Sozialverhaltens	DCL-SSV	FBB-SSV	
Angststörungen	DCL-ANG	FBB-ANG	SBB-ANG
Depressive Störungen	DCL-DES	FBB-DES	SBB-DES
Trauma- und Belastungsstörungen	DCL-TBS	FBB-TBS	SBB-TBS
Trauma- und belastungsbezogene Störungen	DCL-ZWA	FBB-ZWA	SBB-ZWA
Tic-Störungen	DCL-TIC	FBB-TiC	SBB-TIC
Autismus-Spektrum- und soziale Kommunikationsstörungen	DCL-ASKS	FBB-ASKS	
Bindungs- und Beziehungsstörungen	DCL-BIST	FBB-BIST	

de liegenden psychischen Eigenschaft als Problem der Messgenauigkeit.

Daneben existieren inzwischen weitere testtheoretische Entwürfe, insbesondere die *probabilistische Testtheorie* nach G. Rasch. Hier wird unterstellt, dass die beobachtbare manifeste Reaktion (der Testwert) mit der latenten, nicht beobachtbaren Eigenschaft in einem wahrscheinlichkeitstheoretischen Zusammenhang steht. Ein **Test** ist ein wissenschaftliches Routineverfahren zur Untersuchung eines oder mehrerer empirisch abgrenzbarer Persönlichkeitsmerkmale mit dem Ziel einer möglichst genauen quantitativen Aussage über den relativen Grad der individuellen Merkmalsausprägung.

Zur methodischen Absicherung dieses Anspruchs soll ein Test folgenden *Testgütekriterien* entsprechen:

- Objektivität
- Reliabilität
- Validität
- Normierung
- Vergleichbarkeit
- Ökonomie
- Nützlichkeit

Objektivität

Unter *Objektivität* eines Tests versteht man den Grad der Übereinstimmung verschiedener Diagnostiker hinsichtlich seiner Durchführung, Auswertung und Interpretation. Die numerische Größe dafür ist ein Korrelationskoeffizient.

Dieses Kriterium soll durch genau definierte und im Testhandbuch festgelegte Bedingungen sichergestellt werden. In der Praxis bedeutet das, dass sich der Diagnostiker streng an diese Vorgaben zu halten hat.

Tatsächlich jedoch berichten immer wieder einzelne Diagnostiker davon, dass sie aufgrund ihrer klinischen Erfahrung von den Bedingungen abweichen, in der gut gemeinten Absicht, den Informationsgehalt ihrer Untersuchung weiter zu erhöhen. Die Durchführungsobjektivität steigt im Allgemeinen mit der Erfahrung des Testleiters; sie kann bei einzelnen Tests durch computerunterstützte Darbietung sichergestellt werden.

Auch in der Auswertung ergeben sich häufig Schwierigkeiten. Bisweilen sind die Auswertungsregeln nicht eindeutig festgelegt (oder festzulegen), z. B. bei projektiven Tests (etwa Rorschach-Test, Wartegg-Zeichentest, ➤ Kap. 12.4.9).

Eigene Untersuchungen zu HAWIK-R-Protokollen (➤ Kap. 12.4.3) haben gezeigt, dass zwischen 7 und 20 % der Protokolle falsch ausgewertet sind (fehlerhafte Berechnung des Testalters; fehlerhaftes Ablesen der Normtabellen; fehlende Umrechnung von sechs auf fünf Tests im Verbalteil usw.). Circa ein Drittel der vorkommenden Fehler sind für den Einzelfall tatsächlich relevant. Hierbei ist nicht berücksichtigt, wie komplexe Auswertungskategorien erfasst werden (z. B. signifikante Differenzen zwischen Testteilen, Profilinterpretation u. Ä.). Zur Vermeidung der *einfachen* Fehler kann eine computerunterstützte Auswertung nützlich sein.

Reliabilität

Das Kernstück der *klassischen Testtheorie* bildet die Lehre von der Reliabilität, denn die Testtheorie geht in Anlehnung an physikalische Experimente davon aus, dass der Messwert eines psychischen Merkmals aus der wahren Größe dieses Merkmals und der Größe eines zufälligen Messfehlers zusammengesetzt ist.

Reliabilität oder *Zuverlässigkeit* eines Tests meint den Grad der Genauigkeit, mit dem er ein bestimmtes Persönlichkeits- oder Verhaltensmerkmal misst, gleichgültig, ob er dieses Merkmal auch zu messen beansprucht. Eine Messung wäre vollkommen reliabel, wenn sie fehlerfrei ein zu messendes Merkmal widerspiegelte. Eine hohe Reliabilität sichert, dass verschiedene Menschen einer Population hinsichtlich eines bestimmten Merkmals gut unterschieden werden können.

In der Testkonstruktion wird die Reliabilität durch folgende Maßnahmen ermittelt:

1. Testwiederholung: Test-Retest-Reliabilität = Stabilität.
2. Testwiederholung mit einer Parallelform, d. h. einer zweiten Version desselben Tests mit geringfügig anderen Aufgaben gleichen Schwierigkeitsgrads = Paralleltest-Reliabilität.
3. Testhalbierungsmethode = Split-Half-Reliabilität.
4. Interne Konsistenz, d. h., ein Test wird in mehrere äquivalente Teile untergliedert und dann analysiert.

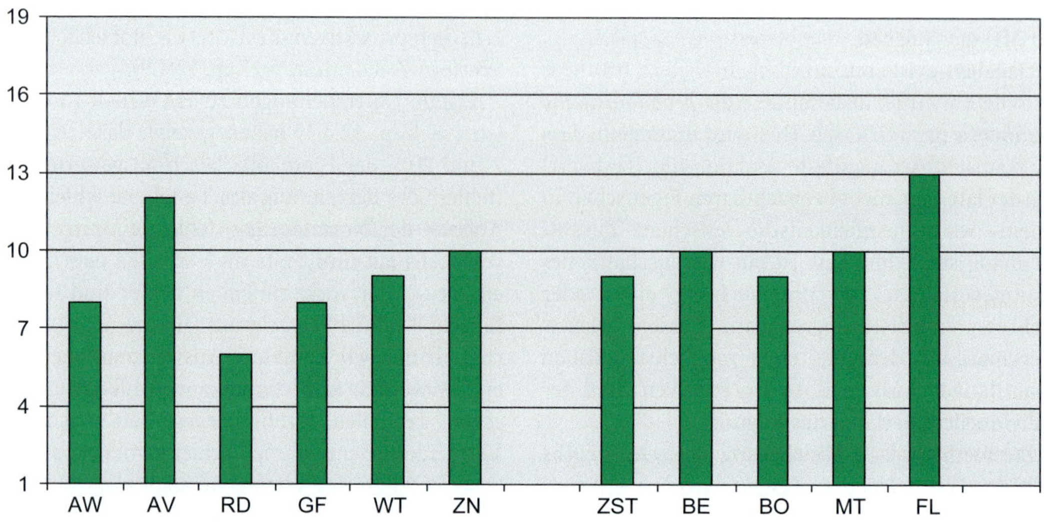

Abb. 12.2 Signifikantes Profil im Verbalteil mit Scheinprofil im Handlungsteil des Hamburg-Wechsler-Intelligenztests für Kinder (HAWIK-R, ➤ Kap. 12.4.3, Abkürzungen ➤ Tab. 12.8)

In der praktischen Diagnostik sind die Maße der Reliabilität in verschiedenen Situationen von Bedeutung.

Der Reliabilitätskoeffizient wird benötigt, um den Messfehler zu bestimmen und damit das *Konfidenzintervall,* d. h. jenen Bereich um den Messwert (Testwert), in dem mit bestimmter Wahrscheinlichkeit (meist 95 %) der wahre Wert eines Probanden liegt. Ein Messwert (z. B. ein IQ) kann nicht nur als Zahl angegeben werden, sondern ist ein *Bereich.*

Die Reliabilität wird auch benötigt, um die Unterschiede zweier Messwerte zu prüfen, die sog. *kritische Differenz.* Das Erreichen der kritischen Differenz ist die numerische Voraussetzung dafür, dass Unterschiede psychologisch interpretiert werden dürfen – dass also z. B. Aussagen darüber gemacht werden dürfen, ob ein Kind besser oder schwächer abschneidet als ein anderes Kind; ob sich ein Kind nach einer bestimmten Zeit verbessert oder verschlechtert hat im Vergleich zum Vorzustand. Gerade die Beschreibung von Veränderungen gelingt mithilfe der klassischen Testtheorie nur sehr unvollkommen.

Bei einer einzelnen Messung bezieht sich eine solche Differenz auf die Unterschiede zwischen verschiedenen Merkmalsaspekten (Subtests, Testteile); es geht z. B. darum, ob ein Unterschied zwischen den Subtests „Allgemeines Wissen" und „Gemeinsamkeiten finden" behauptet werden darf oder ob ein Unterschied zwischen dem Verbal- und dem Handlungsteil beim HAWIK-R (➤ Kap. 12.4.3) besteht.

Auch komplexere diagnostische Situationen verlangen die Berücksichtigung der kritischen Differenzen. Wenn die ICD-10 bei den *umschriebenen Entwicklungsstörungen,* z. B. der Lese- und Rechtschreibstörung (F81.0), verlangt, dass *„eine umschriebene und eindeutige Beeinträchtigung in der Entwicklung der Lesefertigkeiten"* vorliegt, *„die nicht allein durch das allgemeine Entwicklungsalter …"* erklärbar ist, dann heißt das in der Testdiagnostik, dass die kritische Differenz zwischen dem Lese-Rechtschreib-Testergebnis und einem Intelligenztestergebnis bestehen muss.

In der psychometrischen Einzelfalldiagnostik wird mithilfe der Reliabilitätskoeffizienten die Echtheit eines Profils bestimmt; das ist der Verlauf der einzelnen Subtestwerte. Ein Profil ist *echt,* wenn diese Schwankungen auf die Merkmalsunterschiede der Person zurückgeführt werden können. Ein Profil ist ein *Scheinprofil,* wenn diese Schwankungen ausreichend durch die Messungenauigkeiten erklärt werden können. Die Unterscheidung der Profilarten kann nur in trivialen Fällen visuell vorgenommen werden; normalerweise muss die Signifikanz mit einer statistischen Analyse (Chi-Quadrat) bestimmt werden.

Bei einem Scheinprofil bekommt der Gesamtmesswert ein höheres Gewicht (in der ➤ Abb. 12.2 der Handlungs-IQ) und die beteiligten Subtests können nicht voneinander abgegrenzt werden, während bei einem echten Profil der Gesamtwert eine ungeeignete Charakteristik ist und die Unterschiede zwischen Subtests betont werden können (➤ Abb. 12.2 Verbalteil).

Validität

Die *Validität* oder *Gültigkeit* eines Tests gibt den Grad der Genauigkeit an, mit dem dieser Test dasjenige Persönlichkeitsmerkmal oder diejenige Verhaltensweise, das (die) er messen oder vorhersagen soll, tatsächlich misst oder vorhersagt. Zweifellos ist dieser Aspekt für den inhaltlichen Anteil der Testauswertung von großer Bedeutung. Es könnte nämlich Tests geben, die mit großer Objektivität und Reliabilität ein Merkmal messen, das aber mit dem Gegenstand der Untersuchung (z. B. der Intelligenz) nicht viel zu tun hat.

In der Praxis der Testkonstruktion wird die Validität überwiegend als *Kriteriumsvalidität* bestimmt, das ist die Korrelation mit anderen inhaltsgleichen Testverfahren. Oft darf man allerdings von einer sog. *inhaltlichen* Validität (manchmal auch Augenscheinvalidität) ausgehen. Hier ist der Gültigkeitsanspruch offenkundig, trivial und sofort einsehbar, z. B. wenn die Rechtschreibfertigkeit durch ein Diktat im Rechtschreibetest geprüft wird.

Wie schwierig aber in manchen Fällen Validitätsfragen zu klären sind, belegen interpretierende (Test-)Verfahren wie z. B. die Auswertung von Kinderzeichnungen oder der Rorschach-Test u. v. m. Es lässt sich nicht immer zweifelsfrei feststellen, ob es eindeutige Beziehungen zwischen den Beobachtungen und den psychologisch relevanten Merkmalen gibt.

Die Validität eines Tests erweist sich in der zunehmenden praktischen Anwendung des Verfahrens als akkumulierte Erfahrung mit ihm. In den empirischen Untersuchungen mit dem Test muss sich zeigen, ob die inhaltlichen Ansprüche, wie sie von dem Testautoren formuliert wurden, sich auch in wiederholten Untersuchungen erfüllen lassen. So ist der psychologische Diagnostiker darauf angewiesen, sich ein Bild über die verschiedensten empirischen Untersuchungen zu den wichtigsten Testverfahren zu machen. Nur selten wird in den Testhandbüchern der aktualisierte Stand der Empirie wiedergegeben. Vorbildlich in dieser Hinsicht ist der FEW (Frostigs Entwicklungstest der visuellen Wahrnehmung, ➤ Kap. 12.4.5): Hier wurden in jeder Neuauflage des Testhandbuchs auch die zwischenzeitlich veröffentlichten Untersuchungen referiert.

Normierung

Unter dem Gütekriterium der *Normierung* versteht man, dass über einen Test Angaben vorliegen sollen, die als Bezugssystem für die Einordnung des individuellen Testergebnisses dienen können. Danach werden die Ergebnisse verschiedener Tests vergleichbar.

Im Allgemeinen beruhen die Normierungen auf unausgelesenen, repräsentativen Stichproben. Einschränkungen werden hinsichtlich der Altersstruktur vorgegeben; die Aussagemöglichkeit besteht demnach darin, dass ein Testergebnis verglichen mit den Gleichaltrigen als unterdurchschnittlich, durchschnittlich oder überdurchschnittlich eingestuft wird. Die Güte dieser Einstufung hängt von der Güte der Normierungsgruppe ab, insbesondere von ihrem Umfang und ihrer Repräsentativität.

Beispielsweise ist es notwendig, dass ein Testverfahren an die verschiedenen soziokulturellen Bedingungen angepasst wird. Ein Testverfahren, das in den USA entwickelt wurde, muss hinsichtlich der Repräsentativität der Normierungsstichprobe in Deutschland überprüft und angepasst werden; eine bloße Übersetzung des Testhandbuchs ist nicht ausreichend. Für wichtige psychologische Tests gibt es diese interkulturellen Adaptationen, sodass Kultur vergleichende Untersuchungen möglich werden.

Der Vorgang der Normierung erlaubt dem Diagnostiker, die individuellen Testleistungen in Normwerten oder **Skalenwerten** auszudrücken. In einfachen Fällen sind dies Prozentränge, d. h., mit dem Prozentrang X wird ausgedrückt, dass X % der Kinder eine gleich große oder geringere Leistung erbringen. Diese Skala ist in der Handhabung einfach und in der Diagnosevermittlung leicht zu erklären. Allerdings ist aufgrund von Verteilungseigenschaften die Prozentrangskala nicht gleich abständig, sodass eine Beschreibung von Entwicklungsfortschritten oder

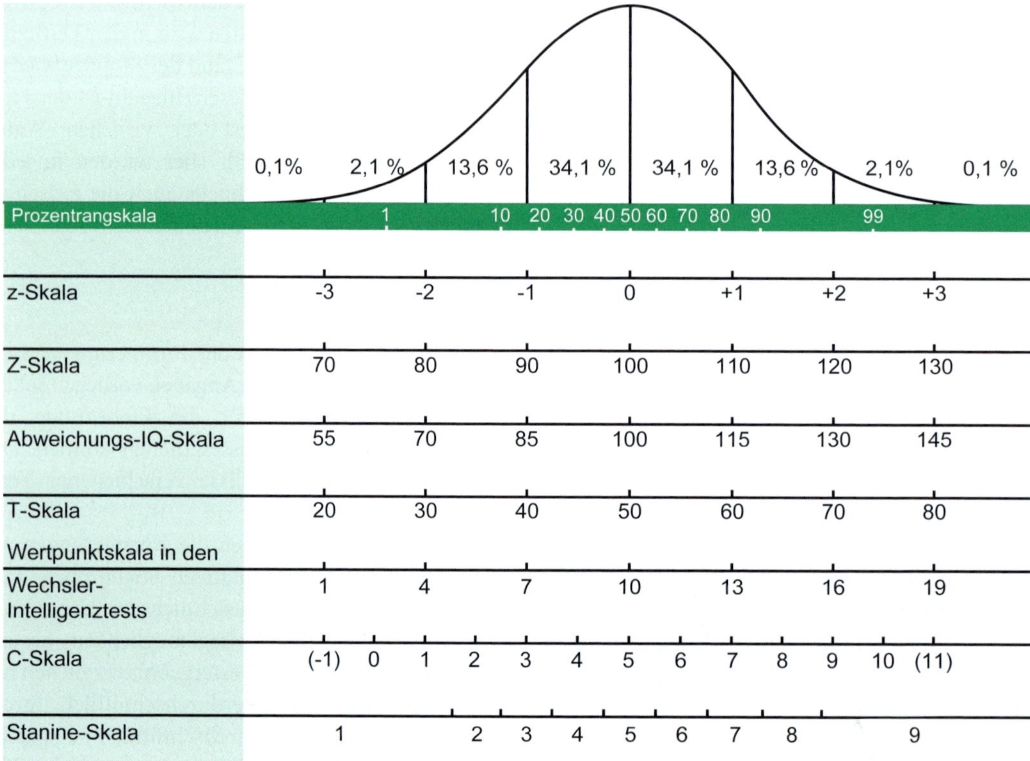

Abb. 12.3 Verschiedene Standardskalen und ihre Beziehung zur Gauß-Normalverteilung

der Vergleich zwischen zwei Kindern nicht ganz korrekt erfolgen kann. Gleich abständige Skalen berücksichtigen die Verteilungseigenschaften der Gauß-Normalverteilung.

Leider gibt es eine Vielzahl verschiedener Skalen (➤ Abb. 12.3); deshalb ist eine genaue Kennzeichnung bei der Darstellung der Testergebnisse notwendig.

Normierungen von psychologischen Tests können *altern:* Die Normierung des Hamburg-Wechsler-Intelligenztests (HAWIK, ➤ Kap. 12.4.3) aus dem Jahr 1956 ist für die Kinder der 1990er-Jahre nicht mehr repräsentativ. Die Kinder heute leben unter deutlich veränderten soziokulturellen Bedingungen verglichen mit den 1950er-Jahren; auch biologische Faktoren (z. B. Ernährung) haben sich verändert (Flynn-Effekt).

Derartige Faktoren haben es mit sich gebracht, dass die Testuntersuchungen mit dem HAWIK in den frühen 1980er-Jahren meistens erstaunlich gute Testergebnisse ergaben. Im Bereich der Entwicklungsstörungen mussten wir feststellen, dass immer mehr Kinder im Alltag Auffälligkeiten zeigten, aber in den Testuntersuchungen sich als normal begabt darstellten. Heute wissen wir, dass es sich hierbei nur um ein Artefakt handelte und dass regelmäßig neue Normierungen eines Tests stattfinden müssen.

Im Bereich der sonderschulbedürftigen Kinder führte dieses Phänomen zum *intelligenten Sonderschüler,* der trotz durchschnittlicher oder guter Intelligenz zum Schulversager wurde.

Zur Verdeutlichung dieses Sachverhalts ➤ Tab. 12.7. Ähnliche Normverschiebungen werden auch für andere Tests beschrieben.

Auf der Ebene der einzelnen Subtests stellt sich die Normverschiebung z. B. beim HAWIK sehr differenziert dar, sodass verschiedene Autoren aus ihren Untersuchungen eine sog. *Problemkinderkurve* (typische M-Form im Verbalteil) beschrieben. Da diese Problemkinderkurve ein echtes Profil darstellte,

Tab. 12.7 Beispiel für eine Normverschiebung: Intelligenzverteilung im Sonderschulüberweisungsverfahren in Hamburg, getestet mit dem HAWIK und ab 1984 mit dem HAWIK-R

Jahr	1977	1978	1979	1983	1984	1985
N	493	417	343	339	347	282
> 110	–	0,5	0,6	0,6	–	–
90–109	17,6	18,4	22,6	**25,1**	**7,2**	3,5 %
80–89	47,1	48,9	44,9	46,3	27,1	23,8 %
70–79	26,8	25,7	26,7	19,8	32,6	33,0 %
< 69	8,5	6,5	5,2	**8,2**	**33,1**	39,7 %

mussten die Untersucher davon ausgehen, dass signifikante, interpretierbare Muster von Stärken und Schwächen bei diesen Kindern vorlagen. Die (damals unerkannte) Normverschiebung hatte weitreichende inhaltlich-psychologische Folgen.

Diesem Phänomen wurde durch die Neunormierung des HAWIK zum revidierten HAWIK-R 1983 Rechnung getragen; andererseits haben sich kurz nach der Veröffentlichung des HAWIK-R einige Autoren über seine besondere Strenge beklagt.

Dies soll an zwei Beispielen verdeutlicht werden:

Beispiel 1: Ein Kind wird im Abstand von 2 Jahren einer Intelligenztestuntersuchung unterzogen. Das Ergebnis der zweiten Untersuchung ist deutlich schlechter, sodass die Mitarbeiter der Klinik den Verdacht auf eine zerebrale Abbauerscheinung (z. B. durch einen Tumor) äußern.

Der Verdacht löst sich in Wohlgefallen auf, nachdem erkannt wurde, dass bei der ersten Untersuchung der *HAWIK* und bei der zweiten Untersuchung der *HAWIK-R* eingesetzt wurde. Allein durch die Normverschiebung treten im Durchschnitt kritische Differenzen (s. o.) auf.

Beispiel 2: Eine Jugendliche wird im Alter von 14 und im Alter von 17 Jahren untersucht, wobei sich in der Nachuntersuchung eine bemerkenswerte Verbesserung der Intelligenztestwerte herausstellt. Da bei der jungen Frau ein Turner-Syndrom (XO) vorliegt, wird die Intelligenzverbesserung mit der Stabilisierung der hormonellen Bedingungen erklärt.

In Wirklichkeit handelt es sich jedoch um ein Artefakt, denn die Erstuntersuchung wurde mit dem *HAWIK-R* durchgeführt, während die Zweituntersuchung mit dem *HAWIE (Hamburg-Wechsler-Intelligenztest für Erwachsene)* erfolgte. Zum damaligen Zeitpunkt war die Neunormierung des *HAWIE* zum *HAWIE-R* noch nicht veröffentlicht; der zweite Test war also tendenziell leichter.

Der Vergleich von neu normierten Tests mit anderen älteren Tests zeigt ähnliche Probleme, sodass zwischen dem HAWIK-R und den CPM (Coloured Progressive Matrizen) von Raven (➤ Kap. 12.4.3) im Durchschnitt Differenzen von 12–15 IQ-Punkten auftreten.

Vergleichbarkeit

Man bezeichnet einen Test als vergleichbar, wenn
- eine oder mehrere Parallelformen vorhanden sind,
- validitätsähnliche Tests verfügbar sind.

Dieses Nebengütekriterium ermöglicht wiederholte Testungen eines Merkmals mit verschiedenen Verfahren, ohne dass Lern- und Gewöhnungseffekte bei Kindern befürchtet werden müssen.

Ökonomie

Ein Test ist dann *ökonomisch,* wenn er
- eine kurze Durchführungszeit beansprucht,
- wenig Material verbraucht,
- einfach zu handhaben ist,
- als Gruppentest durchführbar ist,
- schnell und bequem auszuwerten ist.

Nützlichkeit

Von einem *nützlichen* Test wird erwartet, dass es ein praktisches Bedürfnis gibt, das durch diesen Test befriedigt wird; ein Test ist sehr nützlich, wenn die betreffende Fragestellung nicht oder nur sehr schlecht auf andere Weise beantwortet werden kann. Dieses

Kriterium steht in einem Gegensatz zur Vergleichbarkeit.

Die Nebengütekriterien Normierung, Vergleichbarkeit, Ökonomie und Nützlichkeit werden nicht durch einen numerischen Kennwert dargestellt.

Die Kritik an psychometrischen Tests hat in der psychologischen und vor allem in der sonderpädagogischen Öffentlichkeit z. T. dazu geführt, auf Tests zu verzichten und die diagnostischen Urteile aus der Beobachtung und der (klinischen) Erfahrung der Diagnostiker abzuleiten. So werden zunehmend Beobachtungsverfahren veröffentlicht, die eine hohe Augenscheinvalidität und Plausibilität aufweisen, zu denen aber keine empirische Prüfung der Testgüte vorgelegt wird.

12.4.2 Allgemeine Entwicklungstests

Unter allgemeinen Entwicklungstests verstehen wir jene Verfahren, welche die Entwicklung der Kinder in verschiedenen Entwicklungs- und Funktionsbereichen beschreiben. Diese Tests sind vor allem für das Säuglings- und Kleinkindalter entwickelt worden, weil man davon ausgeht, dass eine isolierte Betrachtung der verschiedenen Funktionsbereiche noch nicht zulässig ist. Allgemeine Entwicklungstests sind *mehrdimensional.*

Bei vielen allgemeinen Entwicklungstests werden zusammengefasste Aussagen über den *globalen Entwicklungsstand* getroffen und teilweise als *Entwicklungsquotient EQ* ausgedrückt. Bei den neueren Tests wird die relative Unabhängigkeit der Entwicklungsdimensionen betont und deshalb auf die Angabe zusammenhängender Maße verzichtet.

Bayley Scales of Infant Development

N. Bayley hat 1969 die erste Version der *Bayley Scales of Infant Development (BSID)* veröffentlicht und unter Berücksichtigung aktuellerer Forschungen aus der Kleinkindforschung 1993 die zweite Version *BSID-II.* 2006 erschien die dritte Version, die *Bayley Scales of Infant and Toddler Development (Bayley III).*

Die Darstellung hier bezieht sich auf die BSID-II; sie ist international und im deutschen Sprachraum weitverbreitet. Eine autorisierte deutsche Übersetzung liegt seit 2007 vor (G. Reuner, J. Rosenkranz, J. Pietz und R. Horn). Die Übertragbarkeit der US-Normen scheint durch Vergleichsuntersuchungen (US-Normen und niederländische Referenznormen) und durch klinische Vergleichsdaten aus Heidelberg gerechtfertigt.

Die Bayley Scale ist ein Individualtest zur Untersuchung des Entwicklungsniveaus von Kindern zwischen 1 Monat und 3,6 Jahren (42 Monaten). Diese Einschätzung dient vor allem der Diagnose von Entwicklungsverzögerungen und -störungen sowie der Planung und Evaluation von frühen Interventionen. Die BSID-II besteht aus drei Teilen:

- Kognitive Skala
- Motorische Skala
- Verhaltensbeurteilung

In der deutschen Bearbeitung von G. Reuner et al. (2008) liegen nur die Übersetzungen der kognitiven und motorischen Skalen vor.

In den einzelnen Teilen sollen folgende Fähigkeiten erfasst werden:

- Kognitive Skala:
  - Frühe Gedächtnisleistungen
  - Habituation
  - Problemlösefähigkeiten
  - Frühe Zahlkonzepte
  - Klassifikation und Kategorisierungsfähigkeit
  - Vokalisation und sprachliche Kompetenzen
  - Frühe sozial-kommunikative Fähigkeiten
- Motorische Skala:
  - Bewegungskontrolle beim Rollen, Krabbeln und Kriechen, Sitzen, Stehen, Gehen, Rennen und Springen
  - Feinmotorische Manipulation beim Greifen
  - Altersgemäßer Gebrauch von Stiften
  - Imitieren von Handbewegungen
- Verhaltensbeurteilung:
  - Qualitative Einschätzung des kindlichen Verhaltens während der Testuntersuchung
  - Kindliche Aufmerksamkeit
  - Aufgabenorientierung
  - Orientierung am Untersucher und anderen Bezugspersonen
  - Emotionale Regulation

In der Durchführung orientiert sich der Test an *altersbezogene Aufgabengruppen (Item-Sets):*

12

Im Handbuch der BSID-II sind altersbezogene Aufgabenbereiche festgelegt, die von einem Kind zu bearbeitet sind.

Bezüglich eines Ausschnitts zu den altersbezogenen Aufgabenbereichen, d. h. die Item-Nummern für Ein- und Ausstieg, ➤ Tab. 12.8.

Die Auswertung ist möglich, wenn in dieser Aufgabengruppe das Einstiegs- und das Ausstiegskriterium erfüllt sind.

Innerhalb dieser altersbezogenen Aufgabengruppe werden die Rohwerte als Grundlage für die Normwerte ermittelt. Die Auswahl des angepassten Item-Sets bringt aber bei entwicklungsgestörten Kindern immer dann Probleme, wenn der Entwicklungsstand deutlich vom chronologischen Alter abweicht. Für diesen Fall schlägt N. Bayley vor, dass aufgrund von Verhaltensbeobachtungen der wahrscheinlich zutreffende Aufgabenbereich ausgewählt wird.

Innerhalb der richtigen Item-Sets darf der Untersucher die Aufgabenreihenfolge relativ frei wählen, etwa in Abhängigkeit von den kindlichen Interessen, den inhaltlichen Beziehungen der Aufgaben (eine „Item-Serie" fasst Items zusammen, „von denen zu erwarten ist, dass sie die gleiche Fertigkeit messen") oder der Benutzung des gleichen Materials.

Insgesamt erweist sich der Umgang mit den altersbezogenen Aufgabengruppen als relativ anfällig für Durchführungsfehler (s. u. Bayley-III).

Die BSID-II ist nicht geeignet für die Beurteilung einer umschriebenen, isolierten Sprachentwicklungsstörung, denn dazu sind Sprachkompetenzen viel zu sehr mit kognitiven Anteilen konfundiert.

Kinder mit schweren sensorischen oder körperlichen Behinderungen können nicht standardisiert untersucht werden, sodass sich mehrere Strategien für eine Beurteilung anbieten:

- Vergleichende Beurteilung unter Standardbedingungen und Durchführung mit Hilfestellungen
- Anpassung des Testmaterials an die besonderen Bedürfnisse behinderter Kinder, wie z. B. einen größeren Würfel verwenden, um den Greifbedingungen des zerebralparetischen Kindes entgegenzukommen

Die Normierung beruht auf einer amerikanischen Stichprobe von 1 700 Kindern, 100 Kinder je Altersgruppe. Die Repräsentativität ist natürlich nur für amerikanische Verhältnisse gegeben.

Unter dem Gesichtspunkt der Reliabilität werden gute bis sehr gute Werte referiert (Reliabilitätskoeffizienten zwischen .75 und .93); die kognitive Skala misst im Durchschnitt etwas genauer als die motorische Skala (.88 im Vergleich zu .84).

Die Stabilitätswerte sind erwartungsgemäß ebenfalls für die kognitive Skala höher als für die motorische Skala.

Bayley-III – Bayley Scales of Infant and Toddler Development

3r Edition

In der 3. Auflage der Bayley Scales wurde das Grundkonzept gründlich verändert, sodass ein neues Testverfahren entstanden ist, das nur noch grobe Ähnlichkeiten zur BSID-II aufweist.

In Anlehnung an Anforderungen aus der amerikanischen Gesetzgebung (IDEA: The Individuals with Disabilities Education Act, 1990) werden folgende Bereiche als eigene Dimensionen erfasst:

- *Kognitive Entwicklung* (91 Aufgaben):
  - Aspekte der Sensomotorik, Explorationsverhalten und Handhabung von Gegenständen, Objektbeziehungen, Begriffsbildung, Gedächtnis, Spielverhalten, Informationsverarbeitung, Zahlenverständnis
- *Sprache:*
  - Rezeptive Sprache (49 Aufgaben): präverbale Leistungen, Entwicklung des Wortverständnisses (Identifikation von Gegenständen, Kleidungsstücken, Körperteilen in natura und im Bild), Satzverständnis (Befolgen kurzer Anweisungen), Grammatikverständnis (Pronomen, Plural, Verneinung, Komparation), Verständnis für sprachliche Kategorienbildung
  - Expressive Sprache (48 Aufgaben): präverbale Leistungen (Lautproduktion, Bemühen um Aufmerksamkeit, Gesten), Wort-, Satz- und Grammatikentwicklung
- *Motorik:*
  - Grobmotorik (72 Aufgaben): Motorik der Gliedmaßen und des Rumpfs wie statische Haltungskontrolle (Kopfkontrolle, Sitzen, Stehen), Bewegungssteuerung (Kopfbewegungen, Drehung um die Körperlängsachse), Fort-

bewegung (Krabbeln, unterstütztes und freies Gehen), Balance (Treppe steigen, Schritte rückwärts und seitwärts, Balancieren), grobmotorische Handlungsplanung
- Feinmotorik (66 Aufgaben): Greifentwicklung, sensomotorische Integration (z. B. Augenbewegungen, Umblättern einer Buchseite), feinmotorische Handlungsplanung (z. B. Imitation von Handbewegungen), Geschwindigkeit (Fingertapping)

- *Sozial-emotionale Entwicklung (Fragebogen):* altersgemäße emotionale Regulation, Interesse an Dingen und Geschehnissen, Kommunikationsbedürfnis, Beziehung zu anderen Menschen, angemessener Einsatz von Emotionen in der Interaktion und bei der Lösung von Problemen
- *Alltagsverhalten (Fragebogen):* Teilnahme an der Gesellschaft (Interesse und Wahrnehmung von Möglichkeiten außerhalb der heimischen Umgebung); Vorsicht in Bezug auf Gesundheit und Unversehrtheit; Freizeitverhalten, Selbstständigkeit, Eigenantrieb, funktionale vorschulische Leistungen, heimische Integration, sozialer Bereich

Gegenüber der BSID-II wurden die Items zu einem sehr großen Teil überarbeitet und neu geordnet und ergänzt, sodass Vermischungen durch motorische und sprachliche Einflüsse auf die kognitive Skala verringert wurden.

Auch die Durchführung wurde dadurch erleichtert, dass nicht mehr sog. Item-Sets (altersbezogene Aufgabenbereiche) gebildet werden, sondern eine feste Aufgabenreihenfolge vorgegeben ist, mit einheitlichen Einstiegs-, Umkehr- und Ausstiegs*regeln.*

Diese Veränderungen kommen nicht nur der Durchführungssicherheit entgegen, sondern wirken sich auch positiv auf Testgütekriterien und Interpretierbarkeit aus. Einige Anwender beklagen aber, dass ihnen damit die Flexibilität in der Durchführungsreihenfolge genommen wird. In der Bayley-II war es erlaubt, innerhalb der altersbezogenen Aufgabengruppe die Aufgabenreihenfolge frei zu wählen bzw. die Aufgabenreihenfolge dem zu untersuchenden Kind anzupassen.

Die Normierung erfolgte (wie auch bei der BSID-II) an 1700 amerikanischen Kindern im Alter von 1–42 Monaten; es liegen sehr viele Informationen vor, welche die Repäsentativität der Normierungsstichprobe belegen. Die Reliabilitäten sind im Durchschnitt etwas höher als in der Bayley-II (.71–.98).

Es liegen ausführliche Validierungsstudien vor:

1. Konstruktvalidität: Interkorrelationsstudien und faktorielle Struktur
2. Kriterienbezogene Validität mit anderen Testverfahren
3. Klinische Validierung an neun verschiedenen klinischen Gruppen aus mittleren bis großen Stichproben

Die Ergebnisdarstellung kann auch in einer Profildarstellung erfolgen. Hier werden die Ergebnisse der fünf Subtests neben den Ergebnissen aus den Verhaltensfragebögen präsentiert, sodass auch visuell die intraindividuelle Stärken und Schwächen sichtbar werden [126, 128].

Bayley-III Bayley Scale of Infant Development

3rd Edition – Deutsche Fassung

Die deutsche Fassung der Bayley-III wurde 2014 von Reuner und Rosenkranz herausgegeben. Im Gegensatz zur Bayley-II deutsche Version wurde hier auch eine Normierung für den deutschen Sprachraum vorgenommen.

Alle Items, ihre Reihung in den Untertests, die altersbezogenen Startpunkte und die Umkehr- und Ausstiegsregeln wurden aus der Originalfassung übernommen, mit zwei Ausnahmen im Subtest „Expressive Sprache", da es im Deutschen keine entsprechende Grammatikkonstruktionen gibt (Present Progressive). Die Fragebögen zur sozial-emotionalen Entwicklung und zum Alltagsverhalten wurden nicht in die deutsche Version übernommen.
Die Beschreibung der Subtests s. o.

Es wurden 878 Kinder zur Normierungsstichprobe herangezogen (ergänzt durch 131 niederländische Kinder für die ersten beiden Lebensmonate; ➤ Abb. 12.4).

Die Angaben zur Normierung sind nicht befriedigend: Die einzelnen Altersgruppen der Normierungsstichprobe sind höchst unterschiedlich besetzt (22–115 Kinder), Angaben über regionale Ver-

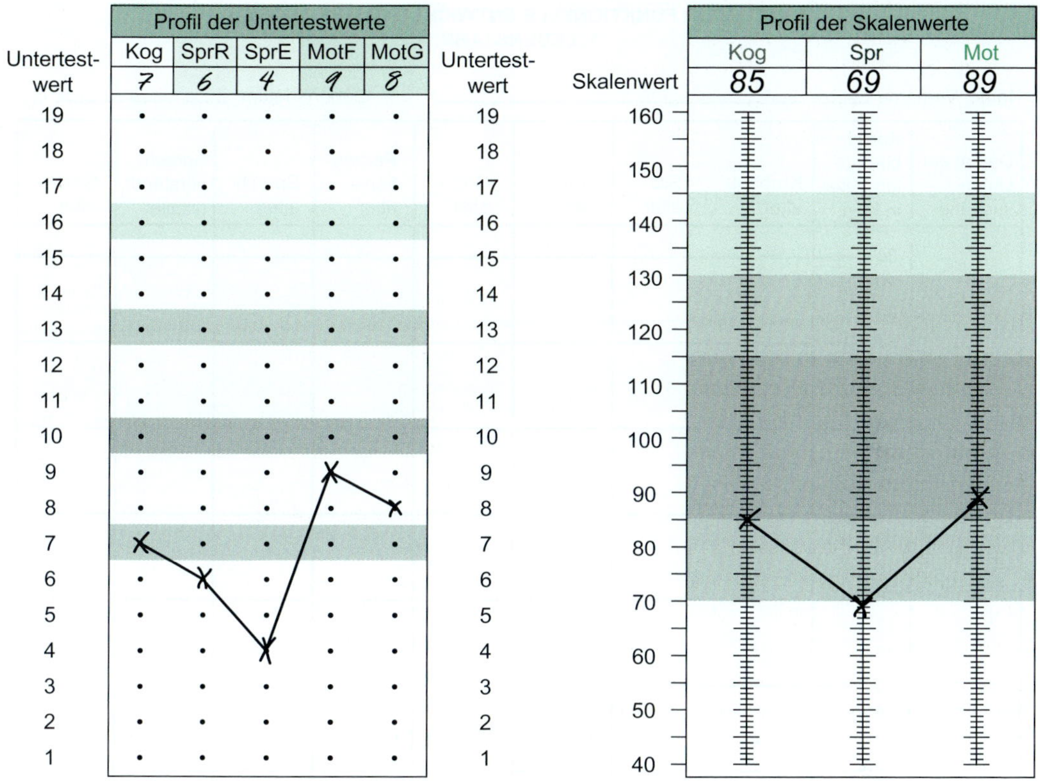

Abb. 12.4 Profildarstellung der Bayley-III-Ergebnisse (in der deutschen Fassung ohne die Verhaltensfragebögen)

teilung fehlen. Im Gegensatz zur amerikanischen Normierung wurde die Normstichprobe auch nicht mit einem repräsentativen Anteil von Kindern mit Entwicklungsstörungen (bzw. Verdacht auf Entwicklungsstörungen) ergänzt. Das hat zur Folge, dass die Normen der deutschen Stichprobe strenger ausfallen als die amerikanischen Normen (im Durchschnitt 5–15 Punkte je nach Altersgruppe).

Die Reliabilitäten der deutschen Normierung fallen (teils deutlich) geringer aus als bei der amerikanischen Normierung (.55–.98 je nach Altersgruppe und Subtest).

Zur klinischen Validität liegen bisher nur wenige Ergebnisse vor: Eine kleine Stichprobe von Kindern mit Trisomie 21 zeigt deutlich niedrigere Normwerte, aber auch sehr viel niedriger Ergebnisse als die amerikanische Untersuchung an einer großen Stichprobe von Kindern mit Trisomie 21 (22 Punkte weniger in der Sprachskala!); die zweite klinische Stichprobe von frühgeborenen Kindern zeigt Mittelwerte nur gering unter dem Skalenmittelwert (es handelt sich um frühgeborene Kinder ohne irgendwelche Komplikationen oder Befunde).

Münchener Funktionelle Entwicklungsdiagnostik (MFED)

T. Hellbrügge und J. Pechstein veröffentlichten 1968 die *Entwicklungsphysiologischen Tabellen für das Säuglingsalter.* Aus der Literatur hatten sie für das 1. Lebensjahr für acht Dimensionen die Aufgaben zusammengestellt. Im Rahmen einer Längsschnittuntersuchung wurde deutlich, dass einige Items ungeeignet oder in der Entwicklungsskala falsch platziert waren. Aus dieser Überarbeitung entstand die *Münchener Funktionelle Entwicklungsdiagnostik* von Hellbrügge et al. im Jahr 1978.

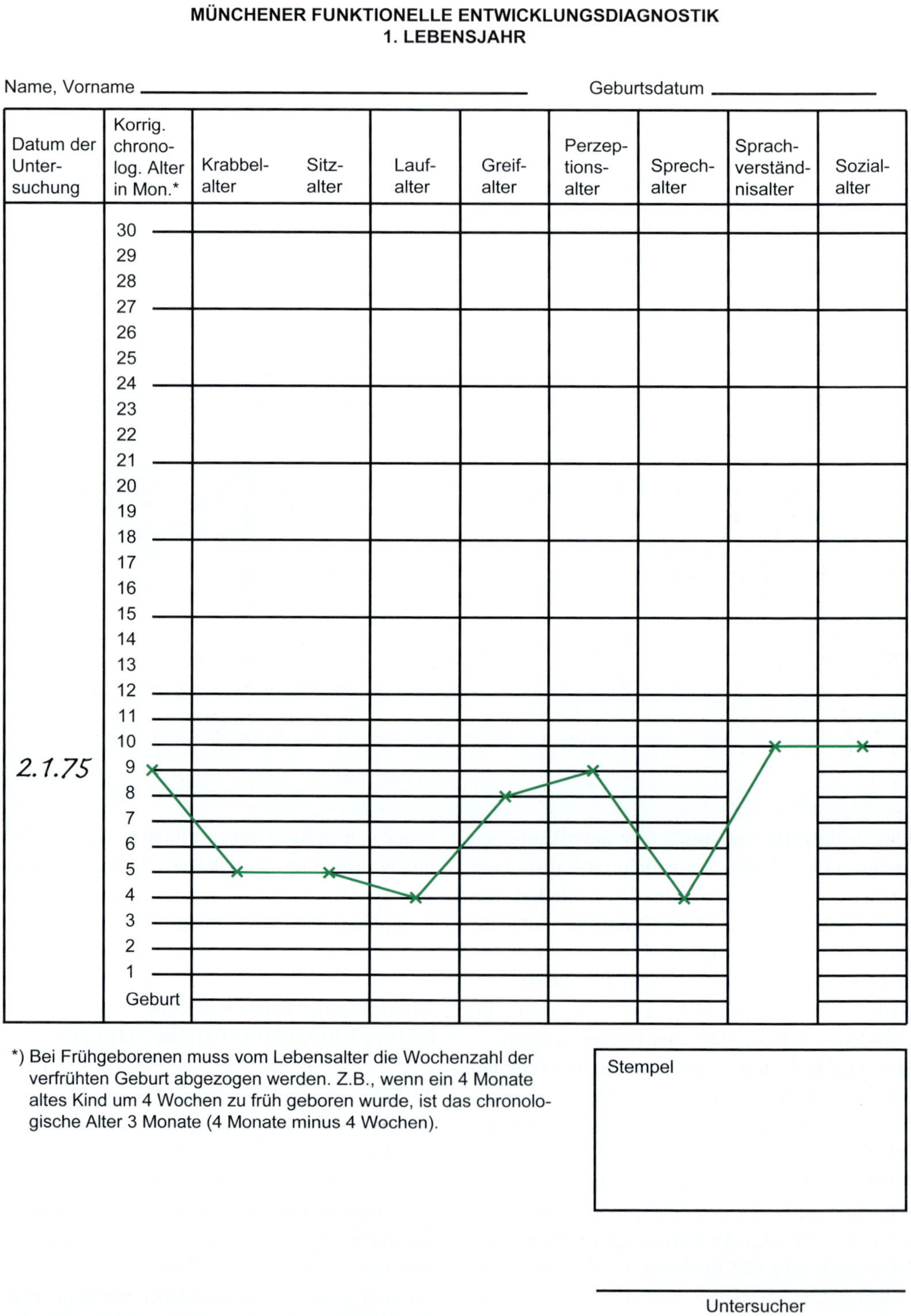

Abb. 12.5 Entwicklungsprofil eines Säuglings mit zerebraler Bewegungsstörung in der Münchener Funktionellen Entwicklungsdiagnostik

Ziel des Verfahrens ist die Aufdeckung von Entwicklungsrückständen bzw. die Klärung des Verdachts auf einen Entwicklungsrückstand.

1984 wurde eine weitere Version für das 2. und 3. Lebensjahr von G. Köhler und H. Egelkraut veröffentlicht.

Für das 1. Lebensjahr werden in acht Entwicklungsbereichen Aufgaben vorgelegt, aus deren Erfüllung das jeweilige Entwicklungsalter festgestellt wird:

- Krabbelalter: Maß für die Entwicklung des Kriechens und Krabbelns
- Sitzalter: Maß für die Entwicklung des Sitzens
- Laufalter: Maß für die Entwicklung des Stehens und Gehens
- Greifalter: Maß für die Entwicklung des Greifens
- Perzeptionsalter: Maß für die Entwicklung der Wahrnehmung und des Auffassungsvermögens
- Sprechalter: Maß für die Entwicklung der Lautäußerungen und des Sprechens
- Sprachverständnisalter: Maß für die Entwicklung des Sprachverständnisses
- Sozialalter: Maß für die Entwicklung des sozialen Verhaltens

Die Normierung des Verfahrens wurde im Rahmen einer Längsschnittuntersuchung an 85 Kindern durchgeführt. Die Autoren bemühten sich um eine repräsentative Stichprobe, bemerken aber, dass bei solchen Untersuchungen eine Beteiligung von Unterschichtfamilien schwer zu erreichen ist. Diese Kritik wurde später von B. Ernst 1983 aufgenommen, der feststellt, dass die Normen tendenziell zu streng seien.

Entsprechend dem Untersuchungsziel des Tests – der Aufdeckung von Entwicklungsrückständen – wurden als Norm nicht Durchschnittsfähigkeiten, sondern Mindestfähigkeiten ermittelt, d. h., eine Testaufgabe wurde einem bestimmten Entwicklungsalter zugeordnet, wenn 90 % der gleichaltrigen Kinder diese Aufgabe lösen konnten (➤ Abb. 12.5).

Die Zusammenfassung zu einem Gesamtmaß der Entwicklung (z. B. EQ) ist nicht vorgesehen; eine Profildarstellung zur Zusammenschau und Interpretation wird vorgeschlagen.

In der **Version für das 2. und 3. Lebensjahr** werden die Entwicklungsdimensionen etwas anders angeordnet:

- Statomotorische Entwicklung
- Sensomotorische Entwicklung (Handmotorik)
- Sensomotorische Entwicklung (Wahrnehmungsverarbeitung)
- Sprachentwicklung (aktive Sprache)
- Sprachentwicklung (Sprachverständnis)
- Sozialentwicklung (Kontaktverhalten)
- Sozialentwicklung (Selbstständigkeit)

Dem veränderten Untersuchungsziel entsprechend werden nicht nur Mindestnormen, hier *95 %-Normen,* sondern auch Altersmittelwerte, also *50 %-Normen,* angegeben.

Auch hier ist eine Profildarstellung vorgeschlagen.

Für Kinder im **Alter von 3–6 Jahren** wurde eine neue Version von B. Ernst entwickelt. Für jedes Lebensquartal liegen Normen vor, sodass eine engmaschige Entwicklungsbegleitung erfolgen kann.

Die MFED 3–6 liegt in zwei Versionen (A und B) vor; sie enthalten die Entwicklungsdimensionen:

1. Feinmotorik
2. Visuelle Wahrnehmungsverarbeitung
3. Sprache und allgemeines Wissen
4. Zahlenverständnis
5. Selbstständigkeit
6. Logisches Denken (nur für Version B)

Die Ergebnisse werden mittels eines Profils dargestellt, basierend auf Prozenträngen, wodurch Schwächen und Stärken eines Kindes diagnostizierbar werden [30].

Denver-Entwicklungs-Screening (DES)

Das Denver-Entwicklungs-Screening (DES von W. K. Frankenburg) ist eine der weltweit am häufigsten eingesetzten und am besten standardisierten Methoden zur Erfassung von Entwicklungsauffälligkeiten im Säuglings- und Kleinkindesalter. Die deutsche Fassung wurde von I. J. Flehmig zuletzt 2007 überarbeitet. In seiner Kurzform werden

- Großmotorik,
- Sprache,
- Feinmotorik – Adaptation und
- sozialer Kontakt

überprüft.

Die Anteile eines Normalkollektivs, die ein bestimmtes Niveau erreicht haben, werden in Balkendiagrammen mit „Perzentilen“ für 25, 50, 75 und 90 % dargestellt.

Liegt ein untersuchtes Kind in mehr als einem Bereich außerhalb der 90. Perzentile, sollten genauere Untersuchungen angeschlossen werden. Das Screening nimmt nicht für sich in Anspruch, eine spezielle Diagnose stellen zu können. Die Stärke dieser Methode liegt vor allem in der Beurteilung der Entwicklung innerhalb der ersten drei Lebensjahre. Zwischen dem 4. und 6. Lebensjahr ist nur eine begrenzte Differenzierung der Entwicklung möglich. 1992 wurde eine Revision und Restandardisierung des Denver-Entwicklungs-Screenings veröffentlicht, bei der vor allem die Sprachentwicklung stärker berücksichtigt wird. Leider erfolgte bisher noch keine Übertragung ins Deutsche.

Entwicklungstest ET 6–6

Der **Entwicklungstest von 6 Monaten bis 6 Jahren (ET 6–6)** von F. Petermann erfasst quantitative Aspekte und qualitative Veränderungen im Laufe der kindlichen Entwicklung.

Ziel dieses Verfahrens ist es, die normale Entwicklung differenziert zu erfassen, individuelle Stärken der Kinder zu erkennen, um diese für die Beratung zu nützen. Gleichzeitig sollen Entwicklungsdefizite frühzeitig diagnostiziert und Entwicklungsprognosen ermöglicht werden.

Dabei ist es für die Qualität von Prognosen wichtig zu wissen, dass die allgemeine Korrelation zwischen Entwicklungsquotienten (EQ) im 1. Lebensjahr und IQ im Schulalter gering ist, während bei Risikogruppen (z. B. Frühgeborenen mit schwachen Testergebnissen) eine Prognose eher möglich ist.

Prognostisch wichtig sind vor allem die Entwicklungsbereiche Kognition und Sprachentwicklung und nicht ausschließlich der Bereich der motorischen Fertigkeiten.

Die Reliabilität von Elternangaben bei der Befragung ist hoch, wenn anstelle von *Interpretationen* kindlicher Verhaltensweisen von den Eltern *konkret beobachtbares Verhalten* erfragt wird.

Dimensionen des ET 6–6

Die einzelnen Dimensionen des ET 6–6 umfassen verschiedene inhaltlich zusammengehörige Beobachtungen oder Items. Sie repräsentieren quantitativen Fortschritt und qualitative Veränderungen. Dadurch ist es nicht ohne Weiteres möglich, diese Items zu einer Skala zusammenzufassen, wie es in der traditionellen Entwicklungsdiagnostik üblich ist.

Nicht jede Entwicklungsdimension ist in allen Altersgruppen gleich bedeutsam. Während im Säuglingsalter die Körper- und Handmotorik genau beschrieben werden kann, werden andere Dimensionen in dieser Altersgruppe eher global beurteilt.

Körpermotorik: Diese Dimension ist am Konzept der Grenz- oder Meilensteine orientiert; sie werden als notwendige Schritte in der Entwicklungsfolge postuliert, z. B.:

- Erlangen der Kopfkontrolle
- Einnahme einer aufrechten Rumpfhaltung
- Freies Gehen
- Erlangen von Fertigkeiten für typische Alltags- und Spielsituationen

Handmotorik: Diese Dimension bezieht sich auf die Fähigkeiten des Greifens und Agierens mit Händen und Fingern; im späteren Verlauf der Entwicklung kommen Aspekte der visuellen Kontrolle dazu:

- Gezieltes Greifen
- Gezieltes Loslassen
- Manipulation und Gebrauch von Gegenständen
- Korrekte Stifthaltung vor der Einschulung

Kognitive Entwicklung: Diese Dimension orientiert sich im Wesentlichen an den Prinzipien nach J. Piaget:

- Gedächtnis: Es werden verschiedene Aspekte des Kurzzeitgedächtnisses erhoben, dabei werden sowohl das phonologische als auch das visuell-räumliche Gedächtnis berücksichtigt.
- Handlungsstrategien: Im Säuglingsalter wird die wahrnehmungsgebundene Steuerung von Handlungen und das Kausalverständnis erfasst, während im Kleinkind- und Vorschulalter die visuell-räumlichen und die räumlich-konstruktiven Prozesse sowie das planerische Handeln von Interesse sind.
- Kategorisieren: Folgende Teilbereiche werden erfasst:
  - Erkennen und Benennen unterschiedlicher Kategorien
  - Gruppieren nach Oberbegriffen und Funktionsverwandtheit
  - Differenzierung hinsichtlich mehrdimensionaler Kriterien

  - Reihenbildung und Entwicklung des Zahlbegriffs
  - Spezifikation und Klasseninklusion
- Körperbewusstsein: Diese Skala beinhaltet Aspekte von Vorstellungen und Wissen um den eigenen und fremden Körper sowie der räumlichen Orientierung anhand des eigenen Körpers.

Sprachentwicklung: Die Beschreibung der Sprachentwicklung orientiert sich an Wortverständnis, Wortproduktion, Wortexplosion, Wortkombination und Grammatikentwicklung (➤ Kap. 12.4.4).

- Sozialentwicklung:
  - Interaktion mit Erwachsenen
  - Interaktion mit Gleichaltrigen
  - Verhalten in Gruppen
  - Soziale Eigenständigkeit

Emotionale Entwicklung: Hier soll das emotionale Erleben des Kindes differenziert erfasst werden, indem die Ausbildung der Primäremotionen (Freude, Angst, Wut, Trauer, Ekel, Überraschung), die Entwicklung des Selbst, die Entwicklung der sekundären Emotionen und das Ausdifferenzieren kognitiv-emotionaler Kompetenzen (Regelverständnis) erfasst werden.

Nachzeichnen: Diese Aufgabengruppe wird ab dem Alter von 4 Jahren eingesetzt; die Kinder werden aufgefordert, einfache Striche und Figuren nachzuzeichnen.

Durchführung

Je nach Alter des Kindes werden unterschiedliche und unterschiedlich viele Aufgaben angeboten. Damit soll dem quantitativen und dem qualitativen Aspekt Rechnung getragen werden. Das bedeutet in der Praxis, dass der Untersucher für die einzelnen Altersgruppen auch verschiedene Protokollbögen verwenden soll. In der Dimension Körpermotorik werden z. B. Kombinationen aus 7–13 verschiedenen Aufgaben zur Skalenbildung herangezogen.

Es werden zwischen 9 und 14 verschiedene Bereiche (Subskalen) aus den Entwicklungsdimensionen untersucht.

Im Alter von 6 Monaten bis 24 Monaten sind die Altersgruppen in 3-Monats-Schritten gestaffelt, von 2 Jahren bis 6 Jahren in 6-Monats-Schritten; es gibt demnach zwölf Protokollbögen.

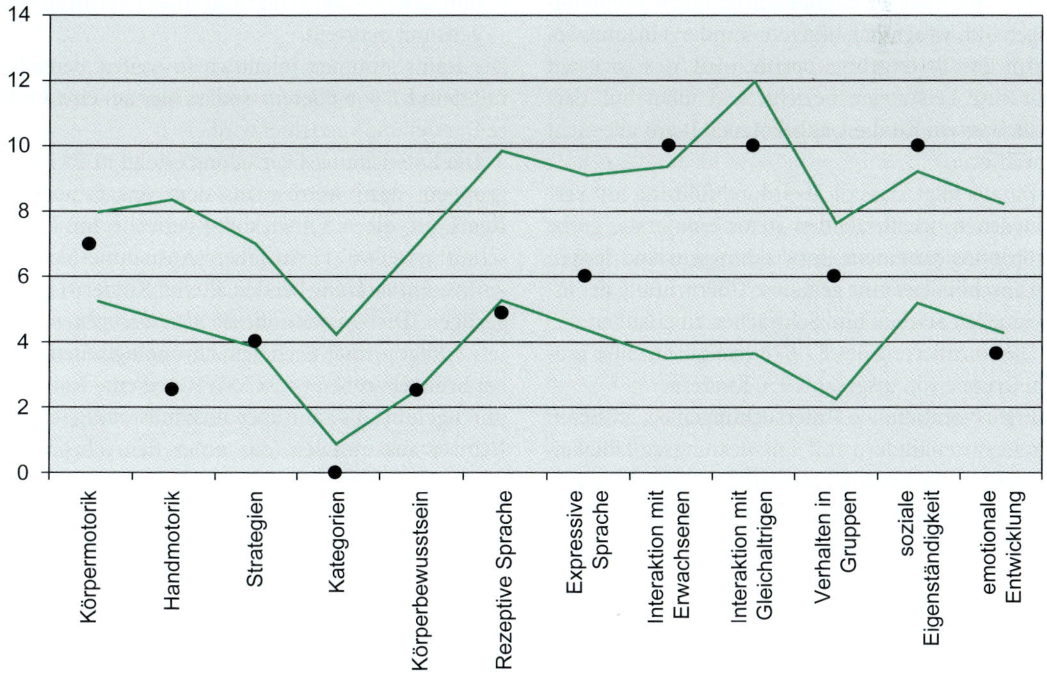

Abb. 12.6 Der ET 6–6 bei einem 2,5 Jahre alten Jungen (zwischen den Kurven liegt der Normbereich). Abweichungen vor allem im Bereich der Handmotorik und Kategorienbildung

Ein Teil der Items wird vom Psychologen oder Arzt direkt geprüft, während der andere Teil durch Befragung der Eltern ermittelt wird.

Je nach Alter des Kindes dauert die Durchführung zwischen 20 und 60 Minuten. Das Material ist so gestaltet, dass sich die Kinder gut motivieren lassen.

Auswertung

Die Testergebnisse werden auf dem Protokollblatt numerisch und grafisch erfasst. Dort sind die Mittelwerte und Standardabweichungen der einzelnen Dimensionen dargestellt; in eine Grafik wird der individuelle Messwert eingetragen. So können an der Normkurve und dem Normbereich die individuellen Abweichungen beurteilt werden (➤ Abb. 12.6).

Plausibel wird diese Vorgehensweise, wenn die untersuchten Kinder in mehreren Entwicklungsbereichen durchschnittliche Ergebnisse erzielen und nur in einzelnen Dimensionen aus dem Bereich einer Standardabweichung herausfallen.

Problematisch wird diese Vorgehensweise aber bei massiv entwicklungsgestörten Kindern, bei denen die Testergebnisse sehr weit von der Altersnorm abweichen. Hier ist es angebracht, einen Protokollbogen für wesentlich jüngere Kinder einzusetzen, damit das Testergebnis positiv wird, d. h. sich auf erbrachte Leistungen bezieht, und nicht nur darstellt, dass ein Kind die angebotenen Items alle nicht bewältigt.

Daraus folgt, dass die Testdurchführung mit verschiedenen orientierenden Items eine erste, grobe Zuordnung zu einem Entwicklungszustand leistet, um anschließend eine genauere Überprüfung der individuellen Stärken und Schwächen zu erlauben.

Die Normierung des ET 6–6 erfolgte an einer großen Gruppe von insgesamt 950 Kindern.

Erste orientierende Untersuchungen bei größeren Kindergartenkindern mit Entwicklungsauffälligkeiten zeigen, dass gute Übereinstimmungen zwischen den Testergebnissen des ET 6–6 und den Ergebnissen der K-ABC bestehen.

Entwicklungstest für Kinder von 6 Monaten bis 6 Jahren – Revision (ET 6–6-R)

Der ET-6–6 hat 2013 von F. Petermann und T. Macha eine gründliche Überarbeitung erfahren: jetzt ist der ET-6–6-R endlich fertig und aus der Screeningversion zum vollständigen Test weiterentwickelt.

Das Testverfahren wird als Inventar bezeichnet, d. h., es ist ein heterogener Test, der aus einer Vielzahl unterschiedlicher inhaltlicher Aspekte besteht. Nur konsequent wird dann auf die Ermittlung eines Globalwerts für die Gesamtentwicklung verzichtet.

Der ET 6–6-R erfasst jetzt 6 Entwicklungsbereiche:

1. *Körpermotorik*
2. *Handmotorik*
3. *Kognitive Entwicklung*
4. *Sprachentwicklung*
5. *Nachzeichnen:* Die Zeichnungen sollen von Kindern ab dem Alter von 42 Monaten angefertigt werden.
6. *Sozial-emotionale Entwicklung:* Dieser Entwicklungsbereich wird aufgrund eines Elternfragebogens mit beurteilt.

Die Items stimmen inhaltlich in weiten Bereichen mit dem ET 6–6 überein, sodass hier auf eine weitere Darstellung verzichtet wird.

Die Entwicklungsbeurteilung erfolgt in 13 Altersgruppen: dazu werden aus dem Gesamtpool der Items für die 6 Entwicklungsbereiche im Durchschnitt jeweils 6–11 Aufgaben (Ausnahme: Skala *kognitive Entwicklung* bei den älteren Kindern) herangezogen. Die Auswahl dieser *altersbezogenen Itemsets* erfolgt primär nach dem chronologischen Alter, bei Frühgeborenen (< 38 SSW) wird eine Korrektur durchgeführt. Es kann aber auch notwendig sein, ein Itemset auszuwählen, das unter dem chronologischen Alter liegt, etwa bei Kindern mit einer (vermuteten) Lernbehinderung (1–2 Altersstufen darunter) oder einer (vermuteten) kognitiven Entwicklungsstörung/Intelligenzminderung (2–4 Altersstufen darunter). Müssten noch weitergehende Alterskorrekturen durchgeführt werden, ist keine standardisierte Untersuchung mehr möglich.

Entwicklungsauffälligkeiten werden seit einigen Jahren nach dem Grenzsteinprinzip (Michaelis) beschrieben; das sind jene Aufgaben, denen

1. eine hohe inhaltliche Relevanz für die normale Entwicklung,
2. eine genaue Kenntnisse des Zeitpunkts, zu dem 90 % oder mehr der Kinder diese Fähigkeiten entwickeln und
3. eine hohe prognostische Validität für Entwicklungsauffälligkeiten zukommt.

Grenzsteineigenschaften kommen im ET 6–6-R den jeweiligen Einstiegsitems für die Altersgruppen zu.

Auswertung

Die Anzahl der gelösten Aufgaben bzw. die Anzahl der mit „Ja" beantworteten Fragen ergibt je Entwicklungsbereich den Rohwert; diese werden in den Normentabellen in sog. *Entwicklungsquotienten* umgewandelt (➤ Abb. 12.7).

Diese Quotientenskala ist mit dem Mittelwert 10 und der Standardabweichung 3 skaliert; das ist ungewöhnlich, denn üblicherweise haben die Quotienten den Mittelwert 100 und die Standardabweichung 25 [123, 124, 132, 133, 135].

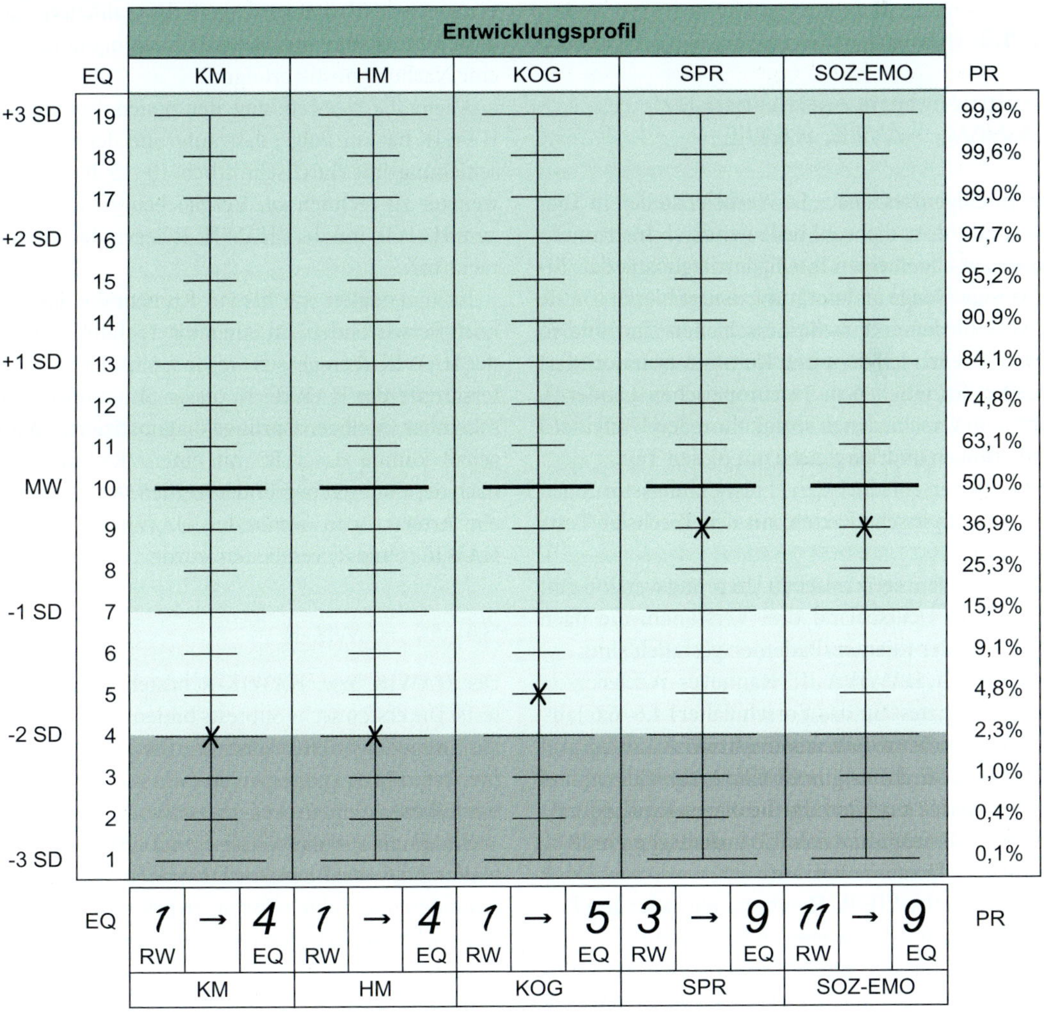

Abb. 12.7 Entwicklungsprofil eines Kindes mit 1 Jahr und 11 Monaten

Normierung

Die Normierung erfolgte an 1 053 Kindern im Alter von 6 Monaten bis zu 6 Jahren in fünf Bundesländern. Entwicklungsrelevante Befunde liegen bei 4,8 % der Kinder vor; Förder- oder Therapiemaßnahmen bekamen 10, 9 % der Kinder.

Die Reliabilitäten für die einzelnen Entwicklungsskalen sind mäßig bis gut (.47–.82); immerhin sind jetzt die Skaleneigenschaften bekannt, denn beim ET 6–6 lagen sie nicht vor. Die Angaben zur Validität stammen überwiegend aus der Vorgängerversion, dem ET 6–6.

12.4.3 Intelligenztests

Intelligenztests nach Wechsler HAWIVA, HAWIK, HAWIE

Die Intelligenztests nach D. Wechsler stellen in Theorie und Praxis die wohl bedeutendsten Instrumentarien zur allgemeinen Intelligenzdiagnostik dar. Eine riesige Menge an Literatur existiert hierzu. Da sie in verschiedenen Sprachen erschienen sind und in verschiedenen Ländern und Kulturkreisen normiert wurden (inzwischen in 13 europäischen Ländern), gibt es in verschiedenen soziokulturellen Umfeldern Erfahrungen und Vergleiche mit diesen Tests.

Bei unterschiedlichsten Entwicklungsstörungen wurden empirische Fakten mit den Wechsler-Tests gesammelt.

Wie in der amerikanischen Ursprungsversion gibt es auch in Deutschland drei Versionen, die nach dem Alter der Klienten/Patienten gestaffelt sind:

- HAWIVA, HAWIVA-III (Hannover-Wechsler-Intelligenztest für das Vorschulalter) 4,6–6,6 Jahre bzw. WPPSI-III-deutsche Version
- HAWIK, HAWIK-R, HAWIK-III, HAWIK-IV (Hamburg-Wechsler-Intelligenztest für Kinder) 6,0–16,11 Jahre bzw. WISC-IV-deutsche Version, WISC-V-deutsche Version
- HAWIE, HAWIE-R (Hamburg-Wechsler-Intelligenztest für Erwachsene) 16,0–70 Jahre

Eine Revision der alten Testversionen (HAWIK 1956, HAWIK-R 1983 bzw. HAWIE 1949, HAWIE-R 1991) wurde notwendig, da die alten Testvarianten zu fehlerhaften Messergebnissen und damit zu falschen diagnostischen Schlussfolgerungen führten. Die älteren Testversionen führten zu Überschätzungen von 10–15 IQ-Punkten und auch auf der Ebene der Subtests war das Ausmaß der Fehleinschätzung sehr unterschiedlich, sodass sich bereits aufgrund der Normverschiebung Testprofile ohne klinische Bedeutung zeigten. Allerdings war die Irrelevanz dieser Testprofile vor der Revision noch nicht bekannt, sondern diese Profile wurden als *Problemkinderkurve* diskutiert.

Im Einzelfall wurden immer wieder Probleme beobachtet, wenn in einem Befund nicht ausreichend gekennzeichnet wurde, mit welcher Version gearbeitet wurde. Wenn heute noch mit den alten Testversionen gearbeitet wird, dann disqualifizieren sich diese Untersucher und es wird unbedingt nötig, dass eine Nachdiagnostik erfolgt.

Allein die Verwendung der neuen Version des HAWIK hat zur Folge, dass aufgrund der Normverschiebung mit durchschnittlich 10–15 IQ-Punkten weniger zu rechnen ist. Vergleichsuntersuchungen zum HAWIE mit dem HAWIE-R liegen derzeit noch nicht vor.

Im Jugendalter war bis vor Kurzem die Situation noch verwirrender: Im Alter bis 16 Jahren konnte der HAWIK-*R* eingesetzt werden, jenseits dieser Altersgrenze der HAWIE. In dieser Situation wurden scheinbar Intelligenzsprünge diagnostiziert. Im Einzelfall konnte das z. B. mit einem Reifungsschub nach der Pubertät begründet werden. Auch hier liegt ein Artefakt vor, wenn der HAWIK-*R* mit dem HAWIE (ohne *R*) verglichen wurde.

HAWIK, HAWIK-R

Der HAWIK bzw. HAWIK-R besteht aus elf Subtests: Die ersten sechs Subtests bilden den Verbalteil, die weiteren fünf Subtests den Handlungsteil (➤ Tab. 12.8).

Verbalteil

Allgemeines Wissen: Dieser Subtest erfasst den Umfang des erworbenen allgemeinen Wissens, insbesondere das Faktenwissen; er prüft aber auch die Aufgeschlossenheit des Patienten gegenüber seiner Umwelt.

Beispiel: Wie heißen die vier Jahreszeiten? Wie entsteht beim Klavier der Ton?

Tab. 12.8 HAWIK/HAWIK-R

Subtest	Reihenfolge der Darbietung
Verbalteil	
Allgemeines Wissen (AW)	2
Allgemeines Verständnis (AV)	7
Rechnerisches Denken (RD)	6
Gemeinsamkeitsfinden (GF)	10
Wortschatz-Test (WT)	4
Zahlennachsprechen (ZN)	3
Handlungsteil	
Zahlen-Symbol-Test (ZST)	11
Bilderergänzen (BE)	1
Bilderordnen (BO)	9
Mosaik-Test (MT)	5
Figurenlegen (FL)	8

Allgemeines Verständnis: Dieser Subtest wurde als Test des *gesunden Menschenverstands* bezeichnet; er erfordert praktisches Wissen und die Fähigkeit, frühere Erfahrungen auszuwerten. Er gibt einen Einblick, wie sich ein Kind mit Situationen des Lebensalltags auseinandersetzt.

Beispiel: Warum hat jeder Mensch einen Namen? Warum schreibt man auf einen Brief seinen Absender?

Rechnerisches Denken: Dieser Subtest erfasst die Fähigkeit, einfache numerische Operationen im Kopf durchzuführen. Die Aufgaben werden als einfache Textaufgaben vom Kind selbst vorgelesen.

Beispiel: Peter verdient 3 Euro am Tag. Er arbeitet 2 Tage. Wie viel verdient er insgesamt?

Gemeinsamkeiten finden: Dieser Subtest erfasst logisches und abstraktes Denken auf sprachlicher Ebene.

Beispiel: Was ist das Gemeinsame bei Schmetterling und Fliege?

Wortschatz-Test: Hier erhält man Einblick in die allgemeine Sprachentwicklung und den Bestand an sprachlichen Kenntnissen, indem der Patient Wörter erklären soll.

Beispiel: Du kennst doch das Wort *Brot,* was ist ein *Brot?* Was ist *Streik?*

Zahlennachsprechen: Der Subtest erfasst akustische Merkfähigkeit, Gedächtnisspanne und Aufmerksamkeit; es werden einfache Ziffernfolgen vorgegeben, die reproduziert werden sollen. In einem zweiten Teil sollen die Ziffern in umgekehrter Reihenfolge wiedergegeben werden, sodass hier Gedächtnisstrategien wichtig werden.

Handlungsteil

Zahlen-Symbol-Test: Es wird die Assoziation von Zahlen mit Symbolen verlangt; gleichzeitig werden das visuelle Kurzzeitgedächtnis und die psychomotorische Geschwindigkeit erfasst.

Bilderergänzen: Auf visuellem Weg sollen bekannte Figuren oder Gegenstände erkannt und fehlende Teile identifiziert werden. So werden optische Differenzierungsfähigkeit und das Unterscheiden von Wichtigem von Unwichtigem geprüft.

Dieser Subtest wird in der Darbietungsreihenfolge als erster Test angeboten: Ängstliche Kinder zeigen hier häufiger besondere Schwächen und stabilisieren sich erst im Verlauf der HAWIK-R-Durchführung.

Bilderordnen: Bildserien werden in einer verkehrten Reihenfolge vorgegeben und sollen zu einer sinnvollen Geschichte geordnet werden. Es wird die Fähigkeit verlangt, soziale Gesamtsituationen und Handlungsabläufe zu erfassen.

Mosaik-Test: Aus Holzwürfeln mit verschiedenfarbigen Flächen sollen abstrakte Muster nach einer Bildvorlage nachgelegt werden. Erfasst werden dadurch räumliches Vorstellungsvermögen und Kombinationsfähigkeit.

Figurenlegen: Verschiedene Figuren (Haus, Auto) werden als Puzzleteile vorgelegt und müssen nach Vorlage zusammengesetzt werden. Es muss von einem Kind vor allem das Verhältnis von Teilen zueinander und zum Ganzen erfasst werden.

Für den gesamten Test sowie für den Verbal- und den Handlungsteil können getrennte Intelligenzquotienten (IQ) ermittelt werden.

Für den Diagnostiker ist relevant, ob die Streuung der Subtestwerte bedeutsam ist, d. h., ob ein Profil echt ist oder ob es sich um ein Scheinprofil handelt. Bei einem Scheinprofil können die Subtestschwankungen ausreichend durch die Reliabilitäten erklärt werden.

Bei einem Scheinprofil sind somit die IQ-Maße befriedigende Messungen und Beschreibungen der kindlichen Leistung, während bei echten Profilen die abweichenden Subtestleistungen interpretiert werden können und die IQ-Werte unbefriedigende Globalmaße darstellen.

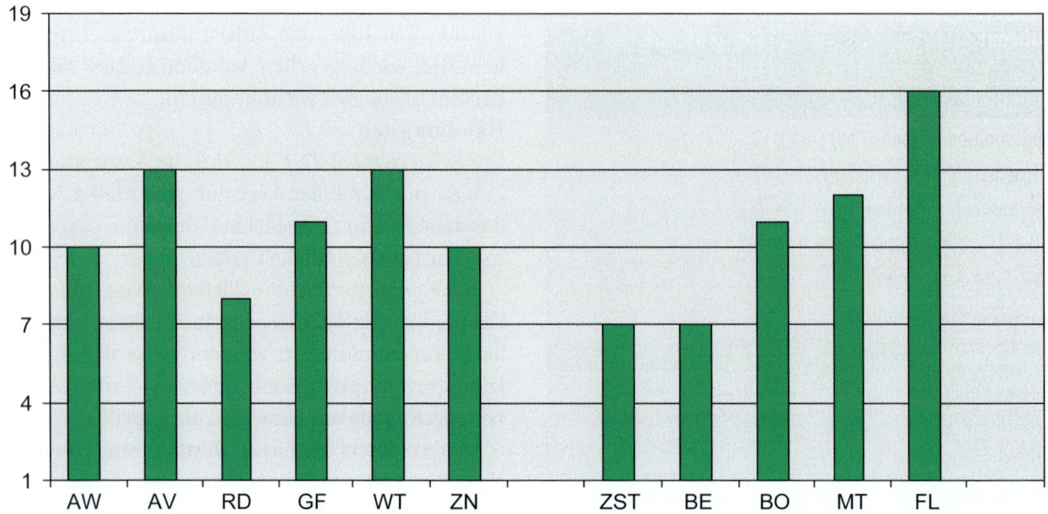

Abb. 12.8 Typisches Verbalteilprofil im HAWIK-R für einen 9-jährigen Knaben mit Lese-Rechtschreibschwäche. Abkürzungen ➤ Tab. 12.8

Die Echtheit von Profilen erfolgt methodisch durch statistische Analysen, z. B. mit dem Chi-Quadrat-Test; in der Praxis bedient man sich der Computerunterstützung.

Darüber hinaus werden gerade beim HAWIK-R verschiedene Subtestkombinationen gebildet, die sich als Interpretationshypothesen anbieten. Diese Hypothesen sind von A. S. Kaufman (1979), allerdings in leicht veränderter Form, übernommen worden.

Inwieweit Subtestkombinationen bestimmte klinische Gruppen charakterisieren, muss noch weiter geprüft werden: Für rechtschreibschwache Knaben wurden spezifische Subtestkombinationen gefunden, die sich in Diskriminanzanalysen als hochsignifikant erwiesen und damit für die Einzelfalldiagnostik relevant sind (➤ Abb. 12.8).

HAWIK-III

Im Jahr 1991 erschien in den USA die 3. Version des Wechsler-Tests, der WISC-III, die Bearbeitung erfolgte von J. D. Matarazzo. Gegenüber den Vorversionen wurden sowohl Veränderungen auf der Item-Ebene (veraltete Items wurden eliminiert, Bilder wurden anschaulicher und farbig gestaltet) als auch auf der Skalenebene durchgeführt (zwei neue Subtests wurden hinzugefügt).

Da die Revision des HAWIK bereits auf die Jahre um 1983 zurückging, musste von Normverschiebungen ausgegangen werden, d. h. von einer Tendenz zur Überschätzung der IQ-Werte der untersuchten Kinder. Durchschnittlich beträgt der Anstieg 0,3–0,5 IQ-Punkte pro Jahr (Flynn-Effekt).

Solche Veränderungen müssen zur regelmäßigen Bearbeitung und Neunormierung von Intelligenztests führen. Die deutsche Bearbeitung des WISC-III von U. Tewes, P. Rossmann und U. Schallberger liegt inzwischen vor.

In der Durchführung des Tests wurde die Reihenfolge der Subtests verändert: Es wird abwechselnd je ein Subtest des Handlungs- und des Verbalteils vorgegeben. Beim HAWIK-III gibt es bis zu vier differenzierte Einstiegsstufen je nach dem Alter der untersuchten Kinder, sodass vor allem die Zeitökonomie berücksichtigt wurde. Daneben wurde aber auch eine sog. Umkehrregel eingeführt: Löst ein Kind das Item seiner Einstiegsstufe nicht, werden in umgekehrter Reihenfolge die leichteren Items angeboten, bis das Kind zwei Items in Folge löst.

Es wurden zwei neue Subtests in den HAWIK-III aufgenommen (➤ Tab. 12.9).

Die Beschreibung der Subtests entspricht dem HAWIK-R (➤ Tab. 12.8).

Tab. 12.9 HAWIK-III

Subtest	Reihenfolge der Darbietung
Verbalteil	
Allgemeines Wissen (AW)	2
Gemeinsamkeitsempfinden (GF)	4
Rechnerisches Denken (RD)	6
Wortschatz-Test (WT)	8
Allgemeines Verständnis	10
Zahlennachsprechen (ZN)	12
Handlungsteil	
Bilderergänzen	1
Zahlen-Symbol-Test	3
Bilderordnen (BO)	5
Mosaik-Test (MT)	7
Figurenlegen (FL)	9
Symbolsuche (SS)	11
Labyrinth-Test (LAB)	13

Neu hinzugekommen sind:

Symbolsuche: gepaarte Gruppen von abstrakten Formen und Symbolen, die das Kind daraufhin vergleichen muss, ob beide Gruppen ein gemeinsames Symbol enthalten

Labyrinth-Test: eine Serie von unterschiedlich komplexen gezeichneten Labyrinthen, die das Kind zu lösen hat, indem es mit einem Bleistift eine Linie vom Zentrum zum Ausgang zieht

Die Signierung der Aufgabenantworten des Verbalteils erfolgt meist durch die Vergabe von einem oder zwei Punkten; neben den Lösungskriterien sind viele Beispielantworten im Handbuch zu finden.

Der Normierungsbereich wurde in zweierlei Hinsicht erweitert und ergänzt. Das Altersspektrum reicht jetzt von 6,0–16,11 Jahren; die Normierung erfolgte für Deutschland (einschließlich der neuen Bundesländer), für Österreich und die deutschsprachige Schweiz an insgesamt 1 570 Kindern und Jugendlichen. Die Normwerte sind in 4-Monats-Schritten gestaffelt; in jeder dieser Normgruppen sind damit ca. 40–50 Kinder.

In der Normierung wurden auch verschiedene Schultypen berücksichtigt und im Hinblick auf die sonderpädagogische Diagnostik wurden bis zu 10 % Sonderschüler in einzelnen Jahrgangsstufen in die Normstichprobe aufgenommen.

Die Auswertungsmöglichkeiten wurden standardmäßig erweitert.

Neben dem Gesamt-IQ, dem Verbal-IQ und dem Handlungs-IQ (wie bisher) werden vier Teilleistungsbereiche bestimmt.

Sie bestehen aus genannten Subtestkombinationen (➤ Tab. 12.10).

Die referierten Werte zur Reliabilität der Skalen entsprechen in etwa den bekannten Werten aus dem HAWIK-R, d. h. .95 für den Verbal-IQ, .91 für den Handlungs-IQ und .96 für den Gesamt-IQ. Für die vier Teilleistungsbereiche liegen die Reliabilitäten zwischen .85 und .94.

WISC-IV deutsche Version/HAWIK-IV

Im Jahr 2003 erschien in den USA die aktuelle Version der Wechsler-Tests. Die deutsche Version wurde 2007 eingeführt und heißt jetzt WISC-IV deutsche Version.

Gegenüber den Vorgängerversionen ist vor allem die bessere theoretische Begründung hervorzuheben. Der WISC-IV bezieht sich ausdrücklich auf die CHC-Theorie der psychometrischen Intelligenzforschung und bietet dieses Konzept als Interpretationsrahmen an.

Im Grundkonzept des HAWIK-III werden bekanntlich neben dem Gesamt-IQ die Verbal- und Handlungs-IQs ermittelt und vier sog. Indexwerte, nämlich *sprachliches Verständnis, Wahrnehmungsorganisation, Unablenkbarkeit* und *Arbeitsgeschwindigkeit.*

Tab. 12.10 Teilleistungsbereiche – Subtestkombinationen

Sprachliches Verständnis	Wahrnehmungsorganisation	Unablenkbarkeit	Arbeitsgeschwindigkeit
Allgemeines Wissen	Bilder ergänzen	Rechnerisches Denken	Zahlen-Symbol-Test
Gemeinsamkeiten finden	Bilder ordnen	Zahlen nachsprechen	Symbolsuche
Wortschatz-Test	Mosaik-Test		
Allgemeines Verständnis	Figurenlegen		

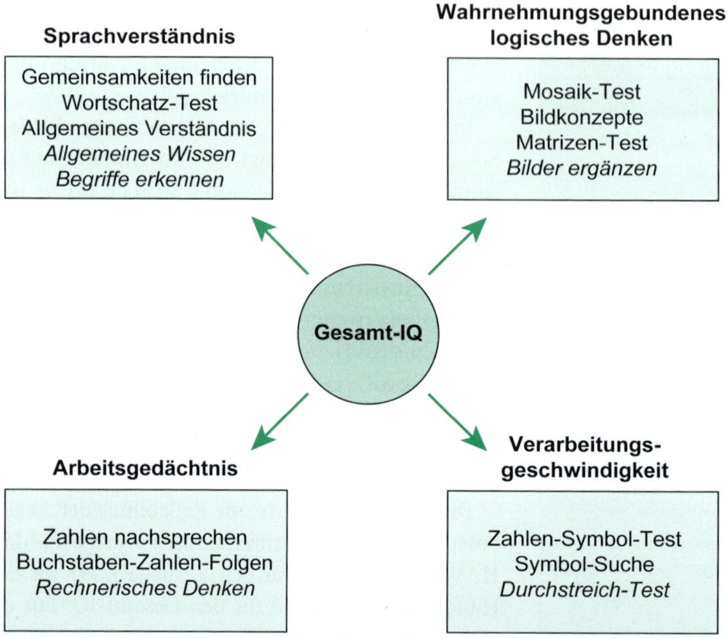

Abb. 12.9 Struktur des HAWIK-IV (D. L. Williams et al. 2003; F. Petermann 2006); die Subtestbezeichnungen sind dem veröffentlichten Test entnommen; die kursiv gesetzten Subtests werden optional durchgeführt (➤ Tab. 12.11, ➤ Tab. 12.12).

Tab. 12.11 Beschreibung der Subtests (mit freundlicher Erlaubnis von F. und U. Petermann 2007)

Abk.	Untertest	Inhaltliche Beschreibung
Kerntests		
MT	**Mosaik-Test**	Mithilfe von zweifarbigen Würfeln soll das Kind unterschiedlich komplexe Mustervorlagen (Modell oder Bildvorlage) innerhalb einer vorgegebenen Zeitspanne nachbauen.
GF	**Gemeinsamkeiten finden**	Das Kind soll das Gemeinsame von mündlich vorgegebenen Begriffspaaren benennen oder beschreiben. Die Begriffe beziehen sich auf Konzepte oder Gegenstände des Alltags.
ZN	**Zahlen nachsprechen**	Dem Kind wird eine Zahlenreihe vorgelesen, die es in derselben Reihenfolge (ZN vorwärts) oder in umgekehrter Reihenfolge (ZN rückwärts) nachsprechen soll.
BK	**Bildkonzepte**	Das Kind soll aus zwei oder drei Bildreihen (mit je zwei bis vier Bildern) jeweils ein Bild auswählen, um daraus eine Gruppe mit einer gemeinsamen Eigenschaft zu bilden.
ZST	**Zahlen-Symbol-Test**	Einer Serie einfacher geometrischer Figuren (ZST-A) oder Ziffern (ZST-B) soll das Kind abstrakte Symbole zuordnen. Es zeichnet in einer begrenzten Zeit die Symbole in die dazugehörigen Figuren bzw. unter die Ziffern, indem es einen vorgegebenen Schlüssel verwendet.
WT	**Wortschatz-Test**	Bei den Bildaufgaben benennt das Kind Objekte, die ihm als Bild vorgelegt werden. Bei den verbalen Aufgaben gibt das Kind Definitionen für die vom Testleiter vorgegebenen Worte.
BZF	**Buchstaben-Zahlen-Folgen**	Dem Kind wird eine Reihe von Nummern und Buchstaben vorgelesen. Es gibt die Nummern in aufsteigender und die Buchstaben in alphabetischer Reihenfolge wieder.
MZ	**Matrizen-Test**	Das Kind betrachtet eine unvollständige Matrize und wählt das fehlende Teil aus fünf Antwortmöglichkeiten.
AV	**Allgemeines Verständnis**	Das Kind beantwortet Fragen, die das Verständnis von allgemeinen Prinzipien und sozialen Situationen oder Regeln erfordern.
SYS	**Symbol-Suche**	Das Kind vergleicht in einer begrenzten Zeit eine Gruppe von abstrakten Symbolen mit einem Zielsymbol und gibt an, ob sich das Zielsymbol in der Suchgruppe befindet.

Tab. 12.12 Optionale Untertests

BE	**Bilder ergänzen**	Das Kind sieht eine Reihe von Bildern und zeigt oder benennt das wichtige Teil/Detail, das auf dem jeweiligen Bild fehlt.
DT	**Durchstreich-Test**	Das Kind betrachtet eine unstrukturierte bzw. eine strukturierte Bilderanordnung und markiert in einer begrenzten Zeit die Zielbilder (Tiere).
AW	**Allgemeines Wissen**	Das Kind beantwortet Fragen über allgemein bekannte Ereignisse, Sachverhalte, Orte und Persönlichkeiten.
RD	**Rechnerisches Denken**	Das Kind löst eine Serie von mündlich vorgegebenen Rechenaufgaben.
BEN	**Begriffe erkennen**	Das Kind entschlüsselt den allgemeinen Begriff, der mit einer Reihe von Sätzen (Satzteilen) umschrieben wird.

Diese Indexwerte gewinnen im WISC-IV/HAWIK-IV größere Bedeutung und wurden weiterentwickelt (➤ Abb. 12.9).

HAWIK-III		**WISC-IV/HAWIK-IV**
Teilleistungsbereiche		**Indexwerte**
Sprachliches Verständnis	→	Sprachverständnis
Wahrnehmungs-organisation	→	Wahrnehmungsgebundenes logisches Denken
Unablenkbarkeit	→	Arbeitsgedächtnis
Arbeitsgeschwindigkeit	→	Verarbeitungs-geschwindigkeit

Die Gruppierung zu einem Verbal- und einem Handlungs-IQ erfolgt nicht mehr, d. h., die Diagnostiker müssen auf (lieb gewordene) Gewohnheiten und Interpretationsmuster verzichten.

Aus den vier Indexwerten wird nach wie vor ein Gesamt-IQ ermittelt.

Mit Bezug auf die CHC-Theorie bekommen sowohl das **Arbeitsgedächtnis** als auch die **Verarbeitungsgeschwindigkeit** eine zentrale Bedeutung. Wären früher diese Komponenten noch als Stützfaktoren der Intelligenz betrachtet worden, werden sie heute als integraler Bestandteil der Intelligenz gesehen und sollen deshalb in der Diagnostik auch durch mehr Subtests vertreten sein.

Die Struktur und relative Unabhängigkeit der vier Indexwerte ist durch explorative und konfirmatorische Faktorenanalysen der gesamten Normstichprobe bestätigt; die Stabilität der Faktoren konnte durch getrennte Faktorenanalysen für sechs verschiedene Altersgruppen (jeweils zwei Altersjahrgänge) gezeigt werden.

Der Vergleich zwischen WISC-III und WISC-IV bringt erwartungsgemäß wenige Überraschungen. Die Korrelationen zwischen den vergleichbaren Indexwerten und den Gesamt-IQs sind hoch; die Mittelwerte der Indexwerte aus dem WISC-III fallen höher aus als die entsprechenden Mittelwerte aus dem WISC-IV, so wie es aufgrund des Flynn-Effekts zu erwarten war.

Die deutsche Normierung beruht auf einer repräsentativen Stichprobe von 1 650 Kindern und Jugendlichen aus Deutschland, Österreich und der deutschsprachigen Schweiz; der Altersbereich reicht von 6,0–16,11 Jahren.

WISC-V

WISC-V – amerikanische Version

Die 5. Auflage der Wechsler Intelligence Scale for Children (WISC-V) wurde 2014 veröffentlicht.

Mit der Neuauflage sollen folgende Ziele erreicht werden:

- Aktualisierung der theoretischen Basis durch Einbeziehen von weiteren Subtests durch Berücksichtigung der großen Bedeutung der verbalen Fähigkeiten im Grundschulalter und der Berücksichtigung des Arbeitsgedächtnisses für kognitive Funktionen.
- Verbesserung der Anwenderfreundlichkeit durch Verkürzung der Durchführungsdauer, auch mit weniger Items pro Subtest.
- Bessere Anpassung der Instruktionen an den Entwicklungsstand, indem sie in einfacher Sprache und kürzer gehalten werden bzw. Aufgaben demonstriert werden. Veraltete Items wurden entfernt.

- Verbesserung der psychometrischen Eigenschaften.
- Verbesserung der klinischen Anwendbarkeit bei Kindern mit Lernstörungen, da Subtests aufgenommen wurden, die dafür besonders sensitiv sind, und indem Muster von Stärken und Schwächen besser ausgewertet werden können.

Die Struktur des WISC-V besteht aus dem Gesamt-IQ und primären Index-Skalen. Diese werden für besondere Fragestellungen durch zusätzliche und ergänzende (sekundäre) Index-Skalen und Subtests erweitert. Insgesamt hat der WISC-V bis zu 21 Subtests.

		Primäre Indexwerte					Sekundäre Indexwerte				
Untertest	Gesamt-IQ	Sprachverständnis	Visuell-Räumliche Verarbeitung	Fluides Schlussfolgern	Arbeitsgedächtnis	Verarbeitungsgeschwindigkeit	Quantitatives Schlussfolgern	Auditives Arbeitsgedächtnis	Nonverbaler Index	Allgemeiner Fähigkeitsindex	Kognitiver Leistungsindex
Mosaik-Test	x		x						x	x	
Gemeinsamkeiten finden	x	x								x	
Matrizen-Test	x			x					x	x	
Zahlen nachsprechen	x				x			x			x
Zahlen-Symbol-Test	x					x			x		x
Wortschatz-Test	x	x								x	
Formenwaage	x			x			x		x	x	
Visuelle Puzzles	(x)		x						x		
Bilderfolgen	(x)				x				x		x
Symbol-Suche	(x)					x					x
Allgemeines Wissen	(x)										
Buchstaben-Zahlen-Folgen	(x)							x			
Durchstreich-Test	(x)										
Allgemeines Verständnis	(x)										
Rechnerisches Denken	(x)						x				

Abb. 12.10 Struktur des WISC-V – deutsche Version

Die neuen Subtests:

- „Visuelle Puzzles“: Das Kind sieht eine komplette Form und wählt jene Teile aus, durch die die komplette Figur zusammengesetzt werden kann. Die Antwortzeit ist begrenzt. Es wird damit die Fähigkeit zu analysieren und zu synthetisieren erfasst.
- „Figuren-Waage“: Das Kind sieht eine Balkenwaage mit fehlenden Gewichten und soll die Waage ins Gleichgewicht bringen. Die Zeit ist begrenzt. Es wird damit die Fähigkeit zum quantitativen und analogen fluidem Denken gemessen.
- „Bilderfolgen“: Das Kind sieht ein oder mehrere Bilder und zeigt sie dann in der richtigen Reihenfolge auf einem Auswahlbild. Es wird damit der visuelle Aspekt des Sequenzgedächtnisses erfasst.

Die Betrachtung der Struktur zeigt, dass der WISC-V deutlich komplexer geworden ist. Es werden fünf primäre Indexwerte und fünf sekundäre Indexwerte gebildet.

Die neue Struktur dient nicht nur der Bestimmung des IQ, sondern auch weiterer kognitiver Aspekte und Funktionen, die insbesondere bei Lernstörungen relevant sind (v. a. die sekundären Indices).

Entsprechend dieser Fragestellungen können ergänzende Subtests eingesetzt und kognitive Muster identifiziert werden („Intelligent Testing with the WISC-V“).

Die Durchführung des WICS-V kann auf zwei Wegen erfolgen: einmal traditionell als Papier-Bleistift-Test und einmal interaktiv mit zwei iPads; dabei erfolgt eine sofortige Online-Bewertung auf dem iPad des Testleiters.

Der WISC-V wurden an 2200 Kindern in elf Altersgruppen von 6,0–16,11 Jahren normiert; die Normierungsstichprobe ist repräsentativ nach den amerikanischen statistischen Daten.

Die Testgüte ist hoch: Die Reliabilität für den Gesamt-IQ liegt bei .96, für die einzelnen Index-Skalen zwischen .88 und .93.

Die Validität wurde in verschiedener Hinsicht geprüft. Die faktorielle Struktur wurde mit einer konfirmatorischen Faktorenanalyse getestet. Die Übereinstimmung mit verschiedenen anderen Intelligenztestverfahren ist gegeben; 11 verschiedene klinische Gruppen wurden mit mittleren bis größeren Stichproben untersucht, mit erwartungskonformen Ergebnissen.

WISC-V – deutsche Version

Die deutsche Adaption des WISC-V war für 2017 angekündigt. Die Bearbeitung erfolgte durch F. Petermann.

Die deutsche und die amerikanische Version sind nicht identisch. Es sind die ergänzenden Skalen und Subtests nicht übernommen worden (➤ Abb. 12.10).

Die Normierung erfolgte 2015/16 an 1087 Kinder und Jugendlichen. Die Normierungsstichprobe wurde nach verschiedenen Angaben des statistischen Bundesamtes zusammengestellt.

Die Reliabilitäten (interne Konsistenzen) sind hoch bis sehr hoch (.89 – .96).

Hannover-Wechsler-Intelligenztest für Kinder im Vorschulalter (HAWIVA)

Der **Ha**nnover-**W**echsler-**I**ntelligenztest für das **V**orschul**a**lter ist eine deutsche Bearbeitung der Wechsler Preschool and Primary Scale of Intelligence.

Die Bearbeitung wird von den Autoren D. Eggert und K. D. Schuck als Experimentalform bezeichnet, da die Normierung nur in begrenztem Umfang durchgeführt wurde (in einigen Altersgruppen bestanden zu kleine Normierungsstichproben). Dennoch hat sich der HAWIVA in der Praxis wie ein korrekt normierter Test durchgesetzt, der für die Intelligenzbeurteilung von Kindern zwischen 4 und 6,11 Jahren verwendet wird. Viele Jahre gab es keine adäquate Alternative zur Intelligenzbeurteilung in dieser Altersgruppe.

Der Test besteht, dem Wechsler-Konzept folgend, aus einem Verbal- und einem Handlungsteil sowie sog. Zusatztests (diese Zusatztests sind im amerikanischen Original dem Verbal- bzw. Handlungsteil zugeordnet). In der deutschen Bearbeitung werden diese Tests als Zusatztests aufgenommen, weil sie sich nicht nach den faktorenanalytischen Untersuchungen in den Verbal- bzw. Handlungsteil eingliedern lassen. Erst bei älteren Kindern ist im HAWIK bzw. HAWIK-R diese Zuordnung möglich [124, 127].

Verbalteil

Allgemeines Wissen: Dieser Subtest erfasst erworbenes allgemeines Wissen, Faktenwissen.

Beispiel: Welches Tier gibt uns Milch?

Allgemeines Verständnis: Dieser Subtest erfordert praktisches Wissen und die Fähigkeit, frühere Erfolge auszuwerten und anzuwenden.

Beispiel: Was machst du, wenn deine Suppe zu heiß ist?

Wortschatz: Geprüft werden die allgemeine Sprachentwicklung und der Bestand an sprachlichen Kenntnissen, indem das Kind Wörter erklären soll.

Beispiel: Du kennst doch sicher das Wort „Hund"; Hund – was ist das?

Handlungsteil

Labyrinthe: Aus den vorgegebenen Labyrinthen soll mit dem Bleistift der Ausweg gefunden und gezeichnet werden.

Figurenzeichnen: Einfache geometrische Figuren sollen nach Vorlage abgezeichnet werden.

Zur Auswertung liegen im Handbuch viele Beispiellösungen vor.

Mosaik-Test: Aus quadratischen Holzplättchen mit verschiedenen Farben sollen vorgelegte und vorgedruckte Mosaikmuster nachgebaut werden.

Zusatztests

Tierhäuser: Vier verschiedenen Tieren sind in der Vorgabe verschiedenfarbige Stecker zugeordnet. Das Kind soll weiteren Tierbildern die Stecker mit den richtigen Farben zuordnen.

Rechnerisches Denken: Verschiedene Aufgaben zu Größen und Mengen, zum Abzählen und zu einfachen Additionen und Subtraktionen werden vorgegeben.

Die Auswertung des Tests ist an verschiedenen Stellen nicht befriedigend; es wird auch hier deutlich, dass es sich nur um eine Experimentalform handelt:

Für den Verbalteil und für den Handlungsteil werden die Rohwerte der jeweiligen Subtests addiert und in einen Normwert umgewandelt. Korrekterweise müssten die Normwerte der jeweiligen Subtests addiert werden und in einen Normwert höherer Ordnung (Verbal-, Handlungs-IQ) transformiert werden.

Die Normwerte des HAWIVA sind als C-Werte skaliert, d. h., der Mittelwert ist 5 und die Standardabweichung beträgt 2 (➤ Abb. 12.3). Diese Skala ist für einen Leistungstest sehr grob, trägt aber der Vorläufigkeit der Normierung Rechnung. Eine Umwandlung dieser C-Werte in IQ-Werte wird angeboten, bringt aber auch nur Scheingenauigkeit.

In den Aussagemöglichkeiten wird neben dem Gesamtniveau der Kinder auch der Unterschied zwischen dem Verbal- und dem Handlungsteil beurteilt.

Die Erfahrungen der letzten Jahre zeigen deutlich, dass offensichtlich bei diesem Verfahren eine Normverschiebung stattgefunden hat; der Test ist tendenziell zu leicht.

WPPSI-III deutsche Version/HAWIVA-III Wechsler-Preschool and Primary Scale of Intelligence-III deutsche Version/Hannover-Wechsler-Intelligenztest für das Vorschulalter III

Dieser Test von G. Ricken, A. Fritz, K. D. Schuck und U. Preuß (2007) beruht auf dem WPPSI-III (Wechsler Preschool and Primary Scale of Intelligence – 3th Edition) von D. Wechsler (2002). Seit 2009 liegt das Verfahren unter dem Namen WPSSI-III deutsche Version von F. und U. Petermann vor.

Der HAWIVA-III und die WPPSI-III kennen die Unterscheidung zwischen obligatorisch durchzuführenden *Kernuntertests* und optional durchzuführenden *zusätzlichen Untertests.*

Die Kernuntertests stellen die Basis für die Ermittlung der Skalenwerte dar. Die zusätzlichen Untertests dienen einerseits der weiteren Differenzierung kognitiver Fähigkeiten. Andererseits bieten sie dem Testleiter Alternativen, wenn die Kinder konkrete Anforderungen nicht erfüllen können (Kinder mit feinmotorischen Störungen können anstelle des Untertests *Mosaik-Test* den Untertest *Bilder ergänzen* bearbeiten). Maximal ein Kernuntertest einer Skala kann durch einen zusätzlichen Untertest ersetzt werden.

Der HAWIVA-III kann im Altersbereich von 2,6–6,11 Jahren eingesetzt werden; er ist demnach gerade für die jüngeren Kinder erweitert worden. Die WPPSI-III ist von 3,0–7,2 Jahren normiert.

In der Altersgruppe von 2,6–3,11 Jahren werden bis zu fünf Subtests durchgeführt (➤ Tab. 12.13; es können drei bis vier Kennwerte ermittelt werden):

- *Passiver Wortschatz (PW):* Den Kindern wird ein Stimulusbuch mit Bildkarten vorgelegt und das Kind soll auf Aufforderung eines von vier Bildern zeigen: „Zeige mir **Fuß.**"

- *Mosaik-Test (MT):* Den Kindern werden aus roten, weißen und rotweißen Steinen einfache Muster aus zwei bis vier Steinen vorgebaut, die sie nachbauen sollen. Ab der Aufgabe 16 dienen Bildkarten als Vorlage. Das Kind hat 30, 45 oder 60 Sekunden Zeit.
- *Allgemeines Wissen (AW):* Das Kind soll einfache Sachfragen beantworten. Die ersten vier Items werden über Bildkarten abgefragt, dann werden verbale Antworten erwartet. „Welche Tiere kennst du?" (Kind muss drei Tiere nennen.)
- *Figuren legen (FL):* Aus zwei bis sieben Teilen sollen Bilder (Puzzles) zusammengesetzt werden. Ab dem Item 7 wird die Bearbeitungsgeschwindigkeit mit berücksichtigt.
- *Aktiver Wortschatz (AK):* Mit einem Stimulusbuch werden dem Kind Bilderkarten vorgelegt, die es benennen soll. „Was ist das?" Dieser Subtest muss nicht obligatorisch durchgeführt werden. Zur Ermittlung des Verbalteils und der Gesamtskala kann er einen anderen verbalen Subtest ersetzen; für die allgemeine Sprachskala ist er notwendig.

In der Altersgruppe von 4,0–6,11 Jahren werden 8–14 Subtests durchgeführt:

- *Mosaik-Test* (MT): s. o.
- *Allgemeines Wissen (AW):* s. o.
- *Matrizen-Test (MZ):* Die Kinder betrachten eine Vierfeldermatrix und sollen das eine leere Feld mit einer von vier/fünf Antwortalternativen ergänzen.
- *Wortschatz-Test (WT)/Begriffe erklären (BEL):* Das Kind definiert Wörter, die der Testleiter laut vorliest: „Was ist ein Schuh?" Die Antworten werden nach dem Grad der Genauigkeit mit 0, 1 oder 2 Punkten bewertet.
- *Bildkonzepte (BK)/Klassen bilden (KB):* Den Kindern werden Bilder in zwei Reihen gezeigt und

Tab. 12.13 HAWIVA-III-Subtests (in der Altersgruppe 2,6–3,11 Jahre)

	Verbalteil	Handlungsteil	Gesamtskala	Allgemeine Sprachskala
Passiver Wortschatz (PW)	X		X	X
Mosaik-Test (MT)		X	X	
Allgemeines Wissen (AW)	X		X	
Figuren legen (FL)		X	X	
Aktiver Wortschatz (AK)	(X)		(X)	X

Tab. 12.14 WPPSI-/HAWIVA-Subtests (in der Altersgruppe 4,0–7,2 Jahre)

	Verbalteil	Handlungsteil	Verarbeitungsgeschwindigkeit	Gesamtskala	Allgemeine Sprachskala
Mosaik-Test (MT)		X		X	
Allgemeines Wissen (AW)	X			X	
Matrizen-Test (MZ)		X		X	
Wortschatz-Test (WT)	X			X	
Bildkonzepte (BK)		X		X	
Symbol-Suche (SYS)			X	(X)	
Begriffe erkennen (BEN)	X			X	
Symbole codieren (SK)			X	X	
Allgemeines Verständnis (AV)	(X)			(X)	
Bilder ergänzen (BE)		(X)			
Gemeinsamkeiten finden (GF)	(X)			(X)	
Passiver Wortschatz (PW)					X
Figuren legen (FL)		(X)		(X)	
Aktiver Wortschatz (AK)					X

sie sollen aus jeder Reihe ein Bild auswählen, sodass ein Paar nach einer gemeinsamen Kategorie gebildet wird.
- *Symbol-Suche (SYS):* Die Kinder sollen ein vorgegebenes grafisches Symbol in einer Reihe von Symbolen anstreichen. Die Kinder haben 120 Sekunden Zeit.
- *Begriffe erkennen (BEN):* Anhand einer Umschreibung sollen die Kinder den gesuchten Begriff erkennen. „Errate, woran ich denke. Das ist ein Tier, ‚das macht miau'. Was ist das?"
- *Symbole codieren (SK):* Die Kinder sollen einfache Striche (waagrecht, senkrecht, Kreis) nach einer festen Zuordnung in einfache geometrische Muster eintragen.
- *Allgemeines Verständnis (AV):* Die Kinder sollen Fragen zum Verständnis allgemeiner Prinzipien und sozialer Situationen beantworten. „Was kann passieren, wenn du etwas Heißes anfasst?"
- *Bilder ergänzen (BE):* Die Kinder sollen in den Bildern wichtige fehlende Teile entdecken, z. B. bei einem Teddybären, dem ein Bein fehlt.
- *Gemeinsamkeiten finden (GF):* Zu einem Begriffspaar sollen die Kinder den Oberbegriff nennen. „Beende, was ich sage. Hunde und Katzen, beides sind …?"
- *Passiver Wortschatz (PW):* s. o.
- *Figuren legen (FL):* s. o.
- *Aktiver Wortschatz (AK):* s. o.

Es können insgesamt bis zu fünf *Skalen* gebildet werden (> Tab. 12.14).

Normierung

Die Normierung des HAWIVA-III erfolgte in zehn Bundesländern Deutschlands an 960 Kinder und in sechs Kantonen der Schweiz an 362 Kindern.

Knaben sind etwas häufiger vertreten als Mädchen; Geschlechtsunterschiede ergaben sich nur im Subtest *Codieren* von 4,6–6,5 Jahren zugunsten der Mädchen.

Die WPPSI-III deutsche Version hat eine deutlich kleinere Normierungsstichprobe (710 Kinder); genaue Angaben zur regionalen Verteilung fehlen. Überraschenderweise sind aber die ermittelten Reliabilitäten geringfügig höher.

Eine vergleichende Auswertung von Testprotokollen nach den Normen des HAWIVA-III und der WPPSI-III ergibt bis zu 8 IQ-Punkte Differenz (meist bei der WPPSI-III bessere Werte). In der Verarbeitungsgeschwindigkeit fallen die neuen Normwerte z. T. deutlich strenger aus.

Aus den veröffentlichten Daten kann man nicht erkennen, welcher Normierung der Vorzug zu geben ist: Der Anwender sollte die Unterschiede der beiden Verfahren kennen und bei komplexen Entscheidungen u. U. die Auswertung nach beiden Normierungen durchführen [109, 124, 127].

Kaufman-Assessment-Battery for Children (K-ABC)

Die **K**aufman-**A**ssessment-**B**attery for **C**hildren (K-ABC) ist ein Testverfahren, das von A. S. Kaufman

Tab. 12.15 Kaufman-Assessment-Battery for Children – Skalen

Skalen intellektueller Fähigkeiten	Ganzheitlich	Einzelheitlich	Sprachfrei
Zauberfenster	+		
Wiedererkennen von Gesichtern	+		+
Handbewegungen		+	+
Gestalterschließen	+		
Zahlennachsprechen		+	
Dreiecke	+		+
Wortreihe		+	
Bildhaftes Ergänzen	+		+
Räumliches Gedächtnis	+		+
Fotoserie	+		+
Fertigkeitsskalen Wortschatz Gesichter und Orte Rechnen Rätsel Lesen/Buchstabieren (fakultativ) Lesen/Verstehen			

und N. L. Kaufman 1983 in den USA veröffentlicht und in deutscher Bearbeitung von P. Melchers und U. Preuss 1991 vorgelegt wurde.

Der Test (➤ Tab. 12.15) besticht vor allem durch seine theoretische Basis, die auf neueren kognitions- und neuropsychologischen Forschungen beruht.

Im Rahmen der intellektuellen Fähigkeiten gruppiert er die Skalen nach

- ganzheitlichem Denken und
- einzelheitlichem Denken.

Mit *ganzheitlichem Denken* wird ein kognitiver Verarbeitungsstil gekennzeichnet, der eher wahrnehmungsgebunden, räumlich-gestalthaft und simultan ist und der Analogieschlüsse verlangt. Im Gegensatz hierzu ist das *einzelheitliche Denken* eher sequenziell und analytisch; bei ihm steht in den Schlussfolgerungen jeder Aspekt in sachlicher und logischer Beziehung zum vorhergehenden, sodass das folgerichtige Kurzzeitgedächtnis hier beansprucht wird.

Unter neuropsychologischen Aspekten gibt es viele Befunde, vor allem aus dem Erwachsenalter, die nahelegen, dass mit der Zweiteilung von ganzheitlich und einzelheitlich die dominanten Verarbeitungsstile der rechten bzw. linken Großhirnhemisphäre korrelieren (➤ Kap. 12.2.2).

Natürlich sind sich die Autoren bewusst, dass an realen Denk- und Problemlöseprozessen praktisch immer beide kognitiven Stile beteiligt sind, sodass sich nur ein *relatives* Übergewicht bei bestimmten Aufgaben und Personen ergibt.

Eine weitere diagnostische Dimension wurde in die K-ABC mit der Unterscheidung von *intellektuellen Fähigkeiten* und *Fertigkeiten* eingeführt:

Während die intellektuellen *Fähigkeiten* dem relativ kulturfairen, lernunabhängigen Potenzial entsprechen (siehe auch CFT), das in neuartigen Situationen verlangt wird, werden als sog. *Fertigkeiten* erworbene Leistungen abgefragt, wie sie gewöhnlich in der Schule gelernt werden (auch *Fluid* vs. *Crystallized Ability*).

Die Skalen der Fähigkeiten erweisen sich in den Untersuchungen als relativ kulturunabhängig, sodass Angehörige verschiedener ethnischer Gruppen und Minderheiten damit besser untersucht werden können, ein Aspekt, der in modernen, multikulturellen Gesellschaften Bedeutung gewinnt.

Aus den Diskrepanzen von Fähigkeiten und Fertigkeiten kann geschlossen werden, wie weit ein Kind in seiner Umgebung gefördert wurde, ob es gute Förderpotenziale gibt oder ob ein Kind bereits längst an bzw. über seiner Leistungsgrenze arbeitet (Overachiever).

Allerdings warnen die Autoren davor, deshalb die intellektuellen Fähigkeiten verkürzt als angeborenes und unveränderbares Potenzial zu interpretieren.

Kurzbeschreibungen der Subtests

Skalen intellektueller Fähigkeiten

Zauberfenster: Geprüft wird die Fähigkeit eines Kindes, ein Objekt zu erkennen und zu benennen, dessen Bild in einer Drehbewegung hinter einem kleinen Schlitz so gezeigt wird, dass das Bild stets nur zu einem kleinen Teil zu sehen ist.

Wiedererkennen von Gesichtern: Geprüft wird die Fähigkeit, sich einem oder zwei Gesichtern intensiv zuzuwenden, deren Fotografien kurz dargeboten werden, und die richtigen Personen auf einem Gruppenfoto wiederzuerkennen, das sie in einer anderen Positur zeigt.

Handbewegungen: Geprüft wird die Fähigkeit, präzise die Folge von Bewegungen nachzumachen, die der Versuchsleiter mit seiner Hand vorgibt, indem er die Tischplatte mit Faust, Handfläche oder Handkante berührt.

Gestalterschließen: Geprüft wird die Fähigkeit, Lücken in einer teilweise unvollständigen „Tintenkleckszeichnung" durch geistige Verarbeitung zu schließen und diese Zeichnung adäquat zu benennen oder zu beschreiben.

Zahlennachsprechen: Gemessen wird die Fähigkeit, eine vom Versuchsleiter vorgesprochene Folge von Zahlen richtig zu wiederholen.

Dreiecke: Geprüft wird die Fähigkeit, eine Anzahl gleicher Gummidreiecke, deren eine Seite blau und die andere gelb ist, so zusammenzulegen, dass diese dem Bild einer abstrakten Figur entspricht.

Wortreihe: Geprüft wird die Fähigkeit, auf die Umrisse von Objekten in derselben Reihenfolge zu zeigen, wie diese vom Versuchsleiter zuvor genannt wurden. Bei Schulkindern wird diese Fähigkeit auch unter Verwendung einer zusätzlichen interferierenden Aufgabe gemessen.

Bildhaftes Ergänzen: Geprüft wird die Fähigkeit, aus einer Auswahl die Abbildung oder die abstrakte

Figur auszuwählen, die eine Analogie am besten vervollständigt.

Räumliches Gedächtnis: Geprüft wird die Fähigkeit, sich an die Stellung von Bildern, die nach dem Zufallsprinzip auf einer Seite angeordnet sind, zu erinnern und sie auf der folgenden Seite den Kästchen in einem Raster zuzuordnen.

Fotoserie: Geprüft wird die Fähigkeit, eine ungeordnete Reihe von Fotografien, die ein Ereignis darstellen, zu organisieren und die Fotografien dann in zeitlich richtiger Reihenfolge anzuordnen.

Fertigkeitsskalen

Wortschatz: Geprüft wird die Fähigkeit, den richtigen Namen für einen Gegenstand anzugeben, der auf einer Fotografie abgebildet ist.

Gesichter und Orte: Geprüft wird die Fähigkeit, auf der Grundlage einer Abbildung den Namen einer Comicfigur, einer berühmten Persönlichkeit oder eines bekannten Orts anzugeben.

Rechnen: Gemessen werden die Fertigkeit, Zahlen zu erkennen, zu zählen, zu rechnen, sowie das Verständnis für mathematische Konzepte.

Rätsel: Geprüft wird die Fähigkeit des Kindes, den Namen eines konkreten oder abstrakten sprachlichen Konzepts herzuleiten und zu nennen, von dem ihm einige Charakteristika vorgegeben werden.

Lesen/Buchstabieren: Geprüft wird die Fertigkeit, Buchstaben zu erkennen, Wörter zu lesen und auszusprechen.

Lesen/Verstehen: Geprüft wird die Fähigkeit des Kindes, sein Leseverständnis darzustellen, indem es die im zu lesenden Text gegebenen Anweisungen ausführt.

Die K-ABC ist für Kinder im Alter von 2,6–12,5 Jahren normiert; die Normen sind in 3-Monats-Schritten gestaffelt. Es wurde versucht, in die Standardisierungsstichprobe verschiedene Bildungsgrade und Schulformen sowie den gesamten deutschen Sprachraum (Deutschland, Österreich, Schweiz und Südtirol [Italien]) einzubeziehen. Darüber hinaus wurden gezielt auffällige Kinder aus Erziehungsberatungsstellen und mit medizinischen und/oder psychologischen Diagnosen aufgenommen.

Zur Auswertung werden zunächst die Rohwerte eines jeden Subtests in Skalenwerte umgerechnet; sie sind, wie die Subtests des HAWIK, mit dem Mittelwert 10 und der Standardabweichung 3 normiert (➤ Abb. 12.3).

Im nächsten Auswertungsschritt werden die Zusammenfassungen in die Skalen *einzelheitliches* und *ganzheitliches Denken* sowie *intellektuelle Fähigkeiten* und *Fertigkeiten* vorgenommen und die Summen der Skalenwerte ermittelt. Diese Skalen sind, wie üblicherweise Intelligenzskalen, mit dem Mittelwert 100 und der Standardabweichung 15 normiert.

Auf dieser Ebene können dann diagnostisch relevante Differenzen zwischen diesen Skalen erkannt und die intraindividuellen Stärken und Schwächen innerhalb der zusammengefassten Skalen erkannt werden. Sind in den Fertigkeitsskalen schwächere Leistungen erzielt worden als in den Fähigkeitsskalen, muss man davon ausgehen, dass das Kind nicht genügend Anregungen aus seiner Umwelt (Familie, Kindergarten, Schule) erhalten hat. Im umgekehrten Fall geht man davon aus, dass ein Kind gut gefördert wurde und eher an seiner Leistungsgrenze oder darüber arbeitet (Overachiever); hier sind Anzeichen chronischer Überforderung zu befürchten.

Als eine zweite Stufe der Interpretation werden die *Profilinterpretationen* vorgeschlagen. Als *Profile* werden hier *Untertestkombinationen* verstanden, die sich durch gemeinsame Merkmalsaspekte auszeichnen.

Die Analyse auf dieser Ebene ist psychologisch vielversprechend, aber auch arbeitsaufwendig. Es kann hier nur die Verwendung von Computerprogrammen angeraten werden, die von Kaufman als „Hypothesengeneratoren" bezeichnet werden; u. U. müssen sich psychologische Dienste an Institutionen diese Auswertesysteme selbst programmieren.

K-ABC-II

Die Kaufman-Assessment Battery for Children (K-ABC-II) wurde 2004 in neuer überarbeiteter Version in den USA veröffentlicht. A. S. Kaufman und N. L. Kaufman haben das Verfahren vom Anwendungsbereich her erweitert, sodass jetzt Kinder und Jugendliche von 3–18 Jahren untersucht werden können. Die deutschsprachige Fassung wurde 2015 von P. Melchers und M. Melchers veröffentlicht.

Dazu werden, wie bei der K-ABC gewohnt, je nach Alter verschiedene Sets von Subtests angeboten (➤ Tab. 12.16).

Das Material ist kindgerecht und motivierend; es ist so gestaltet, dass es als weitgehend kulturfair ange-

12

Tab. 12.16 Vergleich von K-ABC und K-ABC-II

Beibehaltene Subtests	Neue Subtests (➤ Tab. 12.17)	Eliminierte Subtests
• Wortreihe • Zahlennachsprechen • Dreiecke • Wiedererkennen von Gesichtern • Rätsel • Handbewegungen • Gestalterschließen • Wortschatz	• Atlantis • Symbole • Atlantis, Abruf nach Intervall • Symbole, Abruf nach Intervall • Muster ergänzen • Geschichten ergänzen • Bausteine zählen • Rover • Konzeptbildung • Sprachliches Wissen	• Zauberfenster • Räumliches Gedächtnis • Bildhaftes Ergänzen • Fotoserie • Gesichter und Orte • Rechnen • Lesen • Lesen/Verstehen

Tab. 12.17 Neue Subtests der K-ABC-II

Atlantis	Es werden Bilder von einzelnen Fantasiefiguren gezeigt; anschließend sollen diese Fantasiefiguren in einer Gruppe von Figuren wiedererkannt werden.
Geschichten ergänzen	In einer Bildergeschichte fehlt ein Bild. Das Kind soll aus einem von zwei (mehreren) Bildern das fehlende Teil zeigen.
Rover	Ein streunender Hund sucht den kürzesten Weg zum Knochen.
Atlantis, Abruf nach Intervall	Nach einer Zeit von 10–60 Minuten (in Abhängigkeit vom Alter) sollen die Fantasiefiguren wiedererkannt werden.
Wortschatz	Es werden Bilder von Gegenständen gezeigt, die zu benennen sind.
Symbole	Abstrakte Zeichen (z. B. ώ, ¢, Ö) werden Wörtern zugewiesen. Dann soll eine Zeichenkombination „gelesen" werden (Ö, ¢, ώ).
Bausteine zählen	Komplexere Gebilde sind aus Würfeln zusammengesetzt. Das Kind soll die Anzahl der Würfel zählen.
Muster ergänzen	In einer Zeichenreihe fehlt ein Teil und das Kind soll aus mehreren Zeichen das Fehlende einfügen.
Konzeptbildung	Das Kind sieht vier oder fünf Bilder und soll entscheiden, welches Bild nicht dazugehört.
Symbole, Abruf nach Intervall	Nach einer Zeit von 10–60 Minuten (in Abhängigkeit vom Alter) sollen Zeichenkombinationen „gelesen" werden.

Tab. 12.18 CHC-Theorie und Lurija-Modell

Pro CHC-Theorie	Pro Lurija-Modell
• Mehrheit der Fälle • Kinder mit (oder Verdacht auf) Störungen des Lesens, Schreibens oder Rechnens • Kinder mit geistiger Behinderung • Kinder mit ADHS • Kinder mit emotionalen Störungen oder Verhaltensstörungen • Begabte Kinder	• Kinder mit zwei- oder mehrsprachigem Hintergrund • Kinder, die kulturellen Minderheiten angehören und von denen man annimmt, dass damit ihr Wissenserwerb und ihre Sprachentwicklung beeinflusst werden • Kinder mit Sprachentwicklungsstörungen (expressiv, rezeptiv, gemischt) • Kinder mit Autismus • Taube oder schwerhörige Kinder • Wenn der Untersucher eine besondere Affinität zur Lurija-Theorie hat und überzeugt ist, dass erworbenes Wissen bei den kognitiven Scores ausgeschlossen bleiben sollte

sehen werden kann; im amerikanischen Handbuch wird dazu eine Reihe von Untersuchungen mit Angehörigen verschiedener Ethnien genannt.

Viel wichtiger aber ist der theoretische Hintergrund des Verfahrens: Es werden jetzt zwei Theorien als Interpretationsrahmen angeboten (Dual-theoretical Model); das sind namentlich der Ansatz von A.R. Lurija (➤ Abb. 12.11) und die CHC-Theorie der Intelligenz (➤ Tab. 12.18). Der Anwender ist damit aufgerufen, sich explizit für eine Rahmentheorie zu entscheiden, die ggf. von der diagnostischen Fragestellung abhängig sein kann und in der diagnostischen Praxis bedingt, den einen oder anderen Subtest durchzuführen bzw. wegzulassen.

Die neuropsychologische Orientierung von A.R. Lurija wurde bereits bisher in der K-ABC bei der Betonung von zwei Arten mentaler Funktionen herangezogen, insbesondere bei der Interpretation der Testteile als *einzelheitliches* bzw. *ganzheitliches Denken* bzw. in der Ausdrucksweise von Lurija, der *sukzessiven* und der *simultanen Verarbeitung.*

In der K-ABC-II werden jetzt vier Komponenten der Lurija-Theorie bemüht:

- Lernfähigkeit
- Sequenzielle Verarbeitung
- Simultane Verarbeitung
- Planungsfähigkeit

Sie sind den funktionellen Einheiten II und III zugeordnet.

Als Gesamtwert gibt es einen *Index Mentale Verarbeitung.*

Demgegenüber steht die CHC-Theorie: Kaufman und Kaufman machen deutlich, dass sie diesem Interpretationsansatz den Vorzug geben.

Aus der Sicht der CHC-Theorie der Intelligenz werden fünf Komponenten angesprochen; es sind fünf Komponenten aus der Schicht II, die in der Terminologie von Cattell und Horn bezeichnet werden:

- Langzeitspeicherung und Abruf (Glr)
- Kurzzeitgedächtnis (Gsm)
- Visuelle Verarbeitung (Gv)
- Fluide Intelligenz (Gf)
- Kristalline Intelligenz (Gc)

Als Gesamtwert gibt es hier den *Index fluide kristalline Intelligenz.*

Die Komponenten der beiden Theorien sind so weit parallelisiert, dass dieselben Subtests herangezogen werden. Nur für die Komponente *kristalline Intelligenz (Gc)* nach der CHC-Theorie gibt es kein Gegenstück im Lurija-Ansatz; das bedeutet, dass im Rahmen des Lurija-Ansatzes die Subtests zum erworbenen Wissen, nämlich *Rätsel, expressiver Wortschatz* und *sprachliches Wissen,* nicht durchgeführt werden (➤ Tab. 12.19).

Normierung

Die Normierung der K-ABC-II erfolgte an 1745 Kindern in verschiedenen Regionen Deutschlands, Österreichs und der Schweiz. Es liegen ausführliche

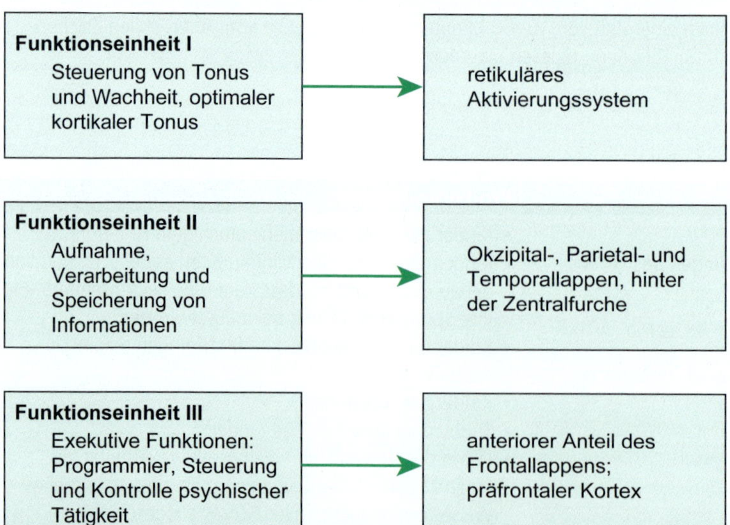

Abb. 12.11 Die drei fundamentalen Funktionseinheiten (Blöcke) und Gehirnstrukturen bei Lurija (1973, dt. 1992)

12

Tab. 12.19 Zuordnung der Subtests zur den beiden Interpretationsrahmen

Lurija-Theorie	CHC–Theorie	Bezeichnung in der K-ABC-II
Sequenzielle Verarbeitung Zahlen nachsprechen Wortreihe Handbewegungen	**Kurzzeitgedächtnis (Gsm)** Zahlen nachsprechen Wortreihe Handbewegungen	**Sequenzielles Denken/Gsm**
Simultane Verarbeitung Dreiecke Konzeptbildung Gesichter erkennen Rover Bausteine zählen Gestaltschließen	**Visuelle Verarbeitung (Gv)** Dreiecke Konzeptbildung Gesichter erkennen Rover Bausteine zählen Gestaltschließen	**Simultanes Denken/Gv**
Planungsfähigkeit Muster ergänzen Geschichten ergänzen	**Fluide Intelligenz (Gf)** Muster ergänzen Geschichte ergänzen	**Planerisches Denken/Gf**
Lernfähigkeit Atlantis Symbole Atlantis – Abruf nach Intervall Symbole – Abruf nach Intervall	**Langzeitspeicherung und Abruf (Glr)** Atlantis Symbole Atlantis – Abruf nach Intervall Symbole – Abruf nach Intervall	**Lernen/Glr**
	Kristalline Intelligenz (Gc) Rätsel Expressiver Wortschatz Wort- und Sachwissen	**Wissen/Gc**
Index **Mentale Verarbeitung**	**Index fluide kristalline Intelligenz**	

Informationen hinsichtlich des Bildungsstandes (auch der Eltern), der Wohnortgröße und des Migrationshintergrundes vor. Die Reliabilitäten der Subtests sind durchgängig gut bis sehr gut (.71–.94); die Kennwerte für die Indices und die Gesamttestwerte sind sehr gut (.85–.98) [112, 113, 117, 118, 124].

Snijders-Oomen Non-verbaler Intelligenztest (SON-R 2½–7)

Der *Snijders-Oomen Non-verbale Intelligenztest* (SON-R 2½–7) ist ein Einzeltest zur Erfassung der allgemeinen, sprachfreien Intelligenz (➤ Abb. 12.12). Er wurde 1996 in der revidierten Fassung von P.J. Tellegen, M. Winkel und B.J. Wijnberg-Williams veröffentlicht. Das Verfahren beruht auf den Vorarbeiten von Snijders und Snijders-Oomen von 1975. Dieses wurde ursprünglich für die psychologische Untersuchung hörbehinderter und tauber Kinder entwickelt, d.h., die Instruktionen sind so vorgesehen, dass der Testleiter auch nonverbal ar-

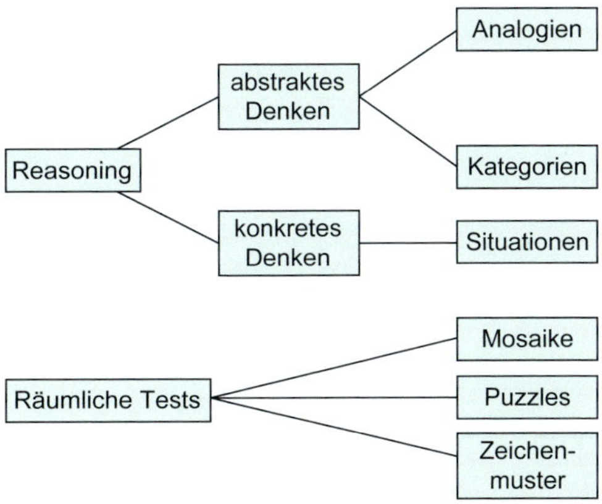

Abb. 12.12 Struktur des SON-R 2½–7 (nach P.J. Tellegen, M. Winkel und B.J. Wijinberg-Williams, 1996)

beiten kann, also mit hinweisenden Gesten und Handlungen.

Das prädestiniert auch heute den SON-R 2½–7 für die Diagnostik von Kindern, die sprach- und kommunikationsgestört sind (einschließlich hörgeschädigt/taub), und für die vielen Kinder mit fremdsprachigem Hintergrund.

Beschreibung der Subtests

Subtest 1: Mosaike:

Aus quadratischen Plättchen sollen einfache Muster/Formen nachgelegt werden. Bei den einfachen Aufgaben werden rote Quadrate verwendet; bei den schwierigeren Aufgaben werden rote, gelbe und rote/gelbe Quadrate vorgegeben.

Subtest 2: Kategorien:

Das Kind muss vier oder sechs Karten in Gruppen sortieren bzw. den zugehörigen Kategorien zuordnen, z. B. Blumen – Obst.

Subtest 3: Puzzles:

Drei- bis sechsteilige Puzzles sollen mit Vorbild in einem Rahmen nachgelegt oder ohne Vorbild zusammengelegt werden.

Subtest 4: Analogien:

Das Kind muss drei, vier oder fünf Steine nach Form und/oder Farbe und/oder Größe in zwei Kästen einsortieren.

Subtest 5: Situationen:

Von Zeichnungen ist nur die Hälfte vorgegeben, die fehlenden Teile müssen ergänzt werden. Bei den schwierigeren Aufgaben fehlen ein oder zwei Teile in einer bildhaft dargestellten Situation; sie sollen herausgesucht werden.

Subtest 6: Zeichenmuster:

Es werden einfache Strichzeichnungen vorgegeben, die vom Kind nachzumalen sind. Zum Teil werden die Strichzeichnungen frei reproduziert, zum anderen Teil sind sie in einem Punktefeld einzuzeichnen. Zur Auswertung gibt es im Handbuch eine Reihe von Beispiellösungen, durch welche die Beurteilung deutlich wird.

Auswertung: Die Rohwerte werden für jeden Subtest in Normwerte umgewandelt mit dem Mittelwert 10 und der Standardabweichung 3 (s. a. HAWIK, K-ABC u. a.). Aus der Summe der standardisierten Subtestwerte wird der IQ bestimmt. Die Normentabellen sind im Monatsabstand (!) ermittelt, sodass sehr gute graduierte Werte vorliegen.

Bisher benutzte der Diagnostiker die Normen aus der niederländischen Standardisierung von 1996, seit 2007 liegt die deutsche Standardisierung vor. Die Normierung beruht auf einer Stichprobe von 1 027 Mädchen und Jungen aus vier Bundesländern (➤ Abb. 12.13). Die Normierungsgruppen wurden in Altersgruppen von jeweils 6 Monaten hinsichtlich Geschlecht, Wohnregion und Migrationshintergrund überprüft.

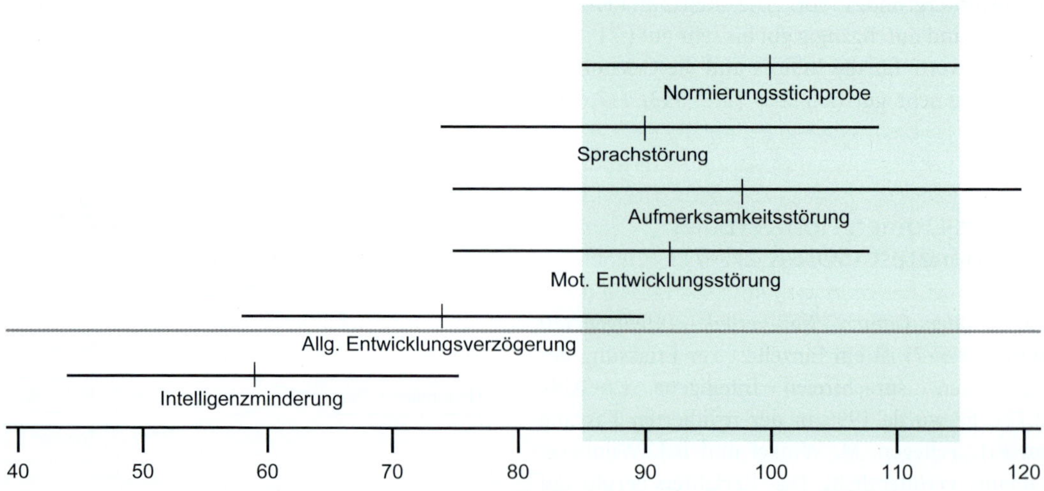

Abb. 12.13 Intelligenztestwerte einiger klinischer Gruppen; Mittelwerte und Standardabweichungen (aus den Normierungsstichproben von Tellegen, Laros und Petermann 2007)

Demgegenüber enthalten die Normtabellen (wie bereits in der niederländischen Version) getrennte Normen im Monatsabstand. Dann sind allerdings die einzelnen Normgruppen sehr klein.

Die Reliabilitäten sind auf der Ebene der Subtests zufriedenstellend, für die IQ-Werte gut.

Ein orientierender Vergleich zwischen den niederländischen und den deutschen Normen ergibt sehr geringe Unterschiede, sodass auch ohne Abstriche die niederländischen Normtabellen weiterverwendet werden könnten [123].

Culture Fair Intelligence Test (CFT 20)

Der **C**ulture **F**air Intelligence **T**est – Scale 2 von R. B. Cattell (1960) liegt in überarbeiteter deutscher Fassung als CFT 20 von R. Weiss (1978) vor.

Nach den Absichten der Testautoren soll mit dem CFT 20 eine valide Diagnose der grundlegenden geistigen Leistungsfähigkeit (g-Faktor) möglich sein. Von einem „kultur-fairen" Test wird erwartet, dass er frei von Einflüssen des soziokulturellen, erziehungsspezifischen und rassistischen Hintergrunds ist. Es soll dadurch möglich werden, die Ursachen eines niedrigen oder hohen Leistungsniveaus zu verstehen und personenspezifische Komponenten von den sozialen, schulischen und milieuspezifischen Komponenten zu trennen.

Natürlich kann auch dieses Verfahren nicht restlos die genannten Bedingungen erfüllen, denn schon der Umgang mit Papier und Bleistift spiegelt z. B. schulisches Erleben wider.

Die Testaufgaben sind in vier Gruppen gegliedert und auf zwei Testteile verteilt (➤ Abb. 12.14):

- Reihen fortsetzen
- Klassifikationen
- Matrizen
- Topologische Schlussfolgerungen

Reihen fortsetzen: Eine Serie von drei grafischen Elementen muss durch ein viertes Element fortgesetzt werden. Das vierte Element wird aus fünf Möglichkeiten ausgewählt (Multiple Choice).

Klassifikation: In einer Reihe von fünf grafischen Elementen haben vier Elemente wesentliche Gemeinsamkeiten, bilden eine Klasse. Das fünfte Element soll als Unpassendes aussortiert werden.

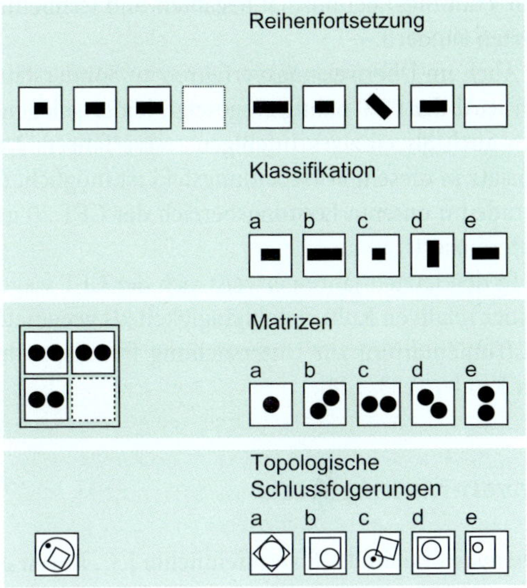

Abb. 12.14 Bildbeispiele aus dem Culture Fair Intelligence Test (CFT 20)

Matrizen: In einer Matrix aus vier Plätzen fehlt eine Stelle. Durch logische Multiplikation (➤ Kap. 12.4, „Raven-Matrizentests") muss die Stelle gedanklich ergänzt und aus einer Reihe von fünf Elementen ausgewählt werden.

Topologische Schlussfolgerungen: Es müssen topologische Relationen allgemein erkannt werden; diesen Bedingungen entsprechend ist ein Element aus fünf Elementen auszuwählen.

Im Teil 2 des Tests werden in der gleichen Reihenfolge die vier Skalen nochmals angeboten, entweder nach einer kurzen Pause oder an einem anderen Tag.

Der Test ist für Kinder von 8,6–18 Jahren normiert. Neben den Altersnormen wurden noch Normen für die Klassenstufen und die Schulzugehörigkeit ermittelt. Die Standardisierung erfolgte in der Bundesrepublik Deutschland; die damalige Verteilung der Schulformen wurde berücksichtigt. Der Test ist hinsichtlich seiner Reliabilität sehr gut. Eine differenzierte Interpretation nach den vier Skalen und den beiden Testteilen wird im Handbuch nicht nahe gelegt.

Eine Vielzahl empirischer Untersuchungen zeigt den CFT als brauchbares Instrument zur Beurteilung pädagogischer Maßnahmen (z. B. eines kognitiven Trainings) bei normal begabten und lernbehinderten Kindern.

Auch im Überweisungsverfahren an Sonderschulen wird der CFT häufig eingesetzt, leider gelegentlich auch als einziges Intelligenztestverfahren. Der Einsatz in diesem Entscheidungsfeld ist möglich, da gerade im unteren Leistungsbereich der CFT 20 gut differenziert.

In den letzten Jahren erweist sich der CFT wegen seiner relativen Kulturunabhängigkeit als geeignetes Instrumentarium zur Untersuchung fremdsprachiger Kinder [123, 128].

Raven-Matrizentests

Erstmals im Jahr 1938 veröffentlichte J. C. Raven einen sog. Matrizentest, die **Standard Progressiven Matrizen (SPM).** Als Matrix bezeichnet man dabei eine geometrische Anordnung oder Darstellung, die durch visuelle oder logische Analyse in der horizontalen *und* in der vertikalen Richtung gleichzeitig zu lösen ist. Der Vorgang wird meist als logische Multiplikation bezeichnet.

Dieser Test besteht aus fünf Serien (A, B, C, D und E) von jeweils zwölf Aufgaben, die innerhalb jeder Serie der Schwierigkeit nach geordnet sind.

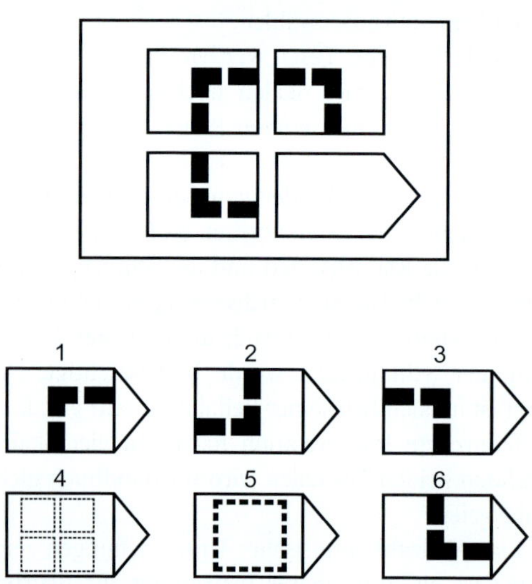

Abb. 12.15 Bildbeispiel aus der Serie AB der Coloured Progressiven Matrizen (CPM)

Für klinische Zwecke und für die Anwendung bei jüngeren Kindern wurden ebenso wie zur Anwendung bei alten Menschen die *Coloured Progressiven Matrizen (CPM)* entwickelt. Die Aufgabenserien A und B aus den Standard Progressiven Matrizen wurden durch eine Serie AB ergänzt und das Material farbig gestaltet (➤ Abb. 12.15). Die Serie AB ist in ihrem Schwierigkeitsgrad zwischen den Serien A und B angesiedelt. Die CPM wurden 1949 veröffentlicht, 1956 neu geordnet und revidiert.

In Deutschland existiert noch eine Serie von zehn sehr leichten Aufgaben, die den CPM vorgeschaltet werden können. Sie sind im allgemeinen Gebrauch als *Warming up* einsetzbar oder für die Diagnostik von lern- oder geistig behinderten Kindern gedacht. Für diese zwei Gruppen existieren Normen im Rahmen der *Testbatterie für geistig behinderte Kinder (TBGB,* s. u.). Diese Serie von zehn sehr leichten Aufgaben heißt *Bunte Matrizen (BM).*

Für höher begabte Menschen wurde eine insgesamt schwierigere Version, die *Advanced Progessiven Matrizen (APM),* entwickelt.

Die CPM gelten als Test zur Messung der allgemeinen Intelligenz („g"-Faktor nach Spearman); er ist sprachfrei, gilt als kulturfrei, ideologieunabhängig und unbeeinflussbar durch den sozioökonomischen Status.

Der Anwendungsbereich des Tests ist weit gestreut. Es wurden Vergleichsuntersuchungen mit motorisch Behinderten, Sehbehinderten, Hörbehinderten und psychisch Beeinträchtigten durchgeführt. Im Gesamtergebnis konnte eine relative Unabhängigkeit von den spezifischen Störungen festgestellt werden.

Eine relevante Ausnahme ergibt sich bei Personen mit zerebralen Dysfunktionen, bei denen es aufgrund der „allgemeinen Gestaltschwäche" nicht zum adäquaten Ausdruck ihrer Allgemeinbefähigung kommt. Zahlreiche Untersuchungen belegen diesen Sachverhalt, sodass die CPM in den 1950er- und 1960er-Jahren häufig zur Differenzierung von hirngeschädigten und nicht hirngeschädigten Menschen eingesetzt wurden.

Anhand der CPM sollen kurz Möglichkeiten der **Fehleranalyse** dargestellt werden, denn durch sie kann es gelingen, jenem Prozess auf die Spur zu kommen, der Kinder zu *andersartigem Denken* veranlasst. Gleichzeitig sind wir überzeugt, dass durch

Fehleranalysen Förderansätze gewonnen werden können.
Bei den CPM gibt es zwei relevante Fehlerklassen:
- Fehler durch Gestaltschließung
- Raum-Lage-Fehler

Fehler durch Gestaltschließung: Dieser Fehler ist eine sehr seltene Alternative. Die Kinder geben hier die Lösungsgestalt in verkleinerter Form wieder und halten das als ihre Lösung fest (Alternative 5 in ➤ Abb. 12.15).

Dieser Fehler kommt normalerweise bei sehr kleinen Kindern vor, für die allerdings der Test noch nicht vorgesehen ist.

Bei vielen Kindern, speziell bei impulsiven Kindern, werden diese Alternativen gezeigt; die Kinder korrigieren sich spontan und zeigen dann eine bessere Antwort.

Die Auftretenswahrscheinlichkeit von zweien (oder mehr) dieser Fehler ist geringer als 1 %, sodass hier schnell diagnostische Relevanz erreicht ist.

Raum-Lage-Fehler: Dieser Fehler ist nicht so selten wie der Fehler durch Gestaltschließung, er ist also ein weniger schwerwiegender Fehler!

Der Patient gibt eine Alternative an, die mit der korrekten Lösung gestaltidentisch ist, aber in der räumlichen Orientierung gedreht oder geklappt ist (Alternativen 1, 3 und 6 in ➤ Abb. 12.15).

Es ist möglich, dass in den CPM bei 21 (von 36) Aufgaben dieser Fehler gezeigt wird, sodass eine Skalierung und damit die Angabe eines diagnostisch relevanten Grenzwerts erfolgen kann (Dacheneder, 1981).

Eigene Verlaufsbeobachtungen zeigen, dass die Fehler durch Gestaltschließung früher vorkommen und bei behinderten Kindern nach 1–2 Jahren durch die Raum-Lage-Fehler abgelöst werden; erst danach werden einige Zeit später korrekte Lösungen gewählt. Das bedeutet, dass auch durch die Veränderung der Fehlerarten ein Entwicklungsvorgang zum Ausdruck kommen kann.

Wir empfehlen deshalb die Anwendung dieses Verfahrens bei zerebral geschädigten Kindern gerade wegen der Möglichkeit der Fehleranalyse; ihr kognitives Anderssein kann so beschrieben werden.

Neue Normierungen zur SPM liegen seit 1998 und zur CPM seit 2002 vor [109, 110, 124].

12.4.4 Tests zur Sprachentwicklung

Elternfragebögen für die Früherkennung von Risikokindern (ELFRA)

Die Elternfragebögen von H. Grimm und H. Doil wurden 2000 und 2006 in überarbeiteter Form veröffentlicht; sie dienen der Früherkennung von Risikokindern. Aus den Erfahrungen mit den Früherkennungsuntersuchungen („Gelbes Heft“) wurde deutlich, dass diese bestenfalls ansatzweise geeignet sind, frühe Auffälligkeiten in der Sprach- und Kommunikationsentwicklung zu identifizieren, um diese Kinder dann ausführlicheren Entwicklungsuntersuchungen und der Einleitung einer Behandlung früher Störungen zuzuführen.

Da Mütter/Eltern in der Regel sehr gute Auskünfte über die Entwicklung ihrer Kinder geben können, wenn sie nur geeignet befragt werden, wurde ein Instrument entwickelt, das differenziert die Kommunikations- und Sprachentwicklung im Alter von 1 Jahr und im Alter von 2 Jahren erfassen soll.

Im Elternfragebogen **ELFRA-2** werden folgende Bereiche im Alter von 24 Monaten abgefragt:
- Produktiver Wortschatz
- Syntax
- Morphologie

Produktiver Wortschatz: Es wird eine Wortschatzliste aus 260 Wörtern vorgegeben (die Wortschatzliste aus ELFRA-1 plus 96 weitere Wörter aus weiteren Kategorien wie Fragewörter, Mengenwörter, Präpositionen usw.).

Syntax: Mit einer sog. Passierfrage wird festgestellt, ob das Kind überhaupt Zwei- und Mehrwortkombinationen verwendet. Wenn diese Frage verneint werden muss, endet hiermit der Fragebogen. Fragen zur Syntax können qualitativ unterschiedlich ausfallen und werden deshalb mit verschiedenen Punktzahlen signiert.

Beispiel: „Wenn Ihr Kind sagen will, wo sich etwas befindet oder befinden sollte, sagt es dann so etwas Ähnliches wie:

Mein Kind sagt so etwas noch nicht	0 Punkte
Papa Garten	1 Punkt
Papa weg	1 Punkt

Papa ist im Garten	2 Punkte
Papa ist weg	2 Punkte

Morphologie: Es wird abgefragt, ob das Kind semantische Bedeutungen wie Besitz, Mehrzahl, Vergangenheit und Tätigkeiten sprachlich kenntlich machen kann.

Beispiel: „Hat ihr Kind schon begonnen, die Mehrzahl zu bilden (z. B. *Kinder, Schuhe, Häuser oder auch Kindern, Schuhen, Häusers*)?"

Auch für diese Sprachbereiche werden Grenzwerte für Risikokinder angegeben; z. B. ist ein produktiver Wortschatz von 50 Wörtern im Alter von 24 Monaten auffällig.

Die Reliabilität ist im ELFRA-2 sehr gut. Die Validität der mütterlichen Antworten ist gegeben; das zeigt sich in den hohen Interkorrelationen der einzelnen Sprachbereiche und den Korrelationen mit anderen Entwicklungstests, so wie es von der Literatur her zu erwarten ist.

Die prädiktive Validität für den Sprachentwicklungsstand mit 36 Monaten ist vorhanden. Dabei ist aber zu berücksichtigen, dass die Kinder mit verzögerter Sprachentwicklung im Alter von 18 und 24 Monaten („Late Talkers", „späte Sprecher") nicht alle eine dauerhafte Sprachentwicklungsstörung entwickeln werden. Dieser Zusammenhang ist in der Literatur oft berichtet worden: Von den „Late Talkers" mit 24 Monaten werden ca. 50 % mit 3–4 Jahren sprachentwicklungsgestört sein, während die anderen ca. 50 % „Late Bloomers" sind. Das bedeutet, dass bei einem auffälligen Kind mit 24 Monaten neben weiterer Diagnostik (Hören!) konsequent Kontrolluntersuchungen veranlasst werden sollten.

Sprachbeurteilung durch Eltern: SBE-2-KT

W. von Suchodoletz und S. Sachse haben einen Kurztest zur *Sprachbeurteilung durch Eltern* – Kurztest für die U7 **(SBE-2-KT)** entwickelt, der mit dem Wortschatzteil des ELFRA-2 vergleichbar ist und aus dem Internet heruntergeladen werden kann. Die Elternbefragung ist schneller und einfacher durchzuführen.

Nach einer ausführlichen Vorauswahl des Wortschatzes von Kleinkindern wurde eine Liste von 57 Wörtern zusammengestellt. Es werden die aktiv gesprochenen Wörter erfragt.

Bei einem kritischen Wert von < 13 Wörtern mit 21 Monaten und einem kritischen Wert von < 19 mit 24 Monaten ist der Verdacht auf eine Sprachentwicklungsverzögerung zu äußern.

Auf der anderen Seite ist der SBE-2-KT nicht geeignet für die Beurteilung von guter Sprachentwicklung.

Die Validierung des Verfahrens erfolgte im Vergleich mit dem ELFRA-2. Die Übereinstimmung mit 2 Jahren ist extrem hoch; die prognostische Validität für die Vorhersage von Sprachstörungen im Alter von 3 Jahren ist praktisch identisch. Die Problematik von „Late Talkers" und „Late Bloomers" im Alter von 2 Jahren ist auch hier gegeben.

Analog zur SBE-2-KT gibt es eine Variante für die Dreijährigen, SBE-3-KT [133, 134, 135].

Psycholinguistischer Entwicklungstest (PET)

Der **Psycholinguistische Entwicklungstest (PET)** von M. Angermaier (1974) ist die deutsche Version des *Illinois Test of Psycholinguistic Abilities (ITPA).*

Der Test wurde ursprünglich entwickelt, um die kognitiven Fähigkeiten geistig behinderter Kinder zu messen und pädagogische Maßnahmen einzuleiten.

Dieses Modell postuliert drei Ebenen kognitiv-sprachlicher Funktionen:

1. Ebene der Kommunikationskanäle: Damit sind in erster Linie die Sinnesorgane und die expressiven Organe, welche die kommunikative Antwort gewährleisten, gemeint.
2. Ebene der psycholinguistischen Prozesse: Zu den *rezeptiven* Prozessen gehören das Erkennen und Verstehen. Unter *Organisations- und Vermittlungsprozessen* versteht man die interne Manipulation von Wahrnehmung, Konzepten und linguistischen Symbolen. Die *expressiven* Prozesse sind die Fertigkeiten, die es ermöglichen, dass Ideen stimmlich, gestisch oder mimisch ausgedrückt werden.
3. Organisationsebene: Der Grad der Automatisierung oder Habituation psycholinguistischer Ab-

läufe. Auf der *Repräsentationsstufe* werden Symbole als Träger der Bedeutung eines Gegenstands benutzt, auf der *Integrationsstufe* laufen weniger reflektierte und willentliche Reaktionen ab, also Automatismen, Sequenzbildung und Wahrnehmungsgeschwindigkeit.

Entsprechend dieser Rahmenvorstellung werden beim PET die einzelnen Subtests geordnet (wenn auch etwas anders gegliedert):

Tests auf der Repräsentationsstufe

A. Rezeptiver Prozess (Entschlüsselung)
- Wortverständnis (WV)
- Bilder deuten (BD)

B. Organisations- und Vermittlungsprozess (Assoziation)
- Sätze ergänzen (SE)
- Bilder zuordnen (BZ)

C. Expressiver Prozess (Verschlüsselung)
- Gegenstände beschreiben (GB)
- Gegenstände handhaben (GH)

Tests auf der Integrationsstufe

A. Automatik
- Grammatik-Test (GT)
- Wörter ergänzen (WE)
- Laute verbinden (LV)
- Objekte finden (OF)

B. Sequenzen
- Zahlenfolgen-Gedächtnis (ZFG)
- Symbolfolgen-Gedächtnis (SFG)

Kurze Beschreibung der Subtests:

Wortverständnis: Es wird die Fähigkeit festgestellt, Gehörtes zu verstehen. Ein vorgelesener Satz muss mit ja oder nein beantwortet werden.

Beispiel: Können Berge niesen? Können Tempel einstürzen?

Bilder deuten: Es wird geprüft, ob ein Kind in der Lage ist, optisch dargebotene Information zu erfassen. Es werden Bildassoziationen verlangt.

Sätze ergänzen: Es wird die Fähigkeit geprüft, aus Gehörtem Beziehungen abzuleiten, Beziehungen zu stiften.

Beispiel: Berge sind hoch, Täler sind …?

Bilder zuordnen: Jetzt wird die Fähigkeit geprüft, aus Gesehenem Beziehungen abzuleiten. Das Kind hat ein Bild mit vier Antwortobjekten zu vergleichen, von denen eines zum Reizobjekt passt.

Gegenstände beschreiben: Dem Kind werden vier bekannte Gegenstände vorgelegt, es soll hierüber alles erzählen. Es müssen also Gedanken in Worten ausgedrückt werden.

Gegenstände handhaben: Das Wissen um den Gebrauch von Gegenständen soll durch Gesten zum Ausdruck gebracht werden. Es werden dazu die Fotos von 15 Objekten gezeigt.

Grammatik-Test: Es wird die Fähigkeit geprüft, syntaktische und grammatische Regeln automatisch zu benutzen.

Beispiel: Dieses Pferd ist *groß*. Aber dieses Pferd ist noch …?

Wörter ergänzen: Nach dem Vorsprechen von Wörtern sollen die ausgelassenen Laute ergänzt werden.

Beispiel: Flugzeu/. Wie heißt das Wort richtig?

Laute verbinden: Die Laute eines Worts werden isoliert gesprochen, das Kind muss das ganze Wort erkennen und aussprechen.

Beispiel: a-l-t ; F-isch

Objekte finden: Auf einem Bildstreifen müssen verschiedene versteckte Gegenstände innerhalb von 30 Sekunden gesucht werden, z. B. Schuhe.

Zahlenfolgen-Gedächtnis: Ziffernfolgen von 2–7 Ziffern werden vorgelesen, das Kind soll sie aus dem Gedächtnis reproduzieren.

Symbolfolgen-Gedächtnis: Geometrische Symbole werden auf Bildkarten für 5 Sekunden gezeigt und sollen dann nachgelegt werden.

Einige der Subtests werden sprachfrei durchgeführt, da hier nicht nur die Sprachbenutzung geprüft wird, sondern auch jene nonverbalen kognitiven Prozesse, die für die sprachliche Entwicklung von Bedeutung sind.

Bei der Testdurchführung ist besondere Vorsicht geboten, denn es sind in Abhängigkeit vom Alter differenzierte Testanfänge je Subtest vorgesehen, sodass die älteren Kinder nicht mit allen leichteren Items getestet werden.

Der PET ist für Kinder von 3,0–9,11 Jahren normiert. Die Normtabellen sind in 3-Monats-Schritte gegliedert, getrennt nach Geschlecht. Die Rohwerte werden in T-Werte umgewandelt, mit dem Mittelwert 50 und der Standardabweichung 10.

Es ist ein Maß für die gesamte psycholinguistische Entwicklung vorgesehen, das als Mittelwert aus den T-Werten der Subtests gebildet wird. Auch ein Profil kann dargestellt werden.

Die Reliabilitäten sind im Allgemeinen hoch, bei einzelnen Subtests aber nur befriedigend.

Der Psycholinguistische Entwicklungstest ist relativ weitverbreitet. Kritisch ist heute anzumerken, dass die Normierung inzwischen veraltet und deshalb mit entsprechender Vorsicht zu behandeln ist. Ebenso muss die theoretische Basis dieses Verfahrens heute als weitgehend überholt betrachtet werden; neuere Verfahren werden deshalb auf psycho- und neurolinguistischer Grundlage entwickelt.

Heidelberger Sprachentwicklungstest (H-S-E-T)

Der H-S-E-T wurde von H. Grimm und H. Schöler 1978 veröffentlicht und 1991 verbessert.

Die Autoren beziehen sich ausdrücklich auf linguistische und entwicklungspsychologische Grundlagen. Sprache wird als grammatisches System *und* als kommunikatives Handeln verstanden. Die Beherrschung des grammatischen Systems wird als sprachlich-linguistische Kompetenz bezeichnet und das kommunikative Handeln als sprachlich-pragmatische Kompetenz.

Die linguistische Grammatik beschäftigt sich mit den drei Bereichen:

- Phonologie
- Syntax (+ Morphologie)
- Semantik (s. o.)

Diesen sind die Komponenten *Phonem, Morphem* (➤ Kap. 14.2), *Wort* und *Satz* zugeordnet, wobei der Satz als die klassische Grundeinheit gelten darf.

Die interpersonelle Grammatik oder Pragmatik umfasst das System von Regeln, das dem Sprecher die Verständigung mit anderen und zugleich die Selbstverständigung ermöglicht. Ihre Grundeinheit ist der *Sprechakt.*

Nach diesen Komponenten gegliedert ist der H-S-E-T aus 13 Subtests aufgebaut:

A		**Satzstruktur**
	1.	Verstehen grammatischer Strukturformen
	2.	Imitation grammatischer Strukturformen
B		**Morphologische Struktur**
	1.	Plural-Singular-Bildung
	2.	Bildung von Ableitungsmorphemen
	3.	Adjektivableitungen
C		**Satzbedeutung**
	1.	Korrektur semantisch inkonsistenter Sätze
	2.	Satzbildung
D		**Wortbedeutung**
	1.	Wortfindung
	2.	Begriffsklassifikation
E		**Interaktive Bedeutung**
	1.	Benennungsflexibilität
	2.	In-Beziehung-Setzen von verbaler und nonverbaler Information
	3.	Encodierung und Recodierung gesetzter Intentionen
F		**Integrationsstufe**
	1.	Textgedächtnis

A.1. Verstehen grammatischer Strukturen:

Der Subtest gibt Auskunft über das erworbene grammatische (linguistische) Regelwissen, indem überprüft wird, wie ein Kind verschieden komplexe Sätze versteht.

Beispiel: „Die Mutter wird von dem kleinen Kind gewaschen." Bei oberflächlicher, wahrnehmungsgebundener Strategie wird fälschlich „Die Mutter wäscht das kleine Kind" verstanden.

A.2. Imitation grammatischer Strukturformen:

Bei diesem Subtest müssen vorgegebene Sätze reproduziert werden. Bewertet wird vor allem die grammatische Exaktheit in der Wiederholung; es geht natürlich auch Genauigkeit der Artikulation ein.

B.1. Plural-Singular-Bildung:

Dem Kind werden auf Bildtafeln einzelne Zeichnungen vorgelegt, die vom Testleiter benannt werden (zum größten Teil Kunstwörter); sie sollen dann in der Mehrzahl benannt werden und umgekehrt.

Beispiel: „Ein Buch, zwei …?; ein Naloß, zwei …?; viele Plabeln, ein …?"

B.2. Bildung von Ableitungsmorphemen:

Es wird die Fähigkeit geprüft, von einem Stammwort aus verschiedene regelhafte Ableitungen vorzunehmen. Die Aufgabe wird mit Bildern verdeutlicht.

Beispiel: „Der Mann arbeitet. Er backt. Wie kann man denn zu einem Mann sagen, der sehr viel backt? Der Mann ist ein …?

Und das ist die Frau vom Bäcker. Die Frau backt auch sehr viel. Die Frau ist eine …?

Wo backt der Bäcker? Der Bäcker backt in einer …?"

B.3. Adjektivableitungen:

Es sollen die Steigerungsformen von Adjektiven (z. T. Kunstworten) gebildet werden. Die Aufgaben werden durch Bilder veranschaulicht.

Beispiel: „Das Kleid ist schmutzig (Testleiter zeigt), aber dieses Kleid ist (schmutziger) und das Kleid ist am (schmutzigsten)."

C.1. Korrektur semantisch inkonsistenter Sätze:

Es werden sinnwidrige Sätze vorgelesen; das Kind soll die falschen Worte erkennen und selbstständig verbessern.

Beispiel: „Die Leute *schwimmen* über die Straße." Wie heißt der Satz richtig?

C.2. Satzbildung:

Das Kind hat die Aufgabe, aus zwei oder drei vorgegebenen Wörtern sinnvolle Sätze zu bilden.

Beispiel: „Mädchen – spielen – Puppe." Welche Geschichte kann man daraus machen? Daraus kann man den Satz machen: „Das Mädchen spielt mit der Puppe."

D1. Wortfindung:

Das Kind hat die Aufgabe, zu jeweils drei vorgegebenen Wörtern ein viertes, passendes zu finden. Geprüft wird die semantische Organisation des subjektiven Lexikons.

Beispiel: „Birne, Apfel, Pfirsich." Was passt hier dazu?

D.2. Begriffsklassifikation:

Zu vorgegebenen Oberbegriffen sollen aus Fotografien die jeweils passenden Bilder gewählt werden.

E.1. Benennungsflexibilität:

Eine Person soll unter Berücksichtigung ihrer Beziehungen verschieden benannt werden, d. h. von einem Bekannten mit dem Vornamen, einem Fremden mit dem Nachnamen, vom eigenen Kind als Mama oder Papa usw.

E.2. In-Beziehung-Setzung von verbaler und nonverbaler Information:

Das Kind hat die Aufgabe, zu vorgesprochenen Äußerungen aus vier Gesichtsbildern den jeweils passenden Gesichtsausdruck auszuwählen.

E.3. Encodierung und Recodierung gesetzter Intentionen:

Dem Kind werden drei Bilder mit Gesichtern vorgelegt; es wird eine kleine Geschichte erzählt, welche die Gefühlsausdrücke erklären soll. Das Kind wird aufgefordert, sich einzufühlen und eine Aussage zu formulieren.

Beispiel: Bildkarte mit dem Gesicht eines wütenden Mannes. „Dieser Mann ist von einem Kind mit einem Dreirad angefahren worden. Was, glaubst du, sagt er zu dem Kind?"

F.1. Textgedächtnis:

Eine kleine Geschichte wird erzählt, und nach einiger Zeit soll das Kind die Geschichte nacherzählen. Ähnliche Geschichten werden häufig in den Gedächtnisuntersuchungen verwendet.

Die Zahl der durchzuführenden Tests variiert je nach Alter; deshalb dauert der Test bei kleinen Kindern ca. 40 Minuten und bei Kindern über 5 Jahren 70–80 Minuten.

Der H-S-E-T ist für Kinder von ca. 3½–9 Jahren geeignet. Die Normtabellen sind in Halbjahresstufen gegliedert und ab 6 Jahren in Jahresstufen. Für jede Aufgabe werden 0–2 Punkte vergeben. Die Rohwerte werden in T-Werte, mit dem Mittelwert 50 und der Standardabweichung 10, oder in Prozentränge umgewandelt.

Für die Zusammenschau der einzelnen Subtests ist ein Profil vorgesehen.

Die Auswertungsobjektivität des Verfahrens ist sehr hoch. Die Reliabilität ist für Kinder von 3,3–6,11 Jahren hoch. Bei den älteren Kindern ist sie nur bei den Subtests zu den Bereichen *Satzstruktur* und *morphologische Struktur* hoch, sonst (Bereiche *Satzbedeutung, Wortbedeutung, interaktive Bedeutung*) nur mittelhoch; daraus lässt sich schließen, dass die Subtests für diese Altersgruppe tendenziell zu leicht sind und zu wenig differenzieren.

In verschiedenen empirischen Untersuchungen wurde die Brauchbarkeit in der Vorhersage von schulischem Erfolg, in der Beschreibung von entwicklungsdysphasischen Kindern und beim Vergleich von muttersprachlich deutschen Kindern (Deutsch als Muttersprache, DaM) mit ausländischen Kindern (Deutsch als Zweitsprache, DaZ) gezeigt.

Sprachentwicklungstest für zweijährige Kinder (SETK-2)

Im Gegensatz zu den Elternfragebogen ELFRA 2 und SBE-2-KT (s. o.) werden mit den SETK-Tests die Sprachkompetenzen eines Kindes direkt überprüft:
Verstehen I: Wörter

Es werden Wörter erfragt, die sich auf gängige Objekte beziehen, und das Kind soll auf einer Bildkarte das passende Objekt aus einer Auswahl von vier Objekten zeigen.
Verstehen II: Sätze

Nach dem Hören vorgesprochener Sätze soll das Kind eine Entscheidung treffen, welches der Bilder am besten den Inhalt repräsentiert.
Produktion I: Wörter

Es werden konkrete Objekte und später Objekte auf Bildkarten gezeigt und deren Objektbezeichnung erfragt („Was ist das?").
Produktion II: Sätze

Ein bildlich dargestelltes Ereignis soll verbal ausgedrückt werden („Was kannst auf dem Bild sehen?", „Was passiert auf dem Bild?").

Die Ereignisse sind verschieden komplex: einfache Sätze mit einwertigen Verben, Sätze mit Subjekt-Prädikat-Objekt-Struktur, Sätze mit Präpositionalstruktur.

Der SETK-2 ist 2016 in neu normierter Version erschienen (374 Kinder). Die Reliabilität im Produktionsteil ist gut bis sehr gut, im Verstehensteil deutlich geringer (wahrscheinlich aufgrund der geringen Aufgabenanzahl). Die prognostische Validität ist eingeschränkt, da nicht alle sprachauffälligen Kinder mit zwei Jahren später eine Sprachentwicklungsstörung aufweisen werden („Late Talker" – „Late Bloomer", s. o.).

Sprachentwicklungstest für drei- bis fünfjährige Kinder (3,0–5,11 Jahre)

Der SETK 3–5 dient der Diagnose von Sprachverarbeitungsfähigkeiten und auditiven Gedächtnisleistungen.

Subtest	3-Jährige	4- bis 5-Jährige
Verstehen von Sätzen (VS)	1	1
Encodieren semantischer Relationen (ESR)	2	
Phonologisches Arbeitsgedächtnis für Nichtwörter (PGN)	3	3
Morphologische Regelbildung (MR)	4	4
Satzgedächtnis (SG)		2
Gedächtnis für Wortfolgen (GW)		5

Verstehen von Sätzen (VS): Sätze werden vorgesprochen und auf Bildtafeln soll aus einer Auswahl von vier Bildern gezeigt werden, welches Bild den Satzinhalt am besten repräsentiert.

Encodieren semantische Relationen (ESN): Dem Kind wird ein Bild vorgelegt und es soll beschreiben, was es darauf sieht. Sätze mit Proportionalstruktur werden erwartet.

Satzgedächtnis (SG): Sinnvolle und sinnlose Sätze sollen genau nachgesprochen werden. Das genaue Nachsprechen wird als „Papageienspiel" angekündigt.

Phonologisches Arbeitsgedächtnis für Nichtwörter (PGN): Kunstwörter aus drei bis fünf Silben sollen genau nachgesprochen werden.

Morphologische Regelbildung (MR): Die Singular-Plural-Bildung soll anhand von gebräuchlichen Wörtern und von Kunstwörtern gezeigt werden.

Der SETK 3–5 wurde an 934 Kinder neu normiert (2015) und viele Ergänzungen sind in das Handbuch eingeflossen. Einsatzmöglichkeiten bei Kindern mit Deutsch als Zweitsprache (DaZ) sind gegeben. Die Zuverlässigkeit ist je nach Alter und Subtest zufriedenstellend bis sehr gut. Die prognostische Validität für Sprachentwicklungsstörungen ist belegt [161, 172, 135].

12.4.5 Frostigs Entwicklungstest der visuellen Wahrnehmung (FEW und FEW-2)

Der Entwicklungstest der visuellen Wahrnehmung wurde 1961 entwickelt, damit dem Anspruch auf ganzheitliche Basisdiagnostik in der heilpädagogischen und therapeutischen Arbeit nach dem Konzept von M. Frostig Rechnung getragen werden konnte. Ihrer Entwicklungstheorie nach entfalten sich die Funktionsbereiche Motorik, Wahrnehmung, Sprache und höhere geistige Fähigkeiten in geordneter Weise, eingebettet in emotionale und soziale Faktoren. In der Basisdiagnostik von lerngestörten Kindern sollen entsprechende Testuntersuchungen durchgeführt werden.

Der **Developmental Test of Visual Perception (DTVP)** wird bei Frostig zur Basisdiagnostik der Wahrnehmung benutzt. In deutscher Bearbeitung liegt er von Lockowandt unter dem Namen *Frostigs Entwicklungstest der visuellen Wahrnehmung (FEW)* vor.

Der DTVP bzw. FEW besteht aus fünf Aufgabengruppen, deren Auswahl mit faktorenanalytischen Forschungen begründet wird. Diese Wahrnehmungsfähigkeiten stellen eine Basis für die intellektuelle Entwicklung dar; die Aufgaben sollen insbesondere im Hinblick auf den Erwerb des Lesens und Schreibens Auskunft geben können:

- Visuomotorische Koordination
- Figur-Grund-Wahrnehmung
- Form-Konstanz-Beachtung
- Erkennen der Lage im Raum
- Räumliche Beziehungen

Die Unabhängigkeit dieser fünf Subtests (Faktoren) voneinander wird in verschiedenen Untersuchungen sehr bezweifelt; empirische Untersuchungen konnten Ein- oder Zwei-Faktoren-Lösungen zeigen.

Auch für die deutsche Bearbeitung gibt es ein Zwei-Faktoren-Modell, bestehend aus einem Faktor der *grafomotorischen Kompetenz* und dem Faktor der *Form- und Gestalt-Erfassung*. Während bei jüngeren Kindern die grafomotorische Kompetenz die größere Varianz aufweist, ist es bei den älteren Kindern die Form- und Gestalt-Erfassung.

Die Messgenauigkeit (Reliabilität) lässt bei einigen Subtests in einigen Altersstufen zu wünschen übrig; bei älteren Kindern (8,0–8,11-Jährigen) sind die Aufgabengruppen *Lage im Raum* und *räumliche Beziehungen* generell zu leicht *(Ceiling Effect)* und können deshalb nicht ausreichend differenzieren.

Gerade die grafomotorischen Abhängigkeiten im FEW führen zu Unsicherheiten in der Bewertung der Lösungen (Mängel in der Auswertungsobjektivität).

Diese große Abhängigkeit der verschiedenen Aufgabenlösungen von der Grafomotorik im FEW (DTVP) hat amerikanische Forschergruppen dazu veranlasst, eine Neubearbeitung vorzulegen, die deutlich zwischen motorikfreien *(Motor-reduced)* und motorikabhängigen *(Motor-enhanced)* Aufgaben unterscheidet.

Dieser **DTVP-2** bietet vier motorikfreie und vier motorikabhängige Subtests an (➤ Tab. 12.20).

Die motorikfreien Skalen werden als die bestmögliche Abschätzung der Fähigkeiten der visuellen Wahrnehmung angesehen, während bei den motorikabhängigen Skalen die Wahrnehmung im Zusammenhang mit grafomotorischen Fertigkeiten gesehen werden muss. Bei bewegungsbeeinträchtigten Kindern ist deshalb bei diesen vier Subtests eine schwächere Leistung zu erwarten. Die umgekehrte Situation mit schwächeren Leistungen in den motorikfreien Skalen haben wir vor allem bei impulsiven oder emotional gestörten Kindern beobachtet, aber auch bei Kindern, die durch aktives Ausprobieren kompensieren können.

Der Test ist für Kinder im Alter von 4,0–10,11 (in der deutschen Version 4,0–8,11) Jahren geeignet. Die Testgütekriterien, vor allem die Reliabilität, werden in allen Altersgruppen gut bis sehr gut erfüllt.

Die deutsche Standardisierung dieses Tests erfolgte von G. Büttner, W. Dacheneder, W. Schneider und K. Weyer (2007) und ist als *Frostigs Entwicklungstest der visuellen Wahrnehmung-2 (FEW-2)* er-

Tab. 12.20 FEW-2

Motorikabhängige Subtests	Motorikfreie (-reduzierte) Subtests
Auge-Hand-Koordination	Lage im Raum
Abzeichnen	Figur-Grund (➤ Abb. 12.16)
Räumliche Beziehungen	Gestaltschließen (➤ Abb. 12.16)
Visuomotorische Geschwindigkeit	Formkonstanz

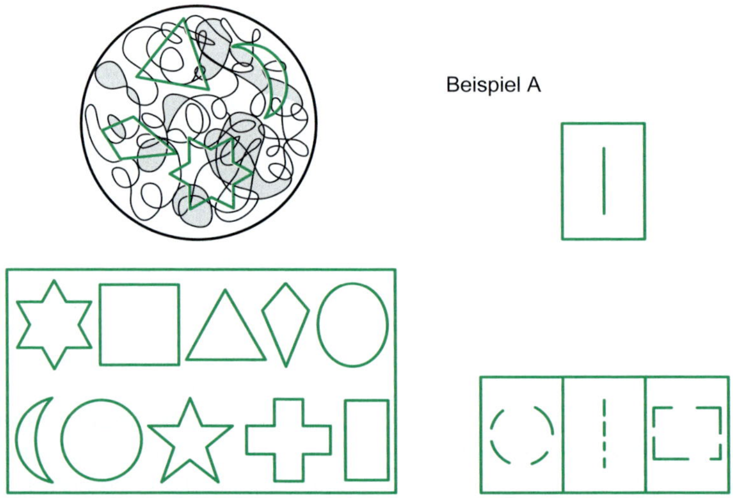

Abb. 12.16 Beispielaufgaben aus den Subtests Figur-Grund und Gestaltschließen

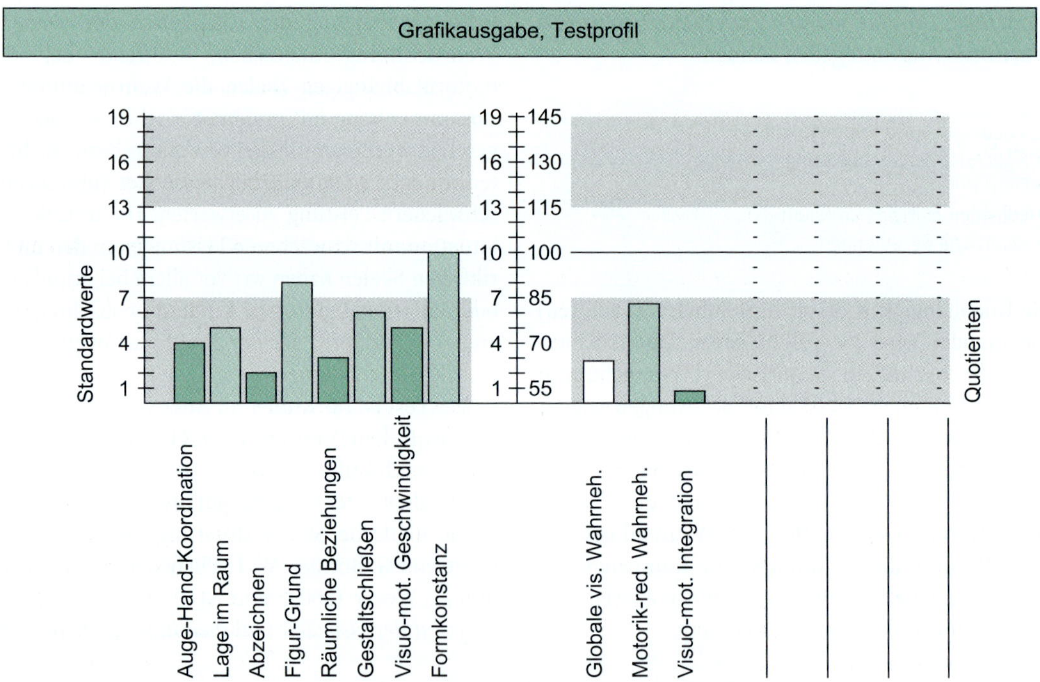

Das Profil der Subtests ist echt, denn Chi-Quadrat = 24,57 ist größer als der Grenzwert 12,02.
Es gibt bedeutsame Stärken oder Schwächen, d.h., sie dürfen interpretiert werden.

Es besteht ein bedeutsamer Unterschied zwischen dem Testteil der motorikreduzierten Wahrnehmung und dem Testteil der visuo-motorischen Integration.

Abb. 12.17 Grafische Ergebnisdarstellung im Computerauswerteprogramm zum FEW-2 von W. Dacheneder (2007)

schienen an (➤ Tab. 12.20). Die Normierung erfolgte an einer Stichprobe von 1436 Kindern aus Deutschland und Österreich; Stadt-Land-Verhältnis, Geschlecht, Händigkeit und Ausländeranteil wurden so berücksichtigt, dass von einer repräsentativen Gruppe ausgegangen werden kann.

Die konzeptionellen Vorgaben des DTVP-2 wurden übernommen. Durch unsere Voruntersuchungen zeigte sich, dass die Items neu geordnet werden mussten und dass es deutlichere Unterschiede zwischen Mädchen und Jungen gibt, sodass geschlechtsgetrennte Normen herangezogen werden sollten.

Im Vergleich zum DTVP-2 zeigen sich vor allem in den motorikabhängigen Subtests Veränderungen: Die Kinder in der deutschen Normierung lösten mehr Aufgaben als ihre amerikanischen Altersgenossen, insbesondere die Mädchen.

Aus den motorikabhängigen und den motorikfreien Subtests werden Wahrnehmungs*quotienten* berechnet und alle acht Subtests werden zu einem Quotienten *allgemeine visuelle Wahrnehmung* zusammengefasst (➤ Abb. 12.17) [102].

12.4.6 Motoriktests

Lincoln-Oseretzky-Skala (LOS KF 18)

N. I. Oseretzky entwickelte ab 1929 seine ersten Verfahren zur Erfassung des motorischen Entwicklungsstands. Vom Grundgedanken her argumentierte er wie A. Binet (➤ Kap. 12.1), indem er eine *metrische Stufenleiter* der motorischen Entwicklung entwarf.

Wie bei Binets Intelligenzskala wurden den gelösten Aufgaben motorische Altersstufen zugeordnet. Dennoch musste an den ursprünglichen Skalen von Oseretzky kritisiert werden, dass die Normierung und damit die Alterszuordnung nur sehr oberflächlich erfolgt war. In den USA wurden von W. Sloan Überarbeitungen durchgeführt, die als *Lincoln-Oseretzky-Motor-Development-Scale* bekannt wurden.

Die deutsche Bearbeitung erfolgte im Rahmen der Entwicklung einer Testbatterie für geistig behinderte Kinder (TBGB, ➤ Kap. 12.4.3); sie wird als Hamburger Version der **Lincoln-Oseretzky-Motor-Development-Scale** bezeichnet und besteht aus 36 Aufgaben.

Im Interesse einer ökonomischen und reliableren Testung wurde daraus die Kurzform mit 18 Items entwickelt, die jetzt als eigenständiger Test – *LOS KF 18* – vorliegt.

Die Aufgaben sollen, wie bereits bei Oseretzky, sechs Komponenten der motorischen Entwicklung erfassen:

- Statische Koordination
- Dynamische Koordination der oberen Extremitäten
- Dynamische Koordination des ganzen Körpers
- Bewegungsgeschwindigkeit
- Gleichzeitige Bewegungen
- Präzision der Ausführung isolierter Bewegungen

Kurzbeschreibung der Aufgaben in der vorgegebenen Reihenfolge:

- Nase berühren
- Klopfen mit den Fingern und Füßen im Takt
- Rückwärtsgehen
- Über ein Seil springen
- Stehen auf einem Bein
- Kreise in die Luft schreiben
- Ball fangen
- Streichhölzer sortieren
- Hochspringen und Fersen berühren
- Fingerbewegungen
- Beidhändig Münzen und Streichhölzer einsammeln
- Labyrinth durchfahren
- Balancieren auf Zehenspitzen mit geschlossenen Augen
- Kreise ausschneiden
- Öffnen und Schließen der Hände mit Drehen
- Klopfen mit den Füßen und Beschreiben von Kreisen mit den Zeigefingern
- Stehen auf einem Bein mit geschlossenen Augen
- Hochsprung mit dreimaligem Händeklatschen

Die Aufgaben werden als gelöst oder als nicht gelöst beurteilt. Es wird nicht die Ausführungsqualität bewertet oder die Durchführung in abnormen, pathologischen Haltungs- und Bewegungsmustern. Auf diese Weise wird ein motorischer Leistungsstand festgestellt, der (relativ) unabhängig von der Bewegungsqualität ist, denn diese wird in der neurologischen und/oder krankengymnastischen Diagnostik ermittelt.

Der Test ist für Kinder von 5,0–13,11 Jahren normiert. Geschlechtsunterscheidungen werden bei der Beurteilung nicht vorgenommen. Die Zahl der gelösten Aufgaben (Rohwert) wird in T-Werte umgewandelt (➤ Abb. 12.3), mit dem Mittelwert 50 und der Standardabweichung 10. Nach der Klassifikation des Tests werden T-Werte kleiner als 40 als *unternormal* und kleiner als 30 als *behindert* bezeichnet.

Beim LOS KF 18 wird nur ein Gesamttestwert ermittelt; spezifische Komponenten der Motorik (s. o.) werden nicht getrennt ausgewertet.

Besonders wichtig ist beim LOS KF 18, dass es *unterschiedliche* Normen für drei verschiedene *Begabungsstufen* gibt, für Normalbegabte, Lernbehinderte und geistig Behinderte. Das bedeutet, dass die Beurteilung der motorischen Entwicklung hier nur in Abhängigkeit von der Gesamtentwicklung bzw. Intelligenzentwicklung erfolgen kann. Es können auf diesem Wege *spezifische* motorische Entwicklungsstörungen diagnostiziert werden.

Movement Assessment Battery for Children 2 (M-ABC-2)

Die **Movement Assessment Battery for Children 2 (M-ABC-2)** wurde 2007 von S.E. Hendersson, S.E. Sudgen und A.L. Barnett in Großbritannien veröffentlicht und 2008 von F. Petermann für deutsche Verhältnisse adaptiert und überprüft. Das Verfahren wird ausführlich in ➤ Kap. 13.2.3 beschrieben

Bruininks-Oseretzky-Test der motorischen Fähigkeiten – zweite Ausgabe (BOT-2)

Der *Bruininks-Oseretzky Test of Motor Proficiency, Second Edition* wurde von R.H. Bruininks und B.D. Bruininks 2005 in den USA veröffentlicht und 2014 von R. Blank, E. Jenetzky und S. Vinçon für deutsche Verhältnisse adaptiert, überprüft und normiert.

Das Verfahren setzt sich aus 8 Subtests zusammen, die 5–9 einzelne Aufgaben enthalten. Jeweils 2 Subtests werden zu insgesamt 4 Skalen zusammengefasst und ergeben in der Zusammenschau den Wert für die Gesamtmotorik (➤ Abb. 12.18).

Der direkte Vergleich mit der M-ABC-2 offenbart die strukturellen Unterschiede: Die Struktur des BOT-2 ist wesentlich umfangreicher und differenzierter; die einzelnen Subtests werden beim BOT-2 durch mehr Aufgaben repräsentiert (damit kann auch genauer untersucht werden), sodass sich insgesamt 53 motorische Aufgaben ergeben. In der Durchführung ist jetzt auch ein höherer Zeitbedarf nötig.

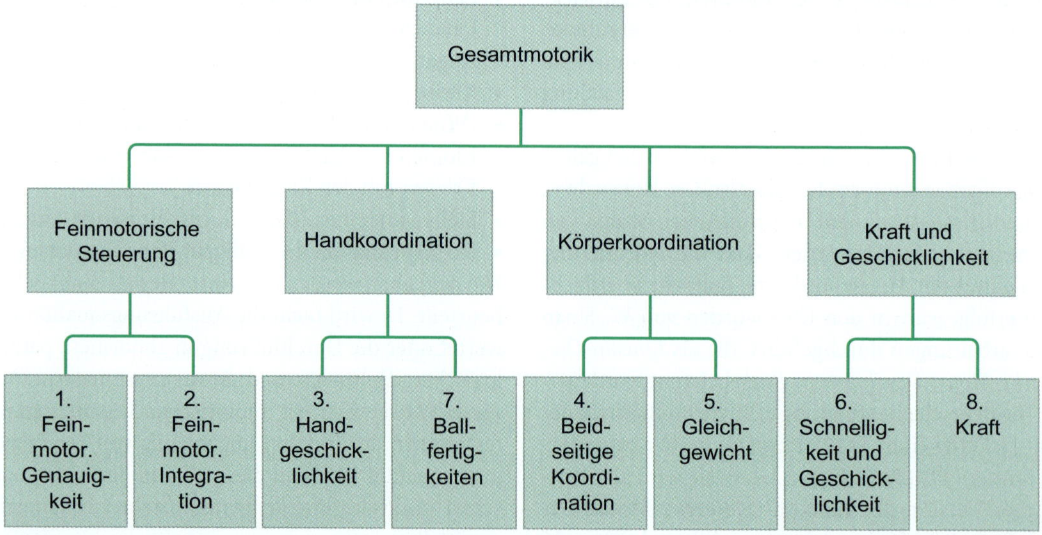

Abb. 12.18 Struktur des BOT-2

Beschreibung der Aufgaben

Untertest 1: Feinmotorische Genauigkeit: Aufgaben, die eine genaue Steuerung der Finger- und Handmotorik erfordern, z. B. Zeichenaufgaben, wie das Ausmalen von Formen oder das Nachzeichnen von Spuren, Papier falten und eine Aufgabe zum Ausschneiden.

Untertest 2: Feinmotorische Integration: Verschiedene geometrische Formen sollen so genau wie möglich abgezeichnet werden; erfasst wird auch die Fähigkeit, visuelle Eindrücke mit motorischer Steuerung zu verknüpfen (visuomotorische Integration).

Untertest 3: Handgeschicklichkeit: Aufgaben, die das Erreichen und Greifen kleiner Gegenstände sowie die beidhändige Koordination erfordern, z. B. Greifen und Transportieren von Münzen und Stiften, Karten sortieren, Auffädeln von Würfeln.

Untertest 4: Beidseitige Koordination: Die Aufgaben erfordern eine nacheinander folgende und/oder gleichzeitige Koordination der oberen und unteren Gliedmaßen, z. B. Hampelmannsprung, Finger- und Fußtapping auf der gleichen Körperseite und kreuzkoordiniert.

Untertest 5: Gleichgewicht: Die Aufgaben überprüfen drei Bereiche, die das Gleichgewicht beeinflussen – Stabilität des Rumpfes, Stillstand und Bewegung. Es werden jeweils sieben Aufgaben zum statischen und dynamischen Gleichgewicht durchgeführt.

Untertest 6: Schnelligkeit und Geschicklichkeit: Die Aufgaben beinhalten Rennen, Hüpfen auf einem oder zwei Beinen sowie Nachstellschritte über einen Balken.

Untertest 7: Ballfertigkeiten: Die Aufgaben verlangen visuelles Verfolgen und koordinierte Arm- und Handbewegungen beim Fangen, Prellen und Werfen eines Tennisballs mit einer oder mit beiden Händen.

Untertest 8: Kraft: Die Aufgaben verlangen den Einsatz von Kraft von Rumpf, Unter- und Oberkörper, z. B. beim Weitsprung, Liegestütz und bei Sit-ups.

Die **Auswertung** erfolgt nach klaren Richtlinien; in der Normentabellen werden die Untertestwerte abgelesen. Zu beachten ist hierbei, dass eine ungewöhnliche Skalierung verwendet wurde, mit den Mittelwerten 15 und der Standardabweichung 5 (üblich ist m = 10 und STD = 3). Die Skalen und der Gesamttestwert sind T-Werte mit m = 50 und STD = 10.

Die **Normierung** erfolgte an 1 177 Kindern im Alter von 4–14 Jahren in Deutschland, Österreich und der Schweiz. Das Geschlechterverhältnis ist gleich, es gibt ausreichende Angaben zur regionalen Verteilung; bemerkenswert groß ist der Anteil jener Kinder, bei denen mindestens ein Elternteil keinen deutschsprachigen Hintergrund hat.

Die Reliabilitäten für die Subtests sind befriedigend bis gut (.47–.87); die für die Skalen sind etwas höher (.51–.90); die Reliabilitäten für den Gesamttest sind mit .85–.93 sehr gut.

Die Schwächen bei den Reliabilitäten treten bei den höheren Altersgruppen auf (12- bis 14-Jährige) und bei den feinmotorischen Aufgaben. Damit können vor allem die motorischen Fähigkeiten von Kindern von 4–11 Jahren zuverlässig erfasst werden. Für die Diagnose der *Umschriebenen Entwicklungsstörungen motorischer Funktionen (UEMF)* liegt damit ein reliables Instrument vor.

Leider gibt es bisher noch wenige Angaben zur Validität bei Kindern im deutschsprachigen Raum.

Züricher Neuromotorik

Verschiedene epidemiologische Untersuchungen haben gezeigt, dass ca. 6 % der Kinder im Schulalter groß- und/oder feinmotorische Störungen der Koordination haben. Zur Beurteilung dieser ungeschickten (clumsy) Kinder liegt nur mit der Züricher Neuromotorik von J. Fischer, J. Caflisch, und R. Largo (2003) eine standardisierte Beurteilung von motorischer Leistungsfähigkeit und Bewegungsqualität vor. Sie ist gestaffelt von einfachsten zu komplexeren, adaptiven Bewegungen und geeignet für Kinder und Jugendliche von 5–18 Jahren. Die Entwicklung dieses Testinstrumentariums beruht auf der Züricher Längsschnittuntersuchung zu Wachstum und Entwicklung:

- Repetitive Bewegungen (Finger, Hand, Fuß)
- Alternierende Bewegung (Hand, Fuß)
- Sequenzielle Bewegung (Finger)
- Adaptive Leistung (Steckbrett, dynamische Balance)
- Gleichgewicht (statische Balance)
- Haltung (Stress Gaits)

Die Ausführung der Bewegungsaufgaben wird hinsichtlich der *Ausführungsgeschwindigkeit* (> Abb.

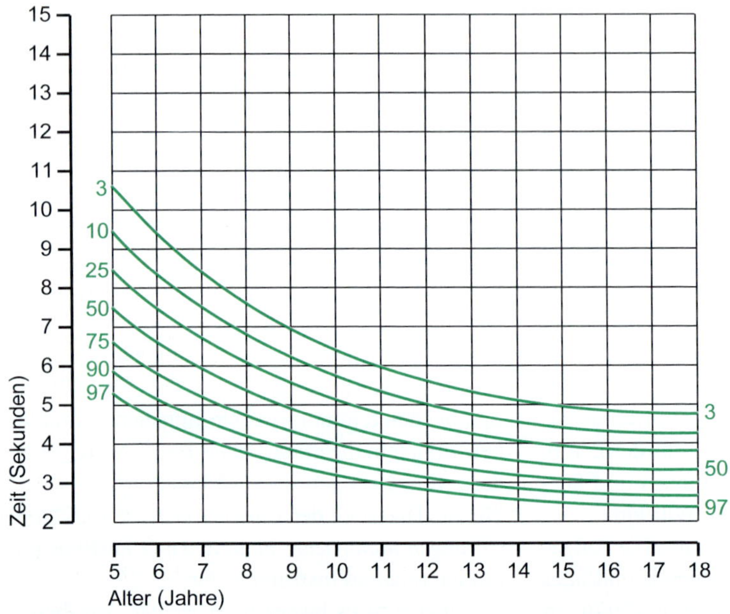

Abb. 12.19 Leistungsentwicklung Geschwindigkeit: 20 repetitive Handbewegungen bei Knaben, dominante Hand (aus R. Largo et al., 2007, mit freundlicher Genehmigung der Autoren)

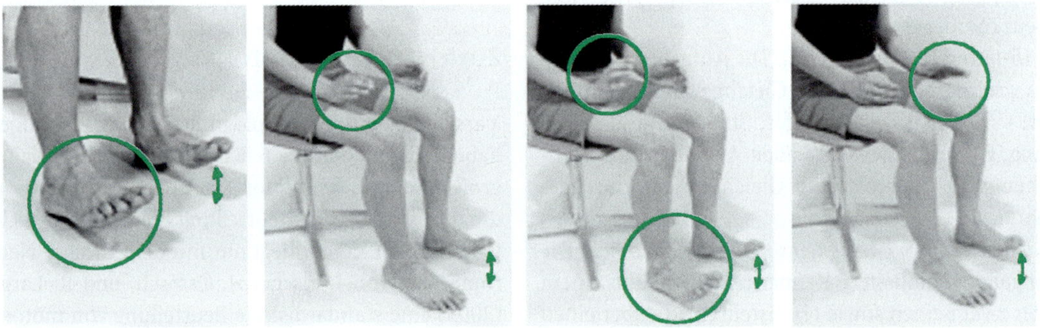

Abb. 12.20 Beispiel für verschiedene Mitbewegungen (aus R. Largo et al., 2007, mit freundlicher Genehmigung der Autoren)

12.19) und hinsichtlich des Auftretens von *kontralateralen Mitbewegungen, ipsilateralen Mitbewegungen* und *Mitbewegungen im Mundbereich* beurteilt (➤ Abb. 12.20).

Während die Beurteilung der Ausführungsgeschwindigkeit relativ zuverlässig geschieht, nämlich mit Stoppuhr und u. U. mit Videoaufzeichnungen, gestaltet sich die Beurteilung der Mitbewegungen doch etwas schwieriger. Sie setzt beim Untersucher ein gezieltes Beobachtertraining voraus.

Gerade bei den Mitbewegungen ergibt sich dadurch eine neuere Sichtweise. Hätten vor einigen Jahren noch viele Beobachter das Auftreten schon einiger weniger Mitbewegungen für ein Zeichen abweichender neuromotorischer Entwicklung gehalten, so wird durch die Arbeit von R. Largo deutlich, dass Mitbewegungen bei Bewegungsaufgaben unter „Stressbedingungen" bei den jüngeren Kindern häufig sind und keineswegs ein zuverlässiger Hinweis auf eine Pathologie. Auch für die Mitbewegungen

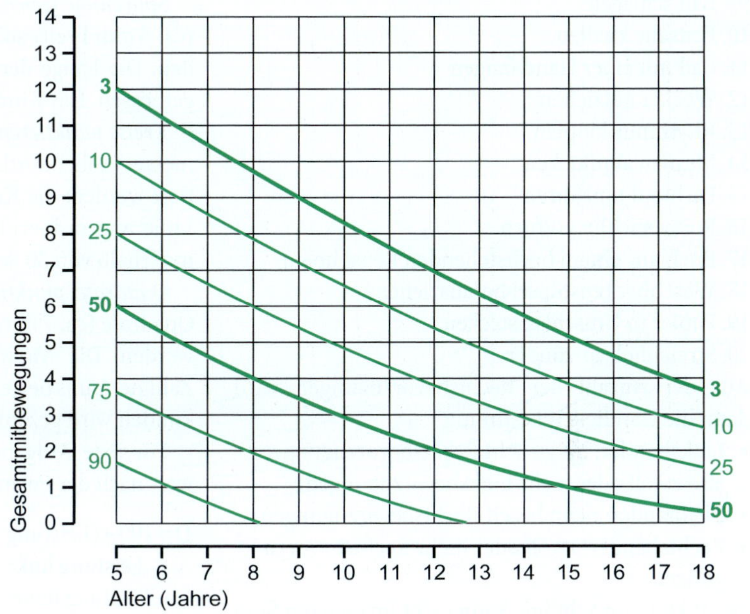

Abb. 12.21 Anzahl der gesamten Mitbewegungen bei Knaben bei der Diadochokinese (mit der dominanten Seite ausgeführt; aus R. Largo R et al., 2007, mit freundlicher Genehmigung der Autoren)

gibt es in der Züricher Neuromotorik deshalb Normangaben über die Häufigkeit (➤ Abb. 12.21).

Die Entwicklung der Mitbewegungen vom Kindesalter zum Jugendalter zeigt einen ähnlichen Verlauf wie die Bewegungsgeschwindigkeit: Je älter das Kind ist, desto weniger Mitbewegungen treten auf.

Gleichzeitig ist die Zahl der Mitbewegungen auch von der Komplexität der Bewegungsaufgaben abhängig; bei einfachen repetitiven Aufgaben treten weniger Mitbewegungen auf als bei komplexen adaptiven Leistungen und Haltungen unter Stressbedingungen (Stress Gaits).

Im Kindergartenalter und im frühen Schulalter besteht die größere interindividuelle Variabilität; die Variabilität nimmt mit dem Alter je nach Aufgabe unterschiedlich ab [114].

Handdominanz

Im Rahmen der feinmotorischen Diagnostik taucht verschiedentlich die Frage nach der *dominanten Hand* auf (➤ Kap. 9.12). Im Zusammenhang mit dem Schreib-Lern-Prozess muss für ein Kind die Händigkeit bestimmt werden; das bedeutet aber nicht, dass für andere Tätigkeiten ein Kind veranlasst werden sollte, die gleiche Hand zu benutzen.

Die Fragestellung der Händigkeit kann unter zweierlei Aspekten behandelt werden: unter dem Aspekt des *bevorzugten* Handgebrauchs, also der *Präferenzdominanz,* und unter dem Aspekt der *geschickteren, leistungsstärkeren* Hand, der *Leistungsdominanz.*

Präferenz-Dominanz-Test (P-D-T)

Die Präferenzdominanz wird üblicherweise mit verschiedenen Gestik- und Handlungsproben überprüft: Das Kind wird gebeten, verschiedene Handlungen gestisch oder real vorzuführen, und dabei wird beobachtet, welche Hand spontan zuerst eingesetzt wird.

Der Präferenz-Dominanz-Test (P-D-T) von Schilling prüft 20 Gestikproben, die der Proband nach entsprechender Aufforderung durch den Untersucher (gegenübersitzend) durchführen soll:

1. Blumen gießen
2. Nähen
3. Würfeln
4. Kämmen
5. Hämmern
6. Korken ziehen
7. Zähne putzen
8. Kugel stoßen

9. Ball schlagen
10. Peitsche knallen
11. Ball mit einer Hand fangen
12. Wecker aufziehen
13. Rhythmus klopfen
14. Blumen abpflücken
15. Farbtopf umrühren
16. Reißverschluss öffnen
17. Buch aus einem hochstehenden Regal holen
18. Waschbeckenstöpsel herausziehen
19. Papier in Umschlag stecken
20. Streichholz anzünden

Aus der Anzahl der Rechtsbevorzugungen wird dann die Händigkeit bestimmt:

- Linkshänder: bis zu acht Rechtsbevorzugungen, also zwölf oder mehr Linksbevorzugungen
- Beidhänder: neun bis elf Rechtsbevorzugungen
- Rechtshänder: zwölf oder mehr Rechtsbevorzugungen

Der P-D-T von Schilling kann nicht im engeren Sinn als psychometrischer Test bezeichnet werden, sondern eher als Beobachtungsliste; entsprechend sind auch die Klassifikationen der Händigkeit nicht als Normen aus einer Standardisierung zu werten.

Listen und Gestikproben dieser Art haben ihre Berechtigung, denn die alleinige Frage an das Kind oder seine Eltern nach der Händigkeit führt häufig zu Fehleinschätzungen; oft können die betroffenen Personen ohne reale Handlung gar nicht sagen, welche Hand sie tatsächlich primär benutzen.

Hand-Dominanz-Test (H-D-T)

Der Hand-Dominanz-Test von H.-J. Steingruber und G. A. Lienert ist ein Test zur Bestimmung der Leistungsdominanz für Vorschul- und Schulkinder. Das bedeutet, dass eine feinmotorische Tätigkeit sowohl mit der rechten als auch mit der linken Hand durchgeführt werden soll und aus dem Vergleich von Schnelligkeit und Menge auf die Leistungsüberlegenheit einer Hand geschlossen wird.

Im H-D-T werden drei Aufgaben vorgegeben. Jede Aufgabe wird zunächst in einem Probedurchgang sowohl mit der rechten als auch mit der linken Hand ohne Zeitmessung ausprobiert. Die grobe Linienführung geht für die rechte Hand von links nach rechts (Schreibrichtung) und für die linke Hand umgekehrt.

Spurennachzeichnen: In einer gewundenen Spur (ca. 5 mm breit) soll eine Bleistiftlinie gezogen werden. Die Länge der Linie wird mit einer Schablone gemessen. Das Kind hat dafür 30 Sekunden Zeit.

Kreise punktieren: Kleine Kreise (ca. 5 mm Durchmesser) sollen fortlaufend mit einem Bleistift punktiert werden; die Kreise sind auf einer gewundenen Linie angeordnet. Die Zahl der punktierten Kreise innerhalb von 30 Sekunden wird gezählt.

Quadrate punktieren: Auf Geraden angeordnete Quadrate (ca. 7 mm Kantenlänge) müssen punktiert werden. Die Anordnung ist sehr regelmäßig. Die Zahl der punktierten Quadrate innerhalb von 30 Sekunden wird gezählt.

Für jede Aufgabe wird getrennt ein Dominanzwert nach der Formel ermittelt:

$$D = 100 \times (\text{Leistung rechte Hand} - \text{Leistung linke Hand}) \div (\text{Leistung rechte Hand} + \text{Leistung linke Hand})$$

Die drei Dominanzwerte werden zu einem Gesamtwert addiert. Die so ermittelten Rohwerte können in Prozentränge umgewandelt werden, nach denen die Leistungsdominanz klassifiziert wird. Der Test ist für Kinder von 6,0–10,6 Jahren normiert.

- Prozentränge < 3: starke Linkshändigkeit
- Prozentränge 3–8: Linkshändigkeit
- Prozentränge 9–16: Beidhändigkeit
- Prozentränge 17–79: Rechtshändigkeit
- Prozentränge > 79: starke Rechtshändigkeit

Im Gegensatz zu den meisten Tests wird die Umwandlung der Rohwerte im Normwerte (Prozentränge) anhand einer Grafik vorgenommen. Der Kurvenverlauf für Mädchen und Jungen unterscheidet sich geringfügig.

Punktiertest für Kinder (PTK)

Der PTK von Schilling enthält eine Hampelmannfigur, auf deren Umrisslinie kleine Kreise (2 mm Durchmesser) angeordnet sind. Die Figur ist kindgerechter und deshalb als Alternative zum H-D-T vorgeschlagen worden. Die Kinder sollen mit einem Bleistift (ursprünglich ein Spezialstift mit eingebauter Feder zur konstanten Druckstärke) die Kreise punktieren. Die Zeit für den gesamten Hampelmann wird gemessen und das Punktieren mit der anderen Hand wiederholt.

Wenn die Zeit konstant vorgegeben wird (z. B. 60 Sekunden), wird die Leistungsdominanz entsprechend der Formel für Dominanzwerte (s. o.) berechnet.

12.4.7 Schultests

Bielefelder Screening (BISC)

Das **Bielefelder Screening (BISC)** gehört zu einer Form von Testverfahren für die Praxis, die sich durch ihre theoretische Begründung auszeichnen. Ziel ist die spezifische Vorhersage von Erfolg und Misserfolg im Schriftspracherwerb, speziell von Lese-Rechtschreibschwierigkeiten, bereits im Kindergartenalter. Im Anschluss daran soll dann primäre Prävention betrieben werden können.

Für den Schriftspracherwerb können heute vier Leistungsbereiche identifiziert werden:

- *Phonologische Bewusstheit:* Einsicht in die phonologische Struktur der Sprache und die Analyse und Synthese phonologischer Einheiten.
- *Schneller Abruf aus dem Langzeitgedächtnis:* Schneller Zugriff zum phonologischen Code im Langzeitgedächtnis.
- *Phonetisches Recodieren im Kurzzeitgedächtnis:* Verbale Information muss im Arbeitsgedächtnis mit hinreichender Genauigkeit phonetisch recodiert werden.
- *Visuelle Aufmerksamkeitssteuerung:* Verarbeitung von Schrift erfordert die aufmerksamkeitskontrollierte Beachtung von relevanten, die aktive Nichtbeachtung von irrelevanten Informationen und die Bewusstmachung der Verarbeitungsrichtung.

Die Umsetzung dieser Modellvorstellung in Subtestaufgaben erfolgt in neuen Aufgabenarten.

1. *Pseudowörter nachsprechen:* Kunstwörter werden segmentiert von einer CD vorgegeben vorgesprochen und sollen von den Kindern nachgesprochen werden.
   - Beispiel: „Ich sag dir jetzt ein Zauberwort vor und du sagst es einfach nach. Ich sage jetzt *Zippelzack.* Sag es mal nach!"
2. *Reimen:* Das Kind bekommt Wortpaare vorgesprochen (von der CD) und soll im Anschluss daran entscheiden, ob sich die Wörter klangähnlich sind.
   - Beispiel: „Bei dem nächsten Spiel geht es um Wörter, die sich fast gleich anhören: Zum Beispiel Maus – Haus – Klaus – raus. Jetzt hör mal gut zu: Ich sage dir zwei Wörter, die sich fast gleich anhören: Buch – Tuch. Hören die sich gleich an?"
3. *Wort-Vergleich-Suchaufgabe:* Das Kind bekommt jeweils ein Kärtchen vorgelegt, auf dem in der Mitte der oberen Hälfte ein Wort und unten auf der Karte vier Wörter stehen. Das Kind hat die Aufgabe, das Wort mit den vier Testwörtern (visuell) zu vergleichen.
4. *Laute assoziieren:* Ein Wortbild auf der Karte repräsentiert ein vorgesprochenes Wort und ein weiteres Bild (von vier Bildern) repräsentiert ein klangähnliches Wort.
   - Beispiel: „Wir machen nun ein Ratespiel. Ich sage dir jetzt etwas und du sollst raten, was das wohl ist. Du sagst es mir dann und zeigst es mir" (auf der Bildkarte). „Nun hör zu: Ei – s. Von was habe ich gesprochen?"
5. *Farbabfrage:* Schnelles Benennen der richtigen Farben von Gegenständen.
   - Beispiel: „Hier auf der Karte hat ein Maler Obst- und Gemüsebilder gemalt." „Das ist ein Salat, das ist eine Tomate … Gut. Jetzt sag mir, welche Farben das sind."
6. *Schnelles Benennen von Farben (Schwarz-Weiß-Objekte):* Vier verschiedene Gegenstände sind in Konturen dargestellt; es sollen schnell ihre Farben benannt werden.
   - „Auf dieser Karte hat der Maler vergessen, die Obst- und Gemüsebilder farbig anzumalen. Jetzt sollst du hier anfangen und in dieser Richtung, so schnell du kannst, nur die richtigen Farben für die Obst- und Gemüsebilder nennen, bis du hier unten bist."
7. *Schnelles Benennen von Farben (farbig inkongruente Objekte):* Die vier Gegenstände sind in falschen Farben dargestellt; es sollen schnell ihre natürlichen Farben genannt werden.
   - „Auf dieser Karte hat der Maler alle Obst- und Gemüsebilder in der falschen Farbe angemalt. Oder hast du schon mal eine blaue Zitrone oder einen gelben Salat gesehen? Jetzt sollst du hier anfangen und in dieser Richtung, so

schnell du kannst, nur die richtigen Farben für die Obst- und Gemüsebilder nennen, bis du hier unten bist."

8. *Silben-Segmentieren:* Unter Zuhilfenahme des Silbenklatschens sollen die Prüfwörter in Sprechsilben untergliedert werden.
   - Beispiel: „Wir machen nun ein Nachsprechspiel. Sag mal finden. Man kann es auch so sagen: fin – den. Sag es mal genauso: fin – den und klatsche dabei."
9. *Laut-zu-Wort-Vergleich:* Das Kind soll entscheiden, ob ein isoliert vorgesprochener Vokal als Anlaut eines sinnvollen Worts vorkommt.
   - „Wir machen nun ein Spiel, bei dem du genau zuhören musst! Ich sage dir jetzt etwas und du sagst mir dann, ob du darin etwas Bestimmtes hörst. Hörst du /au/ in Auto?"
   - Es folgt Beispiel 2: „Hörst du /au/ in Schwein?"

Zuordnung der Subtests zu den Leistungsbereichen:

Phonologische Bewusstheit:

- Reimen (Subtest 2)
- Silben-Segmentieren (8)
- Laut-zu-Wort-Vergleich (9)
- Laute assoziieren (4)

Schneller Abruf aus dem Langzeitgedächtnis:

- Farbabfrage (5)
- Schnelles-Benennen-Farben (Schwarz-Weiß-Objekte) (6)
- Schnelles-Benennen-Farben (farbig inkongruente Objekte) (7)

Phonetisches Recodieren im Kurzzeitgedächtnis:

- Pseudowörter Nachsprechen (1)

Visuelle Aufmerksamkeitssteuerung:

- Wort-Vergleich-Suchaufgabe (3)

Auswertung

Für jeden Subtest kann ein sog. Risikopunkt vergeben werden. Erreicht ein Kind 4 oder mehr Risikopunkte zum Testzeitpunkt 10 Monate vor der Einschulung bzw. 3 oder mehr Risikopunkte 4 Monate vor der Einschulung, ist die Prädiktion einer Lese-Rechtschreibschwierigkeit zulässig. Die Zahl der Risikopunkte entspricht ca. dem Prozentrang 15.

Das BISC ist in erster Linie ein Screening auf Störungen. Deshalb ist das Verfahren von den Itemkennwerten relativ leicht, d. h., es ist in der Lage, im unteren Leistungsbereich gut zu differenzieren. Gleichzeitig bedeutet das aber auch, dass mittlere oder gute Testleistungen nicht mit gleicher Genauigkeit das Niveau der zukünftigen Lese-Rechtschreib-Leistungen vorhersagen können. Die prädiktive Validität ist durch mehrere Längsschnittuntersuchungen bestätigt. Die Gesamttrefferquote wird mit 92 % angegeben.

Im Rahmen der primären Prävention wurden vor allem mit dem Programm von W. Schneider, P. Küspert und E. Roth „Hören, Lauschen, Lernen" nachhaltige Effekte dokumentiert; dieses Programm setzt in erster Linie an der Schulung der phonologischen Bewusstheit im letzten Kindergartenjahr an [105, 123, 132, 134].

Diagnostischer Rechtschreibtest 1, 2, 3, 4, 5

DRT 1: Normierung 1990, 2003	Lautgetreue Einzelwörter
DRT 2: Neunormierung 1996, 2003	Lückendiktat
DRT 3: Neunormierung 1996, 2003	Lückendiktat
DRT 4: Normierung 1994, 2003, 2017	Lückendiktat
DRT 5: Normierung 1995, 2003, 2017	Lückendiktat

Die Reihe der **d**iagnostischen **R**echtschreibe**t**ests wurde von K. Ingenkamp begründet. Sie stellen einfach durchzuführende Diktate dar, die dem Wortschatz der Schüler am Ende der jeweiligen Schuljahrgänge entsprechen.

Für die Testkonstruktion ist zu prüfen, ob der getestete Wortschatz dem Lehrstoff der aktuellen Lehrpläne entspricht und ob er dem jeweiligen Grundwortschatz entnommen ist.

Außerdem kommt hinzu, dass der Rechtschreibtest auch entsprechend den Richtlinien der Rechtschreibreform gestaltet sein muss.

In der praktischen Durchführung wird das Prüfwort deutlich vorgelesen, danach ein Satz, in dem das Prüfwort eingebettet ist, dann wird erneut das Prüfwort vorgelesen und das Kind aufgefordert, das Prüfwort niederzuschreiben.

Beispiel aus dem DRT 3: „Schnell – Laufe nicht so schnell über den Damm – schnell."

Jedes kritische Wort wird also dreimal diktiert.

Aus der Zahl der falsch geschriebenen Wörter ergibt sich der Rohwert, der in einen klassenspezifischen Normwert umgewandelt wird.

Im Anschluss an ein unterdurchschnittliches Ergebnis können eine quantitative Analyse und eine Fehleranalyse durchgeführt werden, wobei der Testleiter die Fehler kategorisiert. Es wird auf diese Weise ein Fehlerprofil ermittelt, das auch als Ansatz für eine diagnosespezifische Förderung gesehen wird.

Beispiel: Fehlerkategorien des DRT 3:

- *Wahrnehmungsfehler:*
  - Wortdurchgliederung nicht gelungen.
  - Trennschärfe beeinträchtigt.
- *Merkfehler, Speicherfehler:*
  - Sehr häufige Wörter oder Silben werden falsch geschrieben.
- *Regelfehler:*
  - Groß- und Kleinschreibung.
  - Dehnung/Doppelung.
  - Ableitungsfehler.
  - St-Fehler; /st/ wird als scht verschriftet oder das /sch/ wird nur als „s" geschrieben.
  - V/Q: Vertauschungen von „v" mit „f" und umgekehrt; /qu/ wird als „kw" oder „gw" verschriftet.

Die mitgeteilten Reliabilitäten sind gut bis sehr gut.

KNUSPEL-L

Knuspels-Leseaufgaben ist ein Einzel- und Gruppenlesetest von H. Marx.

Er beruht auf einem theoretischen Modell des Leselernprozesses, in dem sowohl Vorläuferfähigkeiten des Lesens als auch spezifische Lesefertigkeiten integriert sind, wobei vorschulische und schulische Aspekte berücksichtigt werden (➤ Abb. 12.22). Ausgangspunkt ist eine Reihe unspezifischer Merkmale, z. B. soziale und ethnische Zugehörigkeit, intellektuelle Fähigkeiten, mündlicher Sprachgebrauch und Arbeitsgedächtnis. Sie sind auch für die Entwicklung anderer kognitiver Fertigkeiten von Bedeutung. Spezifische Vorläuferfertigkeiten sind phonologische Fähigkeiten sowie die Buchstabenkenntnis (Buchstaben-Laut-Zuordnung).

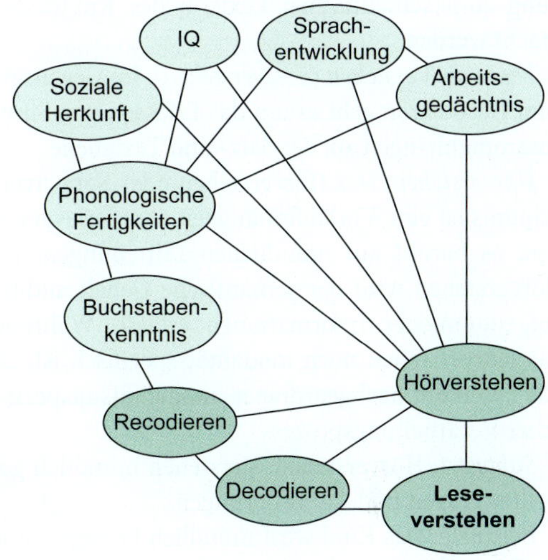

Abb. 12.22 Prozessmodell des Lesenlernens nach H. Marx

Die Bezeichnung **Knuspels-Lesetest** kommt von einer Fabel- und Zauberfigur, welche die Kinder durch die Testdurchführung begleiten.

„Knuspel sind kleine Zauberwesen, die nur aus Kopf, Armen und Beinen bestehen. Sie lachen und haben viele gute Ideen" (Strichmännchenzeichnungen im Testheft). Den Kindern soll damit der Zugang zu neuartiger und ungewöhnlicher Wortdarbietung erleichtert werden.

Lesen als Recodierfertigkeit: Als Recodieren wird hier die Fertigkeit verstanden, beim stillen Lesen und Verarbeiten von Schriftsymbolen auf der Buchstaben- und Wortebene von der grafischen und orthografischen Information zur intern repräsentierten phonologischen Information zu gelangen. Die korrekte Graphem-Phonem-Zuordnung äußert sich im lauten Lesen in der Benutzung der Standardlaute der Buchstaben und/oder der stellungsbezogenen Lautvarianten. Diese Fertigkeit ist unabhängig vom semantischen Gehalt, setzt also nicht voraus, dass das Kind das gelesene Wort auch versteht.

Lesen als Decodierfertigkeit: Über das Recodieren hinaus wird das Erfassen der Wortbedeutung als Decodierfertigkeit bezeichnet. Um die Wortbedeutung zu erfassen, ist am Anfang eine laute Recodierung und später eine subvokale phonologische Repräsentation der Recodierung vorzunehmen. Diese gehörte und/oder gedachte Information muss in Verbindung zum semantischen Lexikon des Kindes gebracht werden.

Lesen als Verstehen (Leseverstehen): Im Gegensatz zum Decodieren geht es um das Erfassen von Sinnzusammenhängen auf der Satz- und Textebene.

Hörverstehen: Das Hörverstehen oder Sprachverständnis ist eine Vorläuferfähigkeit zum Leseverstehen, es beruht auf mündlichen Mitteilungen. Im Hörverstehen wird der semantische Gehalt auditiv aufgenommener Informationen erfasst. Während das Hörverstehen noch modalitätsspezifisch ist, ist das Lesen ein nachgeordneter, modalitätsunspezifischer Verarbeitungsprozess.

Subtest 1: Hörverstehen: Verstehen mündlich gestellter Fragen und Aufforderungen.

Beispiele: Das Kind wird mündlich befragt: „Wie heißt Du mit Vornamen? Schreibe nur die *drei ersten* Buchstaben Deines Vornamens in *Schreibschrift* auf die Linie! Haben die auf dieser Seite gemalten Knuspel *glatte* oder *lockige* Haare? Unterstreiche mit *zwei* Linien das Wort, das passt."

Subtest 2: Recodieren: Erkennen von lautgleichen Wörtern.

Es wird jeweils ein Wortpaar vorgegeben. Das Kind soll das Wortpaar lesen und entscheiden, ob sich die beiden Wörter wohl gleich anhören, obwohl sie verschieden geschrieben werden, oder ob sie sich unterschiedlich anhören.

Beispiel: Meer – mehr; alte – alle; Kiepe – Kippe; frisst – Frist.

Die Kinder sollen nun 40 Wortpaare beurteilen; wobei je nach Schuljahrgang unterschiedliche Zeiten vorgegeben werden.

Subtest 3: Decodieren: Erkennen von Wortbedeutungen.

Das Kind soll jetzt Wörter lesen und *„prüfen, ob sie sich wirklich wie deutsche Wörter anhören oder nicht. Dazu musst Du sie Dir leise richtig vorlesen."*

Beispielaufgabe: „Da steht ‚ROGG' (zu lesen wie ‚Rock', also kurzes ‚o' und ‚k'-Laut betonen). Hört sich das wie ein Wort an, das Du kennst?" Nur etwa 5 Sekunden warten. „Ja. Es ist zwar nicht wie ein deutsches Wort geschrieben, das Du kennst. Aber wenn man es richtig liest, hört sich der Name wie das Wort für das Kleidungsstück ‚Rock' an."

Die Kinder sollen nun 40 Wörter lesen und entscheiden, ob sie sich wie richtige Wörter anhören. Die Bearbeitungszeiten sind je nach Schuljahrgang gestaffelt.

Subtest 4: Leseverstehen: Verstehen schriftlich gestellter Fragen und Aufforderungen.

Beispiel: Das Kind soll folgende Frage lesen: „Hattest Du heute schon große Pause? Wenn ja, schreibe ein ‚j' vor die Linie; wenn nein, schreibe ein ‚n' vor die Linie."

Die Kinder sollen 14 Fragen oder Aufforderungen bearbeiten. Die Zeiten sind je nach Schuljahrgang gestaffelt. Die gesamte Testdurchführung dauert ca. 35–45 Minuten.

Der Test kann als Einzel- oder als Gruppentest durchgeführt werden. In der Einzeluntersuchung sollte aus diagnostischen Gründen die Aufgabenbearbeitung laut vorlesend erfolgen (u. U. wird die kindliche Vorleseleistung mit einem Kassettenrekorder aufgezeichnet). Der Test kann ab dem Ende der 1. bis zum Ende der 4. Schulklasse eingesetzt werden. Die Normierungsgruppen beziehen sich auf die jeweilige Mitte und das Ende eines Schuljahrs; damit gibt es sieben Normierungszeitpunkte.

Für die Bildung der Normierungsstichproben wurde auch die sprachliche und nationale Herkunft herangezogen. Neben den rein deutschsprachigen (monolingualen) Kindern wurden ca. 18 % bilinguale Kinder (Aussiedlerkinder, türkische Kinder u. a.) einbezogen.

Die monolingualen Normen sollten herangezogen werden, wenn die Kinder in einer Klasse mit ausschließlich oder nahezu ausschließlich monolingualen Kindern beschult werden; sonst sollten die sog. multikulturellen Normen benutzt werden.

Die Rohwerte sind für jeden Subtest in T-Werte und Prozentränge transformierbar. Es werden aus den Subtests kombinierte, subtestübergreifende Kennwerte gebildet, sog. *Knuspel-Scores.*

Für Kinder im 1. Schuljahr und für alle bilingual aufwachsenden Kinder wird ein als *„Vorläuferfertigkeit für das verstehende Lesen"* bezeichneter **Knuspel-Score I** gebildet. Er setzt sich zusammen aus den Werten der Subtests Hörverstehen + Recodieren + Decodieren.

Beim zweiten Score werden die Leistungen aller drei Lesefertigkeiten in gleichem Maße berücksichtigt. Diese bilden den als Lesefähigkeit bezeichneten **Knuspel-Score II.** Dieser setzt sich aus Recodieren + Decodieren + Leseverständnis zusammen.

Würzburger Leise Leseprobe (WLLP und WLLP-R)

Die *Würzburger Leise Leseprobe (WLLP)* ermöglicht eine einfache und schnelle Erfassung der Leseleistung im gesamten Grundschulbereich. Das Verfahren beruht auf der Idee, dass in der 1. und 2. Grundschulklasse der Erwerb des Lesens als Grundfertigkeit stattfindet: Die Kinder erwerben die Übersetzung der Grapheme in Phoneme und das Zusammenlauten, sie *erlesen* die Wörter Buchstabe für Buchstabe. Ab der 2. Klasse spielen die Gedächtnisrepräsentation und der Automatisierungsgrad von Buchstabenfolgen eine zunehmende Rolle, es findet vor allem eine Zunahme des *Lesetempos* bzw. der *Decodiergeschwindigkeit* statt. Leseschwache Kinder müssen nach wie vor über synthetisches Lesen die Aussprache generieren, um zur Wortbedeutung zu kommen.

Schwache Leser im Grundschulalter unterscheiden sich von normalen Lesern in erster Linie durch das Lesetempo und weniger durch die Lesegenauigkeit.

Mit der Zunahme der Lesegeschwindigkeit werden die wesentlichen Voraussetzungen dafür geschaffen, dass das Leseverständnis von der Wortebene voranschreitet zum Leseverständnis auf der Satz- und Textebene. Das impliziert allerdings nicht, dass sich damit eine separate Erfassung des Leseverständnisses völlig erübrigt (mehr dazu KNUSPEL-L).

Der Test kann als Papier- und Bleistifttest im Klassenzimmer stattfinden. Um das Abschauen zu verhindern, sind zwei Testformen A und B möglich.

Das Verfahren ist als Multiple-Choice-Verfahren konzipiert. Die reine Testdurchführung dauert 5 Minuten.

Aufgaben: Die Kinder sollen ein Wort lesen und ein Bild aus vier Bildern ankreuzen, das dieses Wort repräsentiert (➤ Abb. 12.23).

Gemessen wird die Zahl der richtig bearbeiteten Items in 5 Minuten. Die Normwerte sind – für männliche und weibliche Schüler getrennt – zum Ende einer jeden Schuljahrgangstufe vorgegeben.

Wie die Beispiele zeigen, ist auch ansatzweise eine Fehleranalyse möglich: Einerseits gibt es einen dem Zielwort phonologisch-orthografisch ähnlicher Distraktor (z. B. Ei – Eis [Eimer]), andererseits einen Distraktor, der mit dem Zielwort semantisch verknüpft ist (z. B. Ei – Huhn).

Bei der Einzeldurchführung der WLLP können darüber hinaus auch die Leistungen in jeder Minute erfasst werden, um so einen kleinen Einblick in die Leistungskonstanz zu gewinnen.

Die Reliabilität des Testverfahrens ist gut; die Validität, d. h. die Übereinstimmung mit Außenkriterien wie dem Lehrerurteil oder den Ergebnissen anderer Testverfahren, ist hoch [105, 132].

Testbatterie für Zahlenverarbeitung und Rechnen bei Kindern (ZAREKI und ZAREKI-R)

Die ZAREKI ist eine neuropsychologische Testbatterie für **Za**hlenverarbeitung und **Re**chnen bei **Ki**ndern. Er wurde 2001 von M. von Aster und M. Weinhold veröffentlicht; 2006 wurde eine geringfügig veränderte Version von M. von Aster, M. Weinhold Zulauf und R. Horn als ZAREKI-R publiziert. Die Testdarstellung bezieht sich auf die ZAREKI-R.

Es handelt sich um ein theoriegeleitetes Verfahren, das sich auf eine Modellvorstellung des rechnerischen Denkens bezieht und weniger am schulischen Lehrplan orientiert ist. Hierbei werden drei mentale Repräsentationen von Zahlen und Mengen postuliert, die in Interaktion miteinander stehen (sog. Triple-Code-Modell von S. Dehaene; ➤ Abb. 12.24). Der Test sollte vor allem bei Verdacht auf umschriebene Rechenstörungen eingesetzt werden.

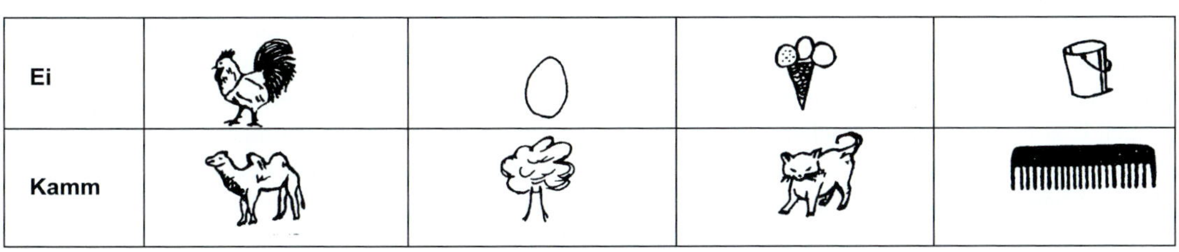

Abb. 12.23 Beispielaufgaben aus der Würzburger Leise Leseprobe (WLLP-R)

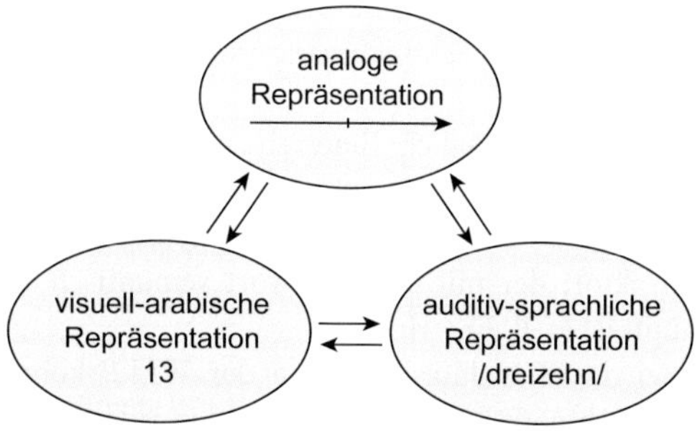

Abb. 12.24 Die drei Repräsentationen von Zahlen und Mengen im Triple-Code-Modell (nach S. Dehaene 1999).

Die *analoge Repräsentation* meint eine anschauliche Größen- und Mengenvorstellung. Kleine Mengen können auf einen Blick erfasst werden, bei größeren Mengen erfolgt ein Abschätzen oder eine Überschlagsrechnung. Man kann mit dieser Denkform erfassen, ob durch rechnerische Operation eine Menge oder Größe zu- oder abnimmt. Die bekannteste analoge Repräsentation ist der Zahlenstrahl, z. B. von 1 bis 100.

Die *auditiv-sprachliche Repräsentation* ist der verbale Ausdruck für Zahlen. Wir kennen bestimmte Zahlwörter wie die Eigennamen „ein, zwei, drei … zwölf", dann kommen zusammengesetzte Zahlwörter „dreizehn, vierzehn" usw., weitere Eigennamen sind Hundert, Tausend, Million …

In der deutschen Sprache besteht eine große Schwierigkeit in der auditiv-sprachlichen Repräsentation in der Zehner-Einer-Inversion. Der auditiv-sprachlichen Repräsentation werden auch die Additionsreihen und das Ein-mal-Eins sowie das Kopfrechnen zugerechnet.

Die *visuell-arabische Repräsentation* betrifft die Zifferndarstellung der Zahlen, mit ihrem Stellenwertsystem, aber auch andere Zahleneigenschaften, z. B. Teilbarkeit durch 2 u. Ä. In dieser Repräsentation erfolgen die schriftlichen Berechnungen. Neben diesen drei Repräsentationen müssen sich die wechselseitigen Verbindungen und Transformationen entwickeln.

Dieses Modell von Dehaene ist für erwachsene Menschen gut bestätigt; als neuropsychologisches Modell lässt es sich auch mit isolierten Hirnschädigungen in Beziehung setzen, d. h., eine umschriebene Hirnschädigung kann den isolierten Ausfall eines Moduls bedingen. Befunde aus bildgebenden Verfahren (fMRT) liegen inzwischen auch von Kindern vor.

Beschreibung der Subtests

Abzählen: Kinder sollen mit dem Finger eine Punktmenge laut abzählen und das Ergebnis aufschreiben.

Zählen rückwärts mündlich: Die Kinder sollen rückwärts von 23 bis 1 und von 67 bis 54 zählen.

Zahlenschreiben: Nach Diktat sollen zwei- bis vierstellige Zahlen geschrieben werden.

Kopfrechnen (Additionen, Subtraktionen und Multiplikationen): Kopfrechenaufgaben mit ein- und zweistelligen Zahlen werden vorgegeben; das Ergebnis soll vom Kind gesagt werden.

Zahlenlesen: Zwei- bis vierstellige Zahlen sollen vorgelesen werden.

Anordnung von Zahlen auf einem Zahlenstrahl: Auf einer Strecke von 0–100 soll eine Markierung gezeigt werden, die der Größe einer vorgegeben Zahl entspricht; in einer zweiten Variante soll die Markierung am Zahlenstrahl selbst gezeichnet werden.

Zahlennachsprechen (vorwärts, rückwärts): Wie der Subtest Zahlennachsprechen im HAWIK werden Zahlenfolgen aus zwei bis sechs (5) Ziffern vorgelesen, die vom Kind vorwärts bzw. rückwärts memoriert werden sollen.

Zahlenvergleich (Worte): Es werden jeweils zwei Zahlen vorgesprochen und das Kind soll entscheiden, welche Zahl größer ist.

Perzeptive Mengenbeurteilung: Eine Menge von Punkten oder Gegenständen soll abgeschätzt werden; sie wird so kurz gezeigt, dass ein Abzählen nicht möglich ist.

Kognitive (kontextuelle) Mengenbeurteilung: Die Kinder sollen einfache Aussagen beurteilen, indem sie die Menge beurteilen. Beispiel: „Fünfzig Kinder auf einem Geburtstagsfest": Viel – wenig?

Textaufgaben: Es werden einfache Textaufgaben vorgegeben, die das Kind ausrechnen soll. Der Lösungsprozess sollte durch lautes Denken beobachtbar werden; das Ergebnis ist mündlich zu geben.

Zahlenvergleich (Ziffern): Zahlenpaare werden in Ziffernform vorgegeben und das Kind soll beurteilen, welche Zahl die größere ist.

Auswertung: Für jede Aufgabengruppe wird der Rohwert in Prozentränge umgerechnet; Prozentränge ≤16 sind im kritischen Bereich. Aus der Summe aller Rohwerte wird ein Normwert für den Gesamttest ermittelt.

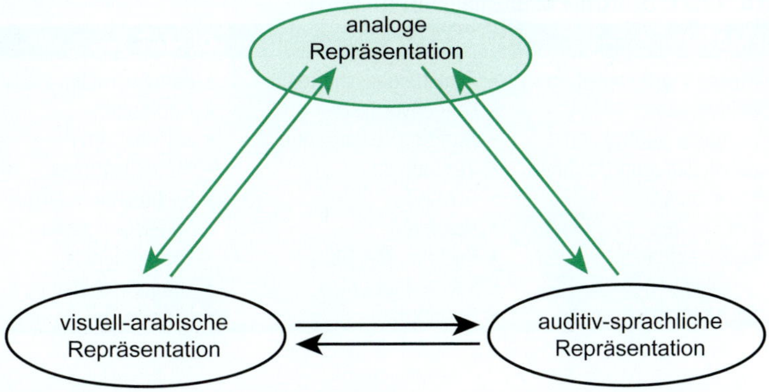

Abb. 12.25 Befund eines Mädchens (blau die problematischen Repräsentationen): Dieses Mädchen rechnet arithmetisch korrekt, hat aber praktisch keine Vorstellungen von Größen und Mengen.

Die Normen sind für Kinder am Ende der 1., 2., 3. und 4. Klasse (schulklassenbezogene Normen) vorgegeben.

Die Reliabilitäten für den Gesamttest sind sehr gut, für einzelne Aufgabengruppen allerdings nicht (das ist aufgrund der geringen Itemanzahl und des niedrigen Schwierigkeitsgrads dieser Aufgabengruppen nicht verwunderlich).

Die *Interpretation* der Testergebnisse erfolgt innerhalb des Triple-Code-Modells, d. h., es wird festgestellt, ob ein Kind in einer oder mehreren der Repräsentationen Schwierigkeiten hat und ob die internen Übersetzungen (Transcodierungen) in die verschiedenen Repräsentationen schwierig verlaufen (➤ Abb. 12.25).

Die Anteile der Repräsentationen und Transcodierungen bei den einzelnen Subtests sind im Handbuch benannt.

Als Test für die Diagnose von Rechenstörungen ist die ZAREKI-R für den unteren Leistungsbereich optimiert, die Itemschwierigkeiten sind gering. Das bedeutet, dass man Rechenstörungen gut differenzieren und ihre Komponenten identifizieren kann. Weniger geeignet ist die ZAREKI-R für die Feststellung einer normalen oder guten Entwicklung im rechnerischen Denken; hier werden schnell Deckeneffekte erzielt.

Die clusteranalytischen Untersuchungen an rechengestörten Kindern ergaben drei Subtypen von Rechenstörungen:

- *Tief greifende Rechenstörung:* ausgeprägte Rechenstörungen in nahezu allen Fertigkeitsbereichen (Subtests)
- *Arabischer Subtyp:* Schwierigkeiten bei Zahlenlesen und Zahlenschreiben; Schwierigkeiten beim Vergleichen von Zahlen in Wort und Ziffernform
- *Sprachlicher Subtyp:* Schwierigkeiten in den Zählfertigkeiten und beim Kopfrechnen [103, 132]

Deutscher Mathematiktest (DEMAT) für die 1. bis 6. Klasse

Die Reihe der Deutschen Mathematiktests besteht aus sechs Testverfahren für die 1. bis 6. Klasse. Diese Verfahren sollen am Ende der jeweiligen Klasse die Leistungen im Rechnen erfassen und damit Schwächen und Stärken identifizieren.

Um den Leistungsstand fair zu beurteilen, sind die Verfahren *lehrplanorientiert,* d. h., die Autoren stellen die Validität der Verfahren durch die Analysen der Lehrpläne aller Bundesländer sicher (➤ Tab. 12.21):

- DEMAT 1 und 2: Lehrpläne aller 16 Bundesländer (W. Schneider, Würzburg)
- DEMAT 3 und 4: Schnittmenge der Lehrpläne aller 16 Bundesländer (M. Hasselhorn, Göttingen)
- DEMAT 5 und 6: Extrakt aus 31 (!) Lehrplänen aller Bundesländer; z. T. wird Klasse 5 und 6 zusammengefasst (W. Schneider, Würzbrug)

Der Test ist sowohl in der Einzeldurchführung als auch in der Schulklasse möglich; dazu existieren Parallelformen.

Die Normierung erfolgte bundesweit an großen Normierungsstichproben von 2 900 bis ca. 5 200 Kindern. Bei den jüngeren Kindern gibt es deutliche Geschlechtsunterschiede.

Tab. 12.21 Deutscher Mathematiktest (DEMAT)

DEMAT 1+	DEMAT 2+	DEMAT 3+	DEMAT 4
• Mengen und Zahlen • Zahlenraum • Addition, Subtraktion • Zahlenzerlegung, Zahlenergänzung • Teil-Ganzes • Kettenaufgaben • Ungleichungen • Sachaufgaben	• Zahleneigenschaften • Längenvergleich • Addition, Subtraktion • Verdoppeln • Division • Halbieren • Rechnen mit Geld • Sachaufgaben • Geometrie	• Zahlenstrahlen • Additionen • Subtraktionen • Multiplikationen • Sachrechnungen • Spiegelaufgaben • Formen legen • Längen schätzen • Längen umrechnen	• Zahlenstrahlen • Additionen • Subtraktionen • Multiplikationen • Divisionen • Größenvergleiche • Sachrechnungen • Lagebeziehungen • Spiegelzeichnungen

Das Gesamtergebnis kann über Prozentränge und T-Werte beurteilt werden; für die Ergebnisse der einzelnen Subtests liegen Prozentränge vor.

Daneben ist aber ausdrücklich vorgesehen, dass dieses Instrumentarium überdies zur Beschreibung des Leistungsvermögens einer Schulklasse dient, hinsichtlich des Niveaus und hinsichtlich der Heterogenität. Damit kann dieser Test auch zur Reflexion des Lehrerverhaltens eingesetzt werden (Hinweise dazu vor allem im DEMAT 3+ und im DEMAT 4).

Im Vergleich zur ZAREKI muss der konzeptionelle Unterschied beachtet werden: Während die ZAREKI eine Abbildung zugrunde liegender Prozesse des rechnerischen Denkens erfassen will, zielt die DEMAT-Reihe auf die Beschreibung der Leistungen im Hinblick auf die Lehrpläne. Beide Verfahren sind zur Erfassung der niedrigen Leistungsniveaus optimiert [105].

12.4.8 Neuropsychologische Tests

Tübinger Lurija-Christensen Neuropsychologische Untersuchungsreihe für Kinder (TÜKI)

Die TÜKI ist ein neuropsychologisches Untersuchungsverfahren, das sich auf die Theorien von A. R. Lurija gründet (➤ Kap. 12.2.2).

Dieser beschreibt als Hauptziel seines Diagnostizierens die „Qualifikation der Symptome“ und die Suche nach dem primären Defizit. Dadurch glaubte man lange Zeit, dass sich Lurijas Untersuchungspraxis der Psychometrie entziehen würde.

Die neuropsychologische Untersuchung im Sinne Lurijas geht von den Symptomen aus, die ja sehr unterschiedliche Ursachen haben können. Es wird ein individualisiertes, von Arbeitshypothesen über zugrunde liegende Primärdefekte geleitetes Vorgehen gewählt. Systematische Variation der Aufgaben ermöglicht es, nacheinander alle an der beeinträchtigten Handlung beteiligten Teilfunktionen zu überprüfen und so dasjenige Element des funktionalen Systems herauszufinden, das gestört ist.

Auf diesem Hintergrund kann man die TÜKI auch als Screening-Verfahren verstehen bzw. als „untersuchungsleitende Struktur“. Es werden, ganz im Sinne der Diagnostik von Lurija, Aufgabenvariationen und Individualisierungen zugelassen; natürlich sind Variationen unter testtheoretischen Gesichtspunkten Abweichungen von der Durchführungsobjektivität.

Unter diesem Aspekt ist die TÜKI mehr als eine reine Screening-Batterie und notwendigerweise weniger als eine vollständige Untersuchungsanleitung für jeden Einzelfall oder eine allumfassende neuropsychologische Testbatterie.

Lateralität:

- Präferenzdominanz: sechs einfache Proben.
- Leistungsdominanz: Einbeinstand und Tapping-Versuch rechts wie links.

Motorische Funktionen:

- Gesamtkörperkoordination: vier Aufgaben wie im KTK oder MOT 4–6 (➤ Kap. 12.4.6).
- Feinmotorik:
  - Tracing: Wege sollen mit einem Bleistift durchfahren werden, ohne dass die seitliche Begrenzung berührt wird.
  - Tapping: In einer vorgegebenen Zeit sollen mit einem Stift möglichst viele Punkte in ein abgegrenztes Feld eingezeichnet werden.
- Motorische Funktionen der Hände: 25 einfache Aufgaben (ohne visuelle Kontrolle), wie sie aus

der Apraxiediagnostik bekannt sind; z. B. muss eine spezifische Fingerstellung ohne visuelle Kontrolle nachgemacht werden.

- Orale Praxie: 14 einfache Aufgaben, z. B. Berühren des rechten Mundwinkels mit der Zungenspitze.
- Sprachliche (innere und äußere) Regulation motorischer Vollzüge: fünf Aufgaben, verbale Selbstkontrolle.

Akustisch-motorische Koordination:

- Wahrnehmung und Reproduktion von Tonhöhenverhältnissen: vier Tonhöhenvergleiche, Singen/Nachsingen von Kinderliedern.
- Wahrnehmung und Reproduktion von rhythmischen Strukturen: sieben Aufgaben über Rhythmen.

Höhere hautkinästhetische Funktionen:

- Hautempfindungen: Berührungen am Unterarm (in Pronation und in Supination), Fingeridentifikation und Zeichnen in die Handfläche.
- Muskel- und Gelenksensibilität: Finger bzw. Arm wird passiv bewegt.
- Stereognosie: Gegenstände werden in die Hand gegeben bzw. sind mit geschlossenen Augen zu ertasten.

Höhere visuelle Funktionen:

- Visuelle Wahrnehmung: Gegenständliche und geometrische Bilder werden verglichen und teilweise benannt.
- Räumliche Orientierung: sechs Aufgaben (z. T. ähnlich Frostigs Raum-Lage, ➤ Kap. 12.4.5).
- Räumliches Denken: Mosaiktestaufgaben, Fortsetzung geometrischer Muster.

Rezeptive Sprache:

- Wortverständnis: Auf verbale Aufforderung hin sollen Gegenstände im Bild und real gezeigt werden.
- Verständnis einfacher Sätze.
- Verständnis für logisch-grammatikalische Strukturen: Flexionen, Präpositionen und Komparativkonstruktionen werden geprüft.

Expressive Sprache:

- Artikulation von Sprachlauten: Konsonanten und Konsonantenverbindungen in Wörtern werden geprüft.
- Reproduzierende Sprache: Komplexe Wörter sollen nachgesprochen werden.
- Normative Funktion des Sprechens: Benennen von Gegenständen nach verbaler Beschreibung.
- Erzählende Sprache: Die Kinder sollen frei erzählen, aber auch mit festgelegten Zielwörtern.

Mnestische Prozesse:

- Lernprozess: Eine Wortreihe aus acht Wörtern wird gelernt und dabei die Lernkurve ermittelt.
- Behalten und Wiedererinnern: Unmittelbare Reproduktion von visuellen, akustischen und kinästhetischen Spuren, Reproduktion von sinnlosen Silben und von Sätzen.

Denkprozesse:

- Verständnis für Situationsbilder und Texte: Handlung im Bild erkennen, Reihenfolge legen und eine Geschichte nacherzählen.
- Begriffsbildung: Begriffsdefinitionen, logische Klassenbildung.

In den einzelnen Diagnosebereichen sind immer sehr wenige Aufgaben zur Prüfung vorgesehen, sodass das Verfahren eher einen orientierenden Charakter (Screening) hat. Bei Auffälligkeiten muss dann mit ausführlicheren, normierten Verfahren nachgeprüft werden.

Im umfangreichen Handbuch zur TÜKI sind dazu viele Vorschläge gemacht worden.

Diese Vorgehensweise entspricht der Auffassung von Lurija, der *klinische Beobachtungen* und weniger psychometrische Testungen durchführte.

Eine ausführliche Testung aller interessierenden Funktionsbereiche ist auch aus Gründen der Belastbarkeit eines Kindes, der Zeit und Ökonomie kaum zu rechtfertigen.

Die aufgeführten „Normwerte" der TÜKI sind nach Angaben der Testautoren im Sinne der Grobnormierung eines Screening-Verfahrens zu verstehen und gestatten u. U. eine hinreichende „quantitative" Einschätzung der Leistungsfähigkeit eines jeweiligen Probanden. Die „Normen" im Anhang des Handbuchs sind als Prozentwert*verteilungen* abgedruckt und nicht als Prozent*ränge!* Das bedeutet, dass der Diagnostiker immer erst selbst errechnen muss, ob eine gezeigte Leistung unterdurchschnittlich, normal oder überdurchschnittlich ist.

Die Reliabilitäten der einzelnen Skalen für die Funktionsbereiche sind befriedigend, für einzelne Bereiche hoch. Die Werte für die Stabilität (Retest-Reliabilität) sind in mehreren Bereichen allerdings gering. Für die zweite Auflage der TÜKI (1997) wurden die Durchführungsanweisungen und das Protokollheft überarbeitet. Die Durchführung der TÜKI wird damit erheblich erleichtert (111, 117).

Aufmerksamkeit

In der klinischen Psychologie der letzten Jahre wurde die Diagnostik der Aufmerksamkeit fast völlig durch die Diskussion über Kinder mit Aufmerksamkeitsstörungen (ADHS) geprägt. So wurde bei vielen Klinikern die Aufmerksamkeitsstörung eher zu einer Anmutungsdiagnose bzw. globalen Beurteilung; das legen etwa die ICD-10- und die DSM-IV-Kriterien nahe.

Demgegenüber steht die Tradition der experimentell orientierten Psychologie, die seit den 1950er-Jahren verschiedene Theorieentwürfe zur Aufmerksamkeit vorlegte und bis heute davon ausgeht, dass Aufmerksamkeit kein einheitliches Konstrukt sei, sondern sich aus mehreren Komponenten zusammensetzt.

Nach diesen Ansätzen gliedert sich das Konzept Aufmerksamkeit nach den Dimensionen Intensität und Selektivität (➤ Tab. 12.22).

Aufmerksamkeitsaktivierung oder *Alertness* meint eine allgemeine Reaktionsbereitschaft oder kurzfristige Aktivierung der Aufmerksamkeit. Diese Aufmerksamkeitskomponente wird benötigt, wenn ein Kind einem relativ schnellen und häufigen Tätigkeitswechsel ausgesetzt ist („wenn viel Aktion ist"). Das ist in der klinischen Praxis etwa bei den Untersuchungen der Kinder regelmäßig der Fall.

- *Phasische Alertness* meint dabei die Fähigkeit, die Aufmerksamkeit auf einen Warnreiz oder Hinweisreiz hin kurzfristig zu steigern.
- *Tonische Alertness* dagegen meint die Fähigkeit zur Aufmerksamkeitssteigerung ohne Hinweisreiz, also schnell aufgabenbezogen zu reagieren.

Die Komponente der Aufmerksamkeitsaktivierung/Alertness ist bei vielen Kindern mit der Diagnose ADHS unbeeinträchtigt bzw. wenig beeinträchtigt.

Daueraufmerksamkeit und *Vigilanz* meinen längerfristige Aufmerksamkeit bei hochfrequenten oder niedrigfrequenten Reizen. Das bedeutet, dass Vigilanz unter eher monotonen Bedingungen erbracht werden muss, gewissermaßen die Langeweile bekämpft.

Diese Aufmerksamkeitskomponenten werden von den Kindern verlangt, wenn sie über längere Zeiträume, wie etwa eine Unterrichtseinheit, aufmerksam dem Geschehen folgen sollen.

Selektive oder *fokussierte Aufmerksamkeit* meint die Fähigkeit, schnell und zuverlässig auf bedeutsame Informationen zu reagieren und irrelevante Reize nicht zu beachten bzw. Störreize zu unterdrücken. Eine Beeinträchtigung der fokussierten Aufmerksamkeit ist die *Ablenkbarkeit,* die ablenkbaren Kinder sind der Reizvielfalt ausgeliefert.

Diese Aufmerksamkeitskomponente wird im Alltag permanent beansprucht, da wir meist multiplen Reizen ausgesetzt sind.

Wechsel des Aufmerksamkeitsfokus ist die Fähigkeit, relativ schnell von einem Reiz oder von einer Aufgabe zur anderen zu shiften, also die Fähigkeit zur *Flexibilität.* Dabei soll natürlich das Anspruchsniveau der Tätigkeiten erhalten bleiben.

Tab. 12.22 Dimensionen und Komponenten der Aufmerksamkeit

Dimension	Aufmerksamkeitskomponente	Untersuchungsprinzip
Intensität	Aufmerksamkeitsaktivierung = Alertness	Einfache visuelle oder auditive Reaktionsaufgaben mit und ohne Warnreiz
	Daueraufmerksamkeit	Lang andauernde einfache Signalentdeckungsaufgaben, hohe Anzahl kritischer Reize
	Vigilanz	Lang andauernde einfache Signalentdeckungsaufgaben, geringe Anzahl kritischer Reize
Selektivität	Selektive oder fokussierte Aufmerksamkeit	Wahlreaktionsaufgaben, Aufgaben mit ablenkenden Störreizen
	Wechsel des Aufmerksamkeitsfokus	Aufgaben mit Anforderungen an den Wechsel des räumlichen Aufmerksamkeitsfokus
	Geteilte Aufmerksamkeit	„Dual-Task"-Aufgaben, Aufgaben zur kognitiven Flexibilität

Geteilte Aufmerksamkeit findet sich in der Fähigkeit wieder, gleichzeitig zwei Tätigkeiten zu erledigen, etwa wenn der Schüler dem Lehrer zuhören und gleichzeitig die Anschrift auf der Tafel beachten muss, d. h. gleichzeitig zuhören und zuschauen soll.

Zu beachten ist, dass die beiden Tätigkeiten nicht interferieren, etwa durch zu große Ähnlichkeit. Musik hören beim Lesen interferiert mehr als Musik hören beim Fahrradfahren.

Bei Störungen der Aufmerksamkeit ist im Allgemeinen davon auszugehen, dass mehrere, aber nicht alle Komponenten beeinträchtigt sind. Wahrscheinlich ist darauf die Tatsache zurückzuführen, dass die klinische Diagnose einer Aufmerksamkeitsstörung (ADHS) in knapp ⅓ der Fälle nicht mit den Testergebnissen der Aufmerksamkeitskomponenten übereinstimmt.

Die Betrachtung der Aufmerksamkeitskomponenten könnte ebenso relevant sein, wenn die Zielsymptomatik bei der Behandlung von aufmerksamkeitsgestörten Kindern festgelegt wird. Einige Beobachtungen zeigen, dass die Methylphenidatbehandlung vor allem die Daueraufmerksamkeit positiv beeinflusst

Testbatterie zur Aufmerksamkeitsprüfung für Kinder KITAP

Die *Testbatterie zur Aufmerksamkeitsprüfung für Kinder KITAP* von P. Zimmermann, M. Gondan und B. Fimm (2002) stellt eine kindgemäße Adaptation der *Testbatterie zur Aufmerksamkeitsprüfung TAP* von Zimmermann und Fimm (1993) dar.

In dieser Testbatterie wird explizit auf die Erfassung verschiedener Aufmerksamkeitskomponenten abgezielt, um eine differenzierte und neuropsychologisch begründete Diagnostik zu ermöglichen.

Die Testbatterie wird computerbasiert durchgeführt, und es wird die kindgemäße Darstellung von Gespenstern, Hexen, Drachen und Eulen verwendet, um eine gute Motivation und Kooperation zu erreichen.

Ablenkbarkeit: „Das fröhliche und das traurige Gespenst“: Ein grundlegender Aspekt der fokussierten Aufmerksamkeit ist die Fähigkeit, den Fokus auch in komplexen Situationen und unter ablenkenden Bedingungen willkürlich unter Kontrolle zu halten.

Instruktion: „In einer Tür erscheint von Zeit zu Zeit ein Gespenst, das manchmal lacht und manchmal traurig ist. Das traurige Gespenst soll wieder fröhlich gemacht werden. Dazu muss man so schnell wie möglich auf die Taste drücken, um es wieder aufzuheitern, aber Achtung: Man darf sich nicht von irgendwelchen Geistererscheinungen ablenken lassen, die von Zeit zu Zeit auftauchen.“ Es werden vor allem die Anzahl der Auslassungen und insbesondere der Unterschied mit und ohne Distraktor (Störreiz) erfasst.

Alertness: „Die Hexe“: Das ist ein zentraler Aspekt der Intensität der Aufmerksamkeit, d. h. der Steigerung der Reaktionsbereitschaft durch unmittelbar vorausgehende Ereignisse.

Instruktion: „Eine Hexe soll so schnell wie möglich vertrieben werden, bevor es ihr gelingt, einen bösen Zauber oder eine Verwünschung auszusprechen.“ Gemessen werden die mittleren Reaktionszeiten und die Variabilität der Reaktionszeiten.

Daueraufmerksamkeit: „Der Tanz der Geister“: Es handelt sich darum, die selektive Aufmerksamkeit unter Anspannung aufrechtzuerhalten.

Instruktion: „In den Fenstern des Geisterschlosses tauchen nacheinander die Geister bei ihrem Tanz auf. Diese Geister haben verschiedene Farben und erscheinen immer wieder an einem anderen Fenster. Doch Achtung: Manchmal kommen sie durcheinander und es erscheinen hintereinander zwei Geister gleicher Farbe.“ Hier ist die Zahl der Auslassungen der entscheidende Indikator.

Flexibilität: „Das Haus der Drachen“: Dieser Subtest beinhaltet die Fähigkeit, den Aufmerksamkeitsfokus schnell zu wechseln.

Instruktion: „Vor einer Tür stehen zwei Drachen, ein grüner und ein blauer. Diese Drachen gehören zu verschiedenen Familien, nämlich die der grünen bzw. die der blauen Drachen. Die Drachen haben Hunger und sollen so schnell wie möglich zum Fressen ins Haus gelassen werden, aber immer abwechselnd ein grüner und dann ein blauer, denn sonst gibt es Streit.“

Geteilte Aufmerksamkeit: „Die Eulen“: Es geht darum, mehrere Dinge gleichzeitig im Auge behalten oder beachten zu müssen. Dies erfordert die Fähigkeit zur Verteilung der Aufmerksamkeit.

Instruktion: „Die Eulen sollen darüber wachen, dass kein Mensch in das Schloss kommt, während die Geister unterwegs sind. Die eine Eule sitzt am Fenster und schaut, dass niemand kommt, zwei andere fliegen außen herum und rufen sich wechselseitig zu. Doch manchmal werden die Eulen müde. Dann fallen der einen Eule die Augen zu oder eine der anderen Eulen antwortet nicht gleich auf den Ruf der anderen. Dann sollen sie schnell geweckt werden!" Gezählt wird die Anzahl der verpassten Signale im visuellen oder im akustischen Informationskanal.

Go/Nogo: „Die Fledermaus": Im eigentlichen Sinne ist das kein Prozess der Aufmerksamkeit, sondern der Reaktionskontrolle. Insbesondere bei impulsiven Kindern sind hier Auffälligkeiten zu erwarten.

Instruktion: „Wie zu sehen ist, hat die Katze Angst vor der Vampirfledermaus. Daher: Wenn die Fledermaus auftaucht, diese schnell vertreiben, bevor sie der Katze ein Leid zufügt. Aber Achtung: Nicht die Katze vertreiben." Die zentralen Parameter bei diesem Subtest sind die Anzahl der falschen Reaktionen und die Reaktionszeit.

Scanning: „Der Ausflug der Hexen": Hinschauen und Absuchen im visuellen Feld sind wohl die effektivsten Prozesse der fokussierten Aufmerksamkeit. In diesem Sinne ist das Scanning ein Teilprozess innerhalb der fokussierten Aufmerksamkeit.

Instruktion: „Die Hexen fliegen gemeinsam zu einem Hexenball, doch von Zeit zu Zeit hat sich eine Hexe in der Richtung geirrt; dann soll sie so schnell wie möglich gewarnt werden, damit sie sich nicht verfliegt." Es sollte darauf hingewiesen werden, ob die Matrix zeilen- oder spaltenweise abgesucht werden soll.

Zur Beurteilung der Scanning-Leistung werden sowohl die Fehlerzahlen als auch die Inspektionsgeschwindigkeit herangezogen.

Vigilanz: „Der Spiegel": Diese Aufmerksamkeitskomponente verlangt die Überwindung von Müdigkeit, die durch die Habituationsprozesse unter monotonen Untersuchungsbedingungen ausgelöst wird; ein gewisses Maß an Anstrengungsbereitschaft.

Instruktion: „In einem Zauberspiegel erscheint das Bild eines Gespenstes. Von Zeit zu Zeit taucht jedoch sein böser Zwillingsbruder auf. Den Zwillingsbruder erkennt man daran, dass er rote Augen hat. Es kommt darauf an, das böse Gespenst so schnell wie möglich zu vertreiben."

Es wird das sog. Vigilanz-Dekrement beurteilt, also die Abnahme der Erkenntnisleistung mit dem Fortschritt der Beobachtungszeit.

Die Normierung der KITAP wurde an 535 Kindern im Alter von 6–10 Jahren durchgeführt, aber nicht von allen Subtests liegen die Ergebnisse der kompletten Normierungsstichprobe vor. Die Reliabilitäten für die einzelnen Testparameter sind befriedigend bis sehr gut. Das Testergebnis wird vom Computer als T-Werte-Grafik dargestellt. Sehr viele Erfahrungen mit der KITAP existieren bei Kindern nach Schädel-Hirn-Verletzungen.

Kinder mit der Diagnose ADHS unterscheiden sich im Gruppenmittel deutlich von einer unauffälligen Kontrollgruppe. Allerdings ist auch eine bedeutsame Gruppe unter ADHS-Kindern, die in der KITAP weitgehend unauffällige Testwerte haben, sodass doch die Frage aufgeworfen werden muss, auf welche Beobachtungsdaten die Diagnose gestellt werden soll, wenn klinisches Urteil und Testergebnisse bei einem bedeutsamen Anteil nicht übereinstimmen [104, 119, 134].

12.4.9 Projektive Tests

Projektive Tests nehmen in der Psychodiagnostik eine besondere Stellung ein. Es ist nicht immer klar, ob diese Verfahren als Tests bezeichnet werden sollen, denn sie entziehen sich weitgehend den Kriterien der Testtheorie.

Ihre Besonderheit liegt in dem Vorgang der *Projektion:* Dem Kind wird Reizmaterial vorgelegt, das es veranlassen soll, Gedanken und Gefühle in Zeichen, Handlungen und Worten zu äußern. Diese Äußerungen müssen vom Untersucher *gedeutet* werden, d.h. einen Rückschluss auf die kindliche Persönlichkeit zulassen.

Dabei ist der Vorgang der Projektion nur unscharf definiert:

In der *psychoanalytischen* Tradition wird damit ein unbewusster Vorgang bezeichnet, eine Abwehr, in der das Subjekt einer anderen Person oder Sache (dem Testmaterial) Qualitäten, Gefühle und Wünsche unterstellt, die es ablehnt oder in sich selbst verleugnet. Demnach wird z.B. eine Gestalt in den Bildvorlagen vom Kind als aggressiv bezeichnet, *weil* dieses Kind seine eigenen aggressiven Impulse nicht zulassen kann.

In einer *allgemeinen Bedeutung* meint Projektion, dass das Subjekt eigene Interessen, Fähigkeiten, Gewohnheiten, Emotionen, Erwartungen oder Wünsche in das Material hineindeutet. Demnach würden von einem hungrigen Kind besonders häufig Nahrungsmittel erwähnt werden, wenn es Bildergeschichten zu ergänzen hätte. Eine Person wird u. U. als aggressiv bezeichnet, *weil* das Kind selbst aggressive Impulse verspürt.

Die Differenz dieser Ansätze ist höchst bedeutsam beim Umgang mit den kindlichen Äußerungen.

Die projektiven Verfahren werden in drei Gruppen gegliedert:

- Formdeuteverfahren
- Verbal-thematische Verfahren
- Zeichnerische und gestalterische Verfahren

Unter den **Formdeuteverfahren** nimmt der Rorschach-Test eine besondere Stellung ein. Symmetrische Klecksgestalten werden dabei als Reizvorlage vorgelegt und die Testperson wird um Stellungnahme gebeten, was das sein könne.

Im Kindesalter und speziell bei entwicklungsgestörten Kindern spielt dieses Verfahren eine untergeordnete Rolle.

Verbal-thematische Verfahren sind in der Grundgestalt als *Thematischer Apperzeptionstest (TAT)* bekannt. Dabei werden der Testperson Schwarz-Weiß-Bilder vorgelegt; es soll berichtet werden, wie es zu dieser Szene gekommen ist, was gerade passiert und wie es wohl weitergehen wird.

Der TAT existiert auch in Kinderversionen, als *Childrens Apperception Test (CAT)* von Bellak und Bellak oder als *Schwarzfuß-Test* von Corman; bei dieser Version wird das Schweinchen Schwarzfuß als Identifikationsfigur angeboten.

Thematisch auf Schul- und Leistungssituationen sind die Bilder im *Schulangsttest (SAT)* von Husslein bezogen.

Bei anderen verbal-thematischen Tests werden unvollständige verbale Äußerungen angeboten, die von den Kindern zu ergänzen sind, etwa beim *Satzergänzungstest* von Rotter oder beim *Thomas-Erzähltest.*

Bei den **zeichnerischen Verfahren** ist vor allem an den *Mann-Zeichen-Test* von Ziler zu denken, an den *Baumtest* von Koch und an die *Familie-in-Tieren* von Brehm-Gräser.

Aus den Zeichnungen der Testperson soll dabei auf psychische Merkmale geschlossen werden; z. B. wird der Baum als idealer Projektionsträger gesehen, da er zu den ältesten Symbolen der Menschheit überhaupt gehört. Aus der Seitneigung des Baums sowie der Darstellung von Stamm und Ästen wird auf eine mehr emotionale oder mehr rationale Haltung geschlossen.

Bei der *Familie-in-Tieren* soll der Symbolgehalt der Tiere herangezogen werden. Die Testautorin hat dazu viele Bedeutungen aus den Befragungen von Kindern ermittelt. Die Größe der Tiere und die räumliche Anordnung auf dem Zeichenblatt sollen zusätzliche Aufschlüsse über die familiäre Struktur geben.

Von der Verwendung von Zeichnungen in projektiven Verfahren sollte die Analyse der Zeichnungen im Hinblick auf die allgemeine Entwicklung und speziell die grafische Entwicklung abgegrenzt werden. Solche Analysen sind sehr viel leichter möglich und im Prinzip empirisch prüfbar.

Beim *Mann-Zeichen-Test* werden Gestaltungs- und Differenzierungsmerkmale auch dazu herangezogen, auf Merkmale des allgemeinen Entwicklungsstands zu schließen. Zweifellos ist es richtig, dass sich bei einem deutlich retardierten Kind in der Menschzeichnung ebenfalls Auffälligkeiten im Sinne von Unreifezeichen feststellen lassen. Solche Auffälligkeiten erlauben bestenfalls grobe Einschätzungen. So ist es keinesfalls zulässig, die Menschzeichnung als Ersatz zu einer Intelligenzuntersuchung heranzuziehen.

Das bekannteste **gestalterische Verfahren** ist der *Sceno-Test* von Staabs: Dem Kind werden verschiedene Spielmaterialien wie Puppen, Tiere, Bäume, Bausteine usw. angeboten und es wird aufgefordert, damit eine Situation zu erschaffen. Die Darstellung erlaubt nach der Autorin einen Rückschluss auf die Vorstellungen, Affekte und Konflikte in der „großen“ Welt. Die Auswertung setzt die Kenntnis tiefenpsychologischer Symbolik voraus.

Eine spezielle Bedeutung der projektiven Verfahren für die Diagnostik könnte in einer *heuristischen Funktion* liegen. Dem Untersucher werden dabei

Äußerungen angeboten, die sonst kaum getan werden. Im Gespräch und in der Verhaltensbeobachtung kann später gezielt darauf eingegangen werden. Die Äußerungen in der projektiven Diagnostik bekommen dann den Charakter von Hypothesen, die anderweitig zu überprüfen sind.

Die *Probleme* der projektiven Verfahren beziehen sich auf die theoretische Begründung und die Testgütekriterien.

Die Bild-, Text- oder Materialvorgaben sind mehrdeutig. Das ist einerseits gewollte Voraussetzung für den Vorgang der Projektion, erschwert aber auch eine Abschätzung des Reizwerts.

Die Antworten der Kinder müssen interpretiert werden. Das setzt aber ein definiertes Verhältnis von Zeichen zum Bezeichneten voraus; somit sind Validitätsfragen ungeklärt.

Die Auswertungsobjektivität ist kaum gesichert, denn es ist oft keine Übereinstimmung unter den Diagnostikern herzustellen; theoretische und persönliche Vorlieben spielen in die Beurteilungen mit hinein.

Eine besondere Brisanz gewinnen die methodischen Mängel beim Einsatz der projektiven Verfahren in der forensischen Psychologie. Dennoch werden in den letzten Jahren projektive Verfahren häufiger bei der Aufklärung von Gewalt gegen Kinder und von sexuellem Missbrauch benutzt.

Projektive Verfahren haben am ehesten ihre Bedeutung darin, dass sie hypothesenbildend sind, aber nicht bestätigend.

12.5 Diagnosemitteilung

Die meisten Eltern haben schon vor der psychologischen Diagnostik ein zuverlässiges Gefühl, dass die Entwicklung ihres Kindes auffällig ist. Wenn sie selbst dieses Gefühl nicht haben, sind sie zumindest durch Informationen aus ihrem Umfeld über die Entwicklung verunsichert.

Das Gespräch über die psychologische Diagnose ist für die Eltern oft ambivalent (➤ Kap. 1.6.3): Auf der einen Seite wollen und müssen sie erfahren, in welchem Ausmaß die Entwicklung ihres Kindes aus psychologischer Sicht gefährdet ist. Die Diagnostik bringt ihnen also Klärung und Orientierung. Auf der anderen Seite bedeutet die Diagnosemitteilung u. U. ein Abschiednehmen von optimistischen Erwartungen über die Zukunft; sie kann deshalb eine narzisstische Kränkung sein und Trauer um die eigene Lebensperspektive oder um die des Kindes auslösen. Die Eltern erkennen u. U., dass ihr Kind lange, oft ein Leben lang, auf fremde Hilfen angewiesen ist. Sie müssen akzeptieren, dass ihr Kind „kein Kind zum Vorzeigen" ist.

Oft ist die psychologische Diagnostik mit der besonderen Schwierigkeit verbunden, dass die psychische und/oder geistige Entwicklung angesprochen wird. Wir haben häufig erfahren, dass Eltern die körperlichen Aspekte einer Behinderung schneller und leichter erkennen und akzeptieren als die kognitiven. So argumentieren viele Eltern, ihr Kind könne ja körperlich beeinträchtigt sein, sei aber wenigstens „gescheit im Kopf". Störungen in der geistigen Entwicklung wirken für diese Eltern wie eine *zweite Behinderung.*

Die Haltung des Psychologen und Arztes den Eltern gegenüber muss von Achtung und emotionaler Wärme getragen sein. Die Eltern müssen erleben können, dass ihnen zwar schwierige Nachrichten übermittelt werden, dass aber die Wertschätzung ihres Kindes damit nicht infrage gestellt ist.

Prinzipiell sollte die Diagnosemitteilung mit beiden Elternteilen erfolgen. Die Eltern sollen auf den gleichen Informationsstand gebracht werden und Gelegenheit haben, sich miteinander auszutauschen und Fragen zu stellen.

Wenn nur ein Elternteil anwesend sein kann, besteht die Gefahr, dass die Weitergabe an den Partner nur ausschnittsweise und damit verkürzt erfolgt. Da es nicht selten passiert, dass die Übermittler von „schlechten" Nachrichten dafür kritisiert werden, provoziert das Gespräch mit nur einem Partner innerfamiliäre Konflikte. Oft ist es dem Partner auch nicht verständlich, wieso die/der Anwesende eine wichtige Frage gerade nicht gestellt oder wieso sie/er sich nicht gegen eine Einschätzung zur Wehr gesetzt hat.

Gegebenenfalls sollten in diesem Gespräch auch Ideen zu Gründen oder Verursachung der Entwicklungsstörung angesprochen werden, die sonst als Schuldzuweisung zwischen den Partnern auftauchen können.

In der Praxis stellt die Diagnosemitteilung einen mehrstufigen Prozess dar. Wir müssen über

- den aktuellen Stand, die Beobachtungen,
- die Bewertung und Beurteilung der Beobachtungen sowie
- die Perspektiven und Behandlungsmöglichkeiten

sprechen.

12.5.1 Aktueller Stand, Beobachtungen

Mit den Eltern werden die Erlebnisse mit ihrem Kind und die Verhaltensbeobachtungen besprochen.

Bei Testanwendungen heißt dies, dass wir über die Testsituation sprechen (z. B. darüber, wie schnell sich das Kind anpassen konnte), dass wir das Testmaterial und eine Reihe von Aufgaben vorstellen und über die Antworten ihres Kindes berichten. Es sind vor allem die Antworten im Grenzbereich des Leistungsvermögens interessant, jene Aufgaben, die das Kind gerade noch lösen kann, aber auch die nicht mehr lösbaren.

Soweit das Kind uns systematische Alternativen angeboten hat, muss ebenfalls über sein anderes Denken gesprochen werden (Fehleranalyse ➤ Kap. 12.4.3, Raven-Matrizentests).

Diese Beobachtungen sollen auch dazu anregen, dass die Eltern ihrerseits Erfahrungen aus den Verhaltens- und Leistungsbereichen ansprechen. Oft fragen wir die Eltern, ob sie erwartet haben, dass ihr Kind die gestellten Aufgaben lösen konnte oder nicht. Verschiedentlich berichten uns Eltern, dass ihre Kinder sich im häuslichen Umfeld anders verhalten. Diese Unterschiede müssen aufgegriffen und sehr ernst genommen werden, zeigen sie doch die Situationsabhängigkeit vieler Verhaltensweisen und die emotionale Flexibilität bzw. Empfindlichkeit eines Kindes in neuen Situationen.

Wir halten die Phase der Berichte über den aktuellen Stand für äußerst wichtig, da hier mit den Eltern zusammen eine gemeinsame Erfahrungsbasis gelegt werden kann, auf die wir immer wieder miteinander zurückkehren können. Die Eltern müssen ihr Kind hier gut wiedererkennen können. Vor allem für diese Phase sollte im Gespräch viel Zeit zur Verfügung stehen.

Das Gespräch über die Beobachtungen und Erfahrungen mit einem Kind kann immer anschaulich und konkret gehalten werden. Überforderungen durch eine fachspezifische Sprache sind hier relativ leicht zu vermeiden.

12.5.2 Bewertung und Beurteilung der Beobachtungen

In einem zweiten logischen Schritt werden die Beobachtungen bewertet, d. h., sie werden hinsichtlich ihrer Entwicklungsbedeutung von uns eingeordnet und auf den Entwicklungsstand hin interpretiert.

Die Eltern erfahren, ob die Beobachtungen einem altersgemäßen Verhalten entsprechen oder mit welchen Entwicklungsrückständen oder -störungen zu rechnen ist.

Häufig muss erkannt werden, dass der Entwicklungsstand in den verschiedenen Entwicklungsbereichen sehr heterogen ist.

Im Wesentlichen greifen wir für die Eltern auf zwei Vergleichsmaßstäbe zurück:

- Mit den sog. *Altersnormen* werden den Beobachtungen Altersäquivalente zugeordnet und die Eltern auf die Übereinstimmung mit bzw. die Abweichungen vom Lebensalter aufmerksam gemacht. Zur Problematik dieser Normen ➤ Kap. 12.1; dennoch sind diese Erklärungsformen sehr anschaulich.
- Mit den sog. *Prozentrangnormen* wird erklärt, wie viele Kinder derselben Altersstufe gleich gut oder schlechter im Test abschneiden. Es wird erklärt, ob die Leistung als unterdurchschnittlich, normal oder überdurchschnittlich einzuordnen ist und wie weit sie von der mittleren Leistung abweicht.

Unter Umständen muss der Psychologe auch kurz erklären, wie er zu diesen Angaben kommt, d. h., er muss die Grundprinzipien der Normierung in einfachen Worten erläutern.

In Ausnahmefällen kann die Angabe von *Intelligenzquotienten* erfolgen, auch deshalb, weil diese Information inzwischen sehr popularisiert ist. Das setzt aber voraus, dass wichtige Merkmale wie „der mittlere IQ beträgt 100“ und „der Normalbereich reicht von 85 bis 115“ ebenfalls vermittelt werden.

Wir haben in der Diagnosemitteilung verschiedentlich erlebt, dass in der Phase der Bewertung und Beurteilung die Eltern mit Widerständen reagieren; sie wehren sich gegen die „zu strenge" Beurteilung. Im Einzelfall kommt es vor, dass die Eltern in ihrer Not mit dem Psychologen oder Arzt um einige zusätzliche Monate im Entwicklungsstand verhandeln.

An dieser Stelle erweist sich, ob das Gespräch über die Beobachtungen ausführlich genug war, um auf diese gemeinsame Basis und die erzielte Übereinstimmung zurückzugehen.

Es ist aber auch möglich, dass die Eltern ihre Bedenken nicht artikulieren.

Gelegentlich empfehlen wir Eltern, sich an eine weitere Stelle zu wenden, wenn sie unsere Entwicklungsbeurteilung nicht teilen können. Bei einer guten Diagnostik dürfen wir erwarten, dass keine gravierend anderen Ergebnisse zustande kommen werden. Wir demonstrieren damit den Eltern auch unser Selbstbewusstsein, die Überzeugung, dass unsere Arbeit fachlicher Kritik standhalten wird. Andererseits muten wir mit diesem Vorschlag den Eltern und den Kindern erneute Untersuchungen zu und dem Gesundheitssystem werden evtl. zusätzliche Kosten angetragen. Wir bitten in diesem Fall, dass uns die Eltern die anderen Beobachtungen und Beurteilungen mitteilen, sodass wir mit den Kollegen Kontakt aufnehmen und die möglichen Unterschiede aufklären können.

12.5.3 Perspektiven und Behandlungsmöglichkeiten

Die meisten Eltern möchten nicht nur die Diagnose kennenlernen, sondern auch erfahren, was diese für den Umgang mit ihrem Kind bedeutet, welche Perspektive oder Prognose ihr Kind hat.

Aussagen über die zukünftige Entwicklung sind äußerst problematisch. Unser Wissen dazu haben wir im günstigsten Fall aus der Kenntnis anderer Kinder oder der Literatur; oft bezieht sich das Wissen auf Stichproben von Kindern mit der entsprechenden Diagnose.

Die Festlegung eines *einzelnen* Kindes auf die wahrscheinlichste Entwicklung (wie sie sich in einer Stichprobe von Kindern dargestellt hat) ist nicht möglich und zulässig.

Wir können den Eltern vorschlagen, dass die Entwicklung ihres Kindes wiederholt beobachtet und beurteilt wird und aus dem individuellen Verlauf weitere Schlussfolgerungen gezogen werden; d. h., wir können den Eltern Begleitung anbieten.

Aus der psychologischen Diagnostik kann bei einem niedrigen kognitiven Entwicklungsstand u. U. nicht beurteilt werden, ob es sich *nur* um einen *Rückstand* handelt oder ob mit einer dauerhaften Störung zu rechnen ist. Verlaufsuntersuchungen erlauben meist diese Entscheidung, weil jetzt auch die Entwicklungsgeschwindigkeit mit einbezogen werden kann.

Dieses Angebot ist besonders wichtig, wenn die bisherige Diagnostik nicht als abgeschlossen betrachtet werden kann und wenn eine genaue Zuordnung zu einem Syndrom nicht gelingt.

Es ist besonders wichtig, aufgrund der Beobachtungen und der daraus gezogenen Schlussfolgerungen Wege aufzuzeigen, wie die Eltern ihr Kind zukünftig erziehen und welche Maßnahmen sie ergreifen können.

Die Wege zur Eigenaktivität können den Eltern beim Umgang („Bewältigung" ist wahrscheinlich zu hoch gegriffen) mit der Entwicklungsstörung helfen, Fatalismus kann vermieden werden.

Aus dem Muster von Stärken und Schwächen und aus dem kognitiven Anderssein (Fehleranalyse) können in Verbindung mit einer Entwicklungstheorie Fördermaßnahmen abgeleitet werden.

Diese bestehen nicht allein darin, die Entwicklungsdefizite *auszugleichen;* vielmehr muss die „Schlüssel- oder Gelenkstelle der Entwicklung" (Frostig) gefunden werden. Es kann auch an den Stärken angesetzt werden oder es können kompensatorische Maßnahmen ergriffen werden.

Beispiel: Die initiale Sprachentwicklungsverzögerung beim frühkindlichen Hydrozephalus (bei Meningomyelozele) kann nicht automatisch dazu führen, Logopädie zu verordnen. Vielmehr sollten in Kenntnis des semantisch-pragmatischen Syndroms (➤ Kap. 12.6.3) die Wahrnehmungsentwicklung, die Handlungsentwicklung und das handlungsbegleitende Sprechen angebahnt werden.

Aus der Frühförderarbeit ist bekannt, dass die ärztliche Erstaufklärung über die Behinderung weitreichende Konsequenzen für die Akzeptanz und das Durchhaltevermögen bezüglich Frühfördermaßnahmen hat [107, 129, 130, 131].

12.6 Psychologische Befunde bei Entwicklungsstörungen

12.6.1 Intellektuelle Beeinträchtigung, intellektuelle Entwicklungsstörung

Geistige Behinderung (Intellectual Disability, Mental Deficiency, Mental Retardation) wurde von der Weltgesundheitsorganisation und der American Association for Mental Deficiency als unterdurchschnittliche allgemeine Intelligenz, die während der Entwicklungsperiode entsteht und mit einer Beeinträchtigung des adaptiven Verhaltens verbunden ist, definiert.

Wichtig sind die Bestimmungsbestandteile:

- Allgemeine Intelligenz
- Entwicklungsperiode
- Adaptives Verhalten

In der neuen DSM-5 (Diagnostisches und Statistisches Manual Psychischer Störungen, 2015) wird von *intellektueller Beeinträchtigung* bzw. *intellektueller Entwicklungsstörung (Intellectual Disability, Intellectual Developmental Disorder)* gesprochen. Die diagnostischen Kriterien sind ähnlich:

- Defizite in mehreren intellektuellen Funktionen, die durch eine klinische Beurteilung oder durch Intelligenzdiagnostik bestätigt werden
- Defizite in der Anpassungsfähigkeit, wodurch entwicklungsbezogene und sozio-kulturelle Standards von Selbstständigkeit und sozialer Kompetenz nicht erreicht werden
- Beginn der intellektuellen und adaptiven Funktionsdefizite in der frühen Entwicklungsphase

Bei der Betrachtung der allgemeinen Intelligenz wird ein Kontinuum unterstellt, das von hoher Intelligenz über durchschnittliche Intelligenz und alle Grade einer Beeinträchtigung bis hin zur schwersten geistigen Behinderung reicht. Geistige Behinderung in diesem Sinne ist am unteren Ende eines quantitativen Kontinuums angesiedelt.

In der ICD-10 ist bei diesen Störungen von **Intelligenzminderung** die Rede (F70–F73). Die Klassifikation in der IDC-10 und dem DSM-5 umfasst die folgenden Graduierungen:

F70	leichte intellektuelle Beeinträchtigung	IQ 69–50
F71	mittlere intellektuelle Beeinträchtigung	IQ 49–35
F72	schwere intellektuelle Beeinträchtigung	IQ 34–20
F73	schwerste intellektuelle Beeinträchtigung	IQ 19–20

Der Ausdruck **leichte** intellektuelle Beeinträchtigung darf nicht mit dem Begriff der **Lernbehinderung** verwechselt werden. Bei der Zuordnung von IQ-Werten ist die Lernbehinderung in dem Bereich von 85–70 (65) angesiedelt (vgl. Gutachten des deutschen Bildungsrates, 1970). Als klinische Klassifikation wird in der ICD-10 und der DSM-5 die Lernbehinderung nicht aufgeführt. Lernbehinderung als diagnostische Entität ist eine Kategorie im deutschsprachigen Raum und ist auch nicht mit Learning Disabilities zu übersetzen. „Lernbehinderung“ betrifft ca. 200 000 Kinder im Schulalter.

Eine verbindliche Definition von allgemeiner Intelligenz kann nicht gegeben werden. In einer Synopsis verschiedener Definitionsversuche kann man sich auch heute auf Wechsler beziehen, der Intelligenz als allgemeine *und* zusammengesetzte Fähigkeiten ansah.

Bei der Messung der Intelligenz ist deshalb relevant, ob die Minderung durch Schwächen in mehreren (oder allen) Teilen der zusammengesetzten Fähigkeit zustande kommt oder ob eine signifikante Schwäche in einem (oder wenigen) der Teilbereiche vorliegt.

Im letzten Fall würde man auch von *Teilleistungsschwäche/Teilleistungsstörung* sprechen (➤ Kap. 8.17, ➤ Kap. 12.6.2). Die Teilleistungsstörung stellt sich hier als intraindividueller Tiefpunkt in einem Testprofil dar. Im umgekehrten Fall sprechen isolierte Stärken *(Teilleistungsstärken)* bei sonstiger Minderbegabung nicht gegen das Vorliegen einer intellektuellen Beeinträchtigung.

Von der intellektuellen Beeinträchtigung im eigentlichen Sinne werden andere intellektuelle Einschränkungen abgegrenzt, die sich nicht in der frühen Kindheit manifestieren, sondern Folge hirnorganischer Schädigungen sind – z. B. von Tumoren, Schädel-Hirn-Verletzungen, degenerativen Prozessen u. Ä. Man spricht dann u. U. von *Demenz.*

Im klinischen Alltag kann die Intelligenz nie ganz von den Methoden ihrer Erfassung getrennt betrachtet werden. Das bedeutet, dass je nach verwendeter Methode unterschiedliche Fähigkeitskombinationen erfasst werden, sodass es durchaus zu unterschiedlichen Klassifikationen der allgemeinen intellektuellen Begabung bzw. intellektuelle Beeinträchtigung kommen kann. Auf diese Aspekte der inhaltlichen Struktur (Validität der Tests) wird in ➤ Kap. 12.4.1 und ➤ Kap. 12.4.3 eingegangen.

Die Erfassung der allgemeinen Intelligenz dient in der psychologischen Diagnostik dem Ermitteln der Referenzpunkte: Je nach Grad der allgemeinen Begabung können in anderen Funktionsbereichen spezifische oder allgemeine Entwicklungsstörungen diagnostiziert werden.

In der geistigen Entwicklung beeinträchtigte Kinder zeigen so gut wie immer auch eine verzögerte bzw. beeinträchtigte motorische Entwicklung. Analoges kann über die Entwicklung der Wahrnehmung, der Sprache, der sozialen Fähigkeiten usw. gesagt werden.

In der Diagnostik bedeutet dies, dass die Beurteilung motorischer, perzeptiver, sprachlicher u.a. Rückstände erst im Kontext der allgemeinen intellektuellen Entwicklung möglich ist. Bei einigen motorischen, perzeptuellen und sprachlichen Tests wird ausdrücklich darauf hingewiesen, dass die untersuchten Kinder normal begabt sein müssten; bei anderen Tests gibt es differenzielle Normen, je nach dem Grad der allgemeinen Begabung.

Bei jüngeren Kindern (unter 4 Jahren) ist die Anwendung eines Intelligenztests im engeren Sinn meist nicht möglich. Als Maß für die allgemeine Intelligenz wird dann häufig das psychologische Profil der verschiedenen Entwicklungsbereiche herangezogen. Ist das Entwicklungsniveau erniedrigt und relativ homogen, wird von einer allgemeinen Entwicklungsstörung bzw. Minderbegabung ausgegangen, während bei heterogenen Entwicklungsprofilen – z.B. Teilleistungsstörungen – eine solche Minderbegabung nicht diagnostiziert werden darf.

Besonders bei jüngeren Kindern stößt die Beurteilung der Homogenität bzw. Heterogenität eines Profils schnell an methodische Grenzen, die durch die Dynamik der Entwicklung einerseits und die relativ geringen Reliabilitäten andererseits bedingt sind. Deshalb ist auch aus methodischen Gründen äußerste Vorsicht bei der Diagnosestellung geboten.

Wiederholte Untersuchungen sind gerade bei jüngeren Kindern unabdingbar, denn sie ermöglichen eine Abschätzung der Entwicklungsgeschwindigkeit. Eine intellektuelle Beeinträchtigung zeigt sich dann als immer deutlicherer Rückstand hinter der Normalentwicklung, eben als verminderte Entwicklungsgeschwindigkeit [109, 129].

12.6.2 Teilleistungsstörungen

Der Begriff der Teilleistungsstörungen wird in der Literatur auf sehr unterschiedliche Weise gebraucht und muss deshalb in seinen Bedeutungsaspekten geklärt werden, damit keine unnötigen Missverständnisse entstehen. Zwei grundlegende Bedeutungsvarianten dieses Begriffs sollen hier dargestellt werden; sie unterscheiden sich darin, was jeweils als das Ganze und was als die Teile verstanden wird.

Teilleistungsstörung in der Neuropsychologie Lurijas

J. Graichen definierte 1973 Teilleistungsstörungen als *„Leistungsminderungen einzelner Faktoren oder Glieder innerhalb größerer funktioneller Systeme, die zur Bewältigung komplexer Anpassungsaufgaben erforderlich sind“*. In seinem Konzept wird von den neuropsychologischen Vorstellungen von L.S. Wygotsky, A.R. Lurija und anderen russischen Psychologen ausgegangen.

Unter funktionellem System wird hierbei eine Tätigkeit des „biologischen und psychischen Organismus“ verstanden, die auf unterschiedliche Weise ausgeführt werden kann und die von der gestellten Aufgabe bestimmt ist. Eine Funktion wird durch einen ganzen Komplex wechselseitig gekoppelter Aktionen gewährleistet; man spricht von einem funktionellen System. Der wesentliche Zug des funktionellen Systems besteht darin, dass es auf einer komplizierten dynamischen Konstellation von Gliedern oder Einzelbausteinen beruht, die an der Verwirklichung der Aufgabe beteiligt sind.

Die Teilfunktionen oder Einzelbausteine sind demnach halbautonome Subsysteme des Zentralnervensystems; sie sind empirisch abgrenzbar, aber nicht einfach für sich funktionsfähig. Sie sind in einer internen, externen und hierarchischen Integration miteinander verbunden.

Die Teilfunktionen können gleichzeitig in viele verschiedene funktionelle Einheiten eingebunden sein (Polyvalenz), sodass im Störungsfall Ausfälle in verschiedenen funktionellen Systemen sichtbar werden. In der Neuropsychologie wird dies üblicherweise als doppelte Dissoziation bezeichnet. Weiterhin bleibt die integrierende Aktivität der gekoppelten Hirnzonen auf den einzelnen Entwicklungsstufen nicht gleich; man spricht von dynamischer Lokalisation. Dieser Vorgang ermöglicht wiederum im Störungsfall u. U. eine Neuorganisation der Teilfunktionen zum veränderten Ganzen.

Lurija geht von drei funktionellen Hirneinheiten aus:

- Die erste Einheit ist für *Aufnahme, Analyse* und *Speicherung von Information* zuständig.
- Die zweite Einheit ist für *Programmierung,* Regulation und *Ausführung von Aktivitäten* verantwortlich. Ihre Leistungen umfassen die Planung von Tätigkeiten.
- Die dritte Einheit dient der *Regulierung von Tonus, Aktivierung* und *Bewusstheit.*

Die Teilleistungsstörungen der ersten und zweiten Einheit werden als *strukturelle,* die der dritten Einheit als *funktionale Teilleistungsstörungen* bezeichnet.

Die neuropsychologische Diagnostik geht von den beeinträchtigten höheren kortikalen Funktionen aus und sucht nach der Schnittmenge von gestörten Teilfunktionen, den Teilleistungsstörungen. Welche Beeinträchtigungen dann als Teilleistungsstörungen anerkannt werden, hängt von der Analyse der höheren kortikalen Leistungen ab.

Eine Legasthenie wäre in diesem Sinne keine Teilleistungsstörung, sondern die Störung eines funktionellen Systems bzw. einer höheren Hirnfunktion, die zur Untersuchung der zugrunde liegenden Teilleistungsstörung(en) Anlass gibt.

Die Teilleistungsstörungen sind von umschriebenen Leistungsausfällen abzugrenzen, die erst im Laufe der Entwicklung auftreten, den sog. Werkzeugstörungen der klassischen Neurologie. Man spricht dort bei erworbenen Störungen im Handlungsablauf von einer Apraxie, bei erworbenen Sprachstörungen von einer Aphasie, bei erworbenen Wahrnehmungsstörungen von einer Agnosie und bei erworbenen Lesestörungen von einer Alexie.

Unter dem Entwicklungsaspekt wird aber auch von *Entwicklungsdysfunktionen,* z. B. Entwicklungsdysphasie (Developmental Dysphasia), gesprochen. Es wird vor allem in der angloamerikanischen Literatur auf die strukturellen Ähnlichkeiten zwischen diesen Entwicklungsstörungen und den spät erworbenen Störungen hingewiesen [90, 97, 100].

Teilleistungsstörungen und umschriebene Entwicklungsstörungen

Die Diagnose *Teilleistungsstörung* wird häufig synonym mit dem Begriff der *spezifischen* oder *umschriebenen Entwicklungsstörung* verwendet. Damit steht der Begriff im Kontrast zur *globalen Entwicklungsstörung.*

Mit einer umschriebenen Entwicklungsstörung werden Leistungsschwächen in einem begrenzten Funktionsbereich bezeichnet, die nicht auf Schwächen in der allgemeinen Intelligenz, neurologischer oder sensorischer Funktionen, auf psychische Erkrankungen oder mangelhafte Förderung zurückzuführen sind.

In der ICD-10 und im multiaxialen Klassifikationsschema für psychische Störungen des Kindes- und Jugendalters werden umschriebene Entwicklungsstörungen als eigene Gruppe bzw. Achse behandelt.

Die umschriebenen Entwicklungsstörungen nach der ICD-10

F80	Umschriebene Entwicklungsstörungen des Sprechens und der Sprache
F80.0	Artikulationsstörungen
F80.1	Expressive Sprachstörung
F80.2	Rezeptive Sprachstörung
F80.3	Erworbene Aphasie mit Epilepsie
F80.8	Sonstige Entwicklungsstörungen des Sprechens und der Sprache
F80.9	Nicht näher bezeichnete Entwicklungsstörungen des Sprechens und der Sprache
F81	Umschriebene Entwicklungsstörungen schulischer Fertigkeiten
F81.0	Lese- und Rechtschreibstörung
F81.1	Isolierte Rechtschreibstörung
F81.2	Rechenstörung
F81.3	Kombinierte Störung schulischer Fertigkeiten

F81.8	Sonstige Entwicklungsstörungen schulischer Fertigkeiten
F81.9	Nicht näher bezeichnete Entwicklungsstörung schulischer Fertigkeiten
F82	Umschriebene Entwicklungsstörung der motorischen Funktionen
F83	Kombinierte umschriebene Entwicklungsstörungen

Im Gegensatz zur neuropsychologischen Definition von Teilleistungsstörung werden hier komplexe Verhaltensformen und Fertigkeiten als Teile bzw. Teilleistungen bezeichnet.

Das Ganze, die Referenz, ist das globale Entwicklungsniveau, operationalisiert als Intelligenzniveau. Daraus folgen zwei Bedingungen:

- Die *Normalitätsannahme* besagt, dass eine normale allgemeine Intelligenz vorliegt (in der ICD-10 heißt das, ein IQ > 70; die Lernbehinderung ist in der Normalitätsannahme mit enthalten), keine Sinnesschädigungen und keine neurologischen Störungen.
- Die *Diskrepanzannahme* beinhaltet einerseits, dass die Teilleistung in Bezug auf die Altersnorm unterdurchschnittlich ausfällt, und andererseits, dass eine Diskrepanz zwischen dem Intelligenzniveau und der Teilleistung besteht. Dieser zweifache Aspekt der Diskrepanz wird auch als „doppelte Diskrepanzdefinition" bezeichnet.

Damit sind umschriebene Entwicklungsstörungen wesentlich durch methodische Bedingungen definiert:

- Die Diagnostik der Teilleistung soll mit einem standardisierten Test für diese Teilleistung erfolgen; das Testergebnis muss unterdurchschnittlich ausfallen.
- Die Diagnostik der allgemeinen Intelligenz soll mit einem Individualtest erfolgen, der IQ muss < 70 liegen.
- Zwischen diesen beiden diagnostischen Teilergebnissen muss eine kritische Differenz erreicht werden, die über 12 T-Wert-Punkten liegt.

In der Literatur über umschriebene Entwicklungsstörungen werden die Grenzwerte nicht ganz einheitlich benannt: Die Teilleistung soll ein bis zwei Standardabweichungen unter dem Mittelwert liegen; die Diskrepanz soll ein bis zwei Standardabweichungen betragen. Je nach Ausmaß dieser Abweichungen ist eine unterschiedliche Prävalenz der umschriebenen Entwicklungsstörungen zu erwarten. Für die meisten der genannten umschriebenen Entwicklungsstörungen wird von einer Häufigkeit zwischen 3 und 6 % ausgegangen; es handelt sich also um praktisch häufige Fragestellungen von großer schul- und sozialpolitischer Bedeutung.

In der praktischen Diagnostik ist häufig festzustellen, dass es nicht ganz trivial ist, die einzelnen Funktionsbereiche nach diesen Bedingungen ausreichend klar zu untersuchen.

Im Gegensatz dazu liegen für die rezeptiven und expressiven Sprachstörungen sowie für die schulischen Fertigkeiten relativ viele Testverfahren vor, sodass diese Verhaltensbereiche zuverlässig diagnostiziert werden können.

Bei der Wahl des Intelligenztestverfahrens ist zu beachten, dass verschiedene Anteile der gestörten Teilleistung auch im Intelligenztest gemessen werden können. So soll etwa für die Diagnostik der „umschriebenen Lese-Rechtschreibstörung" möglichst die nonverbale Intelligenzmessung als Bezug verwendet werden.

Im Übrigen ist die Diagnostik einer umschriebenen Entwicklungsstörung *Differenzialdiagnostik*, d. h., sie schließt andere Bedingungen als relevant für diese Störung aus, insbesondere Sinnesschädigungen, neurologische und psychische Erkrankungen, aber auch ungünstige Sozialisations- und Förderbedingungen.

Bei den umschriebenen Entwicklungsstörungen schulischer Fertigkeiten taucht regelmäßig die Diskussion darüber auf, ob die Definitionen der ICD-10 den entwicklungspsychologischen Gegebenheiten tatsächlich gut entsprechen. Konkret: Unterscheiden sich die Kinder mit einer Lese-Rechtschreibstörung (= Legasthenie – F 81.0 nach ICD-10) wesentlich von Kindern mit Lese-Rechtschreibschwächen, bei denen das Diskrepanzkriterium nicht erfüllt wird? Verschiedene entwicklungspsychologische Befunde legen nahe, dass die Definition nach ICD-10 eine willkürliche Grenze in einem Kontinuum dieser Störung darstellt.

In Analogie zu diesen methodischen Vorgaben für eine *Teilleistungsstörung* kann auch von Teilleistungsstärken gesprochen werden; das ist jenes Begabungsprofil, bei dem ein Verhaltensbereich sich überdurchschnittlich gut gegenüber der allgemeinen Entwicklung darstellt.

Kurze Beschreibung der Störungen:

F 80 Umschriebene Entwicklungsstörungen des Sprechens und der Sprache.

F 80.0 Artikulationsstörungen:

Eine Artikulationsstörung liegt vor, *„wenn der Lauterwerb verzögert oder abweichend ist, mit Artikulationsfehlern in der Sprache des Kindes, sodass andere Verständnisschwierigkeiten haben; es kommt zu Auslassungen, Verzerrungen oder Ersetzungen von Lauten und inkonsistenten Lautfolgen"*.

Die Normalitätsannahme bedingt, dass folgende Beeinträchtigungen ausgeschlossen sind: Beeinträchtigungen durch Gaumenspalte oder andere Störungen der für das Sprechen notwendigen anatomischen Strukturen; Folgen des Hörverlusts, der intellektuellen Beeinträchtigung oder Apraxie oder Aphasie, Artikulationsstörungen in Verbindung mit der Entwicklungsstörung der expressiven oder rezeptiven Sprache (F 80.1 und F 80.2).

F 80.1 Expressive Sprachstörung:

Eine expressive Sprachstörung ist im Vorschulalter relativ häufig (ca. 8 % aller Kinder) und liegt vor, wenn ein eingeschränktes aktives Vokabular, Schwierigkeiten in der Auswahl passender Begriffe und zahlreiche syntaktisch-grammatikalische und morphologische Fehler bestehen.

Die expressive Sprachstörung wird nur festgestellt, wenn die sprachlichen Kompetenzen nicht mehr als Normvarianten zu fassen sind und wenn die rezeptiven Sprachfertigkeiten innerhalb der normalen Grenzen des Alters liegen.

F 80.2 Rezeptive Sprachstörungen:

Störungen des Sprachverständnisses zeigen sich vor allem darin, dass nur eine im Vergleich zum Alter geringe Zahl von Begriffen verstanden wird und inhaltsähnliche Begriffe häufig verwechselt werden. Es bestehen Schwierigkeiten, Routineinstruktionen zu folgen, grammatikalische Strukturen zu entschlüsseln, und ein mangelndes Verständnis für paraverbale Aspekte (Stimmlage, Gestik etc.). In den meisten Fällen ist auch die expressive Sprache deutlich beeinträchtigt; es besteht eine breite Überlappung mit Formen der allgemeinen intellektuellen Beeinträchtigung.

F 80.3 Erworbene Aphasie mit Epilepsie (Landau-Kleffner-Syndrom):

Das ist eine Störung, bei der ein Kind mit zuvor (weitgehend) normaler Sprachentwicklung sowohl rezeptive als auch expressive Sprachfähigkeiten verliert, wobei meist die allgemeine Intelligenz erhalten bleibt; der Beginn der Störung kann von paroxysmalen Auffälligkeiten im EEG und evtl. auch von epileptischen Anfällen begleitet sein.

Es ist nicht plausibel, wieso das Landau-Kleffner-Syndrom in die Gruppe der umschriebenen Entwicklungsstörungen aufgenommen wurde, denn die neurologischen Auffälligkeiten verstoßen gegen die Normalitätsannahme (s. o.).

F 81 Umschriebene Entwicklungsstörungen schulischer Fertigkeiten.

F 81.0 Lese- und Rechtschreibstörung (Legasthenie):

Mit Lese- und Rechtschreibstörung, auch Legasthenie, ist *„eine umschriebene und eindeutige Beeinträchtigung in der Entwicklung der Lesefertigkeiten, die nicht allein durch das Entwicklungsalter, durch Visus-Probleme oder unangemessene Beschulung erklärbar ist,"* gemeint. Das Leseverständnis, die Fähigkeit, gelesene Worte wiederzuerkennen, vorzulesen, und die Leistungen bei Aufgaben, für die Lesefähigkeiten benötigt wird, können sämtlich betroffen sein. Mit der Lesestörung gehen häufig Rechtschreibstörungen einher.

Die Schwierigkeiten des Lesens zeigen sich in verschiedensten Lesefehlern, aber auch im Leseverständnis. Ebenso sind die Fehler in der Rechtschreibung höchst variabel.

Die Suche nach Vorläuferfähigkeiten für die Prognose einer Lese-Rechtschreibstörung zeigt, dass es in vielen Fällen möglich ist, erfolgreich Prävention im Kindergartenalter zu betreiben (insbesondere bei Schwächen in der phonologischen Bewusstheit) (➤ Kap. 12.4.7).

Die Lesefertigkeiten und die Rechtschreibleistungen sind mit standardisierten Tests zu überprüfen.

F 81.1 Isolierte Rechtschreibstörung:

Es handelt sich um eine Störung, bei der das Hauptmerkmal in der Beeinträchtigung der Entwicklung von Rechtschreibfertigkeiten besteht, ohne Vorgeschichte einer umschriebenen Lesestörung.

F 81.2 Rechenstörung (Dyskalkulie):

Das ist eine umschriebene Beeinträchtigung von Rechenfertigkeiten; sie betrifft die Beherrschung grundlegender Rechenfertigkeiten wie Addition, Subtraktion, Multiplikation und Division, weniger die höheren mathematischen Fertigkeiten, die für Algebra, Trigonometrie, Geometrie, Differenzial- sowie Integralrechnung benötigt werden.

Inzwischen sind einige Vorläuferfähigkeiten für die Rechenstörung identifiziert; ob erfolgreiche Prävention möglich sein wird, bleibt abzuwarten (➤ Kap. 12.4.7).

F 81.3 Kombinierte Störung schulischer Fertigkeiten:

Diese Beeinträchtigung berücksichtigt vor allem die Tatsache, dass eine hohe Komorbidität zwischen den Lese- und Rechtschreibstörungen, isolierten Rechtschreibstörungen einerseits und den Rechenstörungen besteht.

F 82 Umschriebene Entwicklungsstörung der motorischen Funktionen:

Diese Entwicklungsstörung wird auch als *Syndrom des ungeschickten Kindes* bzw. *Entwicklungsdyspraxie* bezeichnet, in der englischsprachigen Literatur auch als *Developmental Coordination Disorder (DCD)*.

Hier besteht eine schwerwiegende Beeinträchtigung der Entwicklung der motorischen Koordination, die nicht durch intellektuelle Beeinträchtigung oder umschriebene angeborene oder erworbene neurologische Störung erklärbar ist und gleichzeitig hohe Alltagsrelevanz besitzt. Es besteht eine Komorbitität zum ADHS.

Die Diagnosegruppe hat folgende Unterpunkte:

F 82.0 Grobmotorische Auffälligkeiten
F 82.1 Fein- und grobmotorische Auffälligkeiten
F 82.2 Mundmotorische Auffälligkeiten

Zur Prüfung können Testverfahren zur motorischen Entwicklung eingesetzt werden. Zu berücksichtigen ist, dass viele dieser Verfahren über relativ alte Normwerte verfügen.

Erst neuerdings können mit dem *Bruininks-Oseretzky-Test der motorischen Fähigkeiten 2* (BOT-2) und der *Movement-Assessment Battery for Children 2* (M-ABC-2 deutsche Adaptation, aber englische Normen) aktuelle Verfahren eingesetzt werden.

Zu beachten bleibt aber, dass die Diagnosestellung stark altersabhängig ist: Vor dem 3. Lebensjahr kann die Diagnose nicht gestellt werden und zwischen dem 3. und 4. Lebensjahr nur in schweren Fällen. Hier sollte ein hoch auffälliger Befund innerhalb von 3 Monaten reproduzierbar sein. Ab dem 5. Lebensjahr ist die Diagnosestellung möglich.

Eine Quantifizierung einer isolierten motorischen Schreibstörung (aus F82.1) ist im deutschsprachigen Raum derzeit nicht möglich [105, 117, 120, 124, 132].

Auditive Verarbeitungs- und Wahrnehmungsstörungen (AVWS)

Auditive Verarbeitungs- und Wahrnehmungsstörungen sind Teilleistungsstörungen, die das Leitsymptom Hören betreffen.

Ptok et al. definieren AVWS als Störungen im gesamten Prozess der Verarbeitung, Wahrnehmung und Verwertung akustischer Signale, wenn zentrale Prozesse des Hörens gestört sind.

Verarbeitung meint dabei *„die neuronale Weiterleitung sowie Vorverarbeitung und Filterung von auditiven Signalen bzw. Informationen auf verschiedenen Ebenen (Hörnerv, Hirnstamm, Kortex). Die Wahrnehmung (Perzeption) wird als Teil der Kognition, die sich auf alle Prozesse bezieht, die durch die Wahrnehmungen transformiert, reduziert, verarbeitet, gespeichert, reaktiviert und verwendet wird, verstanden."*

Damit ist AVWS ein Aggregat verschiedener Teilleistungsstörungen, die für das Zustandekommen komplexerer Funktionen verantwortlich sind. Teilleistungsstörung wird hier in neuropsychologischer Bedeutung im Sinne von Lurija oder Graichen verwendet.

Beteiligte auditive Wahrnehmungsfunktionen:

- *Auditive Aufmerksamkeit* und Konzentration, d. h. die Fähigkeit, die selektive Aufmerksamkeit für auditive Stimuli kurz- oder langfristig aufrechtzuerhalten
- *Auditive Merkfähigkeit* von Klanggestalten, d. h. die Fähigkeit zur kurzfristigen Speicherung und Reproduktion auditiver Stimuli (phonologische Schleife des Arbeitsgedächtnisses)
- *Sequenzierung*, die Fähigkeit, akustische Stimuli in der vorgegebenen Reihenfolge zu reproduzieren

- *Lokalisation,* die Fähigkeit, die Richtung und Entfernung einer Schallquelle korrekt zu bestimmen
- *Diskrimination,* die Fähigkeit auf sprachlicher Ebene auditive Stimuli richtig voneinander zu unterscheiden, z. B. Minimalpaare, aber auch außersprachliche Reize
- *Selektivität,* die Fähigkeit, relevante akustische Information von Neben- und Hintergrundgeräuschen zu trennen und zu verarbeiten (akustische Figur-Grund-Wahrnehmung)
- *Dichotisches Hören,* d. h. die Erfassung gleichzeitig auf je einem Ohr eintreffender konkurrierender Reize (Wörter, Tonsequenzen)
- *Analyse,* die Fähigkeit, akustische Elemente (z. B. Laute, Silben, Wörter) aus größeren Einheiten (Silben, Wörter, Sätze) herauszuhören
- *Synthese,* die Fähigkeit, Wörter korrekt aus Silben und Einzellauten zusammenzusetzen
- *Auditive Ergänzung* von unvollständigen Klanggestalten, d. h. die Fähigkeit, fragmentarische Äußerungen (unvollständige Wörter, Sätze) zu sinnvollen Äußerungen zu ergänzen
- *Lautheitsempfinden,* d. h. die subjektive Empfindlichkeit für Lautstärken, oft im Sinne einer Überempfindlichkeit (Hyperakusis)

Die Analogie zu Wahrnehmungsstörungen im visuellen Bereich ist unverkennbar.

Für die praktische Diagnostik der AVWS gibt es verschiedene Untersuchungsverfahren. Die meist apparativen Verfahren stehen in erster Linie für die Untersuchung der Verarbeitungsstörungen zu Verfügung.

Die auditiven Wahrnehmungsstörungen können z. T. testmäßig erfasst werden, u. U. auch als Subtest aus etablierten Testverfahren. Zum Teil haben die verwendeten Verfahren aber auch experimentellen Charakter.

Die auditiven Verarbeitungs- und Wahrnehmungsstörungen stehen zurzeit in der fachlichen Diskussion, ob ihnen eine eigene Entität zugestanden werden soll. Dieser ungeklärte Zustand ist der Tatsache geschuldet, dass viele Komponenten der AVWS auch als Teile in anderen funktionellen Einheiten auftauchen, z. B. in den Aufmerksamkeitsstörungen, den Gedächtnisstörungen, der phonologischen Bewusstheit u. a.

Als Teilleistungsstörung im Sinne von Lurija oder Graichen kommt ihnen *Polyvalenz* zu.

Ptok et al. schlagen vor, die AVWS auch als umschriebene Entwicklungsstörung im Sinne der ICD-10 zu sehen, als „sonstige Entwicklungsstörung“ [108, 117, 124, 125].

12.6.3 Psychologische Befunde bei ausgewählten Entwicklungsstörungen

Hydrozephalus

Zur psychischen Entwicklung von Kindern mit Hydrozephalus (bei Meningomyelozele, MMC, ➤ Kap. 7.2) liegt eine Reihe von Befunden vor, die Ähnlichkeiten erkennen lassen, sodass wir von einigen spezifischen kognitiven Effekten des Hydrozephalus ausgehen können.

Sprache

Bereits in den 1970er-Jahren wurde das sog. *Cocktail-Party-Syndrom* beschrieben.

Diese sprachliche Besonderheit ist gekennzeichnet durch:

- Flüssige und gut artikulierte Sprache
- Verbale Perseverationen (Echolalien und Wiederholungen)
- Exzessiven Gebrauch sozialer Redewendungen
- Irrelevanten Wortreichtum
- Aufdringliches Benehmen bis zur Distanzlosigkeit

Bei Rapin wird dieses Phänomen linguistisch zutreffender (aber nicht so anschaulich) als *semantisch-pragmatisches Syndrom* bezeichnet.

Nach initial verzögertem Sprachbeginn kommt es bei den betroffenen Kindern zu einer Phase der sprachlichen Imitation mit meist ausgeprägter Echolalie.

Die Sprachbildung hat bei diesem Syndrom unter semantischem Aspekt deutliche Lücken: Das Bedeutungsfeld der Begriffe erscheint reduziert. Dies führt in der Kommunikation mit Erwachsenen regelmäßig dazu, dass diese Kinder in ihrer sprachlichen

Kompetenz überschätzt werden, was für Eltern ebenso wie für viele Fachleute zutrifft!

Sehr häufig greifen diese Kinder bei Problemen in der Bedeutungserfassung auf phonematische Aspekte der Sprache zurück, d. h., sie versuchen, die Bedeutung eines Worts mithilfe eines klangähnlichen Worts zu ermitteln.

Beispiele aus Wortschatztests (HAWIVA, HAWIK-R):
Was ist eine *Motte?* – Meine Kla*motten.*
Was ist *teilnehmen?* – Wenn ich mir einen *Teil nehme.*
Was ist *mitteilen?* – Wenn du *mit* mir was *teilst.*
Was ist *Neid?* – Nacht, Good *Night.*

Die Vorlieben für die phonematischen Aspekte werden auch in der Spontansprache deutlich, wenn die Kinder betont auf Reime und Klangähnlichkeiten zurückgreifen: „Was *suchst* du hier, hier ist doch keine Ver*suchs*anstalt?“ oder „Pass auf, in dem Fisch sind *Gräten,* und dann *kräht* der Hahn.“

Solche Wortspielereien wirken oft recht amüsant.

Die Störung in der Pragmatik der Sprache beeinträchtigt aber vor allem die Kommunikation mit anderen und die Koordination von Sprechen und Handeln. In der zwischenmenschlichen Kommunikation wird z. B. der Fragecharakter einer Phrase des Kindes nicht erkannt, sodass die Frage unbeantwortet bleibt. Auf der anderen Seite kann ein so beeinträchtigtes Kind eine „Frage“ stellen und ist nicht im Geringsten an einer Antwort interessiert. Dieses Verhalten beeinträchtigt die sozialen Kontakte, wirkt z. T. ungehorsam.

Die schlechte Koordination von Sprechen und eigenem Handeln verhindert häufig, dass betroffene Kinder über aktuelle Ereignisse oder Gefühle berichten. Unter kognitivem Aspekt entfällt das handlungserleichternde kindliche Selbstgespräch (Selbstinstruktion). Diese Kinder können u. U. rein verbal *zählen,* aber nicht *abzählen,* d. h. gleichzeitig sprechen und mit dem Finger die Mengen antippen.

Das „Cocktail-Party-Syndrom“ lässt sich bei bis zu 40 % der 5-jährigen Kinder mit Hydrozephalus (bei MMC) nachweisen, im Alter von 10 Jahren immerhin noch bei 20–25 %. Das Bestehenbleiben dieses Syndroms ist für die gesamte kognitive Entwicklung ein ungünstiger Prädiktor; liegt im Alter von 10 Jahren das semantisch-pragmatische Syndrom noch vor, müssen die Kinder fast immer als geistig behindert eingestuft werden.

Die Überschätzung der kognitiven Entwicklung beim semantisch-pragmatischen Syndrom ist Quelle möglicher diagnostischer Fehleinschätzungen und stellt in der Elternaufklärung ein wichtiges Problem dar, da der spontane Eindruck dieser Kinder günstiger erscheint, als nach der Psychodiagnostik festgestellt werden darf. Eine durchschnittliche Überschätzung von 10–25 IQ-Punkten durch die Eltern wurde empirisch ermittelt.

Intelligenz

Die kognitive Entwicklung ist im Wesentlichen vom Schweregrad des frühkindlichen Hydrozephalus und den Spätkomplikationen, z. B. Hirndruckkrisen oder Shunt-Infektionen, abhängig.

Durchschnittlich wird beim shuntpflichtigen Hydrozephalus ein Gesamt-IQ von 80 gefunden.

Bei Testaufgaben nach dem Intelligenzkonzept von Wechsler (HAWIK-R usw.) zeigt sich, dass eine deutliche bis hochsignifikante Differenz zwischen dem Verbal- und dem Handlungs-IQ (HIQ) zugunsten des Verbal-IQ (VIQ) besteht. In eigenen Stichproben erreichten wir Diskrepanzen bis zu 52 IQ-Punkten! Kinder mit MMC und mit gleichem VIQ und HIQ hatten in unserer Stichprobe keinen (diagnostizierten) Hydrozephalus!

Die Korrelation der kognitiven Entwicklung mit dem Schweregrad des Hydrozephalus lässt im Einzelfall dennoch bedeutsame Ausnahmen zu. Lorber fragte bei einer Falldarstellung über einen Jungen mit massivem Hydrozephalus und guter Begabung: „Is your brain really necessary?“

Bisher unerklärt ist der Befund, dass bei Hydrozephalus und MMC die Mädchen einen durchschnittlich niedrigeren IQ aufweisen – vor allem im VIQ unterscheiden sie sich von den Jungen durch schwächere Ergebnisse. Deshalb sind auch bei den Mädchen die Unterschiede zwischen VIQ und HIQ nicht so groß.

Untersucht man kognitive Teilstrukturen, so zeigen sich im Verbalteil vor allem relative Stärken bei den rein reproduktiven Leistungen. Das sind die Subtests „Allgemeines Wissen“ (AW), „Wortschatz-

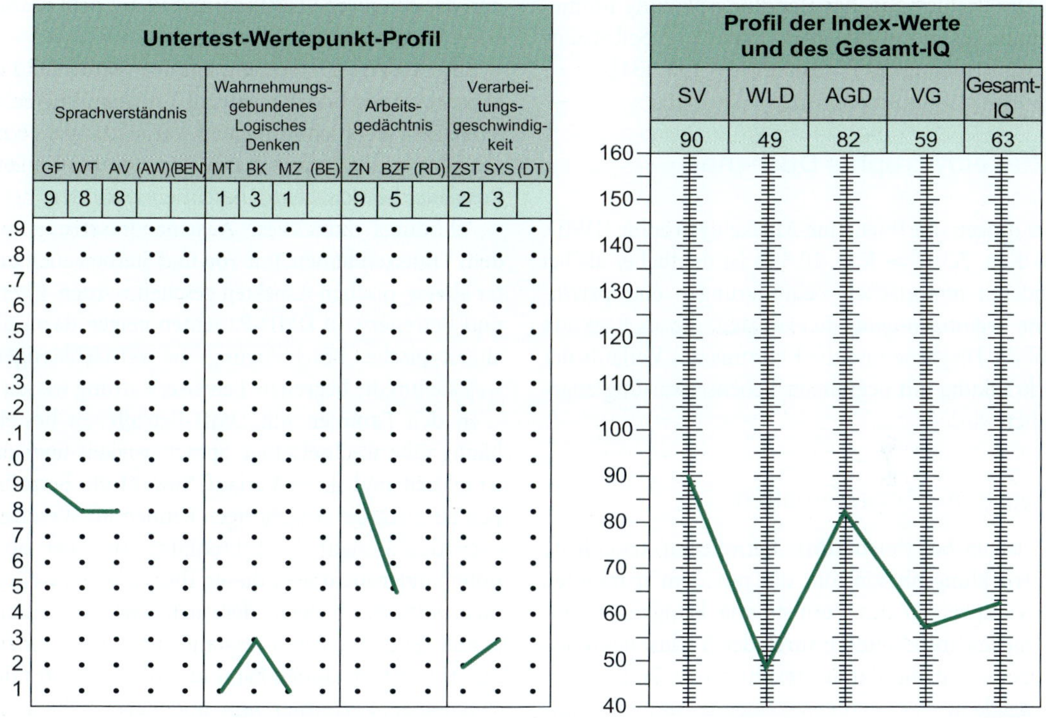

Abb. 12.26 WISC-IV-Profil eines 14-jährigen Jungen mit Hydrozephalus bei Meningomyelozele; es bestehen große Diskrepanzen zwischen den verbalen und den nichtverbalen Testteilen.

Test" (WT) und „Zahlennachsprechen" (ZN; ➤ Abb. 12.26).

In der deutschsprachigen Literatur ist die Monografie von Hemmer (1986) bekannt geworden. Die dort referierten IQ-Ergebnisse sind im Vergleich zur übrigen Literatur besonders günstig. Diese Tatsache ist wesentlich auf die Verwendung des (alten) HAWIK zurückzuführen, der zum Zeitpunkt der Untersuchung eine deutliche Normverschiebung aufwies (➤ Kap. 12.4.1, ➤ Tab. 12.7).

Dyspraxie

Kinder mit Hydrozephalus bei MMC haben häufig Probleme bei visuell-räumlichen und visuell-konstruktiven Aufgaben.

Das kann einerseits in den Intelligenzuntersuchungen an kognitiven Teilstrukturen nachgewiesen werden, zeigt sich aber auch im Alltag, wenn wir die Spielgewohnheiten beobachten. Diese Kinder können wenig mit Material anfangen, das zum Bauen, Gestalten und Konstruieren geeignet ist; Puzzles werden häufig vermieden. Auf der Erlebens- und Verhaltensebene erscheint das oft als Abneigung gegen bzw. als Interesselosigkeit an bestimmten Spielformen. Rollenspiele und Imitationsspiele dagegen werden eher gesucht.

Als Erklärung dieses Verhaltens finden wir oft, dass diesen Kindern die Ideen für die beabsichtigten Spiele fehlen („Was soll ich bauen?"). Tests, in denen die Gestaltschließung (Gestaltzerfall) überprüft wird (z. B. entsprechende Subtests im K-ABC, ➤ Kap. 12.4.3, oder im FEW, ➤ Kap. 12.4.5), zeigen dieses Problem. Ziel- und planloses Beschäftigen kann beim Bauen dann zu verblüffenden Gebilden führen, aber die Kinder können auf Aufforderung hin diese Konstruktionen nicht noch einmal bauen.

Zusätzlich können sich diese Kinder wegen ihrer Sprachstörung im Sinne des semantisch-pragmatischen Syndroms spontan meist nicht durch verbale Selbstinstruktion helfen.

Die Probleme in der Handlungsplanung limitieren immer wieder die Möglichkeiten im Selbstständigkeitstraining der Patienten [129, 130, 131].

Muskeldystrophie Duchenne

Bei Jungen mit Duchenne-Muskeldystrophie (DMD, ➤ Kap. 7.3.1, ➤ Kap. 10.5.2) ist deutlicher als bei anderen motorischen Behinderungen eine *psychische Beeinträchtigung* zu erwarten, die als Reaktion auf die Diagnose und die Kenntnis des Verlaufs der Erkrankung mit begrenzter Lebenserwartung angesehen wird.

Psyche und Sozialverhalten

So treten bei vielen DMD-Betroffenen krisenhafte Entwicklungsphasen auf, die mit dem markanten Bewusstwerden des Verlusts von Fähigkeiten einhergehen, insbesondere durch den Verlust des freien Gehens und die daraus resultierende Rollstuhlabhängigkeit.

Häufig wird der Rollstuhl erst dann angeboten, wenn die motorischen Fertigkeiten besonders gering geworden sind, sodass der Rollstuhl bewusstseinsmäßig als „Notlösung" erlebt wird. Einen leichteren Zugang können die betroffenen Kinder jedoch dann haben, wenn der Rollstuhl bei noch vorhandener Gehfähigkeit eher spielerisch und zum Experimentieren angeboten wird. Der Rollstuhl kann dann sporadisch benutzt und auch wieder verlassen werden. Eine Neigung zur Bequemlichkeit und damit zum beschleunigten Verlust der Gehfähigkeit befürchten wir dadurch nicht.

Unglücklicherweise ist besonders häufig mit der Phase der beginnenden Rollstuhlabhängigkeit ein Wechsel der Schule (hin zur Körperbehindertenschule) verbunden. Das bedeutet sehr oft gleichzeitig einen Verlust wichtiger Sozialkontakte, der ebenfalls krisenhaft erlebt werden kann.

Die Krise durch Verlust der Gehfähigkeit kann u. U. längere Zeit anhalten. In der Schule wird sie oft als Leistungs- und Motivationsverlust bemerkbar. In ihrer Trauer können die Kinder bzw. Jugendlichen nicht erkennen, wozu sie schulisch lernen sollten. Sehr häufig können jedoch diese Krise überwunden und das schulische Leistungsniveau auf dem vorherigen Stand wieder etabliert werden.

Eine Auseinandersetzung mit der begrenzten Lebenserwartung findet bei einem Teil der DMD-Patienten sehr deutlich im Jugendalter statt. Diese Krisen können alle Phasen durchlaufen, die bei Kübler-Ross oder bei Schuchardt beschrieben wurden.

Allerdings muss diese Auseinandersetzung mit dem Transzendenten, mit Tod und Sterben auch unter alterstypischen Aspekten gesehen werden. Eltern und Betreuer von DMD-Patienten neigen dazu, die alterstypische Beschäftigung zu vernachlässigen, weil sie um die begrenzte Lebenserwartung wissen.

In den Familien mit DMD-Betroffenen besteht häufig eine wechselseitige Sprachlosigkeit über die Krankheit und ihren Verlauf. Sowohl die Betroffenen als auch die Angehörigen kennen im Wesentlichen den Verlauf der Erkrankung, sprechen aber miteinander nicht über dieses Thema, sei es, weil sie nicht wissen, ob der andere den Verlauf ebenfalls kennt, sei es aus falsch verstandener Rücksichtnahme. Unter Umständen kann hier der Arzt oder der Psychologe Vermittler sein und dabei helfen, die wechselseitige Sprachlosigkeit zu überwinden (➤ Kap. 1.6.5, ➤ Kap. 1.6.6).

Sprache

Neben den verschiedenen psychoreaktiven Aspekten bei der DMD gibt es offensichtlich auch behinderungsspezifische, organisch bedingte kognitive Entwicklungsstörungen.

Zur frühen kognitiven Entwicklung von DMD-Patienten wurde in eigenen Untersuchungen beobachtet, dass besonders häufig der Sprachbeginn etwa um 1 Jahr verzögert ist. Dieses Phänomen ist bei Kindern mit Becker-Muskeldystrophie weniger deutlich nachzuweisen.

In mehrdimensionalen Entwicklungstests (z. B. Griffiths-Skalen, ➤ Kap. 12.4.2) zeigt sich, dass neben der motorischen Beeinträchtigung die Sprache bei DMD-Kindern im Kindergartenalter am meisten verzögert ist. Die Durchführung der Entwicklungstests erfolgte hier im Rahmen der Frühdiagnostik, die dann auch zur Diagnosestellung DMD führte.

Der verzögerte Sprachbeginn erweist sich allerdings in bis zu 30 % der Fälle bei der Diagnosefindung als Hindernis, wenn nämlich die motorische

Verzögerung als Begleiterscheinung der Sprachbehinderung betrachtet wird und nicht als Leitsymptom für die Muskeldystrophie.

Der verzögerte Sprachbeginn ist spezifisch; er lässt sich nicht ausreichend durch die gesamte kognitive Entwicklung erklären.

Intelligenz

Die kognitive Entwicklung bei DMD-Betroffenen ist oft insgesamt beeinträchtigt. Bereits Duchenne de Boulogne wusste um die Minderbegabung vieler seiner Patienten. Empirische Untersuchungen zeigen, dass die IQ-Verteilung bei DMD um gut eine Standardabweichung nach unten verschoben ist, d. h., der Mittelwert der IQ beträgt 80 (Spanne 14!–138).

Bei der Mehrzahl der Untersuchungen mit den Wechsler-Tests (WISC, HAWIK) zeigt sich, dass der Verbal-IQ niedriger ausfällt als der Handlungs-IQ. Diese Diskrepanz ist angesichts der initialen Sprachverzögerung nicht überraschend.

In den schulischen Leistungen korrespondiert diese Begabungsverteilung besonders häufig mit einer Lese-Rechtschreibschwäche. Die Rechtschreibprobleme lassen sich nicht auf die Schwierigkeiten in der Graphomotorik und Schreibgeschwindigkeit aufgrund der motorischen Beeinträchtigung zurückführen.

Die querschnittlichen Vergleiche von DMD-Betroffenen in verschiedenen Altersstufen zeigen aber, dass mit dem Abbau motorischer Fertigkeiten kein intellektueller Abbau stattfindet.

Es konnte im Gegenteil häufiger der Befund erhoben werden, dass die älteren Gruppen einen etwas höheren IQ aufweisen. Die Interpretation ist schwierig: Einige Autoren verweisen auf Selektionseffekte; möglicherweise haben die schwächer Begabten auch eine geringere Lebenserwartung [129].

Down-Syndrom

Die Trisomie 21 oder das Down-Syndrom ist die häufigste bekannte chromosomale Ursache für intellektuelle Beeinträchtigung (➤ Kap. 8.2).

Die Darstellung der intellektuellen und psychischen Besonderheiten ist in der Literatur sehr variabel: Vor allem in den letzten Jahren hat sich das Bild deutlich geändert, da in früheren Untersuchungen überwiegend Kinder mit Down-Syndrom beschrieben wurden, die in Heimen aufwuchsen. Kinder mit Trisomie 21 sind jedoch oft das „Spiegelbild“ ihrer Umgebung und greifen das meist anregungsreichere Milieu in Familien begierig auf. Vergleichende Untersuchungen haben gezeigt, dass beim Verbleib in der Familie und nach rechtzeitig einsetzender Frühförderung der Verlauf bei den Betroffenen wesentlich günstiger ist.

Beim Down-Syndrom sind die verschiedenen Entwicklungsbereiche in ähnlichem Ausmaß beeinträchtigt, sodass wir von einer relativ homogenen oder harmonischen Behinderung ausgehen müssen.

Intelligenz und Motorik

Die *intellektuelle Beeinträchtigung* ist seit frühester Kindheit nachweisbar. Meist erreicht die Entwicklungsgeschwindigkeit ca. die Hälfte der Entwicklungsgeschwindigkeit nicht behinderter Kinder, allerdings wird mit zunehmendem Alter der Abstand zur normalen Entwicklung immer größer (➤ Abb. 12.27). Mit den Bayley-Scales of Infant Development (➤ Kap. 12.4.2) lässt sich zeigen, dass die frühe motorische Entwicklung verglichen mit der Intelligenzentwicklung noch langsamer abläuft. Diese Studie zeigt auch, dass die Entwicklungsgeschwindigkeit im Mittel leicht negativ beschleunigt ist, d. h. im

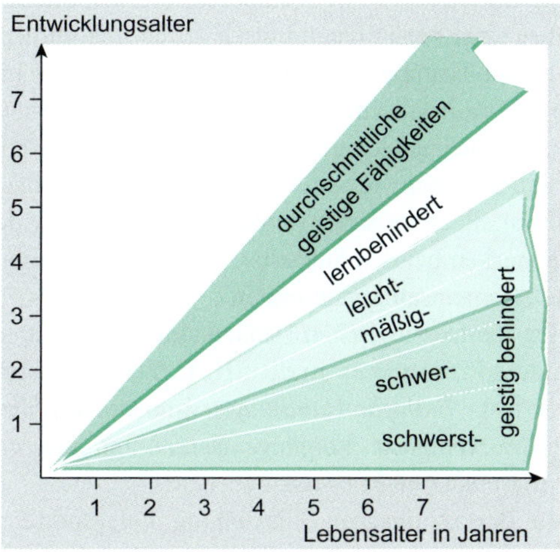

Abb. 12.27 Prinzipieller Zusammenhang von Entwicklungs- und Lebensalter bei unterschiedlicher Begabung

12

Laufe der Zeit leicht abfällt. Einzelne Kinder können einen sehr unterschiedlichen Verlauf zeigen. Die Gesamtprognose wird z. T. vom Ausmaß der muskulären Hypotonie abhängig gemacht, aber auch von der Komplexität zusätzlicher Fehlbildungen, insbesondere des Herzfehlers.

Bei der Überprüfung mit Intelligenztests im Schulalter zeigen verschiedene Untersuchungen Mittelwerte um 50 IQ-Punkte, d. h. eine leichte bis mittelgradige intellektuelle Beeinträchtigung (F 70, F 71 in der ICD-10) bzw. leichte bis mäßige intellektuelle Beeinträchtigung.

Kinder mit Down-Syndrom sind lernfähig und lernwillig, sie lernen aber langsamer als nicht behinderte Kinder. Ihre meist ausgeprägte Tendenz zur Nachahmung und das relativ gute Gedächtnis unterstützen ihren Lernprozess. Zahlreiche Vorgänge werden einfach imitiert und bei wiederholter Übung schließlich gelernt.

Natürlich ist die Variation auch hier relativ groß. Im Einzelfall können Kinder mit Down-Syndrom nur leichte intellektuelle Beeinträchtigungen vom Ausmaß der Lernbehinderung zeigen und dann auch die Schule für Lernbehinderte besuchen; aber auch schwerste Intelligenzminderung (F 73 in der ICD-10) kommt vor. Vereinzelte Testbefunde mit durchschnittlichen Intelligenztestergebnissen (z. B. IQ von 87–94 bei R. Schamberger und S. Zimmermann, 1988) sind wahrscheinlich Artefakte aufgrund der Normverschiebung des HAWIK; es hätte zu diesem Zeitpunkt der HAWIK-R eingesetzt werden müssen, um zu einer realistischen Einschätzung zu kommen.

In der Gruppe der besser begabten Kinder mit Down-Syndrom wurde der HAWIK (WISC, WISC-R) zur Intelligenzdiagnostik eingesetzt. Die intraindividuellen Schwächen treten insbesondere beim Subtest „Rechnerisches Denken“ auf, intraindividuelle Stärken bei den Subtests „Allgemeines Wissen“ und „Gemeinsamkeiten finden“.

Im abstrakt-logischen Denken sind also meist besondere Probleme zu finden. H. U. Zellweger stellt dazu fest: *„Einfache Handlungen können assimiliert werden, komplexe Vorgänge werden mit Staunen quittiert, aber nicht erfasst.“*

In der schulischen Beurteilung korrespondiert diese Struktur mit speziellen Leistungsschwächen beim Rechnen und im Sachunterricht. Das Erlesen einfacher Texte ist oft gut möglich.

Bei vielen Kindern mit Down-Syndrom wird eine große Vorliebe für Musik und Rhythmus beobachtet; diese Kinder singen und tanzen gern, bisweilen lernen sie auch Instrumente spielen.

In der älteren Literatur wurde dargestellt, dass mit dem Eintritt in die Pubertät in der kognitiven Entwicklung ein Plateau eintrete. Diese Auffassung wird heute so nicht mehr geteilt; vielmehr geht man von einer weiteren Lernfähigkeit aus, die im Erwachsenenalter durch entsprechende Angebote und Anforderungen erhalten werden kann.

Sprache

In der *Sprachentwicklung* ist der primäre Sprachbeginn meist deutlich verzögert.

Die Mehrzahl der Kinder beginnt zwischen dem 2. und 3. Lebensjahr mit den ersten Worten und verwendet kurze Sätze mit 3–10 Jahren.

Oft bleiben die Sätze einfach und knapp und werden auch gerne wiederholt. Dysgrammatische Strukturen kommen häufiger vor als bei nicht behinderten Kindern, sind aber nicht typisch für das Down-Syndrom.

Aufgrund der mundmotorischen Probleme und anatomischer Veränderungen im Nasen-Rachen-Raum ist die Artikulation oft undeutlich, abgehackt und verwaschen, die Stimme manchmal rau und heiser, sodass oft nur die Angehörigen und gute Bekannte das Kind ausreichend verstehen. Zunehmend wird versucht, auch nichtsprachliche Kommunikationsformen, z. B. Gebärden, bei Menschen mit Down-Syndrom einzusetzen.

Das Sprachverständnis der Betroffenen ist neben der allgemeinen Verzögerung beim Down-Syndrom oft zusätzlich durch Einschränkungen im Hörvermögen beeinträchtigt. Schallleitungsstörungen und Innenohrschwerhörigkeit kommen oft vor und müssen frühzeitig festgestellt und behandelt werden.

Psyche und Sozialverhalten

Die *psychische und emotionale Entwicklung* von Kindern mit Down-Syndrom ist sehr variabel.

Das Verhalten ist stark abhängig von dem gesamten Grad der Intelligenzminderung; insbesondere Wahrnehmung und Einordnung sozialer Situationen werden dadurch mitbedingt.

Von der Stimmungslage her sind Kinder mit Down-Syndrom in der Regel heiter und froh, sie sind oft besonders zärtlich und liebesbedürftig. Dieser eher sanfte und stille Typ ist oft leicht lenkbar und neigt bei sozialen Konflikten seiner Umgebung dazu, schlichtend und besänftigend einzugreifen. Von ihren Eltern und Erziehern in Behinderteneinrichtungen wird diese einfühlende und hilfsbereite Haltung meist sehr geschätzt.

Daneben können aber auch Kinder mit einer anderen Grundstimmung angetroffen werden: lebhafte bis hyperaktive Kinder, impulsiv im Denken, teils mit oppositioneller bis aggressiver Haltung, oft auch von der Stimmungslage her traurig gefärbt.

Kinder mit Down-Syndrom sind oft auf feste Strukturen im Tagesablauf und in ihren Handlungsabläufen angewiesen; Abweichungen von den gewohnten Strukturen irritieren sie. Wird frühzeitig auf die Neuerungen und Abweichungen hingewiesen, zeigen sich die Kinder meist tolerant; ansonsten kann eine erziehende Person schnell die Grenzen der Lenkbarkeit erreichen.

In den eigenen Handlungen tritt die Orientierung an festen, gewohnten Strukturen als ausgeprägter Ordnungssinn auf, bisweilen mit fast zwanghaftem Charakter. Diese Tendenzen müssen von den Betreuern respektiert werden, da sie den betroffenen Kindern die gewohnte Übersicht geben und damit Angst und Unsicherheit reduzieren.

In einer angstvollen Stimmung verfestigen sich viele Kinder mit Down-Syndrom und wirken starrsinnig. Die Neigung zu verfestigender Enge scheint mit dem Alter zuzunehmen.

Von dieser Haltung ist eine entwicklungsgemäße Trotzphase abzugrenzen. Bei Kindern mit Down-Syndrom ist aber zu berücksichtigen, dass diese Phase aufgrund der langsameren Entwicklung wesentlich später und auch wesentlich länger auftritt. Es ist daher oft besonders quälend, wenn das Trotzverhalten bei größeren und relativ kräftigen Kindern im Alter von 4–6 Jahren vorkommt [129, 130, 131, 135].

Fragiles-X-Chromosom

Das Syndrom des Fragilen-X-Chromosoms ist die zweithäufigste bekannte genetische Ursache für mentale Behinderung bei Knaben (➤ Kap. 8.3, ➤ Kap. 10.5.2) nach dem Down-Syndrom.

Leider existieren bis heute nur wenige Darstellungen psychointellektueller Aspekte in der deutschsprachigen Literatur.

Aufgrund der X-chromosomalen Schädigung sind im Verhaltensprofil deutliche Geschlechterunterschiede zu erwarten. Bei den heterozygoten Mädchen ist die Variation der Symptome wesentlich größer; es gibt Mädchen mit Fragilem-X-Chromosom, die klinisch fast unauffällig sind, aber auch Merkmalsträgerinnen mit ausgeprägten Symptomen, z. B. Schulproblemen besonders im Rechnen.

Die nachfolgenden Verhaltensbeschreibungen beziehen sich, soweit nicht besonders vermerkt, auf Jungen; über Mädchen mit Fragilem-X-Chromosom gibt es nur wenige Untersuchungen.

Intelligenz

Die Überprüfung der *intellektuellen Entwicklung* erfolgte mit den weitverbreiteten Individualtests zur Intelligenz (Wechsler-Tests, K-ABC u. a.). Nach diesen Untersuchungen ist eine intellektuelle Beeinträchtigung mit einem mittleren IQ von 50 zu erwarten; das bedeutet, dass über 90 % der Kinder mit Fragilem-X-Chromosom eine intellektuelle Beeinträchtigung haben. Alle Untersuchungen zeigen eine große Variabilität in den IQ-Werten, die von leichter intellektueller Beeinträchtigung bis zu schwerer geistiger Behinderung reichen. Einzelne Kinder mit nur leichter Beeinträchtigung erreichen IQ-Werte über 80.

Vergleicht man Untersuchungsgruppen verschiedener Altersstufen, so wird deutlich, dass sich bei einem bedeutenden Anteil (ca. 40 %) die kognitive Entwicklung verlangsamt, d. h., dass bei älteren Betroffenen (Jugendlichen und Erwachsenen) mit einem niedrigeren IQ zu rechnen ist als bei Vorschulkindern und Schülern.

Dieser Effekt ist nicht ausreichend durch verbesserte Förderungsbedingungen erklärbar, von denen die älteren Kinder noch nicht profitierten; vielmehr muss man von einer behinderungsspezifischen Entwicklungsgestalt ausgehen.

Bei den Untersuchungen mit den *Wechsler-Tests* (WISC, HAWIK u. a.) konnten Tendenzen zugunsten des Verbalteils festgestellt werden, allerdings keine eindeutigen Unterschiede zwischen Verbal- und Handlungsteil. Bei Menschen mit so niedriger Begabung ist das aus testspezifischen Gründen auch nicht zu erwarten, denn im unteren IQ-Bereich differenzieren die Wechsler-Tests nicht gut.

Die Tendenz zugunsten verbaler Kompetenzen kann teilweise mit der *K-ABC* bestätigt werden.

Bei den *einzelheitlichen Skalen* schneiden Patienten mit Fragilem-X-Chromosom durchschnittlich schwächer ab als bei den ganzheitlichen Skalen (➤ Kap. 12.4.3).

Zu den intraindividuellen Schwächen gehören die sequenzielle Verarbeitung und das „Kurzzeitgedächtnis" (auditiv wie visuell). Das „sprachliche Verständnis" ist stärker beeinträchtigt als der „sprachliche Ausdruck".

Bei kognitiven Ansprüchen zeigen sich diese Kinder ablenkbar und aufmerksamkeitsgestört, sie reagieren häufig ängstlich.

Bei den Schulleistungen wirken sich die geschilderten Faktoren am deutlichsten in den extrem niedrigen rechnerischen Fertigkeiten aus; bereits die Mengenauffassung und das Abzählen sind gestört.

Sprache und Kontaktverhalten

In der frühen Entwicklung der Kinder mit Fragilem-X-Chromosom fallen der verspätete Sprachbeginn und die *verzögerte Sprachentwicklung* auf. Häufig sind das auch die ersten Entwicklungsauffälligkeiten, die zur Vorstellung in der kinderärztlichen Praxis führen. Im späten Vorschulalter und im Schulalter können einige Charakteristika der Sprechweise beobachtet werden: Das Sprechtempo ist meist erhöht, der Rhythmus oft unregelmäßig, das Sprechen wirkt dadurch polternd. Begünstigt wird diese Störung durch den impulsiven Denkstil.

In der Artikulation treten häufiger Wiederholungen von Wortteilen und ganzen Wörtern sowie die Umstellung von Silben auf. Wahrscheinlich sind diese Probleme mit den Schwierigkeiten der Sequenzverarbeitung verbunden.

Die Impulsivität des Sprechens und die Neigung zu Wiederholungen scheinen stark abhängig vom erlebten Anspruchsniveau zu sein. In Situationen der Überforderung ist die Redemenge eher erhöht, Wort-Klang-Assoziationen werden eingesetzt; möglicherweise dienen sie dazu, den Redefluss aufrechtzuerhalten.

Dennoch ist die Sprache oft nicht partnerbezogen kommunikativ; denn gerade in der zwischenmenschlichen *Kommunikation* bestehen häufig Störungen. Besonders oft ist zu beobachten, dass der Blickkontakt schlecht ist bzw. vermieden wird (bei über 90 % der Kinder).

Bei vielen Betroffenen kommt hinzu, dass der körperliche Kontakt zu den Eltern und anderen Kindern im Sinne einer taktilen Scheu oder taktilen Abwehr beeinträchtigt ist. Das bedeutet, dass diese Kinder nicht berührt werden möchten, dass sie sich gegen das Halten und Aufnehmen wehren und dass sie das Schmusen meist ablehnen. Sie bringen damit auch ihre Eltern in eine emotionale Not.

Das Kontaktverhalten ist oft so massiv gestört, dass es bei 16–54 % der Kinder mit Fragilem-X-Chromosom als frühkindlicher Autismus bezeichnet werden kann. Die Häufigkeit von autistischem Verhalten nimmt mit dem Alter ab.

Im Vorschulalter wird besonders häufig von *hyperaktivem* Verhalten berichtet, das zum Schul- und Jugendalter hin in ticartiges Verhalten, speziell mit Handstereotypien wie Handwedeln oder Beißen in den Handrücken, übergeht. Die Hyperaktivität hat auf der kognitiven Ebene ihre Entsprechung im impulsiven Denkstil und der Aufmerksamkeitsstörung [108, 129, 130, 131].

12.7 Psychologische Betreuung in Institutionen

Bei der psychologischen Betreuung in den Institutionen muss unterschieden werden, ob die Betreuung und Beratung durch externe Psychologen erfolgt oder durch eigene psychologische Dienste der Institutionen.

Eine externe Betreuung und Beratung ist oft punktuell möglich, z. B. in der Phase der Diagnosefeststellung und -mitteilung, aber auch bei krisenhafter Zuspitzung von Verhaltensproblemen. Dann können mit den beteiligten Institutionen die Art der Diagnosemitteilung an die Eltern und das weitere Vorgehen besprochen werden.

Für die weitere Betreuung eines entwicklungsgestörten Kindes ist es oft notwendig, mit den Familien eine geeignete Beratungs- und Betreuungsstelle zu finden.

Neben den Regeleinrichtungen Kindergarten und Schule muss auch an Spezialeinrichtungen wie Frühförderstellen, sonderschulische Einrichtungen, integrative Einrichtungen und Heime gedacht werden.

Die Entscheidung über geeignete Institutionen richtet sich nach den Bedürfnissen der Kinder, den Wünschen und Möglichkeiten der Eltern und den Bedingungen der jeweiligen Einrichtungen.

Die *Entwicklungsbedürfnisse der Kinder* sollen aus der Diagnose abgeleitet werden. Aus dem Muster von intraindividuellen Schwächen und Stärken ergeben sich oft Ansatzpunkte für verschiedene Fördermaßnahmen, wobei die Dynamik der vorliegenden Entwicklungsstörung berücksichtigt werden muss.

Die *Wünsche und Möglichkeiten der Eltern* sind in den Gesprächen zur Familienanamnese, aber auch im Rahmen der Diagnosemitteilung abzuschätzen. Die Wünsche der Eltern hängen auch von ihren eigenen Zukunftsperspektiven ab; sie spiegeln oft gesellschaftliche Bewertungen wider, z. B. die „Hierarchie" der Behinderungen. Eine Klärung solcher Vorstellungen und Bewältigungsstrategien kann oft erst mit familientherapeutischen Maßnahmen erfolgen.

Die *Bedingungen der Institutionen* sind stark von ihrem institutionellen Auftrag abhängig. So sind viele Sondereinrichtungen nur für bestimmte Behinderungsgruppen nach dem Bundessozialhilfegesetz oder den Schulgesetzen zuständig und können nicht eigenständig Kinder mit „anderen" Behinderungen zur Betreuung aufnehmen. Zu den Bedingungen zählen die Größe der Gruppen, in denen die Kinder betreut werden, die Zeiten der Betreuung und die personelle Ausstattung unter Berücksichtigung der Fachkompetenz. Regeleinrichtungen können mit der Betreuung eines entwicklungsgestörten Kindes überfordert sein und deshalb rechtlich durchsetzen, dass dieses Kind an einer anderen Institution weiterbetreut wird.

Bei den Sondereinrichtungen besteht ein Anspruch auf Betreuung nur, wenn gutachterlich festgestellt wurde, dass ein Kind der entsprechenden Behinderung zugeordnet werden kann. Ein geistig behindertes Kind kann deshalb nicht ohne Weiteres in einer Schule für Körperbehinderte betreut werden, wenn nicht gleichzeitig eine Körperbehinderung attestiert wurde.

12.7.1 Frühförderung

Frühförderstellen betreuen entwicklungsgestörte Kinder von der Geburt bis zum Schuleintrittsalter. Meist sind die Frühförderstellen für Kinder mit unterschiedlichsten Behinderungen zuständig, es gibt aber auch behinderungsspezifische Stellen (meist bei Sinnesbehinderungen).

Die Frühförderstellen sind überwiegend durch interdisziplinäre Teams gekennzeichnet, in die häufig auch psychologische Dienste eingebunden sind. Dadurch kann längerfristig gewährleistet werden, dass entwicklungsgestörte Kinder und ihre Familien psychologisch begleitet und beraten werden. Auf den verschiedenen Betreuungsebenen können Diagnostik und Therapie des Kindes stattfinden, aber auch Elternberatung oder -therapie.

Bei seltenen bzw. schwerwiegenden Erkrankungen ist die Kooperation mit sozialpädiatrischen Zentren oder Fachkliniken notwendig, damit die Verhaltensweisen eines Kindes auf dem Hintergrund der Diagnose eingeordnet werden können und die Therapie bzw. Erziehungspläne entsprechend modifiziert werden.

12.7.2 Regelkindergarten und Regelschule

Entwicklungsgestörte Kinder sind in diesen Institutionen inzwischen häufiger anzureffen, bilden aber dennoch die Ausnahme. Die Betreuung entwicklungsgestörter Kinder in den Regeleinrichtungen ist stark vom Engagement beteiligter Eltern und Lehrer (Erzieherinnen in Kindergärten usw.) abhängig.

Kindergärten und Schulen verfügen im Allgemeinen nicht über eigene psychologische Dienste, sondern müssen sich konsiliarisch an andere Stellen wenden. Im Rahmen von Entwicklungsstörungen werden vor allem die psychologischen Dienste von sozialpädiatrischen Zentren und Frühförderstellen angesprochen. Darüber hinaus stehen oft Erziehungsberatungsstellen und schulpsychologische Dienste zur Verfügung.

Eine Erziehungsberatungsstelle wird eingeschaltet, wenn sich im Verhalten und in der familiären Bewältigung Probleme zeigen. Die schulpsychologischen Dienste (auch Schulberater, Schullaufbahnberater) werden schwerpunktmäßig bei Leistungsschwächen konsultiert.

12.7.3 Sondereinrichtungen

In der Bundesrepublik Deutschland besteht ein gegliedertes Sonderschulwesen, das nach Behinderungsarten geordnet ist. Da die Bildungspolitik der Länderhoheit unterliegt, sind je nach Bundesland etwas unterschiedliche Gliederungen und Namensgebungen anzutreffen; z. B. werden die Bezeichnungen „Schule für geistig Behinderte“, „Schule für praktisch Bildbare“, „Schule zur individuellen Lebensbewältigung“ weitgehend synonym verwendet.

Den Zugang zu den Sonderschulen regelt ein *Sonderschulüberweisungsverfahren,* bei dem durch die Schulbehörde rechtsverbindlich festgestellt wird, ob das Kind die entsprechende Sonderschule besuchen kann. Die Schulbehörde bedient sich dazu der Stellungnahmen von Pädagogen (meist Sonderpädagogen), Ärzten und Psychologen. Oft sind an die Sonderschulen weitere Institutionen angeschlossen, z. B. Tages- oder Internatsbetreuung. Der Zugang zu diesen Einrichtungen wird über die überörtlichen Träger der Sozialhilfe geregelt und genehmigt.

Die psychologische Betreuung in Sondereinrichtungen zeigt sich überwiegend in zwei Varianten:

Bei der *kindzentrierten* Form sind die Psychologen in Bezug auf bestimmte Kinder direkt in Diagnose, Therapie und Elternarbeit eingeschaltet. Die psychologischen Dienste sind dann Teil des interdisziplinären Fachteams; die Besprechung und Beratung mit weiteren Mitarbeitern geschieht in Form von Fallbesprechungen und Fallsupervision. Oft haben Psychologen besondere Aufgaben in der Erziehungsleitung.

Auf der anderen Seite nehmen viele Psychologen ihre Arbeit *mitarbeiterzentriert* wahr. Das bedeutet, dass sie im Teamgespräch oder in der Teamsupervision die allgemeinen Voraussetzungen für eine günstige Zusammenarbeit im Team schaffen und damit Voraussetzungen für ein gutes erzieherisches und therapeutisches Klima. Die Ansätze können selbstverständlich auch kombiniert werden.

12.7.4 Integrative Einrichtungen

In integrativen (bzw. inklusiven) Einrichtungen soll den entwicklungsgestörten Kindern eine Umgebung der vermehrten sozialen Integration geboten werden, die ein gemeinsames Lernen von behinderten und nicht behinderten Kindern ermöglicht.

Integrative Einrichtungen können ihrem Anspruch besser gerecht werden, wenn durch Wohnortnähe der soziale Zusammenhalt der Kinder auch im Alltag, außerhalb von Kindergarten und Schule, stattfindet. Integrative Einrichtungen stehen prinzipiell vor der Frage, ob die spezifischen Bedürfnisse der entwicklungsgestörten Kinder hinreichend wahrgenommen werden, da unter den Mitarbeitern nicht so viele spezifische Erfahrungen mit Kindern bestimmter Entwicklungsstörungen gesammelt werden können. Integrative Einrichtungen stehen daher allgemeinpädagogischen Überlegungen meist näher als sonderpädagogischen Strategien.

Integrative Einrichtungen sind aufgrund ihrer Größe meist nicht in der Lage, eigene psychologische Dienste anzubieten, und müssen deshalb wie die Regeleinrichtungen die psychologischen Dienste von Sozialpädiatrischen Zentren, Frühförderstellen, Erziehungsberatungsstellen und schulpsychologischem Dienst, aber auch psychologische Dienste von Sondereinrichtungen konsultieren. Die psychologische Betreuung durch externe Dienste ist dann überwiegend punktuell.

Zur Inklusion ➤ Kap. 11.

12.7.5 Heime

Heime oder Internate für entwicklungsgestörte und behinderte Kinder werden einerseits angeboten, um den betreffenden Kindern und Jugendlichen den Schulbesuch (meist in einer Sonderschule) zu ermöglichen, wenn die Entfernung zwischen Wohnort und Schulbesuchsort für eine tägliche Fahrt zu groß ist. Die Konsequenz davon ist die Bildung von Zentren.

Andererseits werden Heime angeboten, wenn die erzieherischen, sozialen und gesundheitlichen Kompetenzen der Herkunftsfamilie durch die Entwicklungsstörung überstrapaziert werden. Die Heime haben für diese Familien Entlastungsfunktion. Oft ist allerdings zu erleben, dass die Entscheidung zur Heimunterbringung für die Familie mit großen Schmerzen und Schuldgefühlen verbunden ist. Einige Familien glauben, dass sie damit ihre behinderten Kinder abschieben, andere Familien gestehen sich die eigene Überforderung nicht ein. In Heimen oder Internaten sind häufig psychologische Dienste eingerichtet, die hier wie in den sonderschulischen Einrichtungen mehr kind- oder mehr mitarbeiterzentriert arbeiten.

12.8 Psychologische Therapie

12.8.1 Psychotherapie

Unter dem Begriff der Psychotherapie werden zahlreiche unterschiedliche Behandlungsansätze zusammengefasst, deren gemeinsames Ziel es ist, die Beeinträchtigungen und *Störungen des emotionalen Befindens und Verhaltens* zu behandeln.

Als bedeutsamste Strömungen haben sich die Psychoanalyse und die aus ihr hervorgegangene dynamische bzw. tiefenpsychologisch orientierte Psychotherapie sowie die klientzentrierte Psychotherapie entwickelt; dazu existieren Varianten für das Kindesalter.

Im **psychoanalytischen** Modell geht man von einigen Grundannahmen aus:

Gestörtes Erleben und Verhalten wird wesentlich durch *unbewusste psychische Vorgänge* bedingt. Gestörtes Erleben und Verhalten entsteht aus der Kompromissbildung zwischen den Wünschen der frühen psychischen Entwicklung des Kleinkinds und der Abwehr, die ihrerseits durch die Anforderungen der Realität bedingt ist. Typische Konfliktkonstellationen werden in der psychoanalytischen Persönlichkeits- und Entwicklungstheorie dargestellt, z. B. die ödipale Konstellation.

Die widerstreitenden Wünsche werden durch die Kompromissbildung verknüpft und *internalisiert.* Sie können sich im Lauf der Entwicklung wiederholen und zur Manifestation drängen, z. B. in Form von emotionalen Störungen oder Verhaltensproblemen. Darin verbinden sich aktuelle Konflikte mit den frühen Repräsentationen. In der Therapie müssen sie dann im Zusammenhang mit den frühen Erfahrungen behandelt werden.

Durch den Vorgang der *Übertragung* projiziert der Patient seine Einstellungen und Gefühle auf den Therapeuten. Es sind Gefühle, die aus der persönlichen Erfahrung und den Erlebnissen mit frühen Bezugspersonen stammen, meist mit den Eltern. Der Patient kann mit den Inhalten der Übertragung konfrontiert werden und damit die irrationalen Anteile seines Erlebens und Verhaltens erkennen. Er soll damit in die Lage versetzt werden, außerhalb der Therapie neue, sinnvollere Verhaltensweisen und Konfliktlösungen einzusetzen. In der Psychoanalyse wird damit durch Interpretation und Einsicht zur Heilung beigetragen.

In der Kinderpsychotherapie spielt darüber hinaus die Zuwendung des erwachsenen Therapeuten dem Kind gegenüber eine große Rolle, die als stützende Aufmerksamkeit Ermutigung und Hilfe bedeutet.

In der **klientzentrierten Psychotherapie** stehen Forderungen an das Therapeutenverhalten im Vordergrund, durch die der Patient zu seinen Äußerungen im Sinne einer Selbstexploration angehalten werden soll. Diese Forderungen hat C. Rogers frühzeitig als drei notwendige Bedingungen formuliert:

1. *Empathisches Verstehen* der Innenwelt des Klienten oder Verbalisieren emotionaler Erlebnisinhalte des Klienten:

Diese Bedingung ist ein charakteristisches äußeres Merkmal des sprachlichen Verhaltens des Psychotherapeuten. Der Therapeut verbalisiert die persönlich-emotionalen Erlebensinhalte des Klienten, so wie sie vom Klienten in der unmittelbar vorhergehenden Äußerung ausgedrückt wurden *(Spiegeln).* Die Selbstexploration des Klienten wird also dadurch unterstützt, dass der Therapeut versucht, die Probleme von „der Innenseite des Klienten“ her zu betrachten

2. *Wertschätzung – Wärme – Achtung:*

Diese Bedingung charakterisiert wesentlich das emotionale Verhalten des Psychotherapeuten und seine zwischenmenschliche Beziehung zum Klienten. Dem Klienten soll damit die emotionale Sicherheit für die Selbstöffnung gegeben werden. Die Wertschätzung ist in hohem Maße vorhanden, wenn der Therapeut die Äußerungen seines Klienten mit Wärme akzeptiert, ohne diese Annahme und Wärme von Bedingungen abhängig zu machen.

3. *Echtheit – Selbstkongruenz:*

Die beiden vorhergehenden Verhaltensmerkmale wären wertlos, wenn der Klient bemerkte, dass empathisches Verstehen und Wertschätzung des Psychotherapeuten unecht, fassadenhaft und gespielt sind.

Echtes, kongruentes Verhalten des Therapeuten kann den Klienten auch auf dem Weg des Imitationslernens beeinflussen.

Der klientzentrierten Psychotherapie liegt kein Modell über die Entstehung und Aufrechterhaltung von Problemen zugrunde wie den anderen Therapien; vielmehr werden durch die Orientierung an der Selbsterkenntnis, der Veränderung des Selbstkonzepts und der Selbstbestimmung des Verhaltens jene innerpsychischen Kräfte mobilisiert, die zum seelischen Wachstum und damit zum therapeutischen Erfolg beitragen.

Beim Kind stellt das **therapeutische Spiel** das Äquivalent zur analytischen oder klientzentrierten Behandlung dar. Das Spiel entspricht dem kindlichen Denken und Fühlen und ist deshalb auch angemessener Ausdruck innerpsychischer Konflikte. Aus psychoanalytischer Sicht erlaubt das therapeutische Spiel die Auseinandersetzung mit unerlaubten Triebregungen, denn das Spiel ist die Symbolsprache des Kindes.

Der Therapeut ist beim therapeutischen Spiel unmittelbarer Zeuge des innerpsychischen Geschehens und kann dabei helfen, dass das Kind seine Äußerungen frei von rationalisierenden Abwehrstrategien darstellt. Das angebotene Spielmaterial soll möglichst unstrukturiert sein und dadurch die Spielideen des Kindes provozieren. Der Therapeut kann den Spielausdruck des Kindes mehr oder weniger sprachlich reflektieren. Bei M. Klein werden die Spieläußerungen direkt gedeutet, eine Haltung, mit der man heute eher vorsichtig ist.

Die **nichtdirektive Spieltherapie** wurde 1947 von V. Axline begründet. Sie geht davon aus, dass das Kind sich aufgrund von Selbstregulierungs- und Selbstentwicklungskräften entfalten kann.

Dazu wurden Prinzipien aufgestellt, die analog zur *klientzentrierten Psychotherapie* zu sehen sind:

- Der Therapeut nimmt eine warme, freundschaftliche Beziehung zum Kind auf.
- Der Therapeut akzeptiert das Kind so, wie es ist.
- In einer Atmosphäre des Gewährenlassens soll das Kind seine Gefühle frei äußern.
- Der Therapeut erkennt die Gefühle, die das Kind ausdrücken möchte, und verhilft ihm durch sein Reflektieren, Einsicht in das eigene Verhalten zu bekommen.
- Der Therapeut nimmt die Selbstheilungskräfte des Kindes ernst.
- Das Kind weist den Weg, der Therapeut folgt ihm.
- Nur das Kind kann das Entwicklungstempo in der Therapie bestimmen.
- Grenzen in der Therapie werden nur gesetzt, um Realitätsverankerung und Mitverantwortung des Kindes zu erreichen.

Alternativ zum Spiel arbeiten viele Therapeuten auch mit kindlichen **Zeichnungen.**

Indikationen der Psychotherapie bei Kindern

Psychotherapie im beschriebenen Sinne ist vor allem bei emotionellen Störungen indiziert. Dazu zählen Angst- und Verstimmungszustände, Probleme der Anpassung, Schulverweigerung, Eltern-Kind-Konflikte, Selbstwertprobleme usw.

In Verbindung mit Entwicklungsstörungen ist auch an sekundäre Störungen bzw. sekundäre Neurotisierung als Reaktion auf die organischen Beeinträchtigungen zu denken.

Entwicklungsgestörte Kinder müssen sich mit ihren eigenen Grenzen auseinandersetzen und die Trauer bzw. Wut über das Unvermögen integrieren. Dadurch können sie lernen, mit ihrer eigenen Schwäche bzw. Störung besser umzugehen und die Grenzen nicht nur als Limitationen aus einer „feindlichen" Umwelt wahrzunehmen.

Kontraindiziert ist die Psychotherapie bei schweren dissozialen Störungen, tief greifenden Entwicklungsstörungen (z. B. frühkindlichem Autismus) und Psychosen. Bei Intelligenzminderung, hirnorganischen Schädigungen oder Hyperaktivität ist zu prüfen, ob die Kinder die geforderten Voraussetzungen der Introspektionsfähigkeit, Einsicht und Beziehungsfähigkeit mitbringen.

Die Psychotherapie mit Kindern und Jugendlichen wird fast immer durch parallele Elternarbeit begleitet. Die Eltern geben anamnestische und diagnostische Informationen; sie sollen ein erweitertes und vertieftes Verständnis für die kindlichen Probleme entwickeln und den therapeutischen Prozess durch angemessene Erziehungshaltung absichern und unterstützen.

Bei sehr jungen Kindern ist u. U. die Anwesenheit einer Bezugsperson in der Therapie erforderlich.

12.8.2 Verhaltenstherapie

Die Verhaltenstherapie ist auf das Engste mit der Lernpsychologie verknüpft und versteht sich im Wesentlichen als klinische oder angewandte Lernpsychologie. Unter der Prämisse, dass menschliches Verhalten erlernt wird, geht die Verhaltenstherapie davon aus, dass bei Entwicklungsstörungen Lernprozesse gezielt unterstützt werden können und müssen. Die Entwicklung der Verhaltenstherapie hat ihre Ursprünge im frühen Behaviorismus, als M. C. Jones (1924) die Angstbehandlung des *kleinen Peter* übernahm. Später wurden mit der Verbreitung des Behaviorismus viele neue Methoden entwickelt und in jüngerer Zeit durch Überlegungen aus der kognitiven Psychologie ergänzt.

Grundsätzlich beginnt die Verhaltenstherapie mit einer Phase der *Verhaltensanalyse* (verhaltenstherapeutische Diagnostik), in der ein funktionales Modell für das Erlernen von Verhalten und das Aufrechterhalten des Problemverhaltens entwickelt wird. Dieses Modell hat hypothetischen Charakter.

In der Phase der *Intervention* werden angepasste Maßnahmen durchgeführt, also Lernvorgänge induziert. Durch den Erfolg der Maßnahmen wird gleichzeitig (ganz pragmatisch) das funktionale Verhaltensmodell bestätigt. Bei fehlendem Erfolg stehen sowohl die Maßnahmen als auch das Modell zur Disposition.

Die individuellen Lernvorgänge beziehen sich auf 3(–4) Lerntypen.

Im Modell der **klassischen Konditionierung** werden *neutrale Reize* mit *spezifischen* (unbedingten) *Reizen* gekoppelt, d. h. mehrfach gemeinsam dargeboten. Der ursprünglich neutrale Reiz wird schließlich auch allein die Reaktion auslösen; er wird jetzt als *bedingter Reiz* bezeichnet.

Das Experiment von I. Pavlov mit der Speichelsekretion des Hunds auf den Glockenton hin ist ein Musterbeispiel für diese Lernform.

Vor allem affektive und autonome (vegetative) Reaktionen werden auf dieser Grundlage gelernt.

Unter therapeutischen Aspekten gehört hierher vor allem die Methode der *systematischen Desensibilisierung* bei Ängsten, manchmal auch als *Gegenkonditionierung* bezeichnet:

Die Darbietung von angstauslösenden Reizen wird dabei mit angenehmen Zuständen (Entspannung, bei Kleinkindern auch Essen) gekoppelt, bis die Reize keine Angst mehr auslösen. Der Grad der Angstauslösung kann z. B. durch unterschiedliche Nähe des Angstreizes variiert oder durch die Konfrontation mit vorgestellten, bildhaften oder realen Angstauslösern abgestuft werden.

Auch die Behandlung von Kindern, die nach dem 5. Lebensjahr noch einnässen, mit der Klingelmatte (➤ Kap. 9.5) erfolgt nach dem Modell der klassischen Konditionierung.

Im Modell der **operanten** oder **instrumentellen Konditionierung** wird die Häufigkeit einer Verhaltensweise durch die Konsequenzen bestimmt. Bei *Verstärkung* tritt das Verhalten zukünftig häufiger auf, während bei *Bestrafung* die Häufigkeit nachlässt. Im Einzelfall bedeutet dies, dass der Therapeut herausfinden muss, welche Konsequenzen für ein Kind verstärkend und welche bestrafend sind. Der Charakter von verstärkenden Reizen ist von der Bedürfnislage des Kindes abhängig; so kann man ein hungriges Kind mit Essen oder Süßigkeiten locken, während man ein sattes Kind damit nicht beeinflussen kann.

Unter *negativer Verstärkung* versteht man das Wegfallen von unangenehmen Konsequenzen, z. B. wenn eine befürchtete Strafe nicht eintritt. Als *negative Bestrafung* bezeichnet man das Ausbleiben von positiven Konsequenzen; eine erwartete Belohnung oder Zuwendung tritt nicht ein („Liebesentzug").

Auch das sog. *Time-out* ist eine negative Bestrafung: Ein Kind wird aus seiner sozialen Gruppe herausgenommenen und für kurze Zeit (ca. 5 Minuten) isoliert. In der Therapie wird die operante Konditionierung zur Behandlung von Verhaltensdefiziten und von Verhaltensexzessen durchgeführt. Bei *Verhaltensdefiziten* tritt die gewünschte Verhaltensweise überhaupt nicht bzw. viel zu selten auf.

Tritt die Verhaltensweise selten auf, so wird mit Verstärkung gearbeitet: Das können materielle Verstärker sein, u. U. auch Nahrung oder Süßigkeiten, aber auch symbolische Verstärkung, z. B. ein Symbolsystem (Tokens), bei dem die Verstärker angesammelt werden, die bei einer bestimmten Häufigkeit in reale Verstärker (Erfüllung eines Wunsches) umgetauscht werden können.

Bei der Behandlung von nächtlichem Einnässen kann z. B. auf dem Verstärkerplan für eine trockene Nacht eine Sonne und für eine nasse Nacht eine Regenwolke aufgemalt werden. Bei fünf Sonnen darf das Kind z. B. ins Kino gehen.

Mithilfe der Verstärkertechnik kann ein *komplexes Verhalten* aufgebaut werden. Zuerst werden einzelne Verhaltenselemente verstärkt und im weiteren Fortgang die Kombination mit einem weiteren Element der Verhaltenskette; diese Technik heißt *Shaping*. Oft ist zunächst Hilfestellung durch den Therapeuten notwendig, die dann wieder ausgeblendet werden muss.

Die Verkettung von Verhaltenselementen ist auch bei stark entwicklungsgestörten und geistig behinderten Kindern mit Erfolg eingesetzt worden, z. B. zum Aufbau von Lenkbarkeit, zum selbstständigen Essen, zum selbstständigen Aus- und Anziehen usw.

Beim Abbau von *Verhaltensexzessen* wird gelegentlich das Verhalten „gelöscht" oder mit Bestrafungstechniken zu reduzieren versucht. Bei der Löschung wird versucht, die im Alltag wirksamen Verstärker zu identifizieren und zukünftig konsequent zu vermeiden bzw. zu ignorieren. Bei Kindern z. B., die in der Schulklasse herumalbern, liegt die ungewollte Verstärkung meist in der Zuwendung durch den Lehrer bzw. durch das Gelächter der Mitschüler.

Bestrafungstechniken bei Verhaltensexzessen werden selten eingesetzt, meist nur wenn von dem Verhaltensexzess Selbst- oder Fremdgefährdung ausgeht.

Sehr viel häufiger wird bei Verhaltensexzessen der Versuch unternommen, Alternativverhalten aufzubauen. Das *Alternativverhalten* soll zum Exzess *inkompatibel* sein, also nicht gleichzeitig ausgeführt werden können. Beispielsweise werden 20 Minuten friedliches Spiel (prosoziales Verhalten) mit einem anderen Kind verstärkt, weil nicht gleichzeitig die aggressiven Ausbrüche aufgetreten sind. Beim Abbau von Verhaltensexzessen ist wichtig, dass das betroffene Kind weiß, welches Alternativverhalten es einsetzen könnte. Ein schwerbehinderter Junge war z. B. nicht in der Lage, das Verbot „Du sollst nicht spucken" beim Essen zu befolgen, konnte aber auf die Aufforderung „Du sollst kauen und runterschlucken" adäquat reagieren und verstärkt werden.

Zur Behandlung verschiedener Störungen haben sich die Techniken des **Modell**- bzw. **Imitationslernens** bewährt. Die Wirksamkeit dieser Lernprozesse beruht darauf, dass Kinder dazu neigen, spontan Verhaltensweisen zu übernehmen, die sie bei attraktiven anderen Personen wahrnehmen: Das können andere Kinder sein, aber auch die Eltern oder Erzieher, auch Film- und Comicfiguren. Wahrgenommene Attraktion bedeutet ein hohes Verstärkerpotenzial. Auf diese Weise kann soziales Rollenverhalten, aber auch störendes oder kriminelles Verhalten gelernt werden.

In der Therapie hat das Imitationslernen vor allem bei der Gestaltung komplexer Verhaltensweisen und Einstellungen seine Bedeutung. Der Prozess der Verhaltensverkettung kann durch geeignete soziale Vorbilder deutlich verkürzt werden. Am wirksamsten sind imitative Lernprozesse, wenn das ausführende Kind auch für seine Nachahmung belohnt werden kann.

Eine Abkehr vom strengen Behaviorismus ist in die Verhaltenstherapie durch das Modell des **kognitiven Lernens** eingeführt worden. Hier wird anerkannt, dass Vorstellungen, Gedanken, Selbstinstruktionen usw. das Verhalten mitformen. Verzerrte Einstellungen und Gedanken sowie Störungen der (Selbst-)Wahrnehmung führen zu Verhaltens- und emotionalen Problemen. Vor allem bei komplexen Verhaltensweisen, die *Selbstkontrollmechanismen* erfordern, werden diese Methoden eingesetzt.

Hyperaktive und impulsive Kinder werden in dieser Therapie dazu angehalten, durch selbstgesetzte „Stoppbefehle" zu langsamerer und kontrollierter Ausführung zu gelangen. Die Reihe der an sich selbst gerichteten Befehle könnte etwa lauten: *Ich muss warten, zuhören, mich hinsetzen und nachdenken, bevor ich antworte*. Oft werden diese Selbstinstruktionen durch Bilder und Instruktionskarten unterstützt.

Verhaltenswiederholungen im Rahmen der kindlichen Selbstgespräche, während der Selbstanweisung oder bei Gruppenaktivitäten erweisen sich als unverzichtbarer Bestandteil dieser Trainingsmethode. Im Jugendalter werden Selbstkontrollmethoden etwa zur Kontrolle des Essverhaltens bei Adipositas oder Bulimia nervosa eingesetzt sowie zur Bewältigung von Angststörungen.

In den letzten Jahren wurden zunehmend verhaltenstheoretisch orientierte Elterntrainings entwickelt, z. B. das in Australien erfolgreich entwickelte **Triple-P-Programm** oder **Stepping Stones** für Eltern von verhaltensauffälligen Kindern.

Ziel solcher Programme ist es, den Eltern Wissen und Kompetenz für eine gute Erziehung mit einer positiven und liebevollen Beziehung zu geben. Dabei werden die Eltern in Grundtechniken der Verhaltensmodifikation eingeführt.

12.8.3 Familientherapie

Im Gegensatz zu Psycho- und Verhaltenstherapie ist die Familientherapie nicht der individualpsychologischen Perspektive verpflichtet. Erleben und Verhalten einer einzelnen Person existieren demnach nicht für sich, sondern sind auf das *Verhalten der Mitmenschen* bezogen, umso mehr, je bedeutsamer der jeweilige Partner ist. So bekommen für Kinder vor allem die Eltern, das *System Familie,* Bedeutung bei der Entstehung und Aufrechterhaltung von Problemen. Das darf allerdings nicht dahingehend missverstanden werden, dass dadurch die Eltern zur „Ursache" von Problemen deklariert werden.

Die Systemtheorie kehrt sich von linearen, kausalen Abhängigkeiten ab und begreift das Verhalten (auch das Problemverhalten) als funktionale Abhängige in einem komplexen Netzwerk. Die Person mit einem Problemverhalten ist demnach „nur" Kristallisationspunkt für die Dysfunktion des Systems Familie. Da alle Interaktionen aufeinander bezogen sind, ist ihre Dynamik zu betrachten.

Bei *komplementären Interaktionen* werden Verhaltensweisen beobachtet, die sich in das Gegenteil dessen verkehren, was beabsichtigt war; z. B. provoziert in diesem Sinne ein autoritärer Erziehungsstil braven Gehorsam oder Überbehütung provoziert Unselbstständigkeit. Im letzten Beispiel wird deutlich, dass trotz bester Absicht eine unheilvolle Dynamik beginnen kann und in Verhaltensstörungen endet.

Bei *symmetrischen Interaktionen* wird mit gleichartigem Verhalten geantwortet; Aggressionen z. B. rufen Gegenaggressionen hervor.

Unter einer längerfristigen Perspektive ist zu fragen, ob solche Interaktionsmuster in pathologische Bindungen hineinführen und dann einzelne Mitglieder des Systems zu Problemträgern machen.

Eine besondere Rolle in der Pathologie von Kommunikationssystemen spielt die *paradoxe Kommunikation,* in der Beziehungsfallen gestellt werden. Am bekanntesten ist wohl das „Sei-spontan-Paradox". Beziehungsfallen sind durch widersprüchliche Signale an eine Bezugsperson gekennzeichnet; dadurch wird es dieser Person unmöglich gemacht, beide Wünsche zu erfüllen und den anderen zufriedenzustellen, da sie z. B. nicht auf Kommando spontan reagieren kann.

Die familiäre Interaktion kann aber auch durch *individuelle Störungen* verändert werden, z. B. durch Entwicklungsstörungen, die organisch bedingt sind. Das Familiensystem wird dann durch die Probleme eines einzelnen Kindes belastet und in seiner Dynamik verändert.

Familientherapie hat unter dieser Perspektive vor allem unterstützende Funktion. Sie soll dazu beitragen, dass sich die Familie besser auf die Erkrankung und Behinderung einstellen kann und pathologische Familienstrukturen verhindert bzw. aufgebrochen werden können.

Von *Familientherapie* im engeren Sinne soll dann gesprochen werden, wenn der Schwerpunkt der Therapie auf der *Veränderung der familiären Beziehungen* liegt. Ausgangspunkt der Familientherapie ist die Diagnostik der Interaktionen und Struktur des Systems.

Das System Familie besteht aus *verschiedenen Subsystemen.* In der *Generationenhierarchie* werden die Grenzen der Subsysteme meist durch kulturelle Normen definiert. Unklare Statuspositionen und Wechsel in der Generationenhierarchie gefährden das System, z. B. die Auflösung der Differenz zwischen Eltern und Kindern. Hierzu kommt es, wenn etwa ein Kind zum Partnerersatz in Krisensituationen gebraucht wird; aber auch wenn ein behindertes Kind im Ehebett mitschläft, stellt dies meistens ein Überschreiten der Generationengrenze dar. In anderen Familien leistet sich „die böse Schwiegermutter" Interventionen in die junge Familie.

Die Klarheit der Grenzen reguliert *Nähe und Distanz* der Familienmitglieder. Diese Klarheit kann zwischen den Polen „diffus" und „rigid" variieren; mögliche Folgen sind Bindungslosigkeit oder auch totale Abhängigkeit, Einmischung und Symbiose. Die Autonomie der Mitglieder ist in letzteren Fällen gefährdet.

Unter der Lebensperspektive hat das System Familie verschiedene Entwicklungsaufgaben zu bewältigen. Stichwortartig seien genannt: Paarbildung, Familiengründung, Übergang von der Zweierbeziehung zur Triade nach der Geburt eines Kindes, Übergangssituationen durch ein Kind, das in den Kindergarten und die Schule geht, Pubertät, Lösung der Kinder vom Elternhaus usw. Aber auch nicht vorhersehbare Entwicklungsaufgaben wie Krankheit, Behinderung, Tod oder Trennung gehören dazu.

Die Entwicklungsaufgaben wiederholen sich unter der Mehrgenerationenperspektive; oft werden sich auch die Kommunikationsstrukturen und die Problemlösungen in auffällig gleicher Weise wiederholen.

Bei Entwicklungsstörungen und Behinderungen z. B. kann die Versorgung eines schwerbehinderten Kindes der Betreuungsperson die Legitimation geben, ihre Rolle als Mutter nur in einer bestimmten Weise auszufüllen, und begünstigt, dass etwa eine berufliche Orientierung nicht gesucht wird. Die Selbstständigkeitsentwicklung dieses Kindes könnte dann diesem System neue Entwicklungsmöglichkeiten geben und andere Orientierungen zulassen.

Die Konzentration auf die Probleme entwicklungsgestörter Kinder kann aber auch verhindern, dass sich die Eltern mit ihren eigenen Beziehungsproblemen auseinandersetzen und diese Probleme lösen.

Struktur einer Familientherapie

Ausgangspunkt einer konkreten Familientherapie ist die *familiensystemische Diagnose.*

Hierbei sollen die Familienstruktur und -interaktion erfasst werden. Welche Kommunikationsmuster bestehen, welche Regulation von Nähe und Distanz, welche Koalitionen oder Subsysteme?

Die Erfassung der Familienstruktur kann in Einzelinterviews geschehen, in denen die Familienmitglieder zur eigenen Person, zu den anderen Mitgliedern und zu den wahrgenommenen Interaktionen befragt werden. Unter Umständen eignen sich dazu auch Fragebogenmethoden oder das sog. subjektive Familienbild.

Im Rahmen einer gemeinsamen Familiendiagnostik kann ein Gespräch mit allen Familienmitgliedern gemeinsam geführt oder die Familie bei der Bewältigung einer gemeinsamen Aufgabe beobachtet werden. In einer sog. Familienaufstellung werden die Struktur und die Interaktionen dargestellt; die beteiligten Personen verkörpern etwa durch die räumliche Zuordnung ihre Beziehungsdichte oder durch die Zuwendung oder Abwendung die Qualität der Beziehungen. Die Grenze zur therapeutischen Intervention ist bei diesen Methoden schwer auszumachen.

Für das gesamte familientherapeutische Setting ist es notwendig, dass der Therapeut bestimmte Haltungen einnimmt:

- Transparenz: Überschaubarkeit der Therapiesituation und vollständige Information der Familie.
- Neutralität: Jeder ist wichtig. Der Therapeut spricht reihum mit allen Familienmitgliedern und vermeidet dabei, in seiner Einstellung Partei für oder gegen ein Mitglied zu ergreifen.
- Wahrnehmung, Verstehen und Akzeptieren: Der Therapeut verlässt sich auf die Wahrnehmungen der Familie; er kritisiert und bewertet die Familienmitglieder nicht, sondern nimmt die Darstellung als persönlichen Ausdruck ernst.
- Positive Konnotation und Orientierung an möglicher Veränderung. Bei der *positiven Konnotation* wird gegen allen Anschein einem negativen Verhalten eine positive Absicht unterstellt; damit können Widerstände gegen Veränderung vermieden werden.

Die *Interventionen* zielen sowohl auf die Interaktion während der Therapiesitzungen als auch auf die Zeiten zwischen den Therapiesitzungen.

In der Therapie stehen aktionale Methoden (z. B. Familienaufstellung) sowie bestimmte Gesprächstechniken im Vordergrund. Bei der zirkulären Befragung z. B. werden ausnahmslos alle Mitglieder der Familie zur Stellungnahme aufgerufen. Durch positive Umdeutung (s. o.) wird eine Störung in einen neuen Zusammenhang gestellt und erhält damit eine neue „positive" Bedeutung; auf diese Weise soll ein verändertes Verhalten mit dieser gleichen Bedeutung ermöglicht werden.

Für die Zeiten zwischen den Sitzungen werden u. U. direkte Ratschläge, „Verträge" oder „Verschreibungen" gegeben. Solche Interventionen können auch „paradoxe Verschreibungen" sein, etwa die Aufforderung an die Familie, sich nicht zu verändern. Das Ziel dieser Intervention besteht darin, dass die Familie sich diesem Vorschlag widersetzt und sich gerade dadurch günstig entwickelt [21, 84, 85, 115, 130, 131].

KAPITEL

13 Physiotherapie

H.-M. Straßburg

13.1 Aufgaben der Physiotherapie

Wesentliche Aufgabe der **Physiotherapie** (früherer Name Krankengymnastik) ist die **Erkennung und Verbesserung gestörter Körperfunktionen, insbesondere der Motorik.** Die Wurzeln der heutigen Physiotherapie liegen zum einen in militärisch-sportlichen Übungen, wie sie in der Tradition von F. Jahn u. a. von D. Neumann-Neurode (1879–1945) in Berlin zu Beginn des 20. Jahrhunderts bereits auch bei Säuglingen und Kleinkindern eingesetzt wurden. Andere Wurzeln liegen in der Entwicklung von Behandlungsmethoden für Erkrankungen des Bewegungsapparates: 1816 wurde von J. G. Heine (1771–1838) in Würzburg die erste Klinik zur orthopädischen Behandlung von „Krüppeln" gegründet. Später im 19. Jahrhundert beschäftigte sich vor allem W. J. Little (1810–1894) in London mit operativen und konservativen Methoden zur Verbesserung der Gelenkbeweglichkeit bei Kindern mit zentralen Bewegungsstörungen. Neben der Gipsbehandlung (Quengelung) und unterschiedlichen Operationsmaßnahmen (z. B. Sehnendurchtrennungen) beschränkte er sich auf das passive Durchbewegen der Gelenke. Auch bei der Behandlung von Kindern mit mentalen Einschränkungen wurden im 19. Jahrhundert z. B. von E. Seguin (1812–1880) Bewegungsübungen zur allgemeinen Entwicklungsförderung genutzt [89, 138, 151].

Seit den 1940er-Jahren wurden bei erwachsenen Patienten mit kriegsbedingten Hirnverletzungen und apoplektischem Insult (Schlaganfall) Methoden zur Verbesserung spastischer Bewegungsstörungen eingesetzt und dabei die Bedeutung von Entspannung, Gleichgewichtsübungen, Gegenspieleraktivierung und alternierenden Kriechbewegungen herausgestellt.

Durch die Arbeiten von B. und K. Bobath (1907 und 1906–1991) und ihrer Schweizer Schülerin E. Köng (geb. 1921) sowie durch V. Vojta (1917–2000) wurde nach 1960 das Konzept der **krankengymnastischen Behandlung auf neurophysiologischer Grundlage** aufgebaut. In den letzten Jahren haben sich zunehmend differenzierte Methoden und Spezialisierungen entwickelt, wobei sich viele Überschneidungen mit den Arbeitsbereichen der Ergotherapie, der Heilpädagogik und der Logopädie ergeben.

Grundsätzlich können die Ziele einer Physiotherapie wie folgt definiert werden:
- Vermeidung von Kontrakturen (Gelenkversteifungen)
- Förderung der Kraft
- Förderung der Körperwahrnehmung
- Vermeidung störender unwillkürlicher Bewegungsabläufe
- Förderung sinnvoller willkürlicher Bewegungsabläufe
- Förderung von Bewegungsübergängen
- Förderung eigener Aktivitäten
- Förderung von sozialer Teilhabe (Partizipation)
- Förderung vielfältiger Bewegungen

Hierzu werden bei Kindern verschiedene *Methoden* eingesetzt:
- Beobachtung und psychosoziale Stützung
- Verbesserungen aller selbstständigen Bewegungsmöglichkeiten (➤ Kap. 13.3)
- Vermeidung abnormer Bewegungsmuster
- Stimulation erwünschter Bewegungsabläufe mit unterschiedlichen Techniken:
  - Adäquate Lagerung
  - Anwendung spezifischer Methoden zur Gewebslockerung und Funktionsverbesserung
  - Sinnvoller Einsatz von Hilfsmitteln und Prothesen
  - Anleitung der Eltern zu einem sinnvollen Umgang [12, 49, 80, 139, 142, 145, 150, 152, 153]

13.2 Beurteilung der Motorik

Wesentliche Grundlage jeder Physiotherapie ist eine sehr genaue *Beobachtung, Analyse und Beschreibung der motorischen Fähigkeiten* eines Kindes. Da Motorik jedoch nie isoliert, sondern nur im Zusammenhang mit der Gesamtentwicklung gesehen werden kann, muss die physiotherapeutische Beurteilung vor allem beim Säugling und Kleinkind eng in die gesamte Entwicklungsdiagnostik eingebunden sein (➤ Kap. 12).

So wird eine Physiotherapeutin vor Einleitung jeglicher spezieller, z. B. manipulativer, Behandlung zuerst die Vorgeschichte des Kindes und seiner Eltern und den Grund der Vorstellung abfragen. Die ruhige Beobachtung des spontanen Verhaltens, vor allem auch der Interaktionsfähigkeit und des Reagierens auf bestimmte Maßnahmen (z. B. Ausziehen), ist wichtig. Viel Zeit sollte man sich für die Analyse der spontanen Motorik des Kindes lassen und dabei auf die Variabilität der Bewegungen, die Bewegungsübergänge, die Symmetrie der Extremitäten, die Position des Rumpfs und die Gesamthaltung achten. Die Muskulatur sollte auf ihre Konsistenz und ihr Volumen abgetastet, der Muskeltonus bei passiven und aktiven Bewegungen geprüft und die Kraft z. B. nach Aufforderungen zu bestimmten Bewegungen oder im Rahmen der natürlichen Bewegungsabfolge beurteilt werden. Schließlich sollten die Bewegungen in unterschiedlichen Positionen (Rückenlage, Bauchlage, Aufrichtung, Sitzen, Stehen, Gehen, Laufen usw.) geprüft werden. Dabei hat sich die zusätzliche Dokumentation, z. B. mittels einer Videokamera, sehr bewährt.

Darüber hinaus gibt es verschiedene **Tests** zur qualitativen und quantitativen Beurteilung der Motorik: Während in den ersten 2–3 Lebensjahren die motorische Entwicklung als Teil der Gesamtentwicklung anzusehen ist und deshalb im Rahmen der allgemeinen Entwicklungsdiagnostik untersucht wird (➤ Kap. 12.4.2), sind für ältere Kinder einige Tests entwickelt worden, die sich speziell mit den motorischen Fähigkeiten befassen (➤ Kap. 12.4.6). Zur Objektivierung der Qualität großmotorischer Fähigkeiten von Kindern zwischen 1 und 12 Jahren beim Liegen, Sitzen, Krabbeln, Stehen und Gehen gibt es *Skalierungstests* wie den Motorik-Test (MOT), den Körperkoordinationstest für Kinder (KTK), die Functional Mobility Scales (FMS), den Züricher Neuromotoriktest, den M-ABC-2 und das Gross Motor Function Classification System. Damit sollen Vergleichsuntersuchungen und Überprüfungen von Therapieeffekten vereinheitlicht und besser durchführbar werden.

13.2.1 Motoriktest für 4- bis 6-jährige Kinder (MOT 4–6)

Der Motoriktest für 4- bis 6-jährige Kinder **(MOT 4–6)** wurde von R. Zimmer und M. Volkamer 1984 veröffentlicht. Dieses Verfahren wurde speziell für die Motorik von Vorschulkindern entwickelt, da in dieser Altersstufe die LOS wenig differenziert.

Die nummerierten Einzelaufgaben werden verschiedenen Bereichen der Motorik zugeordnet:

Gesamtkörperliche Gewandtheit und Koordinationsfähigkeit	7, 1, 14, 16, 18
Feinmotorische Geschicklichkeit	3, 4, 10
Gleichgewichtsvermögen	2, 8, 12, 17, 18
Reaktionsfähigkeit	6, 13
Sprungkraft	15, 18
Bewegungsgeschwindigkeit	3, 5, 7
Bewegungssteuerung	9, 10

Kurzbeschreibung der Aufgaben:

1. Sprung in einen Reifen
2. Balancieren vorwärts
3. Punktieren (Tapping)
4. Mit den Zehen ein Tuch aufgreifen
5. Seil seitlich überspringen
6. Stab auffangen
7. Tennisbälle in Kartons legen
8. Balancieren rückwärts
9. Zielwurf auf eine Scheibe
10. Streichhölzer einsammeln
11. Durch einen Reifen winden
12. Einbeiniger Sprung in Reifen
13. Tennisring auffangen
14. Hampelmannsprung
15. Sprung über Seil
16. Rollen um die Längsachse
17. Aufstehen und Setzen mit Halten eines Balls
18. Drehsprung in Reifen

Der Test ist für Kinder von 4,0–6,11 Jahren normiert, die Normtabellen sind in Halbjahresschritten gestaffelt.

Für die Bewältigung jeder Aufgabe gibt es 2, 1 oder 0 Punkte. Neben der Umwandlung der Rohwerte in Motorikquotienten (MQ) mit dem Mittelwert (μ) 100 und der Standardabweichung (σ) 15 werden auch andere Skalierungen angeboten, z. B. T-Werte (μ 50, σ 10), C-Skala (μ 5, σ 2), Stanine-Skala (μ 5, σ 2) und Prozentränge (➤ Abb. 12.3).

Eine getrennte Beurteilung nach Geschlecht oder Begabungsniveau ist hier nicht vorgesehen.

Obwohl eine explizite Zuordnung der einzelnen Aufgaben zu den Bereichen der Motorik genannt wird, ist eine getrennte Beurteilung der Bereiche nicht vorgesehen. (Sie könnte aus testtheoretischen Gründen auch nicht erfolgen, da teilweise nur zwei [!] Items einen Bereich repräsentieren.)

Eine frühzeitige Erfassung motorischer Probleme oder Behinderungen soll dazu beitragen, geeignete Fördermaßnahmen wie Motopädagogik oder -therapie einzuleiten und Verhaltensauffälligkeiten vorzubeugen.

Der Test hat nicht den Anspruch, spezielle motorische Behinderungen im Sinne einer differenzierten Krankheitsdiagnostik zu erfassen.

13.2.2 Körperkoordinationstest für Kinder (KTK)

Der **Körperkoordinationstest für Kinder (KTK)** wurde ursprünglich entwickelt, um motorische Defizite hirnorganisch geschädigter und verhaltensgestörter Kinder subtiler zu erfassen. Die jetzt vorliegende Version wurde 1974 von F. Schilling und E. J. Kiphard veröffentlicht.

Die Aufgabenanalysen brachten für die Endform des Tests folgende relativ *übungsunabhängige* Aufgaben:

Balancieren rückwärts Auf Balancierbalken von 3 m Länge und jeweils 6, 4,5 und 3 cm Breite soll das Kind rückwärts balancieren; die Anzahl der Schritte auf dem Balken wird gezählt.

Monopedales Überhüpfen Rechteckige Schaumstoffplatten von je 5 cm Höhe werden aufeinandergelegt und das Kind wird aufgefordert, monopedal darüber zu hüpfen; die Wahl des bevorzugten Beins ist freigestellt.

Seitliches Hin- und Herspringen Eine Holzplatte (60 × 100 cm) ist in der Mitte durch eine Holzleiste unterteilt. Das Kind soll zwischen den beiden Hälften hin- und herhüpfen, wie beim Umsetzen in der Skigymnastik. Es wird die Anzahl der Sprünge in der Zeitgrenze gewertet.

Seitliches Umsetzen Holzbrettchen (25 × 25 cm), die mit Gummipuffern erhöht sind, sollen seitlich umgesetzt werden; das Kind soll auf das nächste Brettchen steigen. Die Anzahl der Umsetzungen wird gewertet.

Der Test ist für Kinder von 5,0–14,11 Jahren normiert. Die Rohwerte in jeder Aufgabe werden in Normwerte, d. h. Motorikquotienten (MQ) mit dem Mittelwert 100 und der Standardabweichung 15, umgewandelt. Beim Subtest *Seitliches Hin- und Herspringen* gibt es eine deutliche Geschlechtsabhängigkeit, sodass getrennte Normen für Mädchen und Jungen vorliegen.

Die getrennte Normierung der einzelnen Aufgaben erlaubt bei größeren Unterschieden auch eine Feststellung intraindividueller Stärken oder Schwächen. Die Motorikquotienten der vier Aufgaben werden zu einem Gesamtmotorikquotienten (Gesamt-MQ) verrechnet. Die Quotienten der Gesamtmotorik sind *getrennt für verschiedene Bezugsgruppen* normiert: für Normalentwickelte, für Lernbehinderte, für Hirngeschädigte und für Verhaltensgestörte.

Diskriminanzanalysen zeigten, dass Kinder mit leichter frühkindlicher Hirnschädigung (was auch immer darunter verstanden wurde!) und einem IQ > 85 zu 92 % korrekt von normal entwickelten Vergleichskindern mittels des KTK unterschieden werden können (der Mittelwert liegt 45 MQ-Punkte unter dem Mittelwert für Normalentwickelte!). Die Unterschiede zwischen den Normalentwickelten und den Lernbehinderten sind deutlich geringer (25 MQ-Punkte). Bei den Verhaltensgestörten ist im Test ganz offensichtlich an ängstlich-gehemmte Kinder gedacht; der Mittelwertsunterschied beträgt 14 MQ-Punkte.

Für die Anwendung der verschiedenen Normtabellen muss im Regelfall zusätzliches Wissen über die Gruppenzugehörigkeit vorliegen. Auf der anderen Seite können die Normen für Hirngeschädigte auch versuchsweise und hypothesenbildend eingesetzt werden; die Verdachtsdiagnose muss dann aber durch andere Daten untermauert werden.

13.2.3 Movement Assessment Battery for Children 2 (M-ABC-2)

Die **Movement Assessment Battery for Children 2 (M-ABC-2)** wurde 2007 von S. E. Hendersson, S. E. Sudgen und A. L. Barnett in Großbritannien veröffentlicht und 2008 von F. Petermann für deutsche Verhältnisse adaptiert und überprüft.

Das Verfahren ist als Testbatterie konzipiert, d. h., es liegen mehrdimensionale Aufgabenzusammenstellungen vor, die sich aus homogenen Subtests zu-

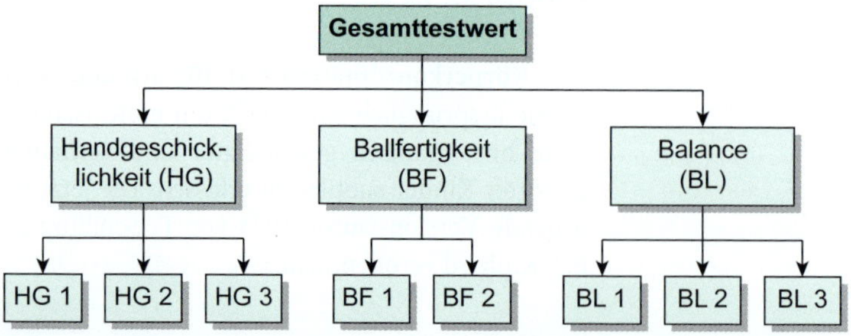

Abb. 13.1 Struktur des M-ABC-2

sammensetzen. Bei der M-ABC-2 handelt es sich um eine Testbatterie der drei Dimensionen *Handgeschicklichkeiten, Ballfertigkeiten* und *Balance,* die von jeweils zwei bis drei Aufgaben repräsentiert werden (➤ Abb. 13.1).

Die Aufgabenzusammenstellung erfolgt getrennt für drei verschiedene Altersgruppen:

- 3,0–6,11 Jahre,
- 7,0–10,11 Jahre,
- 11,0–16,11 Jahre.

Beschreibung der Aufgaben für die Altersgruppe der 3,0- bis 6,11-Jährigen:

HG 1: Taler einwerfen Runde gelbe Plastikscheiben werden in den Schlitz einer Box eingeworfen; die Zeit wird ermittelt. Diese Aufgabe wird getrennt für die dominante bzw. nichtdominante Hand durchgeführt. Dabei gilt als dominante Hand diejenige, die zum Malen bzw. Schreiben verwendet wird. Es wird der Mittelwert aus den beiden Durchgängen verwendet.

HG 2: Perlen aufziehen Gelbe eckige Perlen werden auf eine Schnur aufgezogen, die Zeit wird ermittelt.

HG 3: Spur nachzeichnen Mit einem roten Stift (Fineliner) soll eine Linie zwischen zwei Begrenzungslinien gezogen werden.

BF 1: Bohnensäckchen fangen Aus 1,80 m Entfernung wirft der Testleiter 10-mal ein Bohnensäckchen; das Kind darf mit beiden Händen fangen. Gezählt wird die Anzahl des erfolgreichen Auffangens.

BF 2: Bohnensäckchen werfen Das Bohnensäckchen soll auf eine runde Zielfläche in 1,80 m Entfernung geworfen werden. Gezählt wird das erfolgreiche Treffen des Ziels.

BL 1: Einbeinstand Das Kind soll auf einem Bein stehen (ohne sich am Standbein zu fixieren). Gewertet wird die Dauer des Einbeinstands; nach 30 Sekunden ist der Versuch beendet. Der Einbeinstand wird mit beiden Beinen durchgeführt.

BL 2: Laufen mit angehobenen Fersen Das Kind soll 4,50 m auf einer aufgeklebten Linie entlang laufen und dabei nur mit dem Vorfuß den Boden berühren. Es werden maximal 15 Schritte gezählt (wenn die Ferse den Boden nicht berührt).

BL 3: Mattenhüpfen Das Kind soll im Beidbeinsprung die sechs ausgelegten Bodenmatten entlang hüpfen.

Für die weiteren Altersgruppen sind die Aufgaben schwieriger gestaltet, z. B. Stifte statt Taler einstecken, komplexere Spuren nachzeichnen, einen Ball fangen, der an die Wand geprellt wurde, usw.

Die Autoren gehen dabei davon aus, dass die inhaltliche Kontinuität bei der Aufgabenumgestaltung erhalten bleibt, sodass die Entwicklungs*dimensionen* Handgeschicklichkeit, Ballfertigkeiten und Balance erfasst werden.

Die einzelnen Aufgaben sind normiert (Standardwerte und Prozentränge) und können anschließend zu den drei Dimensionen und zu einem Gesamtwert zusammengefasst werden. Die Normierung bei den 3- und 4-Jährigen erfolgt im Halbjahresabstand, der Kinder ab 5,0 Jahren im Jahresabstand.

Die Überprüfung der originalen (englischen) Normen erfolge an 634 Kindern in Deutschland im Alter von 4 bis 10 Jahren. Es wurden aber keine eigenen deutschen Normen erstellt, sondern lediglich überprüft, ob die originalen Vergleichswerte auch für die motorischen Leistungsfähigkeiten deutscher Kinder gültig sind. Die originalen englischen Normen wurden an 1 172 Kindern ermittelt. Bei empirischen Studien zur M-ABC-2 ist deshalb zu beachten, dass sie überwiegend an der englischen Version erhoben wurden (sowohl mit M-ABC-2 als auch M-ABC-1).

Unter den Testgütekriterien wurden verschiedene Maße der Reliabilität erhoben und auch nicht für alle Altersgruppen: Die Retest-Reliabilitäten fallen mäßig aus, die interne Konsistenz (Cronbach's α) ist gering (.62–.67 für den Gesamtwert).

Unter Validitätsstudien werden die Ergebnisse bei Kindern mit Adipositas, ADHS und umschriebener Entwicklungsstörung der Motorik (UEMF) referiert und aus den internationalen Studien zusätzlich mit Sprachstörungen, autistischen Störungen, Lernstörungen sowie intellektuelle Beeinträchtigung. Diese Untersuchungen wurden z. T. auch mit der M-ABC (1) durchgeführt. Die M-ABC-2 ist ein englischer Test mit einem deutschen Handbuch.

Bei der Betrachtung der Normentabellen findet man, dass die Aufgaben zur Ballfertigkeit und zur Balance bei den 3- bis 4-Jährigen im unteren Bereich (wird in den Normentabellen als „therapiebedürftig" bezeichnet) nur wenig differenzieren, während die Aufgaben zur Balance bei den Kindern jenseits von 10 bis 11 Jahren im Durchschnittsbereich und darüber kaum Differenzierungen zulassen. Folglich wird zu Recht bei der Diagnose UEMF bei den 3- bis 4-jährigen Kindern verlangt, dass sie bei wiederholten Testuntersuchungen mit einen Gesamtscore unter Prozentrang 5 abschneiden. Aktuell hat die M-ABC-2 aufgrund der 2011 verabschiedeten S3-Leitlinie für UEMF bei der Verordnung von Ergotherapie einen wichtigen Stellenwert erlangt.

13.2.4 Gross Motor Function Measure (GMFM)

Die **Gross Motor Function Measure** wurde ursprünglich in Kanada von D.J. Russel, P.L. Rosenbaum, L.M. Avery und M. Lane (1989, dt. 2006) als klinisches Messinstrument entwickelt, um bei Kindern mit Zerebralparesen die Veränderungen in den großmotorischen Fähigkeiten zu untersuchen. Dabei muss man berücksichtigen, dass die kindliche Entwicklung von großer Variabilität ist und auch die individuelle Entwicklung von Kindern mit Zerebralparese sehr verschieden verlaufen kann. Das bedeutet, dass die Aufgaben klinisch relevant sein müssen, zeitökonomisch durchgeführt werden und zuverlässig (reliabel) sein müssen, auch für Veränderungsmessungen. Dieses Instrument soll vor allem bei der Beurteilung von Veränderungen durch die Behandlung eingesetzt werden, denn nach Ansicht der Autoren muss sich der Effekt einer Therapie auch in einer quantitativen Verbesserung der motorischen Fähigkeiten darstellen lassen.

Beschreibung der GMFM-Dimensionen:

- Liegen und Rollen
- Sitzen
- Krabbeln und Knien
- Stehen
- Gehen, Rennen, Springen

Die getesteten motorischen Fähigkeiten reichen bis etwa zu den Fähigkeiten eines normal entwickelten 5-jährigen Kindes.

Ursprünglich bestand die GMFM aus 88 Aufgaben (GMFM-88), ist aber heute auf 66 Aufgaben gekürzt worden (GMFM-66; [149]). Die beiden Versionen bestehen heute nebeneinander.

Jede Aufgabe wird mit Punkten bewertet (0–3 Punkte). Im Handbuch liegen detaillierte Richtlinien für die Vergabe der Punkte vor. Daraus wird in der GMFM-88 für jede der fünf Dimensionen ein Score errechnet, in dem zum Ausdruck kommt, wie viel Prozent dieser Dimension bewältigt wurde.

Für vergleichende Untersuchungen wurde mehrfach geprüft, dass Veränderungen um ca. 4 % von Eltern und Therapeuten auch subjektiv wahrgenommen werden können, die Dimensionen demnach veränderungssensibel und valide sind. Der Vorteil dieser GMFM-88 liegt darin, dass für die fünf Dimensionen oder Zielbereiche getrennte Scores ermittelt werden können. Problematisch hingegen bleibt die teststatistische Absicherung der einzelnen Dimensionen.

Gerade für die teststatistische Absicherung wurden Neuanalysen durchgeführt. Im Reduktionsprozess von der GMFM-88 zur *GMFM-66* wurden folgende Anforderungen erfüllt:

- Festlegung einer Hierarchie der einzelnen GMFM-Aufgaben mithilfe von *Rasch-Analysen.* (Die Rasch-Skalierung gilt als eine methodisch sehr anspruchsvolle Prüfung von Fähigkeitstests. Damit können die strenge Eindimensionalität einer Skala überprüft und eine klare Zuordnung von Itemschwierigkeit zum personenbezogenen Fähigkeitsindex getroffen werden.)
- Verbesserung der Interpretation der Gesamtscores und der Veränderung der GMFM-Scores durch eine intervallskalierte Darstellung.
- Streichung von Aufgaben, die nicht das eindimensionale Konstrukt für großmotorische Funktion erfüllen.
- Berechnung bzw. Schätzung eines Gesamtscores, auch wenn nicht alle Aufgaben durchgeführt worden sind. Jede Aufgabe wird mit Punkten bewertet (0–3 Punkte). Im Handbuch liegen detaillierte Richtlinien für die Vergabe der Punkte vor. Die Ermittlung des Fähigkeitsparameters für die gesamtmotorische Entwicklung erfolgt dann immer über ein Computerprogramm. Jetzt ist es allerdings nicht mehr möglich, die fünf Einzeldimensionen getrennt zu beurteilen.

Diese Version empfiehlt sich bei jenen Kindern, die keine schwerste Ausprägung einer Zerebralparese (nicht Stufe 5 der GMFCS) haben, denn die Analysen haben gezeigt, dass insbesondere die Items aus der Dimension *Liegen und Rollen* den Kriterien nicht genügen [28, 80, 149].

13.2.5 Andere Messmethoden der Motorik

Weiterhin haben sich verschiedene Techniken zur **Ganganalyse** bewährt, wobei die Dokumentation definierter Bewegungsabläufe mit der **Videokamera** und ggf. zusätzlichen Techniken, z. B. rascheren Bildfolgen zur differenzierten Bewegungsanalyse, auch in der Routinediagnostik sinnvoll sein können. So werden z. B. bei Patienten mit neuromuskulären und zentral-motorischen Erkrankungen eine bestimmte Gehstrecke mit unterschiedlichen Geschwindigkeiten, das Einbeinstehen, das Gehen auf den Fußspitzen und auf den Hacken, das Aufrichten aus der Hocke, das Treppauf- und das Treppabsteigen an definierten Treppenstufen, das Aufsetzen aus Rückenlage und das Aufstehen aus Bodenlage registriert. Je nach Ausmaß der Bewegungsstörung können z. B. die Aufnahme des raschen Laufens, des Werfens und Fangens eines Balls und das Herabspringen aus größerer Höhe (z. B. von der Untersuchungsliege) wertvoll sein. Zur differenzierten Analyse von Bewegungsstörungen, insbesondere auch von Bewegungsasymmetrien, kann der **Trampolintest** (TKT) eingesetzt werden. Objektive Messungen von Kraft, Leistung und Arbeit sind durch spezielle Kraftmesser **(Vigorimeter),** vor allem aber durch ein **Fahrradergometer** mit spezieller Adaptation an das Kindesalter oder durch Laufbandmessungen möglich.

Eine neue Dimension zur Beurteilung von Bewegungsabläufen hat R. Largo mit dem **Züricher Neuromotorik-Test** eröffnet. Hiermit werden bei Kindern zwischen 5 und 16 Jahren u. a. die Zeiten für einfache, möglichst rasch durchzuführende repetitive, alternierende und sequenzielle Bewegungen gemessen (Daumen-Zeigefinger, Diadochokinese, Fuß-Tapping). Interessanterweise zeigen Knaben höhere Geschwindigkeiten bei einfachen Wiederholungsbewegungen und mehr Mitbewegungen, während Mädchen bei Folgebewegungen besser sind. Noch ist offen, ab wann von pathologischen Bewegungsstörungen gesprochen werden muss oder ob noch ein Ergebnis im unteren Normbereich der natürlichen Verteilung vorliegt (➤ Kap. 12.4.6) [24, 25, 28, 43, 114, 135, 142, 144, 149].

13.3 Die Förderung der selbstständigen Bewegung

Die ungarische Kinderärztin **E. Pikler** (1902–1984) beschäftigte sich ab den 50er-Jahren des letzten Jahrhunderts sehr eingehend mit den spontanen Bewegungsmöglichkeiten des jungen Säuglings, die sich aus der Rückenlage entwickeln, und erarbeitete Analysen der unterschiedlichen Bewegungsabläufe bis zum selbstständigen freien Gehen. Nach ihrer Erfahrung gibt es eine Vielzahl von Möglichkeiten, um diese selbstständige Entwicklung der freien Körperbewegungen zu fördern, aber auch, um sie zu hemmen. Wichtige Grundprinzipien dabei sind:

- Den Säugling so kleiden, dass er sich frei bewegen kann, d. h. keinen engen Strampelsack oder behindernde Windeln benutzen.
- Keine weichen Unterlagen (z. B. Schaumstoffmatratze) verwenden.
- Kein Fixieren des Kindes in bestimmten Positionen (Wippe, Gehfrei).
- Das Kind nie passiv in Positionen bringen, die es aktiv nicht erreichen kann (z. B. vorzeitiges Hinsetzen, vorzeitiges Hinstellen, vorzeitige Gehübungen).
- Dem Kind viel Gelegenheit geben, sich in Ruhe mit sich selbst zu beschäftigen; Vermeidung von Reizüberflutung (laute Töne, bewegte Bilder) und vielfältigen Spielgeräten.
- Sich viel Zeit für die Pflege und das Füttern des Säuglings nehmen, z. B. beim Aus- und Anziehen oder beim Baden und Eincremen mit dem Kind sprechen und es früh zur Mitarbeit auffordern.
- Frühzeitig, d. h. im 2. Lebensjahr, auf Saugflaschen und ggf. den Schnuller verzichten.
- Das Kind frühzeitig aus einem Glas trinken (ab 12. Monat) oder selbstständig mit einem Löffel essen lassen (ab 18. Monat).
- Dem Kind ausreichend große, aber abgegrenzte Räume (großen Laufstall) geben.
- Dem Kind frühzeitig eine Erkundung seiner natürlichen Umwelt (z. B. Unebenheiten in Haus, Garten oder in einem Sandkasten, Treppenstufen, Haushalt) ermöglichen.

Unter Umständen genügt bei vorübergehenden neurologischen Auffälligkeiten eine Orientierung an diesen Prinzipien, die eine stabile Grundlage für eine sinnvolle weitere Entwicklung bieten kann (➤ Kap. 3.4) [139, 140, 148, 150, 152, 153, 201].

13.4 Das Bobath-Konzept

Die Physiotherapie auf neurophysiologischer Grundlage nach dem **Konzept von Berta (1907–1991) und Karel Bobath (1906–1991)** beruhte primär auf der praktischen Erfahrung, dass bei erwachsenen Patienten mit spastischer Hemiparese Manipulationen im Bereich der Schulter die spastische Bewegungsstörung des dazugehörenden Arms positiv beeinflussen.

Für die Entwicklung des Kindes sind die phylogenetischen Bewegungsfolgen wie Kriechen, Robben und Krabbeln sowie die Halte- und Gleichgewichtsreaktionen, das Saugen, Greifen und Festhalten von wesentlicher Bedeutung. Infolge einer Schädigung der kortikalen und subkortikalen ZNS-Funktionen kommt es zu einer Störung der Kontrolle motorischer Abläufe und der Organismus greift auf angeborene Bewegungsmuster, z. B. tonische „primitive" Reflexmuster wie den asymmetrisch-tonischen Nackenreflex (ATNR) und den symmetrisch-tonischen Nackenreflex (STNR), zurück (➤ Tab. 3.4, ➤ Abb. 3.3). Zusätzlich werden unterschiedliche Stellreaktionen wie die lotrechte Einstellung von Kopf, Hals und Oberkörper bei Seitabkippungen und die Gleichgewichtsreaktion beeinträchtigt. Durch die zentralnervöse Schädigung kommt es zu einer Störung der Aktivierung von Arm- und Beinmuskulatur mit überwiegendem Strecktonus der Beine und Beugetonus der Arme und zum Auftreten begleitender Reaktionen, z. B. einer persistierenden Moro-Reaktion, komplexeren Schreckreaktionen, einem Schreitreflex usw. (➤ Tab. 3.4).

Durch die Benutzung von proximalen **Schlüsselpunkten,** z. B. an Schultern, Becken, Brustbein, soll erreicht werden, den Tonus besonders der peripheren Muskulatur zu regulieren, **Stell-** und **Gleichgewichtsreaktionen** zu bahnen und einen möglichst normalen **Haltetonus** zu erreichen (Faszilitation; ➤ Abb. 13.2). Durch die Regulation des Muskeltonus soll eine Kompensation der spastischen Bewegungsstörungen unterstützt werden. E. Köng übertrug dieses Konzept in die Behandlung von Säuglingen.

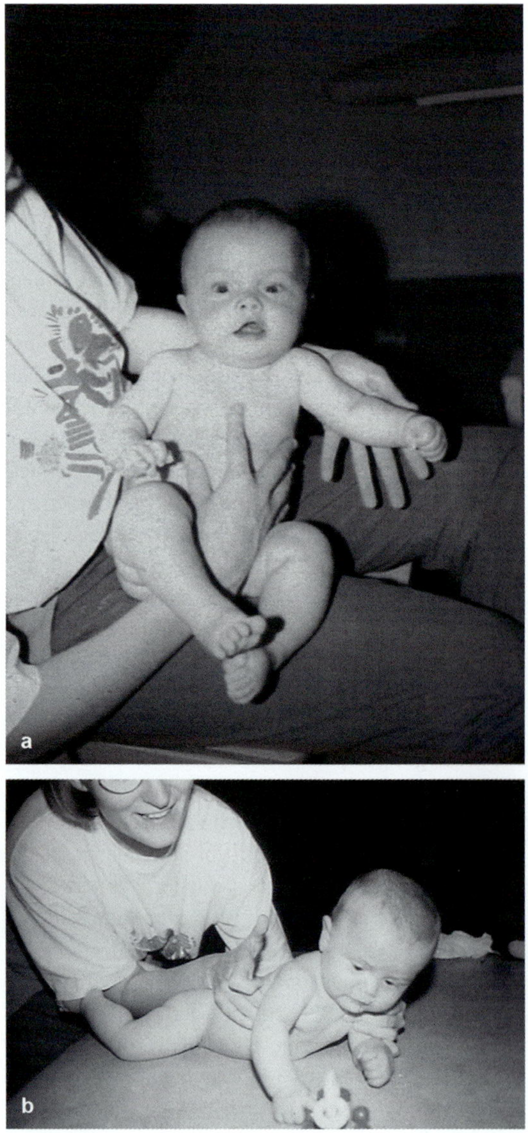

Abb. 13.2 Physiotherapie nach Bobath
a Rotationsanbahnung auf dem Schoß bei einem 6 Monate alten Säugling
b Stabilisierung in der Bauchlage

Wichtig ist das **Handling,** d. h. die Anleitung der Eltern im Umgang mit ihrem Kind, vor allem im Säuglings- und frühen Kleinkindalter. Hierbei werden Vorschläge gemacht, wie das Kind z. B. sinnvoll aufgenommen, getragen und gehalten werden kann. So ist es günstig, beim Aufnehmen aus der Rückenlage den Rumpf des Kindes zur Seite zu drehen und damit dem Kind eine bessere Kopfkontrolle und Rotation zu ermöglichen. Beim Tragen ist darauf zu achten, dass die Arme des Kindes nicht nach hinten gebeugt sind, dass der Rumpf stabilisiert ist und die Hüftgelenke abgespreizt sind; weiter kann das Kind in schwebender Bauchlage getragen und in Abhängigkeit von Alter und klinischer Symptomatik sinnvoll gelagert werden.

Nach dem Säuglingsalter spielen in Abhängigkeit vom klinischen Befund Übungen zur Verbesserung der Stell- und Gleichgewichtsreaktionen, Krabbel- und Drehbewegungen sowie dosierte Aufrichtbewegungen, Druck und streichelnde oder vibrierende Handbewegungen des Therapeuten zur Lockerung von Bindegewebe und Muskulatur des Patienten eine Rolle. Das Bobath-Konzept wird auch zur Förderung der Mundmotorik und zur Ess- und Sprachtherapie eingesetzt (➤ Kap. 14).

Das Bobath-Konzept versteht sich nicht als eine festgeschriebene, dogmatische Vorschrift, wie Eltern mit Kindern umzugehen haben, sondern als ein offenes System auch für andere Therapiemaßnahmen, die individuell auf das Kind abgestimmt sind. Es ist damit eine ganzheitliche Förderung nicht nur der Motorik, sondern aller Sinne. Das Ziel ist immer das Erreichen einer größtmöglichen Eigenaktivität und Selbstständigkeit; dem Patienten sollen trotz eingeschränkter Bewegungsmöglichkeiten Funktionen erhalten bleiben bzw. neu aufgebaut werden, die komplexe und willentliche Bewegungsabläufe ermöglichen. Heute spricht man von einem adaptiv-epigenetischen, aufgabenorientierten Modell des motorischen Lernens.

Da dieses Behandlungskonzept sehr variabel und individuell durchgeführt werden kann, ist es bei Patienten jeden Alters mit völlig unterschiedlichen motorischen Einschränkungen einsetzbar. Prinzipiell gibt es keine Kontraindikation. Von einfachen Anleitungen im Handling über Behandlungsmaßnahmen mittels **Faszilitation** zur Verbesserung des Muskeltonus sowie zur Auslösung von Gleichgewichts- und Stellreaktionen bis zu differenzierten Lagerungstechniken zur Vermeidung tonischer Muster ist für praktisch jeden Schweregrad einer motorischen Anomalie eine Betreuung möglich.

Gerade beim Bobath-Konzept ist der Erfolg der Behandlungsmaßnahme ganz entscheidend von der Persönlichkeit und der Erfahrung des Therapeuten/der Therapeutin, der Aufnahme und Umsetzungsbereitschaft der Eltern und der Akzeptanz von Grenzen in der Entwicklung abhängig. Kritiker werfen der Methode vor, dass sie besonders im Frühstadium einer spastischen Zerebralparese nicht zum Aufbau ausreichender Kompensationsmechanismen in der Lage sei, dass der Muskeltonus und die zentralen Reaktionen überbewertet würden, und vor allem, dass keine festgelegten Vorschriften im Sinne eines klaren Behandlungskonzepts vorhanden sind, an das sich die praktisch tätigen Therapeuten und Eltern halten könnten. Aus diesem Grund gibt es bisher auch keine Möglichkeit einer objektiven Effizienzbeurteilung der Methode. Die deutsche Bobath-Gesellschaft bietet Kurse für die Vermittlung der aktuellen Behandlungskonzepte an [24, 139, 140, 141, 145, 152, 153].

13.5 Das Vojta-Konzept

Die **Physiotherapie auf neurophysiologischer Grundlage nach Vaclav Vojta (1917–2000)** steht in mancher Hinsicht in klarem Gegensatz zum Bobath-Konzept, was bei Ärzten, Therapeuten und Eltern immer wieder zu teilweise ideologischen Grundsatzdiskussionen und heftigen Auseinandersetzungen geführt hat.

Nach Vojtas Vorstellung entwickelt sich die Motorik des Menschen aufgrund eines angeborenen Plans im Sinne eines gesetzmäßigen Ablaufs der Fähigkeiten zur Aufrichtung und Fortbewegung bis zum sicheren aufrechten Gang *(Lokomotionsprinzip der posturalen Ontogenese)*. Normalerweise ist die ideale Motorik angeboren, jedes normal entwickelte Kind hat vergleichbare motorische Entwicklungsstufen zu durchlaufen. Unter *posturaler Reagibilität* wird, in Anlehnung an Vorstellungen von A. Gesell (1880–1961), die gesetzmäßige Einstellung des Körpers auf unwillkürliche und willkürliche Lageveränderungen im Raum verstanden. Eine Störung der posturalen Reagibilität geht mit einer Beeinträchtigung der gesamten psychomotorischen Entwicklung vor allem im 1. Lebensjahr einher.

Vojta hat sieben Lagereaktionen in Abhängigkeit vom Alter des Kindes in ihrer idealen Ausprägung beschrieben:

1. Die Traktion (Hochziehen an den Händen) aus Rückenlage (Vojta I)
2. Die Seitkippreaktion, d. h. seitliches Abkippen bei Halten im Rumpfbereich (Vojta II)
3. Die Vertikalsuspension (Annähern des senkrecht gehaltenen Kindes an die Unterlage)
4. Die schwebende Bauchlage (Landau-Reaktion)
5. Die Traktion (Hochziehen) an beiden Beinen (Peiper-Isbert-Reaktion)
6. Die seitliche Hängelage, d. h. Halten an einem Arm und einem Bein (Collis-I-Reaktion)
7. Schwebendes Halten des Kindes an einem Bein (Collis-II-Reaktion)

Bewertet werden u. a. der Tonus und Haltung von Rumpf und Extremitäten, Asymmetrien und eine Entwicklung der Bewegungsmuster entsprechend dem Alter des Kindes.

Die Zahl der abnormen Reaktionen entspricht dem Ausmaß der motorischen Störung:

- Vier bis fünf abnorme Lagereaktionen werden als **leichte zentrale Koordinationsstörung** bezeichnet.
- Sechs bis sieben abnorme Lagereaktionen werden als **mittelschwere zentrale Koordinationsstörung** benannt.
- Von einer **schweren zentralen Koordinationsstörung** wird dann gesprochen, wenn alle Lagereaktionen abnorm sind und eine schwere Tonusstörung der Muskulatur besteht.

Nach Ansicht von Vojta ist die Entwicklung der posturalen Reagibilität eng mit der Entwicklung der Spontanmotorik verknüpft, sodass mithilfe der Auslösung der Lagereaktionen rasch und ohne ablenkende äußere Einflüsse eine Beurteilung der motorischen Entwicklung möglich ist.

Darüber hinaus wurden von Vojta und Mitarbeitern sog. **Primitivreflexe** wie der gekreuzte Streckreflex, der suprapubische Streckreflex usw. beschrieben (➤ Tab. 3.4), die in den ersten sechs Wochen in der Regel nachweisbar sind, bis zur 13. Lebenswoche jedoch verschwunden sein sollten. Eine Persistenz bedingt eine Einübung falscher Bewegungsschablonen.

Nach Vojta sind die primären Fortbewegungsmöglichkeiten im 1. Lebensjahr das Drehen und das Kriechen. Sie werden als reflektorische Bewegungsfolgen durch das Zusammenwirken von Hirnzentren unterhalb der Großhirnrinde mit dem Rückenmark gesteuert. Bei einer bleibenden motorischen Koordinationsstörung ist nicht diese „automatische Steuerung" der posturalen Reagibilität gestört, sondern die Möglichkeit des koordinierten Zusammenwirkens der Muskulatur, die für die Bewegungsentwicklung entscheidend ist.

Das Prinzip der Physiotherapie nach Vojta besteht darin, dass in bestimmten Ausgangsstellungen durch Druckreizung, d. h. überwiegend über propriozeptive Empfindungen, immer die gleiche motorische Antwort als reziprokes Muster ausgelöst wird. Hierbei handelt es sich um Teilmuster des Fortbewegungssystems, vor allem den Koordinationskomplex des **Reflexkriechens** und des **Reflexumdrehens.** Im Rahmen der neurokinesiologischen Therapie werden also in bestimmten Auslösezonen Reize gesetzt, die zu motorischen Aktivitäten entsprechend der normalen posturalen Ontogenese führen. Dabei müssen, je älter die Patienten sind, umso mehr periphere Reize zur Auslösung der Bewegungsschablonen eingesetzt werden, wobei die sich summierenden Reize in insgesamt zehn Zonen gesetzt werden.

Nach der Vorstellung von Vojta ist es möglich, dass durch die frühzeitige und konsequente Behandlung die Grundfunktionen der posturalen Ontogenese auch bei definitiven Hirnschäden normalisiert werden können und damit zumindest leichtere Formen der Zerebralparese, z. B. die spastische Diparese und leichtere dyston-dyskinetische Paresen (➤ Kap. 7.1), heilbar sind. Für ihn ist deshalb bei der Feststellung von mehr als fünf abnormen Lagereaktionen eine unbedingte Indikation zur neurokinesiologischen Therapie gegeben, die umso wirksamer ist, je früher sie eingesetzt wird.

Die Behandlung mit dem Reflexkriechen und/oder Reflexumdrehen sollte mehrfach täglich (2- bis 4-mal) über ca. 15 Minuten von den Eltern durchgeführt werden (➤ Abb. 13.3); ansonsten sollte das Kind sich entsprechend seiner natürlichen Möglichkeiten bewegen. Wichtigstes Ziel der Physiotherapie ist das Erreichen einer flüssigen Fortbewegung in Form des Gehens. Durch die verschiedenen Stimulationsmethoden sollen Kraft und Koordination gefördert sowie eine Regulierung des Muskeltonus und

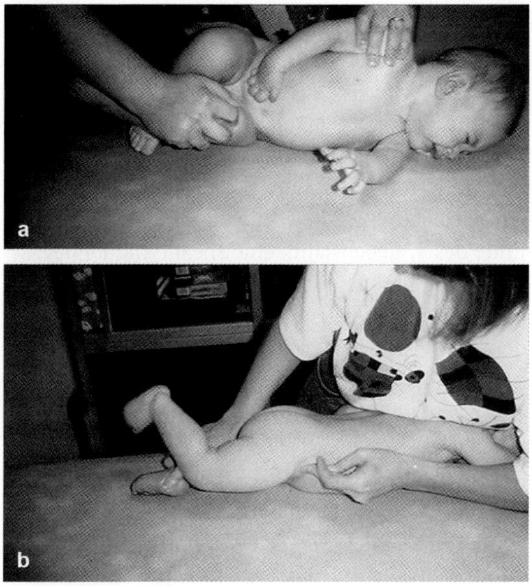

Abb. 13.3 Physiotherapie nach Vojta bei einem 5 Monate alten Säugling mit vollständiger Armplexusparese rechts (➢ Kap. 8.10.5)
a Phase des Reflexumdrehens
b Phase des Reflexkriechens

eine Verbesserung verschiedener vegetativer Funktionen (Atmung, Schlucken, Verdauung, Hautdurchblutung, Blutdruck, Miktion und Defäkation) erreicht werden.

Primäre *Indikationen* für die Vojta-Therapie sind:

- Alle spastischen Zerebralparesen
- Dyskinetische Zerebralparesen
- Asymmetrische Bewegungsstörungen
- Ataxien und hypotone Syndrome

Zur besseren Vergleichbarkeit und zur Überprüfung von therapeutischen Maßnahmen erfolgt eine *Einteilung des Schweregrads der infantilen Zerebralparesen:*

0	=	holokinetische Motorik (Massenbewegungen), keine Zielmotorik; die Bewegungen sind mit denen eines Neugeborenen vergleichbar
1	=	Zuwendung und Betasten in Rückenlage – motorischer Entwicklungsstand von 3–4 Monaten
2	=	erstes Stützen und Greifen in Bauchlage – entspricht einem Lebensalter von 5–6 Monaten
3	=	Kriechen und Robben – entspricht einem Lebensalter ab 9 Monaten
4	=	homologes Hüpfen (Häschenhüpfen) – ist in der normalen kindlichen Entwicklung nicht nachweisbar
5	=	alternierendes Krabbeln – entspricht einem Lebensalter ab 10 Monaten
6	=	Aufrichten und seitliches Gehen mit Festhalten – entspricht einem Lebensalter von 12–13 Monaten
7	=	freies Gehen – entspricht einem Lebensalter von mehr als 15 Monaten
8	=	Einbeinstand nur einseitig – entspricht einem Lebensalter von mehr als 3 Jahren
9	=	Einbeinstand beidseitig – entspricht einem Lebensalter von mehr als 4 Jahren

Darüber hinaus gelten viele motorische Störungen in der Säuglingszeit wie Rumpfasymmetrien, Schiefhals, Zustand nach Plexusparese, Meningomyelozelen, Hüftgelenkdysplasie, Aufrichtungsmängel, Rumpfhypotonie und Fußfehlstellungen als Indikation. Die Prinzipien der Reflexlokomotion werden auch bei der Behandlung älterer Kinder und Erwachsener mit Fehlstellungen der Wirbelsäule (Skoliosen, Kyphosen), Querschnittssyndromen, Lumboischialgien (Beschwerden im Lenden- und Ischiasbereich), Myopathien usw. eingesetzt.

Die Vorteile der Physiotherapie nach Vojta sind ein relativ klares und primär einleuchtend erscheinendes Konzept in Diagnostik und Therapie. In den vergangenen Jahren wurden jedoch intensive *Diskussionen* darüber geführt, dass mittels der Untersuchungen der Lagereaktionen, so wie sie in der Praxis durchgeführt werden, viel zu viele Säuglinge mit nur diskreten neurologischen Auffälligkeiten als „von einer Zerebralparese bedroht" diagnostiziert werden und so bei vielen primär gesunden Kindern die belastende und eingreifende krankengymnastische Therapie eingeleitet wird. Da sich diese falsch positiv diagnostizierten Kinder im weiteren Verlauf zu einem großen Prozentsatz motorisch normal entwickeln, wird der Methode fälschlicherweise von ihren Vertretern eine hohe Erfolgsrate und damit eine hohe Effizienz zugesprochen. Weiterhin wird kritisiert, dass eine differenzierte Beurteilung der Ursachen der Bewegungsstörung in dem Konzept nicht vorgesehen ist, dass es zu wenige individuelle Lösungsmöglichkeiten gibt und keine spezifischen Wertungen der einzelnen Lagereaktionen vorliegen. Das

Entwicklungsmodell wird als zu hierarchisch mit einer Überbetonung reflektorischer Bewegungsabläufe angesehen. Leider wurde immer wieder ein unzureichender Therapieerfolg entweder durch eine mentale Entwicklungsstörung oder durch mangelnde Konsequenz in der täglichen Therapie erklärt. Bei lähmungsbedingten Entwicklungsstörungen, z. B. bei lumbosakralen Meningomyelozelen, besteht darüber hinaus durch die einseitige Aktivierung von Muskelgruppen das Problem der Entwicklung eines Muskelungleichgewichts, z. B. in Form eines übermäßigen Beugetonus im Hüftgelenk bei gelähmten Hüftstreckern.

Heftige Kontroversen haben sich daran entzündet, ob durch die intensive Manipulation der Eltern an dem Kind, was oftmals mit Protest und Schreien sowie erheblichen körperlichen Anstrengungen des Therapeuten bzw. der therapeutisch tätigen Eltern verbunden ist, eine Störung der Eltern-Kind-Beziehung mit lang dauernden Verhaltensproblemen entstehen könne. Dazu gibt es keine überzeugenden unabhängigen Untersuchungen: Den Berichten von Eltern, die die Behandlung wegen der psychischen Belastung vorzeitig abbrachen, stehen Nachuntersuchungen gegenüber, die z. T. sogar eine stabilere Eltern-Kind-Beziehung bei nach Vojta behandelten Kindern feststellten, ohne dass hierbei ein Vergleichskollektiv vorhanden war.

Insgesamt scheint sich das Behandlungskonzept nach Vojta allenfalls dann zu bewähren, wenn im frühen Säuglingsalter eine ausgeprägte muskuläre Imbalance vorhanden ist und durch die Einleitung sinnvoller Bewegungsabläufe, insbesondere das Reflexdrehen und das Reflexkriechen, koordinierte Bewegungsfolgen rasch aufgebaut werden können, die für eine sinnvolle Weiterentwicklung notwendig sind. Dies gilt z. B. bei ausgeprägten Rumpfasymmetrien, beim Schiefhals, bei Rumpfhypotonien mit Hypertonie der Extremitäten und bei neuromuskulären Reifungsstörungen im Bereich der Hüftgelenke. Bei Zerebralparesen mit primärem Beugemuster sind die Ergebnisse relativ schlecht. Nachdem in den 1970er- und 1980er-Jahren die Vojta-Therapie vor allem in Deutschland weit verbreitet war, wird sie in der „reinen" Form im frühen Kindesalter immer weniger eingesetzt.

Grundsätzlich sollte heute die motorische Entwicklung nicht mehr allein mithilfe der Lagereaktionen und der Primärreaktionen beurteilt werden, sondern genauer nach den Ursachen der Bewegungsstörung gefahndet werden. Gerade bei offensichtlich vorübergehenden neurologischen Auffälligkeiten ist jede Physiotherapie infrage zu stellen. Bei Kindern mit Bewegungsauffälligkeiten, aber guter selbstständiger Bewegungsmotivation, kann ab Ende des 1. Lebensjahrs eine spezifische Physiotherapie entweder abgesetzt oder nur noch in Form einer Elternanleitung und begleitender Beobachtung der Entwicklung des Kindes weitergeführt werden, um eine Therapiemüdigkeit oder eine negative Beeinflussung der psychosozialen Entwicklung zu vermeiden.

Leider gibt es nur wenige Studien, in denen verschiedene Physiotherapiemethoden kritisch und objektiv miteinander *verglichen* wurden. In der internationalen Literatur lassen sich keine Hinweise für die Überlegenheit einer Therapiemethode gegenüber einer anderen nachweisen. Die beste Aussage über die Effizienz medizinischer Maßnahmen, evtl. auch von Physiotherapie, bieten epidemiologische Vergleichsuntersuchungen. Bei ersten Studien, in denen die Häufigkeit und Ausprägung der Zerebralparesen z. B. in Regionen von Skandinavien und Deutschland verglichen wurden, zeigen sich keine wesentlichen Unterschiede. Tendenziell waren Häufigkeit und Ausprägung der Störungen in Deutschland größer, wofür die physiotherapeutische Betreuung allein sicher nicht als Erklärung herangezogen werden kann. Auch beim Vergleich von sehr früh Geborenen (Geburtsgewicht < 1 500 g), die vor 1990 entweder in den neuen oder den alten deutschen Bundesländern geboren und betreut wurden, zeigten sich trotz erheblicher Unterschiede in der Primärbetreuung und der physiotherapeutischen Intensität keine wesentlichen Unterschiede in der Langzeitprognose im Erwachsenenalter.

Deshalb sollten dogmatische Aussagen über Vor- bzw. Nachteile der einen gegenüber der anderen Methode immer skeptisch bewertet werden. In mehreren internationalen Studien konnte gezeigt werden, dass für das motorische Lernen wiederholte Handlungsabläufe, die aus eigener Motivation mit sinnvollen Aufgaben initiiert werden, die besten bleibenden Verbesserungen aufweisen. Hierfür sind allerdings die kognitive Entwicklung und die Motivation des Patienten entscheidende Voraussetzungen.

Grundsätzlich muss gesagt werden, dass eine spastische Zerebralparese durch keine noch so intensive Physiotherapie geheilt werden kann, dass ihre Symptomatik aber auf sehr unterschiedliche Weise zu verbessern ist. Die Diagnose einer bleibenden Zerebralparese kann in den ersten Lebensmonaten nur in Ausnahmefällen und in der Regel nur aus dem Verlauf gestellt werden. Wird z. B. durch bildgebende Verfahren bei einem Frühgeborenen eine periventrikuläre Leukomalazie diagnostiziert (➤ Kap. 7.1.2, ➤ Kap. 8.10.3), ist mit sehr hoher Wahrscheinlichkeit eine manifeste Zerebralparese zu erwarten.

Auch wenn die Physiotherapie bei Kindern mit schwerer Zerebralparese oder Lähmungen keine wesentlichen Änderungen am langfristigen Verlauf bewirkt, bedeutet dies im Rückschluss nicht, dass bei diesen Kindern die krankengymnastische Behandlung wenig sinnvoll ist! Im Gegenteil: Durch unzureichende oder falsche Physiotherapie können sich Kontrakturen verstärkt ausbilden, insbesondere auch Fehlstellungen der Hüftgelenke, der Füße und der Wirbelsäule. Durch regelmäßige Bewegungstherapie werden die Muskeln gekräftigt, die koordinierten Bewegungsübergänge geschult, es kommt zu einer verbesserten Lungenfunktion, zu Verbesserungen der Mundmotorik und der Verdauung. Vor allem werden durch die Physiotherapie alle Wahrnehmungsbereiche angesprochen, insbesondere Haut- und Tiefensensibilität sowie die Gleichgewichtssinne, die ohne diese Maßnahmen zunehmend verkümmern würden.

Die Evaluation von Physiotherapie ist im Rahmen der Überprüfung von Gesundheitskosten von großer Wichtigkeit. Dabei hat sich die bedeutsame Unterscheidung zwischen realistisch erreichbaren Nahzielen (Goal) im Gegensatz zu langfristigen Therapiezielen (Aims) als wichtig erwiesen. Vor Beginn einer Therapie sollte deshalb schriftlich ein im Alltag möglichst relevantes Nahziel definiert werden. Dieses ist manchmal durch phasenweise Therapieintensivierung (Blocktherapie, z. B. in einer speziellen Rehabilitationseinrichtung) besser zu erreichen.

Neben den bereits erwähnten Methoden zur Quantifizierung der Bewegungsfähigkeit werden zunehmend besondere Tests zur Beurteilung der speziellen Bewegungsqualitäten wie das Goal Attainment Scaling, die Hammersmith Motor Scales, die Movement Assessment Battery for Children 2 (➤ Kap. 12.4.6), der Spasticity-Test und der Fine-Motor-Function-Test eingesetzt. Aufgaben einer Langzeitphysiotherapie sind z. B. das Einüben von Coping-Strategien, das Aufdecken eigener Ressourcen und – oft am wichtigsten – das verständnisvolle Gespräch zwischen dem Patienten und dessen Eltern mit dem Therapeuten [8, 12, 31, 87, 143, 144, 147, 150, 151, 153, 154, 155].

13.6 Weitere Therapiemethoden

Die **Psychomotorik** beschäftigt sich mit den Zusammenhängen zwischen der Motorik und ihren Rückwirkungen auf das seelische Befinden. Sie ist eng mit der **Motopädie** verwandt, bei der Motorik in pädagogische Konzepte integriert wird. S. Naville und S. Weber haben einen **psychomotorischen Screening-Test** für „normal intelligente 6- bis 8-jährige Kinder“ entwickelt. Hierbei werden Graphomotorik, Handkoordination, Auge-Hand-Koordination und Sprungsequenzen geprüft. Der Test kann u. U. als Erweiterung der motometrischen Beurteilung im Rahmen von Einschulungsuntersuchungen eingesetzt werden. In beiden Methoden wird versucht, durch vielfältige Anreize therapeutische „Bewegungsanlässe“ zu schaffen, die zu freiwilligen, Freude machenden Bewegungsabläufen führen. Damit sollen Kinder mit sensomotorischen Störungen, insbesondere motorischer Ungeschicklichkeit, taktil-kinästhetischen Problemen (d. h. Störungen des Bewegungsempfindens), aber auch Verhaltensproblemen und vermehrter Unruhe im Alter von mehr als 4 Jahren behandelt werden. Es ist das Ziel beider Methoden, den Kindern in kleinen Gruppen spontane Freude an Bewegung zu vermitteln, so ihre Selbstsicherheit zu stärken, Bewegungsübergänge und Geschicklichkeit zu fördern, aber auch ihr Sozialverhalten positiv zu beeinflussen.

Die **Hippotherapie** (Reittherapie) ist eine Form der Physiotherapie mit und auf dem Pferd, wobei vor allem die Prinzipien des Bobath-Konzepts bei Patienten mit verschiedenen Formen der Zerebralparese, aber auch anderen Bewegungs- und Entwicklungsstörungen eingesetzt werden. Voraussetzung ist allerdings eine gewisse Abspreizfähigkeit im Hüftgelenk. Folgende Aspekte spielen eine positive Rolle:

- Das Sitzen auf dem Pferderücken bringt eine therapeutisch günstige, reflexhemmende Ausgangsstellung mit Abspreizen der Oberschenkel im Hüftgelenk.
- Das langsam schreitende Pferd bewirkt eine ständige Einübung von Gleichgewichtsreaktionen.
- Gerade für Kinder, die infolge ihrer motorischen Entwicklungsstörung (noch) nicht frei gehen können, bedeutet das Erlebnis der aufrechten Fortbewegung auf dem Pferd eine große Motivation.
- Der Umgang mit dem kooperierenden Tier und dessen Reaktion auf das Kind bzw. die Therapeutin sind eine besondere Herausforderung und Anregung für das Kind.

Auch bei Kindern mit Lern- und Verhaltensstörungen, u. a. dem hyperkinetischen Syndrom, hat sich die Hippotherapie bewährt.

Für viele Menschen mit Bewegungsstörungen ist der Aufenthalt im **Wasser** eine angenehme Erleichterung. Spastische Tonusstörungen werden u. a. durch den Auftrieb vermindert, Bewegungsabfolgen erleichtert. Für Therapien im Wasser gibt es eine Vielzahl von Anleitungen und Methoden, u. a. nach J. McMillan und C. Mertens.

Sowohl in der Akutphase nach einem zerebralen Insult als auch bei geeigneten Patienten mit ICP hat sich ein konsequentes Training auf dem **Laufband** bewährt. Zusätzlich werden dabei robotergestützte Trainingsmethoden eingesetzt. Der langfristige Stellenwert dieser z. T. aufwendigen Methoden, z. B. auch der peripheren und zentralen Elektrostimulation, ist bei Kindern noch nicht bewiesen. Gleiches gilt für die Bewegungsförderung durch das Vibrationssystem Galileo®, das aber eine Gewebslockerung, eine Muskelkräftigung und eine Verbesserung der Knochenstruktur bewirken kann.

Bei der **Constraint Induced Movement Therapy** wird die gesunde Hand eines Patienten mit Hemiparese durch einen starren Handschuh fixiert, sodass bei den Alltagstätigkeiten die gelähmte Hand eingesetzt werden muss. Hierdurch können bei kooperativen Kindern und Jugendlichen mit nur leichten Paresen eindeutige Verbesserungen erreicht werden.

Schon E. Köng konnte nachweisen, dass bei Kindern und Jugendlichen mit Zerebralparesen gute therapeutische Effekte durch **Skifahren** erreichbar sind, u. a. weil

- durch einen breitspurigen Fahrstil der Hüftgelenkadduktion entgegengewirkt wird,
- die Sprunggelenke in den Skischuhen einen festen Halt haben und dadurch der Spitzfußtendenz entgegengearbeitet wird,
- ständige Gleichgewichtsreaktionen eingeübt werden und vor allem
- weil es Spaß macht.

Selbst Kinder mit einer schweren Zerebralparese, die kaum frei gehen können, lernen, sich auf Skiern z. T. erstaunlich gut zu bewegen.

Auch **Fahrradfahren,** ggf. mit Sonderanfertigungen (Haverich-Dreirad®), ist bei vielen Bewegungsstörungen (z. B. Spastik, Ataxie und Muskelkrankheiten) möglich und sinnvoll.

Darüber hinaus gibt es eine Vielzahl weiterer sportlicher Bewegungsmöglichkeiten bei Entwicklungsstörungen jeglichen Ausmaßes. Das Angebot reicht von speziellen **Sportarten für Körperbehinderte,** die z. T. auf dem Niveau des Leistungssports betrieben werden (Schießsport bei Querschnittsgelähmten, Rollstuhlfahrersport), über verschiedene **Kampfsportarten** (Karate, Judo), vor allem für Kinder mit Konzentrations- und Verhaltensproblemen, bis hin zu spielerischen **Familiensportangeboten** für Kinder mit allgemeinen, überwiegend auch mentalen Entwicklungsstörungen, wie sie von T. Kapustin zusammengestellt worden sind. Bei einzelnen Jugendlichen und Erwachsenen mit unterschiedlichen Behinderungen kann man durch die Teilnahme an Wettkämpfen bis hin zu Special Olympics und Paralympics eine enorme Motivation und die Aktivierung von nicht für möglich gehaltenen Fähigkeiten erreichen. Auf die Bedeutung von **Gruppensport,** z. B. Mannschaftsspielen jeglicher Art bei unterschiedlichen Entwicklungsproblemen einschließlich der Adipositas, chronischen Krankheiten, Verhaltensproblemen und Teilleistungsstörungen, sei besonders hingewiesen.

Bei der Beurteilung des Ausmaßes einer Bewegungsstörung werden international folgende Kriterien berücksichtigt:

1. Völlige Abhängigkeit
2. Deutliche Einschränkung funktioneller Bewegungen zur Alltagsbewältigung
3. Eingeschränktes Gehen ohne sonstige Einschränkungen im Alltag
4. Dem Alter entsprechende Unabhängigkeit bei den Verrichtungen des täglichen Lebens

Aus all den Gründen sollte bei der Behandlung von Kindern und Jugendlichen mit Bewegungsstörungen aller Art immer darauf geachtet werden, wie Eigenaktivitäten verbessert und Abhängigkeit in jeder Form vermieden werden können. Deshalb wird zunehmend gefordert, bereits Kleinkindern ab 3 Jahren Rollstühle, ggf. mit Elektromotor, Kommunikationshilfen oder andere Hilfsmittel zur selbstständigen Fortbewegung bzw. zur Aktivierung sozialer Kontakte zur Verfügung zu stellen.

Bei der Beantragung gegenüber den Krankenkassen hilft es in zunehmendem Maße, die Kriterien der ICFCY (➤ Kap. 1.4.2, ➤ Kap. 15.5) anzuwenden [8, 12, 28, 43, 44, 65, 142, 146, 151, 153].

13.7 Konservative Maßnahmen bei Fußfehlstellungen

Eine weitere wichtige Aufgabe der Physiotherapie ist die Versorgung mit Hilfsmitteln bei allen Formen von motorischen Entwicklungsstörungen.

Am häufigsten werden bei Störungen der Aufrichtung, des Stehens und freien Gehens Fragen nach **speziellen Schuhen** oder **Einlagen** gestellt. Im Gegensatz zur Auffassung vieler Orthopäden, die mehr die statische Beeinflussung von Fehlstellungen betonen, wird von physiotherapeutisch-neuropädiatrischer Seite nur selten die Indikation für spezielle Schuhe oder Einlagen gesehen. Dies gilt vor allem bei schweren, dekompensierenden Fußdeformierungen, bei denen operative und aktiv-redressierende Therapiemaßnahmen im Vordergrund stehen.

Prinzipiell sollte vonseiten der Physiotherapie immer für die Sommermonate das Barfußlaufen bzw. in geschlossenen Räumen das Gehen in Hausstrümpfen, evtl. mit Gumminoppen, empfohlen werden. Nur durch die freie Bewegung des Fußes, die taktile Erfassung des Untergrunds mit der Fußsohle, das Anpassen an Unebenheiten im Gelände und die ungestörte Abrollfunktion kommt es zur bestmöglichen Ausbildung einer regulären Fußstellung.

In den ersten Lebensjahren sind **funktionelle Senkfüße, Sichelfüße** (mit Drehung des Vorfußes nach innen), **Valgusstellungen im Kniegelenk** („X-Bein"-Stellungen) und **vermehrte Innenrotationen im Hüftgelenk** häufig anzutreffen und meist ohne wesentliche pathologische Bedeutung. Wenn sich bei passiver Durchbewegung des Fußes keine Kontraktur nachweisen lässt, wenn das Kind beim Stand auf dem Vorfuß ein Fußgewölbe entwickelt, wenn sich die Innenrotation der Füße beim raschen Laufen oder Treppensteigen zurückbildet, sind keine spezifischen Therapiemaßnahmen notwendig. Entscheidend ist der vielfältige Bewegungsanreiz, z. B. auf Gras, im Sand oder im unebenen Gelände. Häufig ist es zusätzlich sinnvoll, Sitzformen mit vermehrter Innenrotation im Hüftgelenk (Knie-Hacken-Sitz oder Najaden-Sitz) und das Schlafen auf dem Bauch zu unterlassen.

Sehr differenziert sollten Kinder mit persistierendem **Spitzfuß** untersucht und betreut werden. Hierunter können sich zum einen neuromuskuläre Erkrankungen, z. B. Muskeldystrophien, sensomotorische Nervenerkrankungen und spastische Zerebralparesen verbergen. Persistierende Spitzfüße können aber auch Ausdruck einer deutlich erhöhten inneren Anspannung und Bewegungsunruhe sein; dann sind neben der Lokalbehandlung u. U. auch Maßnahmen zur Verbesserung der psychosozialen Situation notwendig. Es gibt aber viele Fälle ohne erkennbare äußere Ursachen, bei denen auch eine genetische Veranlagung angenommen wird.

Beim idiopathischen Zehenspitzengang hat sich die Behandlung mit sog. Pyramideneinlagen, z. B. nach D. Pomarino, bewährt. Bei mäßiger Ausprägung einer spastischen Spitzfußstellung empfiehlt sich außer der Physiotherapie eine mehrwöchige Gipstherapie mit zunehmender Redressierung, am besten in Kombination mit einer Botulinustoxinbehandlung. Die Verordnung von Nachtschienen u. Ä. ist bei spastischen Sprunggelenkkontrakturen meist nicht sinnvoll, da ein Druck auf die Fußsohle oft zur vermehrten Spitzfußhaltung führt und so dem gewünschten Effekt entgegenwirkt. Außerdem verursachen solche Schienen häufig Druckstellen. Bei schwereren Ausprägungen bzw. bei Therapieresistenz sollte rechtzeitig eine Achillessehnenverlängerungsoperation durchgeführt werden (➤ Kap. 13.9). In dem Therapiekonzept nach N. Hylton erfolgt eine Fußorthesenversorgung nicht nach dem Prinzip der optimalen Gelenkstellung, sondern der bestmöglichen Funktion und Tonusreduktion mittels einer individuell aus Kork oder Kunststoff geformten Fußplatte.

Bei Kindern mit neuromuskulären Erkrankungen, insbesondere Muskeldystrophien und -atrophien, sind spezielle Maßnahmen zur Verhinderung eines Spitzfußes notwendig. Am wichtigsten ist die Vermeidung des freien Herunterhängens eines Fußes, z. B. durch zu hohe Sitze. Die Füße sollten immer eine waagerechte Unterlage haben, entweder durch eine dem Kind angepasste Sitzhöhe des Stuhls oder durch Verwendung einer Fußbank. Der Patient sollte möglichst viel stehen, da hierbei die Füße in orthograder Funktion gehalten werden, vor allem aber die Rumpfmuskulatur aktiviert und eine rasche Skolioseentwicklung verhindert wird. Ausnahmsweise kann daher, z. B. bei Kindern mit spinaler Muskelatrophie, ein Stehständer oder ein therapeutisches „Gehfrei" indiziert sein. Patienten im Schulalter sollten z. B. ein Schreib- und Lesepult verwenden.

Für viele Kinder ist das Fahrradfahren trotz erheblicher Muskelschwäche noch möglich, u. U. auch auf einem Tandem mit einem Erwachsenen. Dabei sollten Spezialpedale verwendet werden. Beim Sport und Spiel sollte auf abrupte Bewegungsübergänge, z. B. einen kräftigen Antritt beim raschen Laufen oder höhere Sprünge, verzichtet werden. Sinnvoll ist auch die Benutzung von Turnschuhen mit erhöhtem Schaft und mit neutralem oder negativem Fersenbett, wobei seitliche Plastikstäbe den Schaftbereich verstärken können.

Bei schwereren **kontrakten Fußfehlstellungen,** z. B. angeborenem Klumpfuß, schwerer Zerebralparese oder Arthrogrypose (angeborener Versteifung zahlreicher Gelenke ➤ Kap. 7.3.4), muss evtl. ein **individueller orthopädischer Schuh,** oft mit sog. **Innenschuh,** angefertigt werden. Dabei sind Beinlängendifferenzen, u. U. aber auch scheinbare Differenzen bei Beckenschiefstand oder Hüftgelenkanomalie, zu beachten. Spezielle Innen- bzw. Außenranderhöhungen, Stützung des Fußgewölbes u. Ä. sollten von einem erfahrenen Kinderorthopäden in Zusammenarbeit mit einem Orthopädie-Techniker verordnet werden [12, 146, 150].

13.8 Weitere Hilfsmittel

Bei Säuglingen und Kleinkindern mit hypertoner Bewegungsstörung im Schultergürtel kann durch eine Schaumgummirolle die Bauchlage stabilisiert werden. Dies lässt sich evtl. auch durch Verwendung eines **Bauchliegekeils** erreichen, der u. U. individuell aus Schaumgummi ausgeschnitten werden kann (z. B. nach Pörnbacher). Kinder mit schweren, meist globalen Entwicklungsstörungen lassen sich oft günstig in einer **Hängematte** lagern und durch rhythmisch schwingende Bewegungen beruhigen. Zur Erprobung individueller Liegemöglichkeiten eignen sich für schwerstbetroffene Kinder ebenso mit kleinen Styroporkugeln gefüllte **Kissen** (z. B. Corpo Med®). **Nachtliegeschalen** können bei Wirbelsäulenerkrankungen indiziert sein. Sie sind für Kinder meist unbequem, da sie die Bewegungsmöglichkeiten stark einschränken; bei schnell wachsenden Kindern kommt es außerdem oft zu mangelnder Anpassung mit Druckstellen.

Durch die Verwendung von **Sitzschalen** können Kinder mit schweren motorischen Bewegungsstörungen vor allem in einem Rollstuhl in reflexhemmende Positionen gebracht werden. Durch zusätzliche Stützen aus weichem Material sind weitere Positionskorrekturen zu erreichen. Bei einigen Patienten haben sich variable Sitzschalen aus Dreipunktbausteinen bewährt, die je nach Bedarf den Körperformen angepasst werden.

Ein **Stehbrett** (➤ Abb. 13.4c) ist oft die einzige Möglichkeit, ein Kind mit schwerer motorischer Entwicklungsstörung, z. B. spastischer Tetraparese, in eine aufrechte Position zu bringen, ohne dass tonische Reflexmuster verstärkt werden. Hierdurch kann das Kind meist besser an den Geschehnissen um sich herum teilnehmen, seine Rücken- und Nackenmuskulatur kräftigen und die Handmotorik aktivieren; durch eine verfrühte Anwendung kann allerdings die Entstehung einer Skoliose gefördert werden. Zunehmend werden vor allem vor und nach

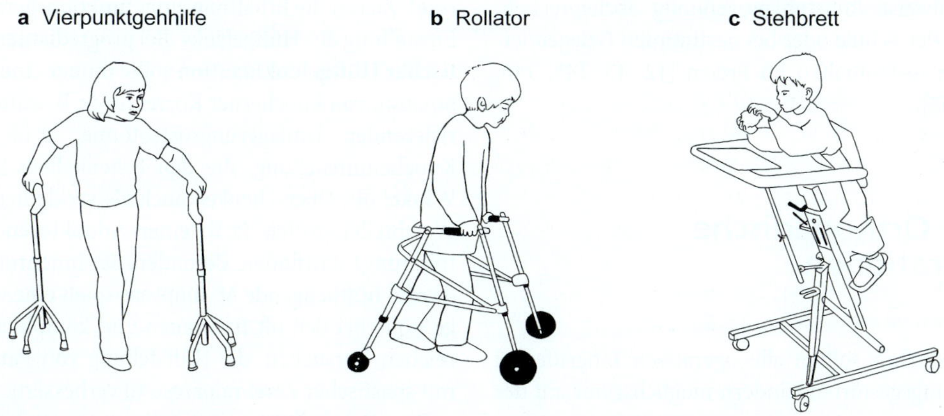

Abb. 13.4 Steh- und Gehhilfen
a Vierpunktgehhilfe bei einem Kind bei beinbetonter spastischer Zerebralparese
b Rollator zur Ermöglichung des aufrechten Gangs bei einem Kind mit Paraparese der Beine
c Stehbrett zur Ermöglichung der Aufrichtung mit Streckung der Hüft- und Rückenmuskeln sowie des Hantierens in Tischhöhe

neuroorthopädischen Operationen oder nach akuten Querschnittslähmungen dynamische Trainingsgeräte zur Durchführung unterstützter und geführter Schreitbewegungen in aufrechter Position eingesetzt (z. B. **Lokomat**® oder Innowalk Pro®).

Seit vielen Jahren wird bei verschiedenen Bewegungsstörungen und Erkrankungen des Systems von Bindegewebe, Muskulatur und Knochen versucht, durch Vibration eine Verbesserung zu erreichen. Mit dem System **Galileo**® kann z. B. bei Patienten mit schwerer Spastik, Kontrakturen oder Osteoporose eine objektiv nachweisbare Besserung erreicht werden. Die Therapie sollte allerdings nur in dafür anerkannten Zentren durchgeführt werden.

Bei einigen Kindern mit fortschreitender Skoliose ist vor allem während der Pubertät ein spezielles **Korsett,** z. B. ein Milwaukee-Korsett, indiziert. Neben einer genauen Untersuchung der Ursachen einer Skoliose sollte aber immer bedacht werden, dass durch eine Korsettbehandlung die Skoliose nicht rückgängig gemacht, sondern allenfalls ein Voranschreiten der Fehlstellung verhindert werden kann.

Kinder mit schweren Zerebralparesen, Querschnittslähmungen im Rahmen einer Meningomyelozele, ataktischen Bewegungsstörungen und anderen Anlagestörungen, denen das freie Gehen nicht oder nur über kurze Strecken möglich ist, können durch die Benutzung eines **Rollbretts,** einer **Vierpunktgehhilfe** oder eines **Rollators** relativ mobil sein (➤ Abb. 13.4a, b). Es ist sinnvoll und für die Gesamtprognose der Kinder oft von wesentlicher Bedeutung, dass sie sich trotz erheblicher Bewegungsstörungen weiter eigenständig mit solchen Hilfsmitteln fortbewegen können und nicht der Passivität eines Rollstuhls überlassen werden, wobei die ständige Motivation und gezielte krankengymnastische Förderung eine wesentliche Rolle spielen.

Die Anschaffung eines **Rollstuhls** ist immer ein gravierender, meist nicht mehr rückgängig zu machender Schritt im Leben eines Menschen mit schwerer Bewegungsstörung. Es ist zu erwarten, dass hierdurch rasch, trotz Sitzschale und verschiedenster anderer Vorkehrungen, vielfältige Gelenkfehlstellungen, insbesondere eine Skoliose, aber auch Hüftgelenk-, Knie- und Fußgelenkkontrakturen auftreten. Hinzu kommen Störungen der Atemfunktion durch Brustkorbdeformierungen und der Verdauung durch mangelnde Aktivierung der Bauchmuskulatur. Andererseits können Kinder mit ausgeprägter Querschnittssymptomatik, z. B. bei Meningomyelozele, durch geeignete Rollstühle, die von ihnen *mit der Hand angetrieben* werden, eine erstaunliche Mobilität erreichen. Patienten mit fortschreitenden neuromuskulären Erkrankungen, z. B. Muskeldystrophie oder spinaler Muskelatrophie, sowie einige mit Zerebralparese benötigen bald nach Erreichen des Stadiums der Gehunfähigkeit einen *Rollstuhl mit Elektroantrieb.* Oft ist es sinnvoll, eine nur teilweise Rollstuhlverwendung abzusprechen, z. B. in der Schule oder bei bestimmten Gelegenheiten wie Aufenthalten im Freien [12, 43, 145, 146, 151, 153].

13.9 Orthopädische Operationen

Grundsätzlich sollten alle operativen Eingriffe bei bewegungsgestörten Kindern möglichst nur auf der Grundlage einer engen Zusammenarbeit von neurologisch versierten Kinderärzten, erfahrenen Physiotherapeuten und spezialisierten Orthopäden stattfinden.

Die Indikationen für orthopädische Operationen bei Patienten mit *Zerebralparesen* werden immer wieder kontrovers diskutiert. Es besteht allgemeine Übereinkunft, dass vor jedem operativen Eingriff eine intensive krankengymnastische Behandlung stattfinden muss, da in der Regel durch eine Operation keine wesentliche Verbesserung, sondern allenfalls eine Stabilisierung eines bereits bestehenden Zustands erreicht werden kann. Die Entscheidung, zu welchem Zeitpunkt an welchen Körperteilen und nach welcher Methode operiert werden soll, stellt trotz umfangreicher Erfahrungen immer wieder eines der großen Probleme der medizinischen Behindertenversorgung dar. Dabei kann die Indikation zu funktionserhaltenden Weichteileingriffen, z. B. partieller **Adduktorentenomyotomie** (Sehnen- und Muskeldurchtrennung der Oberschenkel-Anlegemuskeln) oder **Achillotenotomie** (Achillessehnendurchtrennung zur Spitzfußbehandlung), meist rasch und in guter Übereinstimmung gestellt werden. Eingriffe an Knien oder der oberen Extremität sind im Kindesalter nur selten notwendig.

Besonders umstritten sind alle operativen Eingriffe an den Hüftgelenken und der Wirbelsäule. Deshalb ist es von entscheidender Bedeutung, dass aufgrund regelmäßiger Röntgenkontrollen des Hüftgelenks eine Aussage über die Progredienz einer Hüftgelenkfehlstellung gemacht werden kann, obwohl sich immer wieder sehr rasche Änderungen des Befunds innerhalb kurzer Zeit einstellen können (vgl. die „Hüftgelenk-Ampel" des Netzwerk Cerebralparese). Ziel ist die Erhaltung einer funktionsgerechten Einstellung des Hüftgelenks. Bei progredienter **spastischer Hüftgelenkluxation** sollte immer eine Kombination von knöcherner Korrektur (z. B. mittels varisierender Umlagerungsosteotomie, d. h. einer Knochenumstellung, die den Schenkelhals-Schaft-Winkel des Oberschenkelknochens verkleinert) mit Weichteileingriffen (z. B. einer Adduktorendurchtrennung) stattfinden. Besonders der innenrotierende und hüftbeugende M. iliopsoas spielt eine wichtige Rolle bei den oft frustranen und komplikationsreichen Versuchen, die Hüftstellung von Patienten mit spastischer Zerebralparese zu verbessern.

Eine Behandlung mit Botulinustoxin-A-Injektionen in Narkose kann die Ergebnisse orthopädischer Operationen langfristig verbessert. Seit einigen Jahren werden Kinder mit ausgeprägter Spastik auch erfolgreich mit der wenig invasiven Operationsmethode nach **V. B. Ulzibat,** bei der kontrakte Muskelfasern durch kleine subkutane Einstiche durchtrennt werden, behandelt.

Angeborene Fehlstellungen der Füße (Klumpfuß) werden möglichst in der Neugeborenenzeit mit einem Unterschenkelgips redressiert. Schwere Fußfehlstellungen werden entweder langwierig mittels eines äußeren Fixateurs redressiert oder meist nach dem 10. Lebensjahr einer operativen Korrektur zugeführt.

Auch bei **Skoliosen** im Rahmen spastischer Zerebralparesen ist die Prävention sicher sinnvoller als die z. T. äußerst aufwendige und komplizierte Versteifungsoperation. Wichtig sind dabei die frühzeitige richtige Lagerung, die intensive krankengymnastische Aktivierung der Rückenmuskulatur und die Ausnützung aller Möglichkeiten zur symmetrischen Bewegungsförderung. Überdies sollte an die Möglichkeit gedacht werden, dass ein gastroösophagealer Reflux (➤ Kap. 9.4) mit und ohne Hiatushernie im Sinne eines Sutcliff-Sandifer-Syndroms die Wirbelsäulenfehlstellung verstärkt; nicht selten entstehen dadurch Torsionsdystonien und schmerzbedingte Unruhezustände, die sich nach einer Therapie (➤ Kap. 11) deutlich verbessern.

Aufrichtungsoperationen der Wirbelsäule (z. B. mit Teleskopstäben) bei *neuromuskulären Erkrankungen* dienen vor allem zur Verbesserung der Lungenfunktion. Die von Rideau beschriebenen ausgedehnten Operationen mit vielfältiger Faszienspaltung und Sehnenverlängerung bei Duchenne-Muskeldystrophie vor dem Verlust der Gehfähigkeit werden zu deren längerem Erhalt empfohlen.

Grundsätzlich sollten sich Eltern von Kindern mit schwerwiegenden Bewegungsstörungen vor der Entscheidung zu einer Operation mindestens zwei ärztliche Meinungen anhören und Kontakt zu einer Selbsthilfeorganisation, z. B. dem Kindernetzwerk, aufnehmen [12, 146, 214, 215].

KAPITEL

14 Logopädie

H.-M. Straßburg

14.1 Bedeutung der Sprachentwicklung

Senso- und psychomotorische Entwicklungsauffälligkeiten bei Kindern gehen häufig mit Sprachstörungen einher. Diese können organisch, funktionell oder psychisch bedingt sein; meist sind sie Ausdruck eines komplexen Störungssyndroms mit Beeinträchtigung von Wahrnehmung, Motorik und kognitiven Fähigkeiten, wozu sich häufig unterschiedliche psychosoziale Probleme addieren. Schon das Saugen und Schlucken im frühen Säuglingsalter sind wichtige Prädiktoren für die Gesamtentwicklung. Die Entwicklung der Sprache ist Ausdruck sehr unterschiedlicher Fähigkeiten des zentralen Nervensystems und abhängig von einer weitgehenden Intaktheit der primären und sekundären Hörbahnen, der sensomotorischen Ausreifung der Sprechwerkzeuge, der Funktionstüchtigkeit verschiedener Großhirnrindenstrukturen und dem Informationsaustausch zwischen den Hemisphären. Die Beurteilung der Sprachentwicklung ist darüber hinaus von der jeweiligen Landessprache abhängig, sodass eine internationale Vergleichbarkeit und Übereinkunft in grundlegenden Beurteilungskriterien nur begrenzt möglich ist. Zudem beschäftigen sich viele unterschiedliche Berufsgruppen aus jeweils spezifischen Blickwinkeln mit der Sprache und deren vielfältigen Störungen, neben den Logopäden u. a. Phonaudiologen, Sprachpsychologen, Sprachheilpädagogen, Sonderpädagogen für Sprachheilschulen, Linguisten und Mundtherapeuten. Neben vielen Gemeinsamkeiten können sich unterschiedliche Beurteilungen ergeben, die sich z. B. durch die mehr phonologische, d. h. vom Sprechen herrührende, oder die mehr linguistische, d. h. von der Sprache abgeleitete, Betrachtungsweise erklären.

Wesentliche Voraussetzung für die Sprachentwicklung des Kindes ist die **Hörfähigkeit.** Diese kann intrauterin spätestens ab der 24. SSW nachgewiesen werden (➤ Tab. 14.1). Ab dem 4. Lebensmonat sollte eine Reaktion auf Geräusche, z. B. durch Hinwendung zu einer Schallquelle, konstant beobachtbar sein. Schwere Hörstörungen sollten möglichst vor dem 6. Lebensmonat diagnostiziert werden; zu Methoden der Früherkennung ➤ Kap. 9.2.1. Ein gesundes Kind kann in den ersten Lebens-

Tab. 14.1 Zeittafel der Sprachentwicklung

Phase der Sprachentwicklung	Alter
Spontane Artikulation, Kehllaute	Ca. bis 7. Woche
Erste Lallperiode mit Lippenschlusslauten	Ca. 6. Woche bis 6. Monat
Zweite Lallperiode mit R-Ketten, Silbenketten, Silbenverdoppelung	Ca. 6.–9. Monat
Nachahmung und erstes Wortverständnis	Ca. 8.–9. Monat
Zuordnung von lautlicher Äußerung, Geste und Situation	Ca. 9.–10. Monat
Beginn zielgerichteter Doppellaute	Ca. 11.–12. Monat
Erkennung präziser Wortbedeutungen (Symbolfunktion der Sprache)	Ca. 13.–15. Monat
„Erste Worte"	15.–18. Monat
Erstes Fragealter mit Zweiwortsätzen, spricht aktiv > 20 Worte	Ende des 2. Lebensjahrs
Zunehmend grammatikalisch korrekte Aussagesätze, spricht aktiv > 50 Worte Geformte Mehrwortsätze (Übernahme erster grammatikalischer Beziehungsmittel)	Ende des 3. Lebensjahrs
Zweites Fragealter mit der Fortsetzung des Erwerbs des Wortschatzes und der grammatikalischen Formen; ca. 1 500 Worte werden sinnvoll ausgesprochen, ca. 3 000–4 500 verstanden	4. Lebensjahr
Voller Sprachwortschatz (ca. 10 000 Wörter)	Erwachsene

jahren jede Sprache der Welt erlernen. Der sprachenspezifische Redefluss (Dialekt) manifestiert sich zwischen dem 6. und 10. Lebensjahr und bleibt meist lebenslang bestehen. Es gibt umfangreiche Gemeinsamkeiten zwischen der Entwicklung der Nahrungsaufnahme, der Bewegung und der aktiven Sprache; dabei ist bereits die vorsprachliche Kommunikation nicht nur für die psychoemotionale, sondern auch für die sensomotorische, kognitive und soziale Entwicklung des Kindes von wesentlicher Bedeutung [30, 31, 49, 55, 161, 169, 170, 172].

14.2 Logopädische Nomenklatur

In der Logopädie ist eine Vielzahl von Begriffen für ein gemeinsames Verständnis und eine sich daraus ableitende Beurteilung von wesentlicher Bedeutung.

Unter **Artikulation** versteht man die Fähigkeit, Laute zu bilden, wobei der Kehlkopf- vom Mundbereich unterschieden wird. Jede Sprache hat eine ihr eigentümliche Artikulationsbasis.

Phoneme sind die kleinsten Lauteinheiten (➤ Tab. 14.2), z. B. Vokale und Konsonanten. Die Lehre von den Phonemen wird als Phonetik oder Phonologie bezeichnet.

Morpheme sind kleinste bedeutungstragende Einheiten, die zur Bildung von Worten führen, z. B. Doppellaute.

Die **Semantik** ist die Lehre von den Bedeutungen der Wörter und den Bezeichnungen der Sachen in einer Sprache; unter **Lexikon** versteht man die Sammlung aller Wörter zur Sprache.

Die Kombination von Worten wird als **Syntax** (Satzbau) bezeichnet; die **Grammatik** ist die Sprachlehre, die sich mit den sprachlichen Formen und deren syntaktischen Funktionen beschäftigt.

Unter **Prosodie** versteht man die Betonungsmuster und Tonhöhen beim Sprechen, unter **Diskurs** das Verbinden von Sätzen zu einem Text, unter **Pragmatik** die Fähigkeit, durch Sprache etwas mitzuteilen und zu bewirken. Alle drei Begriffe können als **Redefluss** zusammengefasst werden. **Phonologische Bewusstheit** ist die Fähigkeit, Laute zu sinnvollen Worten zusammenzusetzen und wieder zu trennen.

Für eine komplexere Beurteilung der **zentralen Hörverarbeitung** werden einige weitere Begriffe eingeführt, z. B.:

- Das **Richtungshören,** d. h. die Fähigkeit, eine Schallquelle (z. B. einen Sprecher oder ein Musikinstrument) zu orten

Tab. 14.2 Phonem-Erwerb bei 75 und 90 % deutsch sprechender Kinder (nach A. Fox)

Alter in Jahren	75 % Kriterium	90 % Kriterium
1,6–1,11	m b p d t n	m p d
2,0–2,5	v h s/z	b n
2,6–2,11	f l j n x r g k pf	v f l t n x h k s/z
3,0–3,5	c ts	j r g pf
3,6–3,11	sch	t s
4,0–4,5		c
4,6–4,11		sch

- Die **Selektivität,** d. h. die Fähigkeit, aus komplexen Schallereignissen sprachliche oder musikalische Informationen herauszuhören
- Das **dichotische Hören,** d. h. die Fähigkeit, gleichzeitig auftretende, unterschiedliche Lautinformationen zu verstehen
- Das **auditive Gedächtnis,** d. h. die Fähigkeit, Lautinformationen in ausreichendem Maße für eine Weiterverarbeitung zu speichern
- Die **Frequenzauflösung,** d. h. die Fähigkeit, die für die Sprach- und Musikwahrnehmung bedeutsamen Frequenzen zu unterscheiden [160, 162, 163, 169]

14.3 Logopädische Diagnostik

Die logopädische Anamneseerhebung beginnt mit dem ersten kommunikativen Austausch zwischen Mutter und Kind kurz nach der Geburt. Wesentliche Bestandteile sind Nahrungsaufnahme (Saugen und Schlucken) sowie Intensität, Frequenz und Ausdauer von Schreien und Weinen, verschiedene Formen des Lallens und der ersten Lautbildung bis zum Aussprechen erster sinnvoller Wörter, daneben Beobachtungen über Hörfähigkeit, Mundmotorik und Zungenmotilität sowie Auffälligkeiten im Speichelfluss (➤ Abb. 14.1). Ganz wichtig sind Angaben über das soziale Kontaktverhalten, das Auftreten des reaktiven Lächelns, die Möglichkeit des Tröstens und die Entwicklung der emotionalen Differenzierung und des Fremdelns. Immer sollten auch spezielle Krankheiten, insbesondere der oberen Luftwege (Einengungen des Atemstroms im Nasen-Rachen-Bereich, Lippen-Kiefer-Gaumen-Anomalien, Kehlkopf- und Luftröhrenerkrankungen), sowie Störungen der zentralen und peripheren motorischen Entwicklung berücksichtigt werden.

Die Häufigkeit von Sprachauffälligkeiten bei Kindern im Vorschulalter wird je nach Studie sehr unterschiedlich angegeben. Bei ca. 10 % aller Kinder besteht eine zumindest vorübergehende Sprachentwicklungsauffälligkeit, eine dauernde Therapiebedürftigkeit hingegen nur bei 0,5–1 %. Bei 3-jährigen Kindern werden in ca. 8 % der Fälle Störungen der aktiven Sprachentwicklung festgestellt, oft in Kombination mit anderen kognitiven, psychoemotionalen und motorischen Beeinträchtigungen. Ein Teil von ihnen sind sog. „Late Talkers", die im weiteren Verlauf eine normale Entwicklung haben können.

Zahlenunterschiede über die Häufigkeit von Sprachentwicklungsstörungen resultieren einerseits aus unterschiedlichen Betrachtungsweisen durch die verschiedenen Berufsgruppen. Es gibt aber auch Belege dafür, dass die Zahl der Kinder mit Sprachentwicklungsstörungen in Deutschland zunimmt. Als Gründe hierfür werden u. a. das seltenere Sprechen mit dem Säugling und Kleinkind im Alltag durch konstante Betreuungspersonen, d. h. die Mutter, die Zunahme des Fernsehkonsums, migrationsbedingte Sprachenvielfalt und chronische Hörstörungen angegeben.

Für den Spracherwerb zwischen dem 12. und 24. Monat wichtige Grundbedingungen sind:

- Ein ausreichendes Hörvermögen
- Die aktive Artikulation von Doppellauten
- Ein basales Sprachverständnis, z. B. in Form einer Reaktion auf einfache Fragen
- Die Fähigkeit, Bedürfnisse durch Gesten mitzuteilen

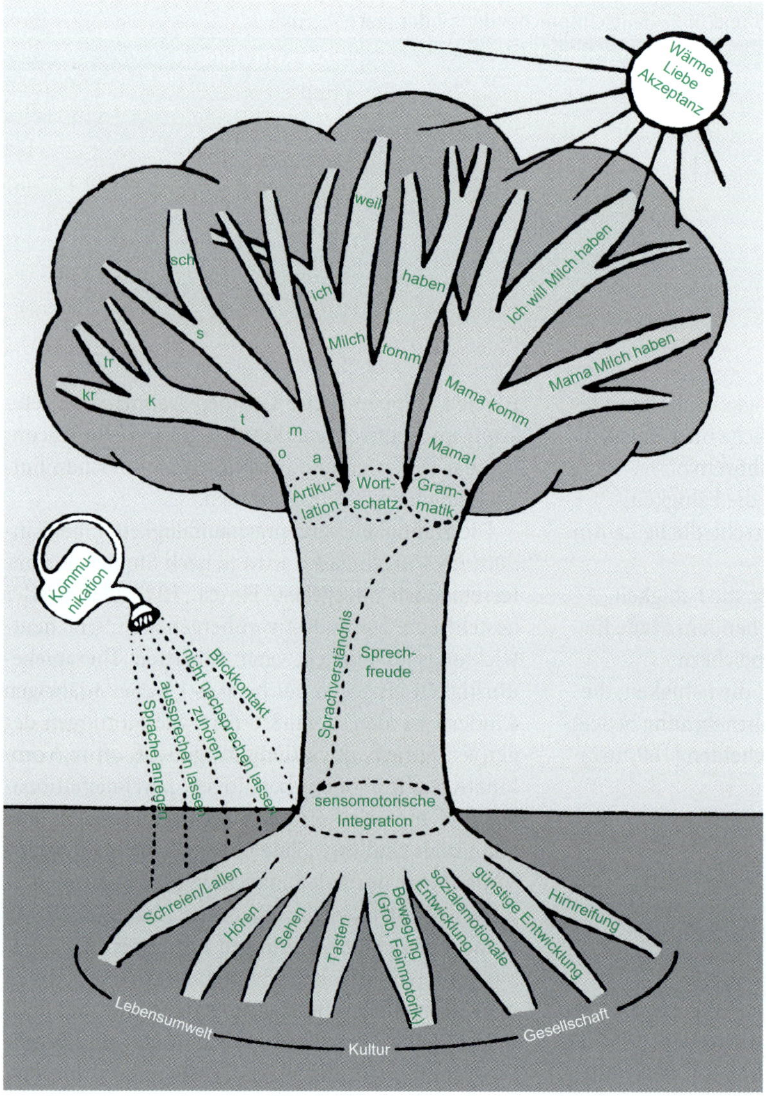

Abb. 14.1 „Sprachbaum" nach Wendlandt mit den verschiedenen Aspekten der Sprachentwicklung.

Mit 2 Jahren sollte ein Kind außer „Mama" und „Papa" > 20 Worte aktiv sprechen und mit spätestens 3 Jahren erste Dreiwortsätze. Dies kann von Eltern mit einem Fragebogen, z. B. ELFRA-2, SBE-2-KT oder ELAN, erfragt werden (➤ Tab. 14.1, ➤ Kap. 12.4.4).

Vor dem 5. Lebensjahr sind standardisierte **Sprachtests** wesentlich von der aktiven und konstanten Mitarbeit des Kindes abhängig; sie sind relativ gut bei Teilleistungsproblemen und geringem Störungsbewusstsein möglich. Sprachtests sind international kaum übertragbar und meist von der jeweiligen Landessprache abhängig. Weitverbreitete Sprachtests sind der HSET und der SETK (Sprachentwicklungstest) 3–5 nach H. Grimm sowie das Heidelberger auditive Screening HASE von M. Brunner und H. Schöler für 5- bis 6-jährige Kinder. Im ETS 4–8 wird die Sprachentwicklung ab dem 4. Lebensjahr erfasst. Zu weiteren verbreiteten deutschsprachigen Tests ➤ Kap. 12.4.4 [160, 161, 162, 169, 172, 173].

14.4 Einteilung der Sprach- und Sprechstörungen

Auffälligkeiten der Sprachentwicklung und des Sprechens werden mit einer Vielzahl differenzierter, international aber z. T. uneinheitlich verwendeter Begriffe benannt. So versucht T. T. S. Ingram, unter dem Begriff des **Sprachentwicklungsstörungssyndroms** (Developmental Speach Disorder Syndrome) verschiedene Schweregrade zu unterscheiden. I. Rapin spricht von **Entwicklungsdysphasien,** die wie folgt aufgeteilt werden:

- Expressives Syndrom bei gutem Sprachverständnis, wobei Störungen der Mundmotorik von Schlund- und Kehlkopfstörungen differenziert werden; dieses Symptom ist häufig mit anderen Bewegungsstörungen verbunden
- Umschriebenes Syndrom der Wortfindungsstörung
- Störung des Sprachverständnisses ohne Sprechstörung (semantisch-pragmatisches Syndrom)
- Gemischt expressiv-rezeptives Syndrom mit variablen phonologischen und syntaktischen Störungen, die häufig mit Lernstörungen unterschiedlicher Art verbunden sind
- Globale Sprachstörung

Die ICD-10 unterteilt die umschriebenen Entwicklungsstörungen des Sprechens und der Sprache in **Artikulationsstörungen, expressive Sprachstörungen** und **rezeptive Sprachstörungen.**

Diese Zustandsbeschreibungen können nicht direkt neurologischen Veränderungen, sensorischen Beeinträchtigungen, einer Intelligenzminderung oder Umweltfaktoren zugeordnet werden. In bestimmten, ihnen vertrauten Situationen können diese Kinder besser kommunizieren und verstehen als in definierten Testsituationen.

Häufigste Form einer Artikulationsstörung ist die **phonetische (phonologische) Störung** (früher als **Dyslalie** oder **Stammeln** bezeichnet), wobei es zur fehlerhaften Aussprache einzelner Phoneme kommt. Im Deutschen sind Problemlaute vor allem sch, s, z **(Sigmatismus),** g, k, r, w und f. In der Regel besteht hierbei kein Zusammenhang mit kognitiven Einschränkungen und die Prognose ist günstig. Störungen im Satzaufbau werden als **Dysgrammatismus** bezeichnet und sind bei Kindern mit leichter Intelligenzminderung nach dem 4. Lebensjahr relativ typisch.

Viele Kinder neigen in den ersten Lebensjahren phasenweise zu Wiederholungen der Laute beim Aussprechen vor allem komplizierter Worte oder bei Aufregung. Dieses **physiologische Stottern** (Entwicklungsstottern) muss vom chronischen Stottern abgegrenzt werden, das in eine tonische (Ausprachehemmung) und eine klonische (Wortwiederholung) Form unterteilt wird. Unter **Poltern** versteht man eine meist anlagebedingte sprachliche Gestaltungsschwäche mit zu hastigem und deshalb unverständlichem Sprechen. Als **Dysarthrie** wird eine Störung von Aussprache, Stimmgebung und Atmung (z. B. aufgrund neurologischer Erkrankungen) bezeichnet.

Als **expressive Sprachstörung** wird eine umschriebene Entwicklungsstörung verstanden, bei der die Fähigkeit des Kindes, die expressiv gesprochene (nicht geschriebene) Sprache zu verwenden, deutlich unterhalb des seinem Intelligenzalter angemessenen Niveaus liegt, bei der jedoch das Sprachverständnis im Normbereich ist. Typisch sind Fantasieworte, semantisch-lexikalisch konstant unkorrekte Worte und ein nach dem 3. Lebensjahr persistierender Dysgrammatismus. Artikulationsstörungen können zusätzlich vorhanden sein. Nicht selten finden sich Hinweise für eine familiäre Häufung. Therapeutisch können hierbei die Förderung der **phonologischen Bewusstheit** und andere Trainingsmethoden sinnvoll eingesetzt werden, um die sich im Schulalter häufig entwickelnde Lese-Rechtschreibstörung zu vermeiden bzw. zu reduzieren (z. B. das Programm „Hören, Lauschen, Lernen" nach W. Schneider). Circa 50 % der Kinder mit eindeutiger expressiver Sprachentwicklungsstörung haben später Schulprobleme.

Als **Paraphasien** bezeichnet man ein fehlerhaftes Benennen von Gegenständen, während das Wiederholen von Lauten oder Worten **Echolalie** genannt wird – es kommt bei Intelligenzminderung und bei Autismus-Spektrumstörung gehäuft vor.

Unter einer **rezeptiven Sprachstörung** versteht man eine umschriebene Entwicklungsstörung, bei der das Sprachverständnis des Kindes unterhalb des seinem Intelligenzalter angemessenen Niveaus liegt. In fast allen Fällen ist auch die expressive Sprache deutlich beeinträchtigt, Störungen in der Wort-

Laut-Produktion sind häufig. Die Übergänge zur allgemeinen Intelligenzminderung sind fließend, die Prognose ist eher ungünstig.

Zunehmende Bedeutung bei allen Formen von Hör- und Sprachstörungen misst man **zentral-auditiven Wahrnehmungs- und Verarbeitungsstörungen** zu, deren Diagnose sich aber sehr schwierig gestalten kann. Immer müssen sorgfältig eine Hörstörung ausgeschlossen und eine differenzierte neuropsychologische Testung durchgeführt werden (➤ Kap. 8.17).

Eine **Aphasie** ist der Verlust schon vorhandener Sprachfähigkeit; man unterscheidet eine motorische Aphasie (Sprachhemmung) von der amnestischen Aphasie (Wortfindungsstörung), der sensorischen Aphasie (Störung des Sprachverständnisses) und der globalen Aphasie (Störung aller Funktionen). Unter **Mutismus** wird eine Unfähigkeit zur sprachlichen Äußerung verstanden. Besteht diese nur in bestimmten Situationen (z. B. in der Schule), spricht man vom (s)elektiven Mutismus [160, 161, 163, 164, 167, 172, 173].

14.5 Störung der Mundmotorik und orofaziale Therapie

Bei Störungen der Mundmotorik im weitesten Sinne sollte eine umfangreichere orofaziale (d. h. Mund und Gesicht betreffende) Diagnostik vorgenommen werden. Dabei wird auf die Fähigkeiten zu verschiedenen Mundstellungen (Mundschluss, Mund öffnen, Lippen spitzen, Aufblasen der Backen), auf Besonderheiten der Zunge (Zungengröße, Beweglichkeit der Zunge, Vorstrecken der Zunge, Bewegung der Zunge entlang der Ober- und Unterlippe) und auf das Verhalten bei der Nahrungsaufnahme geachtet. Darüber hinaus wird die Empfindlichkeit des äußeren Mundbereichs, des Mundvorhofs, des Gaumens, des Rachens und der Zunge geprüft. Dabei müssen auch kieferorthopädische Besonderheiten berücksichtigt werden.

Beim Down-Syndrom können z. B. viele Symptome im orofazialen Bereich unterschieden werden, z. B. enge Nasengänge, offene Lippen, vorstehende Zunge, Austrocknung des Mundraums, Anomalien des Gaumens, Zahnungsanomalien, Karies, Zahnfleischwucherungen, Muskelhypotonie in der Umgebung des Munds, Fehlstellung des Unterkiefers, mangelhafte muskuläre Koordination und vermehrte Aspirationen (Eindringen flüssiger oder fester Substanzen in die Atemwege); diese Störungen haben einen erheblichen Einfluss auf die Mimik, die Sprachentwicklung und die Nahrungsaufnahme (➤ Kap. 9.3).

R. Castillo Morales (1941–2011) hat aufgrund seiner Erfahrungen bei südamerikanischen Indianerstämmen im Umgang mit muskelhypotonen Kindern ein umfangreiches Therapiekonzept für orofaziale und neuromotorische Funktionsstörungen zusammengestellt. Hierbei wird z. T. durch lokale Stimulationsmaßnahmen im Mundbereich, z. T. durch Stimulationen auch des Rumpfs und der Extremitäten Einfluss auf die Mundmotorik genommen. Außerdem gehören dazu propriozeptive Stimulationsreize (d. h. Reizungen der Rezeptoren für Körperlage und -haltung), z. B. durch Vibration, Druck und Zug, Stabilisierungen der Körperhaltung bei abgestütztem Kopf und unterschiedliche Auslösungen des Schluckreflexes.

Mithilfe spezieller Platten und Knopfstimulatoren z. B. im Bereich des Gaumendachs oder des Mundvorhofs lassen sich zusätzlich dauernde Aktivierungen der oralen Muskeln besonders bei Patienten mit dystoner Zerebralparese und zentralen Hypotoniesyndromen erreichen. Dadurch sollen u. a. ein besserer Mundschluss und eine größere Lippen- und Zungenbeweglichkeit erreicht werden.

Zu den einfacheren Übungen, mit denen ein Kind aktiv in die Therapie einbezogen werden kann, gehören z. B.:

- Ausspülen des Munds mit Wasser
- Das Spritzen von Wasser aus dem Mund
- Lippenspiele, z. B. „bumm bumm"
- Blasübungen (z. B. Watte pusten, Aufblasen von Luftballons, wobei Patienten mit spastischen Syndromen es leichter haben, wenn sie mehr nach oben blasen)
- Zielspucken
- Eltern und Betreuer sollten nicht ständig den Mund abwischen, sondern versuchen, den Schluckakt auszulösen, z. B. durch Stimulation spezieller Punkte, Atemübungen und verbale Aufforderungen

- Gezielte Therapie von Einengungen der Luftwege und neurologischen Fehlfunktionen, z. B. durch eine Entfernung der Adenoide (Adenotomie, ➤ Kap. 9.2.4) oder operative Raffung des Gaumensegels
- Möglichst immer zusätzlich eine ganzheitliche Förderung der Motorik, z. B. durch Verordnung von Physiotherapie
- Ggf. Versuch der Selbstkontrolle mittels eines Spiegels

Die Brasilianerin **B. Padovan** versuchte, Elemente der Anthroposophie, der krankengymnastischen Behandlung und der kieferorthopädischen Regulation in einem gemeinsamen Konzept zu verbinden. Es werden Elemente der Eurhythmie, Kriech- und Krabbelbewegungen, aber auch zusätzliche Hilfsmittel wie spezielle Sauger, ein Kauschlauch oder verschiedene Blasgeräte eingesetzt. Ziel ist eine allgemeine Kräftigung der Muskulatur, eine Muskelfunktionsverbesserung, ein besserer Mundschluss sowie eine Koordination von Schluck- und Saugbewegungen.

F. O. T. T. – die Therapie des faziooralen Trakts – ist eine strukturierte Ausbildung zur Verbesserung der in jedem Lebensalter in der Pflege wichtigen Kau- und Schluckstörungen [153, 159, 169, 170].

14.6 Logopädische Therapie

Wegen der großen Variabilität der Sprachentwicklung und der vielfältigen, sie bedingenden Einflüsse ist in der Regel bis zum 3. Lebensjahr eine Behandlung bei Artikulationsstörungen und expressiven Sprachentwicklungsstörungen nicht sinnvoll. Eine umfassende Diagnostik, eine die Gesamtentwicklung (insbesondere auch die sensomotorischen Fähigkeiten) beeinflussende Förderung, eine regelmäßige Registrierung der Sprachfähigkeit, z. B. in Form von Wortprotokollen, und eine unterstützende Elternanleitung sind die wichtigsten Maßnahmen. Große Bedeutung hat das handlungsbegleitende Sprechen, z. B. während der Pflege und der Nahrungsaufnahme. Dies sollte aber nicht übertrieben werden und möglichst immer mit Blickkontakt verbunden sein. Natürlich ist eine **optimale Hörversorgung,** z. B. mittels Adenotomie, ggf. Hörgeräten oder einer Kochleaimplantation bereits am Ende des 1. Lebensjahrs notwendig (➤ Kap. 9.2.4). Durch die Möglichkeit des frühzeitigen Innenohrersatzes lassen sich bei anschließender intensiver logopädischer Therapie früher ungeahnte Erfolge erzielen.

Nach dem 3. Lebensjahr sollte sowohl bei persistierenden Artikulationsstörungen als auch bei Sprachentwicklungsstörungen versucht werden, durch logopädische Behandlungsmaßnahmen eine Sprachaktivierung aufzubauen, wobei verschiedene Formen einer verbalen Kommunikation berücksichtigt werden. Dabei können Rollenspiele (Kaufladen, Telefonieren, Puppenspiele), aktives Vorsprechen und Interaktionen bis hin zum ausführlichen dramatischen Gestalten, evtl. auch verschiedene Formen der Psychotherapie, eingesetzt werden. Zur primären Förderung der Sprachentwicklung haben sich das **Heidelberger Elterntraining** und „Schritte in den Dialog“ nach D. Möller bewährt.

A. Fox unterteilt in Anlehnung an das Konzept von B. Dodd bei den Sprechstörungen:

- Die einfache Artikulationsstörung
- Die verzögerte phonologische Entwicklungsstörung
- Die konsequente phonologische Entwicklungsstörung
- Die inkonsequente phonologische Entwicklungsstörung

In Abhängigkeit von der Diagnose wird u. U. nur eine kurze Intensivbehandlung empfohlen. Nach diesem Konzept wird eine Artikulationsstörung von einer Störung der phonologischen Bewusstheit unterschieden und deshalb konsequent den Kindern die richtige Aussprache vorgesprochen.

C. Bliss entwickelte vor 50 Jahren eine Symbolsprache für nichtsprechende Körperbehinderte, die auch heute noch verwendet und weiterentwickelt wird. E. Wilken hat vor allem bei Kindern mit Trisomie 21 mithilfe von GuK (gebärdenunterstützte Kommunikation) wesentliche Verbesserungen bei den betroffenen Kindern erreicht. Mittlerweile wurden weitere Symbolsammlungen (z. B. METACOM-Symbole) entwickelt. Mit dem Einsatz von BIGMACK sowie dem Benutzen von Symboltafeln im Alltag wird zu einer **computerunterstützten Kommunikationstechnik** hingeführt. In dem Konzept MAKATON wird mithilfe der deutschen Gebärdensprache, spezieller Symbole und der Lautsprache eine komplexe Kommunikationsform aufgebaut.

Die Diskussion, ob Kinder mit Sprachentwicklungsauffälligkeiten in Regeleinrichtungen betreut werden können, wenn eine spezielle Anleitung der Eltern und ggf. der Erzieher stattgefunden hat, oder ob eine frühzeitige Betreuung in einer Sondereinrichtung sinnvoll ist, wird immer wieder kontrovers geführt. Auch bei Kindern mit Hörstörungen ist die Entscheidung noch offen, ob – nach Optimierung der Hörfähigkeit – ein gemeinsames Aufwachsen mit normal entwickelten Kindern oder eine Rehabilitation mittels Erlernens zusätzlicher Kommunikationshilfen, z. B. der Gebärdensprache, günstiger ist. Ethisch schwierig ist z. B. auch, ob ein Kind tauber Eltern frühzeitig eine operative Kochleaimplantation erhalten sollte [153, 156, 157, 158, 160, 165, 166, 169].

14.7 Spezielle Indikationen für die logopädische Behandlung

Anatomische Veränderungen von Mund und oberen Atemwegen:
- Lippenspalte
- Laterale Lippen-Kiefer-Gaumen-Spalte
- Mediane Gaumenspalte
- Pierre-Robin-Syndrom (➤ Kap. 9.2.3, ➤ Kap. 9.9.1)
- Kraniofaziale Fehlbildungssyndrome, z. B. Apert-Syndrom, Crouzon-Syndrom, Saethre-Chotzen-Syndrom (➤ Kap. 9.2.3, ➤ Kap. 9.9.1, ➤ Kap. 9.9.5)
- Weitere Fehlbildungssyndrome von Unter- und Oberkiefer
- Weitere Anomalien von hinteren Nasenöffnungen und Kehlkopf

Neuromuskuläre Erkrankungen:
- Spastische und dystone Zerebralparesen
- Erkrankungen mit Muskelhypotonie (➤ Kap. 7.3, ➤ Tab. 7.2), z. B. myotone Dystrophie (➤ Kap. 7.3.2), Down-Syndrom
- Myasthenie mit zunehmender Muskelschwäche bei Belastung (➤ Abb. 7.5)
- Neuropathien, z. B. Lähmung eines oder beider Kehlkopfnerven bei Parese des N. recurrens

Zentrale Sprachstörungen:
- Aphasiesyndrome, z. B. nach Hirninfarkt (➤ Kap. 8.6.4) und nach Tumor
- Landau-Kleffner-Syndrom (➤ Kap. 8.14.3)
- Mutismus und Autismus (➤ Kap. 8.15) [28, 29, 43, 159, 164, 171]

KAPITEL 15

H.-M. Straßburg

Ergotherapie

15.1 Aufgaben der Ergotherapie

Die **Ergotherapie (Beschäftigungstherapie)** hat sich historisch aus der Arbeitstherapie für psychisch Kranke entwickelt, ihre Konzeption jedoch völlig neu definiert und das Aufgabengebiet im Kindesalter wesentlich erweitert. Sie wird heute z. B. zur Behandlung von Koordinations-, Aufmerksamkeits-, Konzentrations- und Verhaltensstörungen bei Kindern eingesetzt. Ergotherapie dient der „Wiederherstellung bzw. erstmaligen Herstellung normaler Funktionen von Körper, Seele und Geist, um den gesamten Menschen am Leben teilhaben zu lassen". Es ist das Ziel, dass der Patient die alltäglichen Verrichtungen besser selbstständig ausführen kann.

Die Ergotherapie beschäftigt sich vor allem mit dem *Zusammenspiel verschiedener Formen der Motorik,* z. B. der Groß- und Feinmotorik und der Visomotorik, mit verschiedenen *Wahrnehmungsqualitäten,* z. B. der Oberflächen- und Tiefenperzeption, dem Gleichgewicht, der visuellen und akustischen Wahrnehmung sowie mit der *Kontrolle von Bewegung und Wahrnehmung durch den Intellekt.* Unter einer **intermodalen Funktion** wird die Integration der verschiedenen Wahrnehmungsbereiche verstanden.

Immer sollte versucht werden, die Wahrnehmungsprobleme im Kontext des gesamten Verhaltens zu verstehen. Gerade bei Kindern können „Wahrnehmungsstörungen" Ausdruck komplexer psychologischer Vorgänge sein, d. h., sie sind nicht oder nicht nur als Folge einer Störung des zentralen oder peripheren Nervensystems anzusehen, sondern können auch äußerer Ausdruck einer überwiegenden psychischen bzw. psychosozialen Belastung sein. Umgekehrt können natürlich auch primär organische Störungen von Motorik und Wahrnehmung das psychische Wohlbefinden beeinträchtigen, sodass bei der ergotherapeutischen Beurteilung und Therapie eine psychologische Mitbetreuung von großer Bedeutung sein kann. Eine Störung des Handlungsablaufs bei mangelnder Handlungsplanung wird als **Dyspraxie** bezeichnet.

Wichtigstes Medium der Ergotherapie bei Kindern und Jugendlichen ist das **Spiel:** Spielplanung und -gestaltung, das Geschick, spielerische Aufgaben zu bewältigen, die dabei stattfindende Kommunikation, das Gewinnen- und Verlieren-Können sind von wesentlicher Bedeutung. Gleichförmig übende Trainingsprogramme hingegen können u. U. gerade bei jüngeren Patienten die Symptomatik deutlich verstärken, vor allem wenn es zu einer „perversen Allianz" zwischen Therapeut und Eltern kommt, wie dies z. B. bei der Behandlung von Schreib-Leseschwächen vorkommen kann.

Ergotherapie steht im Rahmen der Evaluation der Gesundheitskosten in besonderer Weise auf dem Prüfstand, da sie nach der Heilmittelverordnung in breitem Umfang bei vielen Formen von Bewegungs-, Lern- und Verhaltensstörungen verordnet werden kann. Nicht selten werden vor allem bei Jungen zwischen dem 5. und 8. Lebensjahr undifferenzierte Diagnosen als Behandlungsindikation angegeben, z. B. „Gleichgewichts- oder Wahrnehmungsstörungen", und die betreuenden Ärzte unter Druck gesetzt, eine Therapieverordnung auszufüllen. Grundsätzlich ist es nicht gerechtfertigt, ohne Voruntersuchungen Ergotherapie zu rezeptieren. Mangelnde interdisziplinäre Diagnostik und fehlende Konzepte diskreditieren z. T. diesen wichtigen Therapiebereich [8, 20, 21, 49, 76, 90, 177, 187, 188].

15.2 Das Konzept von J. Ayres

Die heutige Ergotherapie wurde ganz wesentlich von dem **Konzept der sensorischen Integrationsbehandlung (SI-Therapie) nach J. Ayres (1920–1989),** einer amerikanischen Psychologin und Ergotherapeutin, geprägt, das sie ab 1973 entwickelte. Demnach ist die Wahrnehmung innerer und äußerer Reize in unterschiedlicher Form Voraussetzung für das Lernen und äußert sich in motorischen Aktivitäten. Störungen von Wahrnehmung und Motorik und damit der allgemeinen Lernfähigkeit werden als Abweichung von Gehirnfunktionen angesehen, die neurologisch nicht unmittelbar erkennbar und erklärbar sind. Hierbei werden Sinneswahrnehmungen nicht ausreichend geordnet, koordiniert und zu einer angepassten Reaktion organisiert. Dadurch sind die Reaktionen nicht mehr dem Reiz angemessen. Die Therapie erfolgt mittels einer **Stimulation der Körperwahrnehmung durch Aktivierung der Basissinne,** d. h. der Signale von Muskel- und Sehnenrezeptoren *(propriozeptiv),* von Hautrezeptoren *(taktil)* und Gleichgewichtsorgan *(vestibulär).* Oft kann eine genaue Beurteilung der Probleme des Kindes nur mittels einer therapiebegleitenden „Prozessdiagnostik" ablaufen.

Störungen von Gleichgewichtssystem, Haltungsapparat, Handgeschicklichkeit, taktiler Abwehr, visueller Wahrnehmung und Lateralität führen zu Auffälligkeiten der Motorik, der Sprache, der Emotion und des Sozialverhaltens und können sich z. B. als Hyperaktivität, vermehrte Ablenkbarkeit, verminderte Verhaltenssteuerung, erhöhte Aggressivität, Lernstörung usw. äußern. Im Rahmen taktiler Abwehr sind aversive Reaktionen auf ungefährliche Hautreize, z. B. Haare waschen, Nägel schneiden, eincremen besonders im Mundbereich, schmusen und kitzeln, möglich.

Grundlage der Diagnostik nach J. Ayres ist der sprachfreie **Sensoric Integration Praxis Test (SIPT)** für Kinder im Alter von 4–9 Jahren. In 17 Subtests erfolgt eine Analyse sensorischer Integrationsstörungen:

1. Räumliche Wahrnehmung
2. Figur-Grund-Wahrnehmung
3. Stellung im Raum
4. Nachzeichnung von Mustern
5. Kinästhetische Wahrnehmung, z. B. Bewegungsgefühl, Wahrnehmung der Gelenkbewegungen
6. Formwahrnehmung durch die Hände
7. Fingerunterscheidung
8. Grafische Wahrnehmung, z. B. Erkennen von Zeichen auf der Haut
9. Berührungslokalisation
10. Erkennen gleichzeitiger Hautberührung
11. Nachahmung mit Beurteilung von Schnelligkeit und Genauigkeit auch bei schwierigen Bewegungsabläufen
12. Überqueren der Körpermitte
13. Beidseitige motorische Koordination
14. Rechts-links-Unterscheidung, Konzeption eines Körperschemas
15. Einbeinstand bei offenen Augen
16. Einbeinstand bei geschlossenen Augen
17. Auge-Hand-Koordination

Eine genaue Befolgung des Testhandbuchs erfordert eine Durchführungszeit von mindestens 1½ Stunden. Reliabilität und Validität (➤ Kap. 12.4.1) sind nur begrenzt; besonders bei den taktil-kinästhetischen Aufgaben und den Tests zum Körperschema streuen die Ergebnisse sehr stark.

Als *Indikation für eine SI-Therapie* gelten vielfältige Verhaltens- und Bewegungsstörungen ab dem späten Kleinkindalter, vor allem Unruhezustände, motorische Ungeschicklichkeit, expressive Sprachentwicklungsstörungen, taktil-kinästhetische Störungen, evtl. auch autistische Verhaltensweisen.

Ziel der sensorischen Integrationstherapie ist es, vielfältige und dosierte Sinneseindrücke anzubieten. Durch eine Stimulation der Wahrnehmungsverarbeitung auf niedriger Ebene, nach J. Ayres auf Hirnstammniveau, soll die kortikale Verarbeitung, d.h. die bewusste Wahrnehmung, verbessert werden. Hierzu dienen vor allem Übungen des Gleichgewichts, der Tiefensensibilität, des Tastsinns, der Sehleistung, der Augenbeweglichkeit und der Lateralität, was mit einer Vielzahl verschiedenster Bewegungs- und Spielgeräte erreicht werden soll. In einem möglichst großen Raum erhält das Kind vielfältige Anregungen in einer Spiellandschaft mit großen Kissen, Reifen, schiefer Ebene, speziellen Schaukeln, Bällebad, Rutschen, Ringen und Rollbrett. Hinzu kommt – je nach Möglichkeiten – die Verwendung verschiedener Materialien wie Papier, Kastanien, Nüssen, Sand, Schlamm, Körpercreme, Seifen usw. Kinder mit schweren Bewegungsstörungen erhalten Unterstützung durch Fixierung, z.B. im Bereich des Beckens, oder indem Bewegungen gegen Widerstand ausgeführt werden. Ziel ist es, beim Kind Freude an seinen adäquaten Bewegungen zu wecken und es anzuregen, weitere Wahrnehmungs- und Bewegungserfahrungen zu machen.

Im praktischen Vorgehen werden eine Basistherapie und drei aufbauende Förderstufen angeboten. Zum Beispiel wird das Kind in der ersten Stunde mit vielfältigen Angeboten konfrontiert und es wird beobachtet, was es besonders gerne akzeptiert, was es ablehnt und wofür es sich offensichtlich nicht interessiert. Hieraus wird für die weiteren Stunden ein gezieltes Angebot zusammengestellt, sodass das Kind seine eigenen Fähigkeiten im Spiel entwickeln kann. Es ist Aufgabe des Therapeuten, die spontanen Bewegungen des Kindes zunehmend zu lenken, z.B. durch Abgrenzen des Raums, Zeitvorgaben, Konstruktionsaufgaben, bestimmte Wurf- und Balanceübungen usw.

Problematisch ist die leider nicht seltene unkritische Verwendung der Methode zur angeblichen Behandlung von Lern- und Verhaltensstörungen. Objektive Therapieerfolge sind schwer messbar, gut belegte Studien liegen nicht vor [176, 178, 185, 186, 188].

15.3 Das Konzept von F. Affolter

Das Konzept nach **F. Affolter** (geb. 1926) ist eine Übertragung der kognitiven Entwicklungstheorie von J. Piaget (➤ Kap. 12.2.1) auf den Umgang mit entwicklungsauffälligen Kindern. Wahrnehmung (= Perzeption) ist ein Prozess der Verarbeitung von Informationen, der durch die Auseinandersetzung mit Reizen in einer gegebenen Situation in Gang gesetzt wird. Wahrnehmung bedeutet „etwas für sich wahrnehmen", d.h., es handelt sich nicht nur um einen passiven Vorgang, bei dem die Sinnesorgane Reize aufnehmen, die an das Gehirn weitergeleitet werden, sondern um einen Prozess der aktiven Aneignung und Schaffung einer subjektiven Realität. Wahrnehmung und Handlung sind also eng miteinander verknüpft. Wahrnehmung führt immer zu einer Veränderung der Umwelt und somit zu einer Interaktion, d.h. zu einer Reihenfolge von Handlungen, die auf ein Ziel ausgerichtet sind. Informationen, die durch die Ausführung einer Bewegung und die Veränderung von Widerstand entstehen, sind taktil-kinästhetisch und bilden die Grundlage affektiver und kognitiver Erfahrungen. Hieraus entwickeln sich Leistungen wie Lokalisation, Blickkontakt, Greifen, Nachahmung und Sprache. Neben der Informationsaufnahme können die Verknüpfung der Informationen miteinander sowie der zeitliche Ablauf der Informationsverarbeitung gestört sein.

Wahrnehmungsleistungen werden entsprechend der Entwicklung des Kindes über **„modale Stufen"** und **„intermodale Stufen"**, d.h. die Verknüpfung von mindestens zwei Perzeptionsbereichen, bis zu einer **Serialstufe,** der höchsten Entwicklung, aufgebaut. Frühe Stufen der Wahrnehmungs- und Interaktionsentwicklung müssen ausreichend vorhanden sein, damit sich die darauf aufbauenden Stufen entfalten können. Beim gesunden Kind unterscheidet F. Affolter folgende Wahrnehmungs- und Interaktionsphasen:

1. **Gegenstandsberührung** und Gegenstandsbetätigung im Alter von 1–3 Monaten: Das Kind „erfasst" seine direkte Umgebung mit den Händen, dem Mund und dem ganzen Körper. Es handelt sich um primär vom Sehen unabhängige taktil-kinästhetische Erfahrungen.

2. Erkennung von **Funktionssignalen** im Alter von 3–12 Monaten: Hierbei werden über einen ersten Gegenstand weitere Gegenstände wahrgenommen; man spricht vom „Stockphänomen". Dies führt zur Schaffung einer Reihenfolge von Ursache-Wirkungs-Bezügen und ermöglicht Raumerfahrungen und die Erkennung der Funktion verschiedener Gegenstände. Zunehmende Augen-Hand-Koordination führt zu einer intermodalen Erfahrung. Ab dem 4. Monat kommt es zur Lokalisation durch regelmäßige Blickwendung nach Geräuschen und Berührungsreizen, was immer die Funktionstüchtigkeit von mindestens zwei einzelnen Sinnessystemen voraussetzt; d. h., es findet eine supramodale Stufe der Sinneswahrnehmung statt. Hierin liegt z. B. auch eine der Bedeutungen des frühen Blickkontakts mit der Mutter. Hinzu kommen zunehmend Gewohnheitssignale, z. B. die Reaktion auf bekannte Gegenstände.
3. **Ereignisphase** im 2. und 3. Lebensjahr: Alltägliche Geschehnisse umfassen eine Reihenfolge von Funktionssignalen, die zu einem Ereignisziel führen. Verhaltensmuster der Aufmerksamkeit bzw. Verständnis für die Ereignisse, z. B. beim Erleben und Nachahmen von Alltagshandlungen im Haushalt, weiten die Aktivitäten des Kindes zunehmend aus; es kommt zum Wiedererkennen von Ereignissen und zur ausführlicheren Aktionsplanung.
4. **Planungsphase** nach dem 3. Lebensjahr: Hierbei sind mehrere aufeinanderfolgende Handlungsschritte notwendig, wobei die dazu benötigten Gegenstände zunehmend nicht mehr im primären Tätigkeitsfeld liegen müssen. Das Kind unterscheidet deutlich vertraute und unvertraute Umgebung. Es entwickelt zunehmend Fähigkeiten im Sinne von Schulleistungen, z. B. Ausmalen, Konstruieren, Nachzeichnen, Wiedererkennen von Symbolen und Umgang mit Mengen.

Wahrnehmungsstörungen führen zu **Störungen des Handlungsmusters,** da die betroffenen Kinder „andersartige" Erfahrungen haben. Dies äußert sich z. B. in *Lokalisationsproblemen.* Hierbei fehlt das taktile Erkennen eines Gegenstands, Muster können nicht unterschieden werden, die Bewegungen sind unharmonisch, der Blickkontakt fehlt, die taktil-kinästhetische Wahrnehmung ist vermindert und es gelingt keine Kompensation durch die Sprache.

Auffälligkeiten bei der Verarbeitung von Funktionssignalen führen zu Störungen der Reihenfolge von Wahrnehmungsleistungen. Das Kind hat Probleme, wenn mehr als ein Sinnesbereich beansprucht wird; z. B. dreht es sich beim Anrufen nicht um, hat Schwierigkeiten in der Nachahmung, beim Sprechen und beim selbstständigen Gestalten. Es entwickeln sich Veränderungen im problemlösenden Verhalten mit mangelnder Aktivität bei der Informationsgewinnung, bei der Hypothesenbildung, bei der Aufstellung von Folgerungen und beim Treffen von Entscheidungen, was bis zu autistischen Verhaltensweisen führen kann. Probleme bei der Nachahmung oder Erstellung von richtigen Reihenfolgen werden als *seriale Wahrnehmungsstörungen* bezeichnet. Sie treten oft in Kombination mit anderen Wahrnehmungsstörungen, vor allem auch mit Beeinträchtigung der Lernfähigkeit, auf.

Schwere Sprachstörungen und andere komplexe Entwicklungsstörungen sind oft mit Störungen der Wahrnehmungsleistungen verbunden. Verbesserungen des einen können zu Verbesserungen des anderen Bereichs führen. Vor allem bei Kindern mit Störungen der Sprachentwicklung gibt es Zusammenhänge mit dem Wahrnehmen, Wiedererkennen, Planen und Ausführen, wobei meist die auditiven Leistungen schlechter als die visuellen sind.

Grundsätzlich soll man bei der *Behandlung* des wahrnehmungsgestörten Kindes immer von einem konkreten Ereignis ausgehen. Nachahmungsübungen sind nicht sinnvoll, hingegen Aktionen zur Förderung der Lokalisation und Wiedererkennung, der Planung und der Interaktion. Eine wesentliche Förderung geschieht durch Alltagstätigkeiten, bei denen einfache Gegenstände „begriffen" werden und strukturierte Handlungsabläufe als Ereignisse stattfinden, z. B. beim Schneiden eines Apfels, beim Schälen einer Banane oder beim Auffädeln von Perlen. Es ist Aufgabe des Therapeuten, herauszufinden, in welcher Planungsphase ein zu behandelndes Kind ist. Deshalb sollen Ereignisse mit unterschiedlichen Kontrollmöglichkeiten der Handlung durchgeführt und die Situationsbedingungen variiert werden, bis das Kind Verhaltensmuster zeigt, die für möglichst hohe Aufmerksamkeit sprechen. In der elementaren

Planungsphase sollen möglichst wenige verbale Aufforderungen stattfinden; das Kind soll zum selbstständigen Überlegen kommen. Durch Änderungen des Materials können unterschiedliche Formen für die Ausführung von Tätigkeiten erarbeitet werden.

Die Konzeption nach Affolter wird vor allem bei Kindern mit ausgeprägten Wahrnehmungsstörungen bis hin zu Mehrfachbehinderungen und Autismus-Spektrumstörungen, aber auch bei Konzentrations-, Sprachentwicklungs- und Verhaltensstörungen eingesetzt. Ein besonderer Aufgabenbereich ist die Rehabilitation nach schweren Schädel-Hirn-Verletzungen im Kindes- und Erwachsenenalter [153, 175, 180].

15.4 Das Frostig-Konzept

Das Konzept der Entwicklungstestung nach **M. Frostig** (1906–1985) dient der Erfassung von visuellen Wahrnehmungsdefiziten, insbesondere zur Verhinderung von Schulschwierigkeiten (➤ Kap. 12.4.5). In der Ergotherapie spielt außerdem der auf dem Entwicklungstest der visuellen Wahrnehmung nach M. Frostig basierende PERTRA-(Perzeptions-Training-)Spielsatz eine Rolle. Hier ist der Frostig-Test für Kinder im Alter von 2–6 Jahren zur umfassenderen Diagnostik und Therapie aus Holzteilen gestaltet worden. Dies ermöglicht einen Umgang mit Widerstand, mit verschiedenen Formen im Raum, unterschiedlichen Tasterfahrungen und der Untersuchung von Handlungsabläufen. Eine standardisierte Diagnostik ist hiermit aber nicht möglich. Eine Fortentwicklung gibt es in sensomotorischen Erlebnisspielen, z. B. mit der Holzspielbahn. Der Umgang mit sehr unterschiedlichen Materialien, Hautreizen, Geruchs- und Geschmackserlebnissen ist bei Kindern mit komplexen Wahrnehmungsstörungen immer wieder möglichst aus Alltagserfahrungen heraus zu fördern [178, 185, 188].

15.5 Weitere Aufgaben und spezielle Krankheitsbilder

Die **Psychomotorik** (➤ Abb. 15.1) und die **Motopädagogik** nach E. J. Kiphard (1923–2010) ähneln in vielem den Konzepten der sensorischen Integration, berücksichtigen aber zusätzlich mehr das soziale Umfeld und die psychische Situation des Patienten. Sie werden eher in Gruppen bei Kindern ab dem 4. Lebensjahr mit unterschiedlichen Entwicklungs- und Verhaltensauffälligkeiten eingesetzt (➤ Kap. 13.6).

Eine weitere Aufgabe der Ergotherapie ist eine umfassende Versorgung der Patienten und ihres Umfelds mit vielfältigen Hilfsmitteln zur Bewältigung des Alltags. Dies kann von einfachen Hilfen beim Schreiben und Basteln (Stifthalterung, Schere für Linkshänder) über speziell adaptierte Werkzeuge bis zu aufwendigen Konstruktionen, z. B. am Ar-

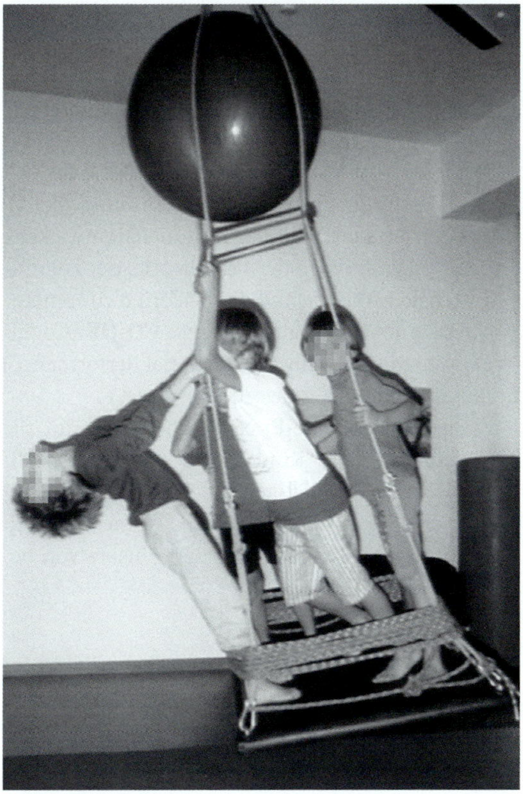

Abb. 15.1 Gemeinsames Schaukeln während einer Psychomotorik-Stunde

15

beitsplatz oder in der Wohnung von körperbehinderten Menschen, gehen. Hierzu gehören auch Alternativen zur Bedienung von Apparaten wie z. B. spezielle Tastaturen bei Computersystemen und Fortbewegungsmitteln, wobei interdisziplinäre Vorgehensweisen unerlässlich sind.

Sinnvoll ist die Betreuung durch Ergotherapie (oft zusammen mit Physiotherapeuten) auch bei vielen speziellen Krankheitsbildern wie

- Dysmelien oder Amelien (d. h. fehlgebildeten oder fehlenden Extremitäten, z. B. aufgrund einer Thalidomid-Schädigung oder einer vorgeburtlichen Abschnürung durch Amnionstränge),
- komplexen angeborenen und erworbenen Fehlbildungen von Extremitäten, z. B. einer Spalthand oder ausgeprägten Syndaktylien beim Apert-Syndrom (➤ Kap. 9.9.5),
- Funktionsstörungen der Hände mit Ausbildung von Kontrakturen, z. B. bei rheumatischen Erkrankungen, spastischen Paresen, Muskelerkrankungen, nach Traumata,
- spezifischen Wahrnehmungsstörungen (Blindheit, Taubheit),
- komplexen Körperbehinderungen und
- zunehmend bei kinder- und jugendpsychiatrischen Erkrankungen (schweres ADHS, schwere Teilleistungsstörungen, posttraumatische Gedächtnisstörungen, psychogene Lähmungen etc.).

In den letzten Jahren ist das in Kanada entwickelte und auf Erkenntnissen der Lerntheorie, der kognitiven Verhaltenstheorie und den Theorien zum motorischen Lernen aufgebaute Konzept **CO-OP** (Cognitive Orientation to Daily Occupational Performance) immer mehr anerkannt worden.

Einige Ergotherapie-Praxen haben sich auf die Mitbehandlung von Kindern mit ADHS spezialisiert. Neben den vielfältigen Möglichkeiten der Förderung von Wahrnehmung und Aufmerksamkeit wurde in letzter Zeit viel über den Einsatz von beschwerten Jacken und Decken (sog. „Sandjacken“) bei ausgeprägt hyperaktiven Kindern diskutiert.

Zunehmend finden ergotherapeutische Methoden sowohl in der objektiven Diagnostik von Störungen der Feinmotorik als auch in der Beurteilung der Notwendigkeit von Hilfsmittelverordnungen Anwendung. Mithilfe der Materialien des **AHA-Tests** (Assisting Hand Assessment) können differenziert Bewegungsauffälligkeiten der Hände, z. B. bei Hemiparesen, festgestellt und ihre Veränderungen unter spezifischen Therapiemaßnahmen dokumentiert werden. Durch konsequentes Training, z. B. im Rahmen der **Constraint Induced Movement Therapy,** wurden so bei Patienten mit leichten Paresen Verbesserungen motorischer Fähigkeiten in Alltagssituationen nachgewiesen. Als Erklärung nimmt man an, dass einerseits eine Minderbenutzung der betroffenen Hand („Learned Nonuse“) und andererseits die oft störenden Mitbewegungen (Mirror Movements) vermieden werden. Allerdings ist der Aufwand, um zu eindeutigen Verbesserungen zu kommen, beträchtlich.

Eine zunehmend wichtige Aufgabe, die oft von Ergotherapeuten aufgrund ihrer Kenntnisse alltagsrelevanter Tätigkeiten übernommen werden, ist die Einordnung der Patienten nach der **ICFCY (International Classification of Functioning for Childhood and Youth),** die bei vielfältigen Begutachtungen, z. B. im Rahmen der Hilfsmittelverordnung oder bei der Feststellung der Pflegebedürftigkeit, eine große Bedeutung haben. Zusätzlich kommen hierbei auch komplexe Fragebögen und Tests wie **WeeFIM** (Pediatric Functional Independence Measure) und **PEDI** (Pediatric Evaluation of Disability Inventory) zum Einsatz. Die so wichtige gesellschaftliche Teilhabe der Patienten **(Partizipation)** wird mit speziellen Fragebögen (CASP = Critical Appraisal Skills Programme und CAPE = Children's Assessment of Participation and Enjoyment) standardisiert erfasst [44, 179, 181, 182, 184, 187, 188].

KAPITEL

16 Heilpädagogische Beurteilung und Betreuung

H.-M. Straßburg

16.1 Grundlagen und Aufgaben der Heilpädagogik

Die Heilpädagogik beschäftigt sich mit Kindern, deren Entwicklung sich unter „erschwerten Bedingungen“ vollzieht bzw. bei denen die Gefahr einer beeinträchtigten Entwicklung gegeben ist. Das pädagogische Konzept wurden erstmals von J. D. Georgens (1823–1886) zusammengestellt und vom Direktor der Universitäts-Kinderklinik Wien, C. v. Pirquet (1874–1929), in die Pädiatrie eingeführt. Ziel ist die frühzeitige Erkennung und pädagogische Förderung von betroffenen Kindern, um Hilfen anzubieten, wenn die Entwicklung gefährdet erscheint. Dabei ist das Finden und Mittragen eines Förderkonzepts, das sich an den individuellen Bedürfnissen des Kindes und an dessen eigenem Handeln orientiert und das gemeinsam mit den Eltern in der Familie umgesetzt werden kann, entscheidend. Nach heilpädagogischem Verständnis muss das methodische Vorgehen hierzu im diagnostischen, erzieherischen, beratenden, anleitenden und helfenden Bereich situationsabhängig und familiennah ganzheitlich stattfinden und immer wieder kritisch hinterfragt werden. Konkrete Aufgaben in der Heilpädagogik sind:

- Die ganzheitliche Erfassung der senso- und psychomotorischen Auffälligkeiten im Zusammenhang mit den psychosozialen Bedingungen
- Die Vermittlung pädagogischer und sozialer Hilfen, besonders zu Hause
- Heilpädagogische Übungen zur Förderung der Eigentätigkeit des Kindes im freien oder im strukturierten Spiel
- Die Koordination der Frühfördermaßnahmen im Team mit Fachkräften anderer Disziplinen
- Keine Betonung genormter Leistungsmessungen

Auf die vielfältigen Aspekte der z. T. synonym verstandenen **Sonderpädagogik** kann im Rahmen dieser Ausführungen nicht eingegangen werden.

Nach O. Speck (geb. 1926) gibt es einen **entwicklungsnormativen** und einen **ökologischen Ansatz** in der Heilpädagogik. Ersterer orientiert sich an den Entwicklungsnormen, d. h., er basiert auf Untersuchungen der kindlichen Entwicklung. Beim zweiten Ansatz ist das Kind „Akteur seiner Entwicklung“, d. h., die Beziehung des Kindes zu seiner Umwelt steht im Mittelpunkt, selbstständige Impulse der Eltern werden berücksichtigt und die Kinder als Teil eines Gesamtsystems angesehen. Beim ersten Konzept werden also die Ziele vorwiegend von außen vorgegeben, beim zweiten Konzept stärker vom Kind selbst und seiner Familie mitbestimmt. In der heilpädagogischen Praxis werden beide Ansätze – wenn möglich – miteinander verbunden.

Ausgehend von dem Phänomen des **Hospitalismus** und den vielfältigen Aspekten der **Deprivationsforschung** besteht heute kein Zweifel mehr daran, dass schwerwiegende psychische und physische

Entwicklungsrückstände bei einem Mangel an sensorischen, sozioemotionalen und sprachlichen Stimulationen im Säuglings- und Kleinkindalter auftreten können.

Gerade in den letzten Jahren hat es wieder zunehmende Diskussionen über die praktischen Konsequenzen im pädagogischen Alltag gegeben:

- Inwieweit ist eine Fremdbetreuung von Kindern in den ersten Lebensjahren zu befürworten und sollte von staatlicher Seite unterstützt werden (Krippendiskussion)?
- Welche Bedeutung hat die Forderung nach mehr Disziplin im Umgang mit Kindern und Jugendlichen?
- Gibt es spezifische pädagogische Methoden, die Kindern größere Chancen für ihre Entwicklung geben?
- Ist eine Betreuung von Kindern mit Entwicklungsauffälligkeiten in sonderpädagogischen Einrichtungen oder die inklusive Mitbetreuung in Regeleinrichtungen zusammen mit normal entwickelten Kindern zu befürworten und sollte sie staatlicherseits gefördert werden?
- Wie kann die Qualität der pädagogischen Betreuung von Kindern mit Entwicklungsauffälligkeiten auch unter Berücksichtigung der finanziellen Möglichkeiten sichergestellt werden?

Für die heutige Heilpädagogik können folgende Schwerpunkte genannt werden:

- Präventionspädagogik, z. B. Erziehungsberatung, Eltern-Kind-Spielkreise, Elterngesprächsgruppen
- Früherziehung in der Familie
- Heilpädagogische Betreuung von Kleinkindern, z. B. in Kinderkrippen
- Heilpädagogische Kinderhorte
- Inklusionspädagogik in den Schulen
- Pädagogische Betreuung chronisch kranker Kinder bzw. von Kindern nach schweren Krankheiten

Prinzipiell wird bei Kindern mit Entwicklungsauffälligkeiten von einem **erhöhten Förderbedarf** gesprochen, der ggf. in verschiedenen Bereichen (Motorik, Sensorik, Sprache, geistige Entwicklung) spezifiziert wird.

Ein wichtiger Schwerpunkt ist die heilpädagogische Betreuung ab dem frühen Säuglingsalter, z. B. im Rahmen der **Frühförderung** von entwicklungsauffälligen Säuglingen, bei sehr und extrem Frühgeborenen, bei Säuglingen mit chronisch-exzessivem Schreien, bei Kindern mit schweren Fehlbildungen und komplexen Entwicklungsstörungen, vor allem aber auch bei Kindern aus sozialen Risikofamilien. Das Zusammenspiel von frühzeitigen Erwartungen an das Kind bereits vor der Empfängnis und in der Schwangerschaft, die sich durch die Situation der Eltern, der Familie und die psychosozialen Umstände ergeben, führt zu vielen Risiken, aber auch zu Chancen. Die frühe Bindung an eine Bezugsperson ist bei diesen Kindern oftmals gestört, der emotionale Beziehungsaufbau wird durch vielfältige rationale Zwänge (sozioökonomische Situation der Eltern, Krankenhausaufenthalt, regelmäßige Therapiemaßnahmen oder wiederholte Operationen) erschwert. Die Kombination von Heilpädagogik mit Therapien nach dem Heilmittelkatalog wird als **Komplexleistung** bezeichnet und ist für die o. g. Risikokinder die beste Fördermöglichkeit.

Heilpädagogische Betreuungskonzepte im Sinne der **„sanften Pflege"** wurden in die Tätigkeit von Kinderkrankenschwestern auch auf Intensivstationen integriert, z. B. durch konsequente Verbesserungen eines schonenden Umgangs mit schwerkranken Säuglingen, mit der Förderung von Hautkontakt zwischen dem Kind und seinen Eltern (Känguruhing) und der frühzeitigen Entlassung nach Hause unter Gewährleistung spezieller Unterstützungen (sozialmedizinische Nachsorge, z. B. durch den **Bunten Kreis**). Eine **interaktionsorientierte, heilpädagogische Hilfe** als Teil eines Nachbetreuungskonzepts von Risikokindern könnte folgendermaßen aussehen:

- Ermöglichung einer frühen Kontaktaufnahme zum Kind, Gesprächsangebote und Beratung der Mutter
- Gemeinsam mit Ärzten und anderen Therapeuten: Beurteilung des Risikos einer Entwicklungsstörung aufgrund der Krankheit des Kindes, der Sicherheit und Stabilität der Mutter und der Stabilität der Familie (resilienz- und ressourcenbezogene Diagnostik)
- Interaktionsorientierte Hilfen durch Unterstützung des elterlichen Selbstvertrauens, Beachtung der Selbstwahrnehmung und Kompetenz des Kindes, Förderung der spielerischen Aktivitäten des Kindes, Unterstützung harmonischer Kommunikationsformen zwischen Eltern und Kind und Ermutigung zur selbstständigen Problemlösung

Schon differenzierte entwicklungsdiagnostische Beobachtung und Dokumentation können eine positive Wirkung auf das Eltern-Kind-Verhältnis haben. Hierbei können z. B. Videodokumentationen, Kontakte mit anderen betroffenen Eltern oder Beobachtungsräume mit Einwegscheibe sinnvoll sein. Darüber hinaus gibt es vielfältige positive Anregungen zum primären Umgang mit dem Kind, z. B. beim Tragen, bei der Ernährung und bei den Alltagsverrichtungen, z. B. das **PEKiP-Konzept** (Prager Eltern-Kind-Programm). Die Heilpädagogik vertritt dabei keine spezielle Methode, das Kind ist kein „Objekt spezialisierter Therapie- und Trainingsmethoden"; wesentlich sind vor allem die vertrauensvolle Kooperation mit den Eltern und die Vermittlung bei eventuellen Irritationen mit anderen Berufsgruppen. Die heilpädagogische Diagnostik dient dem Erkennen von Handlungsansätzen **(Förderdiagnostik)** und nicht der Feststellung von Defiziten und Störungen, d. h., es werden möglichst Methoden mit therapeutisch-pädagogischen Konsequenzen eingesetzt. Wichtige Bereiche sind u. a. die Förderung der **„intuitiven elterlichen Kompetenzen"** wie Feinfühligkeit und Responsivität sowie die Stabilisierung der Eltern-Kind-Bindung, z. B. das Programm **SAFE** (sichere Ausbildung für Eltern) [8, 191, 192, 196, 198, 199, 200, 201, 202, 203].

16.2 Die Montessori-Heilpädagogik

Die italienische Ärztin und Reformpädagogin **M. Montessori (1870–1952)** und ihr Sohn entwickelten ein pädagogisches Konzept, das von dem Sozialpädiater T. Hellbrügge (1919–2014) und seinen Mitarbeiterinnen ab 1967 in die Betreuung und Förderung von entwicklungsgestörten Kindern umgesetzt wurde. Die Ursprünge hierzu liegen in Ideen, die von den Franzosen J. M. Itard (1774–1838) und E. Seguin (1812–1880) auf den Grundlagen der Sinnesphysiologie zur Förderung von Menschen mit geistigen Behinderungen erstellt wurden (➤ Kap. 1.1.2). 1907 gründete M. Montessori das erste Kinderhaus in Rom, in dem durch kindgerechte Einrichtung und das Anbieten spezifischer, oft aus dem Alltagsleben entlehnter Materialien Wahrnehmung, Motorik und Imitationsfähigkeit der Kinder gefördert wurden.

„Vom Greifen zum Begreifen, von der Wahrnehmung zur Entstehung der Idee". Nach Montessoris Ansicht verläuft die Entwicklung nach physiologischen Gesetzmäßigkeiten durch **Prägung in sensiblen Phasen.** Die frühe Kindheit ist die schöpferischste Periode im Leben des Menschen; *„jedes Kind ist ein kreatives Wesen, das am besten aus sich heraus lernen kann"*, es braucht die *„Freiheit zur aktiven Selbstverwirklichung"*.

„Hilf mir, es selbst zu tun" und *„der Weg, auf dem die Schwachen stärker werden, ist der gleiche, auf dem die Starken sich vervollkommnen"* sind einprägsame, oft aber auch missverstandene Leitsätze. Je vollkommener die Umgebung dem Kind entspricht, umso mehr kann die Unterstützung durch Erwachsene zurücktreten. Die kognitiven Fähigkeiten des Kindes werden durch Unterstützung der sozialen Kompetenz, insbesondere der **Selbstständigkeit** und der **Gruppenfähigkeit,** zusätzlich verbessert. Dies soll lebenspraktisch durch das Training von Groß- und Feinmotorik, den Aufbau von konzentriertem Spiel- und Arbeitsverhalten, Wahrnehmungsübungen, begleitende Sprache und Gruppenarbeit gefördert werden. Die Kinder erhalten Sicherheit durch bekannte Materialien, z. B. Steckbretter, den „rosa Turm", verschiedene Stäbe, Rahmen für Knöpfe, Schleifen und Haken usw. Die Einbeziehung verschiedener Gegenstände aus dem Alltagsleben erleichtert Übungen der Sinneswahrnehmung, der Konzentration, der motorischen Abläufe und der Kognition. Aus einfachen Strukturen können höhere kognitive Leistungen abgeleitet werden, z. B. durch Beschreiben, Zählen und Erklären von Zusammenhängen im Rahmen der „kosmischen Erziehung". Sowohl die Zerbrechlichkeit als auch die Schönheit unserer Welt sollen mitgeteilt werden; den Kindern soll Freude an Sauberkeit, Ordnung, Erkennung einfacher Funktionen und sinnvoller Zusammenhänge vermittelt werden. Montessori spricht bewusst davon, dass Kinder mit angebotenen Materialien nicht spielen, sondern arbeiten. Sie unterscheidet die einleitende Arbeit, die große Arbeit und die freie Arbeit. Die Erfahrung zeigt, dass sich unter derart strukturierten Voraussetzungen die meisten Kinder freiwillig ruhig und konzentriert verhalten.

Vom Kinderzentrum München ausgehend wurden die Grundideen der Montessori-Pädagogik sowohl für Einzelbehandlungen als auch für die integrative Betreuung in Kindergarten und Schule modifiziert. Durch Anpassung des pädagogischen Materials an die Möglichkeiten und Bedürfnisse der Kinder mit Entwicklungsstörungen kann ganzheitliches Lernen in kleinsten Schritten und mit Übungen aus dem praktischen Leben stattfinden. Durch die gemeinsame Erziehung von behinderten und nicht behinderten Kindern kommt es zum Aufbau wesentlicher sozialer Kompetenzen im Sinne einer praktizierten Inklusion [30, 31, 198].

16.3 Konduktive Erziehung nach Petö

Von dem Arzt, Schriftsteller und Pädagogen **A. Petö** (1893–1967) wurde ein ganzheitliches Betreuungssystem als **konduktive Erziehung** vor allem für Kinder mit nicht zu schwer ausgeprägten Körperbehinderungen wie spastische Zerebralparesen (➤ Kap. 7.1) und Meningomyelozelen (➤ Kap. 7.2) zusammengestellt. Es handelt sich um ein integriertes Erziehungssystem, bei dem speziell ausgebildete **Konduktoren** ein auf das behinderte Kind abgestimmtes Erziehungsprogramm nach den Anforderungen der Regelschule ausarbeiten. Unter dem Erreichen einer Orthofunktion wird keine Normalisierung verstanden. Es handelt sich um eine zielorientierte und nicht um eine ursachenorientierte Förderung, die wesentlich über Wahrnehmung, Kognition und Motivation und mit klaren Strukturen von Raum und Zeit abläuft. Ziel ist die gesellschaftliche Integration von Menschen mit Körperbehinderungen und nicht ihre Ausgrenzung durch die Sonderpädagogik. Zur Vermeidung unterschiedlicher Kompetenzen verschiedener Berufsgruppen wird ein Konduktor eingesetzt, der das Kind und seine Familie motorisch, intellektuell, sozial, emotional und lebenspraktisch fördern soll. Dabei sollen Fantasie, Kreativität und Motivation im Sinne des Entwicklungskonzepts von Piaget (➤ Kap. 12.2.1) zu einer Verinnerlichung des konkreten Handelns führen.

Hilfsmittel wie Krücken, andere Gehhilfen usw. werden abgelehnt; die Kinder werden in einer Gruppe zu möglichst viel Selbstständigkeit angeleitet. Sie haben eine Holzpritsche und spezielle Übungsstühle zur Verfügung, und die jeweils vorgegebenen Ziele werden durch vielfältige verbale Ansprachen und rhythmische Aufforderungen, z. T. in Form von einfachen Liedern und Reimen, unterstützt.

Die konduktive Erziehung wurde primär für Ungarn konzipiert und wird mittlerweile in vielen Ländern eingesetzt, u. a. auch in mehreren Projekten in Deutschland. Neben individuellen Erfolgsberichten von Eltern und positiven Erfahrungen in verschiedenen Einrichtungen konnten im Rahmen eines groß angelegten und beispielhaft dokumentierten Forschungsprojekts am Sozialpädiatrischen Zentrum München im Vergleich mit anderweitig geförderten Kindern nur unspezifische Verbesserungen bei den Alltagsfunktionen, aber keine entscheidenden Veränderungen der motorischen Kompetenzen nachgewiesen werden. Wie bei vielen anderen Studien erwies sich auch hier die grundsätzliche Vergleichbarkeit der verschiedenen Gruppen aufgrund der vielfältigen Einflussparameter als das entscheidende Problem. 2009 entschied das Bundessozialgericht, dass die Petö-Methode als notwendige Leistung der sozialen Rehabilitation in Betracht kommt und damit von der Eingliederungshilfe übernommen werden kann [189, 193].

16.4 Weitere Möglichkeiten von Heil- und Sonderpädagogik

Weitere heil- und sonderpädagogische Betreuungskonzepte werden in vielen Einrichtungen für Kinder und Jugendliche eingesetzt. Hierzu gehören u. a.:

- Anleitungen und Unterstützungsmaßnahmen bei den *alltäglichen Verrichtungen,* z. B. beim Baden, Füttern, Tragen, bei der Körperpflege und dem Toilettentraining.
- Der Einsatz von **Medien,** z. B. sinnvolle Spiele, Bücher, Werkstoffe. Durch große Studien konnte mittlerweile eindeutig belegt werden, dass der übermäßige Konsum vor allem von Fernsehen

und Videospielen einen negativen Einfluss auf Kinder mit Entwicklungs- und Verhaltensstörungen hat; bei unkontrolliertem Gebrauch sind die Kinder signifikant häufiger adipös, aufmerksamkeitsgestört, depressiv und lernschwach.

- Vielfältige pädagogische Maßnahmen, vor allem aber das Spiel, sind für die Unterstützung der Entwicklung eines jeden Kindes von entscheidender Bedeutung. Hierzu gehören alle Formen von Gesellschaftsspielen, Rollen- und Fingerspiele, aber auch das gemeinsame Singen, das Deklamieren von Versen oder das Erzählen von Märchen oder Fantasiegeschichten.
- **Musik und Tanzen** wirken in besonderer Weise auch bei schweren Behinderungen und Verhaltensstörungen positiv, z. B. im Rahmen von Stimulationen mit Resonanzkörpern (Klangschalen), durch rhythmische Anregungen (Trommelgruppen!), musikpädagogische Behandlungen mit Instrumenten (z. B. nach C. Orff-Teirich), therapeutisches Tanzen und in der Eurhythmie. Strukturierte Konzepte werden in modernen Ausbildungsgängen der Musiktherapie vermittelt.
- **Basale Stimulationen für Schwerstbehinderte** nach A. Fröhlich (geb. 1946) dienen der Vermittlung angenehmer Empfindungen, z. B. Schaukeln in einer Hängematte, Bestreichen der Haut, sanftes Singen.
- **Multisensorische Förderung** in speziell ausgestatteten Räumen, z. B. einem *Snoezel-Raum* mit vibrierenden, farbigen Geräten, Spielwand, Hängematte, Kugelbad, Wasserbett und Meditationsmusik.
- **Kunsttherapie,** z. B. mit verschiedenen Maltechniken, bildnerischem Gestalten und Objekten in der Kinder- und Jugendpsychiatrie, der Onkologie und bei anderen chronischen Krankheiten.

Die **Waldorf-Pädagogik** nach R. Steiner (1861–1925), die sich selbst als „heilende Erziehung“ versteht, hat bei der Betreuung schwerbehinderter Menschen große Anerkennung erlangt. Die z. T. strikten weltanschaulichen Prinzipien können jedoch nicht von allen Menschen akzeptiert werden.

Auch positive Erfahrungen mit speziell ausgebildeten **Clowns** bei der Betreuung chronisch kranker und behinderter Kinder können dem Bereich der Heilpädagogik zugeordnet werden.

Bei hyperkinetischen, aggressiven und konzentrationsgestörten Kindern, insbesondere auch solchen mit autistischen Verhaltensweisen, wird immer wieder die **Festhaltetherapie** nach N. Tinbergen (1907–1988) und J. Prekop (geb. 1929) propagiert. Diese kann im Einzelfall und in besonderen Situationen eine positive Wirkung für das Kind und einen Elternteil (meist die Mutter) haben, ist heute als allgemeines Therapiekonzept aber nicht mehr anerkannt.

Schließlich ist ein wichtiger Bereich jeder Pädagogik auch die Bewertung und Beratung. So ist es sinnvoll, dass erfahrene Pädagogen zusammen mit Ärzten, Psychologen und Therapeuten bei Kindern mit Entwicklungsproblemen und Behinderungen den pädagogischen Förderbedarf bzw. die Fördermöglichkeiten feststellen und daraus individuelle Schulempfehlungen ableiten. Dies kann nur in ausführlichen Absprachen mit den sorgeberechtigten Eltern stattfinden. Eine Hilfestellung bei diesen oft schwierigen Aufgaben können Erhebungsbögen wie die **School Function Assessment** sein.

Eine wichtige Funktion bei der Betreuung von Familien mit verhaltensauffälligen Kindern und Jugendlichen haben die Beratungsstellen für Eltern bzw. die Familienberatungsstellen. Leider ist hier die Finanzierung der notwendigen Beratungstermine nicht immer einfach, da sich die Sozialhilfeträger und die Krankenkassen oft die Zuständigkeit gegenseitig zuschieben. Dies gilt besonders auch bei der Betreuung von Familien mit einem behinderten Kind, wenn die Eltern oder Geschwisterkinder Probleme haben [190–203, 217].

KAPITEL

17 Alternative Therapiemethoden

H.-M. Straßburg

17.1 Die Bedeutung wissenschaftlich nicht nachvollziehbarer Behandlung

Neben den besprochenen Konzepten werden zahlreiche alternative Methoden entweder mit dem Anspruch auf Ganzheitlichkeit oder mit spezifischen Zielsetzungen bei entwicklungsauffälligen und behinderten Kindern eingesetzt. Nicht selten spielen sog. Elementargedanken wie das Lernen von Naturvölkern oder Eingebungen von selbsternannten Heilern eine Rolle. Oftmals werden große Erwartungen bei Eltern und Betreuern durch euphorische Berichte über Einzelerfahrungen geweckt, oder es stehen spirituell-metaphysische (z.B. fernöstliche), z.T. aber auch dogmatisch-ideologische Konzepte hinter den teilweise mit großem Aufwand propagierten Methoden. In aller Regel besteht keine Übereinstimmung mit naturwissenschaftlichen Prinzipien. Moderne, objektiv nachprüfbare Erkenntnisse werden nicht berücksichtigt, Gefahren nicht immer klar benannt, Wechselbeziehungen zwischen Maßnahme und Wirkung falsch bzw. irreführend gedeutet und evtl. eindeutige Behandlungsindikationen nicht oder zu spät eingesetzt. Doch obwohl alternative Methoden nach „schulmedizinischem Verständnis" nicht notwendig erscheinen, sollten sinnvolle Ansätze überprüft und ggf. in modifizierter Form in anerkannte Behandlungsstrategien integriert werden.

Unabhängig von Kritik gegenüber alternativen Therapiemethoden sollten alle, die Eltern von entwicklungsauffälligen und behinderten Kindern betreuen, zumindest Verständnis dafür aufbringen, dass sie ihre Kinder nicht nur mit den Methoden der „Schulmedizin“ behandeln lassen, solange keine Gefährdung des Kindeswohls vorliegt.

Wenn sich Eltern nach einer alternativen Behandlungsmethode erkundigen, sollte man sich als Betreuer auch fragen,

- ob sie umfassend und gut verständlich über die Diagnose und die Ursachen der Behinderung, die bestehenden therapeutischen Möglichkeiten und die Prognose bei ihrem Kind informiert sind,
- ob die „schulmedizinisch“ adäquate und etablierte Therapiemethode zum richtigen Zeitpunkt, in der richtigen Einrichtung und unter vertretbarem Aufwand eingesetzt wird,
- ob die betreuenden Therapeuten einen bestmöglichen Zugang zu den Eltern und den Patienten haben und
- ob die psychoemotionale, soziale und/oder ökonomische Situation der Familie eine Erklärung für das Interesse an einer alternativen Behandlungsmethode sein kann.

Wenn Eltern mit den Aussagen des primär behandelnden Arztes oder der Therapeuten und Pädagogen nicht zufrieden sind, was bei den heutigen oft verwirrenden Informationsquellen im Internet leicht möglich wäre, sollten sie an eine kompetente Institution, z. B. ein Sozialpädiatrisches Zentrum und/oder an Elternselbsthilfegruppen, z. B. über das **Kindernetzwerk,** verwiesen werden.

In den vergangenen Jahren haben die großen wissenschaftlichen Gesellschaften, z. B. die Deutsche Gesellschaft für Kinder- und Jugendmedizin, die Gesellschaft für Neuropädiatrie, die Deutsche Gesellschaft für Sozialpädiatrie und Jugendmedizin, die Deutsche Gesellschaft für Kinder- und Jugendpsychiatrie und Psychotherapie oder die Deutsche Gesellschaft für Manualtherapie, ausführliche Stellungnahmen zu mehreren alternativen Therapiemethoden veröffentlicht (siehe z. B. www.dgspj.de und www.AWMF.org) [204, 205, 210, 214, 215].

17.2 Physikalische Therapiemethoden

17.2.1 Atlastherapie

Grundlage verschiedener Konzepte und Behandlungsmethoden ist die Vorstellung, dass vielfältige funktionelle und anatomische Veränderungen im Bereich des kraniozervikalen (Kopf-Hals-)Übergangs eine Erklärung für sehr unterschiedliche Entwicklungs- und Verhaltensauffälligkeiten sein können. Funktionsstörungen, z. B. vermehrtes Schreien, werden neu definiert und vorübergehende Haltungsanomalien, z. B. eine Schiefhaltung von Kopf und/oder Rumpf im Säuglingsalter, als definitive Entwicklungsstörung bezeichnet.

Beim **KISS-Syndrom** (= Kinetic Imbalance Due to Suboccipital Strain bzw. kopfgelenkinduzierte Symmetriestörung nach H. Biedermann) werden Röntgenaufnahmen des atlanto-okzipitalen Übergangs (d. h. der Verbindung des 1. Halswirbels [Atlas] mit dem Hinterhauptsbein) nach eigenen Kriterien ausgewertet, obwohl damit beim Säugling keine Aussage über die Stellung der knorpeligen Gelenke gemacht werden kann. Wesentliche Therapiemaßnahme ist dann eine kurze manuelle Reposition. Nach A. Arlen besteht die Therapie in wiederholten, kurzen Druckeinwirkungen auf den Atlasquerfortsatz. Es werden auch andere Manualtherapien im Bereich des Schädels, der Wirbelsäule und des Beckens, z. B. bei spastischen Zerebralparesen, neuromuskulären Erkrankungen, aber auch hyperkinetischen Verhaltensstörungen und allgemeinen motorischen Bewegungsstörungen, angeboten. Meist wird empfohlen, bestehende Therapiemaßnahmen unverändert fortzuführen. Die bisher vorgelegten Ergebnisse sind wissenschaftlich nicht akzeptabel. Die „Atlasfunktionsstörung“ ist international als Krankheit nicht anerkannt.

17.2.2 Manuelle Wirbelsäulentherapie

Die **manuelle Wirbelsäulentherapie nach W. Kozijavkin** (geb. 1947) soll zur allgemeinen Reduzierung des Muskeltonus, zu einem Wärmegefühl und einem vergrößerten Bewegungsausmaß sowie zur „Beruhigung" des Patienten führen. Durch zusätzlichen Einsatz von Ganzkörpermassage, Akupressur, Wärmepackungen, Elektrostimulation, Injektion von Bienengiften bei Fortsetzung der bisherigen krankengymnastischen Behandlung könne es zur Lösung von Funktionsblockaden der Zwischenwirbelgelenke, zur Auflösung von Myotendinosen (Muskelhartspann) und zur Verbesserung vegetativer Funktionen kommen. Dadurch soll die Voraussetzung für nachfolgende therapeutische Ansätze geschaffen werden. Ziel ist eine Reorganisation der Bewegungsformen vor allem bei spastischen und hypotonen Zerebralparesen (z. B. durch lang dauernden Schlaf nach der Therapie) mit besserer Wahrnehmung, größeren Bewegungsmöglichkeiten und größerer Kraftentfaltung.

Kritik: Die Behandlung erfolgt stationär in Form mehrstündiger Therapieeinheiten, meist für 2 Wochen in ausländischen Rehabilitationskliniken. Trotz einer sehr großen Zahl von behandelten Patienten werden bisher nur unkritische Angaben zu den „Behandlungserfolgen" gemacht; Komplikationen werden nicht beschrieben. Eine neurophysiologische Grundlage des Behandlungskonzepts gibt es nicht, und es ist oft nicht erkennbar, ob und wie die genannten Patienten vorbehandelt waren. Dennoch können eine Lösung muskulärer Verspannungen und ein intensiveres Bewegungstraining bei Patienten mit fixierter Zerebralparese unter bestimmten Umständen sinnvoll sein und zumindest vorübergehende Verbesserungen der Motorik herbeiführen.

17.3 Globale Behandlungskonzepte

17.3.1 Programm nach Doman-Delacato

Das **Therapiekonzept nach G. Doman und C. Delacato** – in Europa in den letzten Jahren überwiegend nur nach Delacato – ist ein umfangreiches Behandlungsprogramm für „gehirnbehinderte Kinder" mit meist schwerer Beeinträchtigung. Es handelt sich dabei um die Anwendung primärer Kriechmuster, die je nach Ausprägung der Behinderung passiv oder aktiv zum Einsatz kommen. Darüber hinaus werden vielfältige und aufwendige sensorische Stimulationen auch bei schwerer organischer Hirnschädigung empfohlen, um so relevante Funktionsverbesserungen zu schaffen. In einem Rhythmus von jeweils 8 Minuten Therapie in halbstündigen Abständen werden, basierend auf einem veralteten Stufenkonzept der Hirnreifung und in Abhängigkeit vom aktuellen Entwicklungsstand, unterschiedliche Reize wie Lichtblitze, schrille Geräusche, aber auch komplexe Seh- und Hörreize angeboten, um ein „optimales physiologisches Milieu" zu schaffen. Weiterhin sind in früheren Stellungnahmen Maßnahmen wie eine Reduktion der Flüssigkeitszufuhr, eine Anreicherung der Atemluft mit CO_2 zur Gefäßerweiterung und sogar eine mehrere Minuten dauernde Hängelage des Kindes mit dem Kopf nach unten zur angeblichen Verbesserung der Hirndurchblutung empfohlen worden. Zur Durchführung des Programms sind in der Regel mehrere Erwachsene notwendig. Auch hier stehen enthusiastische Erfahrungsberichte von Einzelpersonen einer durchgehend kritischen Grundeinstellung wissenschaftlich orientierter Mediziner gegenüber. Die Gesellschaft für Neuropädiatrie hat sich in einer Stellungnahme eindeutig gegen die Anwendung dieser Methode bei Kindern mit Entwicklungsstörungen und Behinderungen ausgesprochen [206].

17.3.2 Osteopathie und kraniosakrale Therapie

Eine zunehmende Verbreitung gewinnt die **Osteopathie,** die in sehr unterschiedlicher Form angewendet wird. So kann man darunter alle manualtherapeutischen Maßnahmen verstehen, die vor allem bei der Behandlung von Erwachsenen mit funktionellen Gelenk- und Bindegewebsproblemen zum Einsatz kommen und z. B. in den USA eine lange Tradition haben.

Die Osteopathie im engeren Sinn beruht auf dem Konzept des amerikanischen Landarztes A. T. Still (1828–1917), der nach tragischen Erfahrungen in seiner Familie bewusst im Gegensatz zur naturwissenschaftlichen Medizin ein ganzheitliches, vor allem philosophisch und anatomisch begründetes

Behandlungskonzept erstellte. Danach bilden alle bindegewebigen Strukturen des Körpers eine Funktionseinheit. Mit speziellen Palpationstechniken sollen „Schwingungen" im subkutanen Gewebe erfasst werden, die vor allem von der Schädelbasis ausgehen. Er empfahl, diese durch sanfte Manipulationen zu beeinflussen, um natürliche Abwehrkräfte des Körpers zu mobilisieren.

In den vergangenen Jahren wird die Osteopathie in Deutschland v. a. bei Säuglingen zur Behandlung von vermehrtem Schreien, Saug- und Schlafstörungen sowie von Rumpf- und Schädelasymmetrien propagiert. Trotz vieler Einzelberichte über Behandlungserfolge durch Eltern, Hebammen und Ärzte ist eine überzeugende Beweisführung der Wirksamkeit bei den häufigen, ätiologisch uneinheitlichen und in der Regel sich spontan zurückbildenden Symptomen bisher nicht gelungen. Unverändert ist in vielen Fällen von einer Suggestivwirkung auszugehen, die nicht zuletzt durch die beruhigende und mit lang dauernden Berührungen verbundene „Behandlung" erklärt werden kann. Mittlerweile werden die Kosten für eine Osteopathie-Behandlung des Säuglings aber von einzelnen Krankenkassen übernommen.

Die **kraniosakrale Therapie** ist eine Weiterentwicklung der Osteopathie in Kombination mit fernöstlichen Vorstellungen, mit der vor allem angebliche „Blockierungen" in den Iliosakralgelenken gelöst und der Liquorfluss innerhalb des Schädels durch Verschiebung der Schädelknochen zueinander gefördert werden soll. Auch diese Methode wird in Verbindung mit „Energieübertragungen" und speziellen Bewegungen angewendet [209].

17.3.3 Edukinesiologie

Die **angewandte Kinesiologie** wird als *„ganzheitliche Methode zum Sondieren und Ausgleichen oder Korrigieren des energetischen Zustands des menschlichen Organismus"* angeboten. Sie sollte nicht mit der Kinesiologie in den Sportwissenschaften und der Kinesiologie im physiotherapeutischen Konzept nach Vojta verwechselt werden. Grundlagen sind u. a.:

- Das „Touch-for-Health"-(TFH-)Programm, d. h. die Entspannung durch besseres Körperbewusstsein
- Der Muskeltest nach G. Goodheart und die Vorstellung, dass „der Körper nie lüge", dass der Organismus selbst am besten wisse, was ihm gut tut und dass er mitteilen könne, was zur Behebung eines Problems getan werden kann

Als Erklärung werden Modelle der chinesischen Medizin herangezogen, die auch in der Akupunktur Anwendung finden und bei denen Energiebahnen im Körper eine wichtige Rolle spielen. Nach Ansicht ihrer Vertreter dient die angewandte Kinesiologie als *„neue Kommunikationsform mit unbegrenzten Anwendungsmöglichkeiten bis hin zur Psychotherapie"*. Unter dem Begriff der **Edukinästhetik** wird auch Einfluss auf Pädagogen genommen. So sollen mithilfe bestimmter Übungen, z. B. mit Überkreuzen der Körpermitte und mit Darstellung der liegenden Acht, „neue Reizbahnen" im Gehirn entstehen, insbesondere soll die Funktion des Balkens als Verbindung zwischen den Großhirnhemisphären verbessert werden. Dies wird auch als „Brain-Gym" bezeichnet.

Kritik: Die angewandte Kinesiologie ist ein auf subjektiven Erfahrungen begründetes Konzept ohne wissenschaftliche Belege für eine spezifische Wirkung auf das zentrale Nervensystem. Es ist eine altbekannte Tatsache, dass bestimmte Körperbewegungen einen allgemein fördernden, evtl. auch beruhigenden psychischen Einfluss haben können. Bedenklich ist jedoch, dass völlig unhaltbare Vorstellungen über die Ursachen von Bewegungs-, Verhaltens- und Entwicklungsstörungen vorgegeben und stark vereinfachte und missverständliche Vorstellungen über die Hirnfunktionen verbreitet werden. Besonders der direkte Einfluss dieser Methode auf die Pädagogik unter Umgehung von Medizin und Psychologie muss als sehr problematisch angesehen werden [210].

17.3.4 Neurophysiologische Entwicklungsförderung

Die Methode geht von der Vorstellung aus, dass *„automatische Bewegungen der Fetalzeit das Fundament für die späteren bewussten Fertigkeiten sind"*. Eine Persistenz frühkindlicher „Primitiv-Reflexe" wie ATNR, STNR, Moro- und Greifreflex würde die weitere Entwicklung behindern, z. B. in Form von motorischen und sprachlichen Entwicklungsstörungen, aber auch von Aufmerksamkeits- und Teilleistungsstörungen im Schulalter. Mithilfe eines vorgeschriebenen Trainingsprogramms, z. B. Balance-Übungen und Wiederholung von Reflexbewegungen, soll es zu einer Rückbildung der automatisierten Bewegungen und einer Verbesserung der gestörten Funktionen kommen.

Kritik: Die vom Institut für Neuro-Physiologische Psychologie (INPP) angebotenen Kurse für Erzieherinnen, Lehrer und Eltern sowie die Behandlungen von Kindern beruhen auf einem veralteten und pauschalisierenden reflexologischen Konzept der Hirnfunktionen ohne Berücksichtigung der heutigen Kenntnisse zur embryofetalen Hirnentwicklung und der differenzierten Erklärungen von Entwicklungsauffälligkeiten. Mehrere Publikationen mit angeblichen Beweisen zur Wirksamkeit der Methode, die z. T. in renommierten Fachjournalen erschienen sind, müssen kritisch hinterfragt werden.

17.3.5 Entspannungstechniken

Basierend auf den Erfahrungen des israelischen Physikers M. Feldenkrais (1904–1984) wurden Methoden entwickelt, die eine Verbindung von Bewegung und Gefühl einerseits mit Wahrnehmung und Denken andererseits suchen. Unter dem Motto „Der Weg ist das Ziel“ wird versucht, durch innere Anteilnahme an Bewegungen und Wahrnehmungen eine Bewusstseinserweiterung und die Schaffung neuer Verhaltensweisen zu ermöglichen. In Einzelfällen kann die **Feldenkrais-Methode** sowohl bei betroffenen Kindern, evtl. auch solchen mit schweren Behinderungen, als auch bei belasteten Eltern eine Entspannung und Beruhigung herbeiführen („Relax-Reise“). Ebenso können seriöse fernöstliche Entspannungstechniken, z. B. **Qigong,** positive Wirkungen entfalten.

Auch das **autogene Training** nach I. H. Schultz mit willentlicher Beeinflussung des Vegetativums, z. B. des Atmens oder der Durchblutung, kann sowohl bei Kindern mit chronischen Krankheiten und Verhaltensproblemen, z. B. Migräne, Asthma bronchiale, Colitis ulcerosa, als auch bei belasteten Eltern positive Wirkungen haben und in wenigen Anleitungsstunden vermittelt werden.

17.3.6 Audio-Psycho-Phonologie nach Tomatis

Diese Methode beruht auf den Verbindungen von Hören, Sprechen und seelischem Empfinden. Nach Untersuchungen des französischen HNO-Arztes A. A. **Tomatis** (1920–2001) spielt die vorgeburtliche (intrauterine) Hör- bzw. Horch- und Kommunikationsfähigkeit auch für das weitere Leben eine wichtige Rolle. Veränderungen des Hörschemas führen zu Änderungen des stimmlichen und sprachlichen Ausdrucks und der Psyche. Die menschliche Stimme enthält demnach nur die Frequenzen, die das Ohr zu hören bereit ist.

Mithilfe eines „elektronischen Ohrs“ erfolgt eine Gehörschulung; notwendig sind dazu ein Kopfhörer für Luft- und Knochenleitung sowie ein Verstärker für hohe Frequenzen und ein Filter für tiefe Frequenzen in zwei Kanälen, die wechselweise das jeweilige Ohr stimulieren. Hierdurch kommt es zu einer „auditiven Mikrogymnastik“, die der energetischen „kortikalen Aufladung“ zur Versorgung der Hirnrinde mit Energie dient. Die Tonaufnahme soll vergleichbar mit dem intrauterinen Zustand sein, soll vorgeburtliche Wahrnehmungen aktivieren und damit psychische Systeme, die blockiert waren, befreien. Speziell für Patienten mit apoplektischem Insult („Schlaganfall“) oder anderen komatösen Zuständen wird ein individuelles Hörprogramm mit viel harmonischer Streichermusik, meist von Mozart, zusammengestellt.

Grundsätzlich soll es durch diese Methode zu Auswirkungen auf das Verhalten, insbesondere auf Hyperaktivität und Autismus, auf Muskeltonus, Gleichgewicht und Koordination kommen; die Kommunikationsfähigkeit soll verbessert und das Vegetativum soll besonders bei psychosomatischen Störungen harmonisiert werden. Die Methode könne auch zur Unterstützung verhaltenstherapeutischer und tiefenpsychologischer Behandlungen einerseits sowie von schweren Bewusstseinsstörungen andererseits eingesetzt werden, sogar zum besseren Erlernen von Fremdsprachen, die jeweils eigene Frequenzspektren besitzen.

Kritik: Die Wahrnehmung und zentrale Verarbeitung des Hörens ist sicher für die Entwicklung des Menschen von großer Wichtigkeit, das Ohr ist ein „Tor zur Seele“, es kann beruhigen und stimulieren.

Die Tomatis-Methode besteht aber in einer Überbetonung von unbewiesenen Vorstellungen über die zentrale Bedeutung des Hörens. Sie ist außerdem in der propagierten Form aufwendig und teuer.

Bei zentral-auditiven Wahrnehmungs- und Verarbeitungsstörungen und bei Lese-Rechtschreibstörungen werden Programme mit verschiedenen Hörreizen (z. B. zum Training der Hördiskrimination nach F. Warnke) angeboten, deren Wirksamkeit trotz vieler subjektiver Erfolgsberichte nicht belegt ist. Auch das akustische und visuelle Training der Antizipation, d. h. der möglichst frühen Erkennung, von welcher Seite ein Reiz abgegeben wird, nach B. Fischer bei Legasthenie und Dyskalkulie gehört hierzu [208].

17.3.7 Therapie mit Tieren

Ponys und Pferde sind hervorragend geeignet, Kindern mit Zerebralparese sowie mit Intelligenzminderungen und schwerwiegenden Verhaltensstörungen nicht nur sinnvolle Körperbewegungen, sondern auch verbessertes Selbstbewusstsein und vielfältige Sinneserfahrungen zu vermitteln **(Hippotherapie).** Durch ihren Einsatz im Rahmen einer physio- oder ergotherapeutischen Behandlung sind erstaunliche Fortschritte bei einigen Kindern beschrieben worden. Auch speziell trainierte Hunde werden zunehmend zur Förderung von Kindern mit Verhaltensproblemen, kognitiven Entwicklungsstörungen und Zerebralparesen (z. B. Hemiparesen) eingesetzt.

Viel diskutiert wird der Einsatz von **Delfinen** bei der Behandlung von Kindern mit schwerwiegenden Verhaltensstörungen, z. B. einer Autismus-Spektrumstörung oder einer Intelligenzminderung. Einige dieser Kinder zeigten zunehmend längeren Blickkontakt mit diesen zutraulichen Tieren; bei einigen haben sich deutliche Verbesserungen von Berührungsängsten und sozialen Hemmungen ergeben. Leider ist die Methode sehr teuer und wird überwiegend nur im Ausland angeboten. In einem deutschen Modellprojekt, das nach Protesten von Tierschützern beendet werden musste, ließen sich bei den Kindern nur wenige objektive Verbesserungen nachweisen; andererseits profitierten die Eltern von den intensiven gemeinsamen Gruppenangeboten und Gesprächen während einer Behandlungswoche [207].

17.4 Weitere Behandlungsmethoden

17.4.1 Akupunktur und elektrische Reizungen

Die vielfältigen Methoden der **Akupunktur** sind bei richtiger und kritischer Anwendung vor allem zur Schmerzbehandlung bei Patienten ab dem Jugendlichenalter von nachweisbarer Wirkung. Aufgrund großer Feldversuche ist sie als symptomatische Behandlungsmethode bei chronischen Rücken- und Kniebeschwerden anerkannt; allerdings war die Hypothese, dass nur bei Punktion in bestimmten Meridian-Linien ein Effekt erzielt werden könne, in wissenschaftlichen Studien nicht nachzuweisen. Bei Verhaltens- und Entwicklungsstörungen können wir keine vernünftige Indikation für die Akupunktur erkennen.

Die Interferenzstrom-Regulationstherapie ist eine Reizstrommethode, die noch am ehesten einen nachvollziehbaren Therapieansatz bei Schmerzen und spastischen Bewegungsstörungen bietet. Mit der transkutanen elektrischen Nervenstimulation (TENS) lassen sich lokale Schmerzen, z. B. Neuralgien, behandeln.

Der Einsatz von Methoden der Traditionellen Chinesischen Medizin (TCM), z. B. mit verschiedenen Pflanzenextrakten, ist objektiv schwer prüfbar, wird aber von ihren Vertretern bei verschiedensten Störungen als sinnvolle Ergänzung angesehen.

17.4.2 Homöopathie und Naturheilmittel

Behandlungen mit **homöopathischen Mitteln** bei Kindern mit Entwicklungs- und Verhaltensstörungen sind objektiv ohne nachweisbare Wirkung, haben aber möglicherweise einen Suggestiveffekt. Eine „Energieübertragung" in hohen Verdünnungen, bei denen z. T. kein Wirkstoffmolekül mehr im Heilmittel sein kann, ist wissenschaftlich nicht nachvollziehbar und auch nicht durch mechanische Maßnahmen (Schütteln, Reiben) zu erreichen. Interessant ist, dass nach der Gebührenordnung für Ärzte (GOÄ) die Anamneseerhebung im Rahmen einer

Homöopathiebehandlung den höchsten Abrechnungsfaktor besitzt.

Auch bei der Gabe von wässrigen Pflanzenextrakten in Form von Bach-Blüten handelt es sich um Vorstellungen der Erfahrungsmedizin. Dies gilt ebenso für die Anwendung verschiedener Steine und Düfte. Dies hat aber nichts mit den pharmakologischen Wirkungen von Pflanzenextrakten, Tierbestandteilen und Mineralien zu tun, die in auch heute verwendeten Medikamenten, z. B. in der Onkologie oder bei der Behandlung der arteriellen Hypertonie, zur Anwendung kommen.

17.4.3 Diäten

Die **Feingold-Diät** mit Vermeidung von Farb- und Konservierungsstoffen in der Nahrung und die **phosphatarme Ernährung** bei hyperkinetischen Kindern sind objektiv unwirksam und ernährungsphysiologisch aufgrund ihres hohen Fettgehalts und des Mangels an verschiedenen Vitaminen unsinnig und nicht begründbar.

In Einzelfällen können oligoallergene Diäten nach J. Egger bei Kindern mit meist hyperkinetischen Verhaltensstörungen und einer Allergiedisposition sinnvoll sein. Sie müssen aber sehr aufwendig ausgetestet werden und sind für das betroffene Kind und seine Eltern mit großem Aufwand verbunden (➤ Kap. 8.16). Die **ketogene Diät** bei medikamentös schlecht behandelbaren Epilepsien und spezifischen Stoffwechselerkrankungen erlebt zurzeit eine Renaissance und verdient zunehmende Aufmerksamkeit.

Laktose- und Fruktoseunverträglichkeiten kommen auch bei Kindern mit Entwicklungsauffälligkeiten und Behinderungen vor, werden aber z. T. überdiagnostiziert. Bei Kindern mit Minderwuchs und dysphorischer Verstimmung sollte man an eine Zöliakie denken, die durch Diät rasch positiv beeinflusst werden kann. Die zusätzliche therapeutische Gabe ungesättigter Fettsäuren oder spezieller Salze hat bei Verhaltens- und Entwicklungsstörungen keine nachweisbare Wirkung.

Immer wieder wird eine **„Darmsanierung“** mit verschiedensten Methoden zur Verbesserung von Verhaltensproblemen empfohlen, z. B. beim hyperkinetischen Syndrom, u. a. auch in Verbindung mit medikamentösen Maßnahmen gegen den Hefepilz *Candida albicans.* Objektiv ist eine Besserung schwer nachvollziehbar und durch wiederholte Klistiere ist eine Störung des Elektrolyt-Haushalts möglich [204, 205].

17.4.4 Sonstiges

Eine **medikamentöse Behandlung** von mental-kognitiven Entwicklungsstörungen konnte sich bisher nicht durchsetzen, obwohl in Doppelblindstudien Effekte beschrieben wurden, z. B. mit Nootropika (Präparaten zur allgemeinen Verbesserung der Hirnleistungsfähigkeit) wie Piracetam.

Auch die Vorstellung, dass **Umweltgifte,** z. B. chlorierte Kohlenwasserstoffe aus der Holzbearbeitung, für Entwicklungs- und Verhaltensstörungen verantwortlich seien, ist bis heute nicht belegt. Umbaumaßnahmen oder ein Umzug wegen fraglich nachgewiesener Schadstoffe, störender Wasseradern, radioaktiver Niedrigstrahlung und elektromagnetischer Felder können in der Regel nicht befürwortet werden.

Die **Behandlungen mit Frischzellen,** z. B. mit Thymusextrakten von frisch geschlachteten Jungtieren, sind nicht nur wissenschaftlich unbegründet und widerlegt, sondern z. T. auch wegen immunologischer Komplikationsmöglichkeiten und wegen der Infektionsrisiken gefährlich. Die im Ausland angebotene Behandlung durch Injektionen fetaler menschlicher Hirnzellen bei Kindern mit Entwicklungsstörungen ist medizinisch ebenfalls nicht begründbar, immunologisch gefährlich und ethisch untragbar. Auch die Vorstellung, dass mit der Zufuhr von „Stammzellen“ eine Verbesserung der Hirnleistungen erreicht werden kann, ist bis heute abwegig.

Behandlungen mit **„Bioresonanzstimulation“, Eigenblutinjektionen** oder **Sauerstoffinsufflation** werden immer wieder durchgeführt. Auch hier liegen bei Entwicklungsstörungen keinerlei Beweise für ihre Wirksamkeit vor.

Auf eine große Zahl weiterer, z. T. sehr spezieller alternativer Diagnostik- und Behandlungsmethoden kann hier nicht eingegangen werden. Bezüglich weiterführender Informationen wird auf Spezialliteratur verwiesen.

Zusammenfassend lassen sich bei allen angeführten und vielen weiteren alternativen Behandlungsmethoden keine spezifischen Wirkungen erkennen, die über den Placebo- bzw. Nocebo-Effekt hinausgehen – oft liegen darüber hinaus auch Selbsttäuschung und sogar Betrug vor. Seit 2001 gibt es eine öffentliche Ausschreibung der James Randi Educational Foundation (www.randi.org), wonach derjenige, der ein paranormales Phänomen in einem objektiven Test nachweisen kann, 1 Mio. US-$ erhält. Bisher konnte das Geld noch keinem Bewerber ausgehändigt werden. Weitere Informationen sind über das „Zentrum für Wissenschaft und kritisches Denken" der Gesellschaft zur wissenschaftlichen Untersuchung von Parawissenschaften (www.gwup.org) erhältlich [204, 210].

KAPITEL

18 Rechts- und Sozialberatung

H.-M. Straßburg

Viele Eltern von Kindern mit Entwicklungsstörungen benötigen eine kompetente Rechts- und Sozialberatung, die ihnen ausführliche Informationen über Hilfen aus der Sozialgesetzgebung vermittelt. Dies umfasst insbesondere die Beratung nach dem Schwerbehinderten-Gesetz und der Pflegeversicherung, über Krankenkassenleistungen wie z. B. Mutter-Kind-Kuren, über Finanzierungsmöglichkeiten für den behindertengerechten Wohnungsumbau, Eingliederungshilfe nach SGB VIII oder XII oder über die Möglichkeit der Vermittlung finanzieller Hilfen aus Stiftungen oder über Spenden.

Im Rahmen der Sozialberatung erhalten die Eltern Unterstützung bei der Krankheitsbewältigung ihres Kindes, Informationen über Selbsthilfegruppen vor Ort oder bundesweit und Informationen über Entlastungsmöglichkeiten vielfältiger Art.

Wichtige Grundlage für eine umfassende Beratung ist die **Sozialanamnese,** um sich so ein genaues Bild von der Lebenssituation der Familie zu machen, **Ressourcen** zu erschließen und mit der Familie gemeinsam Lösungen zur Verbesserung der Gesamtsituation zu erarbeiten. Familien von Kindern mit Entwicklungsstörungen leben häufig unter schwierigen Bedingungen, oft sind die Mütter alleinerziehend, die Wohnverhältnisse sind unzureichend und die finanziellen Möglichkeiten eingeschränkt. Eine vermehrte Belastung durch längere Essenszeiten, häufige Arzt-, Therapie- und Behördentermine, nächtliche Schlafstörungen u. v. m. kennzeichnet die schwierige Lebenssituation. Eine umfassende Rechts- und Sozialberatung bietet eine Hilfestellung für die Familien, um mit ihren Kindern und ihren besonderen Bedürfnissen bestmöglich in die Gesellschaft integriert zu werden.

Das Arbeitsamt bzw. der Arbeitgeber ist für die Gewährung des **Kindergelds,** das unabhängig vom Einkommen gewährt wird, zuständig. Bis zum 15. Lebensmonat kann **Elterngeld** bezogen werden; in einigen Bundesländern wird seit 2013 für Kinder, die keine Kindertagestätte besuchen, vom 15. Lebensmonat bis zum Ende des 3. Lebensjahres **Betreuungsgeld bzw. Landeserziehungsgeld** gewährt.

18.1 Rechtsstellung des Kindes

Nach dem Grundgesetz (GG) Art. 2, Abs. 2 ist das menschliche Leben ein Wert höchsten Rangs innerhalb unserer Rechts- und Sittenordnung. Sein Schutz ist staatliche Pflicht, seine Erhaltung vorrangige ärztliche Aufgabe. Ein Kind ist mit der Geburt, d.h. mit der Abnabelung, nach dem Gesetz rechtsfähig. Kinder sind Personen, die jünger als 14 Jahre sind, Jugendliche solche zwischen 14 und 18 Jahren. Das Leben eines Neugeborenen und das eines Erwachsenen sind juristisch gleichwertig (GG Art. 3, Abs. 1).

Jede Mutter hat Anspruch auf den Schutz und die Fürsorge des Staats. Besonders für in einem Arbeitsverhältnis stehende Frauen wird dies im Mutterschutzgesetz geregelt – beide Eltern haben Anspruch auf Elternzeit und Elterngeld.

Nach GG Art. 6, Abs. 2 sind *„Pflege und Erziehung der Kinder das natürliche Recht der Eltern und die zuvörderst ihnen obliegende Pflicht"*. Nach seiner Geburt bis zur Volljährigkeit mit dem vollendeten 18. Lebensjahr steht das Kind unter dem Recht der elterlichen Sorge. Kindeswohl und Elternrecht sind im Grundgesetz nur prinzipiell geregelt. Es handelt sich um unbestimmte Rechtsbegriffe ohne allgemeingültige Festlegung. Die Begriffe müssen im Einzelfall präzisiert werden, wobei die Interessen von Eltern und Kindern kollidieren können. Verletzungen der Erziehungs- und Fürsorgepflicht der Eltern werden nach § 171 StGB geahndet. Spezielle Rechte von Kindern werden im deutschen Grundgesetz nicht erwähnt, seit 1992 gilt aber die UN-Kinderrechtskonvention und seit 2009 die UN-Behindertenkonvention. Aktuell wird eine Änderung des GG Art. 6 mit einer stärkeren Berücksichtigung der Kinderrechte im Grundgesetz und die Einsetzung eines Kinderbeauftragten im Deutschen Bundestag diskutiert.

In GG Art. 3, Abs. 3 ist angefügt: *„Niemand darf wegen seiner Behinderung benachteiligt werden."* Demnach verstößt eine Bewertung des Lebens nach sozialer Stellung, der Nützlichkeit, dem Lebensalter, dem körperlichen oder geistigen Zustand gegen Sittengesetz und Verfassung. Nichteheliche Kinder sind den ehelichen vor dem Gesetz gleichgestellt [8, 216, 219, 220].

18.2 Struktur des Krankenversicherungs- und Versorgungssystems

Grundlage des deutschen **Sozialversicherungssystems** ist das **Sozialgesetzbuch (SGB)** mit seinen zwölf Teilen.
Demnach werden

- im SGB V alle medizinischen Leistungen definiert, u. a. auch die Behandlung in den Sozialpädiatrischen Zentren,
- im SGB VIII die Aufgaben des Jugendamts beschrieben,
- im SGB IX alle Frühförder- und Rehabilitationsmaßnahmen,
- im SGB XI die soziale Pflegeversicherung und
- im SGB XII alle sozialen Unterstützungsmöglichkeiten (z. B. Eingliederungshilfen) dargestellt.

Die §§ 182 ff. des SGB V geben den Rahmen für kurative Maßnahmen, d.h. die Erkennung und Behandlung von akuten und chronischen Erkrankungen. Demnach ist für die Finanzierung der medizinischen Behandlung kranker Menschen primär die **Krankenversicherung** zuständig. Hierzu gehören u. a. die ambulante Behandlung, die stationäre Behandlung, die Durchführung von Früherkennungs- bzw. Vorsorgeuntersuchungen sowie die Bezahlung von Medikamenten und Hilfsmitteln. Seit dem Gesundheitsreform-Gesetz von 2007 ist jeder Bürger in Deutschland verpflichtet, entweder einer gesetzlichen oder einer privaten Krankenversicherung beizutreten. Außerdem gibt es die **Pflegeversicherung,** die **Unfallversicherung,** die **Berufsgenossenschaftsversicherung** (z. B. bei Kindergarten- und Schulunfällen), die **Rentenversicherung** und die **Sozialhilfe.**

Die Kostenübernahme von Leistungen erfolgt nach dem sog. **Subsidiaritätsprinzip,** d. h., Sozialhilfe wird in der Regel als letztes Mittel nach Ausschöpfung aller anderen Möglichkeiten gewährt, wobei ein Rechtsanspruch vom Einzelfall abhängig ist. Zur Gewährung einer Hilfe muss ein schriftlicher Antrag vorliegen.

Bei Maßnahmen der **Rehabilitation** chronisch Kranker und Behinderter können verschiedene Versicherungs- und Unterstützungssysteme als Kostenträger herangezogen werden. Gibt es nur eine unzureichende oder fehlende Versicherung, ist bei medizinischer Indikation letztlich das zuständige Sozialamt verpflichtet, notwendige Reha-Maßnahmen zu finanzieren. Ziel von Rehabilitationsmaßnahmen ist die Wiedereingliederung in den ersten Arbeitsmarkt, sodass Kinder und Jugendliche mit angeborenen Entwicklungsstörungen in der Regel nicht berücksichtigt werden.

Rechtliche Grundlage für die verschiedenen **Eingliederungshilfen** ist das **SGB XII § 53 ff.**, wonach dem Hilfeempfänger *„die Führung eines Lebens ermöglicht werden soll, das der Würde des Menschen entspricht"*. Dabei ist eine Behinderung durch den Tatbestand der „Hilfsbedürftigkeit bei den Verrichtungen des täglichen Lebens" definiert. Die Hilfe soll die betroffene Person soweit wie möglich befähigen, ein ihrem Alter entsprechendes selbstständiges Leben zu führen. Grundsätzlich ist das Sozialamt verpflichtet, jeden Antragsteller individuell zu beraten.

Eingliederungshilfen nach § 53 SGB XII werden wie folgt geregelt:

1. *„Personen, die nicht nur vorübergehend körperlich, geistig oder seelisch wesentlich behindert sind, ist Eingliederungshilfe zu gewähren. Personen mit einer anderen körperlichen, geistigen oder seelischen Behinderung kann sie gewährt werden.*
2. *Den Behinderten stehen die von einer Behinderung Bedrohten gleich.*
3. *Aufgabe der Eingliederungshilfe ist es, eine drohende Behinderung zu verhüten oder eine vorhandene Behinderung oder deren Folgen zu beseitigen oder zu mildern und den Behinderten in die Gesellschaft einzugliedern …*
4. *Eingliederungshilfe wird gewährt, wenn und solange bei der Besonderheit des Einzelfalles, vor allem nach Art und Schwere der Behinderung, Aussicht besteht, dass die Aufgabe der Eingliederungshilfe erfüllt werden kann."*

Zu den Eingliederungshilfen gehören:

- Ambulante und stationäre ärztliche Behandlungsmaßnahmen
- Die Versorgung mit orthopädischen Hilfsmitteln
- Heilpädagogische Maßnahmen für noch nicht schulpflichtige Kinder (= Frühförderung)
- Hilfen zur angemessenen Schulbildung
- Berufliche Ausbildung, Fortbildung und Umschulung
- Andere berufliche Eingliederungshilfen, z. B. beschützende Werkstätten
- Beihilfe

Eine Reihe von Maßnahmen für Behinderte unter 21 Jahren ist nicht oder nur z. T. an Einkommen und Vermögen gebunden. So richtet sich der Beitrag der Eltern bei der notwendigen Aufnahme ihres behinderten Kindes in einem Heim danach, was für den Lebensunterhalt zu Hause eingespart wird.

Neben den Leistungen des Pflegegesetzes aus SGB XI besteht die Möglichkeit, **Pflegeleistungen nach SGB XII** zu beantragen. Darüber hinaus können andere Hilfen in besonderen Lebenslagen, z. B. als Krankenhilfe, Eingliederungshilfe, Hilfe zur Weiterführung des Haushalts und Blindenhilfe, gewährt werden.

Im **sozialen Entschädigungsrecht** und im **Schwerbehindertengesetz** sind die Anhaltspunkte für die Anerkennung einer Behinderung zusammengefasst. Werden diese erfüllt, wird eine Behinderung durch das zuständige Versorgungsamt (= Zentrum für Familie und Soziales) anerkannt. Dabei erfolgt eine Eingruppierung nach dem **Grad der Behinderung** zwischen 30 und 100. Ab einem Grad von 50 wird ein **Schwerbehindertenausweis** ausgestellt. Die Ausstellung des Ausweises ist unabhängig von Einkommen oder Besitz.

Er ermöglicht u. a.:

- Einen steuerfreien Pauschalbetrag
- Einen Steuererlass für das eigene Kraftfahrzeug
- U. U. Parkerleichterungen
- Ansprüche auf Wohngeld und Wohnungsbauförderung
- Die Befreiung von Rundfunkgebühren
- Ermäßigungen beim Hauptanschluss eines Fernsprechers
- Die unentgeltliche Beförderung im öffentlichen Nahverkehr (auch für Begleitpersonen)

Die Gewährung dieser Erleichterungen ist u. a. auch abhängig von den Zusatzmerkmalen, die mit Großbuchstaben im Behindertenausweis eingetragen werden:

H	=	Hilflosigkeit, mit der Notwendigkeit einer ständigen Beaufsichtigung
B	=	Begleitperson erforderlich
G	=	gehbehindert

aG	=	außergewöhnlich gehbehindert (berechtigt zur Benutzung von Behindertenparkplätzen)
Bl	=	blind
Gl	=	gehörlos
TBl	=	taubblind (seit dem 30.12.2016)

Seit 2017 ist im Bundesteilhabegesetz die Eingliederungshilfe, z. B. bei der Hilfe zur Pflege und bei der Grundsicherung, neu geregelt worden, was in den kommenden Jahren noch erweitert werden soll.

Problematisch ist die im SGB IX vorgesehene **Komplexleistung.** Hierunter werden verschiedene Leistungen in der Frühförderung und der Rehabilitation verstanden, z. B. Therapien nach dem Heilmittelkatalog und heilpädagogische Maßnahmen. Diese Leistungen sollen von der Institution übernommen werden, bei der primär ein Antrag auf Kostenübernahme gestellt wurde. Dadurch werden z. B. Aufgaben der Sozialpädiatrischen Zentren und der interdisziplinären Frühförderung vermischt [8, 20, 21, 217].

18.3 Pflegeversicherung

In den Richtlinien zur Pflegeversicherung nach SGB XI werden
- Merkmale der Pflegebedürftigkeit,
- verschiedene Pflegestufen und
- Verfahren zur Feststellung der Pflegebedürftigkeit festgelegt.

Sie sind für Pflegekassen und den Medizinischen Dienst der Krankenkassen verbindlich. Das Pflegeversicherungsgesetz gilt für alle pflegebedürftigen Menschen ab der Geburt. Es regelt überwiegend die Gewährung von Pflegesachleistungen und Pflegegeld. Das Sozialamt ist weiterhin zuständig, wenn die Vorversicherungszeit von 5 Jahren nicht erfüllt ist. Die Pflegeversicherung ist unabhängig von Einkommen und Vermögen.

Pflegebedürftigkeit ist kein unveränderbarer Zustand, sondern ein Prozess, der durch präventive, therapeutische bzw. rehabilitative Maßnahmen und durch aktivierende Pflege beeinflussbar ist. Ziel ist es, trotz des Hilfsbedarfs eine möglichst weitgehende Selbstständigkeit des Pflegebedürftigen im täglichen Leben zu fördern, sie zu erhalten oder wiederherzustellen. Dazu gehören auch Verbesserungen in der Kommunikation sowie ein besseres Zurechtfinden von psychisch kranken und geistig verwirrten Menschen.

Nach § 14 SGB XI sind Personen pflegebedürftig, die wegen einer körperlichen, geistigen oder seelischen Krankheit oder Behinderung für die gewöhnlichen und regelmäßig wiederkehrenden Verrichtungen im Ablauf des täglichen Lebens auf Dauer, voraussichtlich aber für **mindestens 6 Monate,** in erheblichem Maße der Hilfe bedürfen.

Krankheiten oder Behinderungen in diesem Sinne sind:
1. Verluste, Lähmungen und andere Funktionsstörungen am Stütz- und Bewegungsapparat
2. Funktionsstörungen der inneren Organe und Sinnesorgane
3. Störungen des zentralen Nervensystems wie Antriebs-, Gedächtnis- oder Orientierungsstörungen sowie endogene Psychosen, Neurosen und geistige Behinderungen

Maßgeblich für die Beurteilung der Pflegebedürftigkeit ist ausschließlich die **Einschränkung der Fähigkeit, bestimmte Verrichtungen des täglichen Lebens auszuüben,** und nicht Art und Schwere einer vorliegenden Erkrankung, z. B. die Diagnose von Krebs oder AIDS, oder einer Behinderung wie Taubheit oder Blindheit. Entscheidungen in einem anderen Sozialleistungsbereich über das Vorliegen einer Behinderung oder die Gewährung einer Rente haben keine bindende Wirkung für die Pflegekasse und sagen nichts über das Vorliegen von Pflegebedürftigkeit aus. Ein Hilfebedarf kann nicht allein deshalb verneint werden, weil sich der Pflegebedürftige tagsüber außerhalb der Wohnung aufhält.

Pflegebedürftigkeit ist auch dann gegeben, wenn der Pflegebedürftige die Verrichtungen zwar motorisch ausüben, jedoch deren Notwendigkeit nicht erkennen bzw. diese Einsicht nicht in sinnvolles, zweckgerichtetes Handeln umsetzen kann, z. B. bei geistiger Behinderung, verminderter Orientierung, Nichterkennen von Personen usw.

Regelmäßig wiederkehrende Verrichtungen im Ablauf des täglichen Lebens sind z. B.:
- Im Bereich der Körperpflege Waschen, Duschen, Zahnpflege, Kämmen, Rasieren, selbstständige Darm- und Blasenentleerung

- Im Bereich der Ernährung das mundgerechte Zubereiten und die Aufnahme der Nahrung
- Im Bereich der Mobilität das Aufstehen und Zubettgehen, das An- und Auskleiden, Gehen, Treppen steigen, Verlassen und Wiederaufsuchen der Wohnung
- Im Bereich der hauswirtschaftlichen Versorgung das Einkaufen, Kochen, Reinigen der Wohnung, Spülen, Wechseln und Waschen der Kleider und das Beheizen

Ziel der Pflegehilfe ist die möglichst eigenständige Übernahme der Verrichtungen durch die pflegebedürftige Person, wobei das häusliche und soziale Umfeld zu berücksichtigen ist. Zur Unterstützung gehören auch die Anleitung in der richtigen Nutzung von Hilfsmitteln sowie die Pflege unterstützende Maßnahmen (wie z. B. das Abklopfen bei Kindern mit Mukoviszidose). Maßnahmen der Krankenbehandlung und der medizinischen Rehabilitation oder der Behandlungspflege können bei der Feststellung des Pflegebedarfs nicht berücksichtigt werden.

Beaufsichtigung und Anleitung kommen insbesondere bei geistig und seelisch Behinderten in Betracht und richten sich darauf,

- körperliche, psychische und geistige Fähigkeiten zu fördern und zu erhalten,
- Eigen- und Fremdgefährdungen zu vermeiden (z. B. durch unsachgemäßen Umgang mit Strom, Wasser und offenem Feuer),
- Ängste, Reizbarkeit und Aggressionen abzubauen.

Seit dem 1.1.2017 werden die bisherigen Pflegestufen nach dem 2. Pflegestärkungsgesetz durch 5 Pflegegrade ersetzt, was vor allem der besseren Berücksichtigung von Menschen mit Demenz dienen soll. Entscheidend sind die Einschränkungen der Selbstständigkeit, die von Gutachtern des Medizinischen Dienstes der Krankenkassen mittels eines Punktekataloges (NBA = Neues Begutachtungsassessment) festgestellt werden.

Pflegegrad 1	Geringe Beeinträchtigung der Selbstständigkeit (12,5 bis < 27 Punkte)
Pflegegrad 2	Erhebliche Beeinträchtigung der Selbstständigkeit (27 bis 47,5 Punkte)
Pflegegrad 3	Schwere Beeinträchtigung der Selbstständigkeit (47,5 bis < 70 Punkte)
Pflegegrad 4	Schwerste Beeinträchtigung der Selbstständigkeit (70 bis < 90 Punkte)
Pflegegrad 5	Schwerste Beeinträchtigung der Selbstständigkeit mit besonderen Anforderungen an die pflegerische Versorgung (90 bis 100 Punkte)

Pflegebedürftige Kinder sind zur Feststellung des Hilfebedarfs mit einem gesunden Kind gleichen Alters zu vergleichen. Maßgeblich für die Beurteilung des Hilfebedarfs bei einem Säugling oder Kleinkind ist nicht der natürliche, altersbedingte Pflegeaufwand, sondern nur der darüber hinausgehende Aufwand. Bei kranken und behinderten Kindern ist also der zusätzliche Hilfebedarf zu berücksichtigen, der sich z. B. als Folge einer angeborenen Erkrankung, einer intensivmedizinischen Behandlung oder einer Operation im Bereich der Körperpflege, der Ernährung und der Mobilität ergibt und der u. a. in häufigen Mahlzeiten oder zusätzlicher Körperpflege bzw. Lagerungsmaßnahmen bestehen kann. Im 1. Lebensjahr liegt Pflegebedürftigkeit im Sinne des Gesetzes nur ausnahmsweise vor; die Feststellung bedarf einer besonderen Begründung.

Die Leistungen bei Pflegebedürftigkeit sind bei der Pflegekasse zu beantragen. Diese trifft die Entscheidung unter maßgeblicher Berücksichtigung des Gutachtens des Medizinischen Dienstes der Krankenkasse, aber auch der Aussagen von behandelnden Ärzten, insbesondere Hausärzten, und der Angaben verschiedener Personen, die den Betroffenen pflegen, ggf. auch externer Sachverständiger. In der Regel ist für die Überprüfung ein angekündigter Hausbesuch notwendig; dies gilt insbesondere auch im Widerspruchsverfahren.

Die Umsetzung des Pflegeversicherungsgesetzes stößt besonders bei der Beurteilung der Pflegebedürftigkeit von geistig behinderten Kindern und Jugendlichen, aber auch bei der Durchführung spezieller Behandlungen, z. B. Diäten, auf Probleme, während die Beurteilung von Kindern mit Körper- oder Sinnesbehinderungen offensichtlich recht einheitlich möglich ist. Es wird versucht, die Kriterien der altersbezogenen Pflegebedürftigkeit bzw. der Alltagsbewältigung in altersadaptierten, standardisierten Fragebögen, z. B. PEDI oder WeeFIM, nach den Kriterien der ICF-CY zu erfassen (➤ Kap. 15.5). Darüber hinaus bemühen sich verschiedene Arbeitsgruppen, objektive Kriterien für eine Beurteilung der Lebensqualität zu finden.

Über die Pflegeversicherung hinaus müssen bei der Pflege und Förderung vor allem schwer Mehrfachbehinderter weiterhin auch die Sozialhilfeträger zur Finanzierung herangezogen werden. Die Rentenversicherung ist für die Anerkennung der Kindererziehungszeiten zuständig. Pflegende Personen, z. B. Mütter, die auf die Ausübung eines Berufs verzichten, können weitergehende Rentenansprüche geltend machen.

Bei entsprechender Anerkennung von gesetzlicher Blindheit, d. h., wenn das bessere Auge einen Visus < 0,02 aufweist, kann über das Versorgungsamt **Blindenpflegegeld** beantragt werden.

Bei besonderen familiären Belastungen kann u. a. in Bayern die Landesstiftung „Mutter und Kind“ unterstützen und z. B. durch die Familienkasse des Versorgungsamts Zuschüsse gewähren. Auch bei schweren Gesundheitsschäden infolge von Verbrechen, z. B. Misshandlungen, sind regelmäßige Zahlungen möglich.

18.4 Betreuungsmöglichkeiten für Kinder mit Entwicklungsstörungen

Die Betreuung von Kindern mit Entwicklungsstörungen ist in Deutschland auf Landesebene sehr unterschiedlich geregelt. Grundsätzlich besteht seit 2013 ein Rechtsanspruch auf einen Krippen- bzw. Kindergartenplatz. Auch kann die inklusive Betreuung eines Kindes mit einer chronischen Krankheit oder einer Behinderung in einer Kindertagestätte nach der UN-Behindertenkonvention von 2009 eingefordert werden.

Andererseits wird vor allem in den ersten 3 Lebensjahren aber auch die Versorgung innerhalb der Familie, möglichst durch die Mutter, gefördert. Dies kann entweder durch Verlängerung des Mutterschaftsurlaubs bzw. des Elterngelds und das Betreuungsgeld oder durch verschiedene Therapie- und Betreuungsangebote, z. B. von Frühförderstellen, unterstützt werden. In schwierigen Einzelsituationen können familienentlastende Dienste z. B. der Lebenshilfe oder Einrichtungen des Jugendamtes eingesetzt werden.

Regelkindergärten nehmen zunehmend Kinder vor dem vollendeten 3. Lebensjahr auf, Sonderkindergärten und schulvorbereitende Institutionen hingegen meist erst Kinder mit 4 Jahren. Letztere sind als schulische Einrichtung kostenlos, meist spezialisierten Förderschulen angeschlossen und gewährleisten einen Fahrdienst für den Schulweg. Zunehmend werden Kinder mit erhöhtem Förderbedarf in Regelkindergärten im Rahmen der Einzelintegration betreut. Für die Schulbetreuung ist primär die Grundschule am Wohnort des Kindes zuständig. Eine Zurückstellung vom Schulbesuch kann nur dann erfolgen, wenn im darauffolgenden Jahr voraussichtlich die Aufnahme in der Regelschule möglich sein wird.

Förder- bzw. Sonderschulen bzw. **schulvorbereitende Einrichtungen (SVE)** gibt es in Deutschland zur sonderpädagogischen Förderung in verschiedenen Bereichen, insbesondere

- Förderschule für Blinde und Sehbehinderte
- Förderschule für Gehörlose und Schwerhörige
- Förderschule für „geistig Behinderte“
- Förderschule für Körperbehinderte
- Förderschule für „Lernbehinderte“
- Förderschule für Sprachbehinderte
- Förderschule mit dem Förderschwerpunkt emotionale und soziale Entwicklung
- Förderschule für Taubblinde
- Schule für Kranke

Eine Sonderschule kann die Aufnahme eines Kindes ablehnen, wenn seine Störung nicht ihrem Konzept entspricht. Während die Sonderschulen einerseits einen zunehmend hohen Spezialisierungsgrad aufweisen, wird andererseits versucht, die Spezialisierung der Einrichtungen zu überwinden und Kinder mit unterschiedlichen Entwicklungsstörungen gemeinsam zu betreuen. Dabei wird von unterschiedlicher Leitsymptomatik, z. B. in den o. g. Bereichen, ausgegangen. Neuerdings sollen **mobile sonderpädagogische Dienste (MSD)** eine bessere Verbindung zwischen Förderschule und Regelschule ermöglichen.

Nach der UN-Konvention über die Rechte von Menschen mit Behinderungen von 2009 haben alle Menschen das gleiche Recht, am normalen Leben teilzunehmen, d. h. z. B. auch, in den Regeleinrichtungen betreut zu werden. Diese **Inklusion** bedeutet, dass nicht das Kind sich an die Schule, sondern dass sich die Schule an das Kind mit seinen Problemen anpassen muss. Die praktische Umsetzung dieses Prinzips scheitert häufig noch sowohl an baulichen (Barrierefreiheit) als auch an personellen Bedingungen (kleinere Klassen, Einzelbetreuung etc.). Andererseits wird in zunehmendem Maße versucht, nichtbehinderte Kinder in Sonderschulen aufzunehmen, was jedoch nur bei einer Lernzielgleichheit möglich ist (z. B. in Sehbehinderten- und Sprachheilschulen, ➤ Kap. 19.1).

Immer mehr Regelschulen erhalten die Anerkennung als Modellschule für Inklusion, d. h., sie sind besonders darauf eingerichtet, Schüler mit unterschiedlichen Behinderungsarten in den normalen Klassen zu betreuen. Echte **integrative Schulen** mit gesunden, normal entwickelten Kindern und Kindern mit unterschiedlichen Entwicklungsstörungen werden nur vereinzelt, meist im Rahmen eines Modells nach einer speziellen Pädagogik (z. B. nach Montessori, ➤ Kap. 16.2) betrieben. Oft ist dies nur in den ersten Schuljahren konsequent möglich.

In Bayern z. B. hat man für die ersten 3 Schuljahre anstelle der Schule für Lernbehinderte eine Eingangsstufe als **„Diagnose- und Förderklasse"** eingeführt. Hier wird Kindern mit Entwicklungsproblemen der Stoff der ersten 2 Grundschuljahre innerhalb von 3 Jahren vermittelt, um im Anschluss daran die endgültige Schullaufbahn besser festlegen zu können.

In der Regel erfolgt in der Sonderschule eine Betreuung für 10 Jahre. Viele Sonderschulen bieten am Nachmittag eine Hortbetreuung an, die über Eingliederungshilfe nach SGB XII finanziert werden kann (➤ Kap. 18.2). In dieser Zeit findet häufig auch eine medizinisch begründete Therapie statt. Über die Aufnahme in diese Einrichtung erfolgt ein Feststellungsbescheid, der in der Regel von der Beurteilung eines für die jeweilige Behinderung zuständigen Landesarztes abhängig ist. Zunehmend wird, mit Unterschieden zwischen den einzelnen Bundesländern, eine Einzelintegration mit stundenweiser fachkundiger Anleitung von Erzieher/innen in Regelkindergärten und Lehrern in Regelschulen angeboten. Neben den Finanzierungsproblemen besteht die grundsätzliche Frage, welche Vorleistungen die Regeleinrichtungen zu erbringen haben (z. B. Klassengröße und -zusammensetzung, Lehrerqualifikation, Elternmitarbeit) und welche Kinder wirklich von einer Integration profitieren. Bei der Beantragung der Einzelintegration für den Regelkindergarten, Kinderkrippen und Horte muss festgestellt werden, dass das betroffene Kind von einer wesentlichen Behinderung bedroht bzw. behindert ist, weswegen es Anspruch auf Eingliederungshilfe nach §§ 53 ff. SGB XII habe. Gleiches gilt für die Beantragung eines Schulbegleiters, z. B. bei Kindern mit einer Autismus-Spektrumstörung.

Derzeit ist auch nicht geklärt, ob Familien mit einem behinderten Kind niederschwellig bei psychologischen und pädagogischen Problemen von einer psychotherapeutischen Beratungsstelle für Eltern betreut werden können, da dies nicht als Eingliederungshilfe, sondern als therapeutische Maßnahme angesehen wird. Eine seit Jahren geforderte Zusammenführung der Sozialgesetzbücher VIII und XII scheiterte bisher an den Partikularinteressen der vielen Interessensverbände.

Die Forderung einzelner Gruppen, dass jedes Kind unabhängig von seinen Fähigkeiten in den zuständigen Regelschulen betreut werden sollte, wird von uns nicht geteilt. Besonders für Kinder mit schweren Verhaltensproblemen und intellektuellen Einschränkungen wird es auch in Zukunft spezielle Sonderschulen geben müssen. Die Kenntnisse und Erfahrungen der Sonderpädagogik sind auch in Zukunft für alle Kinder mit Beeinträchtigungen unverzichtbar. Sowohl in den Regelschulen als auch in der Ausbildung aller Pädagogen sollten wesentlich mehr Grundkenntnisse für das Verständnis von Entwicklungsstörungen eingesetzt werden. Zusammenfassend ist die berechtigte Forderung nach Inklusion aller Menschen ein ständiges gesamtgesellschaftliches Thema.

Das Bundessozialgericht hat am Beispiel der Petö-Methode entschieden, dass auch pädagogische und psychologische Methoden dem Erkennen oder Heilen einer Krankheit, der Verhütung von Krankheitsverschlimmerung, der Linderung von Krankheitsbeschwerden sowie der Vermeidung, Beseitigung oder Besserung einer Behinderung dienen können, sodass diese als Krankenkassenleistung anerkannt werden, wenn der überwiegende Anteil auf ein therapeutisches Ziel, z. B. die Verbesserung der Motorik, ausgerichtet ist (B1 KR19/02R-20020424.rtf) [8, 212, 217].

18.5 Erziehungshilfen

SGB VIII regelt Hilfen zur Erziehung, wenn eine dem Wohl des Kindes entsprechende Erziehung ansonsten nicht gewährleistet ist. Nach § 1 gilt: *„Jeder junge Mensch hat ein Recht auf Förderung seiner Entwicklung und auf Erziehung zu einer eigenverantwortlichen und gemeinschaftsfähigen Persönlichkeit."* Die Erziehungshilfen können z. B. sein:

- Pädagogische und therapeutische Leistungen nach § 27
- Erziehungsbeistandschaft, Betreuungshilfen (§ 30)
- Betreuung und Versorgung des Kindes in Notsituationen (§ 20)
- Tagesgruppen- und Heimerziehung (§§ 32 und 34)
- Sozialpädagogische Einzelbetreuung (§ 35)
- Eingliederungshilfe für seelisch behinderte und von seelischer Behinderung bedrohte Kinder (§ 35a)

18

Ein Beispiel für eine durch das Jugendamt nach § 35a SGB VIII zu finanzierende Erziehungshilfe ist die zusätzliche schulische Betreuung von Kindern mit der Teilleistungsstörung „Legasthenie". Diese muss in einem Zusammenhang mit einer „drohenden seelischen Behinderung" stehen. Ein entsprechendes Gutachten kann entweder von einem Kinder- und Jugendpsychiater oder interdisziplinär durch einen Kinderarzt und einen Psychologen z. B. in einem Sozialpädiatrischen Zentrum erstellt werden. Die für das Gutachten notwendige Diagnostik sollte sich an dem multiaxialen Klassifikationsschema der ICD-10 (➤ Kap. 1.4.7) orientieren und darf nicht vom Therapeuten vorgenommen werden.

Liegt bei einem Patienten die Diagnose einer Autismus-Spektrumstörung mit einem IQ > 80 vor, ist der Patient von einer wesentlichen seelischen Behinderung bedroht und hat von daher Anspruch auf Eingliederungshilfe nach § 35a SGB VIII z. B. in Form eines Schulbegleiters, um die für ihn geeignete Schulform besuchen zu können. Liegt der IQ bei dieser Diagnose < 70 oder wird die Diagnose als Mehrfachbehinderung klassifiziert, sollte die Betreuung über die §§ 53 ff. SGB XII beantragt werden.

Die Finanzierung einer Legastheniebehandlung durch die *Krankenkasse* ist nur in Ausnahmefällen über ein kinder- und jugendpsychiatrisches oder kinderärztlich-psychologisches Gutachten zu erlangen, wenn eine drohende seelische Behinderung attestiert wird und in der Bescheinigung der Begriff „Legasthenie" nicht erwähnt wird.

Wird vom Jugendamt eine Gefährdung des Kindeswohls, z. B. wegen Gewalt in der Familie, festgestellt, kann eine **sozialpädagogische Familienhilfe (SPFH)** eingesetzt werden. Wenn das Wohl des Kindes in der Familie nicht gewährleistet werden kann, erfolgt als am stärksten eingreifende Maßnahme der **Entzug des Sorgerechts** und des **Aufenthaltsbestimmungsrechts** durch den Familienrichter (§§ 1666 und 1671 BGB sowie § 8a SGB VIII).

18.6 Weitere Aufgaben der Sozialberatung

Der Sozialdienst hilft unterstützend bei der Suche nach geeigneten Kindergärten, schulvorbereitenden Einrichtungen, Regel- und Sonderschulen, Tagesstätten, heilpädagogischen Kinderheimen usw. Er bietet Hilfestellung bei der Formulierung von Anträgen, bei der Beratung über finanzielle und rechtliche Probleme und nimmt Kontakte mit Jugendämtern und Sozialhilfeverwaltungen auf. In der Sozialberatung, die vor allem bei freien Trägern wie Caritas, Diakonie, Arbeiterwohlfahrt und Lebenshilfe sowie in amtlichen Stellen (z. B. Sozialamt) und an vielen anderen Stellen (z. B. Kliniken, Sozialpädiatrischen Zentren usw.) stattfindet, können vielfältige weitere Aufgaben anstehen, z. B.

- Die Vermittlung behinderter Kinder in geeignete **Ferienstätten** oder **Kurzzeitinternate**
- Die Beantragung von **Mutter-Kind- und Kind-Mutter-Kuren** (= Vorsorgemaßnahmen)
- Die Beantragung von **Familienhilfen**

Zur Haushalts-, Betreuungs- und Pflegeentlastung können entweder eine Familienpflegerin, Haushaltshilfen oder familienentlastende Dienste bei karitativen Einrichtungen beantragt werden. Verschiedene Wohlfahrtsverbände bieten spezielle Mutter-Kind-Dienste an. Nach einer Entbindung können Hausbesuche durch die Hebamme beantragt und finanziert werden.

Ambulante Kinderkrankenschwestern können durch Hausbesuche langfristige Krankenhausaufenthalte bei komplexen chronischen Erkrankungen verhindern, z. B. bei Kindern mit Heimbeatmung oder Heimdialyse; die Kosten werden von den Krankenkassen übernommen.

Wenn Kinder mit einer länger dauernden Erkrankung, z. B. nach schweren Operationen und Frühgeburt, bei Diabetes mellitus, Asthma bronchiale usw., unter Einsatz einer speziellen Betreuung vorzeitig aus dem Krankenhaus nach Hause entlassen werden, kann dies nach § 43b SGB V als **sozialmedizinische Nachsorge** mit den Krankenkassen abgerechnet werden (z. B durch den „Bunten Kreis").

Vorsorgekuren für Mütter, **Familienerholung** und behindertengerechte Ferienmöglichkeiten werden von verschiedenen Wohlfahrtsverbänden angeboten; Kostenträger für Mutter-Kind-Kuren und Kind-Mutter-Kuren sind die Krankenkassen nach entsprechender Beantragung und Genehmigung. Die Kosten für einen Aufenthalt in einer Rehabilitationsklinik oder einer Sozialpädiatrischen Klinik werden entweder von den Krankenkassen aufgrund einer Überweisung des Hausarztes und in Ausnahmen von der Rentenversicherung übernommen.

Am **Arbeitsplatz** kann von beiden Eltern der Anspruch auf Sonderurlaub oder unbezahlte Freistellung wegen der Versorgung des kranken Kindes und auf Kinderpflegekrankengeld geltend gemacht werden. Den Lohnausfall trägt bis zu 80 % die Krankenkasse.

Zur Verbesserung der **Wohnsituation** werden vom Wohnungsamt Wohngeld und eine Sozialwohnungsberechtigung gewährt. Außerdem können Dringlichkeitsschreiben zur Vorlage bei Wohnungsgesellschaften ausgestellt werden. Es gibt daneben vielfältige Beratungen für behindertengerechten Wohnungsbau, verschiedene Möglichkeiten der Wohnungsbauförderung und für die Gewährung von Baudarlehen und Beihilfen.

Nicht zuletzt ist es Aufgabe der Sozialberatung, Eltern von behinderten bzw. chronisch kranken Kindern auf Wunsch die Adressen anderer betroffener Eltern zu vermitteln. Dies geschieht überregional z. B. durch das **Kindernetzwerk e. V.** Aschaffenburg sowie durch regionale Selbsthilfegruppen, die u. a. in der Deutschen Arbeitsgemeinschaft Selbsthilfegruppen (DAG-SHG) zusammengefasst sind. In der Elterngruppe **ACHSE** (Allianz chronischer seltener Erkrankungen) haben sich viele Selbsthilfegruppen zusammengeschlossen, um eine höhere Aufmerksamkeit in der Öffentlichkeit für die besonderen Probleme von Menschen mit seltenen Erkrankungen zu erreichen. Heute werden diese Kontakte überwiegend durch das Internet mit seinen Foren gepflegt.

Von besonderer Bedeutung ist die **„Lebenshilfe für geistig Behinderte"**, die bundesweit in verschiedenen Einrichtungen mehr als 25 000 Mitarbeiter mit überwiegend pädagogischer Ausbildung zur Betreuung geistig behinderter Menschen in vorschulischen Einrichtungen, Schulen, Heimen und Werkstätten beschäftigt. Besonders hier schließen sich heilpädagogische Förderung und medizinische Pflege nicht aus, sondern ergänzen sich gegenseitig.

Bei mehreren Erkrankungen, z. B. Epilepsien, ADHS, Asthma und Adipositas, haben sich ambulante Schulungsprogramme sowohl für Eltern als auch für ältere Kinder und Jugendliche zur Stärkung des Selbstwertgefühls bewährt (z. B. FAMOSES, FLIP und FLAP, OBELDICKS und MOBY DICK).

Sehr wichtig sind auch die Betreuung und Beratung behinderter Jugendlicher und Erwachsener bei der **Berufswahl** und die Vermittlung in spezielle Berufsbildungszentren sowie der Ausbau behindertengerechter Arbeitsplätze und von Behindertenwerkstätten. Die **Transition** von der Jugend- zur Erwachsenenmedizin wird in ihrer Bedeutung zunehmend anerkannt; analog zu den Sozialpädiatrischen Zentren wird die flächendeckende Einrichtung von Medizinischer Zentren für Erwachsene mit geistiger oder schwerer mehrfacher Behinderung (MZEB) gefordert, die in §43c SGB V bereits definiert sind. Für viele Menschen mit Entwicklungsstörungen und Behinderungen ist das **beschützte Wohnen** in entsprechenden Einrichtungen, ggf. auch die Ermöglichung von Partnerschaft und Sexualität, eine wesentliche und unbedingt erstrebenswerte Erweiterung der Lebensqualität.

Nach § 36 SGB VIII muss für den Fall, dass Erziehungshilfen notwendig sind, ein **Hilfeplan** erstellt werden. Dies gilt besonders für seelisch behinderte junge Menschen und erfolgt in Kooperation durch den behandelnden Arzt, das Gesundheitsamt, den Landesarzt für die jeweilige Behinderung, den Träger der Sozialhilfe und die Bundesanstalt für Arbeit.

Bei Maßnahmen der beruflichen Eingliederung soll die Bundesagentur für Arbeit beteiligt werden.

Über das Jugendamt sind **Tages- und Wochenpflegen** in Pflegefamilien, Dauerpflegen und ggf. eine **Adoption** vermittelbar. Auch bei schwer behinderten Kindern kann zur Vermeidung einer bleibenden Heimbetreuung eine Familienadoption veranlasst werden. Hierbei ist eine besonders intensive Vor- und Nachbetreuung durch den Sozialdienst notwendig.

Ein besonderes Problem der Sozialberatung stellt die offene und versteckte **Armut** dar. Circa 10 % der Kinder unter 6 Jahren in Deutschland beziehen Sozialhilfe, in über 40 % stammen sie aus unvollständigen Familien. Diese Kinder haben 5-mal häufiger behandlungsbedürftige Gesundheitsstörungen und erhalten signifikant weniger Förderung, oft haben sie auch eine wesentlich schlechtere soziale Anbindung. Eine wirksame Verbesserung der Situation besonders dieser Kinder ist eine zentrale gesundheits- und sozialpolitische Aufgabe.

Seit Jahren wird von allen kinderärztlichen Verbänden und vielen anderen Interessensgruppen die Einrichtung eines **Kinderbeauftragen im Deutschen Bundestag** bzw. eine bessere politische Vertretung aller Kinder auf den verschiedenen regionalen Ebenen sowie die Aufnahme von Kinderrechten in das deutsche Grundgesetz gefordert [8, 213, 217, 219, 220].

KAPITEL

19 Ethische und rechtliche Probleme

H.-M. Straßburg

19.1 Grenzen ärztlichen Handelns

In Deutschland wurden in der Zeit des Nationalsozialismus über 300 000 Menschen mit meist psychischen Behinderungen, davon auch über 10 000 Kinder mit Mehrfachbehinderungen und psychischen Störungsbildern, unter dem Vorwand ermordet, sie seien „unwertes Leben" und „Ballastexistenzen". Die Nürnberger Ärzteprozesse von 1946 haben nur einen Teil der unmenschlichen Vorgehensweisen auch bei pharmakologischen und physikalischen Menschenversuchen aufgedeckt. Dennoch haben sie im weiteren Verlauf zu den heutigen ethischen Grundsätzen der Ärzte geführt, wie sie in der Deklaration von Helsinki von 1964 und nachfolgenden Deklarationen dokumentiert sind. Bis heute ist das Schicksal von vielen Opfern, auch von Kindern, noch nicht vollständig aufgeklärt.

Nach Art. 1 des Deutschen Grundgesetzes sind alle Menschen vor dem Gesetz gleich, alle haben ein Recht auf Leben. Der Beginn des Lebens kann nicht auf einen umschriebenen Zeitpunkt festgelegt werden (➤ Kap. 2.1). Das Ende des Lebens wird in den meisten modernen Gesellschaften nach den Kriterien des **Hirntods** definiert, wie sie u. a. vom wissenschaftlichen Beirat der Bundesärztekammer festgelegt wurden.

Ebenso wie die Tötung des Menschen innerhalb der ersten 12 Gestationswochen (§ 218 StGB) werden die Grenzen medizinischer Maßnahmen bei intensivmedizinisch betreuten Patienten, unheilbar Kranken und Neugeborenen mit schwersten Behinderungen immer wieder intensiv diskutiert. Es gibt weitgehende Übereinstimmung darin, dass aktive Tötungsmaßnahmen von ärztlicher Seite nicht vertretbar sind, dass jedoch lebensverlängernde Maßnahmen, z. B. maschinelle Beatmung, antibiotische Behandlung oder nur vorübergehend wirksame Operationen, nach gründlicher Abwägung abgelehnt werden können. Kein Arzt hat das Recht oder die Verpflichtung, Medikamente zu geben, wenn sie dem Patienten nicht mehr nützen. Situationen, in denen der Arzt die medizinischen Behandlungsmöglichkeiten, insbesondere solche zur Herstellung und Aufrechterhaltung der Vitalfunktionen, und/ oder schwerwiegende operative Eingriffe nicht ausschöpfen muss, wurden z. B. für das Neugeborene in den **Einbecker Empfehlungen** von 1987 zusammengefasst. Diese Empfehlungen wurden 1992 dahingehend revidiert, dass definierte Diagnosen nicht mehr genannt werden und die Bedeutung einer gemeinsamen Entscheidungsfindung aller Beteiligten (Eltern, Ärzte, Pflegepersonal u. a.) unterstrichen wird.

In Akutsituationen liegt die Entscheidung über lebenserhaltende Maßnahmen immer beim Arzt; juristisch können nur äußere Maßstäbe gesetzt werden, an denen der Arzt sein Ermessen orientiert. Hilfen können bei planbaren Entscheidungen sog. **Ethikkomitees** anbieten, die sich z. B. in größeren Krankenhäusern aus verschiedenen Vertretern des ärztlichen und des pflegerischen Personals zusammensetzen, möglichst unter Hinzuziehung juristischer oder theologischer Berater. Diese bilden eine stellvertretende Öffentlichkeit, um im Einzelfall gemeinsame Entscheidungen zu finden.

Ethikkommissionen, die entweder bei den Landesärztekammern oder bei den Medizinischen Fakultäten eingerichtet sind, sind ebenfalls von Ärzten verschiedener Fachgruppen, einem Juristen, einem Pharmakologen und einem Laien besetzt. Sie wurden nach den Erfahrungen der Nürnberger Ärzteprozesse in den 1980er-Jahren gebildet, um alle medizinischen Forschungsvorhaben am Menschen nur mit dessen Einwilligung nach ausführlicher Vorinformation **(Informed Consent)** und mit den aktuell bestmöglichen Behandlungsmethoden **(Good Clinical Practice – GCP)** durchzuführen. Aufgrund des Arzneimittelgesetzes von 2004 müssen alle Forschungsvorhaben mit Medikamenten nach speziellen Verfahrenskriterien bei einer dafür befugten Ethikkommission beantragt und geprüft werden.

Medizinische Grenzen müssen immer wieder neu definiert werden. So werden z. B. bei Patienten mit progressiven Erkrankungen, die bei einem natürlichen Verlauf unweigerlich zum Tod führen, z. B. der Muskeldystrophie Duchenne oder nicht behandelbaren Speichererkrankungen des ZNS, Indikationen für eine Langzeitbeatmung, Organtransplantationen z. B. des Herzens, nebenwirkungsreiche und sehr kostspielige medikamentöse Behandlungen und verschiedene Gentherapien diskutiert. Seit 2008 ist der Import embryonaler Stammzellen zu streng überwachten Forschungszwecken erlaubt.

Die **Präimplantationsdiagnostik,** d. h. die genetische Untersuchung auf schwerwiegende Erkrankungen am Embryoblasten, ist seit September 2011 in Deutschland unter Auflagen einer Ethikkommission zugelassen. Es ist aber zu erwarten, dass sie in Zukunft häufiger eingesetzt werden wird (➤ Kap. 10.7).

Die Situation von Kindern nach Gametenspende, evtl. auch bei gleichgeschlechtlichen Eltern, ist juristisch und medizinisch-psychologisch nicht befriedigend geklärt. Das international anerkannte Recht des Kindes auf die Kenntnis seiner biologischen Herkunft führt zu vielen Unsicherheiten bis zu möglichen Erbschaftsklagen. Während die Fremdsamenspende in Deutschland erlaubt ist, sind Eizellspende und Leihmutterschaft im Gegensatz zu anderen Staaten (z. B. auch Österreich) verboten. Völlig ungeklärt ist die rechtliche Situation von Embryonen, die tiefgefroren bei der künstlichen Befruchtung zurückbleiben. Dies gilt besonders dann, wenn die Eizelle mit dem im Zytoplasma inkorporierten Samen vor der Verschmelzung zu einer Zygote aufbewahrt wird.

Nach § 218 ist ein induzierter **Schwangerschaftsabbruch** immer eine verbotene Handlung; bis zum Ende der 12. Gestationswoche besteht aber Straffreiheit. Im revidierten § 218a StGB gibt es für den Schwangerschaftsabbruch aus medizinischer Indikation keine zeitliche Begrenzung mehr. Nach Beratung und der Feststellung einer unzumutbaren Belastung für die Mutter kann jederzeit eine Schwangerschaft beendet werden, ggf. auch bei potenzieller Lebensfähigkeit des Kindes durch Tötung im Mutterleib. Das Bundesverfassungsgericht hat wiederholt ein lebend geborenes, schwer behindertes Kind als „Schaden" bezeichnet, der hätte verhindert werden können, sodass gegenüber den betreuenden Ärzten Haftungsansprüche möglich sind.

In breiter Übereinstimmung werden direkte Eingriffe in die körperliche Integrität eines chronisch kranken und behinderten Menschen ohne medizinische Notwendigkeit abgelehnt. Dies gilt z. B. auch für die operative Sterilisation geistig Behinderter, obwohl dies, vor allem von Angehörigen, immer wieder gefordert wird [8, 52, 53, 98, 211, 212, 216, 219, 220].

19.2 Aufklärungspflicht

Der Arzt hat die Pflicht zur Aufklärung über Indikation, Anlass, Umfang, Risiko, Folgen und Nebenwirkungen aller von ihm veranlassten Maßnahmen. Er muss aber nicht alle möglichen Folgen erörtern, sondern so vorgehen, dass der Patient bzw. seine sorgeberechtigten Vertreter die Tragweite einer Entscheidung erkennen können. Auch schwerwiegende

Befunde, z. B. das Vorliegen einer unheilbaren Krankheit, müssen in der Regel dem Patienten bzw. den Sorgeberechtigten mitgeteilt werden.

Bei allen nicht allgemein anerkannten Verfahren, z. B. der Abgabe von offiziell nicht zugelassenen Medikamenten an Kinder („Off-Label"-Einsatz), bedarf es einer genauen Prüfung und einer möglichst schriftlichen Einverständniserklärung des Sorgeberechtigten bzw. des Betroffenen selbst („Informed Consent"). Da fast die Hälfte der Medikamente, die auf einer pädiatrischen Intensivstation verabreicht werden, nicht offiziell für Kinder zugelassen ist, ist dies aber praktisch nicht durchführbar. Jugendliche ab einem Alter von ca. 14 Jahren sollen aktiv in die medizinischen Entscheidungsprozesse eingeschlossen werden, z. B. wenn eine nochmalige Chemotherapie diskutiert wird.

Der Arzt muss sich immer ein Bild über die Einsichts- und Urteilsfähigkeit des Patienten bzw. seines gesetzlichen Vertreters machen. Sollte es trotz ausführlicher Belehrung zu einer Verweigerung eines als notwendig erachteten ärztlichen Eingriffs kommen, kann wegen missbräuchlicher Ausübung des Sorgerechts über eine evtl. einstweilige vormundschaftliche Regelung eine Zustimmung erlangt werden (begrenzter Sorgerechtsentzug). Beispiele hierfür sind angeborene, durch eine Operation wesentlich zu verbessernde Fehlbildungen bei Neugeborenen, die intensivmedizinische Behandlung bei Frühgeborenen oder eine voraussichtlich gut und erfolgreich behandelbare schwere Krankheit, z. B. eine Leukämie. Nicht mehr rückgängig zu machende ärztliche Eingriffe, z. B. eine gefährliche Operation oder die Dauerbeatmung bei einer fortschreitenden Muskelerkrankung, sind abhängig von der Dringlichkeit und prinzipiell nicht ohne die Zustimmung des Patienten bzw. seiner gesetzlichen Vertreter vorzunehmen.

Gegenüber Dritten sind der Arzt, alle ärztlichen Mitarbeiter und Pflegepersonen primär zur Verschwiegenheit verpflichtet (Arztgeheimnis) und haben gegenüber Behörden und nichtärztlichen Betreuern eines Patienten eine Zeugnisverweigerungspflicht bzw. ein Zeugnisverweigerungsrecht. Bei Gefährdungen von Gesundheit und Leben, z. B. bei Verdacht auf das Vorliegen einer Kindesmisshandlung, muss der Arzt im Einzelfall eine Güterabwägung vornehmen und an die zuständigen Stellen, d. h. das zuständige Jugendamt bzw. die Polizei, eine Mitteilung machen. Dann sind detaillierte, schriftliche Darstellungen zum Sachverhalt und eine genaue Protokollierung der Abläufe notwendig [211, 216, 220].

19.3 Gutachterliche Probleme

Häufig werden bei Kindern mit Entwicklungsstörungen gutachterliche Stellungnahmen in außergerichtlichen, zivilrechtlichen und sogar strafrechtlichen Verfahren verlangt. Diese können sehr aufwendig und kontrovers sein, wobei Motivation und Anlass der Initiatoren, meist der Eltern, sehr unterschiedlich sind. Oft geht es um Schuldzuweisungen, z. B. an Geburtshelfer oder primär behandelnde Kinderärzte. Probleme machen auch die objektive Einschätzung des Pflegebedarfs bei schwerbehinderten Patienten oder die Begutachtung für die Gewährung von Blindengeld bei Patienten mit zentralen Sehstörungen und Mehrfachbehinderung. Im Vorfeld einer Entscheidung darüber, ob ein Gerichtsverfahren anzustreben ist, kann die Einschaltung einer **Schiedsstelle** zur Bearbeitung ärztlicher Kunstfehler der zuständigen Ärztekammer sinnvoll sein.

Immer wieder wird ein Geburtsschaden als Ursache von bleibenden Entwicklungsstörungen angesehen: Der Geburtsvorgang selbst, Komplikationen bei der Mutter und kurzfristige Zyanosen des Säuglings nach der Geburt sind heute praktisch nie ein Grund, einen ursächlichen Zusammenhang zu postulieren. Häufig lässt sich nachweisen, dass bei vielen Kindern mit Entwicklungsstörungen schon pränatal Probleme bestanden haben, die entweder anlagebedingt oder durch nicht erkennbare Versorgungsstörungen erklärbar sind. Oft wird von den Klägern vergessen, dass Kinder mit einer intrauterin auffälligen Entwicklung unter der Geburt zusätzliche Belastungen erfahren. Möglicherweise werden in Zukunft noch häufiger Fragen nach der Richtigkeit einer Reanimation und intensivmedizinischen Betreuung gestellt werden, wobei der rasche technische Fortschritt und neue therapeutische Möglichkeiten zu berücksichtigen sind. Die hohen Qualitätsansprüche an die Geburtshilfe werden eine Betreuung von Problemschwangerschaften in kleineren Einrichtungen oder gar Hausgeburten allein schon aufgrund der hohen Haftpflichtversicherungen nicht mehr zulassen, wodurch aber auch regionale Versorgungslücken entstehen können.

Von großer Bedeutung für derartige Begutachtungen sind eine sehr exakte Dokumentation aller Maßnahmen (z. B. unter der Geburt, bei der Reanimation, beim Transport, auf der Intensivstation und auf der allgemeinen Säuglingsstation) und eine fachkundige Befundung von Ultraschall- und MRT-Aufnahmen.

Gutachten über die Frage eines Zusammenhangs von Entwicklungsstörungen mit einer *Impfung* spielen eine immer geringere Rolle, können u. U. aber auch heute noch schwierig sein. Ein Zusammenhang zwischen den von der STIKO empfohlenen Impfungen und späteren bleibenden Entwicklungsstörungen ist nur noch extrem selten herstellbar.

Die Begutachtung der Ursache einer Entwicklungsstörung erfordert die Einbeziehung eines neuropädiatrisch erfahrenen Kinderarztes, der auf einer persönlichen Nachuntersuchung des Kindes bzw. einer Nachbegutachtung der zerebralen Bildgebung bestehen sollte. Immer wieder wird so erst nach vielen Jahren eine bereits pränatal entstandene periventrikuläre Leukomalazie, eine zerebrale Anlagestörung oder eine Genveränderung, z. B. ein Rett-Syndrom, als Ursache herausgefunden. Dabei muss sich der Gutachter bewusst sein, dass er gegenüber den Eltern keinen therapeutischen Auftrag hat.

Probleme können sich auch bei einer *verspäteten Diagnosestellung* ergeben, wenn z. B. den Eltern vermittelt wird, dass eine frühere Diagnose und Therapie das Krankheitsbild einer spastischen Zerebralparese verhindert hätte. Während dies in Bezug auf die Grundkrankheit in der Regel verneint werden kann, muss die Frage nach der Vermeidbarkeit sekundärer Komplikationen, z. B. einer Hüftluxation oder von Kontrakturen, differenziert betrachtet werden.

Zunehmend werden gutachterliche Stellungnahmen zum *Einsatz alternativer Behandlungsmethoden* gefordert, die nach Ansicht ihrer Vertreter und einiger Eltern von den öffentlichen Krankenkassen finanziert werden sollten. Auch hier sind in der Regel exakte Dokumentationen vor und nach einer solchen Therapiemaßnahme notwendig, um fundierte Aussagen über Erfolg und Misserfolg machen zu können. Grundsätzliche Bewertungen durch Fachgremien und wissenschaftliche Gesellschaften können im Einzelfall dabei helfen, solche Anträge entweder zu befürworten oder – was meist der Fall ist – abzulehnen.

Unkritische Parteigutachten gerade bei der komplexen Ursachenforschung von Entwicklungsstörungen sind heikel. Es ist immer sinnvoll, sich nach Möglichkeit von einer unparteiischen Institution genaue Fragen vorlegen zu lassen, die möglichst klar und nachvollziehbar beantwortet werden sollten [8, 216, 218, 220].

19.4 Zukünftige Konzepte zur Prävention und Akzeptanz von Behinderungen

Berücksichtigt man die für unsere heutigen Vorstellungen völlig unzureichenden und schädlichen Umstände, unter denen die meisten Kinder noch vor wenigen Generationen aufgewachsen sind, ist es immer wieder erstaunlich, dass offenbar die meisten von ihnen im Erwachsenenalter keine schwerwiegenden seelischen Schäden hatten. Hierfür ist die offensichtlich große **Resilienz** des Menschen eine Erklärung. Andererseits sind die heutigen Möglichkeiten der **Salutogenese** auch zur Vermeidung von sekundären Entwicklungsstörungen unbestritten (z. B. Ernährung, Vermeidung von Toxinen, Impfungen, psychische Stabilität, Teilnahme an Vorsorgeuntersuchungen, sichere Geburt etc.).

Eine offene Diskussion in unserer Gesellschaft zu Fragen der **Prävention von Behinderungen** z. B. durch eine humangenetische Beratung der Schwangeren erscheint notwendig. Es muss versucht werden, neue Kategorien für die Einschätzung einer Behinderung zu finden. Jedem Menschen sollte bewusst sein, dass er selbst jederzeit in eine Behindertensituation geraten kann und dass er selbst „Genfehler" mit einem sehr breiten Spektrum möglicher Erscheinungsbilder von Normvarianten bis zu krankhaften Störungen in sich trägt. Nicht jede genetische Anomalie bringt großes Leid mit sich; auch Kurzsichtigkeit oder Farbenblindheit sind erblich. Ein differenzierter Umgang mit der Pränataldiagnostik ist ethisch geboten, nicht jede invasive Pränataldiagnostik darf im positiven Fall den Schwangerschaftsabbruch nach sich ziehen. Deshalb wird auch vom „Paradigmenwechsel in der Humangenetik" gesprochen, wobei die Zielvorstellung vor allem die Beratung und Betreuung der Eltern *vor* einer Schwangerschaft ist, die zu eigenverantwortlichen und ethisch vertretbaren Entscheidungen führen. Neben den zuständigen Ärzten, die eine hohe Kompetenz im Umgang mit den entdeckten Anomalien benötigen, sollte auch ein Kontakt mit anderen betroffenen Eltern angestrebt werden. Ein problematisches Beispiel ist in diesem Zusammenhang die kommerziell angebotene Blutuntersuchung bei der werdenden Mutter auf das Vorliegen einer Chromosomenanomalie in der Frühschwangerschaft (nichtinvasiver Pränatal-Test).

O. Speck hat hierzu ausgeführt: *„Einerseits ist die Vermeidung einer Schädigung plausibel. Aber das, was vermieden werden soll, ist etwas, was den Lebenswert des Betroffenen, aber auch anderer, von der gleichen Schädigung Betroffener herabsetzt und so ihre Lebensqualität beeinträchtigen kann. Wenn etwas verhindert werden soll, gilt es als etwas, das weniger wert ist, als Übel, als Nichtwert. Es besteht das Dilemma: Prävention von Behinderung und Verteidigung der Lebensrechte aller bilden einen Widerspruch."*

Entwicklungsstörungen und Behinderungen sind so weit wie möglich durch Maßnahmen der Schwangerenvorsorge und der Perinatalmedizin zu vermeiden bzw. sinnvoll zu behandeln. Dies darf aber nicht zu einer Verunsicherung der Bevölkerung durch Überbetonung vorbeugender bzw. verhütender Maßnahmen führen. Auch in Zukunft wird es Menschen mit unterschiedlichen chronischen Krankheiten und Behinderungen in unserer Gesellschaft geben, die einen Anspruch auf Inklusion und Akzeptanz haben. Von daher können Investitionen in die pränatale Diagnostik nur dann akzeptiert sein, wenn sie freiwillig sind und Eltern das Recht zugestanden wird, auch ein Kind mit Entwicklungsstörung und Behinderung anzunehmen bzw. diesem Kind sein Lebensrecht zuzubilligen. Darüber hinaus sollten in vergleichbarem finanziellem Umfang Verbesserungen bei der Betreuung entwicklungsauffälliger und behinderter Kinder ausgebaut werden.

Es besteht ansonsten die zunehmende Gefahr, dass das „Recht auf Gesundheit" zu einer „Pflicht zur Gesundheit" durch gesellschaftliche Zwänge mit einer übermäßigen Inanspruchnahme von Pränataldiagnostik wird. Hierbei muss auch die Rolle der Krankenkassen und der Sozialhilfe geregelt werden. Sonst wächst die Tendenz, dass von Geburtshelfern aus persönlichen Absicherungsgründen immer mehr Diagnostik zur Vermeidung einer Behinderung angeboten wird, damit sie nicht später zur Rechenschaft gezogen werden. Auch müssen klare und vergleichbare Richtlinien für haftungsrechtliche und zivilrechtliche Verfahren, z. B. bei der Zuerkennung von Schmerzensgeld und Ausgleichszahlungen, gefunden werden.

Ebenso wenig wie es eine einseitige „Pädagogisierung" oder eine „Psychotherapeutisierung" bei Entwicklungsstörungen und Behinderungen geben darf, soll in Zukunft eine „Medizinisierung" stattfinden. Entscheidend ist das konsequente Bemühen um eine Verbesserung der **Lebensqualität** sowohl des Betroffenen als auch seiner Familie. Hierfür sind interdisziplinäre Kontakte zwischen Hausärzten, Fachärzten, Therapeuten, Frühförderstellen, Kindergärten und Schulen notwendig, sodass ein **Netzwerk im gleichberechtigten Dialog** entsteht.

Vielfältige Aktivitäten hierzu sind in dem Konzept der **„Frühen Hilfen"** zusammengefasst, die aktuell in Bezug auf ihre Wirksamkeit wissenschaftlich ausgewertet werden. Dem entsprechen auch Modellprojekte, in denen möglichst bereits vor der Geburt Familien mit einem erhöhten Risiko für eine gefährdete Entwicklung des Kindes erfasst und niederschwellig einer Betreuung innerhalb eines sozialen Netzes zugeführt werden, z. B. bei alleinstehenden Müttern, bei Gewalterfahrung, bei Sucht und psychischer Krankheit der Eltern. Wichtig sind die konsequente Ausbildung der Eltern, regelmäßige Hausbesuche und eine Verbesserung der Lebenssituation, wobei insbesondere auch Väter einen möglichst aktiven Part übernehmen sollten.

Jeder Mensch hat ein Recht darauf, unvoreingenommen so angenommen zu werden, wie er ist, und in seinem Selbstwertgefühl gefördert zu werden. Dabei spielt eine ständig sich wandelnde Definition von Gesundheit und Krankheit und was die Gesellschaft und jeder Einzelne darunter verstehen für das Konzept einer Salutogenese eine Rolle. Nach Thomas

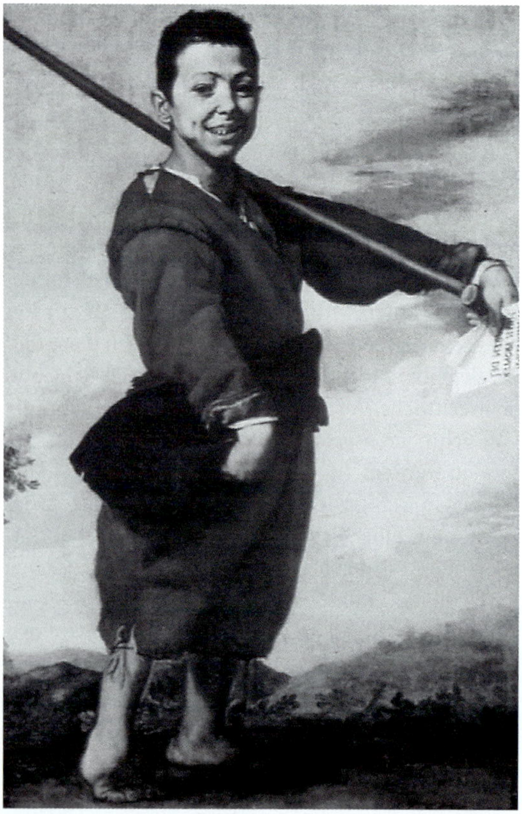

Abb. 19.1 J. de Ribera (1591–1652) – Der Junge mit dem Klumpfuß – medizinisch genauer: mit einer rechtsseitigen spastischen Hemiparese und wahrscheinlich einer Aphasie. Die Inschrift seines Zettels lautet: „Da mihi elimosinam propter amorem dei" – „Gib mir aus Liebe zu Gott ein Almosen". [Louvre, Paris]

von Aquin ist „Gesundheit weniger ein Zustand als eine Haltung" und für den Rehabilitationsarzt A. Milani Comparetti ist eine einfühlsame Versorgung des Patienten wichtiger als eine Behandlung mit dem Anspruch auf Heilung („From Cure to Care").

R. H. Largo hat in seinem Fit-Konzept festgestellt, dass jeder Mensch danach strebt, mit seinen individuellen Bedürfnissen und Begabungen in Übereinstimmung mit seiner Umwelt zu leben. Je besser ihm dies gelingt, desto größer sind sein Wohlbefinden, sein Selbstwertgefühl und seine Selbstwirksamkeit.

Die wichtigste Aufgabe im Umgang mit entwicklungsgestörten und behinderten Kindern sowie ihren Angehörigen ist für den Arzt und alle anderen Berufsgruppen, genau wie bei Schwerkranken, die **Einfühlungsbereitschaft** oder **Empathie,** auch wenn den Betroffenen u. U. erhebliche Herausforderungen zugemutet werden. H.G. Schlack hat dazu ausgeführt, dass Entscheidungen zum Umgang mit chronischen Krankheiten und Behinderungen gegenüber unseren Mitmenschen begründet und nachvollziehbar gemacht werden müssen.

Grundnormen wie das Recht auf Leben eines jeden Menschen und das Handeln zum Wohl des Kranken dürfen nie infrage gestellt werden. Diese ethische Grundhaltung setzt Verantwortungsgefühl, Verschwiegenheit und Wahrhaftigkeit voraus. Wir sollten entwicklungsgestörten und behinderten Kindern und ihren Eltern gegenüber so handeln, wie wir erwarten, selbst behandelt zu werden. Dies wurde von H. Jonas so ausgedrückt: *„Handle so, dass die Wirkungen deiner Handlungen verträglich sind mit der Permanenz echten Lebens auf Erden, bzw. handle so, dass die Wirkungen deiner Handlungen nicht zerstörerisch sind für die künftigen Möglichkeiten des Lebens auf der Erde."* Vielleicht lässt sich mit dieser Einstellung auch eine Neubestimmung des sozialen Ehrenamts erreichen, das nicht nur den bezahlten Einsatz für die Schwächeren in unserer Gesellschaft vorsieht.

Menschen mit Entwicklungsstörungen und Behinderungen benötigen gerade heute keine „Almosen", sondern menschliche Zuwendung, umfassende Förderung ihrer Fähigkeiten, qualifizierte medizinische Betreuung und eine allgemeine Akzeptanz in ihrem sozialen Umfeld. Viele dieser Aspekte lassen sich an dem berühmten Bild des spanischen Malers J. de Ribera (➤ Abb. 19.1) diskutieren: Der freundlich blickende Junge hat mehr als nur einen deformierten Fuß. Wegen der Fehlstellung der Hand wurde diskutiert, ob er eine halbseitige Dystonie habe, was extrem selten wäre. Viel wahrscheinlicher ist, dass er eine spastische, früh erworbene Hemiparese und möglicherweise dazu passend auch eine Sprachstörung hat, weswegen er den Zettel mit der Bitte um ein Almosen in der Hand hält. Sein freundliches Lächeln ist vielleicht eher eine Wunschvorstellung des Künstlers; Menschen wie er hatten es in früheren Zeiten besonders schwer. Der Umgang mit ihnen ist ein wesentliches Qualitätskriterium unserer heutigen Gesellschaft [5, 8, 98, 192, 194, 198, 202, 213, 216, 217, 220].

Anhang

Sozialpädiatrische Zentren

2017 gab es 146 anerkannte Sozialpädiatrische Zentren (SPZ) in Deutschland, sodass eine fast flächendeckende Versorgung mit dieser interdisziplinären Behandlungsinstitution besteht.

Die aktuellen Adressen aller SPZs in Deutschland finden Sie auf der Homepage der Deutschen Gesellschaft für Sozialpädiatrie und Jugendmedizin DGSPJ (www.dgspj.de).

Die SPZs sind in einer Bundesarbeitsgemeinschaft (BAG SPZ) zusammengefasst, die jährlich zwei Vollversammlungen abhält. Der gewählte Vertreter ist zusammen mit seinen zwei Stellvertretern der Sprecher der BAG. Außerdem gibt es für jedes Bundesland einen SPZ-Sprecher.

Die prinzipiellen Strukturen eines SPZ sind in dem sogenannten Altöttinger Papier Band 1 zusammengefasst.

Darüber hinaus wurde von der Kommission „Qualität in den SPZ" eine Zusammenstellung von Qualitätsstandards für die wichtigsten Aufgaben und Krankheitsgruppen in den SPZ zusammengestellt (Altöttinger Papier Band 2 und 3).

Adressen wichtiger Selbsthilfegruppen und zentraler Kontaktstellen

ADHS Deutschland e. V.
Rapsstraße 61
13629 Berlin
Telefon: 030/85605902
E-Mail: email-beratung@adhs-deutschland.de

Allianz chronischer seltener Erkrankungen (ACHSE) e. V.
c/o DRK-Kliniken Berlin Mitte
Drontheimer Straße 39
13359 Berlin
Telefon: 030-3300708-0
E-Mail: info@achse-online.de
Internet: www.achse-online.de

Arbeitsgemeinschaft Adipositas im Kindes- und Jugendalter
Dr.-Friedrich-Steiner-Straße 5
45711 Datteln
Telefon: 02363/975229
E-Mail: aga-sekretariat@charite.de
Internet: www.a-g-a.de

Arbeitsgemeinschaft Spina bifida und Hydrozephalus Bundesverband e. V. (ASbH)
Grafenhof 5
44137 Dortmund
Telefon: 0231/8610500
E-Mail: asbh@asbh.de
Internet: www.asbh.de

Bundesarbeitsgemeinschaft zur Förderung der Kinder, Jugendlichen und Erwachsenen mit Teilleistungsstörungen (BAG-TL)
Wendelinstraße 64
50933 Köln
Telefon: 0221/14972719
E-Mail: info@bag-tl.de
Internet: www.bag-tl.de

Bundesselbsthilfeverband kleinwüchsiger Menschen VKM
Hauptstraße 14
56587 Oberhonnefeld
E-Mail: info@kleinwuchs.de
Internet: www.kleinwuchs.de

Bundesverband behinderter Pflegekinder e. V.
Kirchstraße 29
26871 Papenburg
Telefon: 04635/292280
E-Mail: BV-Pflegekinder@gmx.de
Internet: www.mittendrin-magazin.de

Bundesverband „Das frühgeborene Kind" e. V.
Darmstädter Landstr. 213
60598 Frankfurt/Main
Telefon: 069/58700990
E-Mail: info@fruehgeborene.de
Internet: www.fruehgeborene.de

Bundesverband für körper- und mehrfachbehinderte Menschen e. V.
Brehmstraße 5–7
40239 Düsseldorf
Telefon: 0211/640040
E-Mail: info@bvkm.de
Internet: www.bvkm.de

Bundesverband zur Förderung von Menschen mit Autismus
Rothenbaumchaussee 15
20148 Hamburg
Telefon: 040/5115604
E-Mail: info@autismus.de
Internet: www.autismus.de

Bundesverband Legasthenie und Dyskalkulie e. V. (BVL)
Postfach 201338
53143 Bonn
Telefon: 0700/285285285
E-Mail: beratung@bvl-legasthenie.de
Internet: www.bvl-legasthenie.net

Bundesverband Selbsthilfe Körperbehinderter e. V.
Altkrautheimer Straße 20
74238 Krautheim
Telefon: 06294/42810
E-Mail: info@bsk-ev.org
Internet: www.bsk-ev.org

Bundesverband Neurofibromatose e. V.
Postfach 201338
53143 Bonn
Telefon: 040/46092414
E-Mail: info@bv-nf.de
Internet: www.bv-nf.de

Bundesvereinigung Lebenshilfe für Menschen mit geistiger Behinderung e. V.
Raiffeisenstraße 18
35043 Marburg
Telefon: 06421/4910
E-Mail: bundesvereinigung@lebenshilfe.de
Internet: www.lebenshilfe.de

Bundesvereinigung Stotterer-Selbsthilfe e. V. (BVSS)
Dachverband der Selbsthilfegruppen stotternder Menschen in Deutschland
Zülpicher Straße 58
50674 Köln
Telefon: 0221/1391106
E-Mail: info@bvss.de
Internet: www.bvss.de

Deutsche Gesellschaft für Epileptologie
Informationszentrum Epilepsie der DGfE
Reinhardtstr. 27c
10117 Berlin
Telefon: 0700/13 14 13 00
E-Mail: ize@dgfe.info
Internet: www.dgfe.org

Deutsche Gesellschaft für Muskelkranke e. V. (GGM)
Im Moos 4
79112 Freiburg
Telefon: 07665/94470
E-Mail: info@dgm.org
Internet: www.dgm.org

Deutscher Blinden- und Sehbehindertenverband e. V. (DBSV)
Rungestraße 19
10179 Berlin
Telefon: 030/285387–0
E-Mail: info@dbsv.org
Internet: www.dbsv.org

Deutscher Kinderschutzbund – Bundesverband e. V.
Schöneberger Straße 15
10963 Berlin
Telefon: 030/2148090
E-Mail: info@dksb.de
Internet: www.kinderschutzbund.de

Deutsche Rheumaliga Bundesverband e. V.
Maximilianstraße 14
53111 Bonn
Telefon: 0228/766060
E-Mail: bv@rheuma-liga.de
Internet: www.rheuma-liga.de

Gemeinsame Elterninitiative Plötzlicher Säuglingstod (GEPS)
Fallingbosteler Straße 20
30625 Hannover
Telefon: 0511/8386202
E-Mail: info@geps.de
Internet: www.geps.de

Interessengemeinschaft fragiles X e. V.
Neuer Markt 9/10
18055 Rostock
Telefon: 0381/29642375
E-Mail: geschaeftsstelle@frax.de
Internet: www.frax.de

Kindernetzwerk e. V. für kranke und behinderte Kinder und Jugendliche in der Gesellschaft
Hanauer Straße 8
63739 Aschaffenburg
Telefon: 06021/299909
E-Mail: info@kindernetzwerk.de
Internet: www.kindernetzwerk.de

LEONA e. V.
Verein für Eltern chromosomal geschädigter Kinder
Kornblumenweg 38
59439 Holzwickede
Telefon: 02301/1846685
E-Mail: geschaeftsstelle@leona-ev.de
Internet: www.leona-ev.de

Lernen fördern – Bundesverband
Maybachstr. 27
71686 Rumseck/Neckar
Telefon: 0711/6338438
E-Mail: post@lernen-foerdern.de
Internet: www.lernen-foerdern.de

Nationale Kontakt- und Informationsstelle zur Anregung und Unterstützung von Selbsthilfegruppen (NAKOS)
Wilmersdorfer Straße 39
10627 Berlin
Telefon: 030/31018960
E-Mail: selbsthilfe@nakos.de
Internet: www.nakos.de

RehaKIND – Allianz zur besseren Versorgungsstruktur von Kindern und Jugendlichen
Lütgendortmunder Straße 153
44388 Dortmund
Telefon: 0231/6103056
E-Mail: info@rehakind.com
Internet: www.rehakind.com

Sozialverband VdK Deutschland (früher: Verband der Kriegsbeschädigten, Kriegshinterbliebenen und Sozialrentner Deutschlands)
Linienstraße 131
10115 Berlin
E-Mail: kontakt@vdk.de
Landesverbände unter www.vdk.de

Tuberöse Sklerose Deutschland e. V.
Walkmühlstr. 1
65195 Wiesbaden
65207 Wiesbaden-Medenbach
Telefon: 0611/4692707
E-Mail: info@tsdev.org
Internet: www.tsdev.org

World Health Organisation (WHO)
Internet: www.who.int

Adressen wichtiger wissenschaftlicher Gesellschaften

Deutsche Gesellschaft für Sozialpädiatrie und Jugendmedizin
Internet: www.dgspj.de
Geschäftsstelle
Chausseestraße 128/129
10115 Berlin
Telefon: 030/40005886
E-Mail: geschäftsstelle@dgspj.de

Gesellschaft für Neuropädiatrie
Internet: www.neuropaediatrie.com

Berufsverband Deutscher Humangenetiker (BVDH)
Internet: www.bvdh.de

Deutsche Gesellschaft für Kinder- und Jugendmedizin e. V.
Internet: www.dgkj.de

Deutsche Akademie für Kinder- und Jugendmedizin e. V.
Dachverband der pädiatrischen Gesellschaften
Internet: www.dakj.de

Berufsverband der Kinder- und Jugendärzte
Internet: www.kinderaerzte-im-netz.de

Arbeitsgemeinschaft der wissenschaftlichen medizinischen Fachgesellschaften (AWMF) Erstellung von Leitlinien u. a. für Neuropädiatrie, Sozialpädiatrie, Kinder- und Jugendpsychiatrie, Pädaudiologie usw.
Internet: www.awmf.org und www.uni-duesseldorf.de/WWW/AWMF

Online Mendelian Inheritance in Man (OMIM)
Sammlung genetischer Erkrankungen der John's Hopkins Universität Baltimore
Internet: www.ncbi.nlm.nih.gov/OMIM

Orphanet-Europäische Datenbank seltener Krankheiten
Internet: www.orpha.net

Abbildungsnachweis

Abb. 1.1: S. Adler, Lübeck.
Abb. 1.2: S. Adler, Lübeck, H. M. Straßburg, Gerbrunn.
Abb. 1.3: S. Adler, Lübeck.
Abb. 1.4: Simon C. Pädiatrie. Stuttgart: Schattauer, 1995.
Abb. 1.5: Pädiatrische Praxis, Marseille Verlag München, H. M. Straßburg, Würzburg.
Abb. 1.6: R. Largo. Berlin: Springer, 1993.
Abb. 1.7: H. M. Straßburg, Würzburg.
Abb. 1.8: H. M. Straßburg, Würzburg.
Abb. 2.1: Moore KL, W. B. Saunders Company, Philadelphia 1993.
Abb. 2.2: K. H. Rempen, Schwäbisch-Hall.
Abb. 2.3: W. Roggendorf, Würzburg.
Abb. 2.4: G. Reichle, Ulm.
Abb. 2.5: G. Reichle, Ulm.
Abb. 2.6: S. Adler, Lübeck, D. Pongratz: Klinische Neurologie. München: Elsevier/Urban & Schwarzenberg, 1992.
Abb. 3.1: Pädiatrische Praxis, Marseille Verlag München, H. M. Straßburg, Würzburg.
Abb. 3.2: H. M. Straßburg, Würzburg.
Abb. 3.3: C. Larsson, Kunsthalle Göteborg.
Abb. 3.4: Pädiatrische Praxis, Marseille Verlag München, M. Reismann, Pikler-Institut, Budapest, Ungarn.
Abb. 3.5: H. M. Straßburg, Würzburg.
Abb. 4.1 a–d: H. M. Straßburg, Würzburg.
Abb. 4.2 a–b: H. M. Straßburg, Würzburg.
Abb. 4.3 a–f: H. M. Straßburg, Würzburg.
Abb. 4.4 a–h: L. Solymosi, Abt. Neuroradiologie, Würzburg.
Abb. 4.5: L. Solymosi, Abt. Neuroradiologie, Würzburg.
Abb. 4.6: D. Hahn: Institut für Radiologie, Würzburg.
Abb. 4.7: K. H. Reiners, Neurologische Universitätsklinik Würzburg.
Abb. 4.8: D. Hahn, Institut für Radiologie, Würzburg.
Abb. 5.1: H. M. Straßburg, Würzburg.
Abb. 7.1: W. de Gruyter, Berlin, 1994, H. M. Straßburg, Würzburg.
Abb. 7.2: F. Heinen, von Hauner'sche Universitäts-Kinderklinik München
Abb. 7.3: H. M. Straßburg, Würzburg nach M. Bax, 2005

Abb. 7.4: Universitäts-Kinderklinik Freiburg.
Abb. 7.5: H. M. Straßburg, Würzburg, SPZ Frühdiagnosezentrum Würzburg.
Abb. 7.6: Novartis, The Ciba Collection, F. H. Netter, 1973, with permission.
Abb. 7.7: Universitäts-Kinderklinik Würzburg, C. P. Speer.
Abb. 8.1: Universitäts-Kinderklinik Freiburg.
Abb. 8.2: H. M. Straßburg, Würzburg, SPZ Frühdiagnosezentrum Würzburg.
Abb. 8.3: Universitäts-Kinderklinik Würzburg, C. P. Speer.
Abb. 8.4: Universitäts-Kinderklinik Freiburg.
Abb. 8.5: H. M. Straßburg, Würzburg, SPZ Frühdiagnosezentrum Würzburg.
Abb. 8.6: Universitäts-Kinderklinik Würzburg, C. P. Speer.
Abb. 8.7: S. Adler, Lübeck.
Abb. 8.8: Universitäts-Kinderklinik Freiburg.
Abb. 8.9: H. M. Straßburg, Würzburg nach J. J. Volpe.
Abb. 8.10: Universitäts-Kinderklinik Würzburg, C. P. Speer.
Abb. 8.11: H. M. Straßburg, Würzburg.
Abb. 8.12: Universitäts-Kinderklinik Würzburg, C. P. Speer.
Abb. 8.13: H. M. Straßburg, Würzburg.
Abb. 8.14: H. M. Straßburg, Würzburg.
Abb. 8.15: H. M. Straßburg, Würzburg, modifiziert nach R. Schmid.
Abb. 9.1: H. M. Straßburg, Würzburg.
Abb. 9.2: Universitäts-Kinderklinik Würzburg, C. P. Speer.
Abb. 10.1 bis 10.12 W. Kreß und T. Grimm, Institut für Humangenetik, Würzburg.
Abb. 12.1 Stefan Dangl, München
Abb. 12.2: W. Dacheneder.
Abb. 12.3: Michel L (1971): Allgemeine Grundlagen psychologischer Tests; S. 29. In: Hess R (Hrsg.). Handbuch der Psychologie, Bd. 6. Hogrefe, Göttingen, Bern, Toronto, Seattle u. SRP Lübeck (DTP und Werbedienstleistungen).
Abb. 12.4: Hellbrügge T et al. (1978). Münchener funktionelle Entwicklungsdiagnostik (Abb. 15). Hansisches Verlagskontor.
Abb. 12.5: Griffith R. Skalen (GES) zur Beurteilung der kindlichen Entwicklung. Göttingen, Weinheim: Beltz Test GmbH, 1983.
Abb. 12.6: Petermann F, Stein IA. Entwicklungstests 6 Monate–6 Jahre (ET 6–6), 2. Aufl. Göttingen: Hogrefe, 2005.
Abb. 12.7: W. Dacheneder.
Abb. 12.8: nach Williams et al. 2004, Petermann 2003.
Abb. 12.9: Lurija A. R. Gehirn in Aktion. Reinbeck: Rowohlt, 1992.
Abb. 12.10: nach P. J. Tellegen, M. Winkel und B. J. Wijnberg-Williams, 1996.
Abb. 12.11: Tellegen, Laros und Petermann.SON-R 2 1/2–7. Non-verbaler Intelligenztest. Testmanual mit deutscher Nominierung und Validierung. Göttingen: Hogrefe, 2007.
Abb. 12.12: Cattell RB, Weiss RH. Grundintelligenztest CFT 20. Hogrefe Verlag, Göttingen, Bern, Toronto, Seattle: Hogrefe, 1978.
Abb. 12.13: Mit Druckerlaubnis J. C. Raven Ltd. Edinburgh.
Abb. 12.14: Büttner G, Dacheneder W, Schneider W, Weyers K. Frostigs Entwicklungstest der visuellen Wahrnehmung FEW-2. Göttingen: Hogrefe, 2007.
Abb. 12.15: W. Dacheneder.
Abb. 12.16 Stefan Dangl, München
Abb. 12.17 bis 12.19: R. Largo et al. 2007
Abb. 12.20: Marx HH. Medizinische Begutachtung – Grundlagen und Praxis. Stuttgart: Thieme, 1992.
Abb. 12.21: Würzburger Leise Leseprobe Hogrefe Verlag (P. Küspert, W. Schneider).
Abb. 12.22: S. Dehaene. Der Zahlensinn oder warum wir rechnen können. Basel: Birkhäuser, 1999.
Abb. 12.23: W. Dacheneder.
Abb. 12.24: W. Dacheneder.
Abb. 12.25: W. Dacheneder.
Abb. 12.26: W. Dacheneder und SRP Lübeck (DTP und Werbedienstleistungen).
Abb. 12.27: W. Dacheneder.
Abb. 13.1 Stefan Dangl, München.
Abb. 13.2: H. M. Straßburg, Würzburg, SPZ Frühdiagnosezentrum Würzburg.
Abb. 13.3: H. M. Straßburg, Würzburg, SPZ Frühdiagnosezentrum Würzburg.
Abb. 13.4: S. Adler, Lübeck.
Abb. 14.1: W. Wendlandt, G. Thieme Verlag Stuttgart, 1995.
Abb. 15.1: H. M. Straßburg, Würzburg, SPZ Frühdiagnosezentrum Würzburg.
Abb. 19.1: J. de Ribera, Louvre, Paris.

Literatur

Bücher und Aufsätze

Medizin einschließlich Humangenetik

1. Aicardi J. The diseases of the nervous system in childhood. Developmental Medicine No. 115/118. London: McKeith Press, 2009.
2. Aksu F. Neuropädiatrie – Diagnostik und Therapie, neurologische Erkrankungen im Kindes- und Jugendalter. Bremen: Unimed, 2011.
3. Banaschewski T, Becker K et al. Aufmerksamkeitsdefizit-/Hyperaktivitätsstörung – eine aktuelle Bestandsaufnahme. Deutsches Aerzteblatt 2017; 114: 261–270.
4. Baumann T. Atlas der Entwicklungsdiagnostik – Vorsorgeuntersuchungen von U1–U10/J1. Stuttgart: Thieme, 2006.
5. Beckers M. Von Larven und Puppen – soll man Kinder wie Menschen behandeln? München: BTB, 2005.
6. Beddies T. Im Gedenken der Kinder. Die Kinderärzte und die Verbrechen an Kindern in der NS-Zeit. Im Auftrag der Deutschen Gesellschaft für Kinder- und Jugendmedizin. Berlin, 2012.
7. Bernard A. Kinder machen – Samenspender, Leihmütter, künstliche Befruchtung – neue Reproduktionstechnologien und die Ordnung der Familie. Frankfurt: S. Fischer, 2014.
8. Bode H, Straßburg HM, Hollmann H (Hrsg.). Sozialpädiatrie in der Praxis. München: Elsevier/Urban & Fischer, 2014.
9. Bode H, Büsching U, Kohns U (Hrsg.). Psychosomatische Grundversorgung in der Pädiatrie. Stuttgart: Thieme, 2016.
10. Boltshauser E. Cerebellar disorders in children. London: Mac Keith-Press, 2012.
11. Bundesgesundheitsblatt. Ergebnisse des Kinder- und Jugendgesundheits-Surveys (KiGGS), 2007, Band 50, Heft 5/6.
12. Döderlein L. Infantile Zerebralparese. Diagnostik, konservative und operative Therapie. Heidelberg: Springer, 2015.
13. Dörr HG, W. Rascher W. Praxisbuch Jugendmedizin. München: Elsevier/Urban & Fischer, 2002.
14. Ertl-Wagner B, Reitz BW. Pädiatrische Neuroradiologie. Berlin: Springer, 2007.
15. Espay AJ. Common movement disorders pitfalls. Cambridge: Cambridge University Press, 2012.
16. Ettrich C, Ettrich KU. Verhaltensauffällige Kinder und Jugendliche. Berlin: Springer, 2006.
17. Fenichel GM. Neonatal Neurology. London: Churchill Livingston, 2006.
18. Firth HV, Hurst JA. Oxford Desk Reference: Clinical Genetics and Genomics. Oxford: Oxford University Press, 2017.
19. Forsythe R. Pediatric neurology. New York: Oxford University Press, 2007.
20. Fricke C, Kretzschmar C, Hollmann H, Schmid RG. Qualität in der Sozialpädiatrie – Band 2. Altötting: Bundesarbeitsgemeinschaft Sozialpädiatrischer Zentren, 2007.
21. Fricke C, Kretzschmar C, Hollmann H, Schmid RG. Qualität in der Sozialpädiatrie – Band 3. Altötting: Bundesarbeitsgemeinschaft Sozialpädiatrischer Zentren, 2012.
22. Gortner L, Meyer S, Sitzmann CF. Pädiatrie – Duale Reihe. Stuttgart: Thieme, 2012.
23. Graham JM. Smith's recognizable patterns of human deformation. Amsterdam: Elsevier Science, 2015.
24. Hadders-Algra M. Examination of the child with minor neurological dysfunctions. London: Mac Keith Press, 2010.
25. Hadders-Algra M. Praxis Entwicklungsneurologie – Untersuchung auf milde Neurologische Dysfunktion (MND). Stuttgart: Kohlhammer, 2014.
26. Hassenstein B. Verhaltensbiologie des Kindes. 6. A. Heidelberg: Spektrum Akademischer Verlag, 2007.
27. Häussler M, Bartels H, Strassburg HM. Multihandicapped blind and partially sighted children in South-Germany – aetiology and pathogenesis. Dev Med Child Neurol 1996; 38: 1076–1090.
28. Heinen F, Böhmer J, Hufschmidt A et al. Pädiatrische Neurologie in Diagnose und Therapie. Stuttgart: Kohlhammer, 2009.
29. Heinen F, Krieg S, Borggräfe I. Neuropharmakotherapie und klinische Systematik. Stuttgart: Kohlhammer, 2012.
30. Hellbrügge T. Klinische Sozialpädiatrie – ein Lehrbuch der Entwicklungs-Rehabilitation im Kindesalter. Berlin: Springer, 1981.

31. Hellbrügge T, Schneeweiß G (Hrsg.). Frühe Störungen behandeln – Elternkompetenz stärken – Grundlagen der Frührehabilitation. Stuttgart: Klett-Cotta, 2011.
32. Herpertz-Dahlmann B, Rösch S. Entwicklungspsychiatrie – Biopsychologische Grundlagen und die Entwicklung psychischer Störungen. Stuttgart: Schattauer, 2007.
33. Herrmann BU, Dettmeyer R, Banaschek F, Thyen U. Kindesmisshandlung – Medizinische Diagnostik, Intervention und rechtliche Grundlagen. Berlin: Springer, 2008.
34. Hertl M. Die Welt des ungeborenen Kindes. Überleben vor der Geburt – Entwicklung, Verhalten, Gefühle. München: Piper, 1994.
35. Hoffmann GF, Grau AJ (Hrsg.). Stoffwechselerkrankungen in der Neurologie. Stuttgart: Thieme, 2004.
36. Hofmann V, Deeg KH, Hoyer BF. Ultraschalldiagnostik in Pädiatrie und Kinderchirurgie – Lehrbuch und Atlas. Stuttgart: Thieme, 2005.
37. Hollenweger J, Kraus de Camargo O (Hrsg.). ICF-CY: Internationale Klassifikation der Funktionsfähigkeit, Behinderung und Gesundheit bei Kindern und Jugendlichen. Bern: Verlag Hans Huber, 2011.
38. Hollmann H, Kretzschmar C, Schmid RG. Qualität in der Sozialpädiatrie Band 1 – das Altöttinger Papier. Altötting: Bundesarbeitsgemeinschaft Sozialpädiatrischer Zentren 2009.
39. Jacobi MG. Kindesmisshandlung und Vernachlässigung – Epidemiologie, Diagnostik und Vorgehen. Bern: Verlag Hans Huber, 2008.
40. Jansen O, Stephani U. Fehlbildungen und frühkindliche Schädigungen des ZNS. Stuttgart: Thieme, 2007.
41. Jorch G (Hrsg.). Fetoneonatale Neurologie. Erkrankungen des Nervensystems von der 20. SSW bis zum 20. Lebensmonat. Stuttgart: Thieme, 2013.
42. Keysers C. Unser empathisches Gehirn. Warum wir verstehen, was andere fühlen. München: C. Bertelsmann, 2013.
43. Korinthenberg R, Panteliadis CP, Hagel C (Hrsg.). Neuropädiatrie. München: Elsevier, 2009.
44. Kraus de Camargo O, Simon L. Die ICF-CY in der Praxis. Bern: Verlag Hans Huber, 2013.
45. Kunze J. Wiedemanns Atlas klinischer Syndrome. Phänomenologie-Ätiologie-Differenzialdiagnose. Stuttgart: Schattauer, 2010.
46. Landgraf MN, Heinen F. Fetale Alkohol-Spektrumstörungen. S3-Leitlinien zur Diagnostik. Stuttgart: Kohlhammer, 2017.
47. Largo RH. Babyjahre – Entwicklung und Erziehung in den ersten 4 Jahren. München: Piper, 2007.
48. Largo RH. Kinderjahre – Die Individualität des Kindes als erzieherische Herausforderung. München: Piper, 2009.
49. Loh S von. Entwicklungsstörungen bei Kindern. Medizinische Grundlagen für pädagogische und therapeutische Berufe. Stuttgart: Kohlhammer, 2012.
50. Manz F. Wenn Babys reden könnten! Was wir aus drei Jahrhunderten Säuglingspflege lernen können. Dortmund: Fördergesellschaft Kinderernährung e. V., 2011.
51. Marlow N, Wolke D, Bracewell MA et al. Neurologic and developmental disability at six years of age after extremely preterm birth. N Engl J Med 2005; 352: 9–19.
52. Medizinische Genetik, Band 26/4. Pränataldiagnostik. Berlin: Springer, 2014.
53. Medizinische Genetik, Band 28/3. Präimplantationsdiagnostik. Berlin: Springer, 2016.
54. Michael T, von Moers A, Strehl AE et al. (Hrsg.). Spina bifida – Interdisziplinäre Diagnostik, Therapie und Beratung. Berlin: De Gruyter, 2017.
55. Michaelis R, Niemann G. Entwicklungsneurologie und Neuropädiatrie. Grundlagen, diagnostische Strategien, Entwicklungstherapien und Entwicklungsförderungen. Stuttgart: Thieme, 2017.
56. Moog U, Rieß O. Medizinische Genetik für die Praxis: Diagnostik, Beratung, Fallbeispiele. Stuttgart: Thieme, 2014.
57. Müller-Felber W, Schara U. Neuromuskuläre Erkrankungen bei Kindern und Jugendlichen. Stuttgart: Kohlhammer, 2015.
58. Müller-Rieckmann E. Das frühgeborene Kind in seiner Entwicklung. München: E. Reinhardt, 2006.
59. Murken J, Grimm T, Herlinski-Feter E. Taschenlehrbuch Humangenetik. Stuttgart: Thieme, 2011.

60. Neubauer BA, Hahn A. Dooses Epilepsien im Kindes- und Jugendalter. Heidelberg: Springer, 2014.
61. Neuhäuser G, Steinhausen HC Häßler F, Sarimski K. Geistige Behinderung – Grundlagen, klinische Syndrome, Behandlung und Rehabilitation. Stuttgart: Kohlhammer, 2013.
62. Nissen G. Kulturgeschichte seelischer Störung bei Kindern und Jugendlichen. Stuttgart: Klett-Kotta, 2005.
63. Noterdaeme M, Freisleder FJ. Entwicklungsstörungen im Überblick. München: Kienzle-Edition-Zuckschwerdt, 2010.
64. Pachler MJ, Straßburg HM. Der unruhige Säugling. Lübeck: Hansisches Verlagskontor, 1989.
65. Panteliadis CP. Cerebral palsy. München: Dustri, 2011.
66. Papousek M, Schieche M, Wurmser H. Regulationsstörung der frühen Kindheit. Bern: Verlag Hans Huber, 2004.
67. Passarge E. Taschenatlas Humangenetik. Stuttgart: Thieme, 2008.
68. Peiper A. Chronik der Kinderheilkunde. Leipzig: Thieme, 1951; 1966.
69. Peiper A. Die Eigenart der kindlichen Hirntätigkeit. Edition Leipzig, 1949; 1963.
70. Pina-Garza JE. Fenichel's clinical pediatric neurology: a signs and symptoms approach. Online and Print. Philadelphia: Elsevier Saunders, 2013.
71. Read A, Donnai D. New clinical genetics. Bloxham: Scion Publishing Ltd, 2015.
72. Reinhardt D. Therapie der Krankheiten im Kindes- und Jugendalter. Berlin: Springer, 2007.
73. Remschmidt H, Schmidt M. Multiaxiales Klassifikationssystem für psychiatrische Erkrankungen des Kindes- und Jugendalters. Bern: Verlag Hans Huber, 1986.
74. Remschmidt H. Kinder- und Jugendpsychiatrie – eine praktische Einführung. Stuttgart: Thieme, 2008.
75. Renz-Polster H. Kinder verstehen. Born to be wild: Wie die Evolution unsere Kinder prägt. München: Kösel, 2015.
76. Rosenkötter H. Motorik und Wahrnehmung. Eine neuropädagogische Einführung. Stuttgart: Kohlhammer, 2013.
77. Ruf-Bächtiger L, Baumann C. Entwicklungsstörungen – ADS/ADHW/POS: Das diagnostische Inventar. Stuttgart: Thieme, 2007.
78. Schlack HG, von Kries R, Thyen U. Sozialpädiatrie: Gesundheitswissenschaft und pädiatrischer Alltag. Heidelberg, Berlin: Springer, 2009.
79. Scriver CR, Beaudet AL. The metabolic and molecular basis of inherited diseases. Berlin: Springer, 2001.
80. Singer HS, Mink J, Gilbert DL. Movement disorders in children. Philadelphia: W. B. Saunders Company, 2010.
81. Speer CP, Gahr M. Pädiatrie. Berlin: Springer, 2013.
82. Spitz RA. Vom Säugling zum Kleinkind – Naturgeschichte der Mutter-Kind-Beziehungen im ersten Lebensjahr. Stuttgart: Cotta, 1987.
83. Staudt F. Kinder-EEG. Stuttgart: Thieme, 2014.
84. Steinhausen HC. Psychische Störungen bei Kindern und Jugendlichen – Lehrbuch der Kinder- und Jugendpsychiatrie. München: Elsevier/Urban & Fischer, 2010
85. Steinhausen HC, Rothenberger A, Döpfner M. Handbuch ADHS. Stuttgart: Kohlhammer, 2010.
86. Stier B, Weissenrieder N. Jugendmedizin, Gesundheit und Gesellschaft. Berlin: Springer, 2005.
87. Straßburg HM, Leimer S, Platz A, Thomas W. Gesundheitszustand und Lebensqualität bei ehemaligen Frühgeborenen mit einem Geburtsgewicht unter 1500 g im Erwachsenenalter in Deutschland. Klin Paediat 2008; 220: 61–65.
88. Straßburg HM, Mäder B, Sporrer T. Die Dokumentation der Entwicklung von 2- und 3-jährigen Kindern in Tageseinrichtungen. Frühe Bildung 2014; 3: 1–11.
89. Straßburg HM. Eine kurze Geschichte der Neuropädiatrie. I. Pioniere der Neuropädiatrie bis zur Mitte des 20. Jahrhunderts. Neuropädiat Klin Prax 2017; 16: 1–6.
90. Suchodoletz W. von. Prävention von Entwicklungsstörungen. Göttingen: Hogrefe, 2007.
91. Swaiman KF, Ashwal F, Ferriero WM et al. Pediatric Neurology – Principles and Practice. Oxford: Elsevier, 2012.
92. Teufel A. Basics Humangenetik. München: Elsevier, 2011.

93. Traupe H, Hamm H. Pädiatrische Dermatologie. Berlin: Springer, 2006.
94. Volpe JJ. Neurology of the newborn. Philadelphia: W. B. Saunders Company, 2008.
95. Warnke A, Lehmkuhl G. Kinder- und Jugendpsychiatrie und Psychotherapie in Deutschland – Die Versorgung von psychisch kranken Kindern, Jugendlichen und ihren Familien. Stuttgart, Schattauer, 2011.
96. Winterhoff M. Tyrannen müssen nicht sein – Warum Erziehung allein nicht ausreicht – Auswege. Gütersloh: Gütersloher Verlagshaus, 2008.
97. Wüsthof A, Böning V. Frühgeborene – Leben zwischen Hoffnung und Technik. München: Elsevier/Urban & Fischer, 2005.
98. Zernikow B. Palliativmedizin bei Kindern und Jugendlichen. Berlin: Springer, 2007.
99. Zschocke J, Hoffmann GF. Vademecum metabolicum: Diagnose und Therapie erblicher Stoffwechselerkrankungen. Stuttgart: Schattauer, 2012.

Psychologie

100. Berk LE. Entwicklungspsychologie. Halbergmoos: Pearson, 2011.
101. Birbaumer NF, Schmidt RF. Biologische Psychologie. Berlin: Springer, 1999.
102. Büttner G, Dacheneder W, Schneider W, Weyers K. Frostigs Entwicklungstest der visuellen Wahrnehmung FEW-2. Göttingen: Hogrefe, 2007.
103. Dehaene S. Der Zahlensinn oder warum wir rechnen können. Basel: Birkhäuser, 1999.
104. Döpfner M, Petermann F. Diagnostik psychischer Störungen im Kindesalter. Göttingen: Hogrefe, 2012.
105. Hasselhorn M, Schneider W, Marx H. Diagnostik von Lese-Rechtschreib-Schwierigkeiten. Göttingen: Hogrefe, 2000.
106. Hasselhorn M, Marx H, Schneider W. Diagnostik von Mathematikleistungen. Göttingen: Hogrefe, 2005.
107. Haverkamp F. Neurokognitive Entwicklung von chronisch kranken Kindern. Stuttgart: Thieme, 2007.
108. Heubrock D, Petermann F. Lehrbuch der klinischen Kinderneuropsychologie. Grundlagen, Syndrome, Diagnostik und Interventionen. Göttingen: Hogrefe, 2000.
109. Holling H, Preckel F, Vock M. Intelligenz-Diagnostik. Göttingen: Hogrefe, 2004.
110. Irblich D, Renner G (Hrsg.). Diagnostik in der klinischen Kinderpsychologie. Die ersten sieben Lebensjahre. Göttingen: Hogrefe, 2009.
111. Kasten E. Einführung Neuropsychologie. München: E. Reinhardt, 2006.
112. Kaufman AS, Raiford SE, Coalson DL. Intelligent testing with the WISC-V. Hoboken, NJ: John Wiley & Sons, 2016.
113. Kaufmann L, Nuerk H-C, Konrad K, Willmes K (Hrsg.). Kognitive Entwicklungsneuropsychologie. Göttingen: Hogrefe, 2007.
114. Largo RH, Fischer JE, Caflisch JA, Jenni OG (Hrsg.). Züricher Neuromotorik. 2. A. Zürich: AWE-Verlag, 2007.
115. Laut G, Grünke M, Prunstein J. Interventionen bei Lernstörungen. Göttingen: Hogrefe, 2004.
116. Lohaus A, Vierhaus M. Entwicklungspsychologie des Kindes- und Jugendalters. Heidelberg: Springer, 2015
117. Lurija AR. Gehirn in Aktion. Reinbek: Rowohlt, 1992.
118. Melchers P, Melchers M. KABC-II. Kaufman Assessment Battery for Children – II von AS Kaufman & N L Kaufman. Deutschsprachige Fassung. Frankfurt: Pearson, 2015.
119. Neuhaus C. ADHS bei Kindern. Stuttgart: Kohlhammer, 2009.
120. Oerter K, von Hagen C, Röper G, Noam G. Klinische Entwicklungspsychologie – ein Lehrbuch. Weinheim: Beltz-Psychologie-Verlags-Union, 1999.
121. Ottensmeier H, Zimolong B, Wolff JE et al. Neuropsychological short assessment of disease- and treatment-related intelligence deficits in children with brain tumours. Eur J Paediatr Neurol 2015; 19: 298–307.
122. Paschke-Müller MS, Biscaldi M et al. TOMTASS – Theory-of-Mind-Training bei Autismusspektrumstörung. Berlin: Springer 2017.
123. Petermann F, Macha T. Psychologische Tests für Kinderärzte. Göttingen: Hogrefe, 2005.

124. Petermann F (Hrsg.). Lehrbuch der klinischen Kinderpsychologie. Göttingen: Hogrefe, 2013.
125. Ptok M, am Zehnhoff-Dinnesen A, Nickisch A. Auditive Verarbeitungs- und Wahrnehmungsstörungen – Definition. Leitlinien der Deutschen Gesellschaft für Phoniatrie und Pädaudiologie. HNO 2010; 58: 617–620.
126. Reuner G, Rosenkranz J, Pietz J et al. Bayley-II. Deutsche Version. Frankfurt: Pearson Assessment & Information GmbH, 2008.
127. Ricken G, Fritz A, Schuck KD, Preuss U. HAWIVA-III. Hannover-Wechsler-Intelligenz-Test für das Vorschulalter. Bern: Verlag Hans Huber, 2007.
128. Rossmann P. Einführung in die Entwicklungspsychologie des Kindes- und Jugendalters. Göttingen: Hogrefe, 2016.
129. Sarimski K. Entwicklungspsychologie genetischer Syndrome. Göttingen: Hogrefe, 2014.
130. Sarimski K. Psychische Störungen bei behinderten Kindern und Jugendlichen. Göttingen: Hogrefe, 2005.
131. Sarimski K, Steinhausen HC. Psychische Störungen bei geistiger Behinderung. Göttingen: Hogrefe, 2008.
132. Schneider W, Lindenberger U (Hrsg.). Entwicklungspsychologie. Weinheim: Beltz, 2012.
133. Siegler R, De Loache J, Eisenberg N. Entwicklungspsychologie im Kindesalter. Heidelberg: Spektrum Akademischer Verlag, 2016.
134. Tröster H. Früherkennung im Kindes- und Jugendalter. Strategien bei Entwicklungs-, Lern- und Verhaltensstörungen. Göttingen: Hogrefe, 2009.
135. Suchodoletz W von. Früherkennung von Entwicklungsstörungen – Frühdiagnostik bei motorischen, kognitiven, sensorischen, emotionalen und sozialen Entwicklungsauffälligkeiten. Göttingen: Hogrefe, 2005.
136. Woerner W, Becker A, Friedrich C et al. Normierung und Evaluation der deutschen Elternversion des Strengths and Difficulties Questionnaire (SDQ): Ergebnisse einer repräsentativen Felderhebung. Zeitschrift für Kinder- und Jugendpsychiatrie und Psychotherapie 2002; 30: 105–112.
137. Wygotsky LS. Denken und Sprechen. Frankfurt: Fischer, 1993.

Physiotherapie

138. Aly M, Aly G, Tummler N. Kopfkorrektur – oder der Zwang gesund zu sein. Ein behindertes Kind zwischen Therapie und Alltag. Berlin: Rotbuch, 1991.
139. Aly M. Das Sorgenkind im ersten Lebensjahr – Ein Ratgeber für Eltern. Berlin: Springer, 2002.
140. Aly M. Mein Baby entdeckt sich und die Welt: Kindliche Entwicklung achtsam begleiten nach Emmi Pikler. München: Kösel, 2011.
141. Bobath B, Bobath K. Die motorische Entwicklung bei Cerebralparese. Stuttgart: Thieme, 1977.
142. Ferrari A, Cioni C. Infantile Cerebralparese – spontaner Verlauf und Orientierungshilfen für die Rehabilitation. Berlin: Springer, 1998.
143. Hansen G. Grundwissen zerebraler Bewegungsstörungen im Kindes- und Jugendalter. Düsseldorf: Verlag selbstbestimmtes Leben, 2015.
144. Hebestreit H, Ferrari R, Meyer-Holz J et al. Kinder- und Jugendsportmedizin – Grundlagen, Praxis, Trainingstherapie. Stuttgart: Thieme, 2002.
145. Hüter-Becker A, Dölken M (Hrsg.). Physiotherapie in der Pädiatrie. Stuttgart: Thieme, 2010.
146. Matzen P. Kinderorthopädie. München: Elsevier/Urban & Fischer, 2007.
147. Palmer FT, Schapiro BK, Allen MC et al. The effect of physical therapy on cerebral palsy – controlled trial in infants with spastic diplegia. N Engl J Med 1988; 318: 803–808.
148. Pikler E. Lasst mir Zeit – die selbstständige Bewegungsentwicklung des Kindes bis zum freien Gehen. München: Pflaum, 1988.
149. Russell DJ, Rosenbaum PL, Avery LM, Lane M. GMFM und GMFCS. Messung und Klassifikation motorischer Funktionen. Bern: Verlag Hans Huber, 2006.
150. Schlack HG (Hrsg.). Welche Behandlung nützt behinderten Kindern? Mainz: Kirchheim, 1998.
151. Stotz S, Zawadzky RM. Therapie der infantilen Cerebralparese: Das Münchener Tageskonzept. München: Pflaum, 2000.
152. Straßburg HM. Frühe motorische Förderung – was hilft und warum. Neuropädiat Klin Prax 2015; 14: 76–81.

153. Suchodoletz W von (Hrsg.). Therapie von Entwicklungsstörungen – Was wirkt wirklich? Göttingen: Hogrefe, 2010.
154. Vojta V. Die zerebralen Bewegungsstörungen im Säuglingsalter – Frühdiagnose und Frühtherapie. Stuttgart: Ferdinand Enke, 1999.
155. Vojta V, Schweizer E. Die Entdeckung der idealen Motorik. Die Entwicklung der angeborenen Bewegungsmuster im ersten Lebensjahr. Kinesiologische und muskuläre Analyse. München: Pflaum, 2009.

Logopädie

156. Braun U (Hrsg.). Kinder mit cerebralen Bewegungsstörungen – Unterstützte Kommunikation. Düsseldorf: Verlag selbstbestimmtes leben, 2015.
157. Brohammer C, Kämpfer A. Therapie kindlicher Stimmstörungen. München: Reinhardt, 2011.
158. Buschmann A, Jooss B. Heidelberger Elterntraining zur Kommunikations- und Sprachanbahnung bei Kindern mit globaler Entwicklungsstörung. Trainermanual. München: Elsevier, 2012.
159. Castillo-Morales R. Die orofaziale Regulationstherapie. München: Pflaum, 1991.
160. Fox AV. Kindliche Aussprachestörungen – Phonologischer Erwerb, Differentialdiagnostik, Therapie. Idstein: Schulz-Kirchner, 2004.
161. Grimm H. Störungen der Sprachentwicklung – Grundlagen, Ursache, Diagnose, Intervention, Prävention. Göttingen: Hogrefe, 1999.
162. Kannengieser S. Sprachentwicklungsstörungen. München: Elsevier, 2012.
163. Lauer M. Zentral-auditive Verarbeitungsstörung im Kindesalter. Grundlagen – Klinik – Diagnostik – Therapie. Stuttgart: Thieme, 2001.
164. Marx P, Weber JM, Schneider W. Phonologische Bewusstheit und ihre Forderung bei Kindern mit Störungen der Sprachentwicklung. Entwicklungspsych Pädagog Psychol 2005; 37: 80–90.
165. Möller G, Spreen-Rauscher M. Schritte in den Dialog. Frühe Sprachintervention mit Eltern. Reihe Forum Logopädie. Stuttgart: Thieme, 2009.
166. Penner Z. Forschung für die Praxis. Neue Wege der sprachlichen Förderung von Migrantenkindern. Berg: Kon-lab, 2003.
167. Rapin I. Preschool children with inadequate communication – developmental disorder, autism, low IQ. London: Mc Keith-Press, 1996.
168. Sachse S. Neuropsychologische und neurophysiologische Untersuchungen bei Late-Talkers im Quer- und Längsschnitt. München: Dr. Hut, 2007.
169. Schrey-Bern D, Stiller U, Tockuss T. Sprachentwicklungsstörungen. Logopädische Diagnostik und Therapieplanung. Stuttgart: Thieme, 2006.
170. Siegmüller J, Bartels H. Leitfaden Sprache – Sprechen – Stimme – Schlucken. München: Elsevier, 2006.
171. Siegmüller J, Kauschke C. Patholinguistische Therapie bei Sprachentwicklungsstörungen. München: Elsevier/Urban & Fischer, 2006.
172. Szagun G. Sprachentwicklung beim Kind. Göttingen: Beltz, 2006.
173. Wendlandt W. Sprachstörungen im Kindesalter – Materialien zur Früherkennung und Beratung. Stuttgart: Thieme, 2011.
174. Uschmann A, Jooss B, Rupp A et al. Parents-based language intervention for 2 year old children with specific expressive language delay: A randomised controlled trial. Arch Dis Childh 2009; 94: 110–116.

Ergotherapie

175. Affolter F. Wahrnehmung, Wirklichkeit und Sprache. Villingen-Schwenningen: Neckar-Verlag, 1992.
176. Ayres AJ. Bausteine der kindlichen Entwicklung – Die Bedeutung der Integration der Sinne für die Entwicklung des Kindes. Berlin: Springer, 1992.
177. Bode H, Schröder H, Waltersbacher A. Heilmittelreport 2008: Ergotherapie, Logopädie, Physiotherapie: Eine Bestandsaufnahme. Stuttgart: Schattauer, 2008.
178. Dernick R. RopE – Ressourcenorientierte pädiatrische Ergotherapie – Konzepte und Arbeitsmaterialien zur zielgerichteten Kooperation. www.familienergo.de; 2017.

179. Fischer K. Einführung in die Psychomotorik. München: G. Reinhardt, 2004.
180. Hofer A. Das Affolter-Modell. Entwicklungsmodell und gespürte Interaktionstherapie. München: Pflaum, 2009.
181. Kiphard EJ, Olbrich J. Psychomotorik und Familie. Dortmund: Verlag Modernes Lernen, 1995.
182. Nacke A. Ergotherapie bei Kindern mit Wahrnehmungsstörungen. Stuttgart: Thieme, 2010.
183. Mertens K. Psychomotorik – Grundlagen und Wege der Förderung. Dortmund: Verlag Modernes Lernen, 2002.
184. Polatajko H, Mandich A. Ergotherapie bei Kindern mit Koordinationsstörungen – der CO-OP-Ansatz. Stuttgart: Thieme, 2008.
185. Schaefgen R. Praxis der sensorischen Integrationstherapie – Erfahrungen mit einem ergotherapeutischen Konzept. Stuttgart: Thieme, 2007.
186. Smith-Roley S, Blanche E, Schaaf RC. Sensorische Integration – Grundlagen und Therapie bei Entwicklungsstörungen. Berlin: Springer, 2004.
187. Straßburg HM. Indikation zur Behandlung von umschriebenen Entwicklungsstörungen und Evaluationsergebnisse. In: Aksu F (Hrsg.). Aktuelle Neuropädiatrie. Nürnberg: Novartis-Pharma-Verlag, 2001; S. 707–719.
188. Walkenhorst U, Becker H. Fallbuch Ergotherapie in der Pädiatrie. Stuttgart: Thieme, 2009.

Heilpädagogik

189. Blank R, von Voss H. Konduktive Förderung nach Petö – Evaluation einer alltags- und aufgabenorientierten Therapie bei Kindern mit Zerebralparese. Aachen: Shaker, 2002.
190. Brisch KH. Bindungsstörungen. Von der Bindungstheorie zur Therapie. Stuttgart: Klett-Cotta, 2015.
191. Fischer E (Hrsg.). Pädagogik für Menschen mit geistiger Behinderung – Sichtweisen, Theorien, aktuelle Herausforderungen. Oberhausen: Athena, 2003.
192. Haupt U. Leben ist jetzt – Spiritualität in der Zusammenarbeit mit körperbehinderten Kindern. Düsseldorf: Verlag Selbstbestimmtes Leben, 2000.
193. Heitkämper P. Neuropädagogik. Gehirnforschung für ein verbessertes Lernen. Berlin: LIT-Verlag, 2012.
194. Keil A. Auf brüchigem Boden Land gewinnen – biografische Antworten auf Krankheit und Krisen. München: Kösel, 2012.
195. Klein F, Neuhäuser G. Heilpädagogik als therapeutische Erziehung. München: E. Reinhardt, 2006.
196. Leitner K. „Sehnsucht nach Sicherheit" – Problemverhalten bei Menschen mit Behinderung. Düsseldorf: Verlag Selbstbestimmtes Leben, 2007.
197. Mertens K. Snoezeln – Anwendungsfelder in der Praxis. Dortmund: Verlag Modernes Lernen, 2005.
198. Möckel A. Geschichte der Heilpädagogik oder: Macht und Ohnmacht der Erziehung. Stuttgart: Klett-Kotta, 2007.
199. Oy CM von, Sagi A. Lehrbuch der heilpädagogischen Übungsbehandlung. Hilfe für das Kind mit Entwicklungsstörung oder Behinderung. Heidelberg: Universitätsverlag Winter, 2011.
200. Pikler E. Miteinander vertraut werden – Erfahrungen und Gedanken zur Pflege von Säuglingen und Kleinkindern. Freiamt: Arbor, 1994.
201. Renz-Polster H. Menschenkinder – artgerechte Erziehung – was unser Nachwuchs wirklich braucht. München: Kösel, 2016.
202. Speck O. Menschen mit geistiger Behinderung und ihre Erziehung. Ein heilpädagogisches Lehrbuch. München: G. Reinhardt, 1999.
203. Zimpel AF. Spielen macht schlau! Warum Fördern gut ist, Vertrauen in die Stärken Ihres Kindes aber besser. München: Gräfe und Unzer, 2014.

Alternative Therapiemethoden

204. Dorsch W, Sitzmann SC. Naturheilverfahren in der Kinderheilkunde. Stuttgart: Hippokrates, 1998.
205. Niemeijer M, Gastkemper M, Kamps F (Hrsg.). Entwicklungsstörungen bei Kindern und Jugendlichen. Medizinisch-pädagogische Beglei-

tung und Behandlung. Dornach (CH): Verlag am Goetheanum, 2011.
206. Groß-Selbeck G, Hanefeld F, Karch G, Ritsch A, Schlack HG – Kommission zur Behandlung von Entwicklungsstörungen und zerebralen Bewegungsstörungen. Behandlung von Bewegungs- und Entwicklungsstörungen nach Doman und Delacato – Stellungnahme der Gesellschaft für Neuropädiatrie. www.neuropaediatrie.com/info_fuer_aerzte/stellungnahmen.html; 1997.
207. Karch D, Rating G, Bode H et al. Tiergestützte Therapien – Stellungnahme der Gesellschaft für Neuropädiatrie und der Deutschen Gesellschaft für Sozialpädiatrie und Jugendmedizin. www.neuropaediatrie.com/info_fuer_aerzte/stellungnahmen.html; 2008.
208. Karch D, Uttenweiler V, Groß-Selbeck G et al. „Hörtraining" nach Tomatis und „Klangtherapie" – Stellungnahme der Gesellschaft für Neuropädiatrie und der Deutschen Gesellschaft für Sozialpädiatrie und Jugendmedizin. www.neuropaediatrie.com/info_fuer_aerzte/stellungnahmen.html; 2000.
209. Straßburg HM. Osteopathie im Säuglingsalter. Pädiat Prax 2013; 81: 385–388.
210. von Hirschhausen E. Wunder wirken Wunder. Hamburg: Rowohlt, 2016.

Sozial- und Rechtsberatung, Ethik

211. Hick C. Klinische Ethik. Heidelberg: Springer, 2007.
212. Kerbl R. Das Kind als Schaden – Österreichisches Gerichtsurteil mit Folgen. Monatsschr Kinderheilkd 2008; 156: 429.
213. Largo RH. Das passende Leben. Was unsere Individualität ausmacht und wie wir sie leben können. Frankfurt: S. Fischer, 2017.
214. Schmid R. Kindernetzwerk. Einrichtung der Vorsorge und Rehabilitation für Kinder und Jugendliche. Ein bundesweiter Wegweiser, Band 2. Lübeck: Schmidt-Römhild, 2006.
215. Schmid R. Kindernetzwerk. Eltern-Selbsthilfegruppen. Wer hilft weiter? Ein bundesweiter Wegweiser, Band 1. Lübeck: Schmidt-Römhild, 2010.
216. Staudt F. Ethik in der Kinder- und Jugendmedizin. Ein Leitfaden für Ärzte, Eltern und Patienten. Saarbrücken: Akademiker-Verlag, 2016.
217. Straßburg HM. I have a dream – Wunschvorstellungen eines Sozialpädiaters. Orientierung-Fachzeitschrift der Behindertenhilfe 2015; 2: 37–39.
218. Straßburg HM. Gerichtsgutachten in der Pädiatrie. Monatsschr Kinderheilkd 2016; 164: 231–236.
219. Weltärztebund. Deklaration des Weltärztebundes von Ottawa zu den Rechten des Kindes auf gesundheitliche Versorgung. Der Kinderarzt 1998; 29: 1333–1336.
220. Wiesemann C, Dörries A, Wolfslast G et al. Das Kind als Patient – ethische Konflikte zwischen Kindeswohl und Kindeswille. Frankfurt: Kampus, 2003.

Auswahl von Zeitschriften mit aktuellen Beiträgen zur normalen und gestörten Entwicklung bei Kindern und Jugendlichen

Behinderte Menschen – Zeitschrift für gemeinsames Leben, Lernen und Arbeiten. Graz: Steirische Vereinigung für Menschen mit Behinderung.

Das Band – Zeitschrift des Bundesverbandes für körper- und mehrfachbehinderte Menschen. Düsseldorf: Verlag Selbstbestimmtes Leben.

Der Kinderarzt – Organ des Berufsverbandes der Kinder- und Jugendmedizin. Lübeck: Hansisches Verlagskontor.

Developmental Medicine and Child Neurology. London: Mc Keith Press.

Die Rehabilitation – Zeitschrift für alle Fragen der medizinischen, schulisch-beruflichen und sozialen Eingliederung. Stuttgart: Thieme.

European Journal of Child Neurology. Berlin: Springer.

European Journal of Pediatrics. Berlin: Springer.

Frühförderung interdisziplinär – Zeitschrift für Praxis und Theorie der frühen Hilfe für behinderte und entwicklungsauffällige Kinder. München: G. Reinhardt.

Kinder- und Jugendmedizin. Stuttgart: Schattauer.

Kinderärztliche Praxis – Zeitschrift für soziale Pädiatrie und Jugendmedizin. Herausgegeben von der Deutschen Gesellschaft für Sozialpädiatrie und Jugendmedizin. Mainz: Kirchheim.

Kindesmisshandlung und -vernachlässigung. Interdisziplinäre Fachzeitschrift für Prävention und Intervention. Göttingen: Vandenhoeck & Ruprecht.

Kindheit und Entwicklung – Zeitschrift für klinische Kinderpsychologie. Göttingen: Hogrefe.

Medizinische Genetik. Zeitschrift des Berufsverbandes Medizinische Genetik e. V. und der Gesellschaft für Humangenetik e. V., Selbstverlag.

Monatsschrift für Kinderheilkunde – Organ der Deutschen Gesellschaft für Kinder- und Jugendmedizin. Berlin: Springer.

Nervenheilkunde – Zeitschrift für interdisziplinäre Fortbildung. Stuttgart: Schattauer.

Neuropädiatrie in Praxis und Klinik. Lübeck: Verlag Schmidt-Römhild.

Neuropediatrics – Journal of Pediatric Neurobiology, Neurology and Neurosurgery. Organ der Gesellschaft für Neuropädiatrie. Stuttgart: Thieme.

Pädiatrische Praxis – Zeitschrift für Kinder- und Jugendmedizin in Klinik und Praxis. Kulmbach: Mediengruppe Oberfranken.

Praxis der Kinderpsychologie und Kinderpsychiatrie. Göttingen: Vandenhoeck & Rupprecht.

Praxis der Psychomotorik. Dortmund: Verlag Modernes Lernen.

Praxis Ergotherapie. Dortmund: Verlag Modernes Lernen.

Praxis Physiotherapie. Dortmund: Borkmann-Media.

PT – Zeitschrift für Physiotherapeuten. München: Pflaum.

Sprache – Stimme – Gehör – Zeitschrift für Kommunikationsstörungen. Stuttgart: Thieme.

Sprachheilarbeit. Organ der Deutschen Gesellschaft für Sprachheilpädagogik und dem Deutschen Bundesverband der akademischen Sprachtherapeuten. Dortmund: Verlag Modernes Lernen.

Zeitschrift für Epileptologie – Organ der deutschen Sektion der internationalen Liga gegen Epilepsie – Mitteilungsblatt der Stiftung Michael. Heidelberg: Springer.

Zeitschrift für Kinder- und Jugendpsychiatrie und Psychotherapie. Organ der Dt. Gesellschaft für Kinder- und Jugendpsychiatrie, Psychosomatik und Psychotherapie. Bern: Verlag Hans Huber.

Register

L

Q

R

S